Ludwig Teleky · Gewerbliche Vergiftungen

GEWERBLICHE VERGIFTUNGEN

VON

DR. LUDWIG TELEKY
New York (USA)

Mit 16 Abbildungen

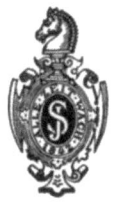

SPRINGER-VERLAG BERLIN HEIDELBERG GMBH
1955

ISBN 978-3-642-86863-4 ISBN 978-3-642-86862-7 (eBook)
DOI 10.1007/978-3-642-86862-7

DRUCK DER UNIVERSITÄTSDRUCKEREI H. STÜRTZ AG, WÜRZBURG

Dem Andenken an meine Frau,

die bei meinen Arbeiten

stets Helferin und Mitarbeiterin war,

gewidmet.

Inhaltsverzeichnis.

Zur Einführung*.

Im folgenden sollen die „gewerblichen Vergiftungen" behandelt werden. Der Begriff „gewerbliche Vergiftungen" läßt sich aber keineswegs scharf umgrenzen. Unter den Giften gibt es kaum eines, das nicht bei seiner Erzeugung, Gewinnung oder bei denen, die es in ihrem Beruf weiter verarbeiten oder verwenden, eine Vergiftung, also eine „gewerbliche Vergiftung" hervorrufen kann. Würden wir unser Aufgabengebiet so weit fassen, so fiele es zusammen mit der gesamten Lehre von den Vergiftungen. Wir wollen aber im folgenden absehen von jenen Giften, die nur ausnahmsweise einmal bei einem mit ihrer Erzeugung oder Verarbeitung Beschäftigten, insbesondere bei in Laboratorien Beschäftigten, eine Vergiftung verursachen. Wir wollen nur jene Vergiftungen hier behandeln, die in gewissen Betrieben ein mehr oder weniger häufiges Risiko bilden.

Aber wir wollen uns auch noch nach anderer Richtung Beschränkung auferlegen. Die von den einzelnen Giften hervorgerufenen feineren anatomischen oder chemischen Veränderungen, die Lehre, wie die einzelnen Gifte auf die Vorgänge im menschlichen Organismus einwirken, welches ihre Angriffspunkte, welches die feinsten von ihnen hervorgerufenen Veränderungen, die „Toxikologie" fällt nicht in den Rahmen unserer Darstellung. Diese Wissenschaft ist zwar auch begründet auf Beobachtungen am Menschen, wird aber immer vollkommener ausgebaut und die einzelnen Vorgänge im Organismus werden immer mehr und mehr erforscht durch das Tierexperiment und auf ihm fußende histologische, chemische und andere Untersuchungen. Die Ergebnisse dieser wertvollen Forschungen, die uns Einblick in die durch Gifte verursachten inneren Vorgänge im Organismus verschaffen, und so auch das Fundament für therapeutisches Vorgehen legen, mögen in „Toxikologien" nachgelesen werden.

Das Zustandekommen von Vergiftungen in gewerblichen Betrieben und bei der Berufstätigkeit, die Art und Häufigkeit ihres Entstehens, vor allem aber die bei diesen Vergiftungen beobachteten klinischen Erscheinungen, ihr Verlauf und ihre Behandlung, daneben auch die Mittel ihrer Verhütung all dies soll in dem vorliegenden Buche dargestellt werden.

Eine solche Trennung in Toxikologie und „Lehre von den gewerblichen Vergiftungen" erleichtert es nicht nur dem Kliniker und dem praktischen Mediziner, das gerade für ihn Wichtige aufzufinden und zu erfassen, sie hat auch ihre Begründung in den besonderen Erfahrungen der sich mit diesen Vergiftungen befassenden Fachleute überhaupt und so auch des Verfassers dieses Buches.

* Ich habe jenen zu danken, die mir die Möglichkeit gegeben haben, diese Arbeit durchzuführen. Vor allem dem Emergency Committee in aid of displaced foreign medical scientists (Schriftführer-Schatzmeister Dr. ERNST BOAS, New York); das mich seit Jahren von allen wirtschaftlichen Sorgen befreit; dann den großartigen Bibliotheken, die in der Stadt New York vorhanden sind, vor allem der Bibliothek der New York Academy of Medicine und der Bibliothek der Medical School of the Columbia University und deren Angestellten, die mir unermüdlich die zu meiner Arbeit nötigen neuen und alten Jahrgänge von Zeitschriften aller Länder herbeischafften.

Der Toxikologe, der in seinem Laboratorium die Grundlagen der durch das Gift verursachten Schädigungen zu ermitteln trachtet, hat seltener Gelegenheit, in Gewerbebetrieben und in der Klinik Erhebungen und großzügige Untersuchungen anzustellen. Dem Gewerbehygieniker und Fachmann auf dem Gebiete der Berufskrankheiten, der die Gelegenheit hat, die äußeren Umstände der Entstehung der Vergiftungen zu studieren und deren klinischen Verlauf zu beobachten, fehlen meist Zeit und Gelegenheit zu sorgsamer Laboratoriumsarbeit. Nur das was der Gewerbehygieniker, der Gewerbearzt oder Werksarzt unter Umständen zu beobachten Gelegenheit hat, das für deren praktische Arbeit Wichtige soll im folgenden dargestellt werden, und zwar in einer Weise, die diesen praktischen Bedürfnissen entspricht.

Bei der Darstellung der Klinik der gewerblichen Vergiftungen muß natürlich auch auf ihre Entstehung eingegangen und so vielfach Gewerbehygienisches erörtert werden. Das ist bei dem Wert, der der gewerblichen Anamnese für die Diagnosenstellung zukommt, um so notwendiger, als der behandelnde Arzt vor wissentlicher oder unwissentlicher Irreführung von seiten der Beteiligten wenigstens bis zu einem gewissen Grade geschützt werden muß, aber auch Gefahren, erkennen und werten muß, die dem Arbeiter selbst und auch dem Arbeitgeber nicht klar zum Bewußtsein gekommen sind oder die von ihnen unterschätzt oder überschätzt werden. Der behandelnde Arzt soll auch in der Lage sein, Arbeitnehmer und Arbeitgeber auf die Mittel zur Verhütung gewerblicher Vergiftungen und auf bestehende gesetzliche Vorschriften hinzuweisen. Noch mehr gilt dies natürlich, wenn der behandelnde Arzt zugleich ,,Werksarzt'' ist. So läßt sich im vorliegenden Buche ein Übergreifen auf gewerbehygienisches Gebiet nicht ganz vermeiden, es ist vielfach notwendig — aber wir wollen uns dabei auf das Notwendige beschränken.

Die ,,gewerblichen Vergiftungen'' sind eine Gruppe der ,,Berufskrankheiten'', denen in den letzten Jahrzehnten in allen Kulturländern besondere Aufmerksamkeit gewidmet und eine besondere rechtliche Stellung eingeräumt worden ist. Die an einer Berufskrankheit oder wenigstens die an bestimmten Berufskrankheiten Leidenden sind durch die Gesetzgebung rechtlich den bei der Berufstätigkeit Verunfallten gleichgestellt worden, für die in weitergehendem Umfang gesorgt wird als für andere Erkrankte.

Die Unfallversicherung, die aus der zivilrechtlichen Haftung des Betriebsunternehmers für die durch seinen Betrieb verursachten Schädigungen entstanden ist, gewährt im allgemeinen dem Beschädigten bzw. seinen Hinterbliebenen höhere Leistungen als die Krankenversicherung. In Ländern, in denen diese letztere nicht besteht — wie z. B. in fast allen Staaten der USA. — sind die durch einen Unfall Erkrankten die einzigen Kranken, für deren Behandlung und Lebensunterhalt durch Versicherung gesorgt ist.

Nach deutschem Recht gilt als Unfall ,,ein körperlich schädigendes, zeitlich begrenztes Ereignis''. Die Schädigung muß auf ein in einem verhältnismäßig kurzen Zeitraum — einige Stunden, höchstens aber eine Arbeitsschicht — eingeschlossenes Ereignis zurückzuführen sein. Ein Betriebsunfall ist ein Unfall, der in innerem Zusammenhang mit der Beschäftigung im Betrieb steht. Ebenso wie jede andere durch ein zeitlich begrenztes Ereignis verursachte Körperschädigung wurde auch jede akute Vergiftung, die im Zusammenhang mit dem Betrieb steht, seit jeher als Betriebsunfall anerkannt und entschädigt. Außerhalb des Bereiches der ,,Unfall''-Entschädigung aber blieben alle jene durch den Betrieb verursachten Körperschädigungen, einschließlich der Vergiftungen, die nicht durch ein zeitlich begrenztes Ereignis, sondern durch mehr oder weniger lang dauernde Einwirkung schädigender Umstände hervorgerufen waren; es ist dies eine Reihe von verschiedenen Schädigungen, darunter auch die chronischen Vergiftungen.

Die Gleichstellung aller durch den Betrieb verursachten Gesundheitsschädigungen mit den Unfällen ist zwar theoretisch gerechtfertigt. Die Auswahl jener Erkrankungen aber, deren rechtliche Gleichstellung mit den Unfällen einerseits theoretisch gerechtfertigt ist, andererseits aber auch praktisch durchführbar erscheint, die Sicherstellung eines Vorgehens, das diese Durchführung möglichst reibungslos gestaltet, einschließlich möglichster Sicherstellung der Diagnose, hat der Gesetzgebung große Schwierigkeiten verursacht, auf die näher einzugehen hier nicht der Platz ist.

Es muß aber betont werden, daß diese besondere, den Berufskrankheiten eingeräumte Stellung nicht nur zur Besserstellung der durch den Beruf Erkrankten geführt hat, sondern — und das ist wohl von noch größerer Bedeutung — die Verhütung der Berufskrankheiten wesentlich gefördert hat dadurch, daß jeder einzelne Fall zur Kenntnis der mit dieser Verhütung betrauten Organe gelangt. Durch die Notwendigkeit sicherer Diagnosenstellung wurde außerdem unsere klinische Kenntnis der Berufskrankheiten wesentlich gefördert.

Im folgenden sollen zunächst die Listen der in den deutsch sprechenden Ländern den Unfällen gleichgestellten Vergiftungen wiedergegeben werden, dann beispielsweise die Liste der in Westdeutschland den Unfällen gleichgestellten anderen Berufskrankheiten; schließlich sei ein Blick auf die Berufskrankheitenversicherung anderer Länder geworfen.

Als erstes Land hat die Schweiz (Fabrikgesetz vom 23. 3. 1877, Ausführungsbestimmungen erst 1887) die Berufskrankheiten in die Unfallversicherung einbezogen. England stellte 1906 6 Berufskrankheiten, darunter 4 Vergiftungen, und zwar die durch Blei, Quecksilber, Arsenik, Phosphor verursachten rechtlich den Unfällen gleich, heute sind es dort 36 Berufskrankheiten, darunter 18 Vergiftungen und außerdem die Pneumokoniosen. In Deutschland wurde die Ausdehnung der Unfallversicherung auf bestimmte Berufskrankheiten durch Verordnung vom 12. 5. 1925 eingeführt, also relativ spät, weil für die durch den Beruf Erkrankten durch die Krankenversicherung gesorgt war. Die Liste dieser Berufskrankheiten umfaßte 11 Krankheiten bzw. Gruppen von Krankheiten, darunter 6 Vergiftungen. Heute sind es 40 Berufskrankheiten (einschließlich Pneumokoniosen), die wie Unfälle entschädigt werden, darunter 16 Vergiftungen.

In Kraft sind zur Zeit: in Westdeutschland die 3. Verordnung über die Ausdehnung der Unfallversicherung auf Berufskrankheiten vom 1. 12. 1935 in der Fassung der 4. Verordnung vom 29. 1. 1943 mit der durch die 5. Verordnung vom 26. 7. 1952 abgeänderten Liste der zur Entschädigung berechtigenden Berufskrankheiten (Bundesgesetzblatt Teil 1 vom 31. Juli 1952, S. 395/397; in Ostdeutschland Verordnung vom 27. 4. 1950, im Saarland Verordnung vom 2. 6. 1954, in Österreich die deutsche Verordnung von 1943).

Wir bringen hier die in der westdeutschen Liste enthaltenen Vergiftungen und weisen dann auf die Abweichungen der Listen in den anderen Ländern hin. Demnach fallen unter die Verordnung in Westdeutschland Erkrankungen durch

1. Blei oder seine Verbindungen,
2. Phosphor oder seine Verbindungen,
3. Quecksilber oder seine Verbindungen,
4. Arsen oder seine Verbindungen,
5. Mangan oder seine Verbindungen,
6. Cadmium oder seine Verbindungen,
7. Beryllium oder seine Verbindungen,
8. Chrom oder seine Verbindungen,
9. Benzol oder seine Homologen,
10. Nitro- und Amidoverbindungen des Benzols oder seiner Homologen und deren Abkömmlinge,
11. Halogenkohlenwasserstoffe,
12. Salpetersäureester,
13. Schwefelkohlenstoff,
14. Schwefelwasserstoff,
15. Kohlenoxyd;

ferner (31) Erkrankungen der Knochen, Gelenke und Bänder durch Fluorverbindungen (Fluorose).

Dabei gelten als Berufskrankheiten die angeführten Erkrankungen, mögen sie in welchen Betrieben immer vorkommen, die durch die Gifte verursachten Hautkrankheiten jedoch nur insoweit, als sie Erscheinungen einer durch Aufnahme des schädigenden Stoffes in den Körper bedingten Allgemeinerkrankung sind, oder als es schwere oder wiederholt rückfällige Hauterkrankungen sind, „die zum Wechsel des Berufes oder zur Aufgabe jeder Erwerbstätigkeit zwingen".

Soweit es sich um Giftwirkungen handelt, weicht die ostdeutsche Liste nur darin von der westdeutschen ab, daß sie von den Schädigungen durch Chromverbindungen nur den Lungenkrebs enthält, ferner aber Vergiftungen durch Methanol. Die neueste saarländische Verordnung ist in bezug auf Vergiftungen, aber auch sonst, weitgehend mit der westdeutschen Liste identisch, enthält aber auch den in letzterer nicht angeführten Nystagmus der Bergleute.

Die zur Zeit in Österreich geltende Liste enthält nicht: Chrom, Cadmium und nicht die Fluorose. Auf die übrigen Unterschiede der Listen einzugehen, ist hier nicht der Platz.

Erwähnt sei, daß alle Listen auch die Staublungenerkrankungen (Silikose, Asbestose) Erkrankungen der tieferen Luftwege und der Lunge durch Thomasschlackenmehl, ferner Schädigungen durch Röntgenstrahlen und radioaktive Stoffe, und Aluminiumstaub, enthalten. Diese Erkrankungen werden im Folgenden als nicht zu den Vergiftungen gehörig nicht erörtert.

Doch seien, um dem Leser ein Bild von dem Umfang der Versicherung der Berufskrankheiten zu geben, die bisher — weil nicht zu den Vergiftungen gehörig — noch nicht erwähnten übrigen *Berufskrankheiten*, wie sie in der westdeutschen Liste enthalten sind, angeführt. Die anderen Listen sind der westdeutschen im wesentlichen ähnlich.

Erkrankungen durch Röntgenstrahlen und radioaktive Stoffe, Hautkrebs oder zur Krebsbildung neigende Hautveränderungen durch Ruß, Paraffin, Teer, Anthracen, Pech und ähnliche Stoffe. Krebs oder andere Neubildungen sowie Schleimhautveränderungen der Harnwege durch aromatische Amine, schwere oder wiederholt rückfällige berufliche Hauterkrankungen, die zum Wechsel des Berufes oder zur Aufgabe jeder Erwerbsarbeit zwingen, Erkrankungen durch Erschütterung bei Arbeit mit Preßluftwerkzeugen und gleichartig wirkenden Werkzeugen und Maschinen sowie durch Arbeit an Anklopfmaschinen, Erkrankungen durch Arbeit in Druckluft, chronische Erkrankungen der Sehnenscheiden, der Sehnen- und Muskelansätze durch Überbeanspruchung, Drucklähmungen der Nerven, chronische Erkrankungen der Schleimbeutel der Gelenke durch ständigen Druck oder ständige Erschütterung, Abrissbrüche der Wirbelfortsätze, Meniscusschäden bei Bergleuten nach mindestens 3jähriger regelmäßiger Tätigkeit unter Tage, Staublungenerkrankung (Silikose), Staublungenerkrankung in Verbindung mit aktiv-fortschreitender Lungentuberkulose (Siliko-Tuberkulose), Asbeststaublungenerkrankung (Asbestose), Asbeststaublungenerkrankung (Asbestose) in Verbindung mit Lungenkrebs, Erkrankungen der tieferen Luftwege und der Lunge durch Thomasschlackenmehl, Erkrankungen der tieferen Luftwege und der Lunge durch Aluminium oder seine Verbindungen, Erkrankungen der Zähne durch Mineralsäuren, Hornhautschädigungen durch Benzochinon, Schneeberger Lungenkrankheit, durch Lärm verursachte Taubheit oder an Taubheit grenzende Schwerhörigkeit, grauer Star (in Glashütten, Eisenhütten, Metallschmelzereien), Wurmkrankheit der Bergleute, verursacht durch Ankylostoma duodenale oder Anguillula intestinalis, Tropenkrankheiten, Fleckfieber, Skorbut, Infektionskrankheiten (bei ärztlichem Pflege- und Laboratoriumspersonal), von Tieren auf Menschen übertragbare Krankheiten (bei Tierhaltung, Umgang mit Tieren).

Die *Schweizerische Unfallversicherungsanstalt* veröffentlicht ein alphabetisches Verzeichnis der Stoffe, deren Erzeugung oder Verwendung Berufskrankheiten verursacht:

Acetaldehyd, Acetylen, Acetylentetrachlorid, Acridin, Äthylformiat, Äthylendichlorid, Äthylenoxyd, Ätzkalk, Alkalien (Ätzkali, Ätznatron, Pottasche, Soda), Alkaloide, Ameisensäure (konzentrierte), Ammoniak, Anilin und seine Homologen, Arsen und seine Verbindungen, Benzidin, Benzin (Petroleumbenzin), Benzol, Benzoylchlorid und -bromid, Blei und seine Verbindungen und Legierungen, Braunstein, Brechweinstein, Brom, Bromäthyl (Äthylbromid), Brommethyl (Methylbromid), Calciumcarbid, Carbolsäure (Phenol), Chinin, Chininpräparate und Derivate, Chlor, Chloräthyl (Äthylchlorid), Chlorameisensäureester, Chlorkalk, Chlormethyl (Methylchlorid), Chloroform, chlorsaures Kalium (Kaliumchlorat), chlorsaures Natrium (Natriumchlorat), Chlorschwefel, Chromverbindungen, Cyan und seine Verbindungen, Cyanamid und Calciumcyanamid, Diamine, Dianisidin, Dimethylsulfat, Dinitrophenol, Essigsäure (konzentrierte), Essigsäureanhydrid, Fluorverbindungen (Fluorsilicium, Fluorwasserstoff, Kieselfluorwasserstoffsäure, Kohlenstofftetrafluorid), Formaldehyd, Hydroxylamin (Phenylhydroxylamin), Jod, Jodäthyl (Äthyljodid), Jodmethyl (Methyljodid), Kieselsäure, Quarz (Silicose), Kohlenoxyd, Kupfervitriol (schwefelsaures Kupfer), Milzbrandgift, Nicotin, Nitranilin, Nitro- und chlorierte Nitroverbindungen des Benzols und seine Homologen, Nitroglycerin, nitrose Gase, Nitrosodiäthylanilin, Nitrosodimethylanilin, Nitrosokresol, Nitrosophenol, Paratoluolsulfosäuremethyläther, Persulfate, Phenylhydrazin, Phosgen (Kohlenoxydchlorid), Phosphor (gelbe Modifikation), Phosphorchloride, Phosphorwasserstoff, Pikrinsäure (Trinitrophenol), Pyretritin, Quecksilber und seine Verbindungen und Legierungen, Radium und seine Verbindungen, Salpetersäure, salpetrigsaure Salze, Salzsäure, Schwefelkohlenstoff, Schwefelnatrium, Schwefelsäure, Schwefelsäureanhydrid, schweflige Säure, Schwefelwasserstoff, Tetrachlorkohlenstoff, Terpentinöl und Terpentinersatz, Teer und seine Dämpfe und Öle, Teerpech, die thalliumhaltigen Verbindungen, Thiocyanat, Toluidin, Toluolsulfochlorid, Trichloräthylen, Zinnchlorid.

Erwähnt sei, daß die *englische Liste* der Berufskrankheiten, enthalten in der National Insurance (Industrial Injuries) (Prescribed Diseases), Regulation 1948, Nr. 1371, den Schwefelwasserstoff und das Kohlenoxyd nicht enthält, von den Halogenkohlenwasserstoffen nur das Tetrachloräthan und die chlorierten Naphthaline. Hingegen enthält die Liste die Trikresylphosphate, Triphenylphosphate, das Nickelcarbonyl, ferner Vergiftungen durch Gonomia Kamassi. Gonomia Kamassi ist afrikanisches Buchsbaumholz, das eine Zeitlang zur Herstellung von Weberschiffchen verwendet wurde. Später wurden Nitro- und Amidoderivate des Benzols und seiner Homologen und der Blasenkrebs durch Anilinderivate hinzugefügt.

Einundzwanzig Staaten der USA. haben eine Entschädigung bestimmter Berufskrankheiten auf Grund einer diese aufzählenden Liste eingeführt. Zwei Bundesgesetze (über Entschädigung von Bundesangestellten, von Werft- und Hafenarbeitern) und die Gesetze von 27 Staaten und 2 Territorien sehen jede durch den Beruf verursachte Krankheit als entschädigungspflichtig an; 1953 sahen nur 2 Staaten keine Entschädigung vor. Die in vielen Staaten weite Ausdehnung der Versicherung der Berufskrankheiten erklärt sich zum Teil wohl aus dem Fehlen der obligatorischen Krankenversicherung. Erwähnt sei auch, daß die Unfallentschädigungsbeträge in USA. mit sehr vereinzelten Ausnahmen weit geringer sind als die in Europa.

Die rechtliche Sonderstellung gewerblicher Vergiftungen muß den Arzt veranlassen, die Diagnose mit möglichster Genauigkeit und Sicherheit zu stellen, sie durch alle im Einzelfall möglichen Laboratoriumsuntersuchungen usw. zu stützen. Die erhöhte Verantwortlichkeit bei dieser Diagnosenstellung wird in Deutschland dem behandelnden Arzt dadurch teilweise abgenommen, daß es in der Verordnung vom 16. 12. 1936 und ebenso in der Fassung von 1943 heißt:

§ 7. „Ein Arzt, der bei einem Versicherten eine Berufskrankheit oder Krankheitserscheinungen feststellt, die den *begründeten Verdacht* einer Berufskrankheit rechtfertigen, hat diese Feststellung dem Versicherungsträger oder dem Gewerbearzt unverzüglich anzuzeigen. Das Reichsversicherungsamt stellt das Muster für die Anzeige fest." „Der Arzt hat für die Anzeige Anspruch auf eine Gebühr gegen den Versicherungsträger." „Wenn der Arzt die Anzeige gar nicht oder nicht rechtzeitig erstattet, so kann der Gewerbearzt oder der Versicherungsträger eine Bestrafung des Arztes bei der zuständigen Ärztekammer beantragen." Ist die Anzeige erstattet, so fallen die weiteren Erhebungen und die Mitwirkung bei der Diagnosenstellung dem Versicherungsträger, dem Gewerbearzt und den Behörden zu.

Ganz ähnliche Bestimmungen gelten für Ostdeutschland, das Saargebiet und Österreich.

Die Stelle, an die die Anzeige gelangt, hat die Verpflichtung, sofort die nötigen Erhebungen über die Erkrankung durchzuführen oder zu veranlassen. Der Gewerbearzt hat die Verpflichtung, den Erkrankten, wenn er es für nötig hält, unverzüglich selbst zu untersuchen oder durch einen von ihm beauftragten Arzt untersuchen zu lassen und dem Versicherungsträger (Berufsgenossenschaft) ein Gutachten zu erstatten. Diese Bestimmungen geben dem behandelnden Arzt auch die Möglichkeit, sich direkt mit dem staatlichen Gewerbearzt ins Einvernehmen zu setzen. Jeder Arzt wird gut tun, in ihm zweifelhaft erscheinenden Fällen den Rat des Gewerbearztes einzuholen, der, mag er auch in der übrigen klinischen Medizin vielleicht weniger erfahren sein als der behandelnde Arzt, ihm doch meist in Erfahrung über Berufskrankheiten überlegen ist, jedenfalls aber über eine Kenntnis der Betriebe und Betriebsvorgänge verfügt, die der Kliniker nicht erwerben kann; auch hat der Gewerbearzt das Recht, im Betrieb selbst Erhebungen zu machen und von Arbeitgebern, Ingenieuren, Arbeitern, Betriebsratsmitgliedern Auskunft zu verlangen.

Was die *Eintrittswege* der Gifte in den Organismus anbelangt, so ist für das Zustandekommen gewerblicher Vergiftungen die Aufnahme durch die Verdauungsorgane meist ohne Bedeutung, nur sehr ausnahmsweise muß dieser Aufnahmeweg in Betracht gezogen werden, wenn ein Arbeiter aus Versehen, durch Verwechslung oder aus Unkenntnis ihrer Giftigkeit eine im Betrieb verwandte giftige Flüssigkeit trinkt. Unter Umständen wird auch eine solche versehentliche Vergiftung als „Betriebsunfall" angesehen.

Es sei hier als Beispiel besonderer Art das Trinken von Methylalkohol erwähnt, der, da den Arbeitern und manchmal selbst den Chemikern der toxikologische Unterschied zwischen Äthyl- und Methylalkohol nicht genügend bekannt ist, manchmal zu Genußzwecken getrunken wird.

In einem Falle meiner Beobachtung trank eine von einem Chemiker geladene Abendgesellschaft den vom Gastgeber aus dem Fabrikslaboratorium mitgebrachten Methylalkohol in Mischung mit anderen Ingredienzien. Alle Teilnehmer — bis auf eine Frau, die nicht getrunken hatte — starben.

Was die Aufnahme anderer Gifte im Gewerbebetrieb anbelangt, so glaubte man vor einigen Jahrzehnten noch allgemein, daß z. B. Bleivergiftung durch Verschlucken von Bleistaub zustande komme, obwohl schon STOCKHAUSEN (1656) und TANQUEREL DES PLANCHES (1839) die überwiegende Bedeutung der Einatmung von Bleistaub betont hatten. GOADBY (LEGGE und GOADBY 1912) hat Tierexperimente angestellt, bei denen es ihm gelang, mit den kleinsten Mengen inhalierten Bleistaubs Vergiftungen zu erzeugen, während die 10—20fache verfütterte Menge wirkungslos blieb (s. S. 30).

Selbstverständlich spielt bei allen gasförmigen und den rasch verdunstenden Giften die Aufnahme durch die Atmungsorgane meist die größte Rolle, daneben aber spielt bei vielen dieser Gifte die Aufnahme durch die Haut eine oft ebenso große Rolle, so z. B. beim Anilin. Der früher vor allem betonte Weg der Giftaufnahme von der beschmutzten Hand in den Mund (Aufnahme durch den Verdauungstrakt) spielt den beiden erwähnten Aufnahmswegen (Atmungstrakt und Haut) gegenüber bei gewerblichen Vergiftungen eine ganz untergeordnete Rolle. Es sei noch ausdrücklich darauf hingewiesen, daß infolge der verschiedenen Aufnahmewege die gewerblichen Vergiftungen, hervorgerufen durch Aufnahme von den Atmungswegen aus, oft ein ganz anderes klinisches Bild bieten als die durch

Aufnahme in den Verdauungstrakt (Verschlucken) durch dasselbe Gift zustande gekommenen nichtgewerblichen Vergiftungen. Es sei hier als Beispiel auf die Cadmiumvergiftung verwiesen.

Rascheste Entfernung des Vergifteten aus selbst nur wenig verunreinigter Luft, also auch aus Nebenräumen, in die geringste Mengen des Giftgases eingedrungen sein mögen, rascheste Entfernung verunreinigter Kleider, um weitere Aufnahme durch die Haut, eventuell auch die Atmung, zu verhüten, sind die notwendigen ersten Schritte bei der Hilfeleistung. Dann *Entfernung des Giftes von der Haut*, gründlichste Reinigung über die hinaus, die in jedem Krankenhause üblich ist, gründliches Abseifen der beschmutzten Körperteile, besonders Reinigung der Hände und der Nägel ist bei vielen Giften von größter Wichtigkeit.

In früheren Zeiten war man sehr geneigt, beim Zustandekommen aller Vergiftungen dem *Alkohol* eine besonders große Rolle zuzuschreiben. So wurde oft auch bei Bleivergiftung behauptet, daß nur die Alkoholiker erkranken. Es war für viele Arbeitgeber ein willkommener Vorwand, die Schuld nicht in den mangelhaften Einrichtungen des Betriebes, sondern im Alkoholismus der Arbeiter zu suchen. Heute wissen wir, daß bei den anorganischen Giften der Alkoholgenuß kaum eine Rolle spielt, daß er aber eine ganz bedeutende Rolle spielt bei gewissen organischen Giften, deren Wirkung durch ihn gefördert, die Vergiftung unter Umständen erst durch den Genuß von Alkohol hervorgerufen wird, und so selbst schwerste Formen der Vergiftung entstehen können. Insbesondere gilt dies von manchen Giften der Benzolreihe.

Bei der Erklärung des Zustandekommens einer Vergiftung durch manche Stoffe wurde und wird noch heute die Ursache manchmal nicht in dem für den Menschen technisch wichtigsten Stoff, sondern in „*Verunreinigungen*", die ihm beigemischt sind, gesucht. Zweifellos trifft dies für manche Materialien, insbesondere anorganische zu, so enthalten z. B. Zinkerze kleinere oder größere Mengen von Bleierzen, manche Bleierze haben einen Arsengehalt.

Auch bei vielen organischen, künstlich hergestellten Stoffen hat man nach „Verunreinigungen" gesucht, so beim Trinitrotoluol. Es soll nicht geleugnet werden, daß Wirkung solcher Verunreinigungen vorkommen kann — aber man sollte bei der Annahme von deren Wirkung stets bedenken, daß sie nur in wenigen Prozenten vorhanden sind, sie also sehr starke Wirkung haben müßten, wenn sie und nicht die Grundsubstanz der schädigende Stoff wäre. Man wird also mit der Annahme, daß die Schädigung von Verunreinigungen ausgeht, recht zurückhaltend sein müssen, sie hat sich mehrfach, so auch beim Trinitrotoluol, nicht bewahrheitet.

Auch heute noch wird vielfach von der *individuellen Empfänglichkeit* gegenüber bestimmten Giften gesprochen, der Wunsch geäußert, besonders „empfängliche" Personen von einer bestimmten Giftarbeit auszuschließen. Es sollen keineswegs die bestehenden Unterschiede in individueller Empfänglichkeit gegen ein bestimmtes Gift geleugnet werden, solche Unterschiede bestehen zweifellos, auch wenn wir von den Unterschieden, die durch bestehende krankhafte Veränderungen bedingt sind, ganz absehen. Aber ihre Bedeutung wird allzuoft und allzusehr überschätzt. Bei gewerblichen Vergiftungen können wir von einer individuellen besonderen Empfindlichkeit als Ursache der Vergiftung erst dann sprechen, wenn durch genaue Erhebungen im Betrieb festgestellt ist, daß der Erkrankte nicht einer höheren Gefährdung ausgesetzt war als seine Mitarbeiter.

In einer Zinkhütte mit mehreren hundert Arbeitern und nur selten vorkommenden Bleivergiftungen erkrankten bald hintereinander 2 Arbeiter. Die Erhebungen im Betrieb ergaben, daß diese beiden an den von den Absaugungsventilatoren am weitest entfernt gelegenen Öfen gearbeitet hatten, also der relativ stärksten Gefährdung unterlagen.

Eine andere Frage ist der Einfluß der *Ernährung*. Schon im 17. Jahrhundert und seitdem fort bis in unsere Zeit sind Behauptungen über den Einfluß der Ernährung auf das Zustandekommen der Bleivergiftung aufgestellt worden. 1875 berichtet L. HIRT, daß er die Beobachtung gemacht hätte, daß kein Arbeiter, der in den Pausen frische Milch trinkt, jemals an Bleikolik erkrankte. Ist die Behauptung in diesem Umfange wohl nicht richtig, so ist doch heute durch die Arbeiten von J. C. AUB und Mitarbeitern (1926) die besondere Wirkung der Milch bei Bleivergiftung anerkannt. Bei manchen Halogenkohlenwasserstoffen, insbesondere den die Leber schädigenden, ist die günstige prophylaktische Wirkung einer an Kohlenhydraten und Protein reichen, an Fett armen Kost anerkannt. Aber gerade in der Erforschung des Einflusses der Ernährung auf die Schädigung durch moderne Fabrikgifte ist noch viel Arbeit zu leisten. Ich verweise hier insbesondere auf die schönen Arbeiten von L. J. GOLDWATER und M. E. SHILS (1949, 1950).

Es sei zum Schlusse dieses Abschnittes noch erwähnt, daß bei manchen Giften, z. B. bei Benzin und Trichloräthylen, es zur Entstehung einer *Süchtigkeit* kommen kann, so daß ein Arbeiter absichtlich die Dämpfe einatmet. Solche Süchtigkeit kann zu Unfällen (Verlust des Bewußtseins, während der Süchtige sich über das Gefäß mit der Flüssigkeit beugt, und Absturz in diese) oder zu chronischer Vergiftung führen.

Was die *Diagnose* gewerblicher Vergiftungen anbelangt, so gilt für sie dasselbe wie für die Diagnose anderer Krankheiten: sie wird gestellt auf Grund eines Gesamtbildes, eines Symptomenkomplexes, nicht auf Grund eines „pathognomonischen" Zeichens. Da an der Diagnose gewerblicher Vergiftungen vielfach Laien interessiert sind, Betriebsunternehmer, technische Gewerbeaufsichtsbeamte und andere, die nach einem sicheren Zeichen verlangen, an dem womöglich auch der Laie die Krankheit erkennen kann, haben sich vielfach auch Wissenschaftler dazu verleiten lassen, nach einem solchen untrüglichen Zeichen, das bei dieser Vergiftung stets vorkommt, aber sonst bei keiner anderen Krankheit, zu suchen — immer vergeblich. Aber auch heute noch wird vielfach versucht, festzustellen, welche Bedeutung einem einzelnen Symptom für die Diagnose zukommt, z. B. welche Zahl von punktierten Erythrocyten die Diagnose Bleivergiftung gestattet. Selbstverständlich sind bei den gewerblichen Vergiftungen ebenso wie bei allen anderen Krankheiten nicht in jedem Fall sämtliche Symptome und stets in dem gleichen Stärkeverhältnis vorhanden. Infolge der verschiedenen individuellen Veranlagung, aber auch infolge der Verschiedenheit der äußeren Einflüsse: Schnelligkeit und Weg der Giftaufnahme, schwankt das individuelle Krankheitsbild in einer bestimmten Breite, tritt das eine oder das andere Symptom stärker hervor, während ein anderes weniger ausgesprochen ist oder ganz fehlt. Ich möchte hier für gewerbliche Vergiftungen das von PATRICI (Modena) für die ärztliche Diagnose der Ermüdung Gesagte zitieren: „Die Symptome sind nicht verbunden wie die Glieder einer Kette, bei der das Versagen eines Gliedes alles zerstört, sondern eher wie die Tausende feine Fäden eines elektrischen Kabels; auch wenn einige von ihnen brechen, die Lampe leuchtet doch und der Gelehrte sieht noch immer klar."

Ebenso wie mit der Diagnose verhält es sich mit der zur Vermeidung ernster Vergiftung so wichtigen Frühdiagnose. Auch hier müssen wir das Gesamtbild in Betracht ziehen. Allerdings wird uns unter Umständen schon eine einzelne von der Norm abweichende Erscheinung veranlassen müssen, die nötige Konsequenz, Entfernung des Betreffenden von der gefährdenden Arbeit, zu ziehen. Aber wir werden mit dieser Maßnahme auch dann vorgehen müssen, wenn, bei Fehlen eines als „charakteristisch" angesehenen Symptoms, das Gesamtbild oder andere Symptome auf Vorhandensein von Giftwirkung hinweisen.

Wir unterscheiden zweckmäßig für die Praxis 3 Stadien:

Giftaufnahme. Es erfolgt zwar eine Aufnahme von Gift in den Körper, aber ohne daß irgendwelche Zeichen derselben festzustellen sind.

Giftwirkung oder *Gifteinwirkung.* Es sind infolge der Giftaufnahme zwar Veränderungen im Organismus festzustellen, ohne daß diese aber die Funktion eines Organes in irgendeiner Weise schädigen (z. B. vermehrte punktierte Erythrocyten bei Bleiaufnahme, etwas vermehrte Salivation bei Quecksilberaufnahme).

Vergiftung. Schädigung der Funktion eines oder mehrerer Organe durch die Wirkung des aufgenommenen Giftes.

Selbstverständlich kann zwischen diesen 3 Stadien keine ganz scharfe Grenze gezogen werden. Aber für praktische Zwecke ist diese Einteilung zweckmäßig.

Daß wir zwischen *akuten, subakuten* und *chronischen* Vergiftungen zu unterscheiden haben, braucht wohl nicht erst erwähnt zu werden, auch nicht, daß die Erscheinungen dieser Vergiftungen, auch wenn sie durch denselben Stoff hervorgerufen wurden, doch meist durchaus verschieden sind. Betont sei aber, daß die Erscheinungen einer akuten Vergiftung in vielen Fällen nicht unmittelbar auf die Giftaufnahme folgen, daß bei vielen Giften zwischen Aufnahme und den ersten oder den ersten ernstlichen Vergiftungserscheinungen ein ganz oder nahezu beschwerdefreies Zeitintervall liegt. So kann es erst mehrere Stunden nach Aussetzen mit der schädigenden Arbeit, z. B. in der auf die Arbeit folgenden Nacht, plötzlich zu schweren, auch rasch tödlich verlaufenden Vergiftungserscheinungen kommen (z. B. nach Einatmung nitroser Gase), aber selbst noch Tage oder mehr als 1 Woche später können plötzlich ernste Erscheinungen auftreten (z. B. nach Einatmen von Methylbromid).

Gegenüber auch in wissenschaftlichen Werken immer auftauchenden Mißverständnissen muß betont werden, daß man unter „chronischer" Vergiftung nicht eine Vergiftung mit langdauernden Folgen, also eine durch Gift hervorgerufene chronische Erkrankung zu verstehen hat, sondern eine Erkrankung, die durch chronische, über längere Zeit sich erstreckende, immer wiederholte Giftaufnahme hervorgerufen wurde. Dabei hängen die klinischen Erscheinungen oft weitgehend von dem „Tempo" der Giftaufnahme ab, ob relativ große Mengen durch relativ kurze Zeit, oder ganz kleine Mengen durch lange Zeit aufgenommen werden. Um nur 2 Beispiele anzuführen: Bleikolik entwickelt sich in weitaus der Mehrzahl der Fälle nach 3wöchiger bis 3monatiger Bleiarbeit, Bleilähmung dagegen erst nach Arbeit von mehreren Monaten bis Jahren. Ausnahmen kommen vor: Bleikolik kann nach langdauernder Arbeit entstehen, wenn durch irgendwelche Umstände an Stelle der bisherigen geringen Bleiaufnahme eine stärkere erfolgt. Bleilähmung kann nach kurzer Zeit entstehen, wenn neben Bleiaufnahme eine besondere Anstrengung bestimmter Muskelgruppen oder Druck auf bestimmte Nerven erfolgt. Beim Quecksilber finden wir bei langdauernder Aufnahme kleiner Mengen den auch bei akuten Vergiftungen vorkommenden Speichelfluß, auch etwas Gingivitis; bei sehr lang dauernder Aufnahme ganz kleiner Mengen entwickelt sich Quecksilberzittern oft ohne daß Speichelfluß oder andere Symptome vorangegangen oder gleichzeitig vorhanden sind. Die vorhandenen klinischen Erscheinungen gestatten so unter Umständen einen Schluß auf die Massigkeit oder Dauer der Giftaufnahme.

Von Bedeutung ist bei vielen, aber keineswegs allen Vergiftungen der *Nachweis des Giftes im Blute, im Stuhl oder Urin.* Die Verhältnisse sind aber bei jedem Gift andere, je nachdem, ob das Gift im Körper zersetzt, gespeichert oder ob es rasch ausgeschieden wird. Darauf soll bei den einzelnen Giften eingegangen werden.

Ich möchte hier einen vor Jahren von mir geschriebenen Satz (Handbuch der sozialen Hygiene und Gesundheitsfürsorge, 2. Bd. Gewerbehygiene 1926) wiederholen: „Maßgebend für unsere Diagnosenstellung muß die klinische Untersuchung und die Zusammenfassung aller vorhandenen Symptome zu einem Gesamtbilde sein. Wesentlich unterstützen *können* uns dabei chemische und mikroskopische Untersuchungen." Dabei aber wird der Arzt mit Rücksicht auf die erhöhte Bedeutung, die der Diagnose in rechtlicher und finanzieller Beziehung infolge der inzwischen erfolgten Gleichstellung vieler beruflicher Vergiftungen mit den Unfällen zukommt, nicht unterlassen, die Diagnose durch Heranziehung chemischer und mikroskopischer Untersuchungen nach Möglichkeit zu sichern, wobei die außerhalb seines Wissensbereiches liegenden Untersuchungsmethoden von verläßlichen, gerade in diesen Untersuchungen bewanderten Laboratorien ausgeführt werden sollen.

In manchen Handbüchern und Lehrbüchern, insbesondere amerikanischen, wird die Wichtigkeit der *Anamnese* betont und oft geradezu behauptet, daß sie das wichtigste Moment für die Diagnosenstellung sei. Das ist richtig nur für die akutesten, augenblicklich oder raschest zum Tode führenden Vergiftungen. Bei allen anderen kann nichts irreleitender sein als solches Vorgehen. Es sei zugegeben, daß bei manchen neuesten, wenig erforschten und beobachteten Vergiftungen erst die Anamnese uns auf den richtigen Weg weist, aber auch da hat das klinische Bild die Entscheidung zu fällen. Bei den meisten anderen, bei allen schon länger bekannten Vergiftungen ist das klinische Bild so oft und so gut beobachtet und beschrieben worden, besteht so viel Charakteristisches, daß auf Grund des Krankheitsbildes allein die Diagnose gestellt werden kann, das Krankheitsbild uns erst dazu führt, anamnestische Erhebungen zu machen. Ist auf Grund des Krankheitsbildes die Diagnose gestellt und steht sie mit der Anamnese nicht in Übereinstimmung, dann wird es vor allem notwendig sein, die Richtigkeit der Anamnese zu überprüfen.

Gerade die Erhebung einer gewerblichen Anamnese bietet dem Arzt oft große Schwierigkeiten. Der Arbeiter selbst kennt den Stoff, mit dem er arbeitet, unter Umständen nicht, oder er kennt ihn nur mit dem Handelsnamen, nicht nach seiner chemischen Zusammensetzung. Er und auch oft die Betriebsleitung sind häufig nicht über diese Zusammensetzung und die Gefährlichkeit orientiert. Öfters sind zwischen den Angaben des Arbeiters und denen der Betriebsleitung Widersprüche. Der Arzt vermag meist mangels spezieller chemischer und technologischer Kenntnisse eine gewerbliche Anamnese nicht so zu erheben und zu werten, wie die ihm sonst geläufigen Anamnesen über Heredität und überstandene Krankheiten. Er vermag Lücken nicht zu erkennen und nicht durch geeignete Fragen auf deren Ausfüllung hinzuwirken. Zum Erhalt einer richtigen gewerblichen Anamnese wird sich der behandelnde Arzt am besten an den staatlichen Gewerbearzt des Bezirkes wenden, der über die notwendigen Betriebskenntnisse verfügt, auch das Recht hat, im Betrieb Erhebungen zu machen, und der nach dem Gesetz ohnehin die Diagnose zu überprüfen und den Fall klarzustellen hat.

Bis vor ungefähr 15 Jahren stand uns zur Beurteilung, ob in der Luft eines Betriebes oder eines Arbeitsplatzes giftige Stoffe in schädlicher Menge vorhanden seien, mit wenigen Ausnahmen *nur* die Untersuchung der Arbeiter auf Zeichen der Gifteinwirkung — nicht, wie heute manchmal fälschlich behauptet wird, der Erkrankung — zur Verfügung. Die Fortschritte der Chemie haben es in den letzten Jahren ermöglicht, auch kleinste Mengen von Giftstoffen in der Luft zu ermitteln und ihre Menge zu messen. Erfahrungen am Menschen, vor allem aber

Tierexperimente haben insbesondere in USA. dazu geführt, ,,Maximum allowable concentrations" (MAC) für die einzelnen Gifte zu ermitteln, d. h. die Grenzen, unterhalb deren im Arbeitstag, das ist bei 8stündigem Verweilen in einer Luft mit diesem Giftgehalt, keine Gesundheitsstörungen eintreten. Wir geben hier (S. 12) die Liste der MAC oder MAK, wie sie von der ,,American Conference of Governmental Industrial Hygienists" im April 1950 aufgestellt und zuletzt 1954 in einigen Punkten verbessert wurde, wieder. Manche amerikanische Staaten haben wesentlich kürzere Listen von MAC in ihre Verordnungen aufgenommen. Es sei aber betont, daß keineswegs alle angegebenen Werte wohl begründet sind. Ihre Quellen bis zum Jahre 1945 sind in einem Aufsatz von W. A. COOK (1945) angegeben. Eine beträchtliche Anzahl ist aus Tierexperimenten abgeleitet, da es natürlich recht schwierig ist, solche Werte durch Erfahrungen und Untersuchungen am Menschen zu gewinnen. Es ist aber immer sehr fraglich, wie weit wir Schlüsse von einer bestimmten Tierart auf den Menschen ziehen können; z. B. vertragen Kaninchen erhebliche Mengen von Tollkirschen und Tollkirschenblättern, für Ratten sind 500 mg Cadmiumdampf im Kubikmeter Luft tödlich, für Affen erst 15000 mg im Kubikmeter.

Die hygienische Bedeutung solcher Luftuntersuchungen in Betrieben und der Vergleich der erhaltenen Zahlen mit denen der MAC-Tabelle ist sehr groß. Solche Messungen des Giftgehaltes der Luft können vor allem dazu dienen, festzustellen, ob die Lüftungsanlagen, die Absaugungsanlagen wirkungsvoll genug sind, um den Gehalt der Luft an einer bestimmten schädlichen Substanz noch unterhalb der gestatteten Grenze zu halten. Aber auch da müssen gewisse Voraussetzungen erfüllt sein.

Der Untersucher muß absolut verläßlich sein, die Luftproben müssen an verschiedenen Stellen des Arbeitsraumes und vielfach wiederholt entnommen werden, die Luft an jedem einzelnen Arbeitsplatz muß zu verschiedenen Tageszeiten und während verschiedener Arbeitsverrichtungen geprüft werden. Nur so bekommt man ein Bild der tatsächlich auf den Arbeiter einwirkenden Verhältnisse.

Bei Verwendung der Angaben über den Gehalt der Luft an einem schädlichen Stoff zur Diagnosenstellung muß man *äußerst vorsichtig sein*. Es müssen nicht nur die eben erwähnten Voraussetzungen erfüllt sein, wir müssen auch sicher sein, daß die Untersuchung am Arbeitsplatz *des Erkrankten* und zu wiederholten Malen vorgenommen wurde, und zwar *vor* der Erkrankung. Messungen nach Bekanntwerden einer auch nur fraglichen Erkrankung kommt nur bedingter Wert zu. Denn es können sehr leicht willkürliche Veränderungen des Giftgehaltes der Luft vorgenommen werden: durch schnelleres Laufen des Ventilators, durch kleine Veränderungen im Produktionsprozeß, wie Verringerung der Temperatur eines Bades, Verringerung der Stärke des elektrischen Stromes. Auch ohne Absicht und Wissen treten Veränderungen auf, so durch stärkere oder geringere Verunreinigungen des Rohmaterials. Schließlich sollte es selbstverständlich sein, daß selbst bei bloßem Verdacht auf eine vorgekommene Vergiftung von der Betriebsleitung sofort Änderungen vorgenommen werden, um den Giftgehalt der Luft herabzusetzen; bei einer später vorgenommenen Untersuchung wieder die alten Zustände herzustellen, ist kaum mit Sicherheit möglich.

Sehr hübsch kennzeichnet A. GRUT den grundlegenden Unterschied in Wert und Bedeutung der durch den Arzt durchgeführten Untersuchung des Arbeiters und den durch Luftuntersuchung gewonnenen Ergebnissen: Bestimmung des Kohlenstoffhämoglobinperzentes im Blut liefert uns die Auskunft über das

Tabelle 1. *Grenzwerte für Giftstoffe (1954),angenommen auf der 16. Jahrestagung der Konferenz amerikanischer Regierungsgewerbehygieniker* (Chikago 24.—27. April 1954).

Die Werte in der folgenden Tabelle (maximum allowable concentration; MAC) geben jenen Gehalt an Luftverunreinigung an, dem Arbeiter durch einen 8-Std-Arbeitstag ohne Schaden zu nehmen ausgesetzt sein können.

PPM (parts per million) = Volumteilchen des Gases auf eine Million Luftteilchen = cm^3/m^3.
mg/m^3 = Milligramm der Substanz auf 1 m^3 Luft.

a) Gase und Dämpfe.

	PPM		PPM
Acetaldehyd	200	Cyclohexanol	100
Aceton	1000	Cyclohexanon	100
Acetylentetrachlorid		Cyclohexan	100
(Tetrachloräthan)	5	Cyclopropan	400
Acrolein	0,5	o-Dichlorbenzol	50
Acrylnitril	20	Dichlordifluormethan	
Äthylacetat	400	(Freon 12)	1000
Äthylamin	25	1,1-Dichloräthan	
Äthyläther	400	(Äthylidenchlorid)	100
Äthylalkohol	1000	1,2-Dichloräthan	
Äthylbenzol	200	(Äthylendichlorid)	75
Äthylbromid	200	Dichloräthyläther	15
Äthylchlorid	1000	1,2-Dichloräthylen	200
Äthylenchlorhydrin	5	Dichlormethan	500
Äthylendichlorid		Dichlormonofluormethan	
(1,2-Dichloräthan)	100	(Freon 21)	1000
Äthylenoxyd	100	1,1-Dichlor-1-nitroäthan	10
Äthylformiat	100	1,2-Dichlorpropan	
Äthylglykol	200	(Propylendichlorid)	75
Äthylglykolacetat	100	Dichlortetrafluoräthan	
Äthylidenchlorid		(Freon 114)	1000
(1,1-Dichloräthan)	75	Dimethylanilin	5
Äthylsilicat	100	Dimethylsulfat	1
Ammoniak	100	Dioxan	100
Amylacetat	200	Essigsäure	10
Amylalkohol (iso)	100	Essigsäureanhydrid	5
Anilin	5	Fluor	0,1
Antimonwasserstoff	0,1	Formaldehyd	5
Arsenwasserstoff	0,05	Freon 11 (Monofluor-	
Benzol	35	trichlormethan)	1000
Benzin	500	Freon 12 (Dichlordifluor-	
Blausäure	10	methan)	1000
Brom	1	Freon 21 (Dichlormonofluor-	
1,3-Butadien	1000	methan)	1000
n-Butanol (Butylalkohol)	100	Freon 114 (Dichlortetra-	
2-Butanon (Methyläthyl-		fluoräthan)	1000
keton)	250	Gasolin	500
n-Butylacetat	200	Heptan	500
Butylcellosolve		Hexan	500
(Butylglykol)	200	Hexanon (Methylbutanon)	100
Carrene 1 (Dichlormethan)	500	Hexon (Methylisobutyl-	
Carrene 2 (Monofluor-		keton)	100
trichlormethan)	1000	Jod	1
Cellosolve (Äthylglykol)	200	Isophoron	25
Cellosolveacetat		Isopropyläther	500
(Äthylglykolacetat)	100	Isopropylalkohol	400
Chlor	1	Kohlendioxyd	
2-Chlorbutadien (Chloro-		(Kohlensäure, CO_2)	5000
pren)	25	Kohlenoxyd (CO)	100
Chloroform	100	Kresol	5
1-Chlor-1-nitropropan	20	Mesityloxyd	50
Cyclohexan	400	Methylacetat	200

Tabelle 1. (Fortsetzung.)

	PPM		PPM
Methyläthylketon		Nitrose Gase	25
(2-Butanon)	250	Octan	500
Methylalkohol	200	Ozon	0
Methylbromid	20	Pentan	1000
Methylbutanon	100	Pentanon (Methylpropanon)	200
Methylcellosolve (Methyl-		Phosgen	1
glykol)	25	Phosphortrichlorid	0,5
Methylcellosolveacetat		Phosphorwasserstoff	0,05
(Methylglykolacetat)	25	Propylacetat	200
Methylchlorid	100	Salzsäure	5
Methylcyclohexan	500	Schwefelchlorür	1
Methylcyclohexanol	100	Schwefeldioxyd	10
Methylcyclohexanon	100	Schwefelkohlenstoff	20
Methylenchlorid (Dichlor-		Schwefelwasserstoff	20
methan)	500	Selenwasserstoff	0,05
Methylformiat	100	Stoddard Solvent	
Methylglykol	25	(Waschbenzin)	500
Methylglykolacetat	25	Styren (monomer)	200
Methylisobutylketon	100	1,1,2,2-Tetrachloräthan	
Methylpropanon (Pentanon)	200	(Acetylentetrachlorid)	5
Monochlorbenzol	75	Tetrachloräthylen	
Monofluortrichlormethan		(Perchloräthylen)	200
(Freon 11)	1000	Tetrachlorkohlenstoff	50
Mononitrotoluol	5	Toluidin	5
Naphtha (Kohlenteer)	200	Toluol	200
Naphtha (Petroleum)	500	Trichloräthylen	100
Nickelcarbonyl	0,001	Trichlormonofluormethan	1000
Nitrobenzol	1	Terpentin	100
Nitroäthan	100	Vinylchlorid	500
Nitroglycerin	0,5	Vinylcyanid (Acrylnitril)	20
Nitromethan	100	Xylol	200
2-Nitropropan	50		

b) Giftige Staube, Dämpfe und Nebel.

	mg/m³		mg/m³
Antimon	0,5	Pentachlorphenol	0,5
Arsenik	0,5	Phosphor (gelber oder weißer)	0,1
Barium	0,5	Phosphorpentachlorid	1,0
Blei	0,15	Phosphorpentasulfid	1,0
Cadmium	0,1	Quecksilber	0,1
Chlordiphenyl	1,0	Schwefelsäure	1,0
Chromsäure (CrO_3) und Chromate	0,1	Selenverbindungen (als Se)	0,1
Cyanide als CN	5	Tellur	0,1
Dinitrotoluol	1,5	Tetryl	1,5
o-Dinitrokresol	0,2	Trichlornaphthalin	5,0
Eisenoxyddämpfe (beim Schweißen)	15,0	Trinitrotoluol (TNT)	1,5
Fluoride	2,5	Uranium (lösliche Verbindungen)	0,05
Magnesiumoxyddämpfe	15,0	Uranium (unlösliche Ver-	
Mangan	6,0	bindungen)	0,25
Parathion	0,1	Zinkoxyddämpfe	15,0
Pentachlornaphthalin	0,5		

c) Mineralstaub.

	mg/m³		mg/m³
Aluminiumoxyd	1760	Gesamtstaub, weniger als 5% freies	
Asbest	176	SiO_2	1760
Carborund (Siliciumcarbid)	1760	Kieselsäure, über 50% freies SiO_2	176
Glimmer, weniger als 5% freies SiO_2	700	Kieselsäure, 5—50% freies SiO_2	700

Tabelle 1. (Fortsetzung.)

Kieselsäure, unter 5% freies SiO₂ .	1760	Speckstein, weniger als 5% freies	
Portlandzement	1760	SiO₂	700
Schiefer, weniger als 5% freies SiO₂	1760	Staub ohne freies SiO₂	1760
Siliciumcarbid	1760	Talk	700

Versuchsweise vorgeschlagene Grenzwerte.

Allylalkohol (ppm)	5	Chlordan	2,0
Allylpropyldisulfid (ppm) . . .	2	Aldrin	0,25
Benzylchlorid (ppm)	1	Dieldrin	0,25
Diacetonalkohol (ppm)	50	Methoxychlor	15
Diisobutylketon (ppm)	50	Anorganische Verbindungen	
Furfural (ppm)	5	Calciumarsenat	0,3
Mercaptane (ppm)		Bleiarsenat	0,2
Äthylmercaptan	250	Organische Quecksilberver-	
Butylmercaptan	10	bindungen (als Quecksilber	
Methylmercaptan	50	berechnet)	0,01
Perchormethylmercaptan . . .	0,1	Organische Herbicide	
Methylamylalkohol (Methyl-		2,4-D (2,4-dichlorphenoxy-	
isobitylcarbinol) (ppm) . . .	25	aceticacid)	10
p-Nitroanilin (ppm)	1	Ammoniumamidosulfate	
Pesticide (mg je cm³)		(Ammate)	15
Organische Phosphate		Natrium-2,4-dichlorphenoxy-	
Parathion (0,0-diäthyl-0-p-ni-		äthylsulfate (Crag)	15
trophenylthiophophat)	0,1	Phenylhydracin (ppm)	5
TEPP (Tetraäthylpyrophophat)	0,05	Pikrinsäure (mg je m³)	0,1
TEDP (Tetraäthyldithiono-		Pyridin (ppm)	10
pyrophophat)	0,2	Natriumhydroxyd (mg je m³) .	2
EPN (Äthyl-p-nitrophenyl-		Schwefelhexafluorid (ppm) . . .	1000
thionobenzolphosphonat . .	0,5	Schwefelpentafluorid (ppm) . .	0,025
Malathon (0,0-dimethyl-dithio-		Titaniumdioxyd (mg je m³) . .	15
phophat von diäthylmercapto-		Vanadium (mg je m³)	
succinat	15,0	V₂O₅-Staub	0,5
Chlorierte Kohlenwasserstoffe		V₂O₅-Dämpfe	0,1
Lindan (hexachlorocyclohexan).	0,5	Eisenvanadiumstaub	1
DDT (2,2 bis (p-chlorphenyl)-			
1,1,1-trichloräthan)	2,0		

Risiko des Arbeitsplatzes im allgemeinen, die Bestimmungen des Kohlenoxyd-
gehaltes der Luft zeigen uns die Schwankungen in einem solchen Risiko.

Haben wir klinisch die Diagnose gestellt und findet sie ihre Bestätigung
durch den Luftbefund, so wird dadurch die Diagnose weiter sichergestellt. Ist
aber ein erfahrener Kliniker der Diagnose vollkommen sicher, so soll er sich
durch einen negativen Luftbefund von ihr nicht abbringen lassen.

Die Bestimmung des Gehalts der Luft an bestimmten schädlichen Stoffen bedarf,
um exakt zu sein, eines erfahrenen Chemikers und eines gut eingerichteten Labo-
ratoriums. Das ganze Gebiet behandelt in erschöpfender Weise ein Werk von
M. B. JACOBS (1949). Die Bestimmung des Gehaltes der Luft an den gewerbehygienisch wichtigsten Gasen kann aber in einer für unsere Zwecke genügenden
Genauigkeit mittels vom englischen Department of Scientific and Industrial
Research ausgearbeiteter sehr einfacher Methoden durch Verwendung bestimmter
Reagenspapiere und -flüssigkeiten durchgeführt werden. Die genauen Anweisungen
für die Untersuchung auf die einzelnen Luftverunreinigungen, und ein Teil der
nötigen Reagenspapiere sind von H. M. Stationary Office in London einzeln
für geringe Beträge zu beziehen.

Verhütung beruflicher Vergiftungen. Da der Hauptweg für Eindringen von
Giften in den Körper die Atmungsorgane sind, so muß durch technische Mittel
verhütet werden, daß Staub und Dämpfe in die Atemluft gelangen. Das
souveräne Mittel ist Produktion in geschlossenen Gefäßen, Transport durch

geschlossene Röhrensysteme. Wo dies nicht möglich ist und stets an den notwendigerweise offenen Stellen (Einfüll- und Entleerungsöffnungen) sind gut wirkende Abzüge anzubringen, die Staub und Dämpfe von dem Arbeiter abziehen, technische Einrichtungen, die hier nicht weiter zu besprechen sind.

Die vielfach verwendeten und noch häufiger empfohlenen *Atemschützer* (Respiratoren) sind immer nur ein Notbehelf, wenn auf andere Weise der Arbeiter nicht geschützt werden kann. Sie erschweren die Atmung, können daher kaum während einer ganzen Arbeitsschicht getragen werden, werden überhaupt von den Arbeitern wegen dieser Behinderung ungern benützt. Über die Konstruktion von Atemschützern sind insbesondere in USA. eingehende Studien gemacht worden. Es kann hier auf Details nicht eingegangen werden. Es sei nur erwähnt, daß 2 Umstände einander gegenüberstehen: Bei Respiratoren gegen Staub müssen die Poren des Filters so klein sein, daß sie auch feinsten Staub, denn gerade dieser ist am gefährlichsten, zurückhalten, bei denen gegen Gase und insbesondere Dämpfe sehr klein, damit deren Teilchen mit der sie bindenden

Tabelle 2. *Kennzeichnung von Atemfiltern.*
(Einheitlich für die gesamte deutsche Erzeugung.)

Kennbuchstabe	Kennfarbe	Schutz gegen
A	braun	Organische Dämpfe, Lösungsmittel.
B	grau	Saure Gase z. B. Halogene und Halogenwasserstoffe, auch nitrose Gase, Brandgase (außer Kohlenoxyd).
CO	schwarzer Ring	Kohlenoxyd.
df	weiß	Feinstaub, kolloider Staub, Metallrauche.
E	gelb	Schweflige Säure.
G	blau	Blausäure.
J	blau + braun	Cyclon.
K	grün	Ammoniak.
L	gelb + rot	Schwefelwasserstoff.
M	gelb + grün	Schwefelwasserstoff, Ammoniak, Quecksilberdämpfe.
O	grau + rot	Phosphorwasserstoff, Arsenwasserstoff.
R	gelb + braun	Schwefelwasserstoff, in geringem Maße auch organische Dämpfe, Lösungsmittel.
T	braun + grün	Äthylenoxyd, „T-Gas", „Aetox".

Filtersubstanz in Berührung kommen. Andererseits soll der Widerstand gegen die Einatmungsluft, die diese Poren passieren muß, so niedrig sein, daß er den Träger nicht zu sehr belästigt, wobei noch erwähnt sei, daß der Widerstand während der Benützung steigt. Man sucht den Widerstand zu verringern, indem man die Filterfläche möglichst groß macht. Der höchste Widerstand, den das US. Bureau of Mines bei von ihm approbierten Staubfiltermasken gestattet, ist 50 mm Wassersäule. Ein Filter mit so hohem Widerstand muß aber nach mehrstündiger Benützung ausgewechselt werden, da der Widerstand steigt. Für *Gasmasken* wird ein Widerstand von 76,2—82,5 mm zugelassen, da die Gase nicht durch Filterung, sondern durch chemische Bindung oder Adsorption zurückgehalten werden und es größte technische Schwierigkeiten verursacht, wirksame Filter mit geringerem Widerstand zu konstruieren. Außerdem müssen für die Approbierung andere Bedingungen erfüllt sein, vor allem Vorkehrungen, um ein dichtes Anpassen an das Gesicht zu ermöglichen. Diese Approbierung durch das US. Bureau of Mines gibt den Käufern die Möglichkeit, behördlich für gut befundene Schutzmasken zu kaufen. Neben diesen sind aber eine große Anzahl nicht approbierter auch auf dem amerikanischen Markt. In Deutschland existiert eine solche behördliche Approbation bisher nicht. Bemerkt muß werden, daß jede Gasmaske bzw. das darin befindliche *Filter* nur gegen *ein bestimmtes* Gas oder einige bestimmte Gase schützt.

Es muß deshalb strengstens darauf geachtet werden, daß jenes Filter benützt wird, das zum Schutz gegen das in dem betreffenden Betrieb drohende Gas bestimmt ist. Es sind deshalb in Deutschland durch den „Deutschen Normenausschuß" einheitlich bestimmte Kennzeichen für die gegen bestimmte Gasarten zu verwendenden Masken eingeführt worden (s. Tabelle 2). In Deutschland bringen die Drägerwerke (Lübeck) und die Auerwerke A.G. mehrere gute solche Schutzmasken auf den Markt, außerdem noch einzelne andere Firmen. Es sind aber auch eine große Anzahl unzweckmäßiger Masken auf dem Markt.

„Atemschützer" vermögen selbstverständlich nur in der einzuatmenden Luft enthaltene Verunreinigungen von dem Eintritt in die Atemwege zurückzuhalten, ihre Verwendung setzt immer voraus, daß die Luft in der Umgebung des Arbeiters die nötige Menge Sauerstoff, mindestens 17%, enthält. Wenn dies nicht sicher der Fall ist, z. B. in Brunnen, Schächten, Kanälen, Tankwagen, Behältern, muß dem Arbeiter atembare Luft zugeführt werden, mittels Frischluftschlauchgeräten oder er muß mit atembarer Luft durch ein „Kreislaufgerät" versorgt werden, das einerseits die ausgeatmete Kohlensäure bindet, andererseits automatisch Sauerstoff zuführt. Über diese Geräte s. S. 208.

Wo mit staubenden Stoffen oder mit Flüssigkeiten gearbeitet wird, die von der Haut aufgenommen giftig wirken, sind gut deckende *Schutzkleider* aus undurchlässigem Stoff notwendig. Ferner müssen Gummihandschuhe getragen werden, die bei manchen Giften (z. B. manchen Insecticiden) aus *festem Naturgummi* hergestellt sein müssen, da dünner Naturgummi und jeder Kunstgummi für diese Gifte nur für kurze Zeit undurchlässig bleiben. Bei manchen der letztgenannten Gifte müssen auch Gesicht und Hals sorgfältig bedeckt werden.

Alle Arbeitskleider müssen im Betrieb gereinigt werden, dürfen nicht nach Hause mitgenommen werden, damit der betreffende Giftstoff nicht dorthin verschleppt wird.

Es müssen im Betrieb Badegelegenheiten, Brausebäder in genügender Zahl vorhanden sein, Seife und Handtücher müssen beigestellt werden. Auch für gründliche Reinigung des Raumes unter den Nägeln ist zu sorgen. Kein Arbeiter darf den Betrieb verlassen, ohne vorher ein Brause- oder Vollbad genommen zu haben. Für Einnahme von Mahlzeiten müssen sauber gehaltene Eßräume vorhanden sein, die erst nach Ablegen der Arbeitskleider und gründlichem Waschen betreten werden dürfen. Essen und Rauchen in den Arbeitsräumen muß verboten sein.

Auf rein ärztliches Gebiet fallen andere Schutzmaßnahmen. In allen jenen Betrieben, in denen besondere Ansprüche an die körperliche Leistungsfähigkeit oder Widerstandskraft der Arbeiter gestellt werden, so auch in allen Giftbetrieben, erscheint eine ärztliche *Untersuchung vor Einstellung* zur Arbeit gerechtfertigt und notwendig, und ist meist auch gesetzlich vorgeschrieben, um solche, bei denen eine besondere Empfänglichkeit oder das Entstehen besonders schwerer Schädigungen erwartet werden kann, von dieser Arbeit fernzuhalten.

Was die „Empfänglichkeit" anbelangt, so hat man früher der individuellen Empfänglichkeit beim Zustandekommen gewerblicher Vergiftungen große Bedeutung beigemessen. Wir haben oben (S. 7) darüber gesprochen. Wir haben aber keine Möglichkeit, eine erhöhte Empfindlichkeit gegen ein Gift zu erkennen, bevor wir den Betreffenden nicht der Giftwirkung ausgesetzt haben. Wir können eine erhöhte Empfänglichkeit *vermutungsweise* bei solchen Personen annehmen, bei denen das Organsystem, an dem die Wirkung eines bestimmten Giftes anzusetzen pflegt, Abweichungen von der Norm und damit von der normalen Leistungsfähigkeit zeigt. So werden wir annehmen können, daß Personen, die einen abnormen Blutbefund aufweisen, durch Blutgifte leichter geschädigt werden als andere, daß dort, wo Anzeichen einer abnormen Funktion der Leber oder Nieren vorhanden sind, eine besondere Gefährdung durch an diesen einsetzende oder durch sie auszuscheidende Gifte besteht. Ferner ist zu erwarten, daß Personen, die an einer chronischen Erkrankung der Lungen oder des Herzens leiden, an den Folgen einer Vergiftung schwerer und länger zu leiden haben als Gesunde. Der Arzt wird also Lungen- und Herzkranke, ferner je nach Art des Giftes Leute mit nicht normalem Blutbefund, mit Leber- oder Nierenveränderungen nicht zur Arbeit mit den betreffenden Giften zulassen.

Ein sehr wirkungsvoller Behelf gegen chronische Vergiftung ist die *periodisch wiederkehrende ärztliche Untersuchung* der dem Gift ausgesetzten Arbeiter — natürlich kann sie nicht gegen akute oder subakute Vergiftung schützen. Wir haben aber oben zwischen „Giftwirkung" und „Vergiftung" unterschieden. Wenn durch die ärztliche Untersuchung eine Giftwirkung überhaupt oder in etwas stärkerem Grade festgestellt ist und auf Grund dieser Feststellung der Arbeiter vor der weiteren Giftaufnahme geschützt wird, kann in der weit überwiegenden Mehrzahl der Fälle eine Erkrankung vermieden werden. Da, wie oben dargelegt, es kein pathognomonisches Zeichen der einzelnen Vergiftungen gibt, so muß stets der Allgemeinzustand des Arbeiters in Rücksicht gezogen werden und dann insbesondere nach jenen Symptomen geforscht werden, die bei der betreffenden Vergiftung aufzutreten pflegen. Wir werden z. B. bei Benzolarbeitern vor allem auf Blutveränderungen achten, bei jeder periodischen Untersuchung wird eine Blutuntersuchung vorgenommen werden müssen, bei Bleiarbeitern werden wir auf den Gesamtzustand achten: Blässe, Mattigkeit, Streckerschwäche, eventuell die Zahl der punktierten Erythrocyten im Blut zählen. Bei anderen Vergiftungen wird man vor allem auf Erscheinungen von seiten des Nervensystems zu achten haben.

Die Untersuchungen müssen in der Art des Giftes und der Giftgefahr im Betrieb angepaßten Zwischenräumen erfolgen. In zu langen Zwischenräumen durchgeführte Untersuchungen können ihren Zweck, Erkrankungen zu verhüten, nicht erfüllen. Auch bei Vorhandensein desselben Giftstoffes sollen die Untersuchungen in Betrieben mit geringer Gefährdung (Produktion in geschlossenem Röhrensystem) in größeren Zwischenpausen erfolgen, während sie in Betrieben mit großer Gefährdung (Unmöglichkeit der Schaffung voll wirksamer Absauge-einrichtungen) in sehr kurzen vorzunehmen sind. Durch zweckentsprechende Häufigkeit und Gründlichkeit der Untersuchung kann das Vorkommen von Vergiftungen auf das äußerste herabgedrückt werden.

Ich möchte hinzufügen, daß auch allzu häufige Untersuchungen unzweckmäßig sind, weil die zahlreichen negativen Ergebnisse zur Flüchtigkeit bei ihrer Vornahme führen.

Werden bei der periodischen Untersuchung Anzeichen festgestellt, die den Eintritt einer Vergiftung erwarten lassen, so muß der betreffende Arbeiter aus dem Bereich weiterer Giftaufnahme entfernt werden. Es wäre aber verfehlt, wenn der Arzt in solchen Fällen bei der Fabrikleitung „Entlassung" des Arbeiters beantragen würde, er soll nur einen entsprechenden Wechsel der Arbeit empfehlen.

Der Arzt muß sich bei Voruntersuchungen, insbesondere aber auch bei den periodischen Untersuchungen vor Augen halten, daß die Häufigkeit der Irreführung durch Dissimulation eine viel größere ist als die durch Simulation. Manche besonders kräftige und gesunde Arbeiter haben zu ihrer Gesundheit ein übermäßiges Zutrauen, „mir wird nichts geschehen!", alle scheuen Entlassung und meist auch den Wechsel des Arbeitsplatzes im Betrieb, der oft mit Verdienstschmälerung verbunden ist. Der Arzt wird zweckmäßigerweise auf die Betriebsleitung dahin einzuwirken suchen, daß von ihm bei der periodischen Unter-

suchung Beanstandete nicht entlassen, sondern an einen Arbeitsplatz ohne
Gesundheitsgefährdung versetzt werden und womöglich den gleichen Lohn
erhalten. Dadurch wird dem Arzt die periodische Untersuchung erleichtert
und ihre Wirksamkeit erhöht.

Wie lange soll der bei der periodischen Untersuchung Beanstandete von
der Berührung mit dem Gift ferngehalten werden? Es werden sich darunter
manchmal sehr vereinzelte Personen finden, die relativ frühzeitig und relativ
schwere Symptome aufweisen. Bei jedem dieser Fälle muß zunächst durch
sorgfältige Untersuchung am Arbeitsplatz festgestellt werden, ob der Arbeiter
nicht durch besondere Umstände (Versagen eines Abzuges, Leckwerden eines
Rohres od. dgl.) besonderer Gefährdung ausgesetzt gewesen war. War dies
nicht der Fall, dann muß der Arbeiter als besonders giftempfindlich von dieser
Giftarbeit — eventuell nach einem 2. Versuch — dauernd ferngehalten werden.
In weitaus der Mehrzahl der Fälle aber wird sich eine besondere Gefährdung feststellen lassen, deren Quelle durch technisches Eingreifen von seiten der Fabrik-
leitung beseitigt werden muß. Ob in den Fällen, bei denen keine besondere
Giftempfindlichkeit angenommen werden muß, dauernder Ausschluß von der
Giftarbeit notwendig ist, hängt von der Natur des Giftes ab; auf diese Fälle
wird im speziellen Teil hingewiesen werden. Im allgemeinen aber genügt eine
Fernhaltung für einige Wochen über die Zeit hinaus, zu der die letzten Zeichen
der Giftaufnahme geschwunden sind. Es ist das zweckmäßigste, wenn jeder
Arbeiter vor Wiederaufnahme der Giftarbeit dem Arzt vorgestellt und die
Wiederaufnahme von seiner Zustimmung abhängig gemacht wird.

Es sei hier der Vollständigkeit halber erwähnt, aber als nicht zur Frage der gewerblichen
Vergiftung gehörig nur kurz gestreift, daß die *Voruntersuchung aller Arbeiter*, auch wenn sie
weder besonderer Anstrengung noch Giftgefahr ausgesetzt sind, in einzelnen deutschen
Großbetrieben und in mehreren amerikanischen Betrieben durchgeführt wird. Eine solche
Voruntersuchung sichert bis zu einem gewissen Grade dem Betrieb eine gesundheitlich
günstig zusammengesetzte Arbeiterschaft. Sie drängt aber alle Schwächlicheren oder nicht
ganz Gesunden aus den in der Regel besser eingerichteten und oft besser zahlenden Großbetrieben in schlechter eingerichtete Mittel- und Kleinbetriebe und schädigt dadurch gerade
der Rücksicht besonders Bedürftige. Ihre Verbreitung in USA. erklärt sich aus dem Fehlen
einer Sozialversicherung, die in manchen Großbetrieben durch private Kollektivversicherung
ersetzt wird, die sich durch Voruntersuchung vor ungünstigen Risiken schützt. Aus denselben
Gründen findet in manchen amerikanischen Betrieben jährliche Durchuntersuchung der
gesamten Arbeiterschaft statt, die dann teils Behandlung Erkrankter, teils Entlassung zur
Folge hat.

Erwähnt sei noch, daß ein Mittel, vor chronischer Vergiftung zu schützen,
auch in dem in bestimmten Zwischenräumen (ohne ärztliche Untersuchung)
vorgenommenen *Arbeitswechsel* besteht. Doch können dabei, sei es durch zeitweise verstärkte Gefährdung, sei es durch individuelle Empfindlichkeit, immer
Vergiftungen vorkommen. Solcher Arbeitswechsel (oder Arbeiterwechsel) kann
aber bei Gefahr subakuter Vergiftung und bei Arbeiten, bei denen wirksamer
Schutz nicht möglich ist, das nahezu einzige wirksame Schutzmittel sein. So
z. B. bei Reinigung von Flugstaubkanälen in Bleihütten, wobei kein Arbeiter
länger als einen Tag arbeiten sollte[1]. Im allgemeinen muß bei dem routine-
mäßigen Arbeiterwechsel, um Sicherheit zu verbürgen, die Dauer der Arbeit im
Verhältnis zur Arbeitsdauer, nach der Gesundheitsschädigungen auftreten, recht
kurz bemessen sein. Die periodische ärztliche Untersuchung verdient in allen,
abgesehen von den erwähnten Fällen der Gefahr subakuter Vergiftung, gegenüber
dem mehr mechanischen Vorgehen durch regelmäßigen Arbeitswechsel den
Vorzug, ist auch meist den Arbeitnehmern und -gebern erwünschter.

[1] Die Verordnung des Reichskanzlers vom 16. Juni 1905 gestattet höchstens 4 Std
täglich, aber ohne Beschränkung der Zahl der aufeinanderfolgenden Tage.

Die Grundlage jeder prophylaktischen Maßnahme ist natürlich, daß die Fabrikleitung und daß die Arbeiter wissen, daß sie mit einem unter Umständen die Gesundheit schädigenden Stoffe zu tun haben. Es gelangen aber sehr viele gewerblich verwandte Materialien unter einem „Handelsnamen" in Verkehr, der ihre Zusammensetzung in keiner Weise erkennen läßt. Es ist deshalb bei manchen giftigen Stoffen behördlich vorgeschrieben und sollte eigentlich bei allen solchen Stoffen und sie enthaltenden Materialien vorgeschrieben werden, daß auf den Behältern oder Gefäßen, in denen sie in den Handel oder in Verwendung kommen, der Name des Giftstoffes, seine Gefährlichkeit und die Mittel zur Verhütung von Schädigungen deutlich und allgemein verständlich angegeben werden.

Eine andere wichtige Voraussetzung für Vermeidung der Vergiftungsgefahren ist, daß der Arbeiter, ebenso aber auch der Arbeitgeber und die Betriebsbeamten, mit der *Art* der Entstehung *der Gefährdung und mit den Mitteln zu ihrer Verhütung vertraut sind.* Hierfür zu sorgen, ist eine der wichtigsten Aufgaben sowohl der staatlichen Gewerbeärzte als auch jedes irgendwie in der Fabrik oder unter deren Arbeiterschaft tätigen Arztes. Die Unterweisung auf diesem Gebiet soll sowohl in besonderen Unterrichtsstunden als auch bei jeder sich darbietenden Gelegenheit, bei Aufnahme- und periodischen Untersuchungen, bei Behandlung Erkrankter erfolgen. Selbstverständlich muß der Arzt dabei mit einem gewissen Takt und Verständnis für die Psyche des Arbeiters vorgehen. Er muß ebenso vermeiden, die Gefahren zu bagatellisieren, als auch den Arbeiter überängstlich zu machen. Wenn er einerseits die Gefahren bespricht, andererseits aber die Mittel zu deren Verhütung darlegt, wenn er betont, daß der Arbeiter bei Auftreten bestimmter Erscheinungen oder Beschwerden sich sofort an den Arzt wenden muß, und so jeder ernste Schaden verhütet werden kann — dann wird der Arzt wohl meist den richtigen Weg bei seiner belehrenden Tätigkeit finden.

Was nun die *Häufigkeit gewerblicher Vergiftungen* anbelangt, so haben diese im allgemeinen in den letzten Jahrzehnten stark abgenommen. Doch kann es immer vorkommen, daß durch zeitweise auftretende Umstände deren Häufigkeit steigt: Vermehrte Erzeugung von Akkumulatoren, von Sprengstoffen für Kriegszwecke führt zum Ansteigen bestimmter Vergiftungen. Auch werden immer neue Gifte industriell erzeugt und in Verwendung gebracht, ich verweise als Beispiel auf die Erzeugung und Verwendung der Insecticide. Aber im allgemeinen ist der Rückgang gewerblicher Vergiftungen ein ungemein großer, wie dies die englische Statistik (Tabelle 3) zeigt (Annual report of the chiefinspector of factories for 1949), die in recht verläßlicher Art für manche Vergiftungen seit fast 50 Jahren vorliegt. Zu diesem Rückgang haben in allen europäischen Ländern vor allem beigetragen: Die behördlichen Verordnungen, die Sorge für deren Durchführung durch gut geschulte staatliche Gewerbeaufsichtsbeamte (einschließlich ärztliche), dann aber auch die Kranken- bzw. Unfallversicherung der Arbeiter und deren zunehmende Einsicht in die bestehende Gefährdung. Die Versicherung ermöglicht es dem Arbeiter, sich krank zu melden, ohne in große wirtschaftliche Not zu geraten, sie sichert ihm auch entsprechende ärztliche Behandlung. Die zunehmende Einsicht veranlaßt ihn, von diesen Möglichkeiten den richtigen Gebrauch zu machen, sich in den frühesten Stadien der Vergiftung krank zu melden.

Aber nicht nur die Zahl der gewerblichen Vergiftungen hat sich sehr stark verringert, insbesondere sind es die schweren Vergiftungen, die seltener geworden sind. Nach der englischen Statistik (Gewerbeaufsichtsbericht 1947) waren 1900 bis 1909 von den Bleivergiftungen der Männer 1588, d. i. 28,2%, von denen der Frauen 204, d. i. 20,4% schwere, 1940—1946 waren diese Zahlen bei den Männern 52, d. i. 13,3%, bei den Frauen 5, d. i. 18,5%.

Tabelle 3. *Häufigkeit gewerblicher Vergiftungen.*

a) *Gemeldete Fälle von gewerblichen Vergiftungen (England)* [1].
Die Zahlen in Klammern bedeuten Todesfälle.

	1900	1920	1940	1953
Bleivergiftungen	1058 (38)	289 (44)	108 (6)	52
Bleihütten	34 (1)	45 (3)	11	1
Installation	9	3 (1)	4	—
Druckerei	18 (2)	9	—	—
Bleiweiß- und Mennigefabriken	377 (6)	28	17	1
Töpferei	210 (8)	25 (13)	6 (1)	—
Akkumulatorenfabriken	33	47 (2)	15	11
Farbenfabriken	56 (1)	9	7 (1)	3
Farbenverwendung in Industrie	50 (5)	10 (1)	5	10
Farbenverwendung zu Hausanstrich	—	46 (21)	10	1
Phosphorvergiftung (Nekrose)	3	—	—	1
Quecksilbervergiftung	9	5	5	—
Arsenvergiftung	22 (3)	3	2 (2)	4
Anilinvergiftung	—	24	64	15
Chronische Benzolvergiftung	—	—	3	—
Toxische Gelbsucht	—	—	20 (4)	—
Toxische Anämie	—	—	12 (8)	2

b) *Zum ersten Male in dem betreffenden Jahre entschädigte Fälle (Deutschland)* [1].

	1926	1932	1939	1951
Bleivergiftung	241	188	114	123
Quecksilbervergiftung	15	11	13	7
Schwefelkohlenstoffvergiftung	5	1	9	6

Dieser starke Rückgang der Häufigkeit und insbesondere der starke Rückgang der Zahl schwerer Fälle führt dazu, daß wir auf den folgenden Seiten, um das klassische Bild eines schweren Symptomenkomplexes darstellen zu können, häufig auf alte Veröffentlichungen zurückgreifen müssen.

Blei.

Wie aus den gebrachten Tabellen zu ersehen ist, ist zahlenmäßig die häufigste gewerbliche Vergiftung die *Bleivergiftung.* Ehe wir aber auf die gewerbliche Bleivergiftung näher eingehen, muß betont werden, daß Bleivergiftung auch außerhalb gewerblicher Betriebe vorkommt; daß auch in der Bevölkerung ganze Epidemien von Bleivergiftung vorkommen können, dann Gruppenvergiftungen in Häusern, aber auch zahlreiche Einzelfälle, deren Quelle zu ermitteln oft keineswegs leicht ist. Zu der Ermittlung kann der behandelnde Arzt wesentlich beitragen, wird sie aber doch meist dem Gesundheitsbeamten überlassen müssen. Von größter Bedeutung aber ist es, daß der Arzt auch in solchen Fällen, in denen nicht bereits die Anamnese ihm die Diagnose nahelegt, an die Möglichkeit einer Bleivergiftung denkt.

Von diesen nicht gewerblichen Bleivergiftungen sind vor allem die *durch Trinkwasser* zu erwähnen: Es ist in vielen Gegenden gebräuchlich, als Leitungsröhren für gewisse Entfernung, insbesondere aber innerhalb der Häuser, Bleiröhren zu verwenden. Das Entstehen von Bleivergiftung wird gefördert, wenn

[1] Es sei ausdrücklich darauf hingewiesen, daß die Zahlen aus beiden Ländern nicht ohne weiteres miteinander verglichen werden dürfen, da sie Verschiedenartiges erfassen.

das Wasser weich ist, einen Gehalt an Kohlensäure oder anderen Säuren aufweist, und dann, wenn die Bleiröhren zeitweise leer stehen infolge zu geringen Druckes in der Leitung — was sich insbesondere in höher gelegenen Stadtteilen oder in höheren Stockwerken der Häuser geltend macht. Die Leitung rasch durchfließendes Wasser nimmt praktisch kein Blei auf, wohl aber jenes Wasser, das längere Zeit — über Nacht — in der Leitung steht. Die Frühaufsteher und jene Familienmitglieder, die gewohnheitsgemäß als erste Wasser trinken, sind deshalb besonders gefährdet. Neue Bleirohrleitungen geben mehr Blei ab als alte, da an den Wänden der Rohre sich nach einiger Zeit meist eine schützende Schicht von Kalkverbindungen absetzt. Die letzte große Epidemie durch Leitungswasser wurde 1930 in einem Leipziger Stadtteil beobachtet, mit 250 Erkrankungen und über 800 „Bleiträgern"; Vergiftungen in Bauernhäusern oder sonst einsam gelegenen Häusern mit eigener Wasserversorgung kommen immer wieder in den verschiedensten Gegenden vor. Bei Probeentnahme ist der Auslauf in der Wohnung durch 12—24 Std gesperrt zu halten, dann das erste entleerte Wasser zur Probeentnahme zu verwenden — bis zu 0,35 mg Blei je Liter Wasser wird als unschädlich angesehen.

Lebensmittelvergiftungen gehen bis weit ins Altertum zurück, wo es üblich war, in Weinfässer Bleiplatten zu legen, um die saure Gärung zu verhindern oder den Wein mit einer Abkochung von Weintrestern, die in Bleigefäßen bereitet worden war, zu versetzen. Im späteren Mittelalter war es üblich, Wein mit Bleizucker zu süßen, so daß spezielle Verordnungen dagegen erlassen wurden.

Ich selbst habe vor 46 Jahren (1909) eine durch solchen Wein verursachte Epidemie von Bleivergiftung in einem kleinen Städtchen festgestellt. Acht Bewohner des Ortes hatten innerhalb weniger Wochen Krankenhäuser der benachbarten Großstadt aufgesucht wegen heftiger Kolikschmerzen, 3 davon waren wegen Appendicitis operiert worden; einem, der mehrere Monate früher wegen Appendicitis operiert und der Blinddarm entfernt worden war, wurde die Bauchhöhle geöffnet, um Adhäsionen zu lösen. Schließlich kam ein Kranker in ein Krankenhaus, dessen Arzt einen Bleisaum entdeckte. Bei den Erhebungen fand man im Keller des Wirtshauses ein Säckchen mit Bleizucker — der Wirt selbst litt an Blei-Encephalopathie. Die besten Weinkenner des Ortes waren gerade in dieses Gasthaus wegen seines besonders guten Weines gegangen (M. WINTER 1909).

Irdene Gefäße, die mit einer bleihaltigen leichtlöslichen Glasur versehen sind (demnach nicht „Bunzlauer" Geschirr, Steingut, emaillierte Eisengefäße), können, wenn saure Lebensmittel (Obstmost, gekochte Früchte) darin aufbewahrt werden, Anlaß zu Vergiftungen geben. In den meisten europäischen Ländern bestehen daher Vorschriften über Beschaffenheit der Glasuren.

In manchen Gegenden, z. B. Oberösterreich, gibt die Verwendung von *Bleiröhren* und Bleipiepen in *Mostfässern* Anlaß zu Bleivergiftungen.

Außer diesen gibt es eine große Anzahl von in der Literatur berichteten Lebensmittelvergiftungen durch *bleihaltiges Mehl*, das auf mit Blei ausgegossenen Mühlsteinen — ausgegossen, um Beschädigungen des Steines zu beheben — gemahlen worden war (über eine solche Epidemie, die 1933 in Cinigiano zur Vergiftung von mehr als 200 Personen mit 3 Todesfällen führte, berichten CROSETTI und FORCONI); durch *Tabak*, besonders Schnupftabak, der in bleihaltigen Folien in den Handel gebracht worden war (noch in den letzten Jahrzehnten in Belgien); durch *Paprika*, der mit Mennige verfälscht worden war. Alle diese Lebensmittelverfälschungen sind heute Seltenheiten, kommen aber doch immer wieder vor.

Es sind außer den genannten noch verschiedene seltenere Möglichkeiten, die zu außergewerblichen Vergiftungen Anlaß geben. So sind in Australien Vergiftungsfälle bei Kindern dadurch in großer Zahl beobachtet worden, daß sie an den mit Bleiweiß gestrichenen Kinderbetten knabberten, auf mit Bleiweiß gestrichenen Veranden, deren Anstrich infolge der Hitze abblätterte, spielten.

Auf ähnliche Weise kommen natürlich durch mit Bleifarben gestrichene oder sonst bleihaltige Spielzeuge Vergiftungen überall zustande.

In USA., speziell in Boston, sind Bleivergiftungen von Kindern dadurch zustande gekommen, daß entleerte Akkumulatorenbehälter in Küchenherden verbrannt wurden, und die Kinder die Dämpfe einatmeten (s. S. 27), ähnliches ist vereinzelt in Europa beim Verbrennen von Mennigefässern im Haushalt beobachtet worden; vielleicht, daß in beiden Fällen neben den Dämpfen, die durch das Verbrennen entstanden sind, auch das Verstauben in Betracht kommt. Andere Quellen kindlicher Bleivergiftung sind bleihaltige Saughütchen, sowohl an Milchfläschchen als auch als Schutz für die Mutterbrustwarzen verwendet, ferner Verwendung von Bleisalben und bleihaltigen Haarfärbemitteln durch die Mütter.

Als beruflich hingegen können wir jene Bleivergiftungen ansehen, die — noch vor 2 Jahrzenten — bei Schauspielerinnen und Tänzerinnen beobachtet wurden, die sich Arme und Beine mit Bleisalbe schminkten.

Wie schwierig unter Umständen die Suche nach häuslichen Vergiftungsquellen sein mag, dafür ein Beispiel eigener Erfahrung: Bei einer Familienerkrankung durchsuchte ich vergeblich einen ganzen Haushalt auf das genaueste. Einige Tage später teilt mir die Hausfrau mit, sie habe die Quelle der Bleivergiftung entdeckt: zum Zerkleinern von Zucker benützte sie einen Holzstößel. Dabei fiel ihr nun auf, daß sich dann im Zucker schwarzer Staub finde — der Holzstößel war in seinem Innern mit Blei ausgegossen; er hatte einen Sprung, und aus diesem ergossen sich beim Stoßen kleinste Teilchen zerriebenen Bleies.

Die nicht beruflichen Vergiftungen haben deshalb besonders verderbliche Folgen, weil sie meist lange Zeit nicht als Vergiftungen erkannt werden.

So hatte ich einst die Vergiftung einer Familie zu begutachten, die in ein renoviertes Häuschen gezogen war, in dem Wasserleitungsrohre aus Blei neu angebracht worden waren. Ein Kind war unter Erscheinungen von Encephalopathie gestorben, die Mutter zeigte psychische Störungen, 2 Kinder waren mit schweren Lähmungserscheinungen wiederholt in Krankenhäusern gewesen, wo sich ihr Zustand besserte; nach Hause zurückgebracht, stellten sich die Krankheitserscheinungen wieder ein. Erst als die Kinder nach neuerlicher Erkrankung in eine Universitätsklinik gebracht worden waren, wurde die Diagnose „Bleivergiftung" gestellt.

Schließlich sei noch erwähnt, daß bei Personen, die nach einer *Schußverletzung* eine Bleikugel oder Teile davon im Körper behalten haben, sich Bleivergiftung entwickeln kann. W. MACHLE (1940) berichtet, daß seit der ersten Veröffentlichung BRONVINs 1867 40 solche Fälle veröffentlicht wurden, fügt zwei weitere hinzu. Das Intervall zwischen dem Eindringen der Kugel und den Symptomen klarer Bleivergiftung betrug 12 Tage bis zu 48 Jahre. MACHLE meint, daß nur bei einem geringen Teil der Fälle die Diagnose heute als stichhaltig anerkannt würde. Insgesamt scheinen ihm nur 3 Fälle sichergestellt, in 7 anderen die Diagnose wahrscheinlich, weitere 13 Fälle zeigten Zeichen von Bleiaufnahme.

Nach meinen eigenen Erfahrungen scheinen mir *Schrotschüsse* und *Schrapnellschüsse* mehr zur Entstehung von Bleivergiftung Anlaß zu geben als Kugeln. Ich sah einige Fälle durch die beiden erstgenannten verursacht; auch in der Zusammenstellung von MACHLE sind bei den 5 Fällen von Vogelschrotverletzungen die Bleifolgen stets innerhalb von 3 Monaten aufgetreten, von den 6 Schrapnellschüssen bei zweien innerhalb weniger Wochen, während von 19 Bleivergiftungen nach Kugelschüssen, die frühestens nach 7 Monaten, 1 Jahr, 2 Jahren auftraten, von den Geschoßverletzungen 12 erst nach mehr als 10 Jahren Vergiftungserscheinungen machten.

Bemerkenswert scheint mir der folgende von mir beobachtete Fall: Ein Mann erlitt am 25. 11. 14 einen Schrapnellschuß in die Gegend des rechten Ellbogengelenks, die Kugel wurde leicht extrahiert; am 6. 10. 15 erlitt er durch einen Querschläger einen Bruch des rechten Oberarms, der nach seiner Ausheilung eine Lähmung des rechtsseitigen Speichennervs zurückließ. Seit Winter 1922 entwickelte sich eine ausgesprochene Schwäche der linken Hand; im November 1925 wurde Radialislähmung *links* festgestellt. Ein Jahr später wies ein Nervenarzt darauf hin, daß diese wahrscheinlich auf Bleiresorption zurückzuführen sei. Die Röntgenplatte zeigte unterhalb des rechten Ellbogengelenks eine größere Anzahl Metallteilchen in der Muskulatur eingebettet. Die Blutuntersuchung ergab punktierte Erythrocyten über das Normale hinaus. Eine 7 Jahre später vorgenommene neuerliche Untersuchung ergab unveränderte Radialislähmung der linken Hand, vermehrte basophil getüpfelte Erythrocyten. Patient klagte über Magen- und Herzbeschwerden. Ich sah die Magenbeschwerden und die linksseitige Radialislähmung als Folgen der Bleiwirkung an. Das Entstehen der Lähmung links war dadurch begünstigt worden, daß diese Hand infolge der Lähmung der rechten Hand überanstrengt wurde.

Ehe wir in Kürze auf die Berufe eingehen, in denen Bleivergiftungen relativ häufig vorkommen, sei zuerst betont, daß in jedem Berufe gelegentlich Bleivergiftung vorkommen kann. LAYET hat am Ende des vorigen Jahrhunderts 111 Berufe zusammengestellt, in denen Bleivergiftung vorkommen kann; heute ist deren Zahl beträchtlich größer. Um nur einige anzuführen, bei denen man nicht von vornherein Bleivergiftung erwarten würde, seien erwähnt: Schuhmacher, Handschuhmacher, Hutmacher (durch Verwendung weißer Pasten oder Pulver zum Schönen weißer Schuhe bzw. Handschuhe oder Hüte) Glühlampenhersteller oder Installateure (durch Verwendung von Kitt und Dichtungsmitteln, die Bleiweiß oder Mennige enthalten); Gummiarbeiter (Zusatz von Mennige oder Bleiweiß); Verarbeitung der verschiedensten Metallegierungen, denen Blei zugesetzt ist. Es kann auch in einem Betrieb, in dem jahrelang keine Bleivergiftung vorgekommen war, plötzlich Bleivergiftung auftreten.

In einer Zinkhütte, in der — nach meiner eigenen Beobachtung — 8 Jahre lang keine Bleivergiftung vorgekommen war, traten plötzlich mehrere Bleierkrankungen auf: es war ausnahmsweise von einer anderen Grube Zinkerz bezogen worden, das sich als bleihaltig erwies. — In einer Werkstätte, die Stickereimuster vervielfältigte, ging einmal die verwendete weiße Farbe aus. Man schickte, um augenblicklich Ersatz zu haben, einen Lehrling in ein nahegelegenes Farbwarengeschäft. Während bisher Zinkweiß verwendet worden war, erhielt der Lehrling dort Bleiweiß — ohne daß dies besonders bemerkt wurde. Mehrere der Arbeiter erkrankten an Bleivergiftung.

Wie unvermutet gewerbliche Bleivergiftungen zustande kommen können, mögen die beiden folgenden Beispiele zeigen:

Bei Arbeitern, die in einem Kessel mit *Sandstrahlgebläse* arbeiteten, kam es dadurch zu Bleivergiftungen, daß der verwendete Sand, der einem geologisch ganz eigenartigen Bleibergwerk derselben Gegend entstammte, bleihaltig war. Auch bei der Erzeugung von Bleiglas, bei der begreiflicherweise bei den mit Mischen der Masse Beschäftigten Bleigefährdung besteht, sind in einigen wenigen Betrieben, deren Glasöfen ungenügenden Abzug hatten, Bleivergiftungen auch unter den *Glasbläsern* beobachtet worden.

Mit einer gewissen Wahrscheinlichkeit ist das Vorkommen von Bleivergiftungen in den folgenden Berufen oder Betrieben zu erwarten, doch sei betont, daß Vorkommen und Häufigkeit selbst bei der gleichen Betriebsart von Betrieb zu Betrieb wechseln, abhängig von den technischen Eigenheiten und vor allem von den angewendeten Sicherheits- und Verhütungsmaßnahmen.

In den meisten *Bleierzbergwerken* ist Bleivergiftung selten, weil das verbreitetste Bleierz, Galena, Bleisulfid PbS ist, das in den Körpersäften schwer löslich ist; aber da in den äußeren Teilen dieser Erzlager eine Zersetzung dieser Erze stattgefunden hat, kann so entstandenes Cerussit (Bleicarbonat) und Pyromorphit (Bleiphosphat) Vergiftungen verursachen. Derartiges wurde insbesondere in den Bergwerken von Utah (USA.) und Brockenhill (Neuseeland) beobachtet.

Die *Verhüttung* aller dieser Erze, durch die meist auf dem Wege über Bleioxyd metallisches Blei gewonnen wird, gibt, wenn man auch sucht, die Temperatur nicht höher zu treiben als notwendig, doch reichlich Anlaß zur Bildung von Bleidämpfen und Bleioxydstaub, und damit zur Entstehung von Bleivergiftungen. Besondere Gefahren bringen in den Bleihütten natürlich alle Arbeiten zum Reinigen der Abzugsrohre und Staubkammern mit sich. Das gewonnene Blei muß raffiniert, von seinen metallischen Beimischungen befreit werden; dabei ist von besonderer Bedeutung das Entsilbern des Werkbleies, die Gewinnung des Silbers aus dem Werkblei, wobei Bleioxyd gebildet wird. (Siehe Bekanntmachung des Bundesrates betreffend die Einrichtung und den Betrieb der Bleihütten vom 16. Juni 1905.)

Der Prozeß, aus *Bleiabfällen* Blei wiederzugewinnen, gibt Anlaß zu Bleivergiftung, und zwar sowohl das Einsammeln der Abfälle von Blei und seinen Verbindungen, als auch deren Einschmelzen. Beides wird häufig durch Kleinbetriebe mit primitiven Einrichtungen vorgenommen, meist in städtischen Gebieten.

Seit langem ist bekannt, daß bleihaltige Zinkerze in *Zinkhütten* reichlich Anlaß zu Vergiftungen geben (siehe Bekanntmachung des Reichskanzlers betreffend die Einrichtung und den Betrieb von Zinkhütten und Zinkrösthütten vom 13. Dezember 1912 geändert 21. Februar 1923). In neuerer Zeit sind Bleivergiftungen auch in Eisenhütten bei Verhüttung bleihaltiger Eisenerze beobachtet worden, und zwar bei den Hochöfen und insbesondere bei deren Abstich.

Verwendung metallischen Bleies oder bleihaltiger Legierungen: Feilenhauen von Hand mit Bleiplatten als Unterlagen ist heute weitgehend durch Maschinhauen auf Zinkblechunterlagen ersetzt, aber in manchen Gegenden werden noch Feilen, besonders Raspeln, von Hand gehauen. Aber allein schon die Verwendung von Blei-Zinnlegierungen oder Blei-Antimonlegierungen zu Unterlagen hat die Zahl der Vergiftungen herabgesetzt, weil sie die erzeugte Staubmenge sehr stark verringerte.

Buchdruckerei. In alten Handbüchern — jedoch nicht in Spezialwerken über Bleivergiftung — werden die Schriftsetzer als besonders gefährdet bezeichnet, da die Lettern, mit denen sie zu arbeiten haben, aus einer Bleilegierung bestehen, meist um 50% Blei enthaltend, außerdem Antimon und Zinn. Bleivergiftung ist bei *Buchdruckern* in Mitteleuropa und England schon seit Beginn dieses Jahrhunderts nicht vorhanden, unter den Schriftsetzern (Handsetzern) selten. Mehr verbreitet ist sie in Italien. Die Quelle der Bleivergiftung ist der beim Gebrauch der Lettern sich entwickelnde Staub. Durch häufige Reinigung der Setzkästen auf hygienische Weise und dadurch Verhütung von Staubverbreitung im Arbeitsraum kann im Setzerberuf das Vorkommen von Bleivergiftung ohne viel Mühe vollständig verhütet werden.

Wie sehr das Vorkommen von Bleivergiftung unter den Buchdruckern und Setzern von den Ärzten überschätzt wird oder wurde, mag daraus hervorgehen, daß 1930 (neuere Zahlen liegen mir nicht vor) von allen nach der Verordnung vom 11. 2. 29 von den praktischen Ärzten gemeldeten und nachgeprüften Bleivergiftungen in ganz Preußen 59% von den nachprüfenden Ärzten als tatsächlich richtig anerkannt wurden, von den aus Buchdruckereien Gemeldeten nur 26%. H. LANGE (1944) gibt an, daß in Deutschland von 1935—1940 in den graphischen Gewerben mit rund 10000 Betrieben und 250000 Beschäftigten insgesamt nur 6 Bleierkrankungen entschädigt wurden.

Es sei hier über das Bruchduckergewerbe etwas ausführlicher gesprochen, weil es einerseits überall verbreitet ist, und anderseits über die Gefährdung seiner Arbeiter falsche Vorstellungen unter den Ärzten bestehen. Siehe auch Bekanntmachung betreffend die Einrichtung und den Betrieb der Buchdruckereien und Schriftgießereien vom 31. Juli 1897, 5. Juli 1907, 23. Dezember 1908.

Unter den *Maschinensetzern* muß zwischen den an der Linotypemaschine und den an der Monotype Arbeitenden unterschieden werden. Wir müssen uns dabei vor Augen halten, daß ein Bleigehalt der Einatmungsluft von 0,15 mg/m³ als noch unschädlich angesehen wird und daß das Blei eine Schmelztemperatur von 325° C hat (Legierungen eine niedrigere) — eine Verdampfung aber erst bei höherer Temperatur — 400° und mehr — stattfindet.

Bei der Linotype beträgt die Temperatur am Schmelztopf (alle folgenden Angaben nach A. D. Brandt und G. S. Reichenbach 1943), gemessen im Government Printing Office (Washington) 268—287° C, der Bleigehalt der Luft 30,5 cm oberhalb des Schmelztopfs 0,007—0,027, im Durchschnitt 0,014 mg/m³. Es sind also alle Werte unter der Schädlichkeitsgrenze.

Bei der Monotype betragen diese Werte: Temperatur am Schmelztopf 350—446° C, Bleigehalt der Luft 30,5 cm oberhalb 0,056—0,570 mg/m³, sind also viel höher als bei der Linotype und zeigen deutlich, daß hier der Arbeiter zeitweise schädlichen Konzentrationen ausgesetzt ist. Voraussetzung dafür, daß der Bleigehalt der Luft niedrig gehalten wird ist auch bei der Linotype, daß die Temperatur in den Schmelztöpfen nicht über das zur Arbeit notwendige Optimum hinausgeht. Eine so genaue Regulierung ist leicht möglich, wenn die Heizung durch Elektrizität erfolgt, ist aber sehr schwierig durchzuführen, wenn durch Gas geheizt wird. Vielleicht rührt es von dem letzteren Umstand her, daß H. W. Ruf und E. L. Belknap (1940) sowohl bei Linotype als auch bei Monotype höhere Werte fanden (bei der letzteren wieder höhere als bei der Linotype) als die erstgenannten Untersucher. Aber auch sie fanden bei Untersuchung einer allerdings ganz unzureichenden Zahl von Arbeitern keinerlei Zeichen einer Bleischädigung.

Ganz anders sind die Verhältnisse in den Stereotypieräumen. In dem Raum, in dem gebrauchte Gußplatten und Lettern eingeschmolzen werden, steigt die Bleitemperatur in den Kesseln auf 315—370° C. Bei gewissen Verrichtungen ist der Bleigehalt der Luft im Arbeitsraum zwischen 0,149—0,257 mg/m³, im Durchschnitt 0,196 mg/m³. Im Stereotypieraum, in dem die Platten gegossen und durch Sägen, Glätten usw. auch fertig gemacht werden, ist die Temperatur in den Schmelzkesseln zwar nur 280—315° C, aber bei der Bearbeitung wird reichlich Staub erzeugt, so daß der Bleigehalt der Luft zwar im Durchschnitt 0,104 mg/m³ beträgt, aber bis zu 0,442 mg/m³ steigt.

Bei den angegebenen Zahlen muß berücksichtigt werden, daß sie in einem gut eingerichteten, mit gut wirkenden Abzügen versehenen und rein gehaltenen Betriebe gewonnen wurden (Government Printing Office). Es besteht aber auch hier nach den berichteten Zahlen eine Gefährdung der Monotype-, vor allem der Stereotypiearbeiter.

Das *Gießen* von Blei und anderen Bleilegierungen (Zinn) z. B. für Devotionalien, Kabelmäntel, Akkumulatorenplatten gibt um so mehr Anlaß zur Entstehung von Bleivergiftung, je höher die dabei erreichten Temperaturen sind, und diese müssen um so höher sein, je feiner die Formen sind, in die das Blei gegossen werden soll. Am wenigsten gefährlich ist daher das Verbleien von Kabeln. Wenn Blei anderen Metallen mit höherem Schmelzpunkt beigesetzt wird, so zu Bronze (Kupfer und Zinn) oder Messing (Kupfer und Zink), sind höhere Schmelztemperaturen notwendig, daher ist die Gefahr größer. Blei wird auch zum Vergießen bestimmter Bestandteile in der Automobilindustrie verwendet, ferner zum Vergießen von verschiedenen Bremsvorrichtungen, auch sonst zum Vergießen schadhafter Lagerteile. Sehr viele der so durch Gießen gewonnenen Bestandteile werden dann noch mit Feilen bearbeitet, geglättet. So gibt dann neben den Bleidämpfen auch der Staub zur Entstehung von Bleivergiftungen Anlaß.

Auch beim *Löten* (Schnell-Lot enthält 30—60% Blei) können durch Verflüchtigung des Bleies Bleivergiftungen entstehen. Viel größer aber ist die Gefahr der Bleivergiftung bei den modernen Arten des Verlötens oder Verbleiens, da die hier verwendeten Wasserstoff- oder Acetylenbrenner viel höhere Temperaturen (bis zu 3000° C) erzeugen. Untersuchungen (Engel und Froboes) haben gezeigt, daß die erstgenannten Brenner, die eine große Menge Sauerstoff zuführen, eine stärkere Verflüchtigung von Blei herbeiführen, während bei Acetylenbrennern durch Entstehen einer Kohlenoxyd-Wasserstoffzone diese Verflüchtigung behindert wird. Die genannten Autoren fanden beim Wasserstoff-Sauerstoffgebläse 4—106 mg Blei im Kubikmeter Luft, bei Verwendung der Acetylen-Sauerstoffflamme 0,5—37,3 mg/m³.

Dem Löten nahe verwandt ist das Homogenverbleien, bei dem metallische Kessel und große Gefäße durch Auftragen von Blei mittels eines Brenners im Innern mit einem Bleiüberzug versehen werden, der sie gegen die Einwirkung von Säuren und anderen Chemikalien schützt. Die dabei entstehenden Bleidämpfe bilden die Gefahrenquelle.

Erwähnt sei auch die Anwendung der SCHOOPschen *Pistole* zum Verbleien, die es ermöglicht, durch Schmelzen und Verstäuben eines Bleidrahtes Gegenstände mit einem feinen Bleiüberzug zu bedecken, wobei der Arbeiter — wenn er nicht eine Preßlufthaube trägt — stark gefährdet ist.

Es sei hier auch das „Verzinken" von eisernen Gefäßen erwähnt, das in England durch Eintauchen in eine geschmolzene Mischung von Blei und Zink zu gleichen Teilen geschieht, oder durch Übergießen mit einer geschmolzenen Legierung von 2 Teilen Zink und 1 Teil Blei. Hierbei ebenso wie häufig beim Löten entwickeln sich infolge der verwendeten Salzsäure Bleichloriddämpfe. Diese Prozesse scheinen in Deutschland nicht üblich zu sein, vermutlich infolge der Nahrungsmittelgesetzgebung, die die Verwendung derartiger Gefäße zur Bereitung oder Aufbewahrung von Lebensmitteln nicht gestattet.

Erzeugung und Verwendung von Bleiverbindungen. (Verordnung über die Einrichtung und den Betrieb von Anlagen zur Herstellung von Bleifarben und anderen Bleiverbindungen vom 27. Januar 1920.)

Die Erzeugung von *Bleiweiß, Bleimennige und anderen Bleiverbindungen* ist stets mit erheblichen Gefahren verbunden. Am meisten Gefahren bringt die Erzeugung von *Bleiweiß* mit sich. Das *holländische Verfahren* besteht darin, daß dünne Bleistreifen gegossen, diese dann zusammengerollt und in irdene Gefäße, die mit etwas Essig gefüllt sind, gegeben, und diese Töpfe dann in Pferdemist oder Gerberlohe gestellt werden. So werden mehrere Stockwerke übereinander getürmt. Die entstehenden Essigsäure- und Kohlensäuredämpfe verwandeln das Blei im Laufe von 6—12 Wochen wenigstens zum größten Teil in Bleiweiß. Das Entleeren dieser Lager und Töpfe gehört zu den gefährlichsten Verrichtungen. Dieses Verfahren ist in Deutschland kaum mehr in Gebrauch, wohl aber in den USA. Das deutsche *Kammerverfahren* besteht darin, daß Blei in dünne Streifen gegossen und diese dann in großen Kammern auf Latten gehängt werden. Dann werden in diese Kammern, die 3000—10000, angeblich auch bis 40000 kg Blei fassen, Essigsäure- und Kohlensäuredämpfe geleitet. Der Prozeß dauert 3—4 Wochen, in welcher Zeit sich der größte Teil des Bleies in Bleiweiß verwandelt. Es müssen dann die Kammern entleert werden, was nur nach gründlicher Befeuchtung und durch Abspritzen geschehen soll. Der so gewonnene Bleiweißschlamm wird dann etwas getrocknet, dann gemahlen oder noch feucht mit Öl angerieben. Für alle Arbeitsvorgänge sind eingehende behördliche Vorschriften erlassen: starke Befeuchtung, Feuchterhalten, Arbeitskleider, Waschräume, Eßräume sind vorgeschrieben, ebenso Aufnahme- und zweimal monatliche ärztliche Untersuchung..

Auch die Erzeugung von Bleiglätte und Mennige bringt Gefahren mit sich, einerseits durch die aus den Öfen entweichenden Bleidämpfe, andererseits durch den Staub der frisch erzeugten Bleiverbindung. Absaugung an den Öfen und Staubabsaugung sind vorgeschrieben. (Verordnung über die Einrichtung und den Betrieb zur Herstellung von Bleifarben und anderen Bleiverbindungen vom 27. 1. 20.)

Die *Verwendung der Bleifarben zu Anstrichen* (Verordnung zum Schutze gegen
Bleivergiftung bei Anstreicharbeiten vom 27. Mai 1930) hat zu zahlreichen Bleivergiftungen Anlaß gegeben, insbesondere dort, wo die Farben von Hand angerieben wurden oder der Anstrich trocken geschliffen wurde. Die Verwendung des
Bleiweiß bei Hausanstrichen ist regional sehr verschieden. In Süddeutschland
wurde Bleiweiß zum Streichen der Innenräume verwendet. Der getrocknete
erste Anstrich wurde dann auf trockenem Wege (Bimsstein oder Sandpapier)
geschliffen. Anstrich und Schleifen, bei dem sich große Mengen feinsten Staubes
entwickeln, wurde 2mal wiederholt. Dieses Vorgehen hat in Wien im 1. Jahrzehnt dieses Jahrhunderts jährlich 150—200 Bleivergiftungen hervorgerufen.
In anderen Gegenden wird Bleiweiß nicht zu Innenanstrichen, sondern nur zu
Außenanstrichen der Holzhäuser verwendet, ein Anstrich, der meist nicht geschliffen wird. Das Trockenschleifen von Bleifarben ist jetzt fast überall verboten. In den meisten Ländern (auch in Deutschland) ist die Verwendung von
Bleifarben zu Innenanstrichen verboten. Wo Bleiweiß noch verwendet wird, da
sind besondere Schutzvorschriften (Schutzkleider, periodische ärztliche Untersuchung) vorgeschrieben, die vielfach zur Nichtverwendung von Bleiweiß geführt haben, für das vollwertige Ersatzstoffe: Zinkweiß, Lithopon, Titanweiß
vorhanden sind. Betont sei aber, daß der Aufenthalt in mit Bleiweiß oder mit
anderen Bleifarben gestrichenen Räumen nur unter ganz besonderen Verhältnissen — Abblättern des Anstrichs durch große Hitze (Queensland) — gefährlich werden kann.

Weitestgehend zur Verwendung kommt noch *Mennige* als Schutzanstrich
für Eisenkonstruktionen, obwohl auch da befriedigende Ersatzstoffe — Eisenrot
und andere — vorhanden sind. Diese Verwendung von Mennige führt zu zahlreichen Vergiftungen, und zwar nicht nur beim Anstreichen und Wiederentfernen
der Anstriche, sondern auch dann, wenn an mit Bleiverbindungen gefärbten
Eisenkonstruktionen gearbeitet wird. Die glühenden Nieten sowohl als auch
die Flamme des Schneidebrenners (Abwrackbetriebe!) bringen die Bleifarben
zum Verdampfen.

Weniger giftig als die genannten Bleifarben sind die Bleichromate (grün
und gelb), rufen aber doch Vergiftungen hervor sowohl bei ihrer Erzeugung
als auch Verwendung. Heute werden Anstricharbeiten in weitem Umfange
nicht von Hand, sondern durch Aufspritzen der Farben mittels Druckluft ausgeführt. Dabei kommt zur Gefährdung durch die Farbensubstanz noch die durch
Lösungsmittel. Wenn mit Bleifarben gespritzt wird, muß dies entweder vollkommen automatisch geschehen oder die Arbeiter müssen durch Respiratoren
mit Lufzuführung geschützt werden.

Zu den bleigefährlichsten Gewerben gehört die Erzeugung von *Akkumulatoren* (Bekanntmachung, betreffend die Einrichtung und den Betrieb von Anlagen
zur Herstellung elektrischer Akkumulatoren aus Blei oder Bleiverbindungen vom
6. Mai 1908), deren Herstellung und Verwendung in Zusammenhang mit der Automobilindustrie eine große Ausdehnung erfahren haben. Akkumulatoren bestehen
aus Bleiplatten oder -gittern, die mit einer Paste aus Bleiverbindungen gefüllt werden. Das Gießen der Platten und Gitter, die Bereitung der Paste aus Bleiglätte
oder Mennige, deren Einstreichen in die Gitter oder Platten, deren Trocknen,
das Zusammenstellen des Akkumulators (teilweise durch Löten) — all das gibt
Anlaß zur Entstehung von Bleivergiftungen unter den Arbeitern. Gefährdet
sind auch die mit der Reparatur von Akkumulatoren und insbesondere die mit
der Wiedergewinnung des Materials aus alten Akkumulatoren beschäftigten
Arbeiter. Die als Brennmaterial benützten alten Akkumulatorenkästen haben
oft Bleivergiftungen verursacht (s. S. 22).

In den englischen Akkumulatorenfabriken kommen nur vereinzelte Bleivergiftungen vor; in den niederländischen wurden 1949 20, 1950 33 Bleivergiftungen gemeldet. Nach amerikanischen Untersuchungen 1937/38 in 26 Akkumulatorenfabriken (DREESSEN 1941) war der Bleigehalt der Luft in den Gießräumen mit Abzugsvorrichtungen 0,15 mg/m³, nach einer neuesten Veröffentlichung aus den Philippinen (DIXON u. a.) betrug dort der Bleigehalt in den Streichräumen 1,71 mg/m³ bis zu 2,48 mg/m³. — Der hygienisch noch zulässige höchste Bleigehalt beträgt 0,15 mg/m³.

Sehr giftig ist das *Bleiacetat* (Bleizucker), das in Wasser löslich ist und das früher zur Verfälschung (Versüßung) von Wein verwendet wurde. Gewerblich wird es zur Färbung und Beschwerung von Seidengarnen verwendet und gab bei den Färbern und den diese Seide in der Heimarbeit verarbeitenden Fransenknüpferinnen und deren Familien Anlaß zur Bleivergiftung.

Die Verwendung von *Bleiglasuren* bei der Erzeugung von Tonwaren ist uralt. Zweck der Glasur ist, den glasierten Gegenständen eine schöne glänzende und vor allem wasserundurchlässige Oberfläche zu geben. Die Glasurmasse wird auf den zu glasierenden Gegenstand als dünner wäßriger Schlamm aufgetragen und dann, oft zusammen mit dem Gegenstand, im Ofen „gebrannt", wobei sich die Glasurmasse in eine Glasschicht verwandelt. Der große Vorteil der Bleiglasuren besteht darin, daß sie nur eine niedrige Brenntemperatur, 800—900⁰ C benötigen. Gefährdet sind die bei der Herstellung der Glasurmasse (Mischen und Mahlen), beim Auftragen der Glasurmasse (meist durch Tauchen oder Übergießen) beschäftigten Arbeiter, dann alle, die mit den mit noch ungebrannter Glasur bedeckten Gegenständen hantieren, die sie in die Brennöfen eintragen und auch jene, die die Öfen entleeren. Die Gefährdung aller dieser Arbeitergruppen war früher in Deutschland und in England eine sehr große. Gefährdet sind ferner die mit dem Dekorieren (Auftragen von bleihaltigen Glasurfarben) und mit Emaillieren Beschäftigten, ferner die mit der Erzeugung von Glasuren in Glasurfabriken und die mit der Herstellung „keramischer Abziehbilder" Beschäftigten. Die starke Verminderung der Zahl der Vergiftungsfälle wurde — außer durch andere Maßnahmen — vor allem durch Verwendung bleifreier Glasuren und hoch „gefritteter" Glasuren herbeigeführt. Während in den bei niedriger Temperatur zusammengeschmolzenen Glasurmassen das Blei als Monosilicat vorhanden und leicht löslich ist, enthalten die Glasurmassen, die bei hoher Temperatur und durch lange Zeit geschmolzen wurden, schwer lösliche und daher praktisch ungiftige Polysilicate. Obwohl ihre theoretische Grundlage — Löslichkeit im Magensaft — heute nicht mehr als richtig anzusehen ist, so ist die THORPEsche Probe doch noch wertvoll: Eine gewogene Menge der Trockensubstanz wird 1 Std lang in der 1000fachen Menge einer wäßrigen Lösung von 0,25% HCl geschüttelt, dann 1 Std stehengelassen, dann filtriert; das in dem klaren Filtrat enthaltene Bleisalz wird als Bleisulfid ausgefällt und als Bleisulfat gewogen. Eine Glasur, deren so bestimmter Bleigehalt nicht mehr als 5% der gewogenen Masse beträgt, wird von der englischen Gesetzgebung als „schwer löslich" angesehen, die mit nicht mehr als 1% als „bleifrei". Durch Verwendung solcher hoch gefritteter Glasuren, die aber auch eine höhere Temperatur im Brennofen beanspruchen, erfolgte die Assanierung eines Teiles der keramischen Industrie, insbesondere der englischen.

Schließlich sei als in neuer Zeit aufgetauchte Quelle der Bleivergiftung erwähnt die Erzeugung und Verwendung von Bleiverbindungen, besonders Bleiarsenaten als Insecticide zur Vertilgung von Insekten, insbesondere in Obstgärten. Der US. Public Health Service hat unter den diese Bleiarsenate verwendenden und anderen Arbeitern dieser Obstgärten Untersuchungen angestellt, die kaum Vergiftungen auffanden. Doch scheint uns die Art der Durchführung nicht geeignet, um die vorgekommenen Vergiftungsfälle zu erfassen.

Die Tabelle 4 gibt einen, wenn auch nur ungefähren Überblick über das Vorkommen der Bleivergiftung in verschiedenen Betrieben Deutschlands. Sie gibt uns aber auch einen Hinweis darauf, daß der Praktiker nicht auf vorgefaßte Meinung über Berufsgefährdung hin die Diagnose Bleivergiftung stellen soll. So sind, wie oben bereits ausgeführt, unter 154 bei Buchdruckern gemeldeten Bleivergiftungen nur 40 anerkannt worden, also rund 26%, bei den Malern und Anstreichern nur rund 48%, im Gesamtdurchschnitt rund 59%.

Ich möchte deshalb nochmals unterstreichen, daß die Diagnose auf Grund klinischer Befunde zu stellen ist — nicht auf Grund der Anamnese, daß aber andererseits der Arzt an die Möglichkeit gewerblicher Vergiftung bei seiner Diagnosestellung denken soll —, auch wenn die Anamnese nicht darauf hinweist. Der Arzt sollte sich in allen zweifelhaften Fällen, und wenn es sich um Aufdeckung der Entstehungsursache handelt, an den staatlichen Gewerbearzt wenden.

Was die Gefährlichkeit des Bleies und seiner verschiedenen Verbindungen anbelangt, so ist ihre Giftigkeit in der Gewerbehygiene von 2 Momenten abhängig: der Löslichkeit der Verbindung in den Körpersäften, dann von der Größe der Teilchen, die in die Atemluft gelangen — je kleiner die Teilchen, desto stärker ist ihre Verbreitung und um so länger schweben sie in der Luft, um so zahlreicher dringen sie bis in die tiefsten Atemwege, um so leichter werden sie gelöst.

Am giftigsten scheint basisches Bleicarbonat [2 $PbCO_3 + Pb(OH)_2$], Bleiweiß zu sein.

Tabelle 4. *Im Jahre 1930 in Preußen gemeldete Bleivergiftungen.*

	Fälle	
	anerkannt	verneint
Bleihütten	199	40
Zinkhütten	16	4
Bleiwalzwerke und Gießereien	10	18
Schriftgießereien	10	23
Buchdrucker	40	114
Bleilöter	33	26
Feilenhauer	—	2
Klempner und Installateure	13	32
Akkumulatorenerzeugung und -reparatur	61	23
Bleiweißerzeugung	15	4
Mennigeerzeugung	4	—
Andere Bleifarben	3	4
Maler- und Anstreicherarbeiten	131	143
Keramische Industrie	91	17
Keramische Abziehbilder	17	2
Abwrackbetriebe	2	—
Bleifarben- und andere Betriebe	172	39
	717	491

Dann folgen die Bleioxyde: PbO (Bleiglätte, Massikot), Bleitetraoxyd, Pb_3O_4 (Mennige, Minium).

Dann metallisches Blei, das sich in feuchter Luft mit einer Schicht von leicht löslichem Bleioxyd (PbO) überzieht, aber bei Berührung mit hartem, carbonat- oder sulfathaltigem Wasser mit einem unlöslichen Überzug von Carbonaten bzw. Sulfaten bedeckt wird, der das Metall vor weiteren Angriffen schützt.

Bleimonosilicate sind gefährlich — je höher aber der Kieselsäuregehalt, um so mehr sinkt die Gefährlichkeit, so daß Polysilicate nahezu ungefährlich sind.

Dann folgen eine Reihe anderer giftiger Verbindungen von geringerer praktischer Bedeutung als gewerbliche Gifte, so Bleiacetat. Praktisch unschädlich ist Bleisulfid. Eine Substanz, die in bezug auf Aufnahmewege und Wirkung von den anderen Bleiverbindungen abweicht, ist das Bleitetraäthyl [$Pb(C_2H_5)_4$], das auch durch die Haut aufgenommen wird. Über diesen Stoff soll in einem besonderen Abschnitt gesprochen werden (S. 75).

Welches sind nun die *Eintrittswege des Bleies* in den Organismus? Zu Beginn des vorigen Jahrhunderts haben mehrere französische Autoren der Aufnahme des Bleies durch die Haut große Bedeutung beigemessen. Aber schon der deutsche

Bergarzt STOCKHAUSEN (1665) hatte die Wirkung in der Luft feinst verteilter Partikelchen von Blei als Ursache der Entstehung der Bleikolik bei Bergarbeitern betont und TANQUEREL DES PLANCHES (1839) schreibt: „Nur Gewerbe, bei denen Blei in kleinste Moleküle zerlegt wird, die sich in der Luft verbreiten können, verursachen Bleivergiftung". Er betont auch die Wichtigkeit der Aufnahme durch die Schleimhäute des Atmungstraktes. Doch war zu Beginn dieses Jahrhunderts die Anschauung allgemein verbreitet, daß das Blei seinen Weg von der beschmutzten Hand in den Mund nehme, eine Anschauung, die Arbeitgebern und Gewerbeaufsichtsbeamten die Bekämpfung der Bleivergiftung sehr einfach erscheinen ließ: Einrichtung von Waschgelegenheiten. T. M. LEGGE hat dann 1902 das auffallende Vorkommen der Bleivergiftung bei besonders viel Bleistaub hervorrufenden Arbeiten nachdrücklich betont. Dann wurde in einer Erhebung, die das Österreichische Handelsministerium über das Anstreichergewerbe durchführen ließ, von I. KAUP darauf hingewiesen, daß gerade die bei Herstellung von Innenanstrichen durch Trocken-Abbimsen und Schleifen hervorgerufene Staubentwicklung massenhaft Bleivergiftungen verursache. 1913 hat dann T. M. LEGGE allgemein die Bedeutung der Einatmung von Blei und seinen Verbindungen in gewerblichen Betrieben betont. G. E. DUCKERING veröffentlicht (1908—1910) die Ergebnisse der Luftuntersuchungen in Bleibetrieben, während K. W. GOADBY in Tierexperimenten zeigt, daß mit kleinsten Mengen inhalierten Bleistaubes Vergiftungen erzeugt werden, während die 10—20fache Menge bei Verfütterung wirkungslos ist; ebenso zeigten die Versuche BLUMGARTs (AUB, FAIRHALL und Mitarbeiter 1926), daß, wenn 250 mg $PbCO_3$ während 19 Std in die Trachea eingeblasen wurden, im Gesamtkörper außerhalb der Lunge 26,6 mg Blei gefunden wurden, bei Einverleibung von 2500 mg Bleiacetat, in Lösung während 9 Tagen mit der Nahrung gegeben, sich im Körper außerhalb des Verdauungstraktes nur 5,8 mg Blei fanden. Dies erklärt sich dadurch, daß bei Einführung in den Verdauungstrakt ein Teil durch diesen abgeht, ohne resorbiert zu werden, daß weiters das vom Darm resorbierte Blei zunächst durch die Pfortader in die Leber gelangt und dort zurückgehalten wird. Gelangt Bleistaub in die Lunge, so ist dort eine große Fläche vorhanden, von der resorbiert wird, und dabei gelangt das dort resorbierte Blei direkt in den Körperkreislauf, von wo dann nur ein kleiner Teil in die Leber gelangt. Es muß nach all dem als sicher angesehen werden, daß selbst eine geringe Menge eingeatmeten Staubes viel schädlicher wirkt, viel rascher zur Vergiftung führt als in größeren Mengen verschluckter. *Wir haben also die Hauptquelle der beruflichen Bleivergiftung in dem eingeatmeten Staub (oder Dampf) von Blei oder von Bleiverbindungen zu sehen.*

Untersuchungen in den verschiedensten Ländern zeigten, daß auch normale gesunde Personen, scheinbar ohne jede Bleiaufnahme, doch Blei in ihrem Körper aufspeichern und Blei aus der Außenwelt aufnehmen. In England fand das Departmental Committee on Ethyl-Petrol (1930) bei 48 von 55 Personen Blei im Urin. WEYRAUCH und LITZNER (1932) fanden Blei im Urin normaler Deutscher, BARTH (1931), WEYRAUCH und MÜLLER (1933) in den Knochen verstorbener Deutscher. KEHOE, THAMAN und CHOLAK fanden in ausgedehnten Untersuchungen Blei in den Ausscheidungen von mexikanischen Bauern und ebenso in denen amerikanischer Studenten (1933—1938) und auch in Leber und Knochen amerikanischer Neger. Sie fanden die Quelle des Bleies in seinem allgemeinen Vorkommen in Nahrungsmitteln: Brot, Fleisch, Süßigkeiten, grünen Vegetabilien. Die englischen Untersucher fanden Blei allgemein im Staub von London und seiner Umgebung.

Unter den vielen den Bleigehalt des normalen menschlichen Körpers untersuchenden Arbeiten möchten wir insbesondere auch auf die Untersuchungen von V. A. Gant (1938) hinweisen. Er untersuchte den Bleigehalt der einzelnen Organe der Leichen von 5 Feten, 5 Kindern, 5 Jugendlichen, 5 in mittlerem Alter Verstorbenen und 5 Greisen und kam zu dem Schluß: „Die Menschen werden mit Spuren von Blei geboren, die aus den Körpersäften der Mutter stammen. Sobald sie zu atmen, zu trinken, zu essen, zu spielen, zu arbeiten beginnen, steigt die Aufnahme von Blei, bis Werte von ungefähr 0,2 mg auf 100 g Leber, 0,1 mg auf 100 g Niere und 1,3 mg auf 100 g Knochen erreicht sind. Dieses Gehaltsniveau scheint durch das ganze Leben aufrechterhalten zu werden, was anzeigt, daß die Ausscheidung mit der Aufnahme Schritt hält, weitere Anhäufung aufhört und ein Gleichgewichtszustand erhalten bleibt.“

Hansmann und Perry (1940) und nach ihnen A. Cantarow und M. Trumper haben die Ergebnisse der verschiedenen Untersucher übersichtlich zusammengestellt. Demnach fanden sich größte Schwankungen. Tompsett fand im Oberschenkelknochen 9,1—54,1 mg je 100 g Asche, Maulbetsch 0,35—3,3; in den Zähnen fand Pfrieme 0,67—8,58, im Gehirn wurde von Hijman zwischen 0,6—24,0 mg je 100 g Asche gefunden. In der Milz fanden Weyrauch und Müller 1,0—2,0 mg, Hansmann und Perry 124,03 mg je 100 g Asche. Diese großen Differenzen bei Nicht-Bleikranken sind gewiß zu einem großen Teil durch die Verschiedenheit der angewendeten Untersuchungsmethoden und der angewendeten Technik verursacht, zum Teil aber aus den verschiedenen Lebensverhältnissen der Untersuchten zu erklären. Bei solchen Differenzen können natürlich aus den erhaltenen Resultaten diagnostische Schlüsse nur schwer gezogen werden. Über die Bedeutung der Bleibefunde in Blut und Urin soll später gesprochen werden.

Wenn schon jeder Mensch aus Nahrungsmitteln und der Städter auch aus dem Staub der Luft kleinste Mengen Blei aufnimmt, so ist die Bleiaufnahme natürlich viel größer bei jenen, die im Gewerbe mit Blei oder seinen Verbindungen zu tun haben. Bei diesen wurden — auch wenn keinerlei Störungen vorhanden waren — im Körper größere Mengen von Blei nachgewiesen als beim Nicht-Bleiarbeiter.

Die gewerbliche Bleivergiftung ist fast stets eine chronische. Nach einer gewissen Zeit der „*Bleiaufnahme*“ sehen wir Zeichen einer „*Bleieinwirkung*“, aus der sich allmählich eine „*Bleierkrankung*“, eine „*Bleivergiftung*“ entwickelt. Zwischen diesen Stadien wissenschaftlich exakte Grenzen zu ziehen ist ebenso unmöglich wie zwischen Gesundheit und Krankheit eine solche Grenze zu ziehen (Flury).

Ich hatte den Vorschlag gemacht, zwischen „Bleiaufnahme“ — einem Zustand, bei dem zwar Blei in den Körper aufgenommen, teils abgelagert, teils ausgeschieden wird, aber ohne daß irgendwelche Erscheinungen auftreten — und „Bleieinwirkung“ — einem Zustand, bei dem infolge der Bleiaufnahme gewisse Erscheinungen auftreten (Bleisaum, basophil getüpfelte Erythrocyten) ohne aber die Funktion irgendeines Organs zu stören oder irgendwelche Beschwerden zu verursachen — zu unterscheiden.

Allgemein gebräuchlich aber ist nicht diese Dreiteilung, sondern nach Th. M. Legge die Unterscheidung zwischen „Bleiaufnahme“ (= Bleieinwirkung im obigen Sinn) und der Krankheit „Bleivergiftung“.

Die Zeichen einer „Bleiaufnahme“ müssen für uns Warnungszeichen sein; sie sind das, was man auch als „Kardinalsymptome“ bezeichnet; sie sind alle nicht Zeichen einer Erkrankung, einer Störung der Funktion des Organismus, der Leistungsfähigkeit oder des Wohlbefindens.

„**Bleikolorit**“. Als erstes Zeichen einer Bleiwirkung stellt sich meist verschlechtertes Aussehen des Arbeiters ein, Verringerung des Turgors, Veränderung der Farbe der Gesichtshaut, wie wir sie auch sonst bei Störungen des körperlichen

Wohlbefindens sehen. Es entwickelt sich aber allmählich eine ganz charakteristische Färbung des Gesichts, eine leicht graugelbe Färbung, die ein wenig
Ähnlichkeit mit Krebskachexie hat. Dabei besteht eine leicht subikterische
Färbung der Skleren, die Schleimhäute sind meist — nicht immer — blaß.
Diese Gesichtsfärbung, die sich schwer vollkommen klar beschreiben läßt, ist so
charakteristisch für den Bleikranken, daß der Erfahrene sie auf den ersten Blick
erkennt. Infolge dieses Kolorits wird häufig von „Bleianämie" gesprochen,
doch ist es nicht auf Hämoglobinmangel zurückzuführen, sondern auf eine
Kontraktion der Hautgefäße, und kann mit dem gewöhnlichen Ikterus (der
unter Umständen in einem späteren Stadium auftritt) nicht verwechselt werden.
Weiteres über das Bleikolorit und die „Facies saturnina" s. S. 46.

Bleisaum ist wohl das am meisten bekannte Zeichen der Bleiaufnahme.
Es ist eine meist schmale, manchmal etwas breitere, meist hellblaue oder etwas
dunkelblaue, seltener bis schwärzliche Linie im Zahnfleischsaum. Wo kein
Zahnfleischsaum vorhanden ist — also bei Zahnlücken, in zahnlosen Kiefern —
dort gibt es auch keinen „Bleisaum". Der Bleisaum hat mit Gingivitis gar
nichts zu tun. Am schönsten und klarsten finden wir ihn bei gesundem und
straffem Zahnfleisch. Differentialdiagnostisch muß er von dunklen Auflagerungen
am Zahnhals, die durch den Gingivasaum durchscheinen, unterschieden werden.
In manchen Fällen lassen sich diese Auflagerungen mit der Meiselsonde entfernen, sonst ist es — zum Zwecke der Differentialdiagnose — zweckmäßig,
zwischen Gingivasaum und Zahnhals ein Blatt weißes Papier oder Metallfolie
einzuschieben, doch muß darauf geachtet werden, daß dabei der Saum nicht
umgestülpt wird.

Falsch und bedauerlich ist es, wenn auch von Personen, die man für sachverständig
halten würde, immer wieder behauptet wird, daß der Entstehung des Bleisaumes eine „Auf-
lockerung der Mundschleimhaut am Zahnhals mit anschließender Taschenbildung" vorangeht;
noch bedauerlicher, wenn Abbildungen von „Bleisaum" gebracht werden, auf denen nur
der Zahnhals verfärbt erscheint.

Der *Bleisaum* kommt dadurch zustande, daß durch den in der Mundhöhle
befindlichen Schwefelwasserstoff aus dem im Zahnfleischsaum zirkulierenden
Blut das Blei als Bleisulfid ausgefällt wird. Durch die auch in der Arbeiterschaft zunehmende Mundpflege ist der Bleisaum viel seltener geworden. Während
man früher bei 80% der Bleiarbeiter Bleisaum fand, ist er jetzt selten geworden,
tritt (nach LANE) auch meist nicht als fortlaufende Linie auf, sondern als einige
wenige Fleckchen an 1—2 Zähnen. Auch heute noch findet man den Bleisaum
vor allem an den Eckzähnen oder an dem ersten Prämolaren, manchmal fehlt
er an der Außenseite, ist aber an der Innenseite einzelner Zähne zu sehen. Nach
der oben angegebenen Art der Entstehung ist es klar, daß Bleisaum weder künstlich hervorgerufen noch künstlich entfernt werden kann.

Differentialdiagnostisch kam früher ein schwarzer Saum in Betracht, entstanden durch
Benützung von Holzkohle als Zahnpulver, und ein dem Bleisaum ganz analoger, aber schwarzer
Saum infolge der therapeutischen Anwendung von Wismutpräparaten gegen Syphilis. Beide
Ursachen kommen heute wohl nicht mehr in Frage. Manche Autoren berichten über einen
ähnlichen Saum bei gewerblicher Quecksilbervergiftung.

Nach meinen eigenen Erfahrungen verschwindet der Bleisaum meist in
2—3 Monaten nach Aufhören der Bleiaufnahme, STERNBERG nimmt 6 bis
10 Wochen, KOELSCH 1—3 Monate an; doch besteht er in Ausnahmefällen,
insbesondere bei alten Leuten oder kranken Arbeitern, selbst etwas über 1 Jahr.
Aus dem meist relativ raschen Verschwinden des Bleisaumes ergibt sich für
die Begutachtung, daß das Fehlen eines Bleisaumes 1—2 Monate nach Aufhören
der Bleiaufnahme nicht gegen das Vorhandensein einer Bleivergiftung spricht,

daß das Vorhandensein 1—2 Jahre nach angeblichem Aufhören der Bleiarbeit auf das Vorhandensein einer späteren Gelegenheit zur Bleiaufnahme
schließen läßt.

Es erscheinen oftmals an Stelle oder neben dem Bleisaum braun pigmentierte
Flecken an der Schleimhaut der Kiefer oder der Wangen; auch diese Braun-
färbungen sind von diagnostischer Bedeutung bei der *weißen* Bevölkerung, doch
sei betont, daß wir bei Negern ganz ähnliche Flecken als Pigmenteinlagerungen
auch ohne jede Bleiaufnahme sehen können.

Streckerschwäche. Bekannt ist, daß die typische Bleilähmung in einer Lähmung der Strecker der Finger und der Hand besteht und daß — bei Rechtshändern — die Lähmung der Strecker rechts beginnt und rechts stärker ausgesprochen ist. Englische Gewerbeaufsichtsbeamte prüfen seit langem die Stärke
der Strecker durch einen Versuch, die im Handgelenk überstreckte Hand im
Sinne der Beugung herabzudrücken. GLIBERT hat 1906 darauf hingewiesen,
daß sich bei Bleiarbeitern häufig geringe Grade von Streckerschwäche finden.
TELEKY hat dann 1923 eine feinere Prüfungsmethode der Strecker angegeben.
Der Grad der möglichen Überstreckung der Hand im Handgelenk bei gestreckten
Fingern ist bei verschiedenen Personen sehr verschieden, so daß aus geringerer
oder stärkerer Überstreckungsmöglichkeit keine Schlüsse gezogen werden können.
Läßt man bei rechtwinklig gebeugtem Ellbogengelenk und waagerecht gehaltenem
Unterarm die beiden mit den Handrücken nach oben gekehrten Hände gleichzeitig im Handgelenk maximal überstrecken — wobei man eventuell durch
passives Zurückdrücken der Finger den Leuten klarmachen kann, was man will —
und blickt man dann von oben — nicht seitlich! — auf die Handrücken, so findet
man sehr häufig bei Bleiarbeitern, sehr selten (2%) bei Nicht-Bleiarbeitern, daß
die Überstreckung der rechten Hand nicht in demselben Umfang möglich ist
wie die der linken Hand (bei Linkshändern ist das Verhalten umgekehrt). Später
konnte ich, gemeinsam mit W. SCHULZ, durch Untersuchung mittels des Ergo-
graphen feststellen, daß bei Bleiarbeitern — auch wenn sie keine anderen Zeichen
von Bleieinwirkung zeigen und wenn klinisch keine solche Schwäche nachweisbar ist — eine Schwächung der rechten langen Strecker von Hand und Fingern
regelmäßig chronaximetrisch nachweisbar ist und noch lange nach Aufhören der
Bleiaufnahme fortbesteht. F. H. LEWY und ST. WEISZ (1929), M. PENNECCHI-
VETTI und E. C. VIGLIANI (1932), R. E. LANE und F. H. LEWY (1935), K. KURODA
(1936) — sie haben alle die Häufigkeit abnormer Chronaxiebefunde an den
Streckern der Hand und der Finger bei Bleiarbeitern festgestellt. LANE und
LEWY stellen fest, daß basophil getüpfelte Erythrocyten bei mittlerer oder
schwerer Bleiaufnahme rascher auftreten als die chronaximetrisch feststellbaren
Nervenveränderungen, daß aber die letzteren länger bestehen bleiben. Kleine
Bleidosen, durch längere Zeit aufgenommen, können zu diesen Nervenveränderungen führen, ohne aber Blutveränderungen hervorzurufen. LEWY und WEISZ
kommen zu dem Schluß, daß der Moment, in dem bei wiederholten Untersuchungen die chronaximetrische Übererregbarkeit umschlägt in Untererregbarkeit — der „gefährliche Moment" ist, in dem die Bleiarbeit aufgegeben
werden muß.

Alle Untersucher betonen, daß die chronaximetrischen Abweichungen und
die Streckerschwäche kein Zeichen einer Bleivergiftung, einer Krankheit, sind,
sondern lediglich Zeichen einer Bleiaufnahme, und zwar ein Zeichen, das nicht
früh auftritt, aber sehr lange bestehen bleibt. Es sind Apparate konstruiert
worden, die rasch Massenuntersuchungen ermöglichen. Aber auch ohne diese
ist die Prüfung der aktiven Überstreckbarkeit der Hände, das Zurückbleiben
der rechten Hand (bei Linkshändern der linken) eine einfache Methode zur

Feststellung von selbst weiter zurückliegender Bleiaufnahme und daher auch für die Begutachtung bedeutungsvoll.

Es sei aber betont, daß diese Streckerschwäche nur dann ein Zeichen drohender Bleilähmung ist, wenn sie in hohem Grade besteht oder sich in kurzer Zeit bis zu einem etwas höheren Grade entwickelt hat.

Blutveränderungen. Die Veränderungen in den roten Blutkörperchen und ihr Wert für die Diagnose der Bleieinwirkung und Bleivergiftung sind vom Beginn des Jahrhunderts an in zahllosen Untersuchungen und Veröffentlichungen erörtert worden. Die grundsätzlich verfehlte Suche nach einem pathognomonischen Symptom, die Verschiedenheit in den angewandten Methoden von Härtung, Färbung und Beleuchtung haben zu großer Verwirrung geführt.

Heute glauben wir zu wissen (R. ISACS in Handbook of Haematology, herausgegeben von HAL DOWNEY), daß Basophilie, Polychromatophilie, Reticulocyten, punktierte Erythrocyten von demselben Vorgang im Blute herrühren, der je nach Behandlung des Blutausstriches durch Härten und Färben in verschiedener Weise zum Ausdruck kommt. Wir wissen heute, daß punktierte Erythrocyten im normalen Blut, bei verschiedenen Bluterkrankungen und Vergiftungen vorkommen. Wahrscheinlich ist die Theorie von SCHILLING zutreffend, der annimmt, daß sie durch ,,degenerative Regeneration'' verursacht sind. Die Zahl der gefundenen Tüpfelzellen hängt weitgehend von der Art der Behandlung des Blutausstriches ab.

L. SCHWARZ und HEFKE (1923) fanden im ungehärteten Blutausstrich stets mehr als einen gekörnten Erythrocyten auf 10000 Erythrocyten (SCHMIDTsche Grenzzahl), nach Härtung in 96% Alkohol durch 3 min nur in 38% der Ausstriche, nach 3 min Härtung in absolutem Alkohol nur in 4,3%. Bei klinisch sichergestellter Bleivergiftung ergaben sich je nach der Färbemethode verschiedene Zahlen von Tüpfelzellen, und zwar in Verhältniszahlen ausgedrückt: Färbung nach HAMEL 100, Azur II 95, MAY-GRÜNWALD 41,6, LEISHMANN 38,6. Auch die Beleuchtung spielt eine sehr große Rolle. W. T. NELSON und Mitarbeiter (1932) konnten bei hellem Gesichtsfeld fein granulierte Erythrocyten nicht sehen, im Dunkelfeld war bei Bleivergifteten und bei Gesunden ein sehr erheblicher Prozentsatz aller Erythrocyten fein granuliert.

Ähnliche Untersuchungen wie SCHWARZ haben auch H. BRÜCKNER und R. SPATZ (1926) durchgeführt. Sie fanden unter anderem (beim Hunde) innerhalb von Präparatengruppen der gleichen Blutentnahme, welche in derselben Art gefärbt worden waren, sehr erhebliche Schwankungen sowohl der Polychromatophilen (z. B. zwischen 1098—2603) als auch der basophil punktierten Erythrocyten (0—354). Sie kamen zu dem Schluß, daß ,,einigermaßen einwandfreie Werte'' erst der Durchschnitt von 4—6 Präparaten liefert. Auch die Verteilung der polychromatophilen und der basophil punktierten Erythrocyten im Blutausstrich sei außerordentlich unregelmäßig, da sich am oberen und unteren Rand des Präparates Anhäufungen dieser Zellen finden.

Zu all dem kommt noch, daß sich im Laufe eines Tages erhebliche Schwankungen der Zahl der Tüpfelzellen zeigen. L. SCHMIDT-KEHL fand im Selbstversuch innerhalb 24 Std 0,08—0,185%. SANDERS (1943) fand bei einer Versuchsperson große Schwankungen von Tag zu Tag und in den einzelnen Monaten.

Man hat in früheren Jahren sich sehr bemüht, eine sichere Grenzzahl zu finden, von der an das Vorhandensein einer pathologischen Menge punktierter Erythrocyten anzunehmen ist. PAUL SCHMIDT gab 0,01 %, K. B. LEHMANN 0,025 %, TRAUTMANN 0,03% an. Man ist heute, schon mit Rücksicht auf alle die oben erwähnten Umstände, zur Anschauung gelangt, daß eine feste Grenzzahl nicht existiert, daß auch die Zahl der Tüpfelzellen keineswegs mit der Schwere der Bleieinwirkung parallel geht. Aber für den Nachweis der Bleiaufnahme, für die Untersuchung gefährdeter Arbeitergruppen, für die Klinik der Bleivergiftung behält das die obengenannten Zahlen überschreitende Auftreten von Tüpfelzellen seine Bedeutung als wertvolles diagnostisches Hilfsmittel bei.

Für die Vergleichbarkeit der von den einzelnen Untersuchern angegebenen Zahlen wäre es wünschenswert, daß die Untersucher eine einheitliche Untersuchungsmethode benützen würden. Die Bekanntmachung des Reichsarbeitsministers vom 31. 5. 30, ausgearbeitet im Reichsgesundheitsamt, empfiehlt: „Die ohne Erwärmung lufttrocken gemachten Ausstriche werden durch 3—5 min in absolutem Methylalkohol gehärtet, dann entweder nach Hamel mit Löfflers Methylenblau oder nach Schwarz mit frisch bereiteter Mansonscher Borax-Methylenblaulösung durch einige Sekunden gefärbt. Beide Methoden ergeben ungefähr dasselbe Resultat. Das Präparat wird dann mit $1/_{12}$ Ölimmersion und Okular 1—2 bei voller Belichtung und schärfster Einstellung durchmustert."

Nach dem oben über die Schwankungen der Zahl der Tüpfelzellen Gesagten und über die Meinungsverschiedenheit des Grenzwertes des Pathologischen erscheint eine exakte Auszählung für praktische Zwecke nicht notwendig. A. Goetzl empfiehlt deshalb — und das Reichsgesundheitsamt schließt sich für praktische Zwecke seinen Vorschlägen an — das folgende Schema: Bei sorgfältiger Durchsuchung des ganzen Präparats: Keine Körnchenzellen: negativ; einige wenige Körnchenzellen: „vereinzelt"; mehrere, höchstens 8—10 im Präparat: „spärlich". Eine Körnchenzelle in mehreren Gesichtsfeldern: „mittel"; eine in fast jedem Gesichtsfeld: „reichlich"; eine oder mehrere in jedem Gesichtsfeld: „massenhaft". Die Gruppe „vereinzelt" ist noch unterhalb der Schmidtschen Grenzzahlen, „spärlich" oberhalb. Dabei wird das Gesichtsfeld mit 200 Erythrocyten angenommen.

Die amerikanischen Autoren wenden verschiedene und von den europäischen abweichende Härtungs-, Färbungs- und Trocknungsmethoden an. Manche geben die von ihnen angewandten Methoden überhaupt nicht an. Daher sind die Angaben der amerikanischen Autoren mit denen der deutschen oder englischen nicht vergleichbar. R. A. Kehoe führt die Färbung und zugleich Härtung in einer 0,25% Lösung von Methylenblau in schwach alkalisch gemachten Methylalkohol aus, in die der Blutausstrich für weniger als 5 sec getaucht wird, dann wird er rasch in destilliertem Wasser gewaschen und in einem starken Luftstrom getrocknet. Die durchschnittliche Normalzahl seien 300—350 je Million, aber auch bei Gesunden kommen Zahlen bis 1500 und selbst bis 6000 vor. Bei dem Blei ausgesetzten, aber gesunden Personen betrage die Zahl der Tüpfelzellen das 2—8fache, aber selbst bis 19000 je Million kommen vor.

C. P. McCord, D. K. Minster, M. Rehm (1924) und C. P. McCord (1928) fassen alle basophile Substanzen enthaltenden jungen, unreifen Blutzellen unter der Bezeichnung „basophile Aggregate" zusammen, färben einen sehr dicken lufttrockenen Blutausstrich mit verdünnter saurer Methylenblaulösung oder mit verdünntem Mansonschen Methylenblau durch 10 min, dann folgt Abwaschen der überschüssigen Farbe. Normale Erwachsene haben nach McCords späteren Angaben selten mehr als 1% solche „basophile Aggregate", Arbeiter mit Bleiaufnahme oder im ersten Stadium der Vergiftung haben meist 1,5—4%, aber gelegentlich bis 20%. — Johnstone (1941) schließt sich im allgemeinen McCord an, meint aber, daß der Befund bei chronischer Bleivergiftung nicht immer positiv sei.

Von anderen, beginnend mit Askanazy (1893) ist einer besonderen Form von in ihrer Entwicklung gestörten Erythrocyten, den Reticulocyten die Aufmerksamkeit zugewendet worden. Zuerst scheinen die ukrainischen Forscher Fleckel und Tschernow (1930 und 1934) das Vorkommen der Reticulocyten bei Bleivergiftung genauer studiert zu haben, wobei sie die Pappenheim-Schillingsche Methode (Anfertigung eines Blutausstrichs auf einen vorher mit einer dünnen Schicht von 1% Brillantkresylblaufärbung versehenen Objektträger) anwandten. Sie sehen 7,5—10 auf 1000 rote Blutkörperchen als verdächtig, über 10 als Zeichen von Bleieinwirkung an. Whitby und Britton (1933) fanden Reticulocyten viel zahlreicher als Tüpfelzellen.

M. D. Pearlman und L. R. Limarzi (1938) benützten eine Modifikation der obengenannten Vitalfärbung zur Färbung der Reticulocyten und die von McCord angegebene Färbung für den „Basophilic aggregation Test" um die Unterschiede, die sich bei Untersuchung durch verschiedene Untersucher und bei wiederholter Untersuchung durch ein und denselben Untersucher ergeben, festzustellen. Die Abweichung bei Zählung von je 4 Ausstrichen durch 3 Untersucher betrug bei dem „Aggregat" 28—91%, im Durchschnitt 49,5%, bei Auszählung der Reticulocyten 4,6—15%, im Durchschnitt 11%. Selbst bei zweimaliger Auszählung durch denselben Untersucher waren die Differenzen bei der „basophilic aggregation" 27,8%. Schon allein diese großen Abweichungen bei Zählungen machen diese Methoden wertlos.

Durch *Vitalfärbung* gelingt es, in roten Blutkörperchen *punktförmige Gebilde* zur Darstellung zu bringen, die durch andere Methoden (Lufttrocknung, Fixierung) nicht sichtbar gemacht werden können. Die Methode besteht in ihrem Wesen in Färbung des frischen Bluttropfens mittels alkoholischer Brillantkresylblaulösung. Naegeli und Seifert geben als physiologisch 1000—2000 Vitalgranulierte auf 1 Mill. rote Blutkörperchen an, Brückner 1000—5000. Kost (1933) sieht 8000 als die obere Grenze des Normalen an. Der letztere fand bei Bleikranken auch bis zu 80 $^0/_{00}$ Vitalgranulierte.

Fassen wir das über Tüpfelzellen, basophile Aggregation, Reticulocyten usw. bisher Festgestellte zusammen, so müssen wir zu der Anschauung kommen, daß von den vielerlei vorgeschlagenen Untersuchungen und Untersuchungsmethoden die Untersuchung auf Tüpfelzellen mit der Färbemethode nach Hamel nicht nur als die technisch einfachste, sondern auch als die praktisch wertvollste erscheint. Sie ist mehr als die anderen unabhängig von subjektiven Auffassungen über die Zugehörigkeit einer Zelle zu der auszuzählenden Gruppe und von kleinen Unterschieden in der Färbung. Das Auftreten der Tüpfelzellen ist nicht „pathognomonisch" für Bleivergiftung; denn sie kommen auch im normalen Blut vor und auch bei anderen krankhaften Veränderungen und auch bei manchen Vergiftungen, z. B. durch Sublimat, Nitrobenzol. Aber ihr etwas zahlreicheres Vorhandensein bei Fehlen anderer Blutveränderungen ist doch mindestens bis zu einem gewissen Grad charakteristisch für Bleieinwirkung. Meist treten sie bei etwas länger fortdauernder Bleieinwirkung relativ früh auf, oft vor dem Erscheinen anderer Symptome, und nehmen an Zahl zu mit der Dauer der Bleieinwirkung. Wenn wir uns vor Augen halten, daß der menschliche Organismus kein durch starre mathematisch formulierbare physikalische Kräfte beherrschtes System ist, daß es innerhalb der physiologischen Breite zahlreiche individuelle und zeitliche Schwankungen gibt, so werden wir keinen großen Wert auf die Bestimmung einer Grenzzahl des Normalen legen, jedes Überschreiten der untersten von den Untersuchern angegebenen Grenzzahl wird unsere Aufmerksamkeit erregen, aber auch das Erreichen der obersten Grenzzahl (massenhaft Tüpfelzellen) uns nicht zu einer festen Diagnose veranlassen.

Es sei noch bemerkt, daß, da doch ganz im allgemeinen die einzelnen Organe verschiedener Menschen nicht in ganz demselben gleichen Maße auf Schädigungen reagieren, auch kein konstantes, bei allen Menschen gleiches Verhältnis zwischen den Blutveränderungen und anderen Erscheinungen der Bleieinwirkung oder Bleivergiftung bestehen kann. Man kann Vergiftungsfälle beobachten, die schwere Erscheinungen darbieten, dabei bleibt die Zahl der Tüpfelzellen immer nur in geringem Maße vermehrt oder zeitweise normal. Ich sah starke Vermehrung der Tüpfelzellen monatelang bestehen, aber obwohl trotz meines Rates die Bleiarbeit nicht eingestellt wurde, keine andere Bleivergiftungserscheinung auftreten. Wir werden aber die Vermehrung der Tüpfelzellen immer als ein Zeichen von Bleiaufnahme ansehen, das uns zu erhöhter Aufmerksamkeit bei weiterer Beobachtung veranlaßt und bei starker Vermehrung zum Aussetzen der Bleiarbeit zwingt. Auch besteht bei demselben Individuum im allgemeinen ein Parallelismus zwischen der Zunahme der übrigen Symptome und der Zahl von Tüpfelzellen. Es sei bemerkt, daß anderseits diese Zellen in den schwersten Fällen von Bleikachexie fehlen können, weil das Knochenmark keine Regenerationskraft hat.

Bei Aussetzen der Bleiarbeit schwinden die Tüpfelzellen meist in 2—4 Wochen, und zwar um so langsamer, je schwerer die Erkrankung ist. Sie können in schweren Fällen auch länger, mehr als 3 Monate bestehenbleiben, besonders beim Zusammenfallen mit anderen Krankheiten (Lues) vielleicht selbst bis zu 1 Jahr. Jedoch wird man als Begutachter aus dem Fehlen dieser Zellen 2 und mehr Wochen nach Aussetzen der Bleiarbeit keine Schlüsse ziehen.

Anämie. Sehr vieles hört und liest man von der schweren Anämie der Bleikranken. Doch ist dies in den meisten Fällen eine Verwechslung des Bleikolorits mit Anämie. Auch bei schweren Fällen finden wir selten einen Hämoglobingehalt unter 70—80% bei Erythrocytenzahlen unter 4 Mill. (bei Männern), doch sind auch Zahlen bis herab zu $2^1/_2$ Mill. und selbst tiefer beobachtet worden. Andererseits ist bei beginnender Bleivergiftung in einzelnen Fällen ein Ansteigen der Zahl der roten Blutkörperchen und des Hämoglobingehalts beobachtet worden (KOST) bis zu 7 Mill. Erythrocyten und 115% Hämoglobin. Auch Anisocytose, Poikilocytose und einzelne Normoblasten wurden beobachtet (SCHILLING, M. R. MAYERS); auch leichte Leukocytose (T. M. LEGGE, GOADBY, THIELE) wurde beobachtet und eine relative Lymphocytose.

Porphyrinurie. Seitdem zuerst BINNENDIJK und STOCKVIS (1895), NAKARI (1897), DEROIDE und LECOMPT (1898) Hämatoporphyrin, oder richtiger vermehrtes Hämatoporphyrin im Urin Bleikranker festgestellt hatten, ist der Zusammenhang zwischen Bleivergiftung und Porphyrinurie von zahlreichen Autoren studiert worden, so von A. GOETZL (1912), ALICE HAMILTON, v. BERGH, P. SCHMIDT, WATSON u. v. a. Wir wissen heute, daß der im Urin auftretende Stoff Koproporphyrin III ist. Über seine Entstehung sind viele Untersuchungen angestellt worden und viele Überlegungen über seinen Zusammenhang mit den übrigen Erscheinungen der Bleivergiftung — man kann nicht anders sagen — gefabelt worden, so wenn ein Autor (SCHREUS) daraus Schlüsse zieht, daß bei dem einzigen von ihm beobachteten Fall eine Parallelität zwischen Schwere der Erkrankungserscheinungen und Porphyrinausscheidung beobachtet wurde, oder ein anderer daraus, daß bei einer Gruppe von 14 Bleikranken mit Porphyrinurie die Mehrzahl auch Tüpfelzellen zeigte. Mit Recht aber ist auf den besonderen Zusammenhang zwischen Porphyrinurie und Verdauungsstörungen hingewiesen worden.

Die normalerweise im Harn vorhandene Porphyrinmenge beträgt etwa 0,1 mg/l: nach FROBOESE sind Werte über 0,33 mg als verdächtig anzusehen. Doch erfolgt der Nachweis meist nicht durch das von dem letzteren angegebene quantitative chemische Verfahren, sondern nach dem spektroskopischen Verfahren von GARROD, das das Reichsgesundheitsamt — wie folgt — beschreibt (Bekanntmachung des Reichsarbeitsministers über die ärztliche Untersuchung von Bleiarbeitern vom 31. 5. 30):

„Untersuchung des Harns auf Porphyrin: Das Porphyrin wird spektroskopisch nach Ausfällung oder Ausschüttelung aus dem Harn nachgewiesen. Zu verwenden ist möglichst ein Teil des gesammelten Tagesharns, oder, da dies nur ausnahmsweise möglich sein wird, der Morgenharn oder ein Harn, der hinsichtlich der Konzentration (spezifisches Gewicht) dem Tagesdurchschnitt annähernd entspricht. Die verarbeitete Harnmenge soll tunlichst 500 cm³, jedenfalls nicht weniger als 150 cm³ betragen.

Zur Ausfällung des Porphyrins wird (nach GARROD) der Harn am besten in einem passenden Meßzylinder mit $^1/_5$ Volumen (also auf je 100 cm³ Harn 20 cm³) 10% Natronlauge versetzt, wobei die ausfallenden Phosphate den Farbstoff mitreißen. Nach vollständigem Absitzen des Phosphatniederschlages wird der klare Harn möglichst vollständig abgegossen. der Niederschlag mit einer der verwendeten Harnmenge entsprechenden Menge Wasser aufgeschwemmt und nochmals wie vorher dekantiert. Nunmehr wird der Niederschlag auf einem möglichst kleinen Filter gesammelt und nach vollständigem Abtropfen des Waschwassers mit 25%iger Salzsäure auf dem Filter gelöst. Die salzsaure Lösung wird schließlich zur spektroskopischen Untersuchung durch Zufügen 25%iger Salzsäure genau auf $^1/_5$ Volumen der verwendeten Harnmenge gebracht.

Zur Ausschüttelung wird der Harn — möglichst 200 cm³ — nach Ansäuern mit Eisessig (10 Tropfen auf 100 cm³) mit dem gleichen Volumen Äther im Schütteltrichter kräftig geschüttelt und, nachdem Trennung vom überstehenden Äther eingetreten ist, möglichst vollständig abgelassen. Der Äther wird hierauf mit kleinen Mengen Wasser (je 10 cm³ auf 100 cm³ verwendeten Harn) 4mal hintereinander in der gleichen Weise gewaschen und nach vollständigem Ablassen des letzten Waschwassers 3mal mit kleinen Mengen 25%iger Salzsäure (je 5 cm³ auf 100 cm³ Harn) ausgeschüttelt. Die vereinigten salzsauren Auszüge werden zur spektroskopischen Untersuchung wie bei der Ausfällungsmethode auf $^1/_5$ Volumen der ursprünglich verwendeten Harnmenge gebracht.

Die Untersuchung der klaren — erforderlichenfalls nochmals filtrierten — salzsauren Lösung erfolgt mittels eines gradsichtigen Taschenspektroskops in 1 cm Schichtdicke bei Tageslicht unter Einstellung auf scharfe Sichtbarkeit der FRAUNHOFERschen Linien. Sind hierbei die Absorptionsstreifen des salzsauren Porphyrins im Orange und Grün deutlich oder ist zum mindesten der letztere noch sichtbar, so liegt ein erhöhter Porphyringehalt des Harns vor, der für Bleiwirkung oder Bleierkrankung spricht.‘‘

Es sei bemerkt, daß bei reichlichem Koproporphyringehalt der bei Zusatz von Natronlauge zum Harn entstandene Niederschlag sich rosenrot bis violett, manchmal auch schon nach geringen Mengen von Natronlauge der Harn selbst sich dunkelviolett färbt. Das ist ein wertvoller Hinweis auf das Vorhandensein großer Koproporphyrinmengen im Harn, aber Sicherheit gibt doch erst die spektroskopische Untersuchung.

Was den diagnostischen Wert des Nachweises vermehrter Koproporphyrinausscheidung anbelangt, so muß bemerkt werden, daß auch dieses Symptom in manchen Fällen von Bleivergiftung vermißt wird, insbesondere in ganz chronischen Fällen. Aber es ist doch in der Mehrheit der Fälle von frischer Bleierkrankung vorhanden. Andererseits kommt es auch bei anderen Erkrankungen vor. Es ist ebenso wie das Auftreten von Tüpfelzellen ein wertvoller Behelf.

Weitere, gerade im letzten Jahrzehnt viel studierte Fragen sind die der **Ausscheidung des Bleies.** Es kann wohl kein Zweifel sein, daß die weitaus größte Menge in den Körper gelangten Bleies mit dem Kote ausgeschieden wird. Derjenige Teil des Bleies, der — eventuell nachdem er durch Einatmung in die Mundhöhle gelangte — verschluckt wird, kommt so direkt in den Darmkanal und passiert diesen. Auch jener Teil, der in die Körpersäfte aufgenommen wurde, wird zum Teil in den Darm ausgeschieden, und zwar sowohl durch die Galle als auch direkt in den Dickdarm, in dessen Schleimhaut unter Umständen eine blaugraue Verfärbung zu sehen ist. KEHOE und Mitarbeiter fanden in der Tagesausscheidung von 381 nicht mit Blei arbeitenden Personen zwischen 0 bis über 4,1 mg Blei, im Durchschnitt 0,275 mg, und meinen, daß der normale Amerikaner im Durchschnitt zwischen $^1/_4$—$^1/_3$ mg Blei mit dem Stuhle ausscheidet. BADHAM und TAYLOR fanden bei Leuten, die mehr als 2 Wochen keine Bleizufuhr gehabt hatten, 0,1—0,36 mg Blei in der 24stündigen Stuhlmenge, bei Arbeitern mit Bleizufuhr innerhalb der letzten 2 Wochen 0,25—0,36 mg. Das Committee der American Public Health Association nimmt einen Mittelwert von 0,33 mg an. 0,5 mg weisen auf abnorme Bleiaufnahme hin und man könne durch entsprechendes Sammeln von Proben in einem Betrieb unter Umständen die Quelle, von der die Bleiteilchen in die Luft gelangen, feststellen und die durchschnittliche Gefährdung der Arbeiter ermitteln. Aber bis jetzt scheint der Bleigehalt des Stuhls mit Recht noch nicht zur Diagnose verwendet worden zu sein.

Anders verhält es sich mit dem im *Urin* ausgeschiedenen Blei. Es war PUT-NAM, der zuerst im Harn normaler, keiner besonderen Bleiaufnahme ausgesetzter Menschen Blei nachgewiesen hat (1887).

Heute liegen eine große Anzahl von Untersuchungen über den „normalen‘‘ und den pathologischen Bleigehalt des Urins aus allen Ländern vor. Von der englischen Ethylpetrol-Commission (1930), aus Deutschland von WEYRAUCH und LITZNER (1932), ferner aus USA. die sehr umfangreichen Untersuchungen von R. KEHOE und dessen Mitarbeitern (1933, 1934), von V. A. GANT (1939) u. v. a. Leider begnügen sich eine Anzahl von Autoren aus begreiflichen Gründen mit der Untersuchung von Urinproben, deren Bleigehalt dann auf mg/l umgerechnet wird, obwohl wirklich zuverlässige Daten nur die Bestimmung der Tagesausscheidung des Bleies (also im ganzen Tagesurin) liefert.

ST. H. WEBSTER (1941) zeigt die bei Untersuchung einzelner Proben mögliche Irreführung an nachstehendem Beispiel (Tabelle 5).

Deutlich zeigen die Unzuverlässigkeit der Bleibestimmung in mg/l auch mehrere Angaben der englischen Ethylpetrol-Commission: Ein normaler Urin zeigte z. B. einen Bleigehalt von 0,048 mg/l, die Tagesmenge jedoch 0,114 mg ein anderer 0,071 mg/l, in der Tagesmenge jedoch 0,055 mg Blei.

WEBSTER glaubt gezeigt zu haben, daß eine gewisse Übereinstimmung zwischen dem Bleigehalt des ersten am Morgen gelassenen Urins und dem Gehalt der gesamten Tagesmenge besteht. Es wurde bei 4 von 6 untersuchten Personen eine leidliche Übereinstimmung der mg/l-Werte gefunden. Leider werden wir im folgenden vielfach mg/l-Werte angeben müssen, die nicht einmal aus dem Morgenurin stammen, da sich in der Literatur meist nur diese Angaben finden. Weiter ist

Tabelle 5.

Personen	24-Std-Urin g	Bleigehalt des Urins mg je Liter	mg je 24 Std
A.	605	0,038	0,023
B.	3000	0,031	0,093

natürlich von Einfluß, welche Methoden zur quantitativen Bestimmung des Bleies verwendet wurden, da bisher keine Methode als die übrigen an Genauigkeit und Zuverlässigkeit übertreffend allgemein anerkannt worden ist.

A. S. MINOT gibt 1938 eine Übersicht über die Bestimmungsmethoden des Bleies. Es sind 2 Methoden der Messung des Bleies, gewonnen als Bleichromat. Die eine ist die Titrationsmethode von FAIRHALL (1922), die andere eine colorimetrische Methode, die auf der Reaktion zwischen Chromsäure und Diphenylcarbazid, beschrieben von CAZENEUVE (1900), beruht. Sie fand ausgebreiteten Gebrauch durch KEHOE und seine Mitarbeiter.— Für die Dithizonmethode werden große Genauigkeit und Spezifität in Anspruch genommen. Sie beruht auf einer von H. FISCHER (1925) beschriebenen Reaktion zwischen Blei und Diphenylthiocarbazon. Eine colorimetrische Modifikation dieser Methode beschreiben BOHNENKAMP und LINNEWEH (1933) und eine titrimetrische HOWITT und COWGILL (1937). Eine spektrographische Methode (SHIPLEY SCOTT und McMAA 1932) wird ebenfalls verwendet. Eine nephelometrische Methode ist von BADHAM und TAYLOR (1925) verwendet worden. Eine Modifikation dieser Methode ist die von NECKE und MÜLLER (1933). Bei einigen dieser Methoden wird Elektrolyse angewendet: P. SCHMIDT (1938), DANCKWORTT und JUERGENS (1928), SEISER, NECKE und MÜLLER (1929). Andere wie AUB und Mitarbeiter sowie SEELKOPF und TAEGER (1933) sind der Meinung, daß durch die Elektrolyse relativ große Verluste entstehen. Abgesehen von Unterschieden, die aus der Untersuchungsmethode sich ergeben mögen, ist natürlich zu erwarten, daß die äußeren Umstände, unter denen die Untersuchten leben — auch wenn sie keiner speziellen Bleigefahr ausgesetzt sind —, der Bleigehalt der eingeatmeten Luft, der Nahrung sehr erhebliche Unterschiede bedingen müssen. Es seien hier einige Beispiele der Untersuchungsergebnisse gebracht und darauf hingewiesen, daß sowohl FLURY (1934) als auch A. CANTAROW und M. TRUMPER (1944) die Resultate verschiedener Autoren in Tabellenform zusammengestellt haben.

R. KEHOE und Mitarbeiter (1933) verwendeten eine von FAIRHALL ausgebaute Methode, bestehend im wesentlichen aus einer Eindampfung, Fällung als Bleisulfid und Bestimmung als Chromat.

Sie fanden bei primitiven Menschen (Mexikaner, in kleinen Orten lebend) 0—1,049, im Durchschnitt 0,0138 mg/l, bei Medizinstudenten 0—0,329, im Durchschnitt 0,067 mg/l, bei anderen Personen ohne Bleiexposition 0—0,42, im Durchschnitt 0,076 mg/l.

V. A. GANT (1939) benützte eine photometrische Dithizonmethode und fand bei 11 dem Blei nicht ausgesetzt gewesenen Personen 0,007—0,032 mg/l, bei 7 vor mehreren Monaten dem Blei ausgesetzt gewesenen Personen 0,020—0,078, im Durchschnitt beider Gruppen 0,03 mg/l.

Die englische Ethylpetrol-Commission (1930) zerstörte die organische Substanz des Urins auf chemischem Wege, fällte das Blei als Sulfid, behandelte dies dann elektrolytisch und bestimmte das Blei colorimetrisch. Die Ergebnisse waren bei Personen

aus der Bevölkerung Londons . .	0—0,133 mg/l	0—0,131 mg als Tagesmenge,
auf dem Lande	0—0,073 mg/l	0—0,095 mg als Tagesmenge.

WEYRAUCH und LITZNER (1932) verwendeten eine verfeinerte chemisch-colorimetrische Methode. Sie fanden im Urin von Nicht-Bleiarbeitern:

0,01—0,055 mg/l,
im Tagesharn 0,01—0,06 mg im Durchschnitt.

Sie geben an:

	Im 24stündigen Gesamturin	Im Liter
Im Alter zwischen 15—30 Jahren	0,026	0,022
,, ,, ,, 30—50 Jahren	0,023	0,021
,, ,, ,, 50—70 Jahren	0,018	0,017
Stadtbewohner.	0,024	0,021
Landbewohner	0,021	0,018

B. BEHRENS und TAEGER (1935), die eine Verfeinerung der von SEELKOPF und TAEGER vorgeschlagenen Bleibestimmung mittelst Diphenylthiocarbazon verwendeten, fanden in Berlin bei Personen, die keinem Blei ausgesetzt waren, zwischen 0—0,020 mg Blei im Liter, bei Bleikranken zwischen 0,033—0,394 mg/l.

Betont sei noch, daß die ausgeschiedene Bleimenge bei Gesunden und Kranken von Tag zu Tag schwankt, was den diagnostischen Wert einer einmaligen Untersuchung noch mehr verringert.

Von Bedeutung ist natürlich auch die Frage: Wie lange nach Aussetzen der Bleiaufnahme können wir noch einen vermehrten Bleigehalt des Urins erwarten? Darüber liegen nur wenig Untersuchungen vor, und zwar auf längere Zeit sich erstreckende nur von KEHOE und seinen Mitarbeitern. Ein Arbeiter, der jahrelang in Bleiweißfabriken gearbeitet hatte, arbeitete zuletzt, nachdem er einige Zeit ausgesetzt hatte, wieder 8 Wochen dort und erkrankte dann. Er zeigte anfangs recht hohen Bleigehalt des Urins (leider sind die Verhältnisse nur graphisch dargestellt), der im Laufe des 1. Monats sich stark senkte, auch noch weiter in den folgenden 2 Monaten, dann in den folgenden 5 Monaten ziemlich hoch blieb, um sich erst dann wieder zu senken. Ein zweiter Arbeiter, der sonst keine anderen Symptome als vermehrte Tüpfelzellen bot, zeigte bei Beobachtung durch 94 Tage mit Schwankungen eine etwas erhöhte Bleiausscheidung.

Was können wir nun aus dem Bleibefund im Urin und seiner Höhe schließen? Man war anfangs geneigt, seine Bedeutung für die Diagnose weit zu überschätzen. Auch V. A. GANT geht in der Wertung seiner Befunde zu weit.

Der Bericht des Committees der American Public Health Association (1943) sagt, daß sich der Bleigehalt des Urins nach Aussetzen der Bleiarbeit zunächst recht schnell verringert, dann langsam durch mehrere Wochen, Monate oder selbst Jahre, in Abhängigkeit von der Schwere und Dauer der stattgehabten Bleiaufnahme. „Es muß betont werden, daß die Befunde nur verwendet werden können, um das Vorliegen oder die Schwere der Exposition zu beurteilen — nicht aber, um das Vorliegen oder die Schwere einer Vergiftung zu erkennen."

Schon LITZNER und WEYRAUCH schreiben (1932): „Die einmalige Untersuchung des Harns auf Blei wird nur unter großer Vorsicht für die Diagnose verwendbar sein, da wir selbst bei stark erhöhtem Bleigehalt des Blutes und schwerer Bleivergiftung so geringe Mengen von Pb im Urin fanden, wie sie auch bei Bleigesunden vorkommen, d. h.: nicht höhere als 0,06 mg pro die. Andererseits haben wir bei niedrigem Bleispiegel (im Blut) und klinisch negativem Bild Bleimengen im Harn gefunden, die oberhalb des Grenzwertes 0,06 mg je Tag liegen."

Ich glaube, man muß sich diesen beiden Anschauungen, insbesondere der von LITZNER und WEYRAUCH anschließen: der Bleigehalt des Urins — auch wenn er recht hoch ist, hat keinerlei „pathognomonische" Bedeutung. Er ist ein Behelf mehr bei der Diagnosestellung, ein Behelf, der aber sehr vorsichtig benützt werden muß.

Nach diesem Überblick über die Ergebnisse verschiedener Untersucher und verschiedener Methoden sei noch betont, daß sowohl die Entnahme der Urinproben als auch die Durchführung der Untersuchungen mit größter Sorgfalt vorgenommen werden muß. Die Urinentleerung muß in einem sicher bleifreien Raume erfolgen, was auf einem Fabrikgelände oftmals nicht leicht sein wird, in einer Weise, daß auch nicht an Kleidern oder Wäsche haftender Staub den Harn verunreinigen kann. Schließlich müssen Gläser, Instrumente und Reagentien vollkommen bleifrei sein. Nur speziell Geschulte und Erfahrene können diese Untersuchungen mit der nötigen Genauigkeit in einem für derartige Bestimmungen speziell eingerichteten Laboratorium ausführen.

Das Blei, das im Urin ausgeschieden wird, muß natürlich den Körper im Blutstrom passiert haben, und so lag es nahe, auch den *Bleigehalt des Blutes* zu bestimmen. Die Angaben über die normalerweise gefundenen Mengen schwanken recht sehr.

Die ersten Untersuchungen rühren von LITZNER und WEYRAUCH her (1932). Sie geben den Bleigehalt des normalen Blutes mit 0,01—0,02 mg je 100 cm³ an; bei Menschen mit Bleiaufnahme und einem Bleigehalt des Blutes von 0,01 bis 0,03 mg/100 cm³ finden sich keinerlei andere objektive, auf Bleiwirkung hinweisende Änderungen, erst oberhalb von 0,03 mg-% findet man die ersten objektiven Zeichen, die erst über 0,06 mg-% deutlicher werden.

KEHOE und Mitarbeiter (1933) fanden bei mexikanischen Indianern im Durchschnitt 0,023 mg/100 cm³; bei 30 amerikanischen Studenten 0,027, bei 4 anderen Personen zwischen 0,029—0,038 mg/100 cm³. Sie sagen, daß bei Normalen die Bleimenge zwischen 0,01—0,055 mg/100 cm³ schwankt und nur ausnahmsweise 0,055 mg erreicht. 95—98% des Bleies sind an die Erythrocyten gebunden.

Andere geben höhere Grenzzahlen des Normalen an, so WILLOUGHBY, WILKINS (1935) 0,09, TAEGER und SCHMITT (1937) 0,08, TOMPSETT und ANDERSON (1935) 0,07 mg-%. FREDERICK SMITH, TH. K. RATHMELL, G. E. MARCIL fanden (1938) 0,01—0,05 mg-% mit Schwankungen auch bei Normalen. Bei Bleikranken beobachteten sie Werte zwischen 0,05—0,41 und bei einer anderen Gruppe mit nicht klaren klinischen Bleierscheinungen 0,02—0,083 mg-%. Diese Autoren glauben, Beziehungen zwischen dem Bleigehalt des Serums, der Zellen, des Fibrins und des Gesamtblutes und dem Verlauf der Bleivergiftung festgestellt zu haben. Obwohl diese Frage noch nicht vollkommen geklärt erscheint, sei doch erwähnt, daß die meisten Autoren der Anschauung sind, daß das Blei mit den Erythrocyten eng verbunden ist.

Die Italiener R. MASSIONE und G. BELTRAMI (1940) fanden bei Personen mit Bleivergiftungen immer Werte über 0,08 bis zu 0,220—0,230 mg-%. Sie nehmen den normalen Gehalt des Blutes zwischen 0,03—0,07 mg-% an.

KAPLAN und McDONALD (1938) fanden im Mittel von 126 normalen Kindern und Erwachsenen 0,031 mg-%, bei 24 bleivergifteten Kindern 0,1—0,6 mg-%, bei 29 vergifteten Erwachsenen etwas niedrigere Werte.

Betont muß werden, daß die Untersuchung des Blutes insofern größere Bedeutung hat, als die Werte nicht so große Schwankungen zeigen wie die Bleiwerte im Urin. Doch haben E. C. VIGLIANI und P. BONSEMBIANTI (1944) in Selbstexperimenten gezeigt, daß ohne Nahrungsaufnahme der Bleigehalt des Blutes am Morgen am höchsten ist ($52\ \gamma$-%) und bis zum Abend sinkt ($19\ \gamma$-%), daß hingegen jede Nahrungsaufnahme, auch Aufnahme von Wasser oder Alkohol, eine Erhöhung des Bleigehaltes herbeiführt, wodurch die täglichen Schwankungen des Blutbleigehaltes größtenteils ausgeglichen werden.

CANTAROW und TRUMPER (S. 157) kommen zu dem Schlusse: *Die Diagnose Bleivergiftung muß abhängig gemacht werden von klinischen Erscheinungen.* Wenn solche Erscheinungen vorhanden sind, dann ist der Nachweis eines abnorm hohen Bleigehaltes im Blut von großem Wert für die Sicherheit der Diagnose — aber andererseits muß betont werden, daß normale Blutwerte auch bei aktiver Bleivergiftung gefunden wurden und daß die letztere fehlen kann trotz hohen Bleigehaltes des Blutes.

Das Committee für Bleivergiftung der American Public Health Association (1943) kommt zu dem Schlusse, daß bei *Blei*arbeitern, die regelmäßig der Bleiwirkung ausgesetzt sind, 0,07 mg-% mit vollkommen guter Gesundheit und Wohlbefinden verträglich sind, aber Bleivergiftung mag auch schon bei diesem Bleigehalt des Blutes vorkommen; doch ist dann sein Gehalt gewöhnlich höher, 0,09—0,3 mg.

Es muß noch betont werden, daß kein Parallelismus zwischen Bleigehalt des Blutes und des Urins besteht. Auch besteht kein Parallelismus zwischen Bleigehalt des Urins oder des Blutes und anderen Symptomen.

Fassen wir alles zusammen, so müssen wir vor allem darauf hinweisen, daß die Art der chemischen Untersuchung von Einfluß auf das Ergebnis ist. Darauf sind wohl auch manche der Unterschiede zwischen den Angaben verschiedener Autoren zurückzuführen. Wir mögen aber annehmen, daß ein Gehalt an Blei von 0,08—0,1 mg im Liter Urin, von 0,05—0,07 mg Blei in 100 cm³ Blut als Grenzwerte des Normalen anzusehen sind. Wir müssen uns vor Augen halten, daß auch bei normalen Individuen höhere Werte vorkommen, wenn diese der Bleiaufnahme ausgesetzt sind, daß aber auch niedrigere Werte die Bleivergiftung nicht ausschließen.

Es sei auch nochmals darauf hingewiesen, daß noch sehr lange nach Aufhören der Bleiaufnahme Blei in großen Mengen im Urin ausgeschieden werden kann (s. S. 40, KEHOE).

Wir haben bisher von den beim Einzelindividuum beobachteten Erscheinungen und deren Bedeutung gesprochen. Aus allen Beobachtungen geht klar hervor, daß wir durch chemische Untersuchung von Blut und Urin nicht zu Ergebnissen kommen, die ausschlaggebend für die Diagnose sind; wir erhalten nur vorsichtig zu verwertende Beiträge zur Diagnose, deren Wert dann ein ganz besonders geringer ist, wenn nicht wiederholt Untersuchungen vorgenommen worden sind. Hier muß nachdrücklich vor diagnostischer Verwertung der Ergebnisse *einer einzelnen* Untersuchung gewarnt werden, und zwar insbesondere bei Urinuntersuchungen.

Die Verhältnisse liegen anders, wenn der Zweck der Untersuchung nicht die Beurteilung des Zustandes des einzelnen Mannes ist, sondern vornehmlich der, einen Einblick in die hygienischen Verhältnisse eines Betriebes zu gewinnen und dem Ausbruch einer größeren Anzahl von schweren Erkrankungen vorzubeugen. Das obengenannte amerikanische Committee kommt zu dem Schlusse, daß „Bleivergiftungen — wenn überhaupt — selten und nur in der leichtesten Form unter regelmäßig beschäftigten Arbeitern vorkommen, wenn der mittlere Bleigehalt des Urins einer repräsentativen Gruppe unter 0,10 mg je Liter ist und wenn die Resultate bei einzelnen Individuen im allgemeinen unter 0,15 mg und sehr selten über 0,20 mg/l liegen (bei genauer Untersuchung mit feinen Methoden)". Ebenso fällt im allgemeinen bei Arbeitern mit dem angegebenen Bleigehalt des Urins „der mittlere Gehalt einzelner Stuhlentleerungen (die nach Ansicht des Arbeiters einer normalen Stuhlentleerung entsprechen) zwischen 0,60—1,00 mg. Wenn die Mittelwerte bei einer Stuhlentleerung einer Gruppe von Arbeitern, die der Einatmung von Bleistaub ausgesetzt ist, über 1,1 mg liegen, dann kommen unter ihnen Bleivergiftungen vor."

Diese Art von Massenuntersuchungen und Betriebsbesichtigung widerspricht gänzlich dem, was wir in Europa gewohnt sind. Sie bietet für amerikanische Verhältnisse gewisse Vorteile: diese Untersuchungen werden nicht von dem Arzt gemacht, sondern schablonenmäßig in dem Laboratorium der Fabrik durch geschulte Laboranten. Die Laborantenarbeit ist natürlich billiger als genaue ärztliche Untersuchung. Auch kommt so dem einzelnen Arbeiter sein Gesundheitszustand bzw. dessen Abweichungen oder drohende oder vorhandene Erkrankung nicht so zum Bewußtsein wie bei ärztlicher Untersuchung. Schließlich liefert die Untersuchung Zahlen, und durch Zahlen werden die die Entscheidung über Entschädigung auf Grund der Arbeiterentschädigungsgesetze fällenden Laien, insbesondere in USA., stets beeindruckt. Aber es muß doch betont werden, daß solchen Untersuchungen auch als gewerbehygienische Maßnahmen nur eine beschränkte Bedeutung zukommt — nie dürfen sie als Grundlage für die Beurteilung des einzelnen Falles dienen. Die Schwäche dieser Methode liegt eben darin, daß sie den Durchschnittswert einer Massenuntersuchung an die Stelle des Ergebnisses der gründlichen Untersuchung des Einzelindividuums setzt — aber es ist der Gesundheitszustand des Einzelindividuums, auf den es ankommt. Der Einzelne aber kann erkranken, auch wenn der Durchschnittswert der Gruppe innerhalb des Normalen liegt.

Wir haben bei jedem der durch Bleivergiftung hervorgerufenen klinischen Bilder uns bemüht, auch die Differentialdiagnose klarzumachen und außerdem die Bedeutung jeder der möglichen Laboratoriumsuntersuchungen zu erörtern.

Es sei aber noch einiges Allgemeingültiges betont: Die Untersuchung von Exkreten, Blut, Urin — und ebenso der Luft der Arbeitsstelle — auf ihren Bleigehalt muß stets in sicher bleifreier Umgebung vorgenommen werden — in einer Bleihütte oder einer Bleifarbenfabrik wird es oft kaum möglich sein, einen Raum zu finden, dessen Luft vollkommen bleifrei ist. Ferner müssen alle zur Untersuchung verwendeten Gläser bleifrei sein, an Säuren oder Alkalien sicher kein Blei abgeben; ebenso müssen die benützten Reagentien bleifrei sein — Bedingungen, die nicht leicht zu erfüllen sind. Auch muß dafür gesorgt werden, daß das zu untersuchende Material in einer Weise gewonnen wird, die Verunreinigungen ausschließt — Urin nicht in den Arbeitskleidern und nicht ohne vorhergehende Reinigung gelassen wird.

KEHOE (1951) spricht sich in einem sehr interessanten Aufsatz scharf über allzu oft benützte Grundlagen, auf die sich eine Diagnose stützt, aus: Oberflächlich erhobene Darstellung der Arbeitsverhältnisse, unvollständige Wiedergabe von Symptomen, die nicht genügend genau festgestellt wurden, zusammen mit einer Fülle von unkritisch benützten Laboratoriumsbefunden. Es sei zweierlei, Ergebnisse einer routinegemäßen klinischen oder Laboratoriumsuntersuchung anzuwenden, um eine annähernde Schätzung der Gefährlichkeit einer Arbeit zu gewinnen — und etwas anderes, zur Diagnose in einem Einzelfall zu gelangen.

Auch auf einen anderen von KEHOE betonten Umstand möchte ich, gegenüber der Überschätzung neuer therapeutischer Versuche hinweisen: Abgesehen von Lähmung und Encephalopathie ist die Bleivergiftung, also im wesentlichen die Bleikolik, eine in sich selbst begrenzte Krankheit von relativ kurzer Dauer (Tage oder Wochen), bei der in der überwiegenden Mehrzahl der Fälle vollständige Erholung eintritt, wenn die Exposition beendet worden ist.

Fassen wir all das über die einzelnen klinischen Symptome und das durch Laboratoriumsuntersuchungen Ermittelte zusammen, so müssen wir zu dem Schlusse gelangen, daß die **Diagnose** der Bleivergiftung keine Ausnahme von der aller anderen inneren Krankheiten macht: *Sie wird gewonnen durch Zusammenfassung einer Anzahl von Einzelerscheinungen zu einem klinischen Bilde.* Es ist ein Mosaikbild, zusammengestellt aus vielen einzelnen Teilchen. Im Einzelfall mag — ganz so wie bei jeder anderen Krankheit — bald dieses, bald jenes Symptom klarer hervortreten, mehr ausgesprochen sein, jedes kann bei einem kranken Individuum zeitweise oder dauernd fehlen. Daß so viel nach „pathognomischen" Zeichen, nach beweisenden Zahlen gesucht wurde und wird, ist darauf zurückzuführen, daß bei dieser häufigsten aller gewerblichen Vergiftungen mehr als bei jeder anderen Erkrankung Ärzte sich bemühten, die Diagnosestellung auch für den Laien beweiskräftig zu machen.

Klinische Bilder.

Was nun die klinischen Krankheitsbilder der Bleivergiftung anbelangt, so unterscheidet ENGEL (Arbeit und Gesundheit, Heft 29) jene Erscheinungen der chronischen Bleivergiftung, die akut cyclisch verlaufen: Bleikolik, Bleiarthralgie, Bleiencephalopathie, die wahrscheinlich ihre Wurzel in der Gefäßwirkung des Bleies, in einem durch dichten Bleistrom zeitweise hervorgerufenen regionären Angiospasmus haben — und jene durch Monate oder Jahre lang bestehende chronische Vergiftung hervorgerufenen Erscheinungen: irreparable Gefäßveränderungen (Bleischrumpfniere) und periphere motorische Lähmungen.

Mir erscheint diese Einteilung der Bleivergiftungsformen grundsätzlich richtig und wertvoll. Es ist im folgenden aber nur möglich, sich in den Hauptzügen an diese Einteilung zu halten, da einerseits manche Organe sowohl im Zusammenhang mit subakuter als auch chronischer Vergiftung erkranken können (Leberschädigungen, Encephalopathie), es andererseits nicht zweckmäßig wäre, Arthralgie und Bleigicht ganz weit voneinander zu trennen.

Über die Häufigkeit der verschiedenen Formen im allgemeinen gibt eine Tabelle der Englischen Gewerbeaufsicht (Bericht 1947) einen Überblick.

1900—1946 waren insgesamt 14058 Bleivergiftungen bei Männern, 1823 bei Frauen gemeldet worden, davon 6638 (bei beiden Geschlechtern) 1900—1909, 418 von 1940—1946.

Die Hauptsymptome waren:

Tabelle 6.

		Prozentsatz bei Männern	Prozentsatz bei Frauen
Von seiten des Verdauungstraktes . .	12341	77,8	76,4
Anämie	5229	32,5	36,4
Lähmungen	2292	14,9	10,5
Encephalopathie	401	2,3	4,4

Wir sehen hier, wie die Erkrankungen von seiten des Verdauungstraktes, die Koliken, überwiegen. Unter Anämie sind vermutlich nur jene Erkrankungen leichteren Grades zusammengefaßt, bei denen es nicht zu stärkeren Erscheinungen von seiten irgendeines bestimmten Organs gekommen ist. Wir sehen ferner, daß die Bleilähmung unter den Frauen seltener ist als bei Männern — ich würde vermuten deshalb, weil Lähmungen vor allem nach langjähriger Bleiarbeit, also mehr bei gelernten Arbeitern entstehen als bei den meist ungelernten Frauen, die häufiger ihren Arbeitsplatz wechseln, also weniger der Gefahr ganz chronischer Schädigungen ausgesetzt sind. Die Encephalopathie hingegen ist relativ viel häufiger unter den Bleivergiftungen der Frauen als unter denen der Männer.

Was nun die Entstehung und Entwicklung der Bleivergiftung anbelangt, so haben wir schon oben darauf aufmerksam gemacht, daß zwischen „Bleiaufnahme" und „Bleivergiftung" unterschieden werden muß.

Die ersten Erscheinungen der gewerblichen Bleieinwirkung treten meist langsam und allmählich auf, nur selten entwickelt sich Bleivergiftung bei ganz besonders großer Bleiaufnahme innerhalb weniger Tage, selbst nach einer Arbeitszeit von insgesamt 30—40 Std. Noch seltener ist es, daß die in kurzer Zeit entstandene, subakute gewerbliche Vergiftung in ihrem Verlauf der durch freiwillige Aufnahme großer Mengen einer löslichen Bleivergiftung (z. B. zu Fruchtabtreibungszwecken) hervorgerufenen Vergiftung ähnelt. W. EHRHARDT (1939) beschreibt einen solchen Fall:

Ein 49jähriger „Spritzverbleier", der mittels einer Spritzpistole in ihr geschmolzenen Bleidraht auf das zu verbleiende Werkstück aufspritzte und dies unter fehlenden oder vollkommen unzureichenden Schutzvorrichtungen tat, erkrankte Mitte November 1938 mit Leibschmerzen, Erbrechen, Durchfällen. Nach 8 Tagen nahm er die Arbeit wieder auf. Am 30. 11. erkrankte er wieder mit Leibschmerzen, Erbrechen, Verstopfung. Trotzdem ging er am 1. 12. abends wieder zu derselben Arbeit und erkrankte nach einer Nachtschicht wieder. Am 4. 12. ins Krankenhaus aufgenommen mit heftigsten Leibschmerzen, livider Gesichtsfarbe, cyanotischen Lippen, süßlichem Mundgeruch, herabgesetztem Muskeltonus, allgemeiner Körperschwäche, so daß er nicht stehen, sich nicht im Bett aufsetzen konnte. Puls klein, weich, Blutdruck sehr niedrig. Diffuse Druckempfindlichkeit des Abdomens mit deutlich sichtbaren Darmversteifungen. Keine Lähmungen. 3,98 Millionen rote, 5400 weiße Blutkörperchen. Die Neutrophilen zeigen toxische Degeneration mit massenhaft DÖHLEschen Körperchen. Basophile Erythrocyten 0,25%. — Trotz fortwährend gegebener Herzmittel, Calcium- und Kochsalzinfusionen Tod am 5. 12., 15 Uhr. Autopsie: Trübe Schwellung der Leber und der Nieren, Bronchitis, verschorfende Entzündung des mittleren und unteren Dünndarmabschnittes. Ein einzelnes vernarbtes Geschwür im mittleren Abschnitt des Dünndarms. In 10 g Trockensubstanz der Leber 490 γ Blei. In 10 g Trockensubstanz der Niere 370 γ.

Es finden sich in der neuesten Literatur keine, sich auf größeres Material stützenden Angaben darüber, nach welcher Arbeitsdauer in Bleibetrieben Vergiftungserscheinungen auftreten. Wir sind daher nur imstande, nach älteren, von ALICE HAMILTON 1911 bis 1914 in USA. gesammelten Statistiken Ausweise zu bringen (Tabelle 7).

Zusammengefaßt sind also von den vorgekommenen Bleivergiftungen — die Beobachtung erstreckte sich in der Akkumulatorenfabrik auf 5 Jahre, in den anderen Gruppen auf über 10 Jahre — in den ersten 4 Monaten 60%, im ersten Halbjahr 74% vorgekommen.

Gewiß sind heute bei den hygienisch besseren Verhältnissen — zu deren Herbeiführung in USA. A. HAMILTON wesentlich beigetragen hat — die Zeiten, innerhalb deren die Erkrankungen, fast auschließlich Koliken, auftreten, länger geworden, aber wir ersehen aus diesen Angaben doch, wie nach relativ kurzer Arbeit die ersten Vergiftungserscheinungen auftreten. Heute sind in Deutschland Zeichen gestörten Allgemeinbefindens selten vor 3wöchentlicher Arbeit zu finden. Es wird über Schwäche und Abgeschlagenheit, über Nachlassen des Appetits oder leichte Verdauungsbeschwerden und zunehmende Verstopfung geklagt. Objektiv ist eine leichte Abmagerung, Schlaffheit und vor allem eine Änderung der Gesichtsfarbe (zunächst nur das, was wir als „schlechtes Aussehen" zu bezeichnen gewohnt sind) festzustellen. Die Verstopfung nimmt zu, und eines Tages oder Nachts treten Kolikschmerzen auf. In dieser Zeit ist die Verfärbung der Gesichtshaut meist schon ausgesprochener geworden. Die Gesichtsfarbe hat einen eigenartigen gelblich-blassen Ton mit einem Stich ins Aschgraue angenommen, die Skleren zeigen eine leicht gelbe Verfärbung, die Schleimhäute sind meist — aber nicht immer — blaß. Es ist schwer (s. S. 31), dieses Kolorit vollkommen klar zu beschreiben, auch die farbige Photographie gibt den charakteristischen Farbton nicht vollkommen gut wieder. Aber schon TANQUEREL DES PLANCHES sagt mit Recht, dieses Kolorit sei so charakteristisch, daß er im Wartezimmer die Bleikranken auf den ersten

Tabelle 7. *Zeit bis zum Auftreten der ersten Erscheinungen einer Bleivergiftung (Bleikolik).*

	In Akkumulatorenfabriken	In Bleiweißfabriken	In Bleihütten
Weniger als 1 Monat .	6	36	18
1 bis unter 4 Monate .	37	38	74
5 bis unter 6 Monate . .	7	8	29
6—12 Monate	8	7	11
Über 1 Jahr	2	31	35

Blick erkenne. Bei fortdauernder Bleiaufnahme kommt ein Schwund des Fettgewebes hinzu, der dem Gesicht ein eigenartiges Aussehen gibt. T. M. LEGGE schreibt: „Das Fettpolster am unteren Rand der Augenhöhlen und an den Wangen leidet zuerst, und dadurch wird ein merkwürdiger Gesichtsausdruck herbeigeführt, wobei zwei stärker ausgeprägte Falten hervortreten, eine wie die gewöhnliche Nasolabialfalte, die andere am Vorderrand des Kaumuskels liegend. Dies im Verein mit dem Verlust des Augenhöhlenfettes gibt dem Gesicht ein merkwürdig hageres, leidendes Aussehen." STERNBERG sagt, daß infolge des dauernd unbehaglichen Gefühls im Bauchraum das Gesicht nicht selten eine Art von verzerrtem Lächeln, das an den Risus sardonicus erinnert, zeigt und dem Erfahrenen sofort die Diagnose „Bleivergiftung" aufdrängt (s. auch Abb. 1).

Die **Bleikolik**, fast stets mit Verstopfung verbunden, und meist erst nach vorangegangener Verstopfung auftretend, kann die furchtbarsten Grade erreichen, so daß der Kranke sich am Boden wälzt und nahezu bewußtlos wird. Während des Anfalls sind die Bauchdecken gespannt, dabei der Bauch eingezogen. In vielen Fällen wird während des Anfalls Druck auf den Bauch wohltuend empfunden. Im Intervall besteht Druckempfindlichkeit, seltener allgemein, meist umschrieben in der Blinddarmgegend, dem MAC-BURNEYschen Punkt (daher Verwechslung mit Appendicitis!), seltener in der Blasen- oder der Magengegend. Die Kranken klagen während des Anfalls oft über vergeblichen Stuhldrang. In sehr seltenen Fällen soll während der Kolik Diarrhoe vorhanden sein (doch spricht Diarrhoe im allgemeinen gegen die Diagnose Bleikolik). Aufstoßen, Übelkeit, Urindrang sind während des Anfalls häufig vorhanden, oft auch gegen die Hoden ausstrahlende Schmerzen und Erschwerung des Urinlassens bis zur vollständigen Retention. Ganz leichte Temperaturerhöhungen sind beobachtet, bis 38,2⁰ in der Axilla. Häufig sinkt während des Anfalls die Temperatur bis 35,5° und selbst tiefer. Die Gliedmaßen sind kalt, der Körper mit Schweiß bedeckt. Stärke und Dauer der Anfälle wechseln. Die Anfälle wiederholen sich in kürzeren oder längeren Zwischenräumen (viertelstündlich bis stündlich). In manchen Fällen bleibt auch noch zwischen den Anfällen ein Schmerzgefühl im Abdomen bestehen. Erleichterung tritt erst ein, nachdem Stuhlgang eingetreten, doch treten danach die Schmerzen wieder auf, wenn nicht für dauernde Behebung der Verstopfung gesorgt wird. In manchen Fällen zieht sich der Zustand unter Schwankungen durch 2—3 Wochen hin; leichte Beschwerden können 2—3 Monate anhalten. Selbst nach einigen Wochen kann ein Rezidiv der Kolikanfälle eintreten, wahrscheinlich hervorgerufen durch einen Diätfehler oder durch mangelhafte Sorgfalt für regelmäßige Stuhlentleerung. In allen Fällen muß noch mehrere Wochen nach Abklingen der Kolik für leichte Diät und Stuhlentleerung gesorgt werden.

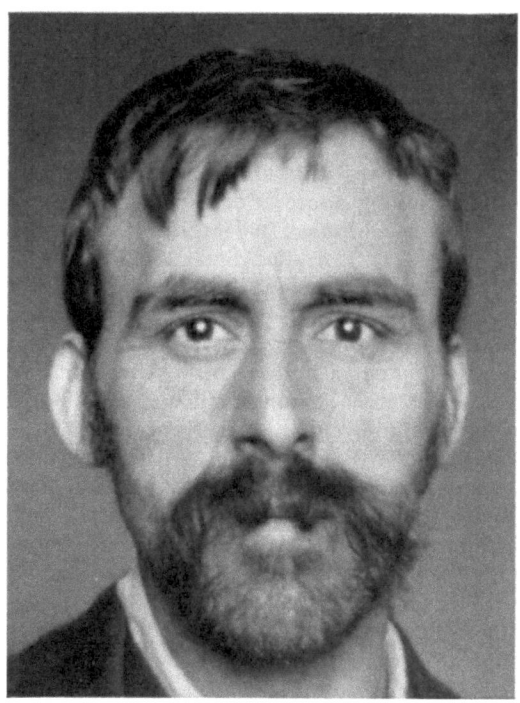

Abb. 1. Aussehen und Gesichtsausdruck eines im Frühstadium der Bleikolik Befindlichen.

In mehreren gut beobachteten Fällen ist nach Abklingen der Kolik das Bestehen eines Magengeschwürs festgestellt worden, dessen Entstehen mit größter Wahrscheinlichkeit auf die der Kolik zugrunde liegenden Gefäßkrämpfe zurückzuführen ist.

Bei der Diagnosenstellung ist vor allem auf die Differentialdiagnose gegenüber Appendicitis zu achten. Sie ist zu stellen durch den Nachweis von Symptomen der Bleiaufnahme (Bleisaum — der heute seltener geworden ist — oder Tüpfelzellen) einerseits, stark erhöhte Temperatur, Leukocytose andererseits; auch die Abgrenzung gegenüber Gallenstein- oder Nierensteinkoliken kann Schwierigkeiten machen.

Was die Therapie anbelangt, so wurden in früheren Zeiten allgemein schmerzstillende Mittel: Belladonna, Opium gegeben; diese müssen jedoch stets mit Abführmitteln vereint gegeben werden. Je rascher es gelingt, Stuhlgang herbeizuführen, um so rascher schwinden die Schmerzen. Ich gab in Hunderten von Fällen diese Mittel, und zwar in leichten Fällen Extract. Belladonnae 0,02, in schweren Fällen Extract. Belladonnae und Extract. Opii āā 0,02, 3—5mal täglich eine Pille; daneben Abführmittel in großen Dosen: Ol. Ricini 2—3mal täglich 50 g (nicht in Kapseln, weil diese Dosen zu klein sind), Folia Sennae, eventuell kombiniert mit Magnes. sulfur. als Tee. Durch diese letzteren Mittel muß für weiteren regelmäßigen Stuhl gesorgt werden, und sie sind so lange fortzusetzen, bis der Stuhlgang ein regelmäßiger geworden.

Doch sind diese Mittel heute zum Teil überflüssig geworden. Durch die intravenöse Injektion von Calcium (z. B. intravenös 10 cm³ 10%ige Lösung von gluconsaurem Calcium) wird der Anfall im Augenblick behoben. Dabei will ich es unentschieden lassen, ob die Befreiung von den Schmerzen dadurch zustande kommt, daß das im Blut kreisende Blei rasch in den Knochen gespeichert wird, oder — was bei der raschen Wirkung des Mittels wahrscheinlicher — durch seine krampflösende Wirkung.

Zu beachten ist, daß nach Ablauf eines Bleikolikanfalles frühestens nach 2—3 Wochen wieder gearbeitet werden darf, frühestens 5—8 Wochen später wieder Bleiarbeit verrichtet werden darf. Die Meinung aber, daß nach einer Erkrankung an Bleikolik der Betreffende für immer von Bleiarbeit fernzubleiben habe, ist unrichtig. Es wird durch längere Bleiarbeit und auch durch Überstehen einer Bleikolik eine erhöhte Resistenz gegen Blei erworben — nicht eine erhöhte Empfindlichkeit! Wichtig ist aber, daß eine Zeit ohne Bleiaufnahme einer Kolik zu folgen hat, wie oben angegeben. Bei Wiederaufnahme der Bleiarbeit ohne mehrwöchentliche Pause tritt häufig rasch ein Rezidiv ein.

Über die allgemeine Behandlung der Bleivergiftung soll später gesprochen werden.

Es sei hier kurz die Erwerbung von Resistenz, die wenigstens gegen die Wiederholung akuter Attacken, gegen Bleikolik schützt, erörtert.

LEGGE-GOADBY (Bleivergiftung und Bleiaufnahme — deutsche Übersetzung S. 27, 28, 52; Original S. 28, 29, 51) schreiben:

„Soweit Statistiken in diesem Punkt verwendbar sind, zeigen sie, daß eine erhöhte Toleranz gegenüber der Giftwirkung des Bleies während der Arbeit allmählich erworben wird, dadurch, daß die Zahl der Fälle in den Giftstatistiken an Häufigkeit ziemlich beträchtlich mit der Zahl der Arbeitsjahre abnimmt." „Andererseits zeigt die Erfahrung aller Fachleute, die sich mit der regelmäßigen Untersuchung von Bleiarbeitern befassen, daß wenn auch ein Arbeiter leichte Zeichen der Bleiaufnahme — im Gegensatz zu wirklicher Bleivergiftung — während der ersten Zeit seiner Beschäftigung zeigt, er später geringere Zeichen des Gifteinflusses darbietet. Selbst ein geringer Grad einer ausgesprochenen Bleivergiftung in der ersten Zeit der Beschäftigung in einem Bleibetrieb ist durchaus kein ernstes Hindernis für die allmähliche Ausbildung der Toleranz, da die sorgfältige Behandlung des Arbeiters zur Zeit, während er die Gifttoleranz erwirbt, ihm oft über diese Periode hinweghilft und ihn befähigt, den Gefahren, die mit dieser Arbeit verbunden sind, zu widerstehen." „Im allgemeinen sind Anfälle im 1. oder 2. Jahr der Beschäftigung am häufigsten; so ereigneten sich von 2195 beobachteten Fällen in den Jahren 1904—1907 — über die entsprechende Daten vorliegen — 672 im 1. Jahr, 226 im 2. Jahr, also $^3/_7$ aller Fälle in den ersten 2 Jahren."

Ich halte diese Ausführungen LEGGEs auch auf Grund meiner Erfahrungen für durchaus berechtigt. Tatsächlich tritt häufig nach relativ kurzer Arbeit Bleikolik auf; dann aber vergehen oft Jahre, ohne daß es trotz fortgesetzter Bleiarbeit neuerlich zu Kolik kommt. Ich möchte aber aufs schärfste betonen, daß sich diese Resistenz ausschließlich auf subakute Erscheinungen, die Kolik, erstreckt — nicht auf ganz chronische — die Nerven- und Gefäßerkrankungen. Ich sah Arbeiter, die nach jahrzehntelanger Arbeit als Löter, Feilenhauer usw. an Lähmung oder schweren Gefäß- und Nierenstörungen erkrankten, aber anamnestisch nichts weiter angaben als eine Bleikolik im 1. Jahr ihrer Bleiarbeit.

Es seien hier zunächst eine Anzahl von Symptomenkomplexen besprochen, die unter Umständen mit der Kolik verknüpft auftreten oder auf Stoffwechselstörungen zurückzuführen sind.

Arthralgien. Die meisten Schriftsteller vor TANQUEREL betrachteten, wie dieser selbst sagt, die Arthralgie nur als einen Teil oder als eine Folge der Bleikolik, manche, wie HUXHAM, DEHAENS sehen in ihr den Vorläufer der Bleilähmung. Erst TANQUEREL hat diesem Symptomenkomplex besondere Aufmerksamkeit geschenkt und ihn bei 752 Arbeitern beobachtet. Hauptsymptom ist der Schmerz, der in den unteren Extremitäten häufiger als in den oberen auftritt, die Beugeseite mehr als die Streckseite befällt. Der Schmerz kann reißend sein oder ein bloßes Prickeln, ein Gefühl von Abgeschlagenheit, kann aber Exacerbationen erfahren, ist nachts meist stärker. Leichter Druck vermindert meist die Schmerzen, Bewegungen steigern sie. Der Sitz der Schmerzen sind Haut, Muskeln, Knochen. Die Intensität wechselt von Tag zu Tag.

HIRT bezeichnet die Arthralgie als ein häufiges und lästiges Leiden und betont, daß dabei niemals Fiebererscheinungen beobachtet wurden. Er beschreibt ihre Symptome nur recht kurz.

Mit Recht messen auch die modernen Autoren, ebenso wie die alten, der „Arthralgie" wenig Bedeutung zu.

ENGEL (1937) meint, daß die häufigen Intermissionen, die sie begleitenden tonischen Krämpfe und Kontraktionszustände, der oft rasch wechselnde Sitz ihres Auftretens fast ausschließlich in engster zeitlicher Verbindung mit der Bleikolik auf den angiospastisch-ischämischen Ursprung hinweisen.

Ich selbst kann mich nicht erinnern, jemals einen Fall von Bleivergiftung gesehen zu haben, in welchem diese Beschwerden im Vordergrund standen, keinen Fall von Bleikolik, in welchem sie in deren schmerzensreichem Bilde eine auffallende, geschweige denn hervorragende Rolle gespielt hätten. Ich kann mich der Vorstellung nicht erwehren, daß nur auf die Autorität TANQUERELs hin überhaupt ihnen eine besondere Aufmerksamkeit von seiten der Ärzte geschenkt wurde und sie besonders hervorgehoben wurden — während sie von seiten der Patienten weniger Beachtung finden.

Bleigicht. W. MUSGRAVE 1703 schrieb über „Arthritis ex colica". Die Gicht habe sich häufig im Anschluß an die „Kolik von Devonshire" entwickelt. Diese Kolik wurde auf reichlichen Genuß von Apfelwein zurückgeführt. Später wurde nachgewiesen, daß dieser Apfelwein bleihaltig war. TANQUEREL erwähnt in seiner so ausführlichen Beschreibung der Bleivergiftung die Gicht nicht. GARROD hat als erster 1854 in bestimmter Weise auf einen Zusammenhang zwischen Gicht und Bleivergiftung hingewiesen. Andere Veröffentlichungen über diesen Zusammenhang folgten, auch CHARCOT berichtet über einen Fall von Bleigicht. Von Deutschen hält SENATOR (1875) lange Bleieinwirkung für eine Ursache der Gicht, während EBSTEIN sich gegen einen solchen Zusammenhang ausspricht.

LEYDEN ließ durch H. LÜTHJE in einer Dissertation (1895) 2 Fälle veröffentlichen und eine ausführliche Darlegung des ganzen Problems mit genauem Bericht über die internationale Literatur und Übersicht über die anderwärts beschriebenen 21 Fälle geben. Er möchte die Diagnose „Bleigicht" nur dann angewendet wissen, wenn gichtische Symptome sich mit solchen von Saturnismus vereinigen und ein anderes ätiologisches Moment für Gicht fehlt. Die Bleigicht komme nur bei lange bestehender Bleivergiftung vor, der erste Anfall erfolge in relativ jugendlichem Alter. Die Bleigicht habe die Tendenz, sich mit großer Schnelligkeit über viele Gelenke zu verbreiten. Häufig werden Gelenke ergriffen, die bei gewöhnlicher Gicht frei bleiben, die Neigung zu Tophusbildung und Deformation ist viel ausgeprägter als bei gewöhnlicher Gicht. Die Prognose ist ungünstig. G. HÄNISCH veröffentlichte 1903 6 Fälle aus der Klinik GERHARDTs und PHILIPINE MOSES 4 Fälle aus der Klinik v. STRÜMPELLs (1915). Von den modernen deutschen Autoren nimmt DOMARUS die Existenz einer Bleigicht an, während E. HOLSTEIN [Gegen die Bleigicht. Arch. Gewerbepath. 10, 327 (1940)] zu dem Schlusse kommt: „Es sprechen alle Umstände eher gegen als für das Bestehen einer Bleigicht überhaupt."

Unter den Engländern betont GOADBY (LEGGE und GOADBY 1912), daß zwar unter den Malern Gicht häufig sei, nicht aber unter den viel mehr bleigefährdeten Arbeitern der Bleiweißfabriken. Er glaubt deshalb im Terpentin die Ursache der Gicht der Maler zu sehen. OLIVER (1911) bezweifelt auch den Zusammenhang zwischen Blei und Gicht und sagt, daß in seinem Tätigkeitsgebiet (Newcastle upon Tyne) unter den Bleiarbeitern kein Zusammenhang zwischen beiden festzustellen ist — im Gegensatz zu denen in London. Er konnte auch keinen Zusammenhang zwischen der Ausscheidung von Harnstoff, Harnsäure und Blei finden.

AUB und Mitarbeiter bringen eine kurze Literaturübersicht über Blei und Gicht und schließen mit den Worten: „Es mag daher möglich sein, daß Bleivergiftung und gichtische Diathese vereint vorkommen, aber wir haben derartiges nicht beobachtet." Ebenso berichten CANTAROW und TRUMPER über die Literatur und schließen mit den Worten: „Nach Erfahrungen neuerer Beobachter ist diese Komplikation bei Bleivergiftung bei weitem nicht so häufig, als sie früher gewesen zu scheint. Wir haben nur einen Fall gesehen, in dem Blei mit Bestimmtheit als ätiologischer Faktor angeschuldigt werden könnte." VIGLIANI (1950) schreibt: „In den letzten 25 Jahren ist in Italien kein gut verbürgter Fall von Bleigicht beschrieben worden."

Ich selbst kann mich nicht erinnern, je einen Fall von „Bleigicht" gesehen zu haben. Allerdings sammelte ich meine Erfahrungen in Gegenden, in denen Gicht eine Seltenheit war, in Wien und im Rheinland. Ich möchte dabei aber darauf hinweisen, daß überhaupt Arthritis urica, „echte Gicht", in den letzten Jahrzehnten viel seltener zu sein scheint, als sie es um die Jahrhundertwende war.

Eine Anzahl von Autoren berichtet über *Leberschädigungen* durch Blei. Eine leichte Mitbeteiligung der Leber sieht man bei vielen Koliken, sie kommt zum Ausdruck in den subikterischen Skleren. Es fehlt dabei nach C. LEWIN stets die Gallenfarbstoffausscheidung im Urin, der Stuhl ist nicht entfärbt. CARL LEWIN (1929), dem wir die ausführlichste Darstellung dieses Gegenstandes verdanken, unterscheidet neben der eben erwähnten noch weitere Gruppen ikterischer Zustände bei Bleivergiftung: die 2. Gruppe zeigt deutliche ikterische Färbung, im Urin Urobilin und Urobilinogen in großer Menge, im Serum starke Vermehrung des indirekten Bilirubins (GELMAN). Der Ikterus wäre also als hämatogen anzusehen. Die 3. Gruppe bietet das Bild des katarrhalischen Ikterus. Solche Fälle sind nach meiner Erfahrung ziemlich häufig. Lebervergrößerung und Druckempfindlichkeit ist festzustellen. Schließlich beobachtete LEWIN einen Fall, bei dem in den wiederholten schweren Bleivergiftungsattacken zuerst das Bild der Gruppe 2, später das der Gruppe 3 vorhanden war, und berichtet ferner über 2 Fälle von tödlich verlaufener akuter gelber Leberatrophie. Er gibt weiter an, auch Fälle von Lebercirrhose bei Bleiarbeitern gesehen zu haben, bei denen als Ursache weder Alkoholismus noch Lues in Frage kam.

Parotitis. In manchen Fällen von Bleivergiftung finden wir Anschwellung einer oder beider Parotiden und eventuell auch der Submaxillardrüsen. Schmerzen oder Druckempfindlichkeit können vorhanden sein oder auch fehlen. Das Abschwellen erfolgt meist langsam. Die Schwellung kann in geringem Grade sehr lange vorhanden bleiben.

Es sei hier der **Bleibasedow** erwähnt, über den BAADER in seinem Buch „Gewerbekrankheiten" (1931) mit dem Hinweis berichtet, daß seine Patienten oft reichlich Jodkali genommen hätten. 1934 veröffentlichte aus BAADERs Abteilung E. VIGLIANI 6 Fälle von Basedow bei bleivergifteten Arbeitern. Er hält die Annahme einer durch Bleivergiftung bedingten BASEDOWschen Erkrankung für gerechtfertigt. Ich möchte in bezug auf den Zusammenhang zwischen

Bleivergiftung und Basedow auf das später über spastische Paralyse, arteriitische Veränderungen und Bleivergiftung Gesagte — auf das Nebeneinanderbestehen ätiologisch verschiedener Krankheiten hinweisen. — In manchen Fällen von „Bleibasedow" spielt aber zweifellos die Verabreichung von Jodkali ätiologisch eine Rolle.

Die zweite akutere Form der typischen Bleivergiftung ist die **Bleiencephalopathie.** Sie ist gewiß früher, da gewerbehygienische Einrichtungen unbekannt und die Arbeiter der Einatmung großer Mengen von Bleistaub und Bleirauch insbesondere in bestimmten Betrieben ausgesetzt waren, häufiger gewesen als jetzt. Auch sehen wir aus den alten Krankengeschichten, wie Arbeiter trotz starker Beschwerden, selbst Kolik, weiter arbeiteten oder nach wenigen Tagen zur Arbeit zurückkehrten, was heute — wenigstens in den Ländern mit obligatorischer Krankenversicherung — nicht mehr vorkommt. Aber es ist sicher unrichtig, wenn manchmal geschrieben wird, daß die Bleiencephalopathie heute nicht oder kaum mehr oder nur in leichten Formen vorkommt.

Als erste und leichteste Erscheinungen einer Wirkung auf das Zentralnervensystem haben wir wohl das Zittern der Gesichtsmuskeln und der Finger anzusehen. Bei Arbeitern mit deutlichem Bleikolorit sehen wir häufig, wenn wir sie auffordern, zur Besichtigung ihres Zahnfleisches (Bleisaum) die Zähne zu zeigen, ein leichtes Zucken in der Gesichtsmuskulatur auftreten; ferner ist oft ein Zittern der vorgestreckten Finger zu bemerken. Öfters klagen die Kranken über gestörten Schlaf, nervöse Unruhe, Kopfschmerzen. Es sei hier eingefügt, daß — entgegen den unten zu erörternden Grundsätzen — bei Klagen über solche Beschwerden, selbst bei Fehlen aller anderen Erscheinungen, Ausschluß von weiterer Bleiarbeit erfolgen muß, da unter Umständen plötzlich schwere Gehirnerscheinungen auftreten können.

Was die schweren akuten Formen der Encephalopathie anbelangt, so bringt TH. M. LEGGE einen Überblick über die 1905—1914, 1920—1929 vorgekommenen Encephalopathien, der wir die untenstehenden Daten über das erste und letzte Jahrfünft entnehmen (Tabelle 8).

Leider liegen spätere Daten aus England oder Deutschland nicht vor. Aus diesen Zahlen sehen wir einen starken Rückgang der Encephalopathie, insbesondere der mit epileptischen Anfällen einhergehenden innerhalb zweier Jahrzehnte. Dies entspricht auch der Gesamtentwicklung, nach der der Anteil schwerer Bleivergiftungen an der Gesamtheit gesunken ist (S. 19). Oben (S. 44) haben wir gesehen, daß Encephalopathien bei Frauen häufiger sind als bei Männern.

ALICE HAMILTON berichtet (1925), daß sie in 14 Jahren 132 Fälle von Bleiencephalopathie gesammelt habe — über 59 Fälle konnte sie nähere Angaben erhalten: 13 starben, 20 behielten geistige Störungen zurück; epileptische Anfälle mit vorübergehender Bewußtlosigkeit traten meist bei Personen auf, die große Mengen von Bleistaub oder -dämpfen eingeatmet hatten. (Die bei Anstreichern gefundenen Formen waren ganz andere: Atherosklerose mit Demenz.) Bei 6 dieser Fälle stürzte der Arbeiter ohne vorangehende Warnungszeichen bei der Arbeit plötzlich bewußtlos zusammen; in 14 Fällen bestanden Delirien ohne Krämpfe, die in einem Falle 2, in einem anderen 3 Wochen anhielten. In 19 Fällen blieben Störungen der geistigen Kräfte zurück, die meist nur wenige Wochen dauerten, manchmal aber monatelang oder durchs ganze Leben; in einzelnen Fällen blieb eine dauernde Epilepsie zurück.

TANQUEREL unterscheidet eine delirante, eine komatöse, eine konvulsivische Form und als 4. jene Form, bei der alle diese Erscheinungen vorkommen. — Es scheint sicher, daß meistens wenigstens zwei der angegebenen Symptome bei demselben Patienten auftreten.

Häufig beginnt die Erkrankung mit leichten Halluzinationen, leichter Verwirrtheit, worauf ein komatöser Zustand, unterbrochen durch heftige Krämpfe eines Teiles oder fast der gesamten Körpermuskulatur folgt; in einzelnen Fällen haben die Krämpfe den Charakter der JACKSONschen Epilepsie, erstrecken sich nur auf bestimmte Muskelgruppen. Das Bild kann ein äußerst mannigfaltiges sein, die Schwere der ersten Erscheinungen gestattet keine sichere Prognose.

Es sei aber bemerkt, daß sich bei Auswertung der vorhandenen Krankengeschichten insofern Schwierigkeiten ergeben, als ein nicht geringer Teil der Berichte aus einer Zeit stammt, da eine Abgrenzung gegenüber syphilitischen Leiden nicht sicher möglich war, da die Wa.R. noch unbekannt war; doch auch bei Beobachtungen aus neuerer Zeit fehlt manchmal die nötige kritische Überlegung.

Ich will deshalb hier nur anscheinend gut beobachtete Fälle zitieren, aus denen die große Mannigfaltigkeit des Krankheitsbildes hervorgeht.

Tabelle 8.

	1905—1909	1925—1929
Epilepsie usw. . . .	64	5
Geistige Defekte . .	13	8
Neuritis optica. . .	20	6
	97	19

TRIMBORN (1890) berichtet über einen 23jährigen Arbeiter, der nach 14tägiger Arbeit in einer Bleiweißfabrik die Arbeit wegen Kopfschmerz, Schwindel, Kolik aufgab. Acht Tage später Bewußtlosigkeit, die anhielt. Nach 2 Tagen in tiefem Koma unter allgemeinen Krämpfen Tod.

HOLSTEIN (1932): 47jähriger Mann, seit 6 Jahren Bleiarbeit, Konstruktionsarbeiter, Nieter, in den letzten Wochen blasser, stiller geworden, über Schmerzen im Bauch geklagt. 12. 12. 32 morgens Erbrechen, Zuckungen, mittags Bewußtseinsverlust, Puls 54, Bleisaum, Lumbalpunktion: Druck über 600 mm Wasser, Liquor rötlich, trübe, reichlich Eiweiß (Nonne —, Pandy +++) bei starker Zellvermehrung. Einige Stunden später Tod. Obduktion: Anämie des Gehirns mit Quellung und Hirndruck. Dura ziemlich gespannt, hochgradige Anämie und Hirnschwellung auf den Schnittflächen. In allen Gehirnteilen hyaline Verdickung der Gefäßwände. In der Großhirnrinde und mehr noch den Stammganglien zahlreiche Aufhellungs- und Auflockerungsbezirke. Im Großhirn 0,26 mg Blei auf 10 g Trockengewicht.

ROSENTHAL-DEUSSEN (1930): 30jähriger Maler, seit Jahren viel Bleiarbeit, wiederholt Bleikolik. Oktober 1929 plötzlich leichte Zuckungen im rechten Bein, einige Tage später Zusammenbrechen unter rechtsseitigen Krämpfen und Bewußtlosigkeit, anschließend epileptiforme Krämpfe, heftige Kopfschmerzen. Mehrwöchentlicher Krankenhausaufenthalt. Versuch zu arbeiten mißglückt wegen Kopfschmerzen, Vergeßlichkeit, Stumpfheit abwechselnd mit Zornausbrüchen. 15. 2. 30 Erregung, Verwirrung, Pupille rechts größer als links, zunehmender Verfall. Tod am 27. 2. Obduktion ergibt keinen Anhaltspunkt für Bleivergiftung, bei der chemischen Untersuchung des Gehirns aber in 15 g Hirnsubstanz 0,14 mg Blei.

QUENSEL (1902) berichtet über eine 33jährige Arbeiterin, die 2 Jahre der Bleiaufnahme ausgesetzt war, immer an Stuhlverstopfung litt. Seit 6—8 Wochen häufige Leibschmerzen. Weiter gearbeitet, plötzlich bewußtlos vom Stuhle gefallen, nach 10 min dauernder Bewußtlosigkeit mit heftigen Kopfschmerzen aufgewacht. Am nächsten Tage wiederholte sich der Anfall. Fünf Tage später heftiger Erregungszustand mit Wahnideen, 2 Tage später epileptiforme Anfälle. Am folgenden Tage Tod im epileptischen Anfall.

Ein Mann meiner Beobachtung lag 7 Wochen mit Bleikolik im Krankenhaus, bot alle Kardinalsymptome. Im guten Zustand nach Hause entlassen. Drei Wochen später, ohne daß die Arbeit wieder aufgenommen worden war, eines Morgens Halluzinationen, Irrereden, kurz darauf ein epileptischer Anfall mit Bewußtlosigkeit. Das Bewußtsein blieb gestört, anfallsweise traten Krämpfe auf. Am 3. Tage Tod im Koma.

A. HAMILTON (1925): 34 Jahre alter Neger, hatte einige Jahre mit Bleiglätte gearbeitet. Vor mehr als 3 Jahren an „Meningitis" mit Kopfschmerzen, Kreuzschmerzen, Delirien erkrankt. Seitdem gelegentlich starke Kopfschmerzen. Weiter Bleiarbeit. Vor 5 Wochen die Arbeit wegen Kopfschmerzen, Schwindel, Schwäche, Nervosität aufgegeben. Sehr vergeßlich. Zwei Wochen Arbeitsruhe. Kehrt zur Arbeit zurück und bekommt in der folgenden Nacht Krämpfe mit Zungenbiß. Am folgenden Morgen wieder Krämpfe, starke Unruhe. Bei Aufnahme ins Krankenhaus (21. 3. 23) unsicherer Gang, Zittern der Finger und der

Zunge, Sprachstörung, Gedächtnislücken. Am folgenden Tag Anfälle von Gewalttätigkeit. In der Zwischenzeit zwischen den Anfällen klar. Tod innerhalb 24 Std.

25jähriger Mann. Oktober bis Weihnachten Bleiarbeit. Um Weihnachten Verdauungsbeschwerden. Plötzlich Verlust des Sehvermögens am linken Auge. Lähmung von linkem Arm und Bein, alles rasch vorübergehend, so daß er wieder zur Arbeit ging. Eine Woche später fiel er an seinem Arbeitsplatz plötzlich zu Boden, wurde dann gewalttätig, halb benommen. Wiederholt stellten sich klonische Krämpfe an der rechten Seite ein, dann allgemeine Krämpfe. Tod am 4. Tage.

30jähriger Mann mit 10 Jahren Bleiarbeit. Trinker. Vor 7 Wochen zu arbeiten aufgehört wegen Krankheitsgefühl. Vor einer Woche an einem Tag 3 epileptiforme Anfälle mit Krämpfen und Bewußtlosigkeit. Wurde von der Polizei als geistesgestörter Epileptiker ins Krankenhaus eingeliefert. Dort wurde beiderseitige Streckerlähmung und Schwäche der Mm. deltoides, grobes Zittern festgestellt; unruhig, verwirrt, reizbar, unorientiert. Halluzinationen. Nach 4 Wochen aus dem Krankenhaus gebessert entlassen.

30 Jahre alter Mann. 1917—1921 Bleiarbeit, die er wegen Verdauungsbeschwerden verließ. Von Juni 1922 an wieder Bleiarbeit, wieder dieselben Beschwerden, im Dezember ein Kolikanfall, anfangs Januar 1923 wiederum, dann Verstopfung und Gewichtsverlust von 25 kg. 10. 2. Ohnmachtsanfall, nach 20 min erholt, aber Kopfschmerzen, dann Krämpfe mit Bewußtlosigkeit, die aber keinen epileptoiden Charakter hatten, während deren aber der Puls auf 20 sank und der diastolische Blutdruck auf nahe Null, während der systolische auf 140 blieb. 48 Std sehr unruhig, dann tiefe Bewußtlosigkeit mit Krampfanfällen. Nach 11 Tagen Nachlassen der Bewußtlosigkeit, 4 Tage später starke Besserung, dann Unruhe, Aufregung, Halluzinationen. Letzter Bericht vom 27. 3. sagt, daß die Halluzinationen verschwunden, versteht aber Fragen schwer und kann sie nur schwer beantworten.

NIEDERLAND (1931) berichtet über einen 42jährigen Mann, der nach 6jähriger Bleiarbeit mit Bleikolik (Bleisaum, Tüpfelzellen), zeitweise Zittern der rechten Gesichtsmuskulatur, dann Schlaflosigkeit, motorischer Unruhe, Halluzinationen erkrankte. Nach einigen Tagen Besserung, dann Heilung. Einige andere Fälle boten ein ähnliches Bild.

Ein weiterer Fall NIEDERLANDS betraf einen Mann, der nach 7jähriger Bleiarbeit mit Kolik erkrankte; am nächsten Tage Unruhe, Halluzinationen, Bewußtseinsverlust, epileptiforme Anfälle vom JACKSON-Typ (linke Gesichtshälfte und linker Arm). Allmähliche Besserung. Nach 4 Wochen geheilt aus dem Krankenhaus entlassen.

Außer Fällen, wie den beschriebenen kommen auch solche mit Sehstörungen, Veränderungen am N. opticus und Augenmuskellähmungen, selten auch mit Störungen an Rückenmarksnerven (CHVOSTEK) vor. Das Bild kann sehr vielgestaltig sein. In allen Fällen, in denen überhaupt das klinische Bild näher beschrieben war, waren die typischen Zeichen der Bleiaufnahme: Bleisaum und punktierte Erythrocyten vorhanden. Die Reflexe waren manchmal gesteigert, in anderen Fällen normal, ebenso war die Pupillenreaktion in einem Teil der Fälle normal, in anderen gestört. Kurz, wie sich auch aus den obigen Krankengeschichten ergibt, ist das Bild ein äußerst mannigfaltiges. In manchen Fällen tritt die Erkrankung schon nach kurzdauernder Bleiarbeit ein, in einem Falle schon nach 14 Tagen, in anderen nach lange oder sehr lange dauernder Bleiarbeit oder auch nach Wiederaufnahme früher geübter Bleiarbeit. Es kommen auch Fälle vor, in denen die Gehirnerscheinungen erst einige Zeit nach Aussetzen mit der Bleiarbeit auftreten, und solche Fälle können auch tödlich verlaufen (s. oben den Fall meiner Beobachtung).

ALICE HAMILTON berichtet: Ein Arbeiter, der am Ofen einer Bleihütte gearbeitet hatte, erkrankte 1 Monat nach Verlassen dieser Arbeit an Kolik und Delirien, die 5 Tage anhielten. Ein anderer Arbeiter, der bei Arbeit in einer Bleihütte an Hand- und Fußlähmung erkrankt war, erkrankte einige Wochen später an Delirien und Verwirrung.

Was die **Prognose** anbelangt, so ist es kaum möglich, nach den ersten Erscheinungen eine Prognose zu stellen. Anfangs schwere Erscheinungen können rasch zurückgehen, anfangs leichte, sich bis zu schwersten Konvulsionen und Koma steigern und zum Tode führen. Um einen gewissen Überblick über die Prognose zu geben, bringe ich hier eine Tabelle, die trotz ihres Alters (TANQUEREL 1839) schon deshalb verläßlich erscheint, weil die Fälle von demselben Autor beobachtet sind (Tabelle 9).

Ein ganz anderes Bild geben die von TANQUEREL aus der Literatur gesammelten Fälle, wohl deshalb, weil schwere Fälle häufiger veröffentlicht werden als leichte. Da kommen auf 28 Heilungen 61 Todesfälle.

Es sei hier auch auf eine nicht gewerbliche Form der Bleiencephalopathie hingewiesen: Kinder haben eine besondere Neigung, bei Bleivergiftung encephalopathische Erscheinungen darzubieten. Im Bostoner Kinderkrankenhaus wurden 1924—1933 77 Fälle von Bleivergiftung gesehen (McKANN und VOGT 1933), darunter 45 Encephalopathien, wovon 13 tödlich endeten. Das Cook County Hospital in Chicago (LEVINSON und ZELDER) berichtet über 26 Encephalopathien bei Kindern, das John Hopkins Hospital (Baltimore) über 22 Fälle. Der weitaus größte Teil dieser Erkrankungen war dadurch zustande gekommen, daß alte Kästen von Akkumulatoren in den Haushalt armer Leute gebracht und dort zu Heizzwecken verwendet worden waren. Über das weitere Schicksal der Kinder mit Encephalopathie bringen McKANN und VOGT nähere Angaben. Von den 32 Kindern, die die Erkrankung überlebten, behielten 12 Dauerfolgen zurück, und zwar litten 4 an Krämpfen, 4 an schweren Gehirnstörungen. Ein noch ungünstigeres Bild der Entwicklung bleikrank gewesener Kinder bringen R. K. BYERS und E. E. LORD (1943), die zum Teil über dieselben Kinder berichten wie McKANN. In 10 Jahren waren in das Kinderspital 128 Fälle von Bleivergiftung aufgenommen worden. Die Befunde von 71 dieser Kinder wurden genauer studiert: 12 zeigten zur Zeit der Entlassung aus dem Krankenhaus schwere Gehirnerscheinungen, von den übrigen 59 sind bis zur Zeit der Erhebung 20 in die Schule eingetreten — aber nur ein Kind, und zwar das, das die schwersten encephalopathischen Erscheinungen überlebt hatte, kam in der Schule normal vorwärts, und vielleicht ebenso noch ein zweites Kind, alle anderen zeigten Intelligenzstörungen.

Tabelle 9.

	Heilung	Tod
Delirierende Form .	16	2
Komatöse Form . .	3	3
Konvulsive Form .	12	2
Gemischte Form . .	25	9
	56	16

Es sei hier noch eine bei der kindlichen Bleivergiftung beobachtete Erscheinung angeführt: Bei wachsenden Kindern sieht man bei Bleivergiftung im Röntgenbild an den Enden der langen Röhrenknochen, und zwar insbesondere am unteren Ende des Femur, am oberen Ende des Humerus, am unteren Ende von Radius und Ulna, an beiden Enden von Tibia und Fibula, sowie an den Rändern der flachen Knochen Verdichtungen, und ebenso an den Rippen (Abb. 2). Die Dichte und Breite der Bänder hängt vom Alter des Kindes (der Raschheit des Wachstums) und der Stärke der Bleiaufnahme ab. Diese Bandschatten sind teils auf Bleieinlagerung, teils auf die dichtere Lagerung der Trabekel zurückzuführen.

Was die anatomischen Befunde im Hirn anbelangt, so sagt LEGGE, daß wohl kaum 2 Beobachter darin miteinander übereinstimmen. Schon TANQUEREL (1838), der 16 Autopsien von Encephalopathien vorgenommen hat und die ganze vorhergehende Literatur berücksichtigt, weist auf die Verschiedenheit der erhaltenen Befunde hin. Er sah bei 8 seiner Autopsien verschiedene Veränderungen: Abflachung der Windungen, auffallende Weichheit des Gehirns und anderes, aber niemals eine Spur von Meningitis. In 8 Autopsien konnte überhaupt keine Veränderung als die bei allen beobachtete gesehen werden: nämlich daß die graue Substanz dort, wo sie an die weiße grenzt, ihre leicht rosa Färbung verloren hatte, die durch eine grau-gelbliche oder schmutzig-braune ersetzt worden war. Auch die weiße Substanz hatte nicht ihr weiß durchscheinendes Aussehen, war etwas schmutzig-gelb geworden. Er betont mit aller Schärfe, daß man gewisse organische Veränderungen, wie Hypertrophie des Gehirns, die sich nur langsam entwickeln und nur langsam verschwinden, nicht als Ursache einer oft plötzlich stürmisch auftretenden und ebenso rasch verschwindenden Krankheit ansehen könne. LEIDESDORF (1873), ROSENSTEIN meinen, daß Veränderungen im Gefäßsystem die Ursache für die beobachtete Anämie oder die beobachteten Ödeme seien. Der letztere spricht ebenso wie TRAUBE von einer capillaren Anämie, verursacht durch die Kontraktion der kleinsten Gefäße. TRIMBORN schreibt 1890, daß in den meisten Fällen die Gehirnanämie oder aber Gehirnanämie mit Ödem die wesentlichen Veränderungen darstellen. Auch KUSSMAUL und MAIER (1894) berichten, daß die kleinen arteriellen Gefäßteilchen insbesondere in der Hirnrinde etwas enger sind als gewöhnlich. Einzelne Autoren erwähnen Veränderungen an der Glia.

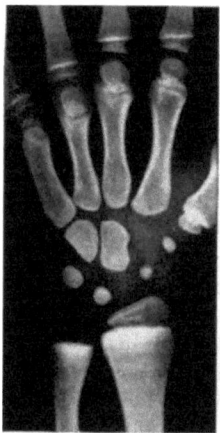 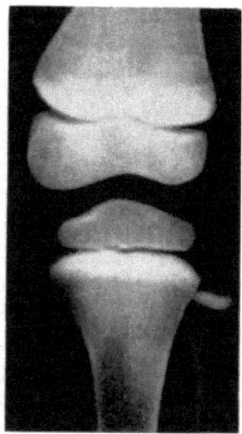 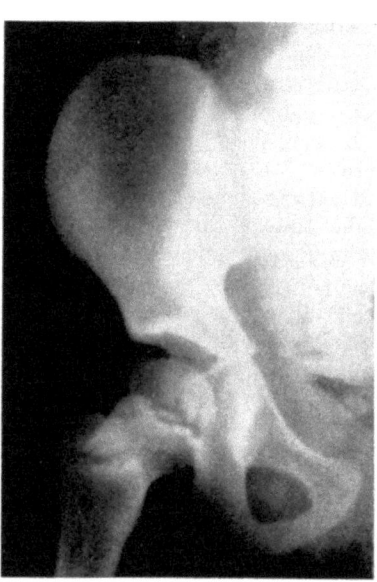

Abb. 2. Röntgenveränderungen an den Knochen eines 4jährigen Kindes infolge Bleiraucheinatmung. Ausgesprochene Verdichtungen in den Metaphysen und zahlreiche feine parallele Verdichtungen in den Diaphysen. [Aus G. COOPER jr.: Amer. J. Roentgenol. 58, 129 (1947).]

OLIVER schreibt 1911: „Für den Ungeübten erscheinen alle Organe normal. Ein erfahrener Pathologe mag bemerken, daß das Gehirn etwas geschrumpft ist, am Schnitte blasser und bei Berührung fester oder daß es bleich und wäßrig ist. Ein solches Gehirn spricht, wenn kein Eiweiß im Urin ist, mit Entschiedenheit für Bleivergiftung."

Ich selbst hörte zu Beginn des Jahrhunderts den bedeutenden pathologischen Anatomen KOLISKO, nachdem er das vom Gehilfen abgesägte Schädeldach abgehoben und einen Querschnitt durch das Gehirn gemacht hatte, ganz spontan und mit Bestimmtheit sagen: „Das ist eine Bleiencephalopathie" — und dann erst wurden Erkundigungen nach der Beschäftigung und Erkrankung des Verstorbenen eingezogen, die die Diagnose bestätigten.

Wertvoll erscheint mir eine von CHVOSTEK (1896) veröffentlichte Obduktion eines Falles mit Somnolenz, Lähmung des N. oculomotorius und abducens beiderseits, Parese der rechten Körperhälfte: gesamte Gehirnmasse sehr derb, beträchtlich geschwellt, ebenso Rückenmark, letzteres in den Wirbelkanal vollkommen eingepreßt, Gehirnwindungen abgeflacht, Ventrikel eher verkleinert. Nn. oculomotorii dort, wo sie über die Crista sellae turcicae ziehen, vollkommen abgeschnürt. Ebenso linker Abducens förmlich wie abgeschnürt. „Drucklähmung dieser Nerven durch Volumzunahme des Gehirns." Die Volumzunahme des Rückenmarks und die dadurch bedingte Alteration der linken Wurzeln erklärt die Hauthyperästhesien und die Nackenstarre.

Es wurden aber auch verschiedene andere Veränderungen im Gehirn gefunden; so Blutungsherde (OPPENHEIM, WESTPHAL 1881) oder Erweichungsherde (WESTPHAL 1888). MONAKOW (1879/80) fand blasige Ganglienzellen, atrophische Veränderungen in den Kernen der Nn. trigemini und hypoglossi. Einzelne Autoren fanden Veränderungen in der Glia.

Man wird wohl nicht fehlgehen, wenn man alle diese lokalen Veränderungen als die Folgen einer allgemeinen, das ganze Großhirn treffenden Veränderung ansieht, Folgen von Änderungen in der Blutversorgung, auf die schon einzelne der zitierten Autoren hingewiesen haben. Die Ursache dieser Durchblutungsstörung tritt in jenen Fällen, die mit Sehstörungen einhergehen, klar zutage: in der starken Verengerung der Arterien im Augenhintergrunde, wie sie zuerst HUTCHINSON 1871 beschrieben zu haben scheint. Auch SCHRÖDER (1890) sah bei einem Falle von vorübergehender Bewußtseinsstörung mit Störungen im Bereich der Hirnnerven im Augenhintergrund „auffallend enge Arterien beiderseits". ELSCHNIGG beschrieb 1898 den bei einem bleikranken Anstreicher mit vorübergehender Amaurose erhobenen Befund genauer: „Die Netzhaut zeigt das seltene Bild der Anämie durch arteriellen Gefäßkrampf", die Arterien an der Papille fadendünn, erreichen auch weiter nicht die normale Größe, die peripheren Venen sind gut gefüllt. STEIDLE (1898) schreibt bei einem Fall von vorübergehender Encephalopathie, bei dem die Blindheit länger anhielt: „Im Augenhintergrunde fallen über die Papille sowohl die Venen als ganz besonders die Arterien durch äußerste Schmalheit auf". BLUM (1912) sah bei einer Neuritis optica infolge Bleivergiftung einen Gefäßkrampf im Augenhintergrund: „Ein Teil der Arterien war weiß eingescheidet und ohne Blutsäule".

Bei der engen Verbindung des Auges und insbesondere des N. opticus mit dem Großhirn können wir in dieser Feststellung von Gefäßkrämpfen insbesondere in den kleinsten Arterien die Grundursache für die bei der bisher besprochenen Art der Encephalopathie beobachteten Erscheinungen und dieses Leidens selbst sehen. So plötzlich auftretende stürmische Erscheinungen, die in so vielen Fällen ebenso plötzlich (in anderen etwas langsamer) verschwinden, lassen sich, wie schon TANQUEREL bemerkt, nicht durch langsam sich entwickelnde anatomische Veränderungen in den Gliazellen oder anderwärts erklären. Wohl aber lassen sie sich — wie wir glauben — durch plötzlich einsetzende Gefäßkrämpfe und durch sie bedingte Ernährungsstörungen erklären. Wenn diese Krämpfe, diese Gefäßverengerungen, längere Zeit anhalten, kann es zu Dauerschädigungen der Gewebe oder einzelner Zellengruppen kommen.

Diese plötzlich auftretenden Gefäßkontraktionen können nur durch einen starken Bleistrom hervorgerufen werden, wobei sowohl frisch in den Körper aufgenommenes Blei als auch — und darauf weisen die Spätfälle hin — im Körper von früher gelagertes, aber plötzlich mobilisiertes Blei diesen starken Bleistrom verursachen kann.

Der Vollständigkeit halber sei erwähnt, daß MOSNY und MALLOIZEL einen Aufsatz „La meningite saturnine" (1907) veröffentlichten, in dem sie 4 Formen dieser „Meningitis" unterscheiden. Sie haben aber ihre Behauptung von dem Vorhandensein einer Meningitis durch keine Obduktion gestützt, sondern berufen sich auf Befunde bei Lumbalpunktionen. Sie definieren die meningite saturnine als den anatomisch-klinischen Ausdruck einer meningealen Reaktion, die die Lumbalpunktion immer erkennen läßt. Auch von denen, die sich der Anschauung einer Meningitis anschließen: HASSIN, LOEPER-PINARD, WELLER, hat nur der erstere pathologische proliferative Veränderungen an den Gefäßen und an der Pia arachnoidea, insbesondere der Gehirnbasis, um das Kleinhirn, in der Gegend des Chiasma nervi optici gesehen, die anderen schließen aus dem Zellgehalt der Cerebrospinalflüssigkeit auf Meningitis. WELLER bringt überhaupt keine eigenen Beobachtungen.

Neben der bisher besprochenen akuten Form der Encephalopathie kommen noch ganz *chronisch verlaufende* Fälle vor, bei denen sich ohne vorangehende stürmische Erscheinungen ein schwerer Krankheitszustand entwickelt. Es kommt zu Kopfschmerzen, Schwindelanfällen, Veränderungen der Psyche, Verringerung des Intellektes, Gedächtnisschwäche, Apathie. Meist führt der weitere Verlauf zu Arbeitsunfähigkeit und damit zum Aufgeben der Bleiarbeit — und damit tritt eine langsam fortschreitende teilweise Erholung ein.

65 Jahre alter Mann meiner Beobachtung (veröffentlicht von NIEDERLAND 1931): 1910—1918 Arbeiter in einer Bleiweißfabrik, dann 3 Jahre andere Tätigkeit. Seit Dezember 1921 wieder Bleiweißfabrik. Ende März 1922 Bleikolik mit komplettem Symptomenbild, Mitte Juni gesund gemeldet. Befund Ende Juni: Bleikolorit,
Bleisaum, Zittern der Gesichtsmuskulatur, Tremor der Hände, PSR schwer auslösbar. Reichlich Tüpfelzellen. Konnte wegen Schwäche nicht mehr arbeiten. Nach Angabe der Frau „nicht richtig im Kopf, spricht verwirrtes Zeug". häufig Schwindelanfälle, aufgeregt, bösartig. Juli 1922 Krankenhausaufnahme: Streckerschwäche rechts, Tremor der Hände, Pupillenreaktion prompt. PSR rechts schwer auslösbar. Januar 1923 aus Krankenhaus entlassen, klagt noch über Schwindel und Kopfschmerz. Während der nächsten 2 Jahre, nach Angabe der Frau, leidliches Wohlbefinden, aber aufgeregt und bösartig. Tod an Carcinom.

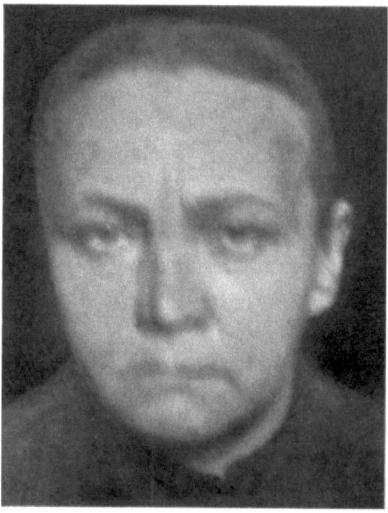

Ich sah mehrere ältere Leute, deren Leiden ganz ähnlich dem eben beschriebenen Falle verlaufen ist: Erloschensein, seltener Steigerung der Patellarsehnenreflexe, träge oder aufgehobene Pupillenreaktion, zunehmende Intelligenzverringerung, Apathie, Kopfschmerz (s. auch Abb. 3). Nach Aufgabe der Bleiarbeit im Verlaufe

Abb. 3. Chronische Encephalopathia saturnina.

von Wochen oder Monaten Besserung.

WESTPHAL berichtet über zwei leichtere solche Fälle bei jungen Leuten. Bei einem war das vorherrschende Symptom Angstgefühle, bei dem anderen Gedächtnisschwäche.

Die Gefahr einer Verwechslung mit progressiver Paralyse ist naheliegend. Es ist vor allem die Besserung nach Aufhören der Bleiarbeit, die die Differentialdiagnose gestattet. Es sei hinzugefügt, daß auch durch Bleivergiftung positiver Wassermann verursacht zu werden scheint. DREYER (1911) berichtet, unter 35 Bleikranken 4mal positiven Wassermann gefunden zu haben, während sowohl anamnestisch als nach sonstigem somatischem Befund kein Verdacht auf Lues bestand.

Eng verwandt mit der akuten Encephalopathie sind, wie bereits erwähnt, die Bleierkrankungen des *N. opticus* (wobei wir natürlich von der Retinitis albuminurica infolge einer Bleischrumpfniere absehen).

DE SCHWEINITZ (Textbook of Ophthalmology) spricht von 5 Arten der Bleiblindheit:

1. Vorübergehende Blindheit ohne Augenspiegelbefund, zurückzuführen auf die anästhesierende Wirkung des Bleies auf Nerven und Retina.

2. Dauernde Blindheit mit leichten oder ohne Veränderungen, zurückzuführen auf retrobulbäre Neuritis.

3. Neuritis optica, primär durch Blei verursacht oder sekundär durch Bleiveränderungen im Gehirn oder den Nieren.

4. Atrophia nervi optici als Folge einer Bleipapillitis oder der direkten Wirkung des Bleies.

5. Verschiedene Formen der Retinitis als Folge einer Bleinephritis oder primären Vasculitis.

Die vorübergehenden Formen seien vermutlich zurückzuführen auf Ischämie infolge von Gefäßkrampf, die permanenten auf Veränderungen in den Nerven oder den Gefäßen, Sklerose oder Hämorrhagien.

Mir erscheint die Trennung in die ersten 4 oben erwähnten Abteilungen nicht am Platze, denn sie können alle durch die erwähnte Kontraktion der Gefäße verursacht sein und nur verschiedene Stadien von deren Wirkung darstellen, abhängig von der Dauer, während der diese Kontraktion anhält, und von ihrer Stärke — von beiden hängt es ab, ob Sehnervenfasern zugrunde gehen.

Das klinische Bild der Sehstörungen ist demnach sehr mannigfaltig. Es kann ganz plötzlich volle Erblindung oder starke Herabsetzung des Sehvermögens eintreten. In einzelnen Fällen bleibt dieser Zustand dauernd (MÜLLER, KING, REID), in anderen Fällen tritt rasch vollkommene Heilung ein, während in den meisten Fällen eine allmähliche und häufig unvollständige Wiederherstellung zu beobachten ist. Es scheint so, wie oben erwähnt, daß wenn die Gefäßkontraktion rasch vorübergeht oder sich stark verringert, kein Dauerschaden zurückbleibt; bleibt sie aber länger bestehen, so gehen einzelne Nervenbündel des N. opticus oder der ganze Nerv zugrunde und so bleibt dauernd Verminderung oder Erloschensein des Sehvermögens zurück. Es kann auch zum Ausfall eines Teiles des Gesichtsfeldes kommen. Außer diesen Fällen gibt es auch solche, bei denen die Abnahme des Sehvermögens eine allmähliche ist. Diese scheinen der chronischen Form der Encephalopathie verwandt.

PRENDERGAST fand unter den weiblichen Töpfereiarbeitern, die Bleivergiftung gehabt hatten, 7,7% vollständig erblindet, 10,2% zeigten einen starken, 14% einen geringen Verlust des Sehvermögens.

In manchen frischen Fällen scheint ophthalmoskopisch keine Veränderung im Augenhintergrund zu erkennen zu sein (oder ist auf die Gefäße nicht genügend geachtet worden?), in anderen Fällen findet sich — wie oben erwähnt — eine starke Verengerung der Gefäße. In älteren Fällen besteht Stauungspapille, in manchen Fällen sieht man nur einzelne Partien der Papille atrophisch verändert.

	Tabelle 10.		*Tabelle 11.*	
Dauer der Arbeit	Zahl der Kranken			Kranke
8 Tage	3		Unter 20 Jahren	2
15 Tage bis 1 Monat. . . .	6		20—30 Jahre	24
1½ Monate bis 1 Jahr . . .	13		30—40 Jahre	36
Über 1 Jahr bis 2 Jahre . .	22		40—50 Jahre	28
3—7 Jahre	24		Über 50 Jahre	12
10 Jahre	10		Insgesamt	102
11—20 Jahre	26			
Über 20—52 Jahre	8			

Bleilähmung. Haben wir oben gesehen, daß die meisten Bleikoliken in den ersten Monaten nach Beginn der Bleiarbeit auftreten, so zeigt uns eine Tabelle TANQUERELS über 102 Bleilähmungen ein ganz anderes Bild (Tabelle 10).

Es sind also nach einer Arbeit von unter 1 Jahr 22 erkrankt, nach einer Arbeit von 10 und mehr Jahren 44. Dementsprechend waren unter 102 Fällen 76 über 30 Jahre alt (Tabelle 11).

Heute, bei den gewerbehygienisch verbesserten Zuständen kann man wohl mit Bestimmtheit annehmen, daß sich die Zahl der frühzeitig eintretenden

Bleilähmungen verringert hat und daß ein noch viel größerer Teil erst nach mehrjähriger Beschäftigung auftritt.

Oben schon ist über die relative Häufigkeit der Bleilähmung unter den gemeldeten Bleivergiftungen berichtet worden. Von allen zwischen 1900—1946 in England gemeldeten Bleivergiftungsfällen, insgesamt 15881, waren bei den Männern 14,4% (2292 Fälle), bei den Frauen 10,5% (191 Fälle) Lähmungen.

TH. LEGGE (1934) hat Erhebungen über die 1910—1927 von den certifying surgeons berichteten Fälle gemacht und insbesondere über die 680 Fälle (6,2%) von Lähmungen und die 603 (5,5%) Fälle von „Schwäche" (Parese).

Wir bringen aus seiner Tabelle die folgenden Daten:

Tabelle 12.

	Lähmungen		Schwäche	
	Fälle	%	Fälle	%
Beide Unterarme: vollständig	227	33,4	358	59,4
teilweise	175	25,7		
Rechter Unterarm: vollständig	63	9,3	55	9,1
teilweise	30	5,3		
Linker Unterarm: vollständig	27	4,2	35	5,8
teilweise	17	2,3		
Finger	41	6,0	12	2,0
Beine: vollständig	4	0,6	52	8,6
teilweise	20	2,9		
Arme und Beine: vollständig	11	1,6	88	14,6
teilweise	40	5,9		
Verschiedenes (Deltoides u. a.)	19	2,8	3	0,5
	680	100	603	100

Die Unterscheidung zwischen Lähmung und Schwäche wurde deshalb gemacht, weil sich in vielen Fällen von Schwäche die Schwierigkeit ergab zu entscheiden, ob eine beginnende Lähmung vorliege oder nicht. LEGGE meint, daß daraus, daß der rechte Arm nicht nur häufiger gelähmt ist als der linke, sondern auch häufiger „Schwäche" aufweist, man schließen könne, daß doch auch bei „Schwäche" Bleiwirkung vorliegt.

Wie sehr die sog. Radialislähmung bei Bleivergiftung überwiegt, geht klar daraus hervor, daß von allen Bleilähmungen der Arbeiter nur 3,5% die Beine allein ergriffen haben, 2,8% andere Muskeln, 7,5% Arme und Beine, 80,2% einen oder beide Unterarme, 6,0% die Finger.

Die Bleilähmung kann unter Umständen ganz plötzlich auftreten, insbesondere dann, wenn irgendein auslösendes Moment: Druck auf den Nervenstamm im Schlafe, eine übergroße kurzdauernde Anstrengung, ein schwerer alkoholischer Exzeß, zur Wirkung kommt. Das sind aber doch Ausnahmefälle, und ich möchte hinzufügen, daß in manchen Fällen, in denen die Kranken angeben, daß die Lähmung plötzlich entstanden sei, sie als teilweise Lähmung doch schon lange bestand. Sie kommt sehr häufig dem Arbeiter erst dann zum Bewußtsein, wenn sie ihn in seiner Arbeit behindert, d. h. meist erst dann, wenn sie durch die Unmöglichkeit der Überstreckung im Handgelenk bei gebeugten Fingern, die zum festen Faustschluß notwendig ist, kräftigen Faustschluß unmöglich macht. Zwischen dem, was oben als Streckerschwäche bezeichnet wurde, und der Lähmung findet meist ein langsamer und für den Kranken anfangs nicht bemerkbarer Übergang statt.

Die typische Bleilähmung ist eine rein motorische Lähmung, doch finden sich manchmal Hyperästhesien oder Hypästhesien im Gebiet einzelner Hautnerven des Unterarmes. Auch neuralgische Schmerzen werden manchmal beobachtet.

Der gewöhnlichste Typus der Bleilähmung, der „Unterarmtypus", die „Radialislähmung", ist die Lähmung der an der Streckseite des Unterarmes gelegenen langen Hand- und Fingerstrecker. Das leichte Ergriffensein dieser Muskeln findet sich als die oben beschriebene „Streckerschwäche" nach einiger Zeit der Bleiarbeit bei sehr vielen Bleiarbeitern, ohne aber fortzuschreiten und je zu einer Funktionsstörung zu führen. Von Lähmung spricht man zweckmäßig erst dann, wenn eine Überstreckung der Hand im Handgelenk über die Horizontale bei gestreckten Fingern nicht möglich ist, aber noch immer vollkommen möglich ist bei in den Grundgelenken gebeugten Fingern. Selbst dann aber kommt die Funktionsstörung nicht immer zum Bewußtsein, wie oben erwähnt. Prüfung dieser Funktion, Erkennung der leichtesten Grade der Störung erfolgt in der Weise, daß man bei gestreckten Fingern durch Druck auf die distalen Köpfchen der Metacarpi in der Hohlhand die Hand passiv im Handgelenk zu überstrecken sucht. Es tritt dann bei beginnender Lähmung sofort Beugung der Finger in den Grundgelenken ein. Bei leichter Lähmung sinken bei Streckung oder Überstreckung im Handgelenk der 3. und 4. Finger in Beugestellung, während der 2. und 5. Finger, die neben dem Musculus extensor communis noch ihre besonderen Extensoren besitzen, noch gestreckt gehalten werden können. Bei fortschreitender Lähmung sinkt die Hand im Handgelenk herab und ebenso die im Grundgelenk gebeugten Finger, wobei meist der Zeigefinger am wenigsten ergriffen erscheint. Über dem Handgelenk entwickeln sich bei längerem Bestehen der Lähmung häufig Verdickungen der Sehnenscheiden und Sehnen, die „GUBLERschen Knötchen", von diesem Autor als erstem 1868 beschrieben. Die Streckung der Mittel- und Endglieder erfolgt durch die Mm. interossei und lumbricales, die aber bei gebeugtem Grundgelenk unter sehr ungünstigen Bedingungen arbeiten. Streckt man passiv die Finger im Grundgelenk, dann geht, solange die kleinen Handmuskeln nicht mitergriffen sind, die Streckung in den anderen Fingergelenken prompt vor sich. Die Muskulatur des Daumens ist meist nur in schweren Fällen mitergriffen (Ausnahmen s. unten), er kann dann nicht über die Fläche des Handrückens erhoben, nicht voll gestreckt, nicht abduziert werden. Meistens ist der rechte Daumen stärker behindert als der linke. Schließlich werden auch die kleinen Handmuskeln von der Lähmung ergriffen, und zwar zunächst die Muskeln des Daumenballens und die des 1. Zwischenknochenraumes, dann folgen die übrigen Zwischenknochenmuskeln (Mm. interossei), zuletzt erst die des kleinen Fingers. Stets ist bei Rechtshändern die rechte Hand stärker ergriffen als die linke. (Siehe Abb. 4, S. 61).

Meist frühzeitig wird die Atrophie der langen Strecker durch ein Abgeflachtsein der Muskulatur an der Streckseite des Unterarms sichtbar, viel später ein Eingesunkensein der Zwischenknochenräume am Handrücken und ein Abgeflachtsein des Daumenballens. Die faradische Erregbarkeit ist fast stets herabgesetzt, manchmal erloschen, und zwar ist die Herabsetzung am stärksten in den auch sonst am stärksten ergriffenen Muskeln. Die galvanische Erregbarkeit ist stets weniger gestört als die faradische, aber in ganz schweren oder lange dauernden Fällen ist Entartungsreaktion vorhanden.

Dieser Typus der Bleilähmung, die Lähmung der Hand- und Fingerstrecker wird häufig als Radialislähmung bezeichnet, es bleiben aber von den durch den N. radialis versorgten Muskeln in den allermeisten Fällen — aber nicht immer — der Musculus brachioradialis und der Musculus supinator longus frei. Es werden also von der Lähmung ergriffen zunächst Extensor carpi radialis longus und brevis, Extensor digitorum communis, Extensor digiti quinti proprius, Extensor indicis

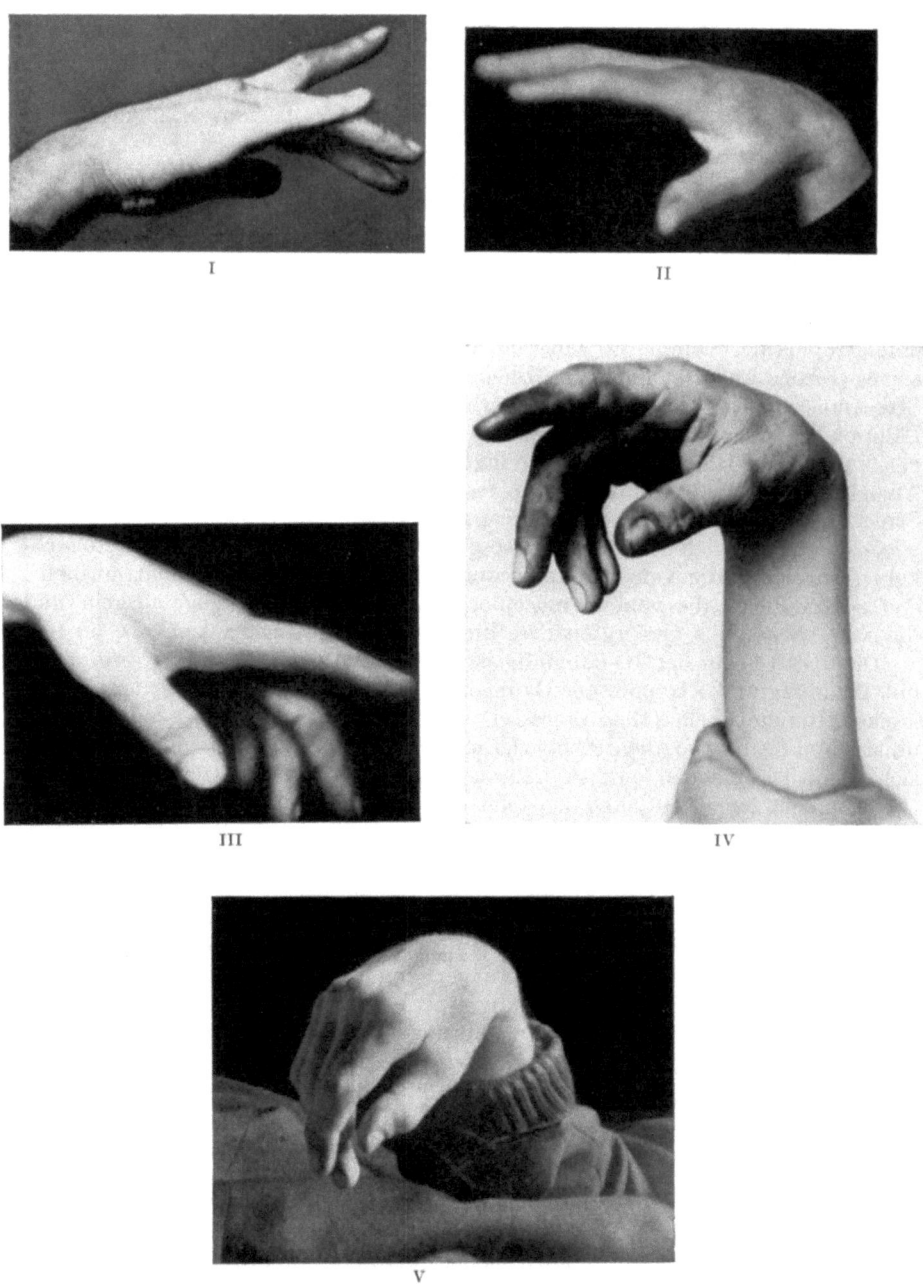

Abb. 4. Entwicklung der Bleilähmung.

proprius, sämtlich versorgt vom N. radialis, der auch die später an der Lähmung teilnehmenden Muskeln Abductor pollicis longus, Extensor pollicis longus und brevis versorgt. Darauf folgen bei fortschreitender Lähmung in den meisten schweren Fällen zunächst die Daumenballen- und Kleinfingerballenmuskeln, d. h. die Interossei und Lumbricales, alle versorgt teils vom N. ulnaris, teils vom N. medianus.

Eine andere Form der Bleilähmung ist der „*Oberarmtypus*" (Lähmung der Muskelgruppe DUCHENNE-ERB). Die Lähmung ergreift hier Deltoideus, Biceps, Brachioradialis, Triceps, Supinator, die Schulterblattmuskeln (Supra- und Infraspinatus), manchmal auch Pectoralis und Serratus anticus. Zuerst und am häufigsten erkranken die Muskeln, die den Arm im Schultergelenk bewegen, insbesondere heben. Sehr häufig sind frühzeitig die Schulterblattmuskeln erkrankt und atrophisch. Kommt es dann noch zur Lähmung der Beuger des Unterarmes (Biceps und Brachioradialis) neben der Lähmung der oben besprochenen Streckmuskeln am Unterarm, dann erhalten wir das Bild einer vollständigen Lähmung der oberen Extremität. Aber sehr häufig ist neben der Streckerlähmung der Finger und Hände eine Mitbeteiligung der Schultermuskeln, insbesondere Atrophie der Schulterblattmuskeln festzustellen, während die Beugung und Streckung im Ellenbogengelenk (Biceps, Brachialis internus, Extensor brachii triceps) erhalten bleiben. Es sind also gelähmt: vom N. axillaris versorgte Muskeln (Deltoides), die vom N. suprascapularis versorgten Schulterblattmuskeln; erst später folgen die vom N. musculocutaneus versorgten Beugemuskeln und die vom N. radialis versorgten Streckmuskeln des Ellbogengelenkes.

Die dritte Form der Bleilähmung ist der *Typ* ARAN-DUCHENNE, beginnend mit Lähmung und Atrophie der Daumenballenmuskulatur, Atrophie der übrigen kleinen Handmuskeln (Mm. interossei und lumbricales, versorgt von den Nn. ulnaris und medianus), die durch tief Eingefallensein der Zwischenknochenräume sich kenntlich machen. Diese Lähmungsform tritt bei bestimmten Berufen (Feilenhauer) zuerst auf, und ihr folgt dann eine Lähmung der Streckmuskeln nach. Bei weit vorgeschrittenen Lähmungen sehen wir den Radialistypus verbunden mit starker Atrophie aller kleinen Handmuskeln.

Forschen wir nach dem Grunde dieser Lähmungsformen und warum sich gerade diese Typen entwickeln, so kommen wir zu der Erkenntnis, daß zwei Momente zusammenwirken: die Bleivergiftung und die Anstrengung einzelner Muskelgruppen, wobei diese letztere entscheidenden Einfluß auf die Lokalisation der Lähmung hat. Diese Anschauung wurde zuerst von EDINGER mit seiner „Aufbrauchtheorie" für Lähmungen verschiedener Ursache vertreten, dann in ihrer Anwendung auf die Bleivergiftung von TELEKY (1909) an zahlreichen Beispielen belegt. Sie ist vor allem voll imstande, uns die Häufigkeit der Radialislähmung als der typischen Bleilähmung zu erklären, diese Lähmung der scheinbar weniger als die Beuger angestrengten Strecker von Hand und Fingern. ALICE HAMILTON hat 1925 diese Erklärung in folgende Worte gekleidet: „Durch Jahrtausende hatte der Mensch vor allem grobe Arbeit zu verrichten: zu heben, zu tragen, zu ziehen, und sein Muskelsystem ist dieser Arbeit angepaßt. Solche Arbeit beruht auf der Kraft der langen Fingerbeuger, der Beuger der Arme und der Supinatoren beim Greifen, während die Strecker weniger zu tun haben. Andererseits sind bei feiner Arbeit die Strecker in dauernder Tätigkeit, um den Beugern entgegenzuwirken und die Fingerbewegungen zu regulieren. Diese Strecker zusammen mit den kleinen Muskeln der Hand haben nur $^1/_4$ der Masse der Beuger. Die kleinen Handmuskeln leiden weniger als die Strecker durch Überanstrengung, da sie kürzer sind und ihre physikalischen Beziehungen zu den Ansatzpunkten günstiger sind. Alte Leute, die ihr Leben lang hart gearbeitet haben, halten ihre

Finger in der Ruhe in starker Beugestellung infolge des Überwiegens der Flexoren. Bei alten Leuten der nicht körperlich arbeitenden Klasse aber, oder solchen, die feine Handarbeit verrichteten, ist diese Beugestellung nur angedeutet.

Die typische Bleilähmung, das Ergriffensein der langen Hand- und Fingerstrecker erklärt sich durch deren relativ geringes Volumen, ihre angeborene Schwäche und ihre relative Überanstrengung, während das Freibleiben des Supinators, der ebenfalls vom N. radialis versorgt wird, sich durch seine Massigkeit und aus der Tatsache erklärt, daß er funktionell zu den Beugern gehört und bei feiner Arbeit nicht überanstrengt wird. Daß die kleinen Handmuskeln nicht oder später erkranken, erklärt sich durch ihre günstige Lage zu ihren Angriffspunkten und die Tatsache, daß ihre Arbeit zum Teil in Zusammenarbeit mit den Beugern erfolgt. Der lange Beuger des Daumens ist sehr kräftig und wird daher nicht mit ergriffen ... Die Streckmuskeln der Finger leiden mehr als die der Hand, aber der des Zeigefingers ist nicht so sehr mitergriffen, weil er stärker ist."

Die Streckerlähmung ist also die spezielle Lähmung der nicht ganz grobe Arbeit verrichtenden Personen, weil bei ihnen die Strecker infolge ihrer stetigen antagonistischen und regulierenden Zusammenarbeit mit den Beugern besonders angestrengt sind.

Zu den Bleivergiftungen haben insbesondere in früheren Jahrzehnten die Maler eine sehr erhebliche Zahl schwerer Erkrankungen beigestellt, und gerade bei der Anstreicherarbeit werden durch die dabei notwendigen Bewegungen der Hand deren Strecker besonders angestrengt. Charakteristisch für die Bleilähmung der Anstreicher ist übrigens auch die geringe Mitbeteiligung der Daumenmuskulatur — der Daumen wird relativ wenig angestrengt. Begreiflich ist auch, daß die rechte Hand des Anstreichers fast stets vor der linken Hand, und stets schwerer erkrankt. Die linke Hand hat bei manchen Verrichtungen der Anstreicher eine Tätigkeit, die stets nur bei feinen Anstrichen und heute, zum Teil infolge der Arbeiterschutzvorschriften, zum Teil infolge geänderter Technik, wenig durchgeführt wird: Beim Schleifen der Anstriche mit Sandpapier oder Bimsstein hatte die linke Hand dieselbe Arbeit zu verrichten wie die rechte. Sonst aber ist ihre Aufgabe, das Gefäß mit Farbe zu halten, das 1—2 kg wiegen mag. Dabei werden die Beuger angestrengt, aber die Streckmuskeln kaum erheblich beansprucht. Daraus erklärt sich, daß die Lähmung der linken Hand meist erheblich hinter der der rechten zurückbleibt.

Was die Unterschiede in der Häufigkeit der Lähmung der linken und der rechten Hand anbelangt, so verweise ich auf Tabelle 12, S. 59, die uns leider nichts über die Unterschiede der Stärke des Ergriffenseins bei beiderseitiger Lähmung sagt, uns aber zeigt, daß bei Erkrankung einer Hand die rechte rund doppelt so häufig gelähmt ist als die linke.

Die zweite häufigste Lähmungsform, die der Schultermuskeln, kommt meist mit der Hand- und Fingerlähmung zusammen vor. Wir finden sie vor allem dann, wenn mit erhobenem Arm gearbeitet worden ist, so bei Anstreichern, die Zimmerdecken, Waggondecken und derartiges zu malen hatten.

Die dritte Form der Bleilähmung wird charakterisiert durch Atrophie der vom N. medianus versorgten kleinen Handmuskeln, meist kombiniert mit einer gewissen Lähmung der Strecker (wobei wir hier von den schweren Streckerlähmungen, bei denen eine Lähmung der kleinen Handmuskeln nachfolgt, absehen). Diese Form, bei der das Krankheitsbild durch den Schwund der kleinen Handmuskeln beherrscht wird, war vor allem bei Feilenhauern zu beobachten. Sie ist selten geworden, seitdem die Herstellung der Feilen weitestgehend nicht mehr von Hand, sondern maschinell erfolgt, und als Unterlage nicht mehr

Weichblei verwendet wird. Die Berichte der englischen Gewerbeaufsicht weisen 1911—1914 65 Fälle von Bleivergiftungen unter Feilenhauern auf, 1921—1923 keinen Fall, und seither werden die Feilenhauer in den Berichten nicht gesondert erwähnt. Nur manche Arten von Raspeln dürften heute noch von Hand und auf einer Bleiunterlage hergestellt werden. Beim Feilenhauen halten die Finger der linken Hand, vor allem Daumen und Zeigefinger, einen Meißel in einer sehr genau zu fixierenden Stellung, während die rechte Hand einen $^1/_4$—5 kg schweren Hammer führt, mit dem auf den Kopf des Meißels geschlagen wird, und zwar 200 und mehr Schläge in der Minute. Es stellt daher große Anforderungen an die Muskeln der linken Hand, den Meißel genau zu fixieren. Die Lähmung beginnt meist damit, daß das Endglied des linken Daumens nicht in Streckstellung gehalten werden kann; dazu tritt dann eine Atrophie der Daumenballenmuskulatur links. Dann entwickelt sich rechts eine Atrophie der Daumenballenmuskulatur, auf die dann eine Atrophie der kleinen Handmuskeln beiderseits folgt. Streckerlähmung in leichterem Grade kann von Anfang an vorhanden sein, entwickelt sich aber meist zeitlich später.

Es sei hier erwähnt, daß ich bei einem Feilenhauer, der nicht auf Bleiunterlage arbeitete, sondern seit mindestens 13 Jahren auf Zinkblech, eine Schwäche des linken Daumens, die Unmöglichkeit, das Endgelenk in der für die Arbeit notwendigen gestreckten Stellung zu halten, feststellte, und außerdem rechts volle Atrophie der unteren Partie des Musculus abductor pollicis brevis und Musculus opponens (TELEKY 1913). Einen ebensolchen Fall sah BEINTKER (1927). Fälle wie diese beiden, in denen derartige lokalisierte Lähmungen ohne Bleieinwirkung zustande kommen, sind gewiß große Seltenheiten und nur durch sehr große Anstrengung verursacht. Nach OLIVER erzeugte ein Feilenhauer 15 Feilen im Tage, von denen jede 1500 Hammerschläge erforderte. Das gibt bei Benutzung eines Hammers von 3,18 kg ein tägliches Heben von 71 000 kg.

Sehr selten ist bei Bleilähmung das Bild der Ulnarislähmung, bei der vor allem die langen Beuger gelähmt sind und es durch überwiegende Wirkung der Strecker zur „Krallenhand" oder „Affenhand" kommt. Sie ist unseres Wissens als Bleilähmung nur von B. CHYZER (1908) bei Töpfern gesehen worden.

Die Töpferei wurde damals in Ungarn als Hausgewerbe betrieben und selbst im Bettzeug und den Kleidchen der Säuglinge fand sich Blei vor. CHYZER berichtet über 986 Bleivergiftungen mit 114 ausgesprochenen Lähmungen. 89 betrafen den N. radialis, 5 Fälle den N. ulnaris, und diese letzteren Fälle boten das Bild der Krallenhand. — CHYZER beschreibt auch Lähmungen der Gesichtsmuskulatur bei schwerer und langdauernder Lähmung, manchmal nur eine Seite des Gesichts, häufiger die rechte als die linke befallen.

Mit den drei obenerwähnten Formen ist das typische Bild der Bleilähmung geschildert worden. Da die Eigenart der verrichteten Arbeit als die Ursache der Lokalisation der Lähmung nachgewiesen ist, muß erwartet werden, daß andere und besonders geartete Arbeit auch zu anderen Formen der Lähmung führt.

Ich sah bei Arbeiterinnen, die Flaschenkapseln, die auf einen rotierenden Bolzen aufgesteckt waren, durch Anpressen von Tüchern zu reinigen hatten — wobei die dünne Zinnfolie, die die Bleikapsel deckte, durchgerieben wurde und so reichlich Gelegenheit zur Einatmung von Bleistaub gegeben war — in mehreren Fällen Lähmung und Atrophie des rechten Musculus abductor pollicis brevis (versorgt vom N. medianus), leichtes Ergriffensein der langen Strecker und des langen Abductor pollicis (versorgt vom N. radialis); in einem Teil der Fälle bestand außerdem Atrophie sämtlicher Daumenballenmuskeln und des vom N. ulnaris versorgten Musculus adductor (TELEKY 1909).

Unter Umständen kommen auch Lähmungen vor, die sich auf einzelne Finger beschränken. MANCUVRIER berichtet über einen solchen Fall. Ich selbst sah bei einem 36 Jahre alten Schlosser, der mehrere Monate lang an mit Mennige gestrichenen Eisenteilen eines Brückenbaues gearbeitet hatte und den eine alte Narbe am rechten Mittelfinger zwang, diesen Finger beim Halten des Hammers zu schonen, eine Parese der Streckmuskeln des 4. und 5. Fingers, während der bei der Arbeit geschonte Mittelfinger keine Streckerlähmung zeigte. In einem anderen Falle waren im Zusammenhang mit der eigenartigen Arbeit eines Glasers, der bleigefaßte Fenster einsetzte, die beiden Daumen besonders stark an der Lähmung beteiligt (l. c.).

Bemerkt sei noch, daß bei Linkshändern ganz allgemein die linke Hand stärker von der Bleilähmung ergriffen wird als die rechte.

Die *Lähmung der unteren Extremitäten* sieht man bei Arbeitern, die schwere Lasten tragen oder sonst die unteren Extremitäten besonders anstrengen. Dazu gehören vor allem die Töpfer in Kleinbetrieben, die einerseits die Töpferscheibe durch die Beine zu bewegen, andererseits die zu brennende Ware in den Ofen und die gebrannte herauszutragen haben. CHYZER, der 114 Bleilähmungen bei Töpfern gesehen hat, sagt daß sich die Häufigkeit der Lähmungen der unteren Extremitäten zu der der oberen wie 1:10 verhält. In anderen Berufen sind die Beinlähmungen viel seltener.

Die Lähmung der unteren Extremitäten scheint nicht mit ganz derselben Regelmäßigkeit einem bestimmten Typus zu folgen, wie die der oberen. Doch sind in der Mehrzahl der Fälle die Musculi peronei und Musculi extensores digitorum, also die vom N. peroneus versorgten Muskeln ergriffen, bei Freibleiben des von demselben Nerven versorgten Musculus tibialis anticus. Bei dieser Lähmung können die Erkrankten weder Zehen noch Füße heben und müssen bei jedem Schritt die Knie heben („Stepperschritt"). Nach CHYZERs Erfahrungen folgt dem Auftreten der Lähmung sehr rasch, viel rascher als bei den oberen Extremitäten, die Muskelatrophie.

CHYZER sah einen von diesem Typus abweichenden Fall der Lähmung der vom N. tibialis versorgten Beugemuskeln des Fußes und der Zehen: Gastrocnemius, Soleus, Flexor digitorum pedis longus, Plantaris (Abb. 5).

Ich sah einen Töpfer (Brennhausarbeiter), bei dem neben Bleilähmung von rechter Hand und Arm eine erhebliche Schwäche im linken Bein bestand mit stark gesteigerten Reflexen. Rechts bestand Schwäche des Musculus tibialis anticus und hochgradige Reflexsteigerung (Fußklonus).

Bemerkt sei, daß bei allen Fällen mit Erscheinungen oder Lähmungen an den unteren Extremitäten auch Lähmung an den oberen Extremitäten bestand.

Ebenso wie an der oberen Extremität können auch an der unteren bei besonderen Arbeitsvorrichtungen eigenartige Lähmungen vorkommen. Ein „Schuhbügler", der weiße Schuhe mit Bleiweiß zu behandeln hatte und dabei den Schuh zwischen den Oberschenkeln festgeklemmt hielt, zeigte neben Streckerlähmung der Hände spastisch-paretischen Gang, Patellarsehnenreflexe und Achillessehnenreflexe hochgradig gesteigert.

Ist das Ergriffensein der unteren Extremitäten durch Bleilähmung infolge von Berufsarbeit eine Seltenheit und sehr viel seltener als Lähmung der oberen Extremitäten, so liegen die Verhältnisse bei Kindern ganz anders. Bei diesen tritt die Lähmung an den unteren Extremitäten in den Vordergrund, tritt frühzeitiger und stärker auf als die an den oberen Extremitäten. Zahlreiche Autoren (DUCHENNE, VARIOT, ZAPPERT, ESCHERICH, SINCLAIR WHITE) berichten über Lähmung der unteren Extremitäten bei Kindern, die entweder der Lähmung der oberen Extremitäten zeitlich voranging oder viel ausgesprochener war.

Dieses Vorwiegen der Lähmung der unteren Extremitäten bei Kindern ist nach dem oben über Ergriffensein der meist angestrengten Muskelgruppen Gesagten ganz begreiflich. Kinder verrichten keine oder nur wenig Arbeit mit den Händen, aber sie sind einen großen Teil des Tages auf den Beinen, laufen viel umher. Bei Kindern, die arbeiten — ich sah einen solchen Fall aus der Heimarbeit —, entwickeln sich neben Beinlähmungen auch Handlähmungen.

Was die *Diagnosen*stellung anbelangt, so ist diese in frischen Fällen leicht, da dann noch stets irgendwelche andere Zeichen von Bleieinwirkung vorhanden sind. Man wird stets sorgfältig nach solchen Zeichen von Bleiaufnahme suchen müssen: Spuren von Bleisaum, selbst nur leichte Vermehrung der basophilen Erythrocyten, erhöhter Gehalt des Urins und Blutes an Blei. Wenn die Lokalisation für Bleilähmung spricht, wird jeder auf Bleiaufnahme hinweisende Befund und jede solche Angabe für die Sicherstellung der Diagnose von Bedeutung sein.

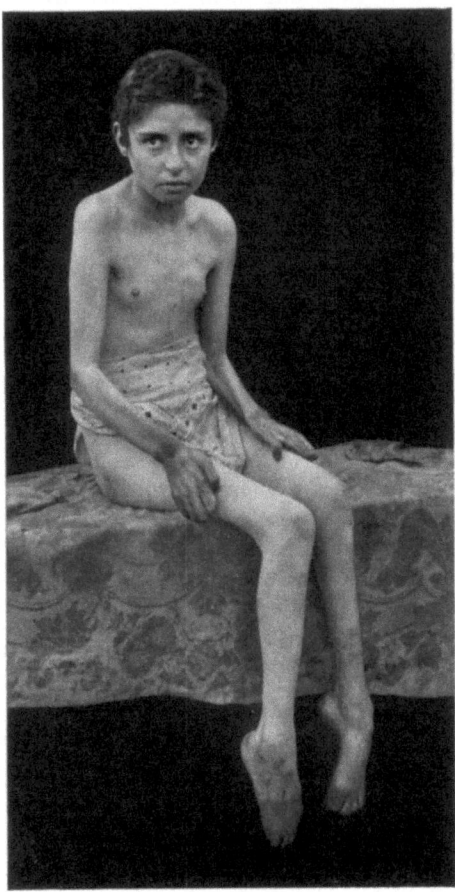

Abb. 5. Kind eines Töpfers mit Bleilähmung der Hände und Beine. Lähmung des Nervus tibialis. (Aus A. CHYZER: Des intoxications par le plomb se presentant dans la Ceramique en Hongrie. Budapest 1908.)

Wie wir oben dargelegt haben, verschwinden alle diese Zeichen meist nach relativ kurzer Zeit. Die Bleilähmung aber bleibt meist Monate, manchmal Jahre, manchmal dauernd bestehen. Es wäre vollkommen verfehlt, eine selbst nur wenige Wochen nach ihrer Entstehung untersuchte Lähmung deshalb nicht als Bleivergiftung ansehen zu wollen, weil diese anderen Zeichen fehlen. Wir werden zwar in allen solchen Fällen sorgfältig nach Zeichen der Bleiaufnahme suchen, werden aber auch, wenn diese fehlen, die Diagnose auf das mehr oder weniger charakteristische Bild der Lähmung und auf die Anamnese stützen müssen.

Außer den bisher erwähnten Einwirkungen des Bleies auf das Nervensystem wird noch über die verschiedensten Lähmungen der peripheren Nerven und Störungen des Zentralnervensystems berichtet.

Mehrere Autoren (TANQUEREL, SAJOUS, MACKENZIE, SCHECK, SEIFERT (1884), REMAK (1886) berichten über Lähmungen von Kehlkopfmuskeln. Der von REMAK veröffentlichte Fall zeigte neben doppelseitiger schwerer Lähmung der Kehlkopfmuskeln eine Hemiatrophie der Zunge. Andere Autoren berichten über Lähmungen der Augenmuskeln: SCHRÖDER, PAL, MÜLLER (1895), CHVOSTEK (1896), MANNABERG (1897). Manche dieser Lähmungen wurden als Teilerscheinungen einer Encephalopathie beobachtet und sind als solche erklärbar, manche Berichte stammen aus einer Zeit, da weder die Diagnose der Bleivergiftung (basophile Erythrocyten, Koproporphyrin) noch die der Lues (Wa.R.) so weit vorgeschritten war, um eine Differentialdiagnose zu ermöglichen.

Auch über verschiedene Erkrankungen des Zentralnervensystems durch Blei wird von mehreren Auoren berichtet. So berichten über Fälle von spastischer

Spinalparalyse: Putnam (1883), S. G. Webber (1891), Bechtold, Eichhorst Sons (1913), Lewin (und Treu) (1929), Nagel (1928), Neumann (1929), E. Holstein (1931). Campbell und Mitarbeiter berichten über Fälle von disseminierter Sklerose. Auch für die älteren dieser Fälle gilt das oben über die Schwierigkeit der Diagnose und die Unmöglichkeit exakter Diagnose in früherer Zeit Gesagte. Aber auch in jenen Fällen, wie den sorgfältig untersuchten von Holstein, in denen sicher Bleivergiftung bestand und sicher keine Lues vorhanden war, kann es doch nicht ausgeschlossen werden, daß spastische Spinalparalyse und Bleivergiftung nebeneinander bestanden, ohne daß die letztere die Ursache der ersteren wäre. Anderseits aber kann doch in solchen Fällen der ätiologische Zusammenhang nicht ausgeschlossen werden.

Was nun Verlauf und Prognose der Bleilähmung anbelangt, so sei zunächst darauf hingewiesen, daß man recht häufig auch noch nach Einstellung der Bleiarbeit und jeder Arbeit überhaupt ein Fortschreiten der Lähmung beobachten kann.

Ich sah in 2 Fällen die Lähmung nach 8 bzw. 10 Tagen Ruhe wieder verschwinden. Das ist ganz im Gegensatz zu dem sonst beobachteten Verlauf, und vermutlich war der Eintritt der Lähmung hier in weitgehendem Maße auf eine kurzdauernde übermäßige Anstrengung oder Druck auf den Nerven zurückzuführen.

In der Regel ist der Verlauf ein ungemein langwieriger; wochen- und monatelang ist meist keinerlei Veränderung des Krankheitsbildes zu erkennen. Tritt eine Besserung ein, so schreitet sie ungemein langsam vorwärts. Es vergehen fast stets Monate, häufig selbst 1—2 Jahre, ehe — wenn überhaupt — eine mehr oder weniger vollständige Heilung eingetreten ist. Begreiflicherweise erfolgt die Wiederherstellung um so rascher, je weniger weit die Lähmung vorgeschritten war, in einem je früheren Stadium die Bleiarbeit und überhaupt jede Arbeit eingestellt wurde. Aber auch Fälle mit vollständiger Lähmung und mit ausgesprochenen Atrophien gestatten keine absolut ungünstige Prognose, wenn es sich um erstmalige Erkrankung mit Lähmung handelt.

Ich wollte einmal mehrere Fälle von schwerer Feilenhauerlähmung in einer ärztlichen Gesellschaft vorstellen und wollte mir dazu außer den gerade in meiner Behandlung befindlichen noch einige Fälle, die ich vor 2—3 Jahren behandelt hatte, die dann nach mehrmonatlicher erfolgloser Behandlung ausgeblieben waren, kommen lassen. Sie kamen auch auf meine Aufforderung — aber Lähmungen und Atrophien waren verschwunden.

Solche komplette Heilung oder das Zurückbleiben nur ganz geringer Reste der Lähmung sieht man jedoch nur, wenn der Arbeiter das erste Mal an Lähmung erkrankt war und seither der Bleiarbeit vollständig ferngeblieben ist. Kehrt er zur Bleiarbeit zurück, so ist nahezu mit Sicherheit in kurzer Zeit Wiederauftreten von Lähmungserscheinungen zu erwarten, die sich dann auch bei frühem Aussetzen mit der Bleiarbeit oft nicht mehr vollkommen zurückbilden.

Ich muß deshalb — im Gegensatz zu dem bei Bleikolik über Erwerbung einer gewissen Toleranz Gesagten — betonen, daß *jeder, der einmal an Lähmung auch nur leichten Grades erkrankt war, für dauernd von Bleiarbeit ausgeschlossen werden muß.*

Daß wir heute Lähmung so viel seltener sehen als in früheren Jahrzehnten, ist gewiß einerseits auf verbesserte gewerbehygienische Einrichtungen zurückzuführen, gewiß aber zum größten Teil darauf, daß heute die Arbeiter im Erkrankungsfalle viel mehr vor Not geschützt und aufgeklärter sind und deshalb die Bleiarbeit einstellen, sobald sie Erkrankungszeichen merken. Ich messe gerade diesem Umstand die größte Bedeutung zu, sah ich doch vor 4 Jahrzehnten viele Arbeiter mit leichter Bleilähmung trotz aller Warnung weiterarbeiten und noch viele mehr mit gebesserter immer wieder zur Bleiarbeit zurückkehren.

Was die Behandlung anbelangt, so habe ich die Lähmungen monatelang mit faradischem und galvanischem Strom und Jodnatrium behandelt, habe aber niemals einen deutlichen Erfolg gesehen. Nachdem die Zeit der Krankenunterstützung abgelaufen war ($^1/_2$ Jahr), blieben trotz meiner Aufforderung, weiter zur unentgeltlichen Behandlung zu kommen, fast alle Kranken aus, da sie von der Behandlung keinen Erfolg sahen und ja bei mir keine Krankengeldanweisung mehr zu holen hatten. Wenn ich sie Monate später wieder sah, war die Lähmung meist gebessert oder ausgeheilt. Am wirkungsvollsten scheint mir Arbeitsruhe, gute Ernährung, allgemeine Kräftigung insbesondere durch Landaufenthalt.

Solange die Lähmung frisch ist, ist gewiß angezeigt, die Immobilisierung des im Körper befindlichen Bleies in den Knochen möglichst zu unterstützen. AUB und Mitarbeiter empfehlen eine an Calcium reiche Diät, so insbesondere Milch, die auch größere Mengen Phosphor enthält, eventuell mit Hinzufügung von Calciumlactat 2 g täglich in der ersten Zeit; nach Ablauf der ersten Wochen scheint diese Behandlung nicht mehr notwendig, Beschränkung auf allgemeine Kräftigung ist angezeigt.

Warnen möchte ich vor jedem Versuch der „Entbleiung", jedem Versuch, das Blei aus den Knochen, wo es fixiert ist, zu mobilisieren und zur Ausscheidung zu bringen, wie dies AUB und Mitarbeiter bei chronischer Bleivergiftung, gestützt auf ihre Untersuchungen über Bleiausscheidung, empfehlen. Auch sie betonen übrigens ausdrücklich, daß diese Versuche des „deleading" erst vorgenommen werden sollen, wenn alle akuten Erscheinungen vollkommen verschwunden sind. Sie empfehlen zum „deleading" eine Diät durch Verabreichung von Nahrungsmitteln mit geringem Calciumgehalt (s. S. 81), zusammen mit verdünnten Säuren oder durch Verabreichung von Alkalien. Das seit vielen Jahrzehnten verwendete Jodnatrium hat dieselbe Wirkung. Aber OLIVER sah einen Fall, in dem nach Verabreichung von Jodnatrium Bleisaum und Lähmung auftrat. Ich selbst sah wiederholt Verschlimmerung der Bleivergiftung, Wiederkehr von Kolikschmerzen, wenn Jodnatrium frühzeitig gegeben wurde. Ich will hier die Notwendigkeit des deleading im allgemeinen nicht erörtern (s. später), jedenfalls müssen wir bei bestehender Bleilähmung verhüten, daß neuerdings Blei, das, solange es im Knochen abgelagert ist, harmlos ist, wieder in die Zirkulation gelangt. Deleading, die Entfernung des Bleies von den Stellen, an denen es fixiert ist, kann auf Bleilähmung keinen bessernden Einfluß haben, das Wiedereinbringen von Blei aus diesen Ablagerungsstätten in den Blutstrom kann aber die Lähmung verschlimmern. Deshalb möchte ich bei Bleilähmung vor jedem Versuch mit dieser Behandlungsmethode, ebenso wie auch vor dauernder Verabreichung von Jodnatrium warnen.

Wirkung des Bleies auf die Gefäße. Schon 1779 hat STOLL angegeben, daß der Puls Bleikranker hart sei, daß die Arteria radialis sich wie ein gespannter Eisendraht anfühle. HEUBEL sah (1846) das Blei als allgemeines Adstringens für die glatte Muskulatur, insbesondere die Gefäßmuskulatur an. HITZIG hat 1868 angegeben, daß im ersten Stadium der Bleiwirkung eine Wirkung auf die Gefäße vorhanden sei, die in starker Kontraktion der Muskulatur, also einer Verkleinerung des Kalibers bestehe, wodurch der intravasculäre Druck erhöht werde. HEUBEL trat 1871 dieser Anschauung entgegen. Seitdem sind diese Fragen vielfach erörtert worden.

Wir müssen bei der Bleivergiftung, wie angeführt, zwei Formen chronischer Vergiftung unterscheiden: Das verhältnismäßig rasche Entstehen durch Aufnahme relativ größerer Bleimengen in kurzer Zeit — Encephalopathie und Kolik

— und die durch jahrelange Aufnahme von Blei entstandene, also ganz chronische Form: Lähmung und Schrumpfniere.

Als eines der ersten Zeichen beginnender Erkrankung tritt uns der „Saturnisme primitive" TANQUERELS, das „Bleikolorit" entgegen, das durch einen Spasmus der Hautgefäße bedingt ist. Über das Verhalten der Blutgefäße bei Bleiamaurose und -encephalopathie ist oben gesprochen worden. Daß bei diesen ein Gefäßkrampf, eine vorübergehende Gefäßverengerung die ausschlaggebende Rolle spielt, kann nicht bezweifelt werden.

Auf einen besonderen Einfluß des Bleies auf die Blutgefäße weist auch der MUCKsche „Adrenalin-Sondenversuch" hin. Wenn die Schleimhaut der unteren Nasenmuschel durch eine Adrenalinlösung (1:1000) anämisch gemacht wird und die blasse Schleimhaut sanft mit einer Sonde gerieben wird, so entsteht als normaler Reflex eine kurzdauernde Erweiterung der Gefäße, eine Rötung. Unter pathologischen Verhältnissen (Migräne, Epilepsie u. a.) erscheint aber bei dieser Behandlung ein weißer Strich, der so lange bestehen bleibt, als die Adrenalinwirkung anhält (5—15 min). Aber auch bei 34 von den 35 von MUCK untersuchten Bleiarbeitern wurde dieser abnorme Reflex, diese weiße Linie sichtbar.

H. OTTO und G. HAHN (1939) berichten, daß man mit dem Capillarmikroskop bei Bleiarbeitern capillare Störungen sehen kann, die bei Bleivergiftung besonders ausgesprochen werden.

Erwähnt sei auch, daß bei Bleiarbeitern RAYNAUDsche Erkrankung (RAYNAUD, BUSY) beobachtet wurde und Gangrän einzelner Finger und Zehen (BAADER 1927; CASSIRER, KAZDA, ERKENS, SAINTON, SAITA und BONACORTI 1950; TROISI 1950). ERKENS bringt in seiner Dissertation (1928) eine kurze Zusammenstellung der Fälle. Über intermittierendes Hinken berichtet HUMPERDINGK. Auch über Angina pectoris wird berichtet (GELINEAU, A. FRÄNKEL, NEUSSER, PAL u. a.). E. HIRSCHFELD, der einen Überblick über die veröffentlichten Fälle von „Angina pectoris saturnina" gibt (1926), schreibt, daß diese Erkrankung Folge der spezifischen Wirkung des Bleies auf die Kranzgefäße des Herzens sei. Ich bin selbstverständlich weit davon entfernt, das persönliche oder zeitliche Zusammenfallen dieser Erscheinungen mit Bleieinwirkung und ihr Vorkommen bei Bleiarbeitern in Zweifel zu ziehen. Es erscheint aber selbstverständlich, daß solche Leiden auch gelegentlich bei Bleiarbeitern vorkommen — aber der ursächliche Zusammenhang zwischen diesen Leiden und der Bleieinwirkung erscheint mir nicht bewiesen.

Wie verhält sich nun der Blutdruck bei Bleikolik? Darüber sind zahlreiche Untersuchungen angestellt worden: unter anderen von FRANK, RIEGEL, CHRISTELLER, v. BERGEN, MATUSSEVITSCH, GELMAN. Fassen wir die Ergebnisse aller Untersuchungen zusammen, so ergibt sich, daß am Beginn der Erkrankung mit den zunehmenden Beschwerden (und so auch während des einzelnen Anfalls) der Blutdruck steigt, eine Zeitlang auf diesem erhöhten Niveau bleibt und dann mit dem Abklingen der Symptome wieder fällt. v. GROSSE (1933) meint, daß höchstwahrscheinlich „eine funktionelle Erhöhung des Gefäßtonus vorliegt, die, anfänglich völlig reversibel, erst bei langer Dauer zu irreparablen Veränderungen im Gefäßsystem führt".

Liegt schon an sich Vermutung nahe, daß auf diesem Wege dauernde Gefäßveränderungen entstehen können, so berechtigen uns noch weitere Feststellungen dazu, solch dauernde Veränderungen als häufige oder regelmäßige Folgen chronischer Bleivergiftung ansehen zu können. MUSEHOLD (1883) und LEYDEN (1883) berichten über Fälle von Bleiniere und betonen die Glattwandigkeit und Integrität der großen Gefäße. Die Wandungen der Nierenarterien waren verdickt, aber es war nicht die Intima oder Adventitia verändert, es war keine

Spur von Arteriosklerose, es war lediglich Verdickung des Muscularis vorhanden, „auch die großen Äste in der Niere ließen eine sehr mächtige Muscularis erkennen". Ebenso fiel an den kleinen Arterien der von Bleilähmung befallenen Muskeln eine sehr starke Muscularis auf.

SCHRÖTTER (1901) beruft sich auf eingehende Untersuchungen KOLISKOs, aus denen hervorgeht, daß es sich bei chronischer Bleivergiftung wesentlich um Hypertrophie der Media der Gefäße handelt, die oft sehr bedeutende Grade erreicht. Degenerationsvorgänge, wie sie für Sklerose charakteristisch sind, wurden nie gefunden, und auch Wucherungen der Intima seien nur als etwas Untergeordnetes zu betrachten. TELEKY (1926) bringt zwei anatomische Abbildungen und stützt sich auf mündliche Äußerungen KOLISKOs, nach denen die auffallende Verdickung der Media sowohl in den großen Arterien als auch in den Nierenarterien die Diagnose chronische Bleivergiftung auf dem Seziertisch gestattet. KOLISKO sieht die starke Bindegewebswucherung in der Media als für Bleivergiftung charakteristisch an.

Neben diesen Mediaveränderungen sind von manchen Autoren (LEGGE und GOADBY, R. MAYER, GESENIUS, ANNINO, DAUWE) Veränderungen in den kleinsten Gefäßen, die Bildung kleiner, teils zylindrischer, teils sackförmiger Aneurysmen und kleinster Hämorrhagien beschrieben worden. Es muß die Frage aufgeworfen werden, ob es sich hier um unmittelbare Bleiwirkung auf das Endothel oder um eine sekundäre Folgeerscheinung seiner Wirkung auf die Muscularis handelt. Für die letztere Auffassung spricht, daß wir ähnliche Intimaveränderungen bei anderen Formen der Hypertonie (DIETRICH) und auch beim Ergotismus gangraenosus beobachten können.

Die erwähnten Veränderungen in der Media, die Gefäßkontraktionen während des Bestehens akuter Bleivergiftungen sind so durch anatomische bzw. klinische Untersuchungen festgestellt; sie haben auch im Tierexperiment weitere Stützen gefunden.

Am bedeutungsvollsten und klarsten scheinen uns aber die folgenden Ausführungen, die von KOLISKO, dem pathologischen Anatomen, auf den sich viele der Autoren berufen, entweder selbst herrühren oder die wenigstens seine volle Billigung gefunden haben. In E. R. v. HOFMANNs Lehrbuch der Gerichtlichen Medizin, 9. vermehrte und verbesserte Auflage, herausgegeben von A. KOLISKO 1903, heißt es (S. 709):

„Der anatomische Befund wird zwar als ein sehr verschieden sich gestaltender beschrieben, doch kann insbesondere eine Veränderung als ganz konstant bezeichnet werden, nämlich die Blutgefäßerkrankung, welche infolge der chronischen Bleivergiftung auftritt. Es sind die Elemente der Gefäßmedia, namentlich die glatte Muskulatur derselben, welche durch das Blei in einer spezifischen und höchst charakteristischen Weise beeinträchtigt werden. Die Arterien, in sehr ausgesprochenen Fällen auch die Venen, zeigen bei der chronischen Bleivergiftung eine sehr charakteristische Veränderung, deren Wesen in einer Hypertrophie der muskulären Elemente besteht. Das Gefäß ist etwas verengert, dickwandig, starr, ohne daß regressive Veränderungen mit freiem Auge wahrnehmbar wären, seine Intima ist in reinen Fällen scheinbar vollkommen unverändert. Es kann dieses Verhalten so ausgesprochen sein, daß sich auf den ersten Blick bei der Leichenuntersuchung die chronische Bleivergiftung diagnostizieren läßt, was uns wiederholt gelungen ist und durch die chemische Untersuchung bestätigt wurde. Während sich diese Gefäßveränderung, auf welche von seiten der pathologischen Anatomen schon wiederholt aufmerksam gemacht wurde, als ein konstanter Befund erweist, sind die bei der chronischen Bleivergiftung beschriebenen anatomischen Veränderungen des Gehirns, der Nerven, des Darmes, der Nieren sehr wechselnd. Wir sind der Meinung, daß dies darin begründet ist, daß es einer Gelegenheitsursache für die Erkrankung dieser Organe bedürfe, daß aber die betreffende Erkrankung wegen der durch das Blei gesetzten Gefäß- veränderung in einer ganz spezifischen Weise ablaufe, wodurch sich für Blei- vergiftung oft ganz charakteristische Veränderungen der betreffenden Organe (chronisches Gehirnödem, Bleiniere) erklären würden." ...

„Sehr viele der Erscheinungen der Bleivergiftung gehen auf eine einheitliche Ursache zurück: auf Spasmen in der glatten Muskulatur, vor allem der Gefäß- muskulatur. Das Blei ruft eine Kontraktion der Gefäße hervor, die zu erhöhtem Tonus der Gefäßwände, zu Veränderungen in der Media führt. Intimaverände- rungen entstehen wahrscheinlich erst sekundär. Die Kontraktion der Gefäße, ihr erhöhter Tonus führt zunächst zu einer gutartigen Hypertonie. Durch lang andauernde Tonuserhöhung kommt es zu Veränderungen in der Media, zu einer Verdickung, so daß man — wie hinzugefügt sei — in manchen Fällen an der Arteria radialis die gleichmäßige Verdickung der Wände noch ohne arterio- sklerotische Unebenheiten und Einlagerungen tasten kann. Aus der so zu einem Dauerzustand gewordenen Hypertonie entwickeln sich dann weitere Verände- rungen des Gefäßsystems und der Niere, es entsteht dann die Schrumpfniere und die Arteriosklerose. Halten wir uns diesen Werdegang der Gefäß- und Nierenveränderungen vor Augen, so ist damit ein wertvoller Behelf für die Begutachtung gegeben — immer muß diesen schweren Veränderungen eine Zeit der Hypertonie, des erhöhten Blutdruckes vorangehen" (TELEKY 1935).

Es besteht in bezug auf die Frage der Hypertonie, des erhöhten Blutdrucks als Folge der Bleivergiftung ein großer Unterschied zwischen der Auffassung der Europäer und der Amerikaner, worauf auch LANE hinweist. Die letzteren haben bei Fehlen einer Krankenversicherung, bei der Unmöglichkeit der Beobachtung von Bleiarbeitern durch unabhängige staatliche Gewerbeärzte, bei dem häufigen Wechsel des Berufs und des Arbeitsplatzes durch den Arbeiter wenig Gelegenheit, langjährige Bleiarbeiter genauer und durch lange Zeit genau zu beobachten. Daher ist es begreiflich, daß ihre Anschauungen gerade über alte Bleiarbeiter sehr verschieden von denen europäischer Ärzte sind, die diese Gelegenheit haben. Wertvoll sind gerade in dieser Hinsicht die Untersuchungen von ENGEL (1925). Er untersuchte den Blutdruck bei Bleilötern und fand erhöhten Blutdruck — er sieht 145 mm Hg als das Normale an — in einem mit Alter und Beschäftigungsdauer wachsendem Prozentsatz (Tabellen 13 und 14). Klein ist nur die Zahl der über 50 Jahre alten Untersuchten, aber von 7 mit erhöhtem Blutdruck hatten 5 einen Blutdruck über 160 mm. ENGEL schreibt: „Die Häufigkeit der Blutdruckerhöhung ist durchwegs, d. h. in allen Altersstufen übernormal, um schätzungsweise $^2/_3$ der Befunde, die mit einer gewissen Wahr- scheinlichkeit der Bleiwirkung in Verbindung mit konstitutioneller Veranlagung zur Last gelegt werden können."

Meine eigenen Untersuchungen an 46 Bleiarbeitern jenseits des 45. Lebens- jahres hatten ergeben: Von 15 Leuten im Alter zwischen 45—49 Jahren bei 13 einen Blutdruck über 135 mm, von 31 mit mehr als 49 Jahren bei 28 einen Blutdruck über 145 mm.

R. LANE (1949) gibt an, in den letzten 15 Jahren 9 Todesfälle an Hyper- tension mit Versagen der Nieren gesehen zu haben bei Leuten, die in den früheren gewerbehygienisch schlechten Zeiten starker Bleiaufnahme ausgesetzt waren; alle hatten 18—32 Jahre gearbeitet und starben zwischen dem 42. und 52. Lebensjahre.

VIGDORTSCHICK (Leningrad) veröffentlichte 1935 eine Studie über 1437 Blei- arbeiter und 1332 Nicht-Bleiarbeiter und bringt eine Anzahl von Tabellen, von denen, wie er selbst ausführt, einzelne darunter leiden, daß eine Auzahl der Arbeiter, darunter eine größere Anzahl von Bleiarbeitern, wegen Hypertonie in ein Krankenhaus gesandt worden war. Schließt er aber alle diese letzteren Hypertonie-fälle von der Betrachtung aus, so zeigten von den Nicht-Bleiarbeitern 24,5%, von den Bleiarbeitern 41,6% einen Blutdruck über 120 mm, und zwar war eine starke Differenz zuungunsten der Bleiarbeiter in allen Altersgruppen vorhanden. Von den Bleiarbeitern zeigte ein größerer Prozentsatz Nephrosklerose.

Tabelle 13.

Alter	Gesamtzahl der Untersuchten	% mit erhöhtem Blutdruck
Bis 20 Jahre	261	8,5
21—30 Jahre	181	13,8
31—40 Jahre	73	13,7
41—50 Jahre	48	29,2
Über 50 Jahre	13	53,8

Tabelle 14. *Erhöhten Blutdruck hatten bei einer Arbeitsdauer*

Bis zu 2 Jahren	6,6%
2—5 Jahren	7,5%
6—10 Jahren	7,7%
Über 10 Jahren	26,5%

Nach einer Untersuchung des US. Public Health Service über Töpfereiarbeiter (Bull. 116) war der durchschnittliche systolische Blutdruck, wie ihn Tabelle 15 darstellt.

MAY R. MAYERS (1927) untersuchte 381 Bleiarbeiter. Sie betrachtete jeden Blut-druck, der 12% über die von der Metro-politan Life Insurance Company angege-benen Standardzahlen hinausging, als hoch. Bei Betrachtung der verschiedenen Alters-gruppen sieht man bis zum 60. Lebensjahr keinen besonderen Anstieg der Fälle mit Hypertension. Wenn man aber die Arbeiter nach Beschäftigungsdauer in größere Gruppen zusammenzieht, als die Verfasserin es tut, so ergibt sich Tabelle 16.

Wir sehen also — auch wenn wir wegen der Kleinheit der Zahl von den über 30 Jahre Arbeitenden absehen — einen Parallelismus zwischen Zahl der Arbeits-jahre und Häufigkeit der Hypertension. Man muß nach all dem zu dem Schluß kommen, daß die chronische Bleieinwirkung zu einer Hypertension, einer Blut-druckerhöhung im gesamten Gefäßsystem führt und (s. oben) zu Verdickung der Muscularis der Gefäßwände. Diese Verdickung, die man auch in den kleinsten Nierengefäßen im mikro-skopischen Schnitt feststellen kann, führt zu Nierenveränderungen, zu dem Bild der Bleiniere, die sich von der gewöhn-lichen Schrumpfniere durch starke Ver-dickung der Gefäßwände, insbesondere der der kleinsten Arterien unterscheidet. MUSEHOLD (1883) betont diesen Unter-schied von der arteriosklerotischen

Tabelle 15. *Systolischer Blutdruck.*

Durchschnitts-alter in Jahren	Bei bleiausgesetzten Töpfern		Nach dem Life Exten-sion Inst.
	Männer	Frauen	
17,5	126,8	117,9	120
27,5	131,2	122,6	124
37,5	131,0	127,7	127
47,5	137,6	140,3	131
57,5	149,3	142,5	135

Schrumpfniere. In seinen beiden Fällen wird in den ausführlichen Sektionsproto-kollen die Integrität der großen Gefäße, namentlich der Aorta und ihrer Haupt-äste, hervorgehoben. Nur im zweiten Fall finden sich die Wandungen der Arteriae renales verdickt, aber hier ist es nicht die Intima oder Adventitia, sondern lediglich ein hypertrophischer Zustand der Muscularis, welcher die Verdickung bedingt. In seinem Schlußwort sagt MUSEHOLD: „Herzklappen, Aorta und die größeren Arterien sind frei von Arteriosklerose. Die Verdickung beschränkt sich auf die kleinen und kleinsten Arterien und ist besonders ausgesprochen in der Niere."

VIGLIANI (1950) sagt, daß die 40jährige Erfahrung der Mailänder Klinik für Berufskrankheiten zu der Annahme, daß eine Bleischrumpfniere tatsächlich existiert, führte und daß ihr Vorkommen von allen italienischen Forschern anerkannt wird.

Leider ist manches bei der Bleischrumpfniere noch nicht vollkommen geklärt. Aber sichergestellt ist, daß eine Hypertonie der Entwicklung der Bleischrumpfniere vorangeht, daß sich in deren ersten Stadien noch keine arteriosklerotischen Veränderungen finden.

Es sei hier noch die Äußerung eines amerikanischen Internisten zur Frage der Gefäßveränderungen bei Bleivergiftung angeführt. A. M. FISHBERG (1939) weist darauf hin, daß er selbst 2 Fälle gesehen hat, wie sie auch von BROGSITTER und WODARZ beschrieben wurden, bei denen in den großen und kleinen Nierenarterien eine deutliche Hypertrophie der Media zu sehen war. Dadurch entwickeln sich Reaktionsänderungen in den Glomeruli und Degeneration des Epithels der Tubuli. Diese Zerstörung des Parenchyms ist zweifellos eine Wirkung des Bleies. Die arteriosklerotischen Veränderungen der Niere entwickeln sich sehr spät und können nicht für den Hochdruck verantwortlich gemacht werden, den wir oft im Frühstadium sehen. MÉNETRIER sah Blutdruck bis 300 mm — aber bei der Autopsie waren die Nieren normal. Daher sei es klar, daß am Beginn die Hypertension nicht renalen Ursprungs ist. Ob in den Fällen von langdauernder Hypertension bei Bleivergiftung nicht eine Hypertension renalen Ursprungs zu der ursprünglichen nichtrenalen hinzugefügt wird, wenn sich das Nierenleiden entwickelt hat, sei bisher noch nicht festgestellt.

Tabelle 16.

Dauer der Bleiaufnahme	Gesamtzahl der Arbeiter	Fälle mit Hypertension	
		Zahl	%
Bis 2 Jahre	178	37	21
3—10 Jahre	112	30	24,5
11—20 Jahre	47	14	30
21—30 Jahre	34	14	41
Mehr als 30 Jahre . . .	9	8	88

Fassen wir zusammen: Wenn wir bei einem Bleiarbeiter hochgradige Hypertonie ohne andere Veränderungen finden und langjährige Bleiarbeit nachgewiesen ist, oder wenn wir bei Vorhandensein solcher anderer Veränderungen feststellen können, daß die Hypertonie zeitlich den anderen Krankheitserscheinungen von seiten der Gefäße oder Nieren vorangegangen ist, oder wenn wir eine hochgradige Hypertonie bei nur geringen arteriosklerotischen Veränderungen finden, so werden wir diese Hypertonie als Folge der Bleieinwirkung ansehen müssen. Ebenso auch werden wir, wenn Zeichen einer Nierenerkrankung vorhanden sind, aber die Nierenfunktion nur wenig gestört ist und nur geringe arteriosklerotische Veränderungen vorhanden sind, dabei aber stärkerer Hochdruck, die Ursache in der Bleivergiftung zu suchen haben. Wenn wir einen solchen Kranken erst im Endstadium mit schwerer Nierenerkrankung, mit durch Herzinsuffizienz schon etwas herabgesetztem Blutdruck zu sehen bekommen, dann wird unsere Begutachtung sich auf die Anamnese stützen müssen und wird nicht zu voller Sicherheit gelangen können. Dann wird aber eine auf die charakteristischen Erscheinungen achtende Obduktion mit mikroskopischer Untersuchung meist Klarheit schaffen können.

Es sei hier noch eingefügt, daß wir bei schwerer Bleikolik häufig Albuminurie und auch Nierenelemente im Urin finden, die in wenigen Tagen verschwinden (BEINTKER 1929). Bei anderen Kranken sieht man erst nach Abklingen einer Kolik Albuminurie auftreten und dann einige Wochen bestehenbleiben, aber dann für dauernd verschwinden.

Von großer Bedeutung ist besonders für die Frage der Zulassung von Frauen zur Bleiarbeit die **Wirkung des Bleies auf Fortpflanzung und Nachkommenschaft.**

Die Verwendung von Bleipräparaten zur Herbeiführung des Abortus ist uralt. Über den Einfluß gewerblicher Bleiarbeit berichtet ARLIDGE 1892, daß bei 71 verheirateten Töpfereiarbeiterinnen 11% der Schwangerschaften durch Abortus endeten. OLIVER (1911) zitiert folgende Zahlen nach REID:

Tabelle 17.

	Auf 1000 Mütter kamen Aborte und Totgeburten	Von 1000 Lebendgeborenen starben im 1. Lebensjahr
Hausfrauen	43,2	150
Fabrikarbeiterinnen	47,6	214
Bleiarbeit vor der Ehe.	86,0	157
Bleiarbeit nach der Ehe	133,5	271

Ich selbst konnte feststellen, daß unter den sehr gefährdeten Schriftgießereihilfsarbeiterinnen prozentual 3mal mehr Fehl- und Frühgeburten vorkamen wie unter den in guten Betrieben nicht bleigefährdeten Druckereihilfsarbeiterinnen.

In einer Flaschenkapselfabrik, die 25—30 Putzerinnen beschäftigte, die hochgradig bleigefährdet waren und zahlreiche schwere Bleivergiftungen, auch Todesfälle aufwiesen,. und außerdem rund 300 gar nicht oder sehr wenig gefährdete andere Arbeiterinnen — kamen in den Jahren 1902—1906 vor:

Tabelle 18.

	Entbindungen	Fehl- und Frühgeburten	Gebärmutterblutungen
Putzerinnen	34	15	2
Übrige Arbeiterinnen	129	20	12

Es haben also bei den schwer Bleigefährdeten 31% der Schwangerschaften mit Fehl- oder Frühgeburt geendet, bei den anderen Arbeiterinnen 13%.

Kann kein Zweifel bestehen, daß Bleiarbeit der Mutter häufig Abortus verursacht, so weisen die obigen Zahlen OLIVERs auch auf Schädigung der geborenen Kinder hin, die deswegen begreiflich erscheint, weil die Placenta das Blei auch in den Fetus passieren läßt.

CHYZER bringt einige Beispiele über Abortus und schwächliche und idiotische Kinder. Doch muß bemerkt werden, daß in der von ihm geschilderten Hausindustrie auch Säuglinge und Kinder direkt der Bleiwirkung ausgesetzt waren.

Zur Frage, ob die Bleivergiftung des *Vaters* auch eine ungünstige Wirkung auf die Nachkommenschaft ausübt, zitiert OLIVER RUDAUX: Bei 752 Frauen, deren Männer Bleiarbeiter waren, ereigneten sich unter 442 Schwangerschaften 66 Aborte und 96 Frühgeburten vor dem 9. Monat, 157 im 9. Monat, und nur 113 Geburten erfolgten zur normalen Entbindungszeit.

DENEUFBOURG (zit. nach A. HAMILTON) bringt 1905 folgende Zahlen:

Tabelle 19.

	Zahl der Schwangerschaften	Aborte und Totgeburten in %	Das 1. Jahr Überlebende in %
Vater unter Bleiwirkung	442	25,5	74,4
Mutter unter Bleiwirkung	134	17	73,9
Beide Eltern unter Bleiwirkung	23	35	66,6

Trotzdem amerikanische Tierexperimente (COLE und BACKHUBER, C. V. WELLER) nach derselben Richtung zu weisen scheinen, halte ich den Einfluß väterlicher Bleivergiftung auf Schwangerschaft und Nachkommenschaft noch nicht für bewiesen. Es ist unter anderem auch zu bedenken, daß die Frauen von Männern, die sehr gefährliche Bleiarbeit verrichten (Bleiweißarbeiter und Anstreicher) auch selbst einer Vergiftungsgefahr ausgesetzt sind, weil sie hochgradig verschmutzte Kleider ihrer Männer reinigen. Jedenfalls bedarf es hier noch weiterer Erhebungen.

Die neueste uns zugängliche Untersuchung von TORELLI GASTONE (1930) bringt den Prozentsatz der Aborte bei Frauen von Lackierern, Schriftsetzern, Gasinstallateuren, Bleigießern, Akkumulatorenarbeitern. Die Zahlen schwanken zwischen 11,04 (Installateure) und 13,66 (Schriftsetzer), zeigen aber keinerlei Abstufung nach dem Grade der Gefährdung. Die Druckereiarbeiterinnen (nur 77 Schwangerschaften) hingegen haben 23,38 % Aborte.

Diese letztere Angabe weist auf die hohe Gefährdung durch die Bleiarbeit der Mütter hin, während bei den Zahlen über die Bleiarbeit der Männer auffallend ist, daß die Zahlen ohne Rücksicht auf den Grad der Bleigefährdung annähernd dieselben sind. Der vom Autor gebrachte Vergleich mit der Abortushäufigkeit der Mailänder Bevölkerung (4—4,5 %) ist statistisch nicht haltbar, weil einerseits diese Zahl die Gesamtbevölkerung, nicht nur die Industriearbeiterschaft erfaßt, und andererseits die Erhebungsmethode eine ganz andere ist: bei den Bleiarbeitern persönliche Befragung, bei der Gesamtbevölkerung offizielle Ausweise.

Schließlich sei darauf hingewiesen, daß bei alten Bleiarbeitern sich öfters ein eigenartiger Zustand fand. Sie können jahrelang Bleikolorit, Bleisaum, Streckerschwäche aufweisen, ohne daß es zu Koliken oder Lähmung kommt. Aber in vielen Fällen kommt es zu frühzeitigem Altern. Praktisch wird es kaum möglich sein, solche in der Bleiarbeit altgewordenen Leute von der Bleiarbeit auszuschließen, solange sie noch arbeitsfähig sind.

In anderen Fällen kommt es nach langdauernder Bleivergiftung, wiederholten Koliken und Erscheinungen von seiten des Nervensystems zur Entwicklung einer ,,Bleikachexie``, mit verringertem Hämoglobingehalt, Verfall der körperlichen und geistigen Kräfte. Ich würde vermuten, daß solche Bleikachexie heute in Westeuropa nicht mehr beobachtet werden kann.

Tetraäthylblei. *Entwicklung seiner Verwendung.* Wir haben bisher nur auf das metallische Blei, seine Legierungen und seine anorganischen Verbindungen Rücksicht genommen, nicht auf die gewerbehygienisch ebenfalls bedeutungsvollen organischen Verbindungen, vor allem das Tetraäthylblei, $Pb(C_2H_5)_4$, und das durch es hervorgerufene Krankheitsbild. Es ist dies die einzige von mehr als 100 bekannten metallorganischen (Alkyl-)Verbindungen des Bleies, die industrielle Verwendung findet. Es wird als Zusatz zu dem Motorenbenzin verwendet, um das schädliche ,,Klopfen`` des Motors zu verhüten. Es hebt die Wirksamkeit des Motors und verringert den Brennstoffverbrauch. Es gibt zwar verschiedene Stoffe, die grundsätzlich dieselbe Wirkung haben, aber das Bleitetraäthyl ist billiger als die anderen Stoffe und wirkungsvoller. Es wird heute allgemein für Flugbenzin verwendet, und weitgehend, insbesondere in USA., für Automobile. Der 2. Weltkrieg vermehrte seine Verwendung ins Ungeheure. Da bei der Verbrennung des Bleitetraäthyl sich Bleioxyde entwickeln und sich im Motor anhäufen würden, werden Halogenverbindungen, Äthylendibromid und, speziell für Flugzeuge, Äthylendichlorid als ,,Träger`` verwendet, um diese Anhäufung zu verringern. Außerdem wird eine färbende Substanz hinzugefügt, die selbst in größter Verdünnung noch die Gegenwart von Bleitetraäthyl erkennen läßt. Die hochkonzentrierten Mischungen, ,,Fluids`` genannt, enthaltend 63,3 % bzw. 61,4 Gewichtsprozent Tetraäthylblei, werden in chemischen Großbetrieben hergestellt und mit den Apparaten für weitere Verdünnung und genauer Gebrauchsanweisung an Benzinraffinerien und Benzingroßhändler abgegeben, die ihrerseits nur Verdünnungen an ihre Kunden abgeben. In dieser Art wird die Zahl der Personen, die mit den konzentrierten Lösungen in Berührung kommen,

aufs äußerste eingeschränkt. Die für den Gebrauch fertige Mischung (,,Bleibenzin'')
enthält je nach dem Verwendungszweck etwa 0,05—0,15% Tetraäthylblei.

Das Tetraäthylblei selbst ist eine ölige Flüssigkeit mit süßlichem Geruch
und dem spezifischen Gewicht 1,659. Es wird nicht nur durch die Lunge (Einatmung), sondern auch durch die intakte Haut aufgenommen.

Einige Monate, nachdem die Fabrikation aufgenommen worden war, berichtete ELDRIDGE (1924), gestützt auf die Berichte von THOMPSON und SCHOEN-
LEBER: Es waren 138 Vergiftungsfälle mit 13 Todesfällen in den Bericht aufgenommen. A. HAMILTON und Mitarbeiter berichteten (1925), daß in den ersten
13 Monaten der Erzeugung (bis Ende 1924) 60—70 Vergiftungsfälle mit 10 Todesfällen vorgekommen sind. Diese Berichte verursachten größtes Aufsehen, man
fürchtete, daß auch der Mann auf der Straße gefährdet sei. Die Regierungen
einzelner europäischer Staaten verboten den Gebrauch von Bleitetraäthyl.
USA. und Großbritannien veranlaßten Untersuchungen, die feststellten, daß
für das Publikum keine Gefahr bestehe. England ordnete an, daß das Tetraäthylblei enthaltende Gasolin gefärbt sein müsse, daß die Behälter, Kannen usw.
mit entsprechenden Aufschriften versehen sein müßten. Die Erzeuger in USA.
sorgten für Schutz ihrer Arbeiter durch Vorschriften und ständige Überwachung
durch einen Arzt.

Nach dem Bericht W. MACHLES (1935) wurde 1935 Tetraäthylblei in USA nur in
einer einzigen Fabrik hergestellt, in der mit Herstellung, Lagerung, Reparaturarbeiten 300—600 Arbeiter beschäftigt waren. 1925—1930 kamen bei der Erzeugung von Tetraäthylblei 61 Vergiftungen vor, 1930—1935 nur 4 leichte Fälle.
Eine zweite Gruppe gefährdeter Arbeiter sind die rund 1700 Personen, die in
den verschiedenen Raffinerien zeitweise die das Tetraäthylblei enthaltende Flüssigkeit (fluid) dem Benzin zusetzen. Auch sie wurden durch eine ärztliche Abteilung,
an deren Spitze Prof. KEHOE stand und die zur Tetraäthylen-Corporation
gehört, überwacht. Aber auch derzeit noch kommen in USA., wenn die Vorsichtsmaßnahmen bei der Behandlung nicht ganz genau eingehalten werden,
z. B. der Respirator nicht gut sitzt, Vergiftungsfälle vor. So berichtet D. T. DIAZ
(1950) über zwei mittelschwere Vergiftungen bei Männern, die das Äthylfluid
dem Gasolin beizumischen hatten. Weiter sind jene Personen gefährdet, die in
1—2jährigen Zwischenräumen die Bleibenzintanks zu reinigen haben. Unter
diesen Personen kamen 1930—1935 11 Vergiftungen vor. Außerdem sind jene
Leute gefährdet, die Motoren, die mit Bleibenzin betrieben werden, reinigen
und überprüfen. Während in diesen Jahren Bleitetraäthyl nur in USA. erzeugt
wurde, begann in den letzten Jahren vor dem 2. Weltkrieg die Erzeugung
auch in anderen Ländern. 1938 berichteten zwei italienische Autoren — DELL
ACQUA und SAVOJA — über 49 Vergiftungen mit 2 Todesfällen bei der Erzeugung,
BENASSI 1939 über einen weiteren Todesfall, FERRANTI über 2 Erkrankungen.
Ein Italiener (VESCE) und ein Deutscher (STÖRRING) berichteten 1939 über Erkrankungen von Personen, die Bleibenzin benützten oder Maschinen, die mit
Bleibenzin arbeiteten, zu reinigen hatten. Der Weltkrieg brachte eine ungeheure
Vermehrung der Erzeugung, so daß der US. Public Health Service über 2 Fälle
mit Delirien und 4 leichte Fälle berichtete und eine Warnung herausgab. In
England kamen beim Prüfen von Flugzeugmotoren drei vorübergehende Geistes-
störungen vor, in einer Fabrik leichtere Vergiftungen. Trotzdem dort die Asso-
ciated Ethyl Comp. Ltd. die Einhaltung bestimmter Vorsichtsmaßnahmen zur
Vorbedingung für die Lieferung von Bleitetraäthyl machte, und das Ministerium for
Fuel and Power durch Lizensierung den Gebrauch zu allgemeinen gewerblichen
Zwecken verhinderte, kamen vereinzelte Vergiftungsfälle vor, und zwar 4 Fälle
beim Prüfen von Vergasern. D. A. K. CASSELLS und E. C. DODDS (s. unten) berichten

über die in England vorgekommenen 25 Fälle mit 2 Todesfällen bei Tankreinigung. Auch aus Ägypten wurde 1945 über 18 Erkrankungen mit 6 Todesfällen berichtet (EL MAZNY), aus Frankreich von C. FEUILLET und M. HAMEL (1947) über einen Todesfall und mehrere Erkrankungen. In Italien ging eine Familie von 4 Personen dadurch zugrunde, daß der Vater die Betten und insbesondere die metallischen Bestandteile mit einem Insecticid behandelte, das er selbst unter Zuhilfenahme von Bleibenzin hergestellt hatte (D. CAVALAZZI 1946). Innerhalb einer Woche erkrankten und starben alle Familienmitglieder. Bei der Autopsie wurden kleine perivasculäre Blutungen gefunden und eine starke Blutfüllung der kleinsten Gehirngefäße, außerdem eine Degeneration der Leber. Alle untersuchten Organe zeigten eine beträchtliche Bleimenge.

Es ist selbstverständlich, daß die Gefährdung durch Tetraäthylblei eine größere ist als die durch Fluid und daß die Gefährdung durch Bleibenzin, das nur einen sehr geringen Perzentsatz von Tetraäthylblei enthält, eine viel geringere ist als die durch die beiden erstgenannten Stoffe, bei denen größte Vorsicht, Tragen von Gummischutzkleidern, Gasrespiratoren, ärztliche Überwachung notwendig sind. Aber auch durch Bleibenzin sind schwere Vergiftungen vorgekommen, insbesondere bei Personen, die Bleibenzintanks zu reinigen hatten. Ferner bei mißbräuchlicher Verwendung von Bleibenzin, z. B. als Reinigungsmittel für Kleider (L. BINI und G. BOLLEA 1947), zum Möbelpolieren (S. PASZKOWSKI 1948), als Brennmittel (A. E. ABRAHAM und J. A. BAIRD 1942). Auch in Deutschland kamen einige tödliche Vergiftungen vor, siehe später die Veröffentlichungen von STÖRRING und TÄGER (1940). Aus der einzigen in Italien bestehenden Bleitetraäthylfabrik berichten M. PEDINELLI und M. STRINGARI 1950 über einen leichten Fall. In den letzten Jahren kamen Berichte aus dem Fernen Osten; so berichtet der Inder SINGH (1949) über zwei schwere Fälle bei Arbeitern, die einen Tank reinigten, V. L. KAHAN (1950) über 6 Vergiftungen, darunter zwei tödliche von Indern, die in Persien Kannen mit Benzin füllten, das stark mit Tetraäthylblei versetzt war. Aus Deutschland wird aus der Nachkriegszeit über 8 Vergiftungen, darunter eine tödliche, berichtet, die beim Abtragen der Trümmer eines zerstörten Betriebes, der unter anderem auch Tetraäthylblei erzeugt hatte, sich ereigneten (P. FISCHER, K. MÜLLER).

Klinik. Tetraäthylblei teilt seine pharmakologischen Eigenschaften mit anderen organischen Bleiverbindungen, es ist aber die einzige Verbindung dieser Art, welche praktisch in Betracht kommt. Es ist in Wasser praktisch unlöslich, aber löslich in Alkohol und Aceton und mischt sich mit Fetten und Ölen, welch letztere Eigenschaft die Aufnahme durch die Haut und Lunge beschleunigt. Ich schließe mich hier und im folgenden den Ausführungen von W. F. MACHLE (1935) an: Die Aufnahme von Bleibenzin verursacht unmittelbar höchstens etwas Aufstoßen infolge seines süßlichen Geruches, während die Absorption von Trialkylverbindungen des Bleies mit Reizung der Schleimhäute einhergeht. Das Zeitintervall, in dem andere Erscheinungen auftreten, hängt von der aufgenommenen Menge ab, schwankt zwischen 1 und 4, selbst 12 Std. Den schweren Erscheinungen geht ein Prodromalstadium voran, das zwischen 18 Std bis 8 Tagen dauert. So traten in einem schweren Fall Symptome schon nach 1 Std auf und steigerten sich in 18 Std zu maniakalischen Anfällen, in einem leichten Falle dauerte es 11 Tage, ehe nach den Prodromalerscheinungen solche Anfälle auftraten.

Die Prodromalsymptome sind Unruhe, Reizbarkeit, Depression, Schlafstörungen mit schweren Träumen, Schlaflosigkeit, dann Aufgeregtheit, Kopfschmerzen, Reizbarkeit, Sehstörungen, Magenstörungen, Erbrechen, Diarrhoen, gesteigerte Reflexe. Der Puls ist verlangsamt (52—56), der Blutdruck herabgesetzt bis 80/40, selbst bis zu 53/36. Dann treten Schwäche, Muskelschmerzen, oft Zittern auf, die Temperatur ist oft auffallend niedrig (35,5⁰), manchmal mit plötzlicher Steigerung bis zu 41⁰ C. Dabei tritt Gewichtsverlust ein, bis zu 11 kg während des ganzen Krankheitsverlaufes.

Wenn die Exposition leicht und kurzdauernd war, mag es bei den erwähnten Erscheinungen sein Bewenden haben, wobei Schlaflosigkeit und Schwäche im Vordergrund stehen. Vollständige Wiederherstellung kann in 2—3 Wochen eintreten. Mittelschwere Fälle können in 6—10 Wochen wiederhergestellt sein.

In den schweren Fällen stehen psychische Störungen im Vordergrund, und man kann dabei die folgenden Typen unterscheiden: Delirien, Manien, Verwirrung, schizophrene Erscheinungen. Es können bei demselben Patienten diese Formen miteinander abwechseln, aber im allgemeinen bleibt jeder Kranke bei den Erscheinungen, die für ihn charakteristisch sind, offenbar abhängig von seiner normalen Geistesverfassung und nicht so sehr von der Schwere der Vergiftung.

Der *delirante Typus* unterscheidet sich nicht wesentlich von anderen Delirien. Der Kranke ist physisch schwach, offensichtlich krank, seine Stimmung ängstlich. Er ist vollständig desorientiert über seine Umgebung; häufig sind Halluzinationen vorhanden; er erkennt die umgebenden Personen nicht. Heftige plötzliche Schreckvorstellungen veranlassen ihn zu Fluchtversuchen. Trotz der großen Aufregung, in der sich der Patient befindet, ist der Puls unter 100, die Temperatur normal oder subnormal. Kurze tonische Zuckungen können vorkommen. Der Zustand dauert wenige Stunden bis zu 4—5 Tagen.

Der *manische Typus* unterscheidet sich oft nicht scharf von dem erstbesprochenen, wenn bei ihm Anfälle von manischen Delirien vorkommen. In anderen Fällen tritt der manische Charakter deutlich hervor: das Bewußtsein ist stärker getrübt, die Ideenflucht und die Halluzinationen erreichen einen hohen Grad.

Ein Zustand von *Verwirrtheit* kann den Attacken von Manie oder Delirien vorangehen, nachfolgen oder zwischen ihnen auftreten. Motorische Unruhe, Muskelzuckungen, übertriebene Reaktionen können vorkommen. Meist ist der Patient apathisch oder deprimiert und sich seiner Umgebung nicht bewußt oder gegen sie gleichgültig. Klare Intervalle von der Dauer weniger Minuten bis zu einigen Stunden mögen vorkommen. Bevor sich Delirien oder Manien entwickeln, tritt ein Stadium erhöhter Gereiztheit auf: motorische Unruhe, Schlaflosigkeit. Sie steigert sich während 3—8 Std, bevor das akute Delirium einsetzt.

Der *schizophrene Typus* kann anfangs ein ganz ähnliches Bild bieten wie die anderen erwähnten Formen, bis zur Zeit des Ausbruches akuter Gehirnsymptome. Die ersten Erscheinungen können an katatonische Aufregungszustände von Dementia praecox erinnern, mit vollständiger Schlaflosigkeit und Halluzinationen. In anderen Fällen waren sehr ausgesprochene Muskelschwäche, Muskelschmerzen und Krämpfe vorhanden.

In schweren Fällen können sich akute Herzerweiterung, Gehirnödem, Lungenödem entwickeln, die zum Tode führen, oder der Tod kann durch vollständige Erschöpfung eintreten. In anderen Fällen kann sich die Rekonvaleszenz 8 Wochen hinziehen, aber Dauerfolgen scheinen nicht zurückzubleiben (?).

Für die **Diagnose** bedeutungsvoll ist die relativ große Menge von Blei, die in Urin und Faeces noch Tage nach der Aufnahme gefunden wird. So enthielt in einem milden Falle der Urin 0,19 mg/l, in 8 anderen milden Fällen 5 Tage bis 2 Wochen nach der Aufnahme zwischen 0,24—0,34 mg/l, in schweren Fällen noch 8—15 Tage später 0,52—1,60 mg/l.

L. Bini und G. Bollea (1947) fanden bei der Autopsie von 2 Fällen starke Gehirnveränderungen, diffuse akute degenerative Veränderungen in fast allen Nervenzellen, besonders in der Rinde des Groß- und Kleinhirns, außerdem Herdstörungen in den Vierhügeln und am Boden des 4. Ventrikels, dazu Proliferation der Glia. In diesen Fällen konnte kein Blei im Gehirn gefunden werden.

D. A. K. Cassells und E. C. Dodds (1946) berichten über die in England vorgekommenen 25 Vergiftungsfälle durch Bleibenzin, darunter 4 sehr schwere und 2 tödliche, die sich nach Beendigung der Feindseligkeiten bei Reinigung der Tanks ereigneten. Ein 42jähriger Arbeiter begann mit Tankreinigung am 31. 10. Nach 2 Wochen Beschwerden, 29. 11. Geistesstörung, lärmend und gewalttätig, dann Krämpfe, Cyanose. Tod einige Monate nach Krankenhausaufnahme. Ein anderer Arbeiter begann am 2. 1. mit der Arbeit, fühlte sich am 9. 1. krank, kam nicht mehr zur Arbeit, 15. 1. hielt der Arzt die Beschwerden für neurasthenisch, am 23. 1. Tobsuchtsanfälle, keine Krämpfe, Tod. Die gewöhnlichen Bleivergiftungserscheinungen waren bei keinem der 25 Erkrankten vorhanden.

Ein etwas anderes Bild bieten die folgenden Fälle, bei denen es sich wahrscheinlich um eine Kombination von Wirkungen anorganischer Bleiverbindungen mit solchen von Bleitetraäthyl handelt.

E. Störring (1939) berichtet über 5 Fälle, von denen die 3 letzten leichter Art waren, während die 2 ersten ein sonst bei Bleibenzin nicht beobachtetes Bild zeigten. Der erste Kranke hatte Flugzeugmotoren nachzufüllen und auch zu reinigen, wozu er oftmals statt Waschbenzin Bleibenzin verwendete. Bald nach Beginn der Arbeit, Januar 1936, wurde er müde und unruhig, März 1936 bis Oktober 1937 traten in großen Zwischenräumen allgemeine Krämpfe mit Bewußtlosigkeit auf, insgesamt 4mal, daneben öftere Zuckungen im ganzen Körper oder den Extremitäten. Im Oktober 1937 wurde er zu anderer Arbeit versetzt, darauf Besserung. Bemerkenswert aber ist, daß noch Juli 1938 0,220 mg/100 cm³ Blei im Blute vorhanden waren. Ein anderer Arbeiter mit ähnlicher Beschäftigung vom Mai 1935 bis September 1936 litt öfters an Schwindelanfällen und Benommenheit. Vom Frühjahr 1936 ab verschlechterter Schlaf, er verlor 10 kg an Gewicht. Nach Aufgabe der Arbeit Besserung, aber Januar 1938 Krampfanfall mit Bewußtlosigkeit. H. Taeger (1940) bezweifelt, daß diese beiden Fälle durch Bleibenzin verursacht wurden, vielleicht durch andere organische Bleiprodukte oder unter Mitwirkung von Benzol oder Benzin, weil Bleibenzin nur akute Vergiftung hervorrufe, hier aber ein chronischer Einfluß vorliege. Es dürften Fälle echter Bleiencephalopathie sein, verursacht durch die Verbrennungsprodukte (anorganische Bleiverbindungen), die sich im „Motorenschlamm" finden.

E. Klier (1943) berichtet über „Schädigungen der Flugmotorenprüfstandsarbeiter". Es bleiben bei Verbrennung des Äthylfluids, das neben Bleitetraäthyl auch Äthyldibromid und Äthylendichlorid enthält, anorganische Verbrennungsprodukte des Blei, Bleioxyd, Bleibromid, Bleichlorid, Bleicarbonat zurück. 11 Arbeiter zeigten Bleisaum, 5 Koliken, also Erscheinungen, die zur sonst beobachteten Bleivergiftung gehören.

H. Waniek berichtet über einen Flugzeugmotorenschlosser, der mit Bleibenzin, aber auch seinen Verbrennungsprodukten, durch Jahre in Berührung kam. Er war an Ekzem erkrankt, nahm stark an Gewicht ab, erholte sich beim Aussetzen mit der Arbeit, nahm aber nach Rückkehr zur Arbeit wieder stark an Gewicht ab. Seit einem Jahr Kopfschmerzen, arbeitsunlustig, schlechter Schlaf, Erregbarkeit, Appetitlosigkeit, Abnahme 13 kg. In den letzten Monaten Verstärkung aller Beschwerden, vor 3 Wochen Kolik. Zur Zeit der Beobachtung Tremor, neurasthenische Beschwerden, ein wenig Bleisaum, Tüpfelzellen, Koproporphyrin vermehrt. Verfasser meint, es liege „Überlagerung einer chronischen Bleitetraäthylvergiftung durch eine Bleivergiftung" vor.

Es ist bemerkenswert, daß Machle und die anderen Amerikaner nur akute Fälle von Erkrankungen durch Tetraäthylblei erwähnen. Es ist aber zu bedenken, daß sie nur Arbeiter beobachteten, die mit der Erzeugung von Tetraäthylblei, seiner Mischung und Verteilung zu tun hatten, die aber mit anorganischen Bleiverbindungen überhaupt nicht in Berührung kamen, während die deutschen Autoren Arbeiter beobachteten, die mit Bleibenzin, vor allem aber bei der Reinigung der Flugmotoren mit dessen Verbrennungsprodukten zu tun hatten. Dazu kommt noch, daß in USA. bei Fehlen einer obligatorischen Krankenversicherung, bei Fehlen einer polizeilichen Meldepflicht bei Aufenthaltswechsel, bei dem häufigen Ortswechsel der Arbeiter es viel schwieriger ist, Kunde von Spätfolgen, von in größeren Zwischenräumen auftretenden Anfällen zu erhalten.

Behandlung der Bleivergiftung. Über Behandlung der einzelnen klinischen Bilder ist bei jedem dieser Symptomenkomplexe gesprochen worden. Es soll hier noch einiges über Behandlung der Vergiftung als solcher gesagt werden. J. C. Aub, L. T. Fairhall, A. S. Minot und P. Reznikoff haben in ihrem epochemachenden Werk „Leadpoisoning" (Baltimore 1926) die Wege des Bleies im Organismus klargelegt. Bei Aufnahme durch den Verdauungstrakt gelangt das Blei durch das Pfortaderblut in die Leber, wo es zunächst zurückgehalten wird, bei Aufnahme durch den Atmungstrakt kommt der größte Teil direkt in den allgemeinen Kreislauf, und dieses im Körper kreisende Blei ruft, wie schon Straub und Erlenmeier behaupteten (1911—1914), die verschiedenen klinischen Erscheinungen hervor. Es wird dann in immer größerer Menge in den Knochen gespeichert und ist, solange es dort gespeichert ist, harmlos. Die obengenannten Amerikaner haben gezeigt, daß ein enger Zusammenhang zwischen dem Calcium- und dem Bleistoffwechsel besteht, daß erhöhte Calciumzufuhr die Bleispeicherung beschleunigt. Solange Vergiftungserscheinungen vorhanden sind, soll daher Calcium zugeführt werden. Aub und Mitarbeiter empfahlen während der Kolik intravenöse Injektionen von Calciumchlorid (15 cm³ einer 5%-Lösung) — doch tut Calciumgluconat Sandoz (10 cm³ einer 10%igen sterilen Lösung) dieselbe Wirkung — und dann eine leichte Diät mit viel Milch und 2 g Calciumlactat täglich, um die „Ablagerung" des Bleies in den Knochen zu befördern. Sind die akuten Erscheinungen der Vergiftung geschwunden, dann sollen nach diesen Autoren Mittel gegeben werden, um die Ausscheidung des Bleies aus dem Körper zu beschleunigen („deleading"). Es soll Phosphorsäure gegeben werden, Ammoniumchlorid, Natriumbicarbonat (20—40 g täglich), ferner eine Diät ohne Milch, ohne Eier und grünes Gemüse.

Betrachten wir die Behandlung der beiden Stadien getrennt, so hat Aub später das außerordentlich rasche, fast momentane Abklingen der Kolikschmerzen nach Injektion von Calciumgluconat nicht auf beschleunigten Abtransport des Bleies aus der Zirkulation in die Knochen zurückgeführt, sondern auf die krampflösende Wirkung des Calciums auf die Darmmuskulatur. Mit dieser Änderung der Auffassung ist aber nichts gegen die Wirkung des Calciums zur Entfernung des Bleies aus dem Kreislauf gesagt, eine Anschauung Aubs und seiner Mitarbeiter, die durch die Veröffentlichungen von Tompsett und Chalmers (1939), B. Behrens und A. Baumann (1934) u. a. bestätigt wurde.

Aber bald wurde von verschiedenen Verfassern (R. L. Grant, H. P. Calvary, E. P. Lang 1938; Tompsett 1939; D. H. Shelling 1932/33) darauf hingewiesen, daß auch der Phosphor eine große Rolle spiele, daß eine phosphorreiche und calciumarme Diät die Speicherung des Bleies mehr begünstige als eine phosphorarme und calciumreiche. A. E. Sobel, H. Yuska, D. D. Peters, B. Kramer (1940) kommen zu dem Schluß, daß „die Bleiablagerung geregelt wird durch ein besonderes System, das denselben Gesetzen folgt wie die Calciumablagerung, aber nicht notwendig mit ihm identisch ist. Die Wirkung des Calcium auf die Bleiablagerung ist im wesentlichen im Wettstreit mit ihr, weil es die Tendenz hat, den Phosphor zu entfernen, der für die Bleiablagerung verfügbar ist." Ähnliches sagt D. H. Shelling, der hinzufügt: Die Ablagerung von Calciumphosphaten oder von anderen unlöslichen Phosphaten (wie den Bleiphosphaten) kann nur erfolgen, wenn die Phosphormenge die für die Ablagerung notwendige Größe hat. Glücklicherweise enthält die Diät meist adäquate Mengen von Phosphor. Aub empfiehlt Milch, die auch viel Phosphor enthält — aber andere schreiben große Mengen von Calciumsalzen vor, ohne den Phosphor zu berücksichtigen.

Nach all dem scheint mir — wie ich hinzufügen will — die seit vielen Jahrzehnten prophylaktisch geübte Verabreichung von Milch an Bleiarbeiter wegen ihres Gehaltes an Calcium und Phosphor vollkommen gerechtfertigt.

Ich möchte aber, was Änderungen der Diät zu therapeutischen Zwecken anbelangt, zunächst auf die Warnung Taegers (1937) hinweisen, daß jede Änderung des Mineralstoffwechselgleichgewichtes mit größter Vorsicht und Genauigkeit durchgeführt werden muß, jede brüske Aciditätsveränderung wäre zu vermeiden, sie darf nicht durch plötzliche Verabreichung massiver Dosen, sondern muß durch langsame Änderung herbeigeführt werden.

Selbstverständlich muß die Therapie nach den gegebenen Vorschriften angewendet werden. Die Folgen der angewandten und sonst empfohlener Medikamente sind nicht abzusehen, wenn sie in ganz anderer als der empfohlenen Menge und Art gegeben werden. J. Gray und J. Greenfeld (1939) gaben Patienten durch Wochen täglich die oben angegebene Calciumgluconatmenge intravenös, anderen abwechselnd Injektionen, große Mengen von Calciumlactat, Ammoniumchlorid. Solches willkürliche, sinnlose Herumfuhrwerken mit Medikamenten muß natürlich zu üblen Folgen führen. Vier der Patienten erkrankten schließlich an schwerer Hand- und Armlähmung. Dies beweist natürlich nichts gegen die von den früher erwähnten Autoren vorgeschlagene Therapie.

Was das „Entbleien" anbelangt, so ist es sicher, daß man zur Ausschwemmung von Blei aus den Knochendepots durch Medikamente beitragen kann. Aub und Mitarbeiter empfehlen nach Abklingen der akuten Erscheinungen ein Entbleien durch die Anwendung der oben angegebenen Mittel neben einer kalkarmen Diät. So soll die Ausschwemmung des Bleies aus den Knochen und damit seine Ausscheidung aus dem Körper herbeigeführt werden.

Daß in den Knochen sich erhebliche Mengen von Blei anhäufen können, ist zweifellos richtig. Um nur ein Beispiel anzuführen, war nach V. A. Gant der Bleigehalt von Sternum und Rippen bei 5 normalen alten Leuten im Durchschnitt 1,350 mg/100 g Knochen, die höchste Menge 2,025 mg; unter 21 erwachsenen Personen mit chronischer Bleivergiftung im Durchschnitt 5,47 mg/100 g; die größte Menge (bei einem Bleiweißarbeiter) 20,56 mg/100 g Knochen.

Es ist auch zweifellos richtig, daß bei besonderen Umständen, bei fieberhaften Erkrankungen, weitgehenden Änderungen im Stoffwechsel, noch Jahre nach der Bleiaufnahme es zu Rezidiven der Bleivergiftung kommen kann. Das sind aber zweifellos größte Seltenheiten. Ich selbst habe unter einigen Tausenden von Bleivergiftungen nur 2mal Rezidive gesehen, in der Literatur konnte ich nur 12 Berichte über Rezidive finden. Das läßt die „Entbleiung" keineswegs als unbedingt notwendig oder auch nur als wichtig erscheinen. Nun bildet aber einerseits jede Ausschwemmung, auch eine willkürlich herbeigeführte, eine gewisse Gefährdung, da wir es doch nicht in der Hand haben, mit welcher Schnelligkeit die Bleilager auf unsere Medikamente reagieren, andererseits haben wir gar keine Bürgschaft dafür, daß nicht Bleilager zurückbleiben, die später bei gegebener Gelegenheit mobilisiert werden und Schaden tun. Deshalb scheint mir die Durchführung einer Entbleiung im allgemeinen nicht angebracht. Über Entbleiung bei Bleilähmung siehe S. 68.

Der Vollständigkeit halber sei schließlich erwähnt, daß natürlich auch die Anwendung von Vitaminen in der Therapie der menschlichen Bleivergiftung sowohl als auch im Tierexperiment versucht wurde, und zwar wurden Vitamin C (Ascorbinsäure) und Vitamin D (Viosterol) gegeben. Nach Sobel und Mitarbeitern (1938) hat das letztere zu einem erhöhten Bleigehalt von Blut und Knochen geführt; bei erhöhter Ascorbinsäureaufnahme wollen Pillemer und Mitarbeiter (1940) im Tierexperiment geringere Bleivergiftungserscheinungen gesehen haben als bei niedriger. Bei einem Kinde mit Blei-Gehirnsymptomen gaben A. Dannenberg und Mitarbeiter (1940) große Mengen Ascorbinsäure ohne Erfolg.

Natürlich werden auch immer neue Medikamente versucht. S. S. KETY und
T. V. LETONOFF (1943) haben eine Behandlung durch Natriumcitrat empfohlen,
weil es in verdünnter Lösung tertiäres Bleiphosphat, die Form, in der Blei im
Knochen abgelagert wird, löst. Sie berichten über vermehrte Bleiausscheidung
durch den Urin und verringerten Bleigehalt des Blutes bei so behandelten
Bleikranken. Scheint uns zwar die theoretische Grundlage, die Nützlichkeit rascher
Entfernung des Bleies aus dem Körper Vergifteter keineswegs gesichert, so machen
doch einzelne der von den genannten Autoren wiedergegebenen Krankengeschichten den Eindruck einer günstigen Wirkung des Mittels, so in einem Fall plötzliches Aufhören der Kolik, in andern eine erstaunlich rasche Besserung der Lähmungen. Es waren 4 oder 5 g Natriumcitrat, gelöst in 30 g Wasser, per os 3—4mal
täglich gegeben worden, in anderen Fällen 50 cm³ einer 2,5% Lösung intravenös.
Die Verabreichung per os wurde durch 2—3 Wochen fortgesetzt. L. HARDY,
R. C. BISHOP, CL. C. MALOOF (1951) erreichten mit derselben Behandlung keine
beschleunigte Bleiausscheidung im Urin. Ihre therapeutischen Erfolge sind auch
keineswegs so überzeugend; ebenso nicht die von D. O. SHIELS, W. C. THOMAS,
G. R. PALMER (1950) berichteten Fälle, in denen die Behandlung sehr lange Zeit
fortgesetzt wurde. Doch scheint die Behandlung mit Natriumcitrat jedenfalls
weiterer Nachprüfung wert.

E. H. HESSE und W. FLÖTER (1951) behandelten Bleivergiftung mit Folsäure.
Der Verlauf war kein anderer als der von unbehandelten oder rein symptomatisch
behandelten Fällen.

Verschiedene Versuche wurden mit der Behandlung durch BAL gemacht.
H. W. RYDER, J. CHOLAK und R. A. KEHOE (1942) haben festgestellt, daß die
Bleiausscheidung durch den Urin durch Verabreichung von BAL erhöht wurde.
Es sei aber bis jetzt nicht möglich gewesen, den klinischen Verlauf der Bleiver-
giftung dadurch abzukürzen.

P. BADSTRUP und MADSEN (1950) berichten über zwei akute Fälle, bei denen
durch Verabreichung von BAL verstärkte Bleiausscheidung durch den Urin eintrat und meinen, daß diese Mobilisierung des Bleies die Vergiftungserscheinungen
nicht verschlechtert zu haben scheint. H. ST. MATHISEN (1950) hat 4 Fälle behandelt: 2,5 mg 4mal am 1. Tag, 2mal an den folgenden 6—8 Tagen. Die im
Urin ausgeschiedene Menge stieg während der Behandlung. Sie kommen zu dem
Schlusse, daß deshalb BAL als diagnostischer Behelf wertvoll sei. Über die zahl-
reichsten eigenen Erfahrungen mit der Verwendung von BAL berichten VIGLIANI
und ZURLO (1951). Sie haben 14 frische Koliken mit BAL behandelt und 13 Fälle,
die wenige Tage oder Wochen vorher an Bleikolik gelitten hatten. Nach der
Injektion von BAL trat Anstieg des Bleigehaltes des Urins auf, der in 1—2 Std
sein Maximum erreichte, zugleich sank der Bleigehalt des Blutes und erreichte
sein Minimum 8—10 Std nach der Injektion. Wurden eine Anzahl von Injektionen
gegeben, so zeigte sich das Ansteigen des Bleies im Urin, das Absinken im Blut
in den ersten wenigen Tagen, aber die BAL-Wirkung wurde immer geringer;
nach Aufhören der BAL-Verwendung kehrten beide zu ihrem früheren Stand
zurück. Es können aber auch unerwünschte Folgen auftreten, Koliken können
verstärkt werden oder sie können, wenn BAL später gegeben wird, wieder auftreten. In einem Falle von Kolik erzeugten zwei Injektionen, mit Zwischenraum
von 7 Std gegeben, für 16 Std vollständige Anurie und für 3 Tage encephalitische
Erscheinungen. In einer späteren Arbeit (1953) spricht sich VIGLIANI dahin
aus, daß sich vom klinischen Standpunkt aus das BAL als ein efährliches Mittel
erwiesen habe, insbesondere bei der Kolik. — Anders aber scheint es sich bei
der Encephalopathie von Kleinkindern zu verhalten. So berichten DEANE und
Mitarbeiter aus dem Universitätskrankenhaus in Baltimore, daß von 38 1931

bis 1948 mit verschiedenen anderen Mitteln behandelten Kleinkindern, die an Bleiencephalopathie litten, 10 starben, von den 1948—1951 mit BAL behandelten 16 solchen Kleinkindern nur eines. Auch GIANNATTASIO und Mitarbeiter (Kings Conuty Hospital Brooklyn, Boston) glauben bei 3 Kleinkindern einen günstigen Erfolg gesehen zu haben.

Fassen wir die in der Literatur vorhandenen Angaben zusammen, so müssen wir zu dem Schlusse kommen, daß bisher nur bei der Encephalopathie von Kleinkindern ein Nutzen durch BAL-Behandlung festgestellt werden konnte, daß aber bei Erwachsenen und bei anderen Formen der Bleivergiftung bisher von keinem Autor ein klarer Nutzen des BAL beobachtet wurde.

In neuester Zeit wurden vielfache Versuche mit Äthylendiaminotetra-essig-säure, EDTA, das auch unter den Namen Versen, Sequestren und Nullapon verkauft wird, und mit Dinatriumcalciumäthylendiaminotetraacetat, Ca-EDTA, durchgeführt, vor allem mit diesem letzteren, das sowohl intravenös als auch per os gegen Bleivergiftung gegeben wurde. Die Sache wurde eifrig studiert, auch eine Konferenz darüber in Boston abgehalten. Allgemein wurde sehr ver-stärkte Bleiausscheidung im Urin festgestellt. Aber es hat wohl R. RUOTOLO recht, wenn er sagt, daß die Mobilisierung des Bleies aus leicht zugänglichen Depots im Körper erfolgt, aber noch sehr erhebliche Mengen selbst in unmittel-barer Nähe dieser Depots liegenbleiben. Es wird zwar auch über bei Menschen versuchte Behandlung berichtet — der obengenannte Autor gibt intravenös 0,1 g Caversenat für je 13,6 kg Körpergewicht durch 1—7 Tage, oder per os 0,5 g — und stets wird die stark gesteigerte Bleiausfuhr im Urin betont — aber relativ wenig wird über die erzielte Besserung berichtet. Nur nach COTTER (4 Fälle) trat rasch Symptomfreiheit und Wohlbefinden ein; nach SIDBURY und Mitarbeitern trat rasch Erleichterung ein. Nach FORMAN und Mitarbeitern trat von 8 Patienten bei 4˙Kindern deutliche Erleichterung ein, nach HARDY (3 Patienten) keine Erleichterung. Vielleicht, daß auch hier die kindliche Ence-phalopathie, ebenso wie dem BAL gegenüber, besser reagiert. Es wird noch viel-facher und gründlicher Erprobung bedürfen, ehe man über die Wirkung dieser Medikamentengruppe Klarheit gewinnt.

Quecksilber.

Vorkommen gewerblicher Vergiftung. Quecksilbergewinnung und -verwendung haben in den letzten Jahrzehnten fast ständig zugenommen. Die Weltproduk-tion betrug in metrischen Tonnen im Jahre 1913 4072, 1929 5190, 1943 8200 (Maximum während des Weltkrieges), 1947 4980. LAYET zählt 1894 24 Berufe auf, deren Angehörige der Quecksilbervergiftung ausgesetzt sind. Unter diesen aber vermissen wir die Hebammen und Ärzte (infolge Waschungen mit Sublimat!), die Zahnärzte (Verwendung von Amalgam zur Zahnfüllung!), die Erzeuger ver-schiedener elektrischer Geräte. Dazu kamen noch in neuester Zeit die Erzeugung und Verwendung organischer Quecksilberverbindungen als Saatbeizen, d. h. zur Tötung von Getreide- und andere Samen schädigenden Pilzen. Kurz, die Zahl der dem Quecksilber ausgesetzten Berufe ist heute eine viel größere als früher.

Quecksilberbergwerke und -hütten. Die Hauptgewinnungsstätten von Queck-silber sind heute Almaden (Spanien), Idria (früher Österreich, dann Italien, jetzt Jugoslawien), Monte Amiato (Italien, Toskana), ferner in den USA. New Almaden und New Idria, beide in Kalifornien, und Bergwerke in Texas, Nevada, Oregon, ferner in Rußland unter anderen Nikitowska. Auch finden sich kleine Quecksilberbergwerke an verschiedenen Orten in den Alpen, im Böhmerwald, in Bosnien. Das in allen Quecksilberbergwerken, vor allem den europäischen, hauptsächlich gewonnene Quecksilbererz ist Zinnober HgS, das unlöslich und daher ungiftig ist. Die Bergarbeiter sind vor allem dadurch gefährdet, daß sich Tropfen reinen metallischen Quecksilbers zwischen dem Zinnober finden und in manchen Gruben auch durch die neben dem Zinnober vorhandenen anderen Quecksilbererze. In größeren Mengen ist das freie Quecksilber nur in den kalifornischen Bergwerken vorhanden und dort war, als diese Gruben zur Zeit des ersten Weltkrieges stark abgebaut wurden, die Zahl und die Schnelligkeit des Auftretens der Vergiftungen sehr groß. Es waren nach A. HAMILTON (1924) 17 Quecksilberbergwerke, davon 11 in Kalifornien, 3 in Texas, 2 in Nevada, 1 in Oregon. 95% der Erze sind Zinnober und eine schwarze Modifikation desselben, der Rest andere Verbindungen: Monochlorid, Jodid. Relativ viel freies Quecksilber ist auch in Almaden vorhanden; infolgedessen ist auch dort die Gefährdung der Bergleute eine große, in Idria ist sie eine mäßige, in Monte Amiato kommen Vergiftungen unter den Bergarbeitern nicht vor.

Sehr viel größer als im Bergwerk ist die Gefährdung der Arbeiter in der Hütte. Der Quecksilbergehalt der gewonnenen Erze ist, da diese in anderen Mineralien eingesprengt sind, meist gering: 0,4—0,8%, in Almaden 8%. Die Gewinnung des Quecksilbers erfolgt in der Weise, daß das Erz durch Rösten in Hg und SO_2 zerlegt wird, wobei das Quecksilber verdampft und dann durch Kondensationsvorrichtungen verflüssigt wird. Daß diese Anlagen ganz besonders sorgfältig konstruiert sein müssen, um Entweichen der Quecksilberdämpfe zu verhüten, ist leicht einzusehen. Über die Konstruktion der Öfen, der Kondensationsanlagen und die dadurch erzielten Erfolge s. TELEKY: ,,Die gewerbliche Quecksilbervergiftung", Berlin: Polytechnische Buchhandlung A. Seydel 1912; ferner BAADER und HOLSTEIN: ,,Das Quecksilber und die gewerbliche Quecksilbervergiftung", Berlin 1933 und J. HRIBERNIK: Arhiv za Higijenu Rada 1, 291 (1950).

In Deutschland wird nach BAADER und HOLSTEIN Quecksilber nur in kleinen Mengen als Nebenprodukt bei der Verhüttung quecksilberhaltiger sulfidischer Zink- und Silbererze gewonnen. Auch Schwefelsäurefabriken liefern durch Ausbeutung des Flugstaubes und des Bleikammerschlammes einige Tonnen Quecksilber. Auch wurde 1934/35 ein neuer Bergbauversuch in Obermorschel (Rheinpfalz) gemacht.

Eine *Verwendung* metallischen Quecksilbers im Bergbau findet mancherorts bei der Gold- und Silbergewinnung aus Erzen statt. Dem fein zerkleinerten Gestein wird Quecksilber beigesetzt, das mit dem vorhandenen freien Gold Amalgam bildet. Aus diesem wird dann durch Rösten das Gold gewonnen. Auch zur Silbergewinnung wurde früher dieses Verfahren verwendet. Zu Anfang dieses Jahrhunderts war das Amalgamverfahren zur Goldgewinnung noch in Böhmen, Siebenbürgen, zeitweise auch in den Alpenländern in Gebrauch.

Die Verwendung metallischen Quecksilbers *in der Industrie* ist in den letzten Jahrzenten stark zurückgegangen.

Feuervergoldung. Es wird ein Amalgam bereitet, indem man kleine Stückchen von feinem Gold unter Zusatz der 8—15fachen Menge Quecksilber erhitzt. Das so gebildete Amalgam wird dann wie eine Farbe auf den zu vergoldenden Gegenstand aufgetragen; dieser wird dann erhitzt, wobei das Quecksilber verdampft und das Gold zurückbleibt. Dieser Prozeß, der vielfach zu akuter Quecksilbervergiftung führte, wird vielleicht auch heute noch bei Gegenständen, deren Vergoldung möglichst wetterfest sein soll (Kirchturmdächer, Blitzableiterspitzen, Uniformknöpfe) verwendet. Sonst ist er ganz durch das galvanische Vergolden verdrängt. Ich selbst sah im 1. Jahrzehnt dieses Jahrhunderts eine größere Anzahl von Quecksilbervergiftungen unter Feuervergoldern, doch — wie ausdrücklich bemerkt sei — nur akute Formen, ganz im Vordergrunde stehend die Erscheinungen von seiten des Mundes und des Verdauungstraktes. Schwere chronische Formen kamen nicht zur Entwicklung, da kein Arbeiter diese gefährliche Tätigkeit durch längere Zeit kontinuierlich verrichtet.

Spiegelerzeugung. Der Quecksilberbelag scheint um 1500 erfunden worden zu sein, war vom 16.—19. Jahrhundert das einzige zur Spiegelerzeugung verwendete Verfahren. Der Belegtisch wurde mit einer Zinnfolie bedeckt, über diese wurde Quecksilber gegossen. So bildete sich eine dünne Schicht von Quecksilberamalgam. Dann wurde die Glasplatte daraufgelegt und fest angepreßt, so daß das Amalgam am Glase haftete. Hauptzentrale der Spiegelerzeugung in Deutschland war Fürth. Durch die 1843 von DRAYTON erfundene, von LIEBIG u. a. verbesserte Silberspiegelerzeugung, wobei aus einer Silbernitratlösung durch Einwirkung reduzierender Stoffe metallisches Silber auf dem Glas niedergeschlagen wird, ist heute die Quecksilberspiegelerzeugung nahezu vollständig verschwunden, wozu die strengen behördlichen Vorschriften zur Verhütung der Quecksilbervergiftung sehr wesentlich beigetragen haben. Nur Spiegel für besondere Zwecke: astronomische Fernrohre u. dgl. werden heute noch als Quecksilberspiegel hergestellt. Eine mögliche Gefahrenquelle aber ist auch heute noch das Abkratzen der Beläge von alten Quecksilberspiegeln.

Als ein weiterer Beruf, der in früheren Jahren nicht selten Anlaß zur Quecksilbervergiftung gab, sei der der *Heilgehilfen* genannt, die bei Syphiliskranken die Einreibung mit grauer Salbe vornahmen zu der Zeit, da die Syphilistherapie nahezu ausschließlich aus Einreibung mit grauer Salbe bestand.

Auf die Gefährlichkeit der Amalgame in der *Zahnheilkunde* hat STOCK (1926) energisch hingewiesen. Das Kupferamalgam scheint dank seiner Bemühungen aus der Zahnheilkunde verschwunden zu sein. Auch die Silberamalgame geben Quecksilberdämpfe ab und können bei ihrer Bereitung durch die Aufnahme durch die Haut die Zahnärzte und deren Gehilfen schädigen, die aber heute mit viel größerer Vorsicht vorgehen als noch vor 3 Jahrzehnten.

Weitgehend unverändert durch die Entwicklung der Technik ist die *Barometer- und Thermometererzeugung* geblieben. Hier wie bei vielen anderen Arbeiten mit .Quecksilber besteht die Hauptgefährdung in dem auf dem Arbeitsplatz, dem Arbeitstisch und dem Boden des Arbeitsraumes verstreuten Quecksilber, daneben auch in den beim Reinigen des Quecksilbers durch Destillation entweichenden Dämpfen. Über solche ganz akute 11 Fälle berichtet A. ROSS-SMITH (1947).

Über leichte Fälle unter mit der Thermometererzeugung beschäftigten Arbeitern berichten BUCKELL und Mitarbeiter (1946).

Bei der Herstellung von Glühlampen und Röntgenröhren wurde früher in weitem Umfange die TÖPLERsche, vor allem aber die SPRENGELsche Quecksilber-Luftpumpe verwendet, deren Quecksilber in dünnen Glasröhrchen zirkulierte, durch deren häufiges Brechen Quecksilber auf dem Fußboden verstreut wurde. Heute sind diese Pumpen weitgehend durch andere, ohne Quecksilber arbeitende ersetzt.

Quecksilber findet aber noch ausgedehnte Verwendung in zahlreichen Apparaten — so in den Quecksilberlampen, -gleichrichtern, -umschaltern, -manometern, auch in Elektrizitätszählern, ferner als Sperrflüssigkeit und als Dichtungsmittel. Über die Verwendung von Quecksilber zur Herstellung sehr kleiner (Trockenbatterien während des zweiten Weltkrieges berichtet M. R. MAYERS 1949).

Bei der Herstellung von Stäben und Drähten aus Wolfram und Molybdän wird in manchen Betrieben zur Herstellung elektrischen Kontakts Quecksilber gebraucht. L. LEWIS (1945) berichtet über so entstandene Quecksilbervergiftung: nach Arbeit von 5—10 Monaten traten bei einigen Arbeitern Gingivitis und Tremor auf.

Laboratoriumsarbeiter sind durch Verwendung quecksilberhaltiger Apparate und durch Verwendung von Quecksilber zu verschiedenen Zwecken gefährdet. Es ist vor allem STOCKs Verdienst, auf diese Gefahren hingewiesen zu haben. Auf welche merkwürdige Weise mitunter im Laboratorium Quecksilbervergiftungen zustande kommen, zeigen die Veröffentlichungen von TH. M. CARPENTER und F. G. BENEDICT (1919) und E. H. CRISTENSEN und Mitarbeitern (1937), die über Vergiftungen von Versuchspersonen in Respirationskammern berichten, die mit Quecksilberventilen versehen waren. Die Hauptgefahrenquelle oder wenigstens eine der Hauptgefahrenquellen für Laboratoriumsarbeiter ist auch das heute noch auf den Arbeitstischen und dem Fußboden verstreute Quecksilber. Eine große Rolle spielt da die Eigenschaft des Quecksilbers, beim Herabfallen sich in zahlreiche kleinste Kügelchen aufzulösen, die infolge ihrer Schwere dann in die tiefsten Gründe feiner Spalten und Ritzen eindringen. Das Metall findet sich dann öfters kiloweise unter den Dielen der Fußböden (STOCK).

Sehr verbreitet war und ist wohl auch heute noch die Gefährdung durch *Quecksilbernitrat in der Hasenhaar- und Hutindustrie*. Während Wolle sich leicht verfilzt und so mit nur geringer Vorbehandlung in der Hut- und Filzindustrie verwendet werden kann, müssen Hasen- und Kaninchenfelle — die das Material für die leichten und feinen Hüte liefern — nachdem sie gereinigt und vorbearbeitet sind, erst mit einer Beize bearbeitet werden, die das Oberhäutchen des Haares teilweise zerstört und so die Oberfläche des Haares aufrauht, so daß nun die Haare unter Einfluß von heißem Wasser und entsprechendem Druck fest aneinander haften, miteinander verfilzt werden. Als geeignetste Beize wurde die Quecksilberbeize angeblich in Frankreich schon zu Beginn des 17. Jahrhunderts angewendet und verbreitete sich von dort aus über ganz Europa. Die Bildung der Beize erfolgt nach der Formel $8 HNO_3 + 3 Hg = 3 Hg(NO_3)_2 + 4 H_2O + 2 NO$. Es ist also vor allem salpetersaures Quecksilber, das zur Wirkung kommt. Die Behandlung der Felle mit der Beize erfolgte früher in der Werkstätte der Hutmacher durch herumziehende „Hasenhaarschneider" oder in diesen Werkstätten und Fabriken durch besondere Arbeiter. Nachdem die Beize auf den Fellen getrocknet war, wurden die Felle von Hand oder mit der Maschine geschoren. Manche Hutfabriken kaufen die bereits behandelten Haare von auswärts und stellen daraus die Hüte her. Gefährdet sind alle diese „Hasenhaarschneider" und die Hutmacher selbst durch den quecksilberhaltigen Staub, aber auch durch die Berührung mit quecksilberhaltigem Material. In den Jahren 1935—1940 sind vom US. Public Health Service zusammen mit dem Gesundheits-Department des Staates Connecticut Untersuchungen über das Hasenhaarschneiden durchgeführt worden [NEAL, JONES und Mitarbeiter (1937) und NEAL, FLINN und Mitarbeiter (1941)]. Auf Grund dieser Untersuchungen hat der letztgenannte Staat 1941 ein Verbot der Verwendung von Quecksilberbeize und der Verarbeitung so gebeizten Materials erlassen, dessen Durchführung periodisch kontrolliert wird. Auch 30 andere Staaten der USA. haben ein solches Verbot erlassen (A. HAMILTON und H. L. HARDY 1949). In den europäischen Ländern wird seit 1815 immer wieder versucht, quecksilberfreie Beizen zur Verwendung zu bringen; bis vor ungefähr 2 Jahrzehnten war der Erfolg gering. In Deutschland hat 1930 H. GERBIS auf ein quecksilberfreies Verfahren des Chemikers und Hutfabrikanten E. BÖHM aufmerksam gemacht. Wie weit es inzwischen in Europa und in Amerika tatsächlich zum Ersatz der quecksilberhaltigen durch quecksilberfreie Beizen kam, vermag ich nicht festzustellen. Doch scheint in Italien die Erzeugung der Filzhüte mittels der Quecksilberbeize noch allgemein verbreitet. BALDI und Mitarbeiter berichten, daß 1942—1952 in mehreren großen italienischen Filzhutfabriken über 300 Fälle von Quecksilbervergiftung vorgekommen seien, von denen ein Drittel zu dauernder Arbeitsunfähigkeit führte. Die Erkrankungen traten stets epidemisch auf. Luftuntersuchungen zeigten, daß, wo schwere Erkrankungen auftraten, der Quecksilbergehalt der Luft mehr als 0,5—1 mg/m^3, selbst bis zu 2—3 mg/m^3 betrug. Die klinischen Erscheinungen waren die auch sonst beobachteten; in manchen Fällen waren die psychischen Erscheinungen besonders schwer. Es scheinen hysterische Zustände sich in das klinische Bild der Quecksilbervergiftung gemengt zu haben.

Eine andere Quecksilberverbindung, der gewerblich und auch in der Medizin große Bedeutung zukommt, ist das *Sublimat* HgCl$_2$. Es wird verwendet in der Kattundruckerei, der Photographie, zum Stahlätzen und -brünieren, als Masse für Trockenelemente, Akkumulatoren, als Desinfektionsmittel, gegen Ungeziefer und zum Konservieren von Holz. KOELSCH beobachtete chronische Quecksilbervergiftung bei mit Verpacken von Sublimat beschäftigten Personen, Schwärzen der Zähne, vor allem aber Hautschädigungen (Ekzeme und Geschwüre). Die Verwendung von Sublimat in der Heilkunde hat wiederholt zu Schädigungen von Ärzten, Schwestern, Hebammen geführt, insbesondere zu schweren Hautschädigungen bei Personen, die allergisch geworden waren. An Stelle von Sublimat wird in der Medizin jetzt vielfach Quecksilberoxycyanat verwendet, das aber dieselben Schädigungen hervorrufen kann. Erwähnt sei auch, daß zur Anfertigung von Fingerabdrücken in England und USA. ein quecksilberhaltiges Papier verwendet wird. Von 32 damit beschäftigten Polizeiangestellten hatten 7 Tremor, 3 Zeichen von Erethismus (J. N. AGATE und M. BUCKELT 1949).

Eine weitere Quelle von Quecksilbervergiftungen ist auch die Verwendung von Quecksilbersalzen als Katalysator, so die Verwendung von Mercurisulfat in der Acetaldehydgewinnung zum Erhalt von Rohessig.

Betont muß werden, daß an den Kleidern von Quecksilberarbeitern haftendes Quecksilber wiederholt Anlaß zu *Vergiftungen der Familienangehörigen* der Arbeiter gegeben hat, so von Kindern, die mit dem Quecksilber verarbeitenden Vater im selben Bett schliefen, von Frauen, die die Kleider der Arbeiter reinigten.

Die *Aufnahme* des Quecksilbers in den Körper erfolgt vor allem durch die Einatmung von Dämpfen, aber auch durch die von quecksilberhaltigem Staub. Auch durch die Haut wird Quecksilber aufgenommen. Das Metall verdampft schon bei gewöhnlicher Temperatur, und seine Verdampfungsfähigkeit nimmt mit steigender Temperatur rasch zu. Der Höchstgehalt der Luft an Quecksilber beträgt z. B. (nach FLURY-ZERNIK 1931) bei 20^0 C 0,0152 mg/l, bei 40^0 C 0,0700 mg/l.

Es sei hier zunächst **das klinische Bild der durch metallisches Quecksilber und durch anorganische Quecksilberverbindungen hervorgerufenen Vergiftungen** besprochen. Die Wirkung organischer Quecksilberverbindungen, die ein anderes klinisches Bild hervorrufen, sei später erörtert. Ganz akute Vergiftungen, wie sie z. B. durch Aufnahme von Quecksilbersalzen durch den Verdauungstrakt entstehen können, kommen als gewerbliche Vergiftung heute kaum je vor. Ihre Erscheinungen sind Speichelfluß, Stomatitis, Diarrhoen, blutige Stühle, zunächst reichliche Harnabsonderung, dann Entwicklung einer Nephrose, Ödeme, Anurie.

Die leichteste Form akuter Einwirkung — und ebenso der Beginn sich chronisch entwickelnder schwerer Formen — besteht in einer etwas erhöhten Salivation. Ein solcher Zustand kann wochen- oder monatelang bestehenbleiben ohne Hinzutreten anderer Erscheinungen. Man prüft auf diesen Zustand in der Art, daß man die Unterlippe etwas abzieht. Während bei normalen Personen der Raum zwischen Lippe und Zahnfleisch trocken bleibt, dringt bei den unter Quecksilberwirkung Stehenden Speichel in diesen Raum. Häufig sieht man bei Beginn weiterer Erscheinungen einen schmalen roten entzündlichen Saum im Zahnfleisch (GLIBERT 1921). Bei Fortschreiten des Prozesses wird das Zahnfleisch aufgelockert, blutet leicht, verfärbt sich bläulich, am Zahnhals bildet sich ein schmieriger, grauweißlicher Belag. In schwereren Fällen kommt es zur Alveolarpyorrhoe, die schließlich zum Ausfallen der Zähne führt, häufiger zu Geschwürsbildung in der Mundhöhle; die Lymphdrüsen schwellen an.

In sehr seltenen Fällen sieht man unterhalb des gewulsteten Zahnfleischrandes eine feine scharf begrenzte bläulich-graue Linie die Zähne umziehen, so daß sie eine fortlaufende, den ganzen Kiefer umziehende Linie bildet, die an der lateralen Seite stärker ausgesprochen ist (BAADER).

In noch selteneren Fällen mag es zu einer Nekrose der Kieferknochen kommen.

Sobald das Stadium etwas vermehrter Salivation überschritten ist, tritt ein immer zunehmender übler Mundgeruch auf.

Hinzugefügt sei hier, daß man bei den mit Quecksilberbeize arbeitenden „Beizern" der Hutfabriken eine dunkelgrüne Verfärbung der Zähne findet, eine Verfärbung, die — nach meiner Erfahrung — ohne Einfluß auf die Intaktheit der Zähne ist. LEGGE aber berichtet (1903), daß es zu Verlust der oberen Schneidezähne und der Molaren kommt.

KUSSMAUL (1861) beschreibt als Symptom des „habituellen Mercurialismus" eine eigenartige kupferfarbige Rötung des Rachens bei langjähriger Quecksilberarbeit — auch ohne daß andere Zeichen der Quecksilbereinwirkung vorhanden sind. Die Schleimhäute der Wangen, der Lippen, des Rachens und des Gaumens, namentlich die hinteren Teile des Rachens sind ausgesprochen kupferfarbig. Ich habe diese kupferfarbigen Rachen wiederholt bei langjährigen Quecksilberarbeitern gesehen. KOELSCH gibt an, diese Rötung schon nach kurzer Arbeit gesehen zu haben. Meist nachdem solche leichte Affektionen der Mundhöhle vorangegangen sind, oft aber auch ohne solche, oder nachdem flüchtige Schmerzen in Gliedern und Gelenken vorausgegangen sind, kommt es zu Erscheinungen von seiten des Nervensystems, die sich zunächst auf pyschischem Gebiet äußern, zum sog. „Erethismus mercurialis". Die Arbeiter verlieren ihr frisches, gesundes Aussehen, klagen über Schwäche und Mattigkeit. Charakteristisch ist aber neben einer gewissen Reizbarkeit eine eigenartige Schüchternheit. Wenn sie sich beobachtet wissen, so können sie selbst gewohnte Handgriffe und Arbeiten nicht verrichten, können z. B., wenn sie im Gasthaus sitzen und jemand an sie herantritt und auf sie blickt, das Glas nicht zum Mund führen.

Diese eigenartige Befangenheit und Schreckhaftigkeit ist das Hauptcharakteristische des Erethismus. Ich selbst habe unter einigen Hunderten von Quecksilberarbeitern nie andere psychische Erscheinungen als die genannten gesehen — aber zahlreiche Autoren berichten über starke Reizbarkeit, die zu schweren Jähzornausbrüchen und hemmungslosen Erregungszuständen führen kann. Zerstreutheit, Langsamkeit des Denkvermögens, Vergeßlichkeit, Erschwerung aller geistigen Funktionen wurden beobachtet. Dazu kommt häufig noch Mattigkeitsgefühl, Kopfschmerz, gestörter Schlaf mit sonderbaren Träumen. In der alten Literatur wird von „Psychosis mercurialis" gesprochen.

Es seien hier auch die Beschwerden erwähnt, die A. STOCK (1926) beschreibt: Abspannung, verschlechtertes Gedächtnis, Schwäche, Kopfschmerzen, Benommenheit, gelegentlich Verdauungsstörungen, Gliederschmerzen, leichte Mundentzündung. Das hervorstechendste Symptom waren bei ihm und seinen Mitarbeitern Müdigkeit und Herabsetzung der geistigen Arbeitsfähigkeit. A. STOCK führt diese Erscheinungen auf die in seinem Laboratorium mit Quecksilber durchgeführten Arbeiten zurück und sieht sie als chronische Quecksilbervergiftung an. Wir verdanken dieser Anschauung STOCKS eine Reihe äußerst wertvoller Arbeiten über Bestimmung kleiner Mengen von Quecksilber und über die Hygiene der Quecksilberarbeiter. Ich möchte aber doch nicht unterlassen, zu bemerken, daß ein Teil der geklagten Beschwerden die typischen neurasthenischen Beschwerden geistiger Arbeiter sind.

Es treten in der Folge leichte Zuckungen der Gesichtsmuskulatur auf und ein leises Zittern der Finger, es entwickelt sich der „Tremor mercurialis". Bei intendierten Bewegungen stellt sich ein Zittern ein. Läßt man den Kranken die Arme ausstrecken, so beginnen zuerst die Finger zu zittern. Dann aber beteiligt sich in schweren Fällen die ganze Hand und schließlich kommt es zu einem Zittern der Arme. In schweren Fällen zittern nicht nur die Arme, sondern auch der Kopf, die Beine und der ganze Körper. Doch sind diese schweren

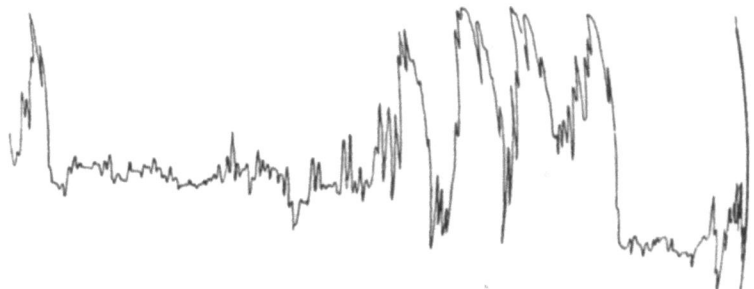

Abb. 6. Tremogramm eines Quecksilberzitterers. (Nach KULKOW, wiedergegeben nach BAADER und HOLSTEIN.)

Fälle mit der Besserung der Fürsorge für Erkrankte sehr selten geworden, kommen in den Kulturländern wohl überhaupt nicht mehr vor. Doch wurde mir bei meinen Untersuchungen in Idria (1909) von Fällen aus früherer Zeit berichtet, die das Bett nicht verlassen konnten, weil jede intendierte Bewegung heftiges Zittern und Muskelkrämpfe im ganzen Körper auslöste, von Arbeitern, die — wenn sie auf der Straße gefallen waren — allein nicht aufstehen konnten, weil jeder Versuch dazu heftigstes Zittern auslöste.

Auch die Sprechmuskulatur kann an der Erkrankung beteiligt sein und die Sprache dadurch einen zitternden, stammelnden Charakter erhalten.

Das Zittern ist ein rein intentionelles; die Muskeln, die bei einer beabsichtigten Bewegung in Anspruch genommen werden, verfallen zuerst in Zittern, das dann auch auf die benachbarten oder bei der beabsichtigten Bewegung weniger in Anspruch genommenen Muskeln übergreift. Ein psychischer Einfluß macht sich insofern geltend, daß wenn der Kranke sich beobachtet fühlt (s. oben Erethismus) das Zittern sich verstärkt — wenn man ihn psychisch ablenkt, sich verringert. Ermüdung steigert das Zittern. Immer ist der intentionelle Charakter des Zitterns deutlich ausgesprochen. Fordert man den Kranken auf, ein auf dem Tische stehendes Glas Wasser zum Munde zu führen, so tritt dabei starkes Zittern auf, Wasser wird verschüttet — hat aber das Glas die Lippen berührt, so läßt das Zittern sofort stark nach oder hört auf. Je feiner die beabsichtigte Bewegung ist, ein je genaueres Ineinandergreifen der Kontraktion der einzelnen Muskeln sie erfordert, um so weniger ist der Erkrankte imstande, sie durchzuführen. „Je leichter ein Gegenstand ist, um so schwerer kann ich ihn aufheben", sagte mir ein Arbeiter. Schwere Arbeit und durch jahrelange Übung gewohnte Berufsarbeit kann noch zu einer Zeit verrichtet werden, da der

Kranke beim Gehen zu fallen droht und ein Glas Wasser nicht mehr zum Munde führen kann.

Man beobachtet an den Fingern der Kranken zwischen den gröberen Schwankungen öfters ein feinschlägiges Zittern. Charakteristisch aber ist nicht dieses

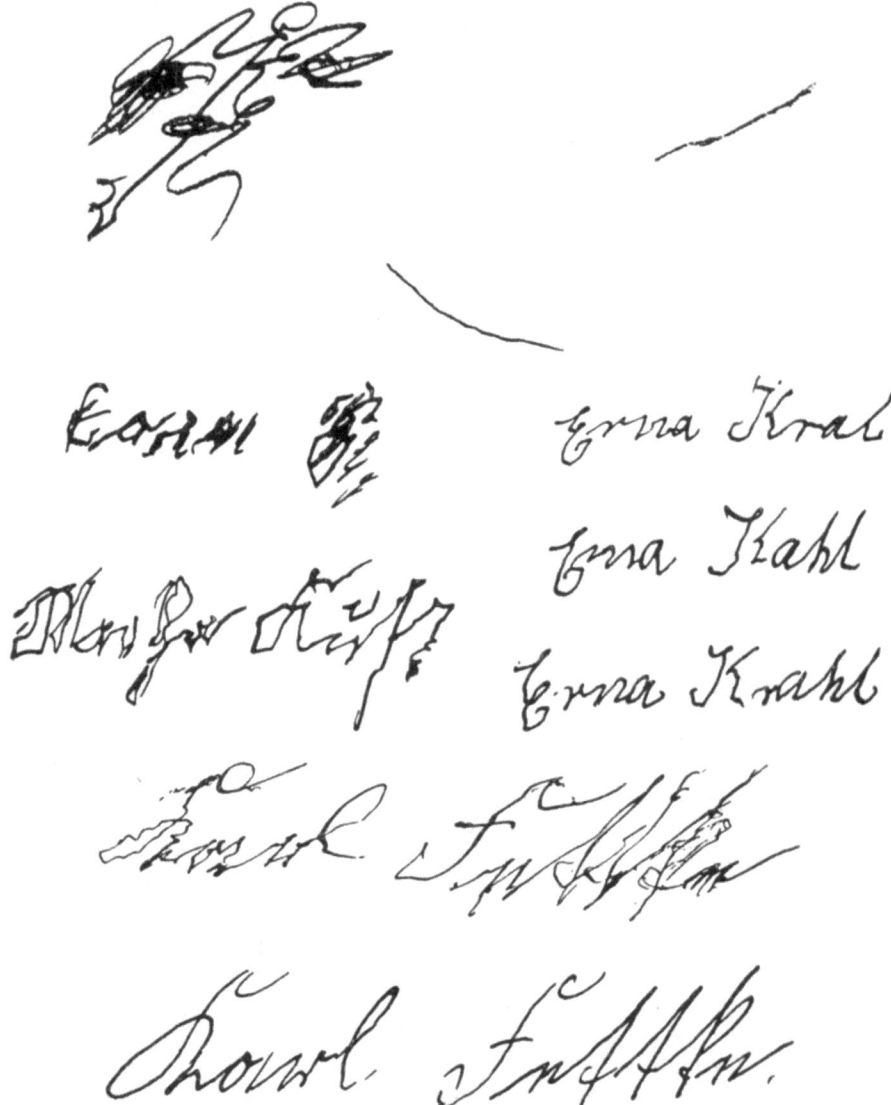

Abb. 7. Schriftproben von Quecksilberkranken.
(Aus E. W. Baader und E. Holstein: Das Quecksilber. Berlin 1933.)

letztere, sondern eben die gröberen, leicht schüttelnden Bewegungen. S. Erben hat darauf aufmerksam gemacht, daß das Zittern Schwankungen durchmacht, nach der Dauer von $1/2$—1 min nimmt es ab, um sich dann wieder zu steigern. Auch die „Tremogramme", die Kulkow aufgenommen hat, zeigen deutlich diese Schwankungen (Abb. 6). Das Zittern führt auch zu ganz charakteristischen Veränderungen der Handschrift (Abb. 7).

In allen ausgesprochenen Fällen bietet das Quecksilberzittern ein so charakteristisches Bild, daß es nicht leicht mit anderen Bildern verwechselt werden kann. Der alkoholische Tremor ist ein ganz feinschlägiger Tremor der Finger, der sich nicht oder nur im leichtesten Grade auch auf die Hände erstreckt, nie zu Schütteln führt. Ebenso ist das Zittern der Bleikranken und der Basedowkranken ein ganz feinschlägiges, das Zittern der Greise dauert auch noch in der Ruhe fort. Bei all diesem durch andere Momente verursachten Zittern fehlt der intentionelle Charakter, ebenso auch bei Paralysis agitans, deren Schüttelbewegungen mit denen des Quecksilberzitterns eine gewisse Ähnlichkeit aufweisen. Schwierig mag die Differentialdiagnose gegenüber Hysterie und multipler Sklerose sein, doch sind bei diesen Krankheiten meist auch andere nervöse Symptome vorhanden.

Erschütternd sind die Darstellungen, die mir Idria-Arbeiter von früheren Fällen machten, und die Beschreibungen, die sich in der älteren Literatur über die schwer an Quecksilberzittern Leidenden finden. So insbesondere bei KUSSMAUL (1861): Der Kranke wird unfähig zu stehen, zu gehen, zu trinken, zu essen, sich an- und auszuziehen, sich durch Sprechen verständlich zu machen. Selbst im Bette kommt es zu Erschütterungen des ganzen Körpers, die den Kranken aus dem Bette zu werfen drohen. Schließlich tritt infolge Erschöpfung der Tod ein.

Über solche Fälle wird in der neueren Literatur nicht berichtet, aber über schwerste, mehr akute Fälle berichtet A. HAMILTON (1924) aus Kalifornien, mit schmerzhaften klonischen Krämpfen, psychischen Störungen, die sich in übertriebener Empfindlichkeit oder vollkommener Stumpfheit und Somnolenz äußerten.

In leichten Fällen von Tremor kann Heilung in einigen Wochen erfolgen, in schweren Fällen bedarf es mehrerer Monate. Bei alten Leuten tritt die Genesung langsamer oder gar nicht ein. Ich sah Greise selbst nach mehr als 10 Jahre langer Entfernung von Quecksilberarbeit mit noch starkem Zittern.

Bei hochgradigem Zittern tritt häufig Schwäche der ergriffenen Muskeln ein, wirkliche mercurielle Lähmungen sind aber sehr selten. Ich selbst sah unter den zahlreichen von mir untersuchten Quecksilberkranken einen Fall von Radialislähmung bei einem Mann, der an schwerem Tremor gelitten hatte und noch Zeichen davon bot; ferner sah ich bei einer Frau, während sie mit Tremor mercurialis in meiner Behandlung stand, nach einem interkurrenten Ikterus ganz allmählich eine Neuritis plexus brachialis, dann eine ausgesprochene Radialisparese sich entwickeln (TELEKY: „Die gewerbliche Quecksilbervergiftung", Berlin 1912). GLIBERT sowie KOIRANSKY und BENEDIKTOVA (1931) stellten die bei Bleiarbeitern beobachtete Streckerschwäche der bei der Arbeit besonders angestrengten Hand auch bei Quecksilberarbeitern fest; die letztgenannten Autoren fanden sie bei 39,1% der Quecksilberarbeiter, häufiger bei älteren als bei jüngeren.

Schwer ist der Fall, über den CROUZON und DELAFONTAINE (1926) berichten. Bei einem 52jährigen Hutarbeiter fand sich eine Parese und Atrophie am rechten Unterschenkel mit Unmöglichkeit, die Zehen zu bewegen. Parese der Strecker, Extensorenschwäche der linken Hand und später Atrophie der langen Fingerstrecker und des rechten Musculus biceps.

Schwer sind auch die Fälle, über die zur selben Zeit aus der russischen Hausindustrie berichtet wurde.

A. KUSSMAUL, dem wir ein klassisches Werk über Mercurialismus (1861) verdanken, schreibt, daß sich mitunter bei vieljährigen Quecksilberarbeitern mit habituellem Mercurialismus die Parese einer oder mehrerer Gliedmaßen steigert, während das Zittern mehr zurücktritt. Er erwähnt dann einen Fall OPPOLZERS mit völliger Paralyse des rechten Armes und der Beine; die Lähmung der Beine, aber ohne Zittern, blieb bestehen bis zu dem 6 Wochen später erfolgten Tode. Ferner erwähnt er einen Fall von hochgradiger Parese des rechten Armes neben Zittern. Er erwähnt andere Fälle aus der Literatur, äußert sich aber über die mercurielle Ursache derselben etwas zweifelnd. Er berichtet auch über 5 Fälle von Apoplexie oder plötzlichem Tod, fügt hinzu, daß manche Schriftsteller über Ähnliches berichten, meint aber, daß keiner der von ihm beobachteten Fälle als unzweifelhaftes Beispiel von plötzlichem Tod infolge von Mercurialismus dienen kann.

Es liegen noch eine ganze Reihe von Angaben über Krankheitserscheinungen bei Quecksilberarbeitern aus etwas späterer Zeit vor (LETULLE 1887, TOUCHE 1902), die über Lähmungen und apoplektische Attacken bei Quecksilberarbeitern berichten. Aber man wird auch bei diesen mit Recht daran zweifeln, daß die Krankheitserscheinungen eine Folge von Quecksilbervergiftung waren.

Bemerkenswert sind auch die Fälle von Quecksilbervergiftung, die A. E. KULKOW (1927) aus der russischen Thermometer-Hausindustrie beschreibt. Bei einigen der von ihm beschriebenen erwachsenen Kranken ist auffällig das Vorhandensein einer Anisokorie, bei einem Teil bestand eine Asymmetrie des N. facialis und ein Abweichen der Zunge nach links. KULKOW berichtet auch (1928) über Erkrankungen von Kindern aus dieser Hausindustrie, deren Krankheitsbilder, abgesehen von dem eines 8jährigen Kindes, ganz von den sonst beobachteten abweichen: Zwangsbewegungen, Amimie, vor allem aber Neuritis nervi ulnaris. Ein Kind zeigte bei der Autopsie Nephritis und nekrotische Herde im Darm. Da aber 6 von diesen 11 Kindern im Februar desselben Jahres erkrankten, den Krankheitserscheinungen Fieber unmittelbar voranging oder bald nachfolgte, die eine Autopsie das eben angegebene Bild zeigte, wird man wohl mit der Annahme nicht fehlgehen, daß alle Erkrankungen mit Ausnahme der des 8jährigen Kindes nicht auf Quecksilbervergiftung, sondern auf eine fieberhafte Infektion zurückzuführen waren.

Über Parästhesien, Gefühl von Taubheit in den Fingern berichten viele Autoren, aber auch Angaben über Sensibilitätsstörungen finden sich vielfach. So berichtet CARMICHEL (1923) über handschuhförmige Herabsetzung der Schmerz- und Temperaturempfindung und analoge Störungen an den distalen Teilen der Beine. LEWIN (1929) erwähnt fleckenweise An- und Hypästhesien, HOLSTEIN (1929) berichtet über Anästhesien und Hypästhesien an den Unterarmen und Unterschenkeln bei einer Hutarbeiterin, die Symptome einer Quecksilbervergiftung bot. WEGER (1930) berichtet über häufige Herabsetzung der taktilen, der Schmerz- und Temperaturempfindung an den distalen Teilen der Extremitäten, an Händen und Füßen von ukrainischen Quecksilberhüttenarbeitern. Bei solchen atypischen Erscheinungen aber wird man meiner Meinung nach stets auch nach anderen möglichen Ursachen forschen müssen.

Hervorgehoben muß werden, daß während bei der akuten Sublimatvergiftung die Erscheinungen von seiten der Niere im Vordergrund stehen, bei der gewerblichen Quecksilbervergiftung nur selten und meist nur vorübergehend Eiweißausscheidung im Urin zu finden ist. BAADER und HOLSTEIN (1933) weisen mit Recht darauf hin, daß bei diesen so sehr seltenen Fällen die Vermutung auftaucht, ob nicht — unabhängig von der Quecksilbervergiftung und schon vor dieser — ein Nierenleiden bestand. Doch sind in neuester Zeit Fälle veröffentlicht worden, bei denen ein ätiologischer Zusammenhang zwischen lang andauernder Quecksilberaufnahme und Nierenerkrankung wahrscheinlich erscheint, so 2 Fälle von RIVA, 2 von FRIBERG und Mitarbeitern und 3 Fälle von GOLDWATER, 2 Fälle von LUND und TILLGREN.

Was die Wirkung auf die Sexualorgane anbelangt, so berichtet KUSSMAUL, daß Quecksilberarbeiterinnen häufig an Menstruationsstörungen leiden und häufig abortieren, auch die Kinder selten gesund zur Welt kommen und bald sterben. BAADER erhielt in Almaden die Auskunft, daß Abortus häufiger sei. Auch HIRT und SCHOENLANK (1888) sprechen von der großen Abortushäufigkeit der Spiegelbelegerinnen und der großen Säuglingssterblichkeit (nach HIRT 65%) der von ihnen geborenen Kinder. SCHOULL (1882) berichtet über ein Kind einer an Quecksilbervergiftung, aber ohne Tremor, leidenden Frau, das mit angeborenem Tremor behaftet war, der aber bald heilte, während GOETZ (zit. von KUSSMAUL, S. 135) über „exquisite Agilität" eines solchen Kindes berichtet.

Wenn es auch festgestellt ist, daß Quecksilber vom mütterlichen Organismus in das Fruchtwasser und in den kindlichen Körper übergeht, so ist beim Fehlen von exakten Angaben über die Abortushäufigkeit und das Schicksal der Kinder aus neuerer Zeit ein genauer Einblick in diese Verhältnisse nicht möglich.

Die älteren Berichte über Wirkung des Quecksilbers auf die Sexualität sind einander so widersprechend, daß aus ihnen nichts gefolgert werden kann.

Hauterkrankungen. Quecksilber und alle seine Verbindungen können bei empfindlichen Individuen Hauterkrankungen hervorrufen. Diese treten selten als lokale Folliculitis auf oder als rein vesiculöse oder klein-pustulöse Eruptionen. Die häufigste Form ist ein allergisches masern- oder scharlachartiges Exanthem, aber auch schwere universelle Dermatitis kommt vor. Durch gesteigerte Allergie können Personen zum Aufgeben des Berufes gezwungen werden. Dies wurde insbesondere bei Ärzten und bei Hebammen beobachtet, die auf Sublimatwirkung stets mit neuerlichem Ausbruch des Leidens reagierten.

Auch Veränderungen der Nägel kommen vor: Brüchigkeit des freien Nagelrandes, Veränderungen der Nagelplatte.

Wir müssen natürlich zwischen der Wirkung des metallischen Quecksilbers und seiner Verbindungen unterscheiden. Was das erstere anbelangt, so gibt es zweifellos auch Idiosynkrasie gegen Quecksilber. Aber Hautausschläge infolge gewerblicher Verwendung von metallischem Quecksilber sind äußerst selten — das betont auch schon KUSSMAUL, „daß die erfahrenen Spiegelbeleger, welche die mercuriellen Zufälle oft recht genau kennen, von mercuriellen Hautausschlägen nichts wissen wollen". Ich selbst habe in meiner „Gewerbliche Quecksilbervergiftung" (Berlin 1912) bei Besprechung der Klinik Hautkrankheiten nicht erwähnt; unter meinen rund 100 kurzen Krankengeschichten von Quecksilbervergiftungen berichtet keine über eine Hauterkrankung[1]. Aber bei den Hutmachern, die dauernd in heißem Wasser mit Zusatz von Säure arbeiten, kommen durch diese Arbeit verursachte Hauterkrankungen der Hände häufig vor und so auch bei den Berufen, die mit anorganischen Quecksilberverbindungen (über organische wird im folgenden gesprochen), insbesondere mit Sublimat zu tun haben (Ärzte, Hebammen, s. oben).

Fassen wir zusammen, so möchte ich zunächst von den Vergiftungen durch organische Quecksilberverbindungen absehend, auf Grund meiner eigenen Erfahrungen und auch der Angaben in der Literatur — ähnlich wie bei der Bleivergiftung — **drei Formen gewerblicher Quecksilbervergiftung** unterscheiden, deren Zustandekommen und Eigenheiten vor allem durch das Tempo der Quecksilberaufnahme bedingt sind, wobei ich von der akuten Form, die als gewerbliche Vergiftung kaum jemals vorkommt, absehen möchte.

Die **subakute Form,** bedingt durch Aufnahme relativ großer Mengen in kurzer Zeit, ist charakterisiert durch Vorwiegen der Erscheinungen von seiten der Mundhöhle, häufig mit dem Allgemeinsymptom der Schwäche kombiniert und häufig auch mit anderen Erscheinungen von seiten des Verdauungstraktes, insbesondere Diarrhoen.

Ganz entgegengesetzt dieser Form ist die **ganz chronische,** bei der keinerlei Symptome von seiten der Mundhöhle und der Verdauungsorgane bestehen — häufig auch keinerlei solche Symptome bestanden haben — und als einziges Symptom, manchmal erst nach jahrzehntelanger Arbeit, der Tremor auftritt.

---

[1] Wie mangelhaft Zitate in Handbüchern oft sind, mag daraus hervorgehen, daß es in einem heißt: „Ausführlichste Beachtung wird auch den Hg-Dermatosen geschenkt in TELEKYS Monographie darüber, der allerdings auch das Vorkommen von gewerblichem Mercurialismus als selten bezeichnet."

Zwischen beiden steht jene Form, bei der *Erethismus,* daneben eventuell auch *Gingivitis und Tremor* vorhanden sind. Diese Form kann in manchen Fällen recht rasch entstehen, so insbesondere bei Feuervergoldern, mag aber in anderen Fällen dadurch zustande kommen, daß auf lange, zum Tremor führende Queck-silberarbeit dann, manchmal durch Änderungen der Arbeit oder Arbeitsweise, eine stärkere zur Gingivitis führende Quecksilberaufnahme folgt.

Gewerbehygienisch weist das Entstehen dieser verschiedenen Formen auf die Größe der Quecksilberaufnahme und damit auch auf die Güte der hygienischen Einrichtungen der Fabrik hin. So fand ich in einer gut eingerichteten, etwa 2400 Arbeiter beschäftigenden Hutfabrik kein anderes Krankheitssymptom als Tremor, der bei mehreren erst nach jahrzehntelanger Arbeit aufgetreten war. In anderen Hutfabriken waren Erkrankungen an Tremor rascher aufgetreten und fanden sich daneben auch Fälle mit Erscheinungen von seiten der Mundhöhle.

Die meisten amerikanischen Stellen und Autoren nehmen 0,1 mg/m³ als die Grenze der Unschädlichkeit an. SHEPHERD und Mitarbeiter (1943) fanden, daß Laboratoriumsarbeiter bei einem Gehalt der Luft von weniger als 0,4 bis 0,7 mg/m³ keine Krankheitserscheinungen zeigten; erst bei 1,0 mg/m³ fanden sich Zeichen von Mercurialismus. STOCK gibt an, daß 2 γ/m³ Luft schon Ver-giftungserscheinungen hervorrufen. GOETHLIN fand, daß nach einigen Monaten Vergiftung entsteht, wenn die Luft 0,7 mg/m³ enthält. Die Verschiedenheit der Zahlen erklärt sich einerseits dadurch, welche Symptome bereits als Zeichen von Quecksilbervergiftung angesehen werden — und darin geht STOCK etwas weiter —, andererseits aus der Verschiedenheit der Arbeitsdauer, die bei GOETHLIN einige Monate betrug, bei STOCK Jahrzehnte. Für Fabrikbetriebe wird man wohl den von den amerikanischen Stellen (meist Behörden) angegebenen Wert 0,1 mg/m³ als maßgebend ansehen.

Was die *Diagnose* der Quecksilbervergiftung durch metallisches Quecksilber oder seine anorganischen Verbindungen anbelangt, so muß sich diese ganz auf das klinische Bild stützen und daneben auf berufs-anamnestische Angaben. Während beim Blei manche Autoren Wert auf den Nachweis des Metalls im Urin legen, besteht weitgehende Übereinstimmung unter den Autoren darüber, daß das Vorhandensein oder Fehlen von Quecksilber im Urin nur von geringem diagnostischen Wert ist. Auch bei normalen Menschen finden sich kleine Mengen von Quecksilber im Urin, die aus Nahrungsmitteln stammen (STOCK, BORINSKI); Mengen von 5—10 γ in der Tagesausscheidung von Stuhl und Urin und wahr-scheinlich noch größere Mengen sind nach STOCK als normal anzusehen. Die Ausscheidung aufgenommenen Quecksilbers erfolgt durch Stuhl und Urin in durchaus sprunghafter Weise. Es kann viel Quecksilber aufgenommen und rasch wieder ausgeschieden werden und der Betreffende vollkommen gesund bleiben, andererseits kann sich in den Ausscheidungen wenig Quecksilber finden und der Betreffende schwere und anhaltende Symptome haben. Bei vollkommen Genesenen kann noch durch lange Zeit zeitweise Quecksilber abgegeben werden (BAADER). Die Ausscheidungswerte wechseln in hohem Maße. ZANGGER (1930) schreibt: „Quecksilberbefunde im Harn dürfen nicht, wie man häufig sieht, ohne Beachtung aller anderen Umstände, als „Beweis" für gewerbliche Queck-silbervergiftung betrachtet werden, ebensowenig wie ein einmaliger negativer Befund absolut gegen das Bestehen einer Quecksilbervergiftung verwendet werden darf." ZANGGER und JORDI (1947) weisen darauf hin, daß gerade jene Quecksilberarbeiter, die keine Quecksilberausscheidung zeigen, infolge Retention schwerer erkranken als jene mit reichlicher Quecksilberausscheidung.

Auch KULKOW (1903) betont, daß Quecksilber in Fällen mit wenig ausge-sprochenen Symptomen in Harn, Kot, Speichel vorhanden sein kann, während es umgekehrt in Fällen mit ausgesprochenen Erscheinungen fehlen kann.

A. Ross-Smith und S. Moskowitz (1948) berichten über die Untersuchung der Quecksilberausscheidung im Urin von 231 Arbeitern der Filzhutfabrikation, von denen 87 keinerlei Zeichen von chronischer Quecksilbervergiftung darboten, 86 deutliche chronische Quecksilbervergiftung, die übrigen einzelne Zeichen derselben, aber nicht so, daß mit Sicherheit eine Diagnose gestellt werden könnte. Die Exposition schwankte zwischen weniger als 0,1 und mehr als 0,7 mg/m³. Die Autoren kommen zu dem Schlusse: „Unsere Daten über Quecksilberausscheidung durch den Urin zeigen, daß solche Daten zwar als Zeichen der Exposition einer Gruppe dienen mögen, daß sie im Einzelfall aber nie verläßliche Auskunft geben weder über die Stärke der Exposition noch über das Bestehen chronischer Quecksilbervergiftung. Obwohl die Zahlen zu klein sind, um sichere Schlüsse zu gestatten, weist manches darauf hin, daß ein gewisser Zusammenhang zwischen dem Ausbleiben einer Quecksilberausscheidung und der chronischen Vergiftung besteht.‟

Auch M. O. Shoib, L. J. Goldwater und M. Sass (1949) kommen zu dem Schlusse, daß kein Zusammenhang zwischen Quecksilberausscheidung durch den Urin und klinischen Vergiftungserscheinungen besteht, daß selbst bei verlängerter Exposition sich die Ausscheidung verringern kann.

Das Blutbild zeigt wenig Charakteristisches. Insbesondere in der älteren Literatur wird zwar von Anämien gesprochen, aber die neueren Autoren fanden keine schweren Abweichungen von der Norm. Baader und Holstein (1933) fanden im allgemeinen um 80% Hämoglobin, in zwei schweren Fällen 3,9 Millionen Erythrocyten. Sie fanden geringe Anisocytose und Polychromasie, mehrmals Tüpfelzellen in geringer Zahl, im weißen Blutbild am regelmäßigsten eine relative Lymphocytose. Kölsch (1935) schreibt: „Das rote Blutbild ist unverändert, selten zeigen sich basophile Granula. Dagegen finden sich Lymphocyten, Monocyten, Eosinophilie, Linksverschiebung ... doch können diese Blutveränderungen nicht als spezifisch gelten, insbesondere da sie nicht immer mit dem klinischen Bilde übereinstimmen.‟

L. J. Goldwater (1950) untersuchte 281 Arbeiter einer Hutfabrik. Er fand hohe Hämoglobinwerte und eine leichte Makrocytose.

B. Kesic und V. Häusler (1951) untersuchten 189 Quecksilberwirkung ausgesetzte Männer (Bergbau- und Hüttenarbeiter in Idria), von denen 71 sichere Zeichen von Mercurialismus boten, und 70 Arbeiterinnen einer Hutfabrik, darunter 47 mit Vergiftungserscheinungen, und vergleichen deren Befunde mit Kontrollgruppen. Die Quecksilberarbeiter zeigten bei den Männern annähernd dieselben, bei den Frauen höhere Hämoglobinwerte. In der Zahl der roten und weißen Blutkörperchen und der Art der letzteren waren keine bemerkenswerten Unterschiede zwischen den beiden Gruppen. Die Verfasser bringen zum Schluß Auszüge aus 21 Büchern und Aufsätzen. In deren Äußerungen über Blutveränderungen bei Mercurialismus bestehen erhebliche Unterschiede — aber in keinem wird über irgendwie stärkere Abweichungen von der Norm berichtet. Buckell und Mitarbeiter (1946) finden ebenfalls keine Abweichungen im Blutbefunde.

Erwähnt sei noch, daß Büch (1934) beim „Adrenalin-Sondenversuch‟ die weiße Strichzeichnung bei 5 Quecksilberarbeitern beobachtete, die Muck bei Bleivergiftungen sah.

Vielleicht mag in einzelnen Fällen der von W. S. Atkinson (1942) beschriebene bräunlich, bräunlich-grau bis rotbraun gefärbte Reflex von der vorderen Linsenkapsel, bei sonst vollkommen klarer Linse, die Diagnose unterstützen. Von 70 Personen, die mit Quecksilber zu tun hatten, war bei 37 dieser Reflex zu sehen. Alle diese waren seit 5 und mehr Jahren der Berührung mit Quecksilber ausgesetzt, aber nicht alle hatten Zeichen von Mercurialismus.

Nach BAADER (1952) berichteten die spanischen Augenärzte N. PERALES und M. AGUIRRE auf dem X. internationalen Kongreß für Arbeitsmedizin in Lissabon 1951, daß von 517 starker Quecksilberaufnahme ausgesetzten Arbeitern der Quecksilbergruben Almaden 39,2% diesen Reflex zeigten, aber eine Beziehung zwischen Dauer und Intensität der Quecksilbereinwitkung auf das Auftreten des Reflexes ließ sich nicht feststellen. S. LOCKET und J. A. NAZROO (1952) geben an, daß 12 von 51 bei der Reparatur elektrischer Gleichstrommesser (mit Quecksilberverwendung) beschäftigten Arbeitern diesen braunen Reflex der vorderen Linsenkapsel zeigten, dessen Entwicklung vor allem von der Länge der Exposition abzuhängen scheint und nicht in Zusammenhang mit dem Auftreten anderer Symptome steht. HUNTER und LISTER berichten über ein bräunliches, scharf ausgesprochenes Band in der Linse bei einem Mann, der eine Quecksilbervergiftung sich dadurch zugezogen hatte, daß Quecksilberteilchen durch einen Unfall unter der Haut der rechten Handfläche deponiert worden waren.

Organische Quecksilbervergiftungen rufen meist ganz andere Krankheitsbilder hervor, als die bisher besprochenen, durch metallisches Quecksilber oder seine Salze erzeugten. Am nächsten kommen den bisher geschilderten Bildern die leichteren Fälle der Vergiftung durch Knallquecksilber, während die schweren (s. unten Fall STEINMANN) ganz von diesem Bilde abweichen. Außer dem Quecksilbercyanid $Hg(CN)_2$, das nach Angaben französischer Autoren in der Mitte des 19. Jahrhunderts zur Verschönerung von durch Silberlösungen erzeugten Spiegeln verwendet worden sein soll, wurde in früheren Jahrzehnten von den organischen Quecksilberverbindungen nur das Knallquecksilber $Hg(NCO)_2$ verwendet. Es ist von HOWARD 1799 entdeckt und von LIEBIG um 1830 in die Industrie eingeführt worden. Es diente und dient dazu, um in ganz kleinen Mengen, einigen Milligramm, in Zündhütchen oder Zündkapseln gebracht, die Initialzündung in Geschossen oder Sprengkörpern herbeizuführen. Die Erzeugung erfolgt durch Auflösen von Quecksilber in Salpetersäure unter reichlichem Alkoholzusatz; dabei entwickeln sich salpetrige Säure enthaltende Dämpfe.

Schon 1850 wurde ein Fall von tödlicher Quecksilbervergiftung in einer Zündhütchenfabrik beobachtet. In späteren Jahren folgen Berichte über vereinzelte Vergiftungen bei der Fabrikation, dann aber auch in Schießstätten und Schießbuden, in denen innerhalb kurzer Zeit eine große Zahl von Schüssen abgegeben worden war. Größer wurde Erzeugung und Verwendung von Knallquecksilber natürlich während der Weltkriege. Während des 1. Weltkrieges berichtet M. OPPENHEIM (1915) über die Hauterkrankungen durch Knallquecksilber. Schon nach kurzer Zeit erkranken die dabei beschäftigten Frauen an akuter Dermatitis des Gesichts und der Hände; bei einem Teil tritt Gewöhnung ein, andere erkranken wieder. Außerdem kommt bei diesen Frauen Salivation vor. Nur diese letztere ist auf Quecksilber selbst zurückzuführen. Auch während des 2. Weltkrieges betonen die Berichte, daß die Schädigungen leicht waren. Auf Quecksilber sind wohl nur die beobachteten Zahnfleischentzündungen, Appetitlosigkeit und nervöse Erscheinungen, insbesondere Depression zurückzuführen. Diese letzteren sind, wie der englische Bericht betont, bedeutungsvoll, weil die Arbeit — zur Vermeidung von Explosionen — eine sichere Hand und klaren Kopf erfordert. Ein Schweizer Bericht (JORDI 1947) betont das Vorkommen von Erethismus und Tremor. Die Schwarzfärbung der Zähne, über die berichtet wird, die zahlreich gemeldeten Ekzeme und die Reizung der Augenbindehäute sind wohl in erster Linie durch Säuren und andere Chemikalien verursacht.

Hier sei — obwohl nach der Art der verwendeten Quecksilberverbindungen nicht hierhergehörig — erwähnt, daß JORDI über die Erzeugung von „Leuchtspur"-Munition berichtet, die 10% Kalomel (HgCl) enthält. Es scheint als ob durch diese letztere Nephritis mit starker Albuminurie, aber von sehr geringer Dauer verursacht würde.

Über einen ganz eigenartigen Fall berichtet B. STEINMANN (1942). Ein 48jähriger Mann hatte 1 Jahr lang mit Knallquecksilber gearbeitet. Nach ungefähr 10 Monaten traten Appetitlosigkeit, Müdigkeit, Parästhesien und Schmerzen in den Beinen, dann Wadenkrämpfe, Brechreiz, Durchfall, Speichelfluß auf, schließlich Gedächtnisschwäche und Atrophie der kleinen Handmuskeln. Bei Aufnahme ins Krankenhaus $1/2$ Jahr später war er verwirrt, benommen, konnte nicht stehen. Zuerst ängstlich, wurde er dann euphorisch, läppisch. Zunge stark atrophisch. Tremor an allen Extremitäten, Beine paretisch, geringe Atrophie der Ober- und Unterarmmuskeln, deutliche von Thenar, Hypothenar und Interossei. Sehnenreflexe gesteigert. Schon nach wenigen Tagen Krankenhausaufenthalt setzt Besserung ein; nach 1 Monat war der Gang noch etwas spastisch, die geistigen Fähigkeiten etwas besser, aber es bestanden noch Gedächtnisdefekte. Bemerkt muß werden, daß der Mann starker Raucher und Trinker war. — Ganz auffallend sind hier neben den charakteristischen Erscheinungen von seiten des Verdauungstraktes (Speichelfluß, Durchfall) und dem Tremor die Atrophie der Zunge, der kleinen Handmuskeln und die relativ rasch einsetzende Besserung.

Eingehend berichtet über Todesfälle unter den Arbeitern einer Knallquecksilber verarbeitenden Zündkapselfabrik LEDERGERBER relativ etwas häufig war der Tod durch Nephrose.

Ruft das Knallquecksilber meist relativ leichte Vergiftungen hervor, die klinisch ganz dem Bilde der chronischen Quecksilbervergiftung entsprechen, daneben aber Dermatitiden und Geschwüre, so sind von diesem Bilde ganz verschieden die Vergiftungen durch organische Quecksilberverbindungen, die heute in ziemlich großem Umfange hergestellt und zum Teil als Pilzvertilgungsmittel verwendet werden.

ZANGGER (1930) hat schon 1916 darauf aufmerksam gemacht, „daß in einer Fabrik, in welcher vier ganz verschiedene Arbeiten mit Berührung von Quecksilber ausgeführt werden mußten, zwei meist deutlich getrennte Gruppen von Symptomenbildern entstanden: die Gruppe der anorganischen Quecksilbervergiftung, die Gruppe mehr organischer, das Nervensystem besonders betreffender Unterformen, allerdings bei sehr vielen Arbeitern Mischformen".

Im Gegensatz zur ersten Gruppe ist bei der zweiten „das Zahnfleisch selten oder wenig erkrankt, dagegen bestehen ausgesprochene Müdigkeit der Gliedmaßen und Herzstörungen (Labilität), gelegentlich Druckempfindlichkeit der Gliedmaßen, hier oft Oberschenkel, selten Waden, Kopfweh, Apathie, Schwindel, Erbrechen, Angst, Neigung zu Schweißausbrüchen. ... Durchfälle, Tenesmus, starke Leibschmerzen und bloße Erregbarkeit kommen auch vor, sind aber nicht häufig. Weiter erscheinen häufig Schlafstörungen, Libido geht stark zurück. Erytheme sind relativ häufig. ... Es handelt sich in diesen Fabrikabteilungen vorzugsweise um eine Kombination von mehreren wesensverschiedenen Wirkungen, einmal werden Aldehyde frei, unter anderem auch Crotonaldehyd. Es konnten aber auch aus der Luft organische Quecksilberverbindungen gefaßt werden (die sehr giftig sind, die hauptsächlich das zentrale Nervensystem angreifen)."

Aus dem Betriebe, aus dem ZANGGERs Erfahrungen stammen, veröffentlichten P. und F. BURGENER (1952) sehr interessante Angaben und Krankengeschichten von chronischen Fällen. Sie erwähnen: Wechsel der Gesichtsfarbe, vasomotorische Störungen an den Händen, Beklemmungsgefühl, gesteigerte Herztätigkeit, Labilität des Pulses, feinschlägigen Tremor, Mattigkeit und Ermüdbarkeit der Muskeln, insbesondere der Beinmuskulatur, die so ausgesprochen sein kann, daß der Arbeiter, wenn er nach Hause kommt, die Hände zu Hilfe nehmen muß, um beim Hinaufsteigen auf der Haustreppe die Beine entsprechend heben zu können. Weniger ausgesprochen ist die Ermüdbarkeit in den Armen. Dazu kommen Muskelschmerzen und, sehr regelmäßig, Kreuzschmerzen. Sensibilitätsstörungen sind recht häufig: pelziges Gefühl im Gebiet des kleinen und des Ringfingers und des ulnaren Teiles des Handrückens, Kribbeln und Eingeschlafensein der Beine. An den Extremitäten nehmen die Störungen peripherwärts zu, Hypästhesie und Hypalgesie bis zur Anästhesie und Analgesie entwickeln sich. Sehnen- und Periostreflexe sind oft anfangs gesteigert, später träge oder fehlend. Auch die Pupillenreaktion auf Licht ist oft träge. Zittern kann schon vor den Verdauungsstörungen vorhanden sein, andererseits gibt es Fälle, die nie gezittert haben. Fast alle Kranken klagen anfangs über ein Druckgefühl im Magen. Die Quecksilberausscheidung verläuft periodisch, ist verschieden von Tag zu Tag, beträgt 1—1250 γ im Liter Urin.

M. GOUSENBERG (1950) bringt unter dem Titel „Studien über psychische Störungen bei chronischem Mercurialismus" 11 Krankengeschichten, in denen meist Schlafstörungen, Störungen der Libido, Ermüdbarkeit, verschlechterter Appetit im Vordergrund stehen, dann aber in einem Teil der Fälle auch Gefühlsstörungen, Gedächtnisstörungen, Lücken der Intelligenz, Bradykardie. Die Kranken stammen aus einem Betrieb der Hydrolysation von Metallen vornahm, wobei Quecksilber als Katalysator benützt wird.

Die Fälle mit stärkerem Hervortreten psychischer Erscheinungen, über die ZANGGER, BURGENER, GOUSENBERG berichten, stammen aus Betrieben, in denen Quecksilber als Katalysator verwendet wird, wobei der erstgenannte auf die in der Luft enthaltene Mischung von organischen Quecksilberverbindungen und anderen Stoffen hinweist. Leider liegen in der Arbeit von GOUSENBERG keine näheren Angaben über die Art der Dämpfe vor — wir müssen es also unentschieden lassen, wie weit bei Entstehung dieser Vergiftungen neben Quecksilber auch andere Stoffe mitwirken.

Die ersten Vergiftungen bei Verwendung von *Dimethylquecksilber* scheinen bei Forschungsarbeiten im St. Bartholomew's Hospital in London — durchgeführt von FRANKLAND und DUPPA 1863 — vorgekommen zu sein.

Zwei Laboratoriumsgehilfen erkrankten und starben. Der eine hatte nach 3monatiger Arbeit über taubes Gefühl in den Händen, Störung des Hör- und Sehvermögens, wundes Zahnfleisch geklagt; er wurde langsam und schwerfällig, sein Gang unsicher, er konnte nicht ohne Unterstützung stehen, doch waren keine Lähmung und keine Veränderungen im Augenhintergrund festzustellen; nach 1 Woche trat rasch Verschlechterung ein: Unruhe, Unfähigkeit Fragen zu beantworten, Inkontinenz, Koma — 2 Wochen nach Beginn der Krankheitsverschlechterung starb er. Der andere Laborant hatte 12 Monate in diesem Laboratorium, aber nur 2 Wochen mit Dimethylquecksilber gearbeitet. Vier Monate später erkrankte er mit denselben Erscheinungen wie der erstbeschriebene Kranke. Nach 3 Wochen stellten sich Schluckbeschwerden, Inkontinenz, Ruhelosigkeit, Gewalttätigkeit ein. Er war durch 1 Jahr geistig verwirrt und starb dann an Pneumonie. Ein dritter Angestellter bot ähnliche Erscheinungen dar, erholte sich aber (zit. nach D. HUNTER 1944).

Nach D. HUNTER wurden zuerst im Jahre 1914 organische Quecksilberverbindungen gegen Getreidepilze verwendet. Die Wirkung der Verbindungen hängt (nach ESDORN) von ihrer Molekularstruktur ab. Die Verhinderung der Keimung wird unter sonst gleichen Bedingungen in folgendem Verhältnis herbeigeführt: Quecksilberchlorid 0,025 : Chlorphenolquecksilber 0,07 : Methylquecksilberjodid 0,001. Die Verwendung der letzteren Substanz wird wegen ihrer extremen Giftigkeit von vielen Autoren abgelehnt. Heute werden als Saatschutzmittel in England und Deutschland große Mengen Phenyl- und Tolylquecksilberverbindungen hergestellt. Aber auch Methylquecksilberverbindungen werden weiter erzeugt.

Der englische Gewerbeinspektorenbericht 1937 berichtet über die Erkrankungen von 5 Arbeitern, die bei der Erzeugung von Saatbeizmitteln beschäftigt, und zwar zunächst dem flüchtigen Methylquecksilberjodid ausgesetzt waren. Diese Kranken im Alter von 16—57 Jahren wurden 4—21 Monate mit diesem Stoff beschäftigt, zeigten Gewichtsverlust, Eingeschlafensein der Glieder, Gleichgewichtsstörungen, Schwierigkeit zu sprechen und — in den schweren Fällen — Einengung des Gesichtsfeldes und geistige Störungen.

D. HUNTER, R. R. BOMFORD, D. S. RUSSELL (1940) berichten über Arbeiter eines Betriebes, der Methylquecksilberverbindungen herstellt. Von den 12 Arbeitern des Betriebes waren nach einer Arbeit von 1—4 Monaten 4 schwer erkrankt mit Stumpfheit in den Fingern, Tremor, erschwertem Sprechen, Behinderung des Ganges, Ataxie, Einschränkung des Gesichtsfeldes — aber Salivation, Stomatitis und Erethismus waren nicht vorhanden. Auch noch nach Krankenhausaufnahme trat Verschlechterung ein. Einer der Arbeiter war nach einjährigem Krankenhausaufenthalt noch vollkommen hilflos, ein anderer hatte nach 3 Jahren noch ataktischen Gang, bei einem anderen bestanden die an sich leichteren Veränderungen noch nach 2^1/$_2$ Jahren, bei dem vierten bestand noch nach 2 Jahren Tremor und bedeutende Herabsetzung der Geisteskräfte. Auch TORSTEN HERNER (1945) berichtet über einen Mann, der nach 3jähriger Arbeit mit Me-

Tabelle 20.

Quecksilbergehalt	Fall 2 μg/g	Fall 5 μg/g
Verschiedene Teile des Gehirns .	4,5—5,1	4,0—9,7
Hypophyse	25—35	< 5,7
Leber	19,6	14,1
Nieren	30,4	3,0

thylquecksilberderivaten unter denselben Erscheinungen, wie oben geschildert, erkrankte; er klagte über verschlechtertes Sehen und Hören. Nach 3 Monaten begann sich sein Zustand zu bessern.

Gründlich berichtet über Vergiftungen bei der Erzeugung, bei der Verpackung und dem Gebrauch von Methylquecksilberverbindungen zum Imprägnieren von Holz auch AHLMARK (1948). Ein bei der Erzeugung beschäftigter, sehr vorsichtiger 32jähriger Mann erkrankte nach 3^1/$_2$ Jahren mit Eingeschlafensein der Finger, Taubheitsgefühl in der Zunge, undeutlicher Sprache, unsicherem Gang, 1 Monat später starkes Zittern, Reizbarkeit, Gewichtsverlust; konnte nicht allein stehen, konnte kaum schreiben; Verschlechterung des Gehörs. Nach einigen Monaten begann Besserung, aber noch nach 4 Jahren war die Ataxie hochgradig, und geistig war keine Besserung eingetreten. Ein 23jähriger Arbeiter (Fall 2), der beim Packen eines Saatbeizmittels beschäftigt war, erkrankte nach 1monatiger Arbeit schwer: Schwierigkeit, sich beim Stehen im Gleichgewicht zu halten, Zittern, undeutliche Sprache, zeitweise Diplopie — starb 6 Wochen nach Einstellung der Arbeit an „Encephalitis". Zwei andere Arbeiter zeigten nur leichte Erscheinungen: Parästhesien an Händen und Füßen. Aber ein 57jähriger Mann (Fall 5), der wiederholt Holz mit Methylquecksilber imprägnierte, erkrankte Mitte Dezember 1944 mit Stumpfheit in Händen und Armen, unsicherem Gang, die Sprache wurde unverständlich, konzentrische Skotome entwickelter sich bis zu vollkommener Blindheit. Psychisch bestand zeitweise Unruhe, zeitweise Apathie, dann trat Temperaturanstieg ein und am 2. 1. 45 der Tod. Die chemische Untersuchung den Leichenteile ergab folgende Resultate (Tabelle 20).

AHLMARK und AHLBORG (1949) berichten über einen Mann, der Grassamen mit Methylquecksilber von Hand bestäubte. Es entwickelte sich Taubheit der Fingerspitzen, dann Ataxie, Athetose, Unverständlichkeit der Sprache. Noch 9 Monate nach Einstellen der Arbeit bestanden diese Erscheinungen fort. Dann trat nach Behandlung mit BAL, die die Quecksilberausscheidung verstärkte, allmählich Besserung ein.

H. G. ZEYER (1952) berichtet über einen Chemiker, der im Sommer 1937 nach 3monatiger Arbeit mit Methoxyäthylquecksilber mit Abgeschlagenheit, Gewichtsverlust, Durchfall, Speichelfluß, Zahnfleischentzündung, Tremor, Veränderung der Sprache und der Psyche erkrankte. Eiweißausscheidung im Urin. Nach einigen Tagen sensible und schlaffe motorische Lähmung der unteren Extremitäten, heftige Leibschmerzen. Sehr langsame Besserung im Verlauf von 9 Monaten. Aber noch 1950 Muskulatur der unteren Extremitäten atrophisch, motorische Schwäche der Beinmuskulatur, der langen Rücken- und auch der Bauchmuskeln. Patillarsehnenreflexe beiderseits schwach, Achillessehnenreflexe links vorhanden, rechts nur mit Jendrassik auslösbar. Sensibilität im Bereich des N. cutaneus crur. beiderseits stark herabgesetzt. Psyche normal, Sprache etwas langsam. Atonie des Magens, Dünndarms und aufsteigenden Dickdarms (Schädigung des N. splanchnicus sup. ?).

Fassen wir zusammen, so sehen wir, daß die Methylquecksilberpräparate sehr schwere Krankheitserscheinungen verursachen. Erscheinungen von seiten des Verdauungstraktes fehlen meistens, der Tremor tritt im Krankheitsbild in den Hintergrund. Das Krankheitsbild wird beherrscht durch Störungen des Zentralnervensystems, vor allem des Gehirns: Unfähigkeit zu stehen und zu gehen, erschwertes oder unmögliches Sprechen, Einschränkung des Gesichtsfeldes — ohne Befund im Augenhintergrund — verschlechtertes Gehör, geistige Störungen. Der Zustand führt in manchen Fällen zum Tode oder die Besserung tritt nur sehr langsam, oft nicht vollständig ein.

Über 2 Todesfälle durch *Diäthylquecksilber* berichtet W. H. HILL (1943). In einem großen Lagerhaus, in dem 8500 kg dieses Stoffes lagerten, arbeiteten 2 Mädchen in einem Büro, ungefähr 5 m von den Haufen dieses Materials entfernt und dürften einem Quecksilbergehalt der Luft von 1,0—1,1 mg/m³ ausgesetzt gewesen sein. Sie erkrankten nach 3 bzw. 3¹/₂monatiger Arbeit mit Zahnfleischentzündung, Speichelfluß, Verdauungsstörungen, dann Schlaflosigkeit, Verlust des Gewichts, Reizbarkeit, Ekzemen. Sie starben nach 6wöchentlicher Krankheit. Bei der Autopsie erwiesen sich am ausgesprochensten die Erscheinungen des Magen-Darmtraktes.

Nach dem Bericht der englischen Gewerbeaufsicht 1945 ereignete sich bei der Erzeugung von Äthyljodid und *Äthylquecksilberchlorid*, während welcher Prozesse auch Diäthylquecksilber, ein besonders giftiger Stoff (Grenzwert der Giftigkeit 0,05 p.p.m.), erzeugt wurde, folgender Fall: Nach 7monatlicher Arbeit blieb ein 37jähriger Arbeiter wegen Anämie 4 Monate von der Arbeit fern, war aber danach militärtauglich. Er setzte seine Arbeit weitere 2 Jahre fort, bis er, 9 Wochen vor seinem Tode, wegen Gewichtsverlust einen Arzt aufsuchte, der Neuritis infolge Quecksilbervergiftung diagnostizierte. Er hatte damals Kribbeln in den Fingern und Inkoordination der Arme und Beine. Dann verlor er die Sprache und jeden Gebrauch von Armen und Beinen. Die Autopsie ergab akute diffuse Myelitis, vermutlich auf Quecksilber zurückzuführen. Außerdem gaben diese Quecksilberverbindungen, nach Angabe des Berichts, Anlaß zu oft schweren Hauterkrankungen. Es scheinen also die Äthylquecksilberverbindungen an Giftigkeit den Methylquecksilberverbindungen nicht nachzustehen. Bemerkenswert aber ist bei den beiden erwähnten Fällen das Fehlen von Störungen von seiten der Mundhöhle und des Verdauungstraktes.

RITTER und NUSSBAUM (1945) berichten über Verwendung von 2% *Äthylquecksilberchlorid* und 5% *Äthylquecksilberphosphat* bei der Behandlung von Baumwollsamen. Trotzdem sie meist in geschlossenen Apparaten verwendet werden, erzeugen sie Dermatitis, Jucken, Rötung, Blasenbildung manchmal nach wenigen Minuten, meist erst nach einigen Wochen; ferner „Mercurialismus," jedoch mit Fehlen der Munderscheinungen und der Änderungen der Intelligenz und des Gedächtnisses, aber allgemeine Ataxie, Dysarthrie, starke Einschränkung des Gesichtsfeldes sind vorhanden.

Über Erkrankungen bei der Erzeugung von *Phenylquecksilbersalzen*, die auch als Fungicide verwendet werden, berichtet L. C. COTTER (1947). Er sah Verbrennung der Hände mit Blasenbildung, oft Geschwüre, bei einigen Lebervergrößerung, in einem Fall mit leichtem Ikterus. Bei einem Arbeiter bestand Dyspnoe, Herzklopfen, Arrhythmie, zahlreiche Extrasystolen, dabei aber normale Lebergröße. Bei 2 Arbeitern bestand Albuminurie, bei mehreren Anämie mit Verringerung der Zahl der roten Blutkörperchen bis herab auf 3 Mill. und der weißen bis zu 3100. Im Urin wurde 0,11—0,17 mg/l Quecksilber gefunden. Die Krankheitserscheinungen schwanden nach wenigen Monaten.

Wir sehen hier also ein ganz anderes Bild als bei den Methyl- und Äthylverbindungen.

K. D. LUNDGREN (1948) berichtet über 8 Fälle, die durch Alkylquecksilberverbindungen verursacht wurden, darunter leichteste mit Kopfschmerzen und leichter Inkoordination bis zu tödlichen.

Aus Deutschland berichtete L. VEILCHENBLAU (1932) über eine gefährliche Vergiftung bei einem Manne, der einen Zentner Getreide mit 100 g Abanit B, einer Quecksilberverbindung, mischte und dann das Getreide von Hand säte. Am Abend trat Erbrechen, dann Schmerzen in der Magengegend ein. Im Urin waren Spuren von Eiweiß. Nach 2 Wochen Besserung. Von weiteren quecksilberhaltigen Saatbeizmitteln erwähnt er: Ceresan mit geringem Quecksilbergehalt und Germisan, d. i. Cyan-mercuri-kresolnatrium, Tillentin R, ein Phenolsalz des Quecksilbers, Uspulun-Universal, eine organische Quecksilber- und Arsenverbindung.

KOELSCH (1938) berichtet über Vergiftungen, die in einem Versuchslaboratorium, in dem Alkylquecksilberverbindungen als Saatbeizmittel hergestellt wurden, sich ereigneten. Bei einer Chemikerin traten erythematöse Schwellungen im Gesicht und schließlich am ganzen Körper auf, Müdigkeit, Aufgeregtheit, Unsicherheit auf den Beinen, Schlafbedürfnis, Beeinträchtigung der Sehkraft. Nach 4 Monaten Ruhe war sie wieder hergestellt; bei 2 anderen bestanden nur Reizerscheinungen des Rachens, Übelkeit, Magenbeschwerden.

KOELSCH gibt einen Überblick über die in Deutschland gebräuchlichen Saatgutbeizmittel. Eine Quecksilberverbindung, Ceresan, verursachte bei einem Mann in der der Arbeit folgenden Nacht starkes Unwohlsein, Atemnot, Kopfschmerzen, Schüttelfrost, Temperatur bis 41,5°. KOELSCH denkt an eine Art anaphylaktischen Schock, bei einem anderen trat nur starke ödematöse Entzündung des Rachens auf. Germisan verursachte oder verschlimmerte akute Nephritis.

BONNIN beschreibt nach einer Übersicht über die bisher veröffentlichten Vergiftungsfälle durch organische Quecksilberverbindungen eine Vergiftung durch Ceresan (Methoxyäthylmercurisilicat): 6 Wochen nach Beginn der viel Staub erzeugenden Arbeit des Samenkonservierens heftiger Kopfschmerz in der Nacht, Erbrechen, Übelkeit, Schmerzen im Oberbauch, dann Apathie, Steifheit des Nackens, Sehnervenscheiben blaß, Sehvermögen herabgesetzt. Heilung nach 2 Wochen.

Fassen wir zusammen, so sehen wir, daß diese organischen Quecksilberverbindungen sämtlich sehr gefährliche Giftstoffe sind, deren Verwendung nach Möglichkeit eingeschränkt werden sollte; am gefährlichsten scheinen die Methyl- und Äthylquecksilberverbindungen zu sein. Aber auch bei den anderen Verbindungen ist größte Vorsicht geboten: Schutzkleider, gut wirkende Atemschützer und Gummihandschuhe sind notwendig.

Verwandt der Verwendung der Quecksilberverbindungen als Saatbeiz-, d. h. Pilztötungsmittel, ist auch deren Verwendung als Holzkonservierungsmittel, sowie in fäulnisverhütenden Anstrichfarben.

Unter 17 Arbeitern, die diese Farben im New Yorker Hafen anwendeten — wobei die Farben zuerst erwärmt, dann versprüht wurden — klagten 9 über Beschwerden, 5 hatten Zittern der Hände, 4 Gingivitis, 2 Hauterscheinungen. Die Grundlage der Farbe ist ein synthetisches Harz, dem Quecksilber-, Blei- und Arsenverbindungen zugesetzt werden (L. J. GOLDWATERund C. P. JEFFERS 1942).

Es sei darauf hingewiesen, daß mehrere der bisher erwähnten Autoren über *Hautschädigungen* durch organische Quecksilberverbindungen berichteten. Es sei hier noch die Veröffentlichung von F. J. VINTINNER (1940) erwähnt. Föhrenholz wurde in eine wäßrige Lösung von Äthylquecksilberphosphat getaucht, um die Entwicklung vom Pilzen zu verhüten. Der Verfasser sah 42 Fälle von Dermatitis der mit der Flüssigkeit in Berührung gekommenen Hände und Unterarme mit Blasenbildung. Die Hauterkrankung verursachte eine Arbeitsunfähigkeit von 5—30 Tagen. Auch H. F. SCHULTE (1946) berichtet, daß Arbeiter durch Berührung mit 1% Äthylquecksilberlösung sich Hautverbrennungen zugezogen haben.

Was die **Therapie** anbelangt, so wird seit langem Jod, meist Jodnatrium gegeben, ebenso werden auch Schwefelbäder angewendet. Der Wert dieser Behandlung ist aber keineswegs sichergestellt. Leichte Schwitzprozeduren sollen die Quecksilberausscheidung befördern.

Über die Verwendung von BAL bei gewerblicher Quecksilbervergiftung liegen bisher keine Berichte vor, die eine Beurteilung seiner Wirksamkeit gestatten würden. Insbesondere fehlen solche Berichte über die Verwendung von BAL bei den subakuten und chronischen Vergiftungen, die ja die Hauptmasse der gewerblichen Vergiftungen bilden. Für akute gewerbliche Vergiftungen gilt vermutlich das bei nicht-gewerblichen akuten Vergiftungen Erfahrene — obwohl dabei in Erwägung zu ziehen ist, daß der Aufnahmeweg ein anderer ist. LONGCOPE und Mitarbeiter berichten über zahlreiche akute, durch Verschlucken hervorgerufene Sublimatvergiftungen, bei denen sie mit großen Baldosen sehr gute Erfolge erzielten.

Zweckmäßig ist allgemeine Kräftigung durch Aufenthalt in freier Luft, gute Ernährung, Arbeitsruhe. Daß Fernhaltung von Quecksilberarbeit notwendig ist, braucht wohl nicht erst erwähnt zu werden, ebenso nicht die Notwendigkeit lokaler Behandlung der Erscheinungen von seiten der Mundhöhle.

Was die **Verhütung** der gewerblichen Quecksilbervergiftung anbelangt, so muß sie in weitgehendster Verhinderung der Einatmung von Staub und Dämpfen bestehen, daneben auch in Verhütung der Aufnahme durch die Haut. Manche Quecksilberverbindungen, so insbesondere das Dimethyl- und Diäthylquecksilber, ebenso das Methylquecksilberjodid, sind so hochgradig giftig, daß ihre Herstellung und Verwendung möglichst eingestellt, Herstellung und Verwendung zum Zwecke der Pilztötung verboten werden sollte. Der Schutz gegen Dämpfe des metallischen Quecksilbers wird erschwert dadurch, daß es schon bei normaler Zimmertemperatur verdampft, aber ebenso dadurch, daß das Quecksilber beim Auffallen auf den Tisch oder Boden sich in unzählige kleine Kügelchen zerteilt, die in alle Fugen und Spalten eindringen, durch ihre Schwere immer mehr in die Tiefe sinken und unsichtbar werden (s. S. 85).

Schutz gegen Liegenbleiben und Ansammeln von Quecksilber auf Tischen und Fußböden kann nur gewährt werden durch Herstellen oder Bedecken derselben mit glattem fugenlosem Material und Neigung der Tische und des Bodens gegen eine Ecke, in der versenkt ein Gefäß aufgestellt wird, in dem sich das Quecksilber sammelt. Die geneigten Tische müssen an ihrem unteren Ende mit einer Leiste versehen sein, die das Herabfallen von Quecksilber verhütet.

STOCK hat angegeben, daß mit 5% Jod beladene aktivierte Holzkohle Quecksilberdämpfe absorbiert, daß durch eine $^1/_2$—1 cm hohe Schicht solcher Jodkohle von der darunterliegenden Quecksilberfläche im Laufe eines Jahres keine Spur von Quecksilber durchgeht. Jodkohle wird deshalb als Streumittel für Tische und Fußböden in Laboratorien und Werkstätten, in denen mit metallischem Quecksilber gearbeitet wird, empfohlen. Eine von der Auer-Gesellschaft herausgebrachte Gasmaske mit Spezialfiltereinsatz schützt gegen die Einatmung von Quecksilberdämpfen. Natürlich ist auch größte Reinlichkeit bei der Arbeit mit Quecksilber und Quecksilberverbindungen notwendig, um Aufnahme durch die Haut zu vermeiden. Unter den Fingernägeln und am Nagelfalz setzen sich Spuren der Verbindungen fest und gelangen so zur Resorption. Um auch Spuren von Quecksilber von der Haut des Körpers fernzuhalten, ist Tragen von möglichst dichten Schutzkleidern und von Gummihandschuhen und tägliches Baden nach Arbeitsschluß notwendig. Die Arbeitskleider müssen in kurzen Zwischenräumen durch Waschen gründlich gereinigt werden. Das Waschen der Kleider muß im Betrieb, darf nicht im Haushalt des Arbeiters erfolgen.

Daß die Einrichtung der Betriebe eine solche sein muß, daß Entstehen von Quecksilberstaub und -dämpfen möglichst vermieden wird, daß — wo Vermeidung unmöglich — sie möglichst gründlich abgesaugt werden müssen und daneben durch häufige Reinigung von Fußböden, Wänden, Decken und Arbeitsgeräten für Entfernung auch geringster Spuren gesorgt werden muß, versteht sich wohl von selbst.

In den Betrieben, in denen organische Quecksilberverbindungen als Saatbeizmittel verstäubt werden, sind die Arbeiter durch gut sitzende Atemschützer, besser Kopfmasken und durch undurchlässige Arbeitskleidung zu schützen.

Zink- und Kupferfieber.

Zinkfieber.

BENVENUTO CELLINI (1500—1571) schreibt in seiner Autobiographie, daß er beim Gießen seines Perseus (1550) plötzlich mit hohem Fieber erkrankte, so daß er zu sterben meinte. Aber nach wenigen Stunden war das Fieber verschwunden und er setzte seine Arbeit fort. Dies ist laut F. HOLTZMANN (1929) vielleicht die erste Beschreibung des Gießfiebers. C. T. THACKRAH (1832) schreibt über das, was die Messinggießer von Birmingham „brass ague" nennen, verursacht durch Einatmen von flüchtigem Metall, insbesondere von Zinkoxyd, das sich beim Gießen von hellem Messing in großen Mengen entwickelt. In den folgenden Jahrzehnte berichteten Franzosen: BLANDET, der die ersten Versuche am Menschen darüber machte, BECQUEREL u. a. und der Deutsche FALCK (1855) über Gießfieber. Eine ausführliche und erschöpfende Beschreibung des Messingfiebers gibt E. H. GREENHOW (1862). Sie ist so erschöpfend und hebt das Charakteristische so klar hervor, daß es mir unmöglich scheint, ein besseres Bild des Leidens zu geben, und daß ich seine Beschreibung später wiedergeben will. Seit dieser Zeit sind eine ungeheure Menge von Veröffentlichungen über Zinkfieber geschrieben worden. H. SAFIR (1932) zählt 93 auf; fügt man die von ihm nicht berücksichtigten amerikanischen und die seither erschienenen Veröffentlichungen hinzu, so dürften es 130 sein. Man muß aber HEGSTED und Mitarbeitern (1945) beistimmen, daß sie kaum etwas Neues der damaligen Erkenntnis (E. H. GREENHOW) hinzugefügt haben. Erwähnt, sei daß K. B. LEHMANN (1910) an sich und einigen Arbeitern gezeigt hat, daß diejenigen, die die Dämpfe von geschmolzenem, erhitztem und schließlich verbranntem chemisch reinem Zink einatmeten, an typischem Gießfieber erkrankten.

Es steht fest, daß das Gießfieber durch Einatmung von Zinkdämpfen, feinst verteiltem, frisch entstandenem Zinkoxyd entsteht, das sich dann bildet, wenn Zink über seine Schmelztemperatur von 420⁰ erhitzt wird. Dies tritt in den metallurgischen Prozessen vor allem dann ein, wenn Zink mit Kupfer zu Legierungen verschmolzen wird, die als Messing („Gelbguß" mit 60—80% Cu, 20 bis 34% Zn) und als „Rotguß" mit weniger als 18% Zink und einigen Prozent Zinn viel gebraucht sind. Helles Messing kann bis zu 50% Zink enthalten, Alpacca enthält neben Kupfer und Nickel 15—20% Zink. Alle diese Legierungen erfordern bei ihrer Herstellung oder Wiedereinschmelzung ein Erhitzen weit über den Schmelzpunkt des Zinks hinaus, da der Schmelzpunkt des Kupfers bei 1100⁰ liegt. Die Höhe der notwendigen Temperatur hängt auch von dem Zweck ab, zu dem die Legierung verwendet wird; sie ist höher, wenn kleinere Gegen-

stände gegossen werden sollen, da diese eine größere Flüssigkeit des Materials
beanspruchen.

Der meist beobachtete Vorgang ist der von GREENHOW beschriebene: Wenn
das flüssige Messing in die Gußform gegossen wird, verbrennt ein Teil des Zinks,
ein dichter weißer Rauch wird gebildet, der die Luft des ganzen Gießraumes erfüllt.
Schnell wandelt sich der Rauch in schneeflockenähnliche kleine Flocken um,
ein feines weißes Pulver, bestehend aus Zinkoxyd, das eine Zeitlang in der Luft
schwebend bleibt, schließlich an den Dachsparren und dem Dach als weißer
Niederschlag sich ansammelt.

Zur Entstehung der Zinkdämpfe, des fein verteilten Zinkoxyds, kommt es
natürlich nicht nur beim Gießen von Messing oder Rotguß, sondern auch beim
Löten mit Hartlot (Messinglot) (ADLER-HERZMARK 1921), beim Zerschneiden,
auch beim Zusammenschweißen von verzinkten Eisen- und Stahlkonstruktionen
mittels des Acetylen- oder des elektrischen Brenners (HAYHURST 1924, PH. DRINKER
und K. W. NELSON 1944), selten beim Zerschneiden von mit Zinkweiß gestriche-
nem Metall (BEINTKER 1924), auch beim Verzinken mit der SCHOOPschen Pistole
(NUCK und Mitarbeiter 1929). Es scheint auch, als ob feinst verteiltes Zinkoxyd anderer Entstehung auch Zinkfieber erzeugen könnte (Selbstversuch von
PH. DRINKER, THOMSON und FINN 1927 b), GOCHER 1941).

Merkwürdig ist, daß über Zinkfieber aus Zinkhütten wenig und aus Oberschlesien nichts
berichtet wurde. Doch kommt bei den Öfen ältester Konstruktion, (TELEKY, HAYHURST)
Gießfieber vor und ebenso bei denen neuester Konstruktion in denen die Zinkerze durch
hochgespannten elektrischen Strom zerlegt werden (TELEKY 1923).

Was nun das **klinische Bild** anbelangt, so tritt die Erkrankung immer in
der zweiten Hälfte des Arbeitstages, an dem der Arbeiter Zinkdämpfen ausgesetzt
war, auf. Sie beginnt mit einem Gefühl des Unbehagens, der Einengung und
Beklemmung der Brust, manchmal auch mit Erbrechen. Der Arbeiter fühlt
sich matt und abgeschlagen, fieberig. Dann tritt Schüttelfrost ein und schließlich
ein Schweißausbruch. Je früher dieser eintritt, um so kürzer und leichter der
Anfall, der meist, aber keineswegs immer bis zum nächsten Morgen abgeklungen
ist; es kommen auch Fälle vor, in denen das Fieber bis zum nächsten Mittag
anhält (so in einem von mir vorgenommenen Selbstversuch, ARNSTEIN 1910).

Das klinische Bild ist ein sehr stereotypes. In manchen Fällen wird über
eine leichte Vergrößerung der Leber und der Milz berichtet, öfters über Tachykardie, selten über Albuminurie. Als erster hat ARNSTEIN (1910) über Leukocytose bis zu 20000 mit Überwiegen der polynucleären Neutrophilen berichtet,
und dieser Befund ist von späteren Untersuchern bestätigt worden. Nur sehr
selten werden Veränderungen im roten Blutbild erwähnt und stets nur wenig
bedeutende. Ältere Autoren hielten den Gehalt von Stuhl und Urin an Zink
für bedeutungsvoll. Diese Befunde haben sich aber als bedeutungslos erwiesen,
seitdem ROST (1920) gezeigt hat, daß im normalen Tagesurin 1—2 mg Zink,
im Stuhl 19—39 mg Zink enthalten sind.

Atypische Fälle werden von den Russen GUELMAN (1925) und IWANOW (1926) beschrieben,
ernstliche Erkrankungen mit Vergrößerung von Leber und Milz, Verringerung der Zahl der
roten Blutkörperchen und des Hämoglobins, keiner deutlichen Leukocytose, aber Vermehrung
der Lymphocyten. GUELMAN erwähnt Glykosurie und Hyperglykämie. Da diese Angaben
ganz vereinzelt dastehen, so muß man wohl annehmen, daß diese Arbeiter unter besonders
ungünstigen Verhältnissen arbeiteten und noch anderen Schädlichkeiten ausgesetzt waren,
ebenso wie die Arbeiter einer Gießerei, über die GREENHOW berichtet, die sämtlich mehr oder
weniger an Zittern litten (Quecksilber?).

Viel erörtert sind die Fragen, ob jeder dem Zinkdampf ausgesetzte Arbeiter
erkrankt, wie häufig der einzelne erkrankt, ob die Erkrankung eine gewisse
Resistenz gibt und ob es schließlich durch wiederholte Dampfeinatmung oder
wiederholte Erkrankung zu Dauerfolgen kommt. KOELSCH (1935) meint, daß

etwa die Hälfte empfänglich sei. Andere geben an, daß 80% aller befragten Arbeiter über eine oder mehrere Attacken berichten. Ich würde glauben, daß alle derartigen Feststellungen wenig bedeutungsvoll sind, schon deshalb, weil derartige Anamnesen immer unzuverlässig sind, insbesondere wenn es sich um ein Leiden handelt, das nicht als schwer und fast als selbstverständlich angesehen wird.

TURNER und THOMPSON (1926) berichten, daß von 100 Messingarbeitern 26 allwöchentlich einen Anfall von Zinkfieber hatten, 11 einmal alle 2 Wochen, 29 einmal alle 3 Wochen bis zu 2 Monaten, 17 einmal im Jahr, 6 einmal in 2 Jahren, einer einmal in 3 Jahren. Nach den Angaben NATVIGS (1936) hatten 12 von 100 nur einmal Gießfieber gehabt, 36 mehr als 100mal.

Schon GREENHOW hat festgestellt, daß Personen, die spät den Beruf ergriffen haben oder nur gelegentlich in ihm arbeiten, häufiger und schwerer erkranken als die regelmäßig im Beruf tätigen. Auch diese letzteren erkranken, wenn sie einige Tage vom Beruf ferngeblieben, auch nur über Sonntage oder Feiertage (,,Montagsfieber''). Es wird also durch die Arbeit eine gewisse, allerdings bald vorübergehende Toleranz gegen die Schädlichkeit erworben. PH. DRINKER, THOMSON und FINN (1927a) zeigten in Versuchen am Menschen, daß eine Inhalation von Zinkdämpfen am 2. Tag eine geringere Wirkung hat als die des 1. Tages. Daß das Zinkfieber eine allergische Reaktion auf die Aufnahme von Zinkoxyd in statu nascendi darstellt, ist heute allgemein anerkannt.

Natürlich ist die Erkrankungsgefahr um so größer, je größer die Menge des Zinkoxydes in der Atemluft ist. Die Teilchen des Zinkoxyddampfes haben meist eine Größe unter 1 μ, meist 0,1—0,4 μ. PH. DRINKER, THOMPSON und FINN (1927c) kamen zu dem Schlusse, daß 15 mg Zinkoxyd im Kubikmeter Luft durch 8 Std eingeatmet bei dem durchschnittlichen Menschen keine Reaktion hervorrufen. M. HEGSTED und Mitarbeiter (1945) nehmen diese Zahl als die Grenze des Gestatteten (,,allowable limit'') an. Mir erscheint diese Festsetzung insofern ungerechtfertigt, als es sich bei allen Arbeiten, die zu Gießfieber führen, nicht um eine gleichmäßig während 8 Std fortgesetzte Arbeit handelt, sondern Zeiten mit starker Entwicklung von Dämpfen (Gießen der Legierung in die Form) mit dampffreien Zeiten abwechseln. Wertvoll jedoch ist die Angabe ARNSTEINS, daß nach seinen in einer Werkstatt vorgenommenen Messungen die Einatmung *von 7 mg Zinkoxyd genügte*, um Zinkfieber hervorzurufen.

Wichtig ist die Frage, ob eine durch Jahre fortgesetzte zeitweise Exposition zu Zinkdämpfen und immer wiederholte Attacken von Zinkfieber einen dauernden Schaden verursachen. Es konnte bis jetzt nicht festgestellt werden, daß irgendwelche derartige chronische Schädigungen entstehen — auch nicht in keineswegs gut eingerichteten Gießereien.

TURNER und THOMPSON (1926) verglichen durch klinische Untersuchung 102 Arbeiter, die in ihren Anamnesen Zinkfieber angaben mit 110, die Zinkdämpfen nicht ausgesetzt gewesen waren. H. NATVIG (1937) verglich 35 Arbeiter, von denen jeder über 100 Zinkfieberanfälle durchgemacht hatte, mit solchen, die weniger als 10 Anfälle hatten. Beide Autoren kamen zu dem Schlusse, daß irgendwelche Folgen des Zinkfiebers oder der Zinkaufnahme nicht festgestellt werden konnten.

Wie häufig Zinkfieber entsteht, hängt — neben dem Zinkgehalt der Legierung, der Höhe der erreichten Temperatur, der Häufigkeit des Gießens — wesentlich von der Einrichtung der Werkstatt ab: von der Größe des Raumes, der Wirksamkeit der Ventilationseinrichtungen. In manchen kleineren Werkstätten wird das Gießen an einem Platz unterhalb eines gut wirkenden Abzugs vorgenommen, in den meisten Gießereien wird jedoch nahezu im ganzen Raume gegossen. Dachreiter und andere Lüftungsvorrichtungen sind notwendig.

Bei dem raschen spontanen Verlauf des Gießfiebers ist eine besondere **Therapie** nicht nötig. Zur Erleichterung können Antipyretica gegeben werden.

Kupferfieber.

C. A. HANSON (1911) berichtete, daß beim Schmelzen von 2300 kg Abfällen von Elektrolytkupfer in einem elektrischen Ofen wenige Stunden nach Beendigung des Prozesses alle 10 dabei beschäftigt gewesenen Arbeiter mit Atembeschwerden, Übelkeit, schmerzhaftem Gefühl auf der Brust, wie bei Grippe' für die Dauer der folgenden 24 Std erkrankten. Die Temperatur des Kupfers war zu keiner Zeit über 1300⁰ (Schmelztemperatur um 1050⁰), so daß das Kupfer nur direkt bei den Elektroden verflüchtigt wurde. KOELSCH (1923 und 1924) berichtet über 10 Arbeiter, die in einem Walzwerk rotglühendes Kupfer walzten. Sehr feiner Kupferstaub schwebte überall in der Luft. Die Arbeiter erkrankten gegen Ende der Arbeitszeit mit Schüttelfrost, Mattigkeit, Brustbeklemmung, Hustenreiz, Übelkeit, Erbrechen, Leibschmerzen. In der Nacht verschwanden nach Schweißausbruch die Beschwerden, aber Müdigkeit blieb einige Zeit zurück.

Auch L. FRIBERG und E. THRYSIN (1947) beschreiben ungefähr 50 Fälle, die ähnliche Symptome wie Zinkfieber: Kopfschmerz, Frost, Fieber darboten, nachdem sie Öfen, die zur Erzeugung von Butanol gedient hatten, gereinigt hatten. Sie hatten dabei Kupferstaub von 1—5 μ Korngröße eingeatmet.

Sind auch die Fälle dieser letzterwähnten Autoren nicht so klar wie die ersterwähnten, so beweisen doch die Veröffentlichungen, daß eine dem Zinkfieber ähnliche Erkrankung auch durch Kupfer verursacht werden kann.

Erwähnt sei, daß G. R. WALLGREN und O. GORBATOW (1949) über 20 Patienten mit „Metalldampffieber" berichten (17 davon waren in der Kupferindustrie beschäftigt, 3 mit Zink und Messing, 13 Patienten hatten typisches „Metalldampffieber"). Die Normalwerte des im Serum enthaltenen Cu betrugen 126 $\pm$ 11γ in 100 cm³ Blut, bei 8 von den 13 Fällen war jedoch die Mittelzahl 160γ.

Ganz anders aber steht es mit den übrigen „Metallfiebern". Schon die Berichte über Eisenfieber (SCHIOTS; HOLSTEIN 1930) sind deshalb nicht beweisend, weil nicht ausgeschlossen werden kann, daß die mit Elektroschweißen bzw. Schneiden von Eisen beschäftigten Arbeiter, als sie erkrankten, „galvanisiertes", das ist mit einem Zinküberzug versehenes Eisen geschnitten haben. LINDAAR will Eisenfieber bei einem Manne gesehen haben, der eine Kreissäge mit Schmirgel bearbeitete!

Die Fälle von „Quecksilberfieber" (KISSKALT, BING, CARPENTER und BENEDICT) sind Fälle (mit zum Teil durch die Autopsie bestätigten Organveränderungen), die mit dem Zinkfieber nur die Temperaturerhöhung gemein haben. Es sind mit Fieber einhergehende Vergiftungen.

Magnesiumfieber ist nie aus der Industrie berichtet worden. Bei Experimenten von DRINKER, THOMSON und FLINN (1927 b) stieg die Temperatur einer der Versuchspersonen auf 37,28⁰.

Für die Existenz eines Bleifiebers beruft sich SAPHIR auf 3 Autoren. Einer davon bin ich. Aber ich habe nie Bleifieber gesehen.

Nach all dem können wir zwar die Existenz eines Kupferfiebers in Analogie zu dem durch Zinkdämpfe verursachten Zinkfieber annehmen, aber alle anderen „Metallfieber" sind bisher nicht bewiesen.

Nickelcarbonyl.

MOND, LANGER und QUINCKE entdeckten die Carbonyle, Verbindungen zwischen Kohlenoxyd und Metallen, im Jahre 1890. MOND benützte diese Entdeckung für praktische Zwecke und gründete die Mond-Nickelcompagnie 1900 mit einer Raffinerie in Clydach bei Swansea in England. Im Jahre 1902 kam es dort nach dem Bericht der Gewerbeaufsicht infolge eines Bruches der mechanischen Anlage und der Notwendigkeit zeitweiser Handarbeit zu 37 Vergiftungen durch Nickelcarbonyl [Ni(CO)$_4$] mit 2 Todesfällen. Dann kam mehrere Jahre nichts Besonderes vor, doch 1922 6 Erkrankungen mit einem Todesfall. 1923—1930 wurden 36 Erkrankungen mit 2 Todesfällen berichtet, die alle in derselben Betriebsabteilung bei

Betriebsstörungen und Reparaturen vorkamen. Seitdem kommen alljährlich einige meist leichte Vergiftungen vor, nur in den Jahren 1942—1944 37, 30, 37 Vergiftungen und nur 1949 ein Todesfall. Untersuchungen, die H. W. Armit im Auftrage von L. Mond im Lister-Institut vornahm, kamen zu dem Schlusse, daß die Erkrankungen durch die Deponierung von feinst verteiltem Nickel über die ganze ungeheure Fläche des Atmungstraktes hervor-gerufen werden. Hier wird das Nickel durch die Gewebsflüssigkeit gelöst, wird vom Blute aufgenommen und führt zur fettigen Degeneration der Gefäßwände.

T. Legge (1934) schreibt: Der Verlauf der Symptome ist Cyanose, beschleunigte Atmung (40 je Minute) und Puls (120), keine Erscheinungen in den Lungen, keine Expektoration. Am 6. Tage Atmung 68, Puls 140, Temperatur 38,6°. Über den Lungen Anzeichen von Hypostase an der Basis hinten. Dann schnelle Erholung. Mit Ausnahme von 4 Fällen konnten alle die Arbeit innerhalb 13 Tagen wieder aufnehmen.

Eine davon etwas abweichende Schilderung gibt der Medical Officer Dr. Amor (1929) von den 6 Erkrankungen des Jahres 1929: Alle diese Leute klagten über Kopfschmerz, retrosternale Schmerzen und die Unmöglichkeit, tief Atem zu schöpfen, Pochen am unteren Ende des Halses. Der bei allen vorhandene trockene Husten führte bei einem zu leichter Cyanose. In keinem Falle ausgesprochene Dyspnoe, aber ein Mann klagte während der Rekonvaleszenz über Kurzatmigkeit. Epigastrische Schmerzen und Empfindlichkeit bei tiefem Druck waren in 3 Fällen vorhanden, einer entwickelte am 6. Tage leichten Ikterus. Zwei Fälle hatten erhöhte Temperatur unter 39,0°, alle einen Puls zwischen 90—110, nur einer Bradykardie. Alle zeigten Ergriffensein der feinen Bronchien und Bronchiolen, keiner gastrische Erscheinungen.

Aus Deutschland liegen Berichte von K. Kötzing (1933) und O. Bayer (1939) und K. Kraft (1938) über Erkrankungs- bzw. Todesfälle aus einem und dem-selben chemischen Großbetrieb vor. Bemerkenswert ist, daß 3 von den 4 Fällen Kötzings (von einem weiteren nicht ganz klaren Fall sehen wir ab) neben Erscheinungen von seiten der Atmungs- und Kreislauforgane Erscheinungen von seiten der Leber und der Gallenblase darboten: Druck und zeitweise Schmerzen in der Lebergegend, Lebervergrößerung. Diese Erscheinungen von seiten der Leber werden von O. Bayer nicht erwähnt und er führt diese Änderung des klinischen Bildes auf Änderungen im Produktionsverlauf zurück. Er betont, daß die Erscheinungen von seiten der Atmungsorgane im Vordergrund stehen: Bald nach der Einatmung tritt Kopfschmerz und Schwindel auf, einige Stunden bis zu 3 Tagen später schwere Dyspnoe, Husten, Fieber, Leukocytose. In den leichteren Fällen klingen alle Erscheinungen in 8—14 Tagen ab. Kommt es zum Tode, so findet man bei der Obduktion Hepatisation der Lungen, die Alveolen mit feinem Fibrin gefüllt. Er bringt 2 ausführliche Obduktionsbefunde nebst chemischen Untersuchungen. Kraft berichtet über zwei tödlich verlaufende Fälle und betont die retrosternalen Schmerzen und die schnell eintretende Atemnot.

In neuester Zeit wird von F. W. Sunderman und J. F. Kincaid über Nickel-carbonalschädigungen bei Reparaturarbeiten in einer großen Ölraffinerie in Texas berichtet. Rund 100 Mann waren der Schädigung ausgesetzt, 30 davon benötigten Krankenhauspflege, 2 starben. Die Verfasser unterscheiden anfäng-liche und spätere, verzögerte Erscheinungen. Anfangs besteht das Krankheits-bild aus Stirnkopfschmerz, Schwindel, bei einem Teil gefolgt von Übelkeit und Erbrechen. Dann treten rascher oder auch allmählich (nach 10 Std bis 8 Tagen) Erscheinungen von seiten der Atmungsorgane auf: Brustbeklemmung, Kurzatmigkeit, Husten, dann große Schwäche. In manchen Fällen war zur Erhaltung der Atmung Sauerstoffzufuhr unter Druck notwendig. In einigen Fällen traten auch Diarrhoen und Blähungen auf. Die Temperatur stieg meist nicht über 38,3°, fast stets war mäßige Leukocytose, 10000—15000 vorhanden. Der Nickelgehalt des Urins war in den ersten 24 Std hoch und sank nur langsam. Therapeutisch wurde BAL gegeben. Seine Wirkung scheint eine sehr günstige, in manchen Fällen eine lebensrettende gewesen zu sein. Leider sind genaue Krankengeschichten nicht veröffentlicht, sondern einer noch zu erwartenden Veröffentlichung von L. R. BYRD jr. und A. B. CHRISTIE vorbehalten.

Auch J. L. CARMICHEL veröffentlichte einen Fall, doch scheint in diesem Kohlenoxyd mitgewirkt zu haben.

Andere Schädigungen durch den Mond-Prozeß waren nicht bekannt, bis im Bericht über 1932 die englische Gewerbeaufsicht angab, daß in den letzten 11 Jahren in der Raffinerie 10 Fälle von Krebs der inneren Nase mit 9 Todesfällen vorgekommen seien. 1934 wurde von 4 Fällen von Lungenkrebs berichtet.

1923—1953 sind laut den Berichten der englischen Gewerbeaufsicht 52 Fälle von Krebs der Nase (mit 49 Todesfällen), 93 Fälle von Lungenkrebs (mit 90 Todesfällen) vorgekommen. Die durchschnittliche Länge der Zeit, die zwischen Diagnose und Tod vergeht, ist kurz. Keiner der Fälle von Nasenkrebs und nur 2 Fälle von Lungenkrebs hatten die Arbeit in der Nickelraffinerie nach dem Jahre 1924 begonnen, die Durchschnittsarbeitszeit der an Nasenkrebs Erkrankten betrug 23 Jahre, die der an Lungenkrebs Erkrankten 25 Jahre. ,,Der Nasenkrebs nimmt seinen Ursprung in den Cellulae ethmoidales. Manchmal wächst er als großer nekrotisierender Polyp in die Nase hinein, meist wird die Nase durch den Tumor auf der befallenen Seite vollständig verschlossen. Das Gewächs neigt dazu, sich durch die Haut in der Gegend des Nasenbeins oder der Stirnhöhle und bis in die Augenhöhle auszudehnen. Ausgesprochene Proptose des Auges wurde in fast allen Fällen hervorgerufen (AMOR). Histologisch wurde bei den 16 Nasenkrebsen 13mal ein polymorphes Carcinom und 3mal ein Plattenepitheliom festgestellt" (BAADER 1932). Die Lungentumoren stimmen mit anderen beruflichen Lungenkrebsen überein.

Es ist in den Mondschen Nickelraffinerien versucht worden, Entweichen von Dämpfen und Staub möglichst zu verhüten und so die verursachende Schädigung auszuschalten. Es sind wesentliche Verbesserungen durchgeführt worden, deren Erfolg aber natürlich erst nach vielen Jahren festgestellt werden kann.

Es ist aber bis heute noch nicht ermittelt worden, welche Substanz oder welche Vorgänge die Entstehung des Nasen- oder Lungenkrebses verursachen. Untersuchungen in Clydach haben ergeben, daß kein radioaktives Material vorhanden ist, daß die verwendete Schwefelsäure nur die fast überall vorhandenen kleinen Mengen As enthält, die Erze selbst sind arsenfrei. Versuche mit Nickel an Mäusen ergaben kein klares, positives Resultat.

Nun wird Berufslungenkrebs durch die verschiedensten Stoffe verursacht (Chrom, radioaktive Substanzen), aber wir finden in der Literatur — abgesehen von einem Falle von Adenocarcinom der unteren Nasenmuschel bei einem Chromarbeiter (NEWMAN 1890) — keinen Bericht über Berufskrebs der Nase trotz der so häufigen beruflichen Geschwüre der Nasenscheidewand und deren Perforation. Man muß demnach zu dem Schluß kommen, daß nur besonders stark carcinogen wirkende Stoffe Krebs der inneren Nase hervorrufen können. Es mag sein, daß durch die starke katalytische Wirkung des Nickels auf bei der Destillation des Anthracits entstehende Kohlenwasserstoffe solche hochcarcinogene Stoffe gebildet werden, aber nur eine genaue Kenntnis des Fabrikbetriebes und aller dabei beabsichtigt oder unbeabsichtigt entstehenden Stoffe könnte vielleicht Klarheit schaffen.

Mangan.

Mangan ist ein Metall, das vor allem als Braunstein (Pyrolusit, MnO_2) gewonnen wird, in Deutschland vor allem in Thüringen, dann auch in Westfalen und im Erzgebirge. Die Hauptgewinnungsstätten sind aber Indien, Brasilien und insbesondere der Kaukasus. Neben diesem Erz kommt noch, wenn auch nur in geringerem Maße, der Manganit (Grau-Braunstein, $Mn_2O_3 + H_2O$) und der Braunit (Mn_2O_3) in Betracht. Der Gehalt aller dieser Erze an Mangan beträgt etwas über 60%. Von den in Deutschland verwandten Erzen stammen nur wenige tausend Tonnen aus Deutschland selbst, eine weit größere Menge wird eingeführt, im Jahre 1913 669436 t, jedoch 1923 nur 79759 t. Im Jahre 1936 wurden in Deutschland (nach dem Statistischen Jahrbuch für das Deutsche Reich) 200 t gefördert. Der Welthandel betrug 1937 6,1 Mill. Tonnen, 1941 5,49 Mill., doch 1947 nur 3,8 Mill.

Die weitaus größte Verwendung finden Manganerze in der metallurgischen Industrie: zur Erzeugung von „Stahleisen" (Roheisen mit 4—6% Mangan), Spiegeleisen (mit 10—20% Mangan), Ferromangan (30—90% Mangan), ferner von Mangankupfer, Manganzink usw. Nur 5—10% der Manganerze werden zu anderen Zwecken verwendet: in der Glasindustrie zum Entfärben des Glases, aber auch als Färbemittel, in der keramischen Industrie zum Färben von Ziegeln, Kacheln, in der Farbenindustrie, zur Lackfabrikation und in der Elektrotechnik zur Erzeugung von Trockenelementen.

Zunächst wird das aus Bergwerken — wie oben erwähnt, meist aus Übersee — eingelieferte Material in den „Braunsteinmühlen" nach Vorzerkleinerung gemahlen (über Näheres s. FR. W. BICKERT (1933), dem auch einige der oben erwähnten Daten entnommen sind). In diesen Betrieben mit ihrer besonders früher sehr großen Staubentwicklung sind die meisten Vergiftungen beobachtet worden und sie sind neben der Verladearbeit auch heute noch die Hauptquellen der Vergiftungen. Daneben aber sind noch verschiedene Arbeitsprozesse als Gefahrenquellen erkannt worden. G. G. DAVIS und W. B. HUEY berichteten schon 1921 über 2 bei der Erzeugung von Manganstahl im elektrischen Ofen entstandene Fälle. E. BEINTKER (1932) berichtet über 2 beim Elektroschweißen mit manganhaltigen Elektroden entstandene Erkrankungsfälle, BAADER (1933) über Manganvergiftung bei der Herstellung von Trockenelementen, in denen Braunstein den Hauptbestandteil der hartgepreßten Depolisatormasse bildet, später folgten CROUZON und DESOILLE (1936). Über 8 Erkrankungsfälle bei Erzeugung von Hadfield-Stahl im elektrischen Ofen berichten KANEVSKAJA und ABRAMSON (1946).

Die ersten Manganvergiftungen hat J. COUPER 1837 beschrieben. Sie waren in einer Fabrik entstanden, in der MnO_2 bei Erzeugung eines Chlorbleichpulvers verwendet wurde. Es waren 2 schwere typische Fälle und 3 leichtere.

SCHLOCKOW (1879) beschreibt ein „eigenartiges Rückenmarksleiden der Zinkhüttenarbeiter". Es kommt in den unteren Extremitäten zu Parästhesien, Sensibilitätsstörungen, Steigerung der Reflexe. Die Kontrolle über die Beine ist verringert, der Gang wird breit, krampfhaft; später kommt es zur lähmungsartigen Schwäche der Beinmuskeln, aber zu keiner Steifigkeit oder Kontraktur. 40—50 solche Fälle sind zur Kenntnis des Verfassers gekommen. Er meint, das Leiden sei durch Zink verursacht. Das ist gewiß nicht zutreffend. In dem Zinkerz ist etwas MnO_2 enthalten. Wahrscheinlich ist es, wie auch Voss u. a. annehmen, daß eine Manganvergiftung vorlag.

v. JAKSCH stellte am 1. 2. 1901 in der deutschen Ärztevereinigung in Prag 2 Fälle vor, die alle Erscheinungen boten, die wir heute als Manganvergiftungsfolgen anerkennen. Er führte sie auf häufigen starken Temperaturwechsel und Kälte zurück. Im Oktober 1901 stellte H. EMBDEN im Hamburger Ärzteverein

4 typische Fälle als „chronische Manganvergiftung" vor. JAKSCH erkannte
dann auch in seinen Fällen Mangan als Ursache an. Die Fälle beider Autoren
betrafen Braunsteinmühlenarbeiter.

Seitdem sind zahlreiche Veröffentlichungen erfolgt: FRIEDEL (1903), CHOP
(1913), SCHWARZ (1930 und 1932). Über die ersten Fälle in USA. berichtete
CASAMAJOR (1912): 9 Fälle aus einer Braunsteinmühle. Dann folgten D. L.
EDSALL, WILBURN, C. K. DRINKER (1919). Sie erwähnen 38 Arbeiter aus derselben Mühle mit verdächtigen oder ausgesprochenen Symptomen.

Heute liegen Berichte über Manganvergiftungen aus vielen Ländern vor:
Ägypten (BAADER 1939), Japan (ASHIZAWA 1927), Rußland (BUBAREV 1931),
Frankreich (LECLERCQ 1934, CROUZON und DESOILLE 1936), Spanien (DANTIN
GALLEGO 1934), England (OWEN und COHEN 1934), Kuba (AVILA und BALLINA 1953).

Insgesamt sind nach der sorgfältigen Zusammenstellung von H. Voss (1939),
der Doppelzählungen vermeidet, bis zum Jahre 1939 188 Fälle in der Literatur
veröffentlicht worden, ohne Einrechnung der Fälle SCHLOCKOWs und ohne die
nur in den Gewerbeaufsichtsberichten erwähnten. In ihrer umfassenden Zusammenstellung über Industrial Manganese Poisoning (1943) zählen L. T. FAIR-
HALL und P. A. NEAL 354 Fälle. Ihr Literaturverzeichnis umfaßt 201 Nummern.

Die Arbeitsdauer, nach der die ersten Erscheinungen einer Manganwirkung
eintreten, ist natürlich sehr verschieden, nicht nur nach individueller Veranlagung,
sondern nach dem Grade der Gefährdung, der Stärke der Staubaufnahme. Als
kürzeste Zeitdauer der Exposition wird angegeben: 15 Tage (GAYLE). Meist
geht den ersten Erscheinungen einer Giftwirkung eine mehrmonatliche Arbeit
voran: 3 Monate (EDSALL), 6 Monate (JAKSCH, CASAMAJOR, BAADER), 10 Monate
(MULLER und CHRISTIAENS 1939), 6—9 Monate (EMBDEN), aber auch einige
Jahre (HILPERT 1930), bis zu 17 Jahren (BAADER), nach einer anderen Angabe
bis 28 Jahre.

Als erste **Krankheitserscheinungen** werden manchmal nur Allgemeinstörungen:
Schwindel, Verlust des Appetits, allgemeine Schwäche, Kopfschmerzen angegeben,
häufig Änderungen der Stimmungslage und des Charakters, daß der Arbeiter
nervös und reizbar geworden (MOSHEIM), häufig aber wird über ein gesteigertes
Schlafbedürfnis, Schläfrigkeit, Apathie, Nachlassen des Geschlechtstriebes berichtet. In vielen Fällen aber treten, ohne daß solche Erscheinungen vorangegangen sind, Störungen in den Bewegungen der unteren Extremitäten auf,
dazu Verringerung des Mienenspiels („Maskengesicht"), manchmal besteht
Zwangslachen oder Zwangsweinen. Infolge der Rigidität der Muskeln der unteren
Extremitäten wird der Gang unsicher, insbesondere bei raschem Umdrehen
droht der Kranke zu fallen, dann tritt Propulsion und Retropulsion auf. Bei
schwer gestörtem Gang entsteht „Hahnentritt", Auftreten auf den Metatarso-
phalangealgelenken, in anderen Fällen Auftreten auf der ganzen Sohle. Die
Sehnenreflexe der unteren Extremitäten sind gesteigert, Romberg besteht meist
nicht. Die Sprache wird gestört, ist leise, monoton, undeutlich. In manchen
Fällen tritt Speichelfluß auf, ferner Veränderung der Mimik, starrer Gesichtsausdruck, Stirnquerfalten, Maskengesicht, Salbengesicht.

Muskelzuckungen in verschiedenen Muskeln treten häufig auf, ferner charakteristische Störungen in der Schrift, kleine und steife Schriftzüge.

Störungen des Schluckaktes sind sehr selten, sonstige Störungen bulbärer
schwerer Art fehlen stets, auch Störungen der Gehirnnerven, Nystagmus wurden
nicht beobachtet.

McNALLY (1935) hat 68 Fälle von Manganismus analysiert: von ihnen hatten
88% anfangs Schwäche in den Gliedern, 85% Gangstörungen, 83% Maskengesicht; impulsives Lachen, Pro- und Retropulsion hatten je 70%, Tremor,

Sprachstörungen über 60%, Störungen an den oberen Extremitäten 53%, spastischen Gang 42%. — Der Vollständigkeit halber sei erwähnt, daß einzelne Autoren Herzveränderungen fanden. So berichten BÜTTNER und LENZ (1937) über auffallend häufige Sinusbradykardie und verlängerte Übergangszeiten im EKG bei Braunsteinarbeitern. Doch scheint uns dies bei Schwerarbeitern in keiner Richtung auffallend.

Es seien nun einige Krankengeschichten wiedergegeben, die die Mannigfaltigkeit der Krankheitsbilder aufzeigen.

Nach EDSALL und Mitarbeitern (1919): 47jähriger Arbeiter in Braunsteinmühle. Nach einem Monat klagt er über dauernden Husten, 2 Monate später waren seine Beine steif, 3—4 Monate später begannen Arme und Beine zu zucken. Er fiel häufig nach vorn oder rückwärts. Das auffallendste Symptom aber sind die *Muskelzuckungen* in Beinen und Armen. Die Untersuchung ergibt *dauernd zuckende Bewegungen aller Arm- und Beinmuskeln, auch im M. pector.* Keine Muskelatrophien, keine Schwäche. Unmöglichkeit, mit aneinander gelegten Füßen zu stehen, Auftreten stets mit der ganze Sohle. *Propulsion, Retropulsion.* Gesteigerte Patellarsehnen- und Achillessehnenreflexe. Keine Inkoordination der Finger, aber *starkes Schütteln der Hände. Salbengesicht.* Keinerlei Sensibilitätsstörungen, keinerlei Parästhesien. Blut- und Urinbefunde normal.

Nach ANNA CHOP (1913): 19 Jahre alter Schlosser bemerkt nach 7monatiger Arbeit in einer Braunsteinmühle allmählich *zunehmende Schwäche der Beine,* links mehr als rechts, so daß er nach weiteren 2 Wochen arbeitsunfähig ist. In den ersten 8 Wochen der Erkrankung *kein Gefühl in den Beinen* und der unteren Bauchhälfte, aber keine Blasen- und Mastdarmstörungen. Das Gefühl kehrt allmählich zurück. Die Untersuchung ergibt: Sensibilität überall intakt. Die Bewegungen der Beine frei, aber zu Beginn derselben muß jedesmal ein gewisser Widerstand überwunden werden. Der Patient hat immer Angst zusammenzuknicken, da ihm die Knie keinen Halt geben. *Besonders links starke Hypotonie.* PSR beiderseits stark positiv, Fußklonus. Cremasterreflex rechts positiv, links angedeutet; Babinski links stark positiv, rechts angedeutet. Merkbare *Herabsetzung der geistigen Leistungen.* Ständige Diarrhoen, trotzdem Gewichtszunahme. Nach 5 Monaten mit geringer Besserung des Gehvermögens arbeitsunfähig entlassen.

R. FLINN und Mitarbeiter (1940): 28jähriger Neger. Ein Jahr in Braunsteinmühle beschäftigt, während dieser Zeit immer Husten. Nach 10monatiger Arbeit treten *Anfälle von Schütteln und Zittern in den Armen* auf, die sich meist während des Essens einstellen und 15 min dauern. Nach weiteren 2 Monaten gibt er die Arbeit auf, aber das Zittern wird stärker, täglich 2 Anfälle von Hand- und Armzittern, manchmal war auch der Kopf ergriffen. Dann besserten sich diese Erscheinungen, aber er fühlt sich *schläfrig* und schwächer als früher und hat *Schwierigkeiten, seine Füße und Beine unter Kontrolle zu halten,* Schwierigkeiten, bergauf zu gehen, während er beim Bergabgehen Schwierigkeiten hat, sich aufzuhalten. Beim Versuch rückwärts zu gehen fiel er hin. Hat Schwierigkeiten sich umzudrehen. Oft *grundlose Anfälle von Lachen,* kann nicht deutlich sprechen, stottert, spricht mit monotoner Stimme. Geschlechtsverlangen und Potenz wurden schlecht. *Allgemeine Muskelschwäche* stellte sich ein, besonders in Beinen und Oberarmen, dort auch Krämpfe, besonders nachts. Gelegentlich Schmerzen in Schulter, Ellbogen und Kreuzgegend. Leichte Parästhesien. Metallischer Geschmack im Munde. Klagt, daß er den ganzen Körper schlecht gebrauchen könne. PSR leicht gesteigert, geht breitbeinig, schwingt die Beine und tritt rechts auf den Metatarsalgelenken auf. Bergauf geht er auf den Zehen, bergab mit zunehmender Geschwindigkeit, Retro- und Propulsion. Muskelkraft gut. Kein Zittern, abgesehen von leichtem Zittern der ausgestreckten Zunge. *Spricht schnell und läßt Silben aus,* lacht oft und ohne Grund. Kein ausgesprochenes Maskengesicht, Mikrographie. Im Urin 0,044 mg/l Mangan. 4,88 Mill. rote, 3700 weiße Blutkörperchen.

P. HILPERT (1930): 32 Jahre alter Mann, seit 6 Jahren in Braunsteinmühle. Plötzlich, *aus voller Gesundheit Zittern des linken Unterarmes,* gleich darauf Zittern des ganzen Körpers. Patient stellte die Arbeit sofort ein. Zittern bessert sich im Laufe von 2 Jahren allmählich. Bald nach Auftreten der ersten Symptome Potenzstörungen, starke Erschwerung des Schreibens. Anfälle von krampfhaftem Lachen. Die *Beine wurden schwer, oft fiel er nach hinten um.* Die Füße drehten sich allmählich nach innen. Die Bewegungen der Arme wurden schwerfällig. Keine Blasen- oder Mastdarmstörungen, keine psychische Beeinträchtigung.

Untersuchung: Maskenhaft starres Gesicht mit leerem Lächeln, ab und zu Zwangslachen. Enorm erhöhter Tonus der Muskulatur der Arme und Beine. *Rigor der Arm-, Bein- und Nackenmuskulatur.* Gesamthaltung des Körpers steif, *Gang sehr erschwert,* nicht von Mitbewegungen begleitet. Patient beginnt mit einigen trippelnden Schritten, dann schußartiges Vorwärtsstürzen (Propulsion), Beine stark nach einwärts rotiert, geht hauptsächlich auf den

äußeren Fußballen. Kein Tremor. Sehnenreflexe sehr lebhaft, besonders rechts. Bauch-
reflexe links stärker als rechts. Rossolimo rechts +. Beim *Sprechen* wird zunächst der
erste Laut oder die erste Silbe wie beim Stottern rasch wiederholt, dann erfolgt das weitere
Sprechen explosionsartig, überstürzt. Beim Schreiben werden die Buchstaben gegen das
Ende des Wortes immer kleiner. Psychisch eine deutliche Euphorie.

Ungewöhnlich war bei diesem Falle das *gänzliche Verschwinden des anfangs vorhanden
gewesenen Zitterns.*

Bei anderen Fällen beobachteten dieselben Verfasser *Schluckstörungen, Torticollis spastica,
plötzlichen Tonusverlust und verhältnismäßig häufig Pyramidensymptome.*

Voss (1939): 33jähriger Arbeiter an Ferromanganmühle verspürt nach rund $1^1/_2$jähriger
Arbeit eine Schwäche im linken Bein, gleichzeitig wurde sein *Blick starr,* seine Sprache leise
und undeutlich. Einen Monat später mußte er wegen *zunehmender Gangstörung* einen Arzt
aufsuchen und die Arbeit einstellen. Starke Verschlechterung im darauffolgenden Monat:
Starke Gangbehinderung, auch Arme und Hände wurden allmählich ungeschickter, Sprache
vollständig unverständlich, auch *starker Speichelfluß.* Oft wider seinen Willen Lachen oder
Weinen. Geschlechtstrieb und Potenz völlig ungestört. Vier Monate nach Beginn der Erscheinungen beginnt eine leichte Besserung. Speichelfluß hat nachgelassen. Gang und
Sprachstörung haben sich etwas zurückgebildet, Gebrauchsfähigkeit der Arme hat etwas
zugenommen. Aber noch immer starrer Gesichtsausdruck, deutlicher Rigor der unteren
Extremitäten, Spitzfußstellung beiderseits, links mehr als rechts. Gang kleinschrittig, langsam, ausgesprochene Pro-, Retro- und Lateropulsion. Kein Romberg. Sprache monoton,
wenig artikuliert. Schrift unbehilflich, sehr klein. Leichte Polyglobulie: 5,7 Mill. Erythrocyten. Mangan im Blut 0, im Urin 0,002 mg-%, Stuhl 5,00 mg-%.

Derselbe Autor beschreibt einen Fall von *,,progressiver Bulbärparalyse und
amyotrophischer Lateralsklerose nach chronischer Manganvergiftung",* der seiner
Eigenart wegen hier wiedergegeben sei.

Der 37jährige Mann hat insgesamt 15 Jahre in Batterie- und Elementenfabriken gearbeitet
Die Krankheit begann Mai 1935 mit plötzlicher ,,Heiserkeit". Die Sprache blieb undeutlich
und leise, dann Atemnot, beim Essen Verschlucken. Er hat nach mehrmonatiger Unterbrechung die Arbeit für 5 Monate wieder aufgenommen, worauf eine rasche Verschlechterung
eintrat. Die Diagnose wurde auf Bulbärparalyse gestellt: *Kaumuskulatur atrophisch,* Stirn-
runzeln und Pfeifen unmöglich, *häufiges Verschlucken.* Zuweilen Anfälle von Würgen und
Atemnot. *Zunge atrophisch.* Deutliche Muskelatrophie im Bereich des rechten Armes und
Beines und der kleinen Handmuskel. Leichter Intentionstremor. Grobe Muskelkraft der oberen
Extremitäten deutlich herabgesetzt, ebenso an den unteren Extremitäten. *Sprache völlig
unartikuliert.* Keine Intelligenzstörung. Verschlechterung. Januar 1938 kann er nur noch mit
größter Anstrengung essen und trinken. Gang sehr mühsam. Von Dezember 1937 an heftige
Schmerzen in Nacken- und Kreuzgegend. Tonische Krämpfe. *Tod an Schluckpneumonie* am
12. 5. 38. Mikroskopischer Befund zeigt das ganze Gebiet des Vorder- und Seitenstranges mit
Ausnahme der dem Vorderhorn unmittelbar benachbarten Bezirke deutlich lichter als die un-
versehrten Hinterstränge. Verstreuter Fasernausfall, Quellung und Zerfallserscheinungen
an den Nervenfasern im Pyramidenseitenstrang, geringer auch im Vorderseitenstrangareal.
Beträchtliche Vermehrung der Gliazellen und Gliafasern. Neben Degeneration der leitenden
Bahnen starke Ausfälle und Degenerationserscheinungen in den Nervenzellen, hauptsächlich
im Bereich der Vorderhörner. Im Nucleus caudatus und Putamen, Thalamus, Hypothalamus nur geringfügige Zellenausfälle.

Der Autor (Voss) kommt zu dem Schluß, daß hier die Manganvergiftung
einen anlagemäßig zur amyotrophischen Lateralsklerose disponierten Menschen
betroffen und darum nicht das klinische Bild des Manganismus, sondern
eine durch gewisse Manganismussymptome modifizierte Lateralsklerose hervorgerufen hat.

Wenn wir, wie selbstverständlich, auch von der zuletzt zitierten Krankengeschichte absehen, so sehen wir doch, daß das Krankheitsbild, wenn es auch
gewisse Störungen, vor allem Gangstörungen, früher oder später fast stets aufweist, doch keineswegs ein ganz gleichförmiges, daß es besonders bei Beginn
der Krankheit oft ein sehr verschiedenes ist. Manchmal treten die Erscheinungen
an den Beinen als erstes Symptom auf, in anderen Fällen beginnt das Leiden
mit Zittern der Hände, Schütteln der Arme, in anderen stehen Veränderungen
der Sprache zunächst im Vordergrund. Auch der Verlauf der Krankheit zeigt
große Verschiedenheiten. Die Angabe J. COUPERS, daß 3 seiner Fälle, die, sobald

bei ihnen die Gangstörungen begannen, von der Arbeit entfernt wurden, sich besserten und nach einigen Wochen vollständig gesund waren, steht in der Literatur ganz vereinzelt da. Auch die Angabe GAYLEs, daß nach Aufhören der Exposition das Krankheitsbild für verschieden lange Zeit auf der Höhe bleibt, dann aber die Tendenz zur Abnahme wenigstens bis zu einem gewissen Grade beobachtet wird, trifft nur für wenige Fälle zu. Viel mehr allgemeine Geltung hat die Anschauung desselben Autors, daß *mit Ausnahme der leichtesten Fälle meist dauernd Arbeitsunfähigkeit* bestehenbleibt, daß ein Fortschreiten erfolgt, solange die Exposition besteht, daß die Krankheit dann für verschieden lange Zeit auf der Höhe bleibt, dann aber die Tendenz hat, bis zu einem gewissen Punkte abzunehmen. Aber selbst diese Anschauung stellt eine zu günstige Prognose. Wir finden im Gegenteil *in der Mehrzahl der Fälle ein weiteres Fortschreiten noch nach Aufhören jeder Exposition.* Über einen Fall, in dem diese Erscheinung besonders ausgesprochen war, berichtet L. SCHWARZ (1936):

Ein Mann, der $^3/_4$ Jahre mit Manganerz gearbeitet hatte, erkrankte mit Kopfschmerzen und Schwäche im Mai 1928. Obwohl er nicht weiterarbeitete, verschlechterte sich sein Zustand bis Weihnachten 1929 in solcher Weise, daß ihm Rente zuerkannt und er März 1931 als vollkommen arbeitsunfähig erklärt wurde. April 1932 wurde weitere Verschlechterung festgestellt.

Auch MÜLLER und CHRISTIAENS (1939) berichten über einen Mann, der Januar bis Dezember 1933 gearbeitet hatte. November 1933 waren die ersten Erscheinungen (Zittern der linken unteren Extremität, Schwäche) aufgetreten. November 1934 waren nur so leichte Erscheinungen vorhanden, daß er zum Militär genommen, allerdings nach wenigen Tagen entlassen wurde. November 1938 tonlose Sprache, starres Gesicht, Stereotypie der Bewegungen, 95% arbeitsunfähig.

Erwähnt seien wegen der langen Beobachtungsdauer Fälle von W. MULLER und M. TISSIE (1949):

32jähriger Mann hatte vom 2. 5. 31 bis 2. 8. 32 Manganarbeit verrichtet. 1934 Sprachstörung und Störung der Beweglichkeit der Extremitäten. 1948 klagt er über Verschlechterung, spastischer Gang mit Propulsion. 100% arbeitsunfähig.

42jähriger Mann. 1931/33 durch $2^1/_2$ Jahre Manganarbeit verrichtet. 1937 kein krankhafter Befund, nur Gesicht geierartig und aufgedunsen. 1948 Gesicht bleich, starr, Gang schwierig mit kleinen Schritten. Allgemeines Zittern.

Diejenigen, von denen die letzten Veröffentlichungen über Manganismus herrühren, haben 10 Fälle beobachtet (S. DOGAN und TH. BERITIC). Sie haben in 7 Fällen BAL, in einem Fall Pyridoxin als therapeutisches Hilfsmittel versucht. Beide Mittel, ebenso wie alle anderen versuchten Behandlungen haben sich als wirkungslos erwiesen.

Ziehen wir die große Überzahl der Manganvergiftungen, über die berichtet wurde, in Betracht, so müssen wir zu dem Schluß kommen, daß in den meisten Fällen auch nach Aufhören der Manganarbeit noch ein weiteres Fortschreiten des Leidens stattfindet, daß dann meist, wenn ein mehr oder weniger hoher Grad erreicht worden ist, der Zustand annähernd stationär bleibt, in manchen Fällen leichte Besserung einzelner Symptome eintritt. Die Hoffnung auf auch nur teilweise Wiederherstellung ist gering, eine Bedrohung des Lebens findet meist nicht statt.

Die **Diagnose** kann meist aus den klinischen Erscheinungen zusammen mit den Angaben über die verrichtete Arbeit leicht gestellt werden, wobei das pallidostriäre Syndrom vor allem führend ist. Differentialdiagnostisch kommen andere Erkrankungen des Zentralnervensystems (multiple Sklerose, Paralysis agitans, WILSONsche Pseudosklerose, Status postencephaliticus, spastische Spinalparalyse) in Betracht. Für die Differentialdiagnose bedeutungsvoll gegenüber den anderen Erkrankungen ist für den Manganismus das Fehlen von Nystagmus, von Blasen- und Mastdarmstörungen, von typischer Ataxie, von Augenhintergrundstörungen und das völlige Zurücktreten von sensiblen Störungen.

Der Blutbefund ist wenig charakteristisch, manchmal ist eine leichte Poly-
globulie, über 6 Mill. rote Blutkörperchen vorhanden, manchmal beträgt deren
Zahl auch unter 5 Mill. Auch die Leukocytenzahl ist bei einzelnen über der
Grenzzahl von 10000, die Differentialzählung gibt nichts Auffälliges, ebenso
nicht die Zählung der Reticulocyten (L. SCHWARZ 1943). Auch FLINN und
Mitarbeiter konnten im Blut von Manganarbeitern, verglichen mit dem von
Nichtmanganarbeitern, keine besonderen Abweichungen feststellen.

Der Gehalt des Blutes und Urins an Mn kann nur in geringem Maße zu
diagnostischen Zwecken benutzt werden. REIMAN und MINOT (1920, a, b)
fanden im normalen Blut 0,008—0,025 mg Mn auf 100 g Blut, im Durchschnitt
0,012 mg. Bei Manganarbeitern fanden sie 0,005—0,023, im Durchschnitt
0,013 mg Mn auf 100 g Blut — also ungefähr die gleichen Mengen. Bei Verabreichung von 8 g Franklinit, der 0,77 g Mn enthält, per os zeigte das Blut
1 Std nach Aufnahme stark erhöhte Werte, bis zum Doppelten der Norm, die
aber meist nach 3 Std, ausnahmsweise nach 6 Std zur Norm zurückgekehrt
waren. FLINN und Mitarbeiter fanden im Urin der nicht Mn ausgesetzten Arbeiter
kein Mn, bei den während ihrer Arbeit nur gelegentlich und vorübergehend
ausgesetzten Arbeitern ebenfalls kein Mn, bei den ständig mit Mn Arbeitenden
im Durchschnitt 0,20 mg/l. Bei den erkrankten Arbeitern fand sich, daß der
Mn-Gehalt mit der Dauer des Fernbleibens von der Arbeit sank. Ein 11 Monate
von der Arbeit Ferngebliebener wies 0,044 mg/l auf, die längere Zeit (7, 9,
19 Jahre) Ferngebliebenen nur sehr kleine Mengen (0,004—0,007 mg). Aber
auch diese letzteren Zahlen zeigen uns, wie außerordentlich langsam die Ausscheidung des Mn aus dem Körper erfolgt. Sie erfolgt nur zum geringen Teil
durch den Urin, zum größten Teil durch den Kot.

Was die **pathologische Anatomie** anbelangt, so weist BÜTTNER (1940) mit
Recht darauf hin, daß die Zahl der vorliegenden Hirnbefunde nur eine geringe
ist. Er faßt die Ergebnisse dahin zusammen, daß Striatum und Pallidum
besonders befallen sind, aber auch in der Hirnrinde, an verschiedenen Stellen
des Thalamus und Hypothalamus, im Kleinhirn, den Vierhügeln, dem Nucleus
caudatus, selbst im Rückenmark sind Veränderungen beobachtet worden. Es
sind dabei die ausgefallenen Ganglienzellen durch meist gleichmäßige Glia-
wucherungen ersetzt. Diese verschiedenen vielgestaltigen Befunde entsprechen
auch dem klinischen Bild, nach dem die Ausfälle nicht immer nur dem Striatum
und Pallidum entsprechen.

Bald danach hat H. VOSS (1941) ganz abweichende Befunde (festgestellt
von HALLERVORDEN) veröffentlicht. Neben dem Befund über den oben erwähnten atypischen Fall bringt er auch anatomische Befunde des typischen
Falles. In der Hirnrinde fand sich nichts Abnormes, auch in den Stammganglien
keine Veränderungen von Bedeutung. Hingegen konnten im Rückenmark
Schädigungen der rechten Pyramidenseitenstrangbahnen durch das ganze Rückenmark hindurch verfolgt werden. Auch in den beiden Nn. ischiadici waren Nervenfasern degeneriert. Die Annahme, daß den klinischen Erscheinungen des Manganismus hauptsächlich eine extrapyramidal-motorische Schädigung, insbesondere eine Pallidumerkrankung zugrunde liegt, sei daher anatomisch noch nicht
überzeugend bestätigt. Auch die Substantia nigra ist von bisherigen Untersuchungen, insbesondere von STADLER und in den beiden eigenen (VOSSschen)
Fällen völlig intakt befunden worden.

Zusammenfassend müssen wir der Meinung BÜTTNERs (1940), daß mit größerer
Erfahrung das Bild immer mannigfaltiger wird, beitreten.

Schon aus den obigen Angaben über die *Ausscheidung* geht hervor, daß
längere Zeit Depots von Mn im Körper zurückbleiben. Über den Ort der Zurück-

haltung geben die chemischen Befunde bei Autopsien Aufschluß. Die obengenannten Autoren FLINN, NEAL und Mitarbeiter fanden bei einem Arbeiter, der schwere klinische Symptome aufwies, 2 Jahre stark exponiert war, aber seit 12 Jahren von Mn-Arbeit fern war, in der Asche folgende Mangangehalte (in mg-%) (s. Tabelle 21).

Mit diesen Zahlen für die Lunge stimmt gut überein, daß bei mikroskopischer Untersuchung der Lungen sich in ihnen auch Jahre nach Aufhören der Arbeit viel Manganstaub fand.

Merkwürdigerweise wird von mehreren Autoren betont, daß zur Erkrankung an Manganismus eine besondere Disposition notwendig sei; denn es erkranke doch stets nur ein kleiner Teil der Mn-Arbeiter. Dazu muß bemerkt werden, daß dies eine Erscheinung ist, die wir auch bei vielen anderen Vergiftungen feststellen können — die allerdings auch dort vielfach in diesem Sinne gedeutet wird. Nun ist aber die Zahl der Erkrankungen keineswegs so klein im Verhältnis zur Zahl der Beschäftigten. FLINN und Mitarbeiter untersuchten eine Braunsteinmühle, die zur Zeit der Untersuchung 23 Mann mit Mn-Arbeit beschäftigte, davon waren 3 krank, außerdem fanden sie 8 Mann, die früher in der Mühle beschäftigt und nun krank waren. BICKEL stellte fest, daß in einer Braunsteinmühle, die 70 Arbeiter beschäftigte, nur 27 Mann länger als 1 Jahr dort arbeiteten; in 11 Jahren waren mindestens 7 Mn-Erkrankungen vorgekommen. Ein anderer Betrieb hatte während dieser 11 Jahre 267 Arbeiter beschäftigt, 6 Erkrankungen waren vorgekommen. Nun ist die Staubmenge in den verschiedenen Teilen einer Braunsteinmühle eine durchaus verschiedene. FLINN und Mitarbeiter bringen folgende Zahlen über die beiden von ihnen untersuchten Betriebe. Der durchschnittliche Mn-Gehalt der Luft, bestimmt mit dem Impinger, war Milligramm Mn je Kubikmeter Luft:

Tabelle 21.
Mangangehalt (in mg-%).

Lunge: rechts .	208,4
links .	125
Nieren	17,8
Leber	10,77
Herz	12,5
Gehirn	2,13
Andere Organe	unter 7

Tabelle 22.

Am Arbeitsplatz der	Betrieb A	Betrieb B	Am Arbeitsplatz der	Betrieb A	Betrieb B
Auslader	73,1	1,0	Trockner	22,5	0,6
Schubkarrenführer . .	40,0	—	Mühlenarbeiter . . .	173,0	2,6
Allgemeine Arbeiter,			Packer	50,4	6,4
Reparatur und Helfer	40,4	2,8	Verlader	21,5	3,1

Diese gewaltigen Unterschiede der Gefährdung sowohl zwischen 2 Betrieben als auch zwischen den Verrichtungen eines und desselben Betriebes erklären wohl zur Genüge, daß ein Teil der Arbeiter erkrankt, ein anderer gesund bleibt.

„*Manganophobie*". v. JAKSCH (1907) hat unter diesem Namen die Erkrankung eines Arbeiters beschrieben, der nach 4jähriger Mn-Arbeit mit Mattigkeit, Zittern, spastisch-paretischem Gang, mit Retropulsion und beiderseits konzentrischer Gesichtsfeldeinschränkung erkrankte. Alle Symptome schwanden nach 3wöchiger Behandlung mit Hochfrequenzströmen. Er sah dieses Leiden als Neurose an.

Auch F. TRENDTEL (1936) kam bei Nachbegutachtung eines früher als Manganvergiftung angesehenen Falles zu der Anschauung, daß es sich um eine „psychische Reaktion auf Rentenverfahren" gehandelt habe. Es scheint mir gewiß nicht unmöglich, daß, wenn ein so eindrucksvolles Krankheitsbild unter den Arbeitern eines Betriebes einige Male auftritt, dies eventuell bei einem dazu disponierten Arbeiter neurotische Erscheinungen hervorrufen kann. In den beiden Fällen ist es aber keineswegs bewiesen, daß es sich um eine solche Neurose gehandelt hat — viel mehr scheint mir für die Diagnose Manganismus zu sprechen. Gewiß aber ist es nicht am Platze, selbst wenn einmal eine solche Neurose vorliegt, daraus ein besonderes Krankheitsbild „Manganophobie" zu machen.

Manganpneumonien. Die ersten Daten über gehäuftes Vorkommen von Pneumonien finden sich — ich folge hier BAADER (1937) — in dem Bericht des preußischen Gewerbeaufsichtsbeamten für den Bezirk Lüneburg 1913. In einer Braunsteinmühle, in der durchschnittlich 10 Arbeiter beschäftigt waren, ereigneten sich innerhalb 27 Monaten 5 tödlich verlaufende Lungenentzündungen. Über eine hohe Sterblichkeit an Lungenentzündung unter Manganbergwerksarbeitern berichtet BAKRADZE (Tiflis) 1923, ferner SCHOPPER (1943). BUBAREW (1931) berichtet, daß unter 70 ständigen Manganverladern mit einer durchschnittlichen Arbeitsdauer von 13 Jahren 37 eine Lungenentzündung überstanden hatten. FREISE (1933) berichtet aus Rio de Janeiro, daß unter 442 Arbeitern, die mehr als 4 Jahre unter Beobachtung standen, 61% während dieser Zeit eine croupöse Pneumonie durchgemacht haben. Ein ebensolches gehäuftes Vorkommen von Lungenentzündungen, die häufig tödlich verlaufen, stellte dann BAADER in marokkanischen Bergwerken fest, DANTIN GALLEGO berichtet dasselbe aus spanischen Mn-Bergwerken, BÜTTNER (1938) aus Gießener Braunsteingruben. Nach GUNDEL betrug die Sterblichkeit an Lungenentzündung bei den Ruhrbergleuten 0,07—0,1%, nach BÜTTNER die unter den Arbeitern in den rheinischen Braunsteinbergwerken 0,63—1,56% jährlich. Nach LLOYD DAVIS und Mitarbeitern betrug die Häufigkeit der Pneumonie bei Manganarbeitern 1938—1947 24,5$^0/_{00}$, bei der Kontrollgruppe 0,73$^0/_{00}$.

Vorgenommene Autopsien ergaben (SCHOPPER 1930) das Bild einer croupösen Pneumonie, und in den Lungen wurden reichlich staubartige, feinkörnige, flache und auch etwas größere, unregelmäßige, spitzige Einlagerungen gefunden, die bei chemischer Untersuchung einen reichlichen Mangangehalt aufwiesen.

Es muß nach all diesen Berichten mit Sicherheit angenommen werden, daß Braunsteinstaubeinatmung zur Entstehung von Lungenentzündung führt bzw. deren Entstehung in hohem Grade befördert.

Das beweisen auch die Untersuchungen von D. ELSTAD (1938). In dem Ort, in dem ELSTAD tätig ist, dem norwegischen Städtchen Sauda, besteht seit 15 Jahren eine Fabrik, die Manganlegierungen herstellt. Während die Sterblichkeit an croupöser Pneumonie 1924—1935 in ganz Norwegen 0,000421 auf 1 Mill. Einwohner beträgt, in dem umliegenden Bezirk Rogaland 0,000378, beträgt sie in Sauda 1924—1937 0,00326. Die Erkrankungshäufigkeit an croupöser Pneumonie betrug in Norwegen 0,002023, in Rogaland 0,001370, in Sauda 0,008388. Die Erkrankungshäufigkeit und Sterblichkeit an Pneumonie sinkt und steigt in Sauda in den einzelnen Jahren mit der Größe der Erzeugung von Manganlegierungen.

Über ganz ähnliche Zusammenhänge der Häufigkeit der Lungenentzündungstodesfälle mit der Größe der Produktion an Ferromangan im Stahlwerk der Stadt berichtet F. POVOLERI aus der italienischen Stadt Aosta (1947).

Klinisch ist das Bild das der croupösen Pneumonie, doch scheint ihr Verlauf häufiger bösartig. Pathologisch-anatomisch ist neben dem gewöhnlichen Befund der croupösen Pneumonie eine überaus reichliche Einlagerung eines feinkörnigen, schwärzlich-braunen Staubes von länglicher oder rundlicher Form mit unregelmäßiger, vielkantiger Oberfläche und einem Durchmesser von $2\,\mu$ und mehr vorhanden, wie sie sich auch bei aus anderer Ursache verstorbenen Manganarbeitern findet.

Es ist seit langem bekannt, daß *Thomasschlackenstaub* unter den ihm ausgesetzten Arbeitern eine erhöhte Erkrankungshäufigkeit und Sterblichkeit an

Lungenentzündung hervorruft. K. W. JÖTTEN und seine Schüler (1939) haben sich, vor allem durch Tierexperimente, bemüht, nachzuweisen, daß die Schädlichkeit des Thomasschlackenstaubes und anderer Schlackenstaube in erster Linie auf deren Mangangehalt zurückzuführen ist. Ihre Argumente scheinen keineswegs überzeugend.

Thallium.

Thallium ist in kleinen Mengen in Pyriten und in manchen Solen enthalten.

Die bei der Zinkgewinnung aus Pyriten verbleibenden Rückstände werden mit heißem Wasser und Säuren behandelt und schließlich wird das Thallium durch Elektrolyse gewonnen. Über dabei vorgekommene Arsenwasserstoffvergiftungen siehe diese. Die Zahl der bei dieser Thalliumgewinnung beobachteten Vergiftungen ist sehr klein, so wie die Zahl der gewerblichen Thalliumvergiftungen überhaupt.

PH. SCHNEIDER (1935) erwähnt kurz Unglücksfälle durch Verwendung von Tl in der Farben- und Glaserzeugung. BUSCHKE und PEISER (1931) berichten, daß in einer chemischen Fabrik, die früher Tl verwendete, eine ziemliche Anzahl von leichten Fällen, die Ausfall der Haare zeigten, vorgekommen seien. Die einzigen genaueren Beschreibungen sind die von RUBE und HENDRICH (1927), S. MEYER (1928) und TELEKY (1927 und 1928), die sich sämtlich auf dieselben Personen beziehen, die in einer Fabrik beschäftigt waren, in der Tl aus Rückständen der Zinkgewinnung gewonnen wurde. Es waren dabei ständig nur 5—6 Arbeiter beschäftigt, und war dabei Gelegenheit zur Einatmung von Staub von Thalliummetall, -oxyd und -sulfat, allerdings nur in geringem Maße, gegeben. Doch traten bei 11 von den überhaupt dabei beschäftigt gewesenen 14 Arbeitern Beschwerden auf, die zum Krankfeiern zwangen, vor allem Schmerzen in den unteren Extremitäten, insbesondere den Knien, Mattigkeit. Alle Arbeiter zeigten eine Lymphocytose über 40%, einzelne Eosinophilie. Bei 2 anderen war Rotfärbung der Haare und Haarausfall zu beobachten. Der leitende Ingenieur hatte noch während der Vorversuche an Schlaflosigkeit gelitten und hatte eines Nachts einen akuten Aufregungszustand. Am schlimmsten erkrankt war ein 19jähriger Arbeiter, der, nachdem er mehrere Wochen im Thalliumbetrieb gearbeitet hatte, mit heftigen Schmerzen in den unteren Extremitäten erkrankte. Nach kurzem Krankfeiern arbeitete er weiter, aber ungefähr nach 4 Monaten trat eine Verminderung des Sehvermögens ein, die rasche Fortschritte machte. Die Sehschärfe des rechten Auges sank auf 2/60, des linken Auges auf 2/36 herab. Es bestand beiderseits Sehnervenatrophie, die sich langsam verschlechterte, an einem Auge Verwachsungen des hinteren Pigmentblattes der Iris mit der Linsenkapsel. An der Verwachsungsstelle Linsentrübung. Die Grenzen des Gesichtsfeldes waren normal, aber in beiden Augen bestand ein relatives zentrales Skotom für Rot und Grün. Die Patellarsehnenreflexe waren beiderseits, die Achillessehnenreflexe an einem Bein erloschen. Obwohl keinerlei Zeichen einer anderen Krankheit, die Sehnervenatrophie verursachen konnte, vorhanden waren, konnten die Ärzte sich doch einige Zeitlang nicht entschließen, auch die Sehnervenatrophie auf Thalliumwirkung zurückzuführen, bis die Veröffentlichung eines Mordes durch Tl-Salze, bei dessen Opfer sich ebenfalls Sehnervenatrophie entwickelte, Klarheit brachte. Bei 2 anderen Arbeitern bestand Albuminurie, aus der sich in dem einen Falle eine Nephritis entwickelte, die nach $1/2$ Jahr geheilt war, während sie bei dem anderen noch fortbestand, als er weiterer Beobachtung entschwand. Erhebungen in einem anderen Betrieb ermöglichten es nicht, weitere Tl-Vergiftungen aufzufinden, doch kam in dem Betrieb nur ein Arbeiter in mehrtägigen Intervallen für wenige Stunden mit Tl-Verbindungen in Berührung.

Fassen wir zusammen, so sind die ersten Erscheinungen Rötung eines Teiles der Haare, Haarausfall, ferner Blutveränderungen: Lymphocytose und bisweilen Eosinophilie. Die ersten Beschwerden bestehen in Schmerzen in Gelenken, vor allem der unteren Extremitäten, insbesondere den Kniegelenken. In einzelnen Fällen kommt es zu Sehnervenatrophie.

Was die **Therapie** anbelangt, so muß vor allem bemerkt werden, daß, solange nur leichtere Erscheinungen bestehen, diese nach Aufhören der Arbeit mit Tl von selbst verschwinden. Die Beschwerden können mit Luminaletten, Salicylaten, Antipyrin, warmen Bädern verringert werden. Auch Anregung der Diurese und Abführmittel werden empfohlen.

E. S. MAZZEI und F. SCHAPOSNIK (1949) berichten über guten Erfolg der BAL-Anwendung bei einem Selbstmordversuch mittels Thallium, ebenso SCHILD und SCHRADER bei zwei Selbstmordversuchen.

Über durch medikamentöse Thalliumverwendung entstandene Krankheiten siehe in Toxikologien und Werken über Hautkrankheiten.

Die **Prophylaxe** besteht in Vermeidung der Entstehung von Tl-Staub bzw. in dessen Absaugung, regelmäßiger ärztlicher Untersuchung in kurzen Zwischenräumen (3—4wöchentlichen) und Entfernung jedes Arbeiters, der die ersten Zeichen von Thalliumwirkung zeigt, von der Weiterarbeit mit diesem Stoff.

Cadmium.

Daß in schlesischen Zinkerzen Cadmium enthalten ist, ist seit Jahrhunderten bekannt· STOCKHAUSEN (1667) schreibt dem Cd die Entstehung von Darmstörungen, Diarrhoen zu· TRACZINSKI (1888) hielt Cd für die Ursache mancher Gesundheitsstörungen in Zinkhütten. C. A. STEPHENS (1920) sieht in ähnlicher Weise wie TRACZINSKI die für Bleivergiftung angesehenen Krankheitserscheinungen von Zinkhüttenarbeitern als Cd-Vergiftung an, weil bei der Obduktion der Leber Blei höchstens in Spuren, Cd aber in Mengen von 0,0132 bis 0,132 g/kg vorhanden war. Die sächsischen Gewerbeaufsichtsbeamten (1914—1918) berichten über die Erkrankung eines Arbeiters, der durch Cadmiumoxyd verunreinigtes Cadmiummetall zu Platten gepreßt hatte; Appetitlosigkeit, Brechreiz und Schwäche stellten sich ein. Erwähnt sei noch die Vergiftung von 3 Personen, die Silberwaren mit Cadmiumcarbonat gereinigt hatten. Die 2 Leichterkrankten hatten Schwindel, Atemnot, Erbrechen, Diarrhoe. Der Schwersterkrankte hatte kleinen Puls, Krämpfe in den Beinen, Zusammenziehung der Brust, Übelkeit, Kolik mit blutigem Stuhl, Kollaps, wenig Urin, schwere Diarrhoe (SOVET 1858).

Über die ersten schweren Fälle von *akuter* Vergiftung durch Cd-Dämpfe berichtet T. M. LEGGE (1923): Cd war in einem Schmelztiegel ohne Abzugshaube *geschmolzen* worden. Die Arbeit dauerte 3 Std. Der Ingenieur und 2 Arbeiter erkrankten mit Trockenheit des Rachens, Kopfschmerz, schnellem Puls, Übelkeit, Kältegefühl, Entleerung braun gefärbten Urins. Die Arbeiter erholten sich, der Ingenieur starb am 4. Tage. Die Autopsie ergab starke Blutfüllung der Gefäße in Kehlkopf, Luftröhre, Bronchien, Magen und Darm als Erscheinungen einer akuten Entzündung, außerdem fettige Degeneration von Herz und Leber, Entzündung von Milz und Nieren. — In den nächsten Jahren wurde mehrfach über Erkrankungen durch Cd-Dämpfe berichtet, bei denen die Schädigung der Atmungsorgane im Vordergrund stand.

So berichten über leichte Erkrankungen: Die preußischen Gewerbemedizinalräte 1927, FÜHNER (1930), FÜHNER und BLUME (1934). L. SCHWARZ (1930) berichtet über einen schweren Fall mit Bronchopneumonie, verursacht durch beim Schmelzen von Cd entstehende Dämpfe, ferner der englische Gewerbeaufsichtsbericht 1931 über 2 solche schwere Fälle, verursacht durch *beim Elektroschweißen* in einem Tank verwendete *Elektroden, die 2 g Cd enthielten,* der Bericht von 1933 über durch *Einschmelzen von Cd-plattierten Silbergegenständen* verursachte Vergiftungen. G. PANCHERI (1940) berichtet über einen Mann, der mit Auftragen von Cd *auf galvanischem Wege* beschäftigt war. Er litt an Husten, Asthma; wenn er größere Mengen von Dämpfen eingeatmet hatte, an Kopfschmerz, Übelkeit, Erbrechen, Leibschmerzen, Diarrhoe. Diese Attacken wiederholten sich. Über eine Vergiftung beim *Schweißen Cd-plattierten Materials* berichten F. M. K. BULMER und Mitarbeiter (1938). Es entstanden gelbbraune Dämpfe, der Arbeiter fühlte Schwere auf der Brust, nachts trat Dyspnoe auf. Der Zustand besserte sich, aber noch mehrere Monate lang litt der Arbeiter an Kurzatmigkeit. Über einen ähnlichen Fall berichtet F. F. HUCK (1947). Ein Elektroschweißer erkrankte nach 3stündiger Arbeit, es entwickelte sich eine Infiltration des rechten Lungenoberlappens, die sich nur allmählich löste. In einem anderen Betrieb, über den ebenfalls BULMER berichtet, erkrankten beim *Ausglühen Cd-plattierter Nieten* 9 Arbeiter, von denen 2 starben. Auch 5 im Nebenraum Arbeitende erkrankten leicht. Beim Flanschen von Cd-plattierten Rohren erkrankten 3, 1 Arbeiter starb am 5. Tage (L. W. SPOLIAR und Mitarbeiter 1944). In einem englischen Betrieb (PH. ROSS 1944) ließ beim Reinigen einer Cd-Rückgewinnungsanlage ein Arbeiter eine *brennende Zigarette* zu Boden fallen, der dort liegende Cd-Staub entzündete sich. Durch den Rauch erkrankten 23 Personen, 3 waren 4 Wochen bis 2 Monate arbeitsunfähig. Über wiederholte Bronchitis mit Atemnot, die sich bei einem Manne jedesmal nach Schweißen von Cadmium einstellte, berichtet E. G. M. QUEEN (1951). Über seine eigene Erkrankung durch Einatmung von Cadmiumstaub, die mit starkem Husten, Atemnot, Kopfschmerz einherging, durch 5 Tage anhielt und sich dann allmählich besserte, berichtet RICHNOW. Über 6 mittelschwere Cadmiumvergiftungen und 21 Cadmiumarbeiter mit leichten Beschwerden berichtet SCHÜRMANN aus Hessen.

Insgesamt liegen Berichte über 87 *akute* gewerbliche Erkrankungen mit 9 Todesfällen vor. In allen diesen Fällen bestanden Erkrankungen der Atmungsorgane. Während des Erhitzens oder Schmelzens von Cd waren gelbe bis rotbraune Dämpfe (von Cadmiumoxyd) aufgetreten, die zunächst eine Trockenheit im Rachen und Husten, öfters aber auch Übelkeit und Erbrechen verursachten. Die Beschwerden sind meistens nicht so stark, daß sie die Arbeiter zum Verlassen der Arbeit zwingen. Erst einige Stunden, selbst Tage später steigern sich die Beschwerden, Atemnot, Cyanose treten auf, eine Lungenentzündung entwickelt sich. Von den Arbeitern, über die BULMER (1938) berichtet, starb einer am 5., einer am 8. Tage. Die Autopsie ergab in beiden Fällen proliferative, interstitielle Pneumonie. Bei einem anderen schweren Fall (PH. ROSS 1944) trat neben Dyspnoe Fieber auf, das Röntgenbild zeigte Verdichtungen über beiden Unterlappen. Nach einigen Tagen stellte sich Diarrhoe ein. Erst nach 2 Monaten war der Kranke wieder arbeitsfähig. In manchen Fällen dauerte die Erkrankung einige Wochen, in den leichteren sind alle Beschwerden nach einigen Tagen verschwunden. Als bemerkenswert möchte ich hervorheben das Auftreten *starker Beschwerden* von seiten der Atmungsorgane *erst nach einem Intervall von Stunden oder Tagen*, ebenso auch das Auftreten von Diarrhoen. Immer aber steht bei diesen akuten Fällen die *Schädigung der Atmungsorgane im Vordergrunde*.

Die Untersuchungen von J. C. PATTERSON (1947) sowohl bei menschlichen Todesfällen (die beiden obenerwähnten Todesfälle von BULMER), als auch im Tierexperiment ergaben, daß sich die pathologischen Veränderungen — abgesehen von einer Reizung der oberen Atmungsorgane — auf die Lunge beschränken, daß auf die ersten Stadien des akuten Lungenödems sich nach ungefähr 3 Tagen epitheliale und fibroplastische Proliferation des Lungenparenchyms einstellt, aus der sich beim Tier — beim Menschen ist dies noch nicht beobachtet worden — nach 10 Tagen Fibrose entwickelt. Als leichte Fälle seien jene erwähnt, die bei der Gewinnung von Cd in Öfen sich ereigneten, über die die Preußischen Gewerbemedizinalräte 1937, FÜHNER und BLUME 1934 berichten.

Bemerkt sei noch, daß H. M. BARRET und B. Y. CARD (1947) in sehr interessanter Weise versuchten, die Verhältnisse, unter denen die von BULMER beschriebenen Vergiftungen zustande gekommen waren, nachzuahmen und deren Wirkung genau festzustellen. Danach tritt die tödliche Wirkung des Cadmium schon dann ein, wenn Konzentration (mg/m³) multipliziert mit der Einwirkungszeit (in Minuten) nahe bei 2900 liegt.

Es sei hier auch auf die sehr erschöpfende Darstellung der Geschichte der Verwendung des Cd und seiner Pharmakologie und die eingehenden Tierexperimente von L. PRODAN (1932) hingewiesen.

Von den bisher gebrachten **Krankheitsbildern**, die sich in der Praxis so vielfach wiederholen, weichen einige Schilderungen ab, die hier wiedergegeben seien, obwohl es uns nicht als ausgeschlossen scheint, daß hier andere Stoffe eine entscheidende Rolle spielten. Auch ist die zweiterwähnte Veröffentlichung durch ihre genauen Untersuchungen wertvoll.

Der Gewerbeaufsichtsbeamte G. WAHLE (1932) schreibt: „Beim Zusammenschmelzen von Cadmium und Kupfer stellten sich bei einem Arbeiter nach wenigen Stunden Schmerzen auf der Brust und im Magen ein, Erbrechen, Blutbrechen und Blutspucken. Die starken Schmerzen dauerten 8 Tage. Der behandelnde Arzt stellte eine Magenerkrankung fest, fand keine Erkrankung der Atmungsorgane, obwohl er den Mann vorher und nachher öfters mit Bronchialkatarrh behandelt hat."

Eine Anzahl Krankengeschichten und Befunde bringen L. H. COTTER und B. H. COTTER (1951). Die 2 ersten Kranken waren beim Bearbeiten von Metallen mit dem Schneidebrenner der Einatmung von Cd-Dämpfen ausgesetzt. Der eine bekam *nach 4 Std* Arbeit heftige *Kopfschmerzen und wurde bewußtlos*. Zu sich gekommen, schwitzte er stark, hatte schnellen Puls und Atmung, aber sonst keinerlei Symptome, auch keinen Reiz der Schleimhäute. Die folgenden 3 Monate litt er an Kopfschmerzen. Der *zweite Erkrankte litt an Kopfschmerzen, Schwindel, Schwäche und Schmerzen in den Beinen*. Er war blaß und schwitzte. Noch nach 5 Monaten fühlte er sich schlecht und schwindlig und hatte noch immer Eiweiß im Urin. Bemerkenswert ist der hohe und in beiden Fällen lange bestehende Cd-Gehalt von Blut und Urin. Der erste Kranke zeigte unmittelbar nach der Erkrankung im Blute 0,18 mg-% Cd, im Urin 0,10 mg/l; 3 Monate später im Blut 0,12 mg-% Cd, im Urin 0,02 mg/l. *Ein Jahr später* während einer akuten Erkrankung der Atmungsorgane waren im Blut 0,14 mg-% Cd vorhanden, die dann verschwanden. Der zweite Arbeiter hatte bei Beginn der Erkrankung 0,12 mg-% im Blute, 0,16 mg/l im Urin, nach 5 Monaten nur mehr Spuren. Alle beide zeigten bei Beginn der Erkrankung erhöhten Cholesteringehalt des Blutes und nur 3,2 bzw. 2,4 Mill. Erythrocyten.

Symptome *chronischer* Vergiftung mit anderen Cd-Verbindungen zeigen 3 weitere Fälle, über die die beiden COTTER berichten:

Ein Arbeiter hatte 1 Jahr lang Cd-Sulfide zu pulvern. Er bot das oben mehrfach geschilderte Bild der kurzdauernden Erkrankung der Atmungsorgane, außerdem durch 8 Tage leichten Ikterus. Die Untersuchung ergab 0,38 mg-% Cd im Blut und 0,36 mg/l im Urin. Nach 3 Monaten war kein Cd mehr nachweisbar. Ein anderer Arbeiter hatte nachdem er 1 Jahr lang beim Mischen verschiedener Stoffe für die Herstellung von Cd-Verbindungen gearbeitet hatte, Übelkeit, Erbrechen, Leibschmerzen. Die Leber war vergrößert, und subikterische Verfärbung bestand. Er hatte 0,3 mg-% Cd im Blut, 0,1 mg/l im Urin. Nach 5 Monaten war er gesund, Blut und Urin frei von Cd. Ein weiterer Arbeiter hatte 3 Jahre bei der Zerkleinerung von Blei- und Cadmiumfarben gearbeitet. Er klagte dann über Ermüdung und Schwäche. Der Gehalt im Blut und Urin war 0,28 mg-% bzw. 0,24 mg/l. Außerdem war Blei im Urin und Blut, Albumen und Zylinder im Urin. Nach 6 Monaten Aussetzen mit der Arbeit war alles Pathologische verschwunden.

Über *chronische* Cd-Einwirkung auf den Organismus ist mannigfach berichtet worden. So hat G. MANCIOLI (1940) Ulcerationen im knorpeligen Teil des Nasenseptums, Entzündungen der Nase und des Pharynx bei Arbeitern eines Betriebes, in dem auf galvanischem Wege Cd aufgetragen wurde, gefunden, auch intestinale Beschwerden, Übelkeit, Druckgefühl, Durchfälle erwähnt er.

LANE und Mitarbeiter berichten über 2 Arbeiter, die nachdem sie nicht ganz 2 Jahre bei der Herstellung einer Cadmiumlegierung beschäftigt gewesen waren, an Lungenemphysem starben. Die Nekropsie des einen ergab schweres Emphysem, das aber die Peripherie der Lunge verschonte.

Sehr gering sind Beschwerden und Befunde bei den 20 Arbeitern einer Cd-Hütte, die F. PRINCI (1947) untersuchte: Appetit mangelhaft, Schwäche, Kopfschmerzen. Alle hatten Cd in Blut und Urin. Der Gehalt der Luft an CdO oder CdS betrug an den einzelnen Arbeitsstellen 0,04—31,3 mg/m³ Cd. Außer dem gelben Ring am Zahnhals (s. unten) und den erwähnten Befunden konnte nichts Pathologisches gefunden werden. Ähnlich waren die Befunde bei den Untersuchungen von H. L. HARDY und J. B. SKINNER (1947).

ILSE MEURER (Diss. Münster, zit. nach E. W. BAADER 1951) fand unter den 22 Arbeitern der Cd-Abteilung einer Akkumulatorenfabrik Geschwüre in der Nase, aber auch fast ständiges Nasenlaufen, Magen-Darmstörungen, rheumatische Beschwerden. 7 von 22 Untersuchten hatten Störungen des Geruchssinnes, davon 4 völligen Verlust desselben. LARS FRIBERG (1950) untersuchte die Arbeiter einer Alkali-Akkumulatorenfabrik, die Ni- und Cd-Staub ausgesetzt waren. Er stellte unter 14 von 43 Untersuchten Erloschensein des Geruchssinnes fest, bei 2 Herabsetzung des Geruchssinns, außerdem bei 15 von 17 Untersuchten Emphysem. Dies ist die wichtigste Ursache der Beschwerden der Arbeiter und ihres Todes. Außerdem bestanden bei 35 von 43 Untersuchten Proteinurie, eine Verschlechterung der Nierenfunktion und bei einigen auch vielleicht leichte Leberschäden. Wahrscheinlich liegt eine besondere Art von Protein vor, ferner erhöhte Blutsenkungsgeschwindigkeit und eine gelbe Verfärbung des Zahnhalses. BAADER (1951, 1952) untersuchte 8 der Cd-Einatmung seit mehr als 8 Jahren ausgesetzte Arbeiter einer Akkumulatorenfabrik. Er fand bei fast allen Nasenlaufen und bei allen — bis auf einen — erhebliche Einbuße oder Fehlen des Geruchssinns. Er hebt auch bei allen die starke Gewichtsabnahme — 12,5 bis 26 kg — hervor. 6, darunter 3 unter 50 Jahre alt, hatten Emphysem, bei der Hälfte bestand Atrophie der Nasenschleimhaut, ebenfalls bei der Hälfte deutliche Blutsenkungsbeschleunigung bis 82/112 mm und ein goldgelber Cd-Saum am Zahnhals.

Er bringt die Krankengeschichte und den Autopsiebefund eines Arbeiters, der 16 Jahre in der Cd-Abteilung beschäftigt gewesen war, aber wegen seiner Beschwerden 1946 die Arbeit mit Cd einstellen mußte. Als BAADER ihn 1949 untersuchte, war der Verlust des Geruchssinns, den der Kranke seit 1938 bemerkt hatte, wieder verschwunden. Doch bestand eine allgemeine Atrophie der Nasenschleimhaut. Das Gewicht war von 73 kg im Jahre 1942 auf 47 kg gesunken, Blutsenkung 82/112 mm. Blutbefund normal, im Urin Eiweiß. Starke Cyanose und Atemnot, Lungenemphysem mit reichlich Giemen und Rasselgeräuschen. Der Kranke, der wiederholt wegen seiner chronischen Bronchitis hatte krankfeiern müssen, verfiel immer mehr. Dezember 1949 traten starke Schmerzen von lanzinierendem Charakter im Rücken und Schulterblatt auf; der Röntgenbefund aber zeigte keine Veränderungen. Februar 1950 heftige Bauchschmerzen mit starker Verstopfung; die häufigen Bauchschmerzen standen im Vordergrund des Krankheitsbildes. Aber es bestand auch hochgradige Cyanose und Dyspnoe. Tod unter Zeichen der Kreislaufschwäche.

Bei der Autopsie fand sich allgemeine Abzehrung, chronische Rhinitis, Lungenemphysem, fibroplastische Peribronchitis, interstitielle Pneumonie, schwere eitrige Bronchitis, feintropfige Leberverfettung, toxische Nephrose, Erweiterung und Längsdehnung des Jejunum.

Bei der chemischen Untersuchung (HESSLING) fanden sich — obwohl in den letzten 4 Jahren keine Cd-Arbeit verrichtet worden war — reichliche Ablagerungen von Cd in allen untersuchten Organen, am reichlichsten in Leber und Niere, die durch eine Färbemethode mit Dithizon als leuchtend rote Körnchen dargestellt werden konnten.

Die ältesten und ausführlichsten Beschreibungen der chronischen durch *mehrjährige* Arbeit hervorgerufenen Cd-Vergiftungen aber stammen aus einer französischen Fabrik von Nickel-Eisen-Akkumulatoren, deren negative Platten aus Cd-Hydrat und Eisenstaub bestehen. A. LAFITTE und A. GROSS (1942), dann P. NICAUD, A. LAFITTE und A. GROSS (1942), dann der Fabrikarzt BARTHELEMY in einer kleinen Broschüre und derselbe zusammen mit R. MOLINE (1946) berichten über diese Vergiftungen.

Bei der Herstellung des Cd-Hydrates, die im Betrieb selbst aus metallischem Cd erfolgte, und der Herstellung der Elektroden kamen bei den Ofenarbeitern manchmal, jedoch sehr selten akute Vergiftungen mit Kopfschmerzen vor und in der ersten Zeit nach Errichtung der Öfen auch die schweren oben beschriebenen akuten Erkrankungen mit Dyspnoe und Lungenödem. Bei den mit den

folgenden Staub verursachenden Verrichtungen beschäftigten Arbeitern findet
man während der ersten 2 Arbeitsjahre keinerlei Erscheinungen außer gelegentlich Magenbeschwerden und Erbrechen, deren Zusammenhang mit der Arbeit
aber meist zweifelhaft ist. Nach ungefähr 2 Jahren erscheint ein gelber Ring
um den Zahnhals, eine Pigmentierung des Emails und auch des eventuell vorhandenen Zahnsteins, die allmählich die Hälfte des Zahnes einnimmt. Dabei
aber besteht keine Gingivitis. Nach langer Zeit, bei manchen nach 7—8-, bei
anderen nach 12—14jähriger Arbeit treten ernste Erscheinungen auf: Der Arbeiter
ist abgemagert, von gelblicher Hautfarbe, klagt über Schwäche und Ermüdbarkeit. Häufig besteht Anämie, 3—3,5 Mill. rote Blutkörperchen, Hämoglobin
80%, keine Veränderung der Zahl oder Art der weißen Blutkörperchen. Dann
treten lanzinierende Schmerzen auf, die sich bei Bewegungen steigern, Schmerzen
an bestimmten Punkten des Beckens, einzelner Wirbelkörper, den Epiphysen
der Extremitäten, am Fersenbein. Diese Schmerzen steigern sich und es entwickeln sich allmählich schwerste Gangstörungen. Das Röntgenbild zeigt das
MILKMANsche Syndrom, man sieht Fissuren in den Schulterblättern, in Tibia,
Becken, Femur, die aber nie zu Brüchen führen. Auch Tibiaverdickungen
kommen vor. P. NICAUD und Mitarbeiter schildern das Bild in folgender Weise:
„Man könnte sie für Bruchlinien halten, aber trotz der mehr oder weniger
großen Krümmung haben sie niemals zu Callusbildung, noch zu Verschiebung
der Fragmente geführt. Sie bestehen aus einem Streifen, der teilweise deutlich
durch eine Zone verdichteten Knochens eingefaßt ist. Man kann auch Biegungen
der Wirbelsäule sehen, kyphotische oder skoliotische, auch manchmal Formen
von Osteophyten und Veränderungen am Schienbein."

Als **Behandlung** dieser ganz chronischen Form wird mit gutem Erfolg angewendet Calciumgluconat (10-% Lösung in Ampullen zu 10 cm³) intravenös oder
intramuskulär wiederholt gegeben, und per os Sterogyl (Vitamin D) 4 Ampullen
monatlich, so lange fortgesetzt, bis alle Erscheinungen verschwinden.

Diese Mittel werden jetzt auch **prophylaktisch** angewandt, und zwar vom
Erscheinen des gelben Ringes an den Zähnen angefangen alle 3 Monate 10 Ampullen
Calciumgluconat intravenös oder intramuskulär und allmonatlich eine Ampulle
Sterogyl. Außerdem arbeitet in der Werkstatt, in der Cd-Gefährdung besteht,
jeder nur 6 Monate ununterbrochen.

Die Behandlung der anderen Formen der Cd-Vergiftung ist entsprechend den
klinischen Erscheinungen, die sie darbieten, durchzuführen und unterscheidet
sich in nichts von der Behandlung ebensolcher, durch andere Ursachen hervorgerufenen klinischen Bilder.

Es ist gewiß auffällig, daß die von den französischen Autoren als besonders
charakteristisch beschriebene und schließlich zur Arbeitsunfähigkeit führende
Knochenerkrankung von anderen Autoren nicht gefunden wurde. Es ist aber
zu berücksichtigen, daß die in der französischen Fabrik in Staubform vorhandene Verbindung vor allem das leicht lösliche CdCl₂ war, während in den
anderen Fabriken, aus denen die Beobachtungen stammen, das schwer oder
nicht lösliche Cadmiumoxyd oder -sulfid benützt wurde. Vor allem aber haben
die schwedischen und besonders die amerikanischen Autoren nur die noch in
der Fabrik vorhandenen Arbeiter untersucht, während BARTHELEMY als Fabrikarzt in einer kleinen Stadt auch die als arbeitsunfähig längst aus der Fabrik
ausgeschiedenen in seine Beobachtung einbeziehen konnte.

Es ist dies eine Tatsache, die überhaupt bei den amerikanischen Untersuchungen stets in Betracht gezogen werden muß und die manche Unterschiede
zwischen europäischen und amerikanischen Anschauungen erklärt. Da die
Arbeiter in USA. weit beweglicher sind, häufiger ihren Wohnort wechseln als

europäische, da eine polizeiliche Meldepflicht und eine Krankenversicherung nicht besteht, also jemand, der seinen Aufenthaltsort, oder in größeren Städten selbst nur seine Wohnung gewechselt hat, nicht mehr auffindbar ist, so können Arbeiter, die einmal eine Fabrik verlassen haben, kaum je später ärztlich weiter verfolgt werden.

Anhangsweise sei auf die vielen akuten Cd-Vergiftungen hingewiesen, die durch den Gebrauch von Cd-plattierten Behältern für Lebensmittel verursacht wurden. 1920 war in USA. ein Verfahren zum Galvanisieren von Eisen mit Cd ausgearbeitet worden. Schon 1927 wiesen GRONOVER und WOHNLICH darauf hin, daß Cd an verdünnte Säuren und Marmeladen kleine Mengen abgibt. 1940 gab das Reichsgesundheitsamt eine Warnung vor dem Gebrauch von Cd zu Eßgeräten heraus. R. MONNET und SABORS berichten über 300 Vergiftungen von Arbeitern, die Wein getrunken hatten, der mehrere Stunden in mit Cadmium ausgekleideten Gefäßen aufbewahrt worden war (1946). 1937—1940 wurde in New York über 50, 1941/42 über 315 Erkrankungen berichtet, die dadurch zustande kamen, daß Speisen, besonders Speiseeis, in mit Cd plattierten Behältern oder in solchen Kühlschränken, von denen Cd abblätterte, aufbewahrt worden waren. Die amerikanische Marine berichtet 1941 über 208 solche Erkrankungen. Die klinischen Erscheinungen traten einige Minuten bis einige Stunden nach Genuß der verunreinigten Speisen auf und bestanden aus Übelkeit, Erbrechen, Leibschmerzen, Durchfall und verschwanden rasch meist innerhalb 24 Std, zogen sich aber manchmal durch einige Tage hin.

Die New Yorker Gesundheitsvorschriften verbieten im Lebensmittelhandel die Benützung von Behältern oder Apparaten, die ganz oder teilweise Blei oder Cadmium enthalten.

Beryllium.

Beryllium ist ein „seltenes Metall", dessen besondere Eigenschaften zu seiner wachsenden Verwendung in letzter Zeit geführt haben. Gewonnen wird es meist aus dem Beryll $(3 BeO \cdot Al_2O_3 \cdot 6 SiO_2)$ unter Zusatz von Na_2SiF_6 oder Natriumcarbonat oder Natriumhydroxyd durch Zusammenschmelzen und schließlich elektrolytische Gewinnung aus den Verbindungen. Verwendet wird es als Zusatz zu anderen Metallen, deren Dichtigkeit, elektrische Leitfähigkeit und deren Widerstand gegen Korrosion es erhöht, ferner zur Erzeugung fluorescierender Lampen und in der keramischen Industrie.

Die ersten Tierexperimente mit Beryllium wurden von amerikanischen Forschern gemacht, die ersten Veröffentlichungen über gewerbliche Schädigungen durch Beryllium stammen aus dem Reichsgesundheitsamt von H. H. WEBER und W. ENGELHARDT (1933) und berichten über Schädigungen bei den Arbeitern einer Versuchsanlage für elektrische Gewinnung des reinen Berylliums, und zwar über gehäufte Erkrankungen an Ekzemen und Conjunctivitis, dann über schwere Lungenerkrankungen mit Atemnot, Cyanose, allgemeiner Hinfälligkeit; im Röntgenbild „disseminierte, unscharfe, teilweise konfluierende Flecken als Ausdruck einer schweren Bronchiolitis". Im Mahlraum und am Aufschlußofen ist zunächst die gesamte Belegschaft zum Teil wiederholt erkrankt. In der Laugungs- und Verdampfungsanlage erkrankten von 7 Arbeitern 3, in der Elektrolyse 2 von 6 Arbeitern. Die Verfasser kommen vor allem auf Grund von Tierexperimenten zu dem Schlusse, daß im Zerkleinerungs- und Aufschlußraum sehr wahrscheinlich es Fluoride sind, die die Erkrankung verursachen. Die Erkrankung im Elektrolyseraum konnte nicht ganz erklärt werden.

J. G. GELMAN (1938) beschreibt — gestützt auf die Erfahrungen russischer Autoren — eine Erkrankung, deren erste Phase ganz einem schweren Zinkfieberanfall gleicht und rasch abklingt. Aber einige Tage später beginnt eine zweite Phase mit Husten, schwerer Dyspnoe, reichlichem Rasseln über den Lungen, hohem Fieber — ein Zustand, der 3—4 Wochen mit Remissionen und Exacerbationen dauern kann und den er als Bronchioalveolitis und Peribronchioloalveolitis bezeichnet, und auf den wir später noch zurückkommen wollen.

H. E. MEYER (1942) berichtet über 31 mit der Herstellung von metallischem Be beschäftigte Männer. 17 waren mit Husten und Atemnot erkrankt, von 6 Schwerkranken starben 3. Über Autopsiebefunde von 2 dieser Verstorbenen berichten H. WURM und H. RÜGER (1942).

Es folgen dann eine große Anzahl amerikanischer Veröffentlichungen, die über zahlreiche Fälle berichten und zur vollständigen Herausarbeitung des Krankheitsbildes führen: F. HYSLOP und Mitarbeiter (1943), H. S. VAN ORDSTRAND und Mitarbeiter (1943 und 1945), J. E. KRESS und K. R. CRISPELL (1943/44), H. L. HARDY und J. R. TABERSHAW (1946), J. PYRE und W. H. OATWAY (1947). L. U. GARDNER veranstaltete 1947 im Saranac-Sanatorium ein Symposion über die Beryllosis. Seitdem sind weitere Veröffentlichungen von amerikanischer Seite erfolgt, darunter eine sehr wertvolle zusammenfassende Darstellung von W. MACHLE, E. BEYER, F. GREGORIUS (1948), schließlich ein „Symposium on the treatment of chronic Beryllium poisoning with ACTH and Cortisone" in Arch. Ind. Hyg. a. Occup. Med. (1951), das 16 Aufsätze enthält, und weitere 19 amerikanische Veröffentlichungen in den Jahren 1950 und 1951. Aus den folgenden 2 Jahren sind mir 24 Veröffentlichungen zugänglich. Hingewiesen sei hier auf eine Zusammenfassung und einen Überblick von DI NARDI und Mitarbeitern über die von ihnen in 12 Jahren beobachteten Fälle von Berylliosis, insgesamt 468 Kranke.

Spärlich ist die europäische Literatur: in Frankreich R. EVEN, J. LECCEUR und Mitarbeiter (1949), GINABAT (1948), A. MEYER und D. BILLE (1949), G. CARRIÈRE und Mitarbeiter (1948), TRUHAUT (1950), DÈRIBÉRÉ (1950). Von Deutschen ist, außer den obengenannten, H. K. NIEMÖLLER (1949), H. GÄRTNER (1950) zu nennen, aus der Schweiz FR. BORBELY (1950).

Als gewerbliche Schädigungen kommen vor: Hautschädigungen, Katarrhe der obersten Atmungswege, Lungenschädigungen. Diese letzteren, als die bedeutungsvollsten und eigenartigsten, sollen zunächst besprochen werden.

Einen Überblick über die Zahl der bis 1948 berichteten Fälle von *Lungenschädigungen* durch Beryllium bringen MACHLE und Mitarbeiter.

Tabelle 23.

	Akute Fälle	Chronische Fälle
Be-Gewinnung aus Erz	ungefähr 300	11
Erzeugung fluorescierender Pulver	7	16
Erzeugung fluorescierender Lampen	—	51
Bearbeitung von Beryllium	9	4
Fälle aus der Nachbarschaft	—	9
Seitdem sind in der Literatur veröffentlicht	42	48
Zusammen	(rund) 358	139

HARDY spricht in einem Überblick 1951 bereits von 183 chronischen Fällen, von denen 110 aus der Lampenerzeugung stammen.

STERNER und EISENBUD (1951) berichten, daß unter 1700 mit Beryll und seinen Verbindungen beschäftigten Arbeitern eines Betriebes in 6 Jahren 175 Fälle von akuter und 6 von chronischer Berylliose vorkamen.

Es wird angegeben (EISENBUD, zit. bei TABERSHOW und Mitarbeitern 1949, STERNER und EISENBUD 1951), daß akute Pneumonitis bei einem Gehalt der

Luft von mehr als 100 γ/m³, vorkommt, chronische Lungenerkrankung bei weniger als 1 γ/m³, meist 0,01—0,1 γ/m³.

Diese *Lungenschädigungen* treten in zweierlei Formen auf — einer akuten und einer chronischen.

Die akute Erkrankung ist, wie EISENBUD, BERGHOUT und STEADMAN (1949) ermittelt haben, durch Be, BeO, BeSO₄, BeF₂, insbesondere die beiden letztgenannten verursacht worden, während die schädigende Wirkung des BeO weitgehend von verschiedenen Umständen, darunter Teilchengröße, Temperatur, abhängt. Kein akuter Fall ist durch Beryll [Be₃Al₂(SiO₃)₆] verursacht worden. Über einen ganz akuten Fall durch plötzliches Einatmen einer großen Menge Berylliumchlorürs berichten CARRIÈRE und Mitarbeiter.

Die Einatmung (am 21. 3.) hatte einen Erstickungsanfall zur Folge, der zum Einstellen der Arbeit zwang und einige Stunden anhielt. Am nächsten Tage wurde die Arbeit wieder aufgenommen, aber an den folgenden Tagen fortschreitende Dyspnoe, Husten, Temperaturerhöhung. Arbeitsunterbrechung aber erst am 2. 5., Röntgenbild zeigte reticulo-noduläre Verdichtungen in beiden Lungen, am stärksten in den Mittelfeldern. Noch ein halbes Jahr später ein reticulo-noduläres Bild sichtbar und bestand Empfindlichkeit der Atmungsorgane.

Über einen ähnlichen Fall berichtet GINABAT. Die Erkrankung entwickelte sich drei Tage nach Einatmung großer Mengen von mit Na₂SiF₆ calciniertem Beryll. Am 3. Tage Temperatur bis 39⁰ C, nach weiteren 4 Tagen Lysis. Durch 2 Wochen Schmerzen in der Lebergegend, Hypertrophie der Leber, Arrhythmie, Myokarditis, feines Rasseln über den Lungen, Gelenkschmerzen, Conjunctivitis. Am 5. Tage nach der Einatmung Be im Urin. Längere Zeit noch Atemnot bei Anstrengung, Ermüdbarkeit. Dann vollständige Erholung.

Abgesehen von solchen die Ausnahme bildenden Fällen — vielleicht hat hier Chlor bzw. Fluor mitgewirkt — tritt die Erkrankung nach Arbeit von 2 Wochen bis 2 Monaten oder auch erst nach viel länger dauernder Beschäftigung auf. In einem Falle traten Symptome einer heftigen Pneumonitis 2 Wochen nach Beginn der Exposition auf (HARDY und Mitarbeiter), während in einem anderen Falle der Patient zwar bis 6 Jahre nach Aufhören der Exposition Röntgenbilder wie bei Erkrankung zeigte, aber keine klinischen Krankheitserscheinungen.

MACHLE und Mitarbeiter sagen, das **Krankheitsbild** sei das einer akuten chemischen Pneumonitis, nur etwas länger hingezogen. Es ist kein oder nur wenig Fieber vorhanden, aber Husten, Dyspnoe, Cyanose, Atembeschleunigung, verstreutes Rasseln, Appetitlosigkeit. Röntgenologisch ist eine diffuse Trübung beider Lungen zu sehen, dann treten weiche unregelmäßige Infiltrationen auf, dann Knötchen. Die Entwicklung des Krankheitsbildes kann 2—3 Wochen in dieser Art dauern und dann Tendenz zur Lösung auftreten. Doch kann das Leiden auch innerhalb weniger Tage zum Tode führen, mag aber auch 5 Wochen bis 5 Monate andauern, ohne schließlich zum Tode zu führen und ohne Veränderungen im Röntgenbild oder ernstliche Dauerfolgen zu hinterlassen.

J. C. AUB und R. S. GRIER (1949) bringen 7 Krankengeschichten. Wir bringen davon gekürzt:

Fall 3. 20jähriger Mann hatte 3 Monate mit einem Pulver gearbeitet, das aus MgO, BeO und Thorium bestand. Anfangs Januar 1946 begann Kurzatmigkeit; Untersuchung ergab nur leicht geröteten Rachen, 6,07 Mill. rote, 8000 weiße Blutkörperchen mit 18% Lymphocyten. 18. 1. 46 verstärkte lineare Zeichnung in der Hilusgegend. Diese Zeichnung und die Symptome schwanden allmählich. 22. 3. normales Röntgenbild, alle Symptome verschwunden.

Fall 4. 29jähriger Mann, der mit Be-Pulver gearbeitet hatte. Seit Mitte Dezember 1944 Trockenheit des Rachens, Kurzatmigkeit, Husten. Stellte die Arbeit am 2. 1. 45 ein. Das Röntgenbild zeigte „Pneumonie". Bettlägerig, heftige Hustenanfälle, danach Schüttelfrost, Temperatur bis 37,9⁰. 22. 1. im Röntgenbild eine ausgedehnte Infiltration als ein Band ungefähr von der 2.—5. Rippe, vorne seitlich von der Lungenwurzel ziehend, Spitze und Basis klar. 1. 2. Kurzatmigkeit gebessert, 6,15 Mill. rote, 8650 weiße Blutkörperchen. 26. 2. Lunge fast klar. 15. 4. ganz normal.

C. RIDDEL ROYSTON (1949) bringt folgende Krankengeschichte: 30jähriger Mann erkrankt nach 5 Wochen Arbeit (Bedecken der Röhren mit Berylliumpulver) mit Kurzatmigkeit, leichtem Husten, zunehmender Atemnot. Nach 3 Wochen ins Krankenhaus gebracht: Dyspnoe, die in keinem Verhältnis zu dem geringen Befund steht. Keine Tuberkelbacillen. Röntgenbild zeigt (7. 7. 47) unbestimmte weiche Fleckelung, die an manchen Stellen hirsekornartig aussieht, über die ganze Lunge zerstreut, ähnlich Miliartuberkulose. 7. 8. erhebliche Besserung, 10. 9. vollständige Lösung ohne jede Spur von Fibrose. 5. 3. 48 Röntgenbild normal.

H. E. MEYER (1942) schreibt über die von ihm beobachteten Fälle: Der zum Tode führenden Krankheit ging ein katarrhalisches Stadium voraus. Das klinische Bild war durch Atemnot beherrscht, auch Cyanose. Temperatur 37 bis 38⁰ C, dann langsam steigend bis 39⁰ C. Nie Schüttelfrost. Leukocyten auch in schweren Fällen nie bis 15 000. Bei den günstig verlaufenden Fällen perkutorische und auskultatorische Befunde gering: Leichte Verschärfung des Atemgeräusches mit mäßig zahlreichen, meist feuchten Rasselgeräuschen. Röntgenbefund: Über beiden Feldern eigenartige grobfleckige, teils dickstreifige Zeichnung. Bei Besserung nach 6 Wochen noch geringe kleinfleckige, teilweise auch netzförmige Verschattung beider Mittelfelder. — Geht aber der Prozeß weiter, dann sieht man von der Mitte der zweiten Krankheitswoche an eine mehr oder weniger intensive, homogene Verschattung, die von den Mittelfeldern ausgehend sich zuerst nach unten, dann auch auf die Oberfelder ausbreitet. Auch intensive Dämpfung ist nachzuweisen, bronchiales Atemgeräusch, klingende Rasselgeräusche. Zunehmende Cyanose, dann Tod.

Die von H. WURM und H. RÜGER (1942) vorgenommenen Autopsien von zwei solchen Fällen von Pneumonitis ergaben ausgedehnte, zum Teil hämorrhagische pneumonische Infiltration in beiden Lungen, ausgenommen das Obergeschoß und die vorderen Lungenabschnitte, dabei verhältnismäßig geringfügige fibröse Pleuritis. Atypische chronische Pneumonie von teilweise interstitiellem Charakter, fast alle Alveolen und Alveolengänge füllendes, fast rein zelliges Exsudat. In den Bronchiolen große Schleimmassen: eine über sämtliche Lappen ausgebreitete chronische karnifizierende Pneumonie.

Ein von der Beschreibung der deutschen und amerikanischen Autoren abweichendes Bild bringt der Franzose GINABAT (1948), der aber über eine Fabrik berichtet, die mit BeF$_2$ arbeitet. Es mag also hier eine Fluorwirkung zum mindesten mitbeteiligt sein, vielleicht das Bild beherrschen. Er betont, niemals eine „chemische Pneumonitis" beobachtet zu haben, sondern neben gewöhnlicher Tracheobronchitis sah er 25mal eine „spasmogene" Wirkung auf die Bronchien: Die Kranken werden nachts zwischen 2—3 Uhr durch einen Hustenanfall und starken Lufthunger geweckt. Dabei ist auskultatorisch und im Röntgenbild nichts Abnormes zu finden. Der Husten ist sehr quälend, doch heilt der Zustand ohne Folgen.

VAN ORDSTRAND (1951) hat 95 Fälle von akuter Pneumonitis gesehen, mit 12 Todesfällen. Der Tod war nach 25—30tägiger Krankheit eingetreten. Bei den anderen Fällen trat vollständige klinische und röntgenologische Heilung innerhalb 4 Monaten ein.

Ganz anders ist Auftreten und Verlauf der *chronischen* Form der Lungenerkrankung. Sie kann auch lange (bis 6 Jahre) nach Aufhören der Exposition auftreten. Solche Erkrankungen sind nicht nur unter den Beryllarbeitern beobachtet worden, sondern vereinzelt auch bei solchen Personen, die sehr nahe zur Fabrik wohnen, z. B. 2 Fälle von HARDY, 2 von DUTRA. Ein 3. Fall HARDYS betraf die Mutter eines Kranken, die ihn bis zum Tode gepflegt hatte. CH. CHESNER (1950) berichtet über 11 Fälle, die in seiner Gegend beobachtet wurden. Davon hatten 7 nicht in der Fabrik gearbeitet, und zwar 4 (davon starb einer) innerhalb eines Radius von 300 m, 2 von 0,8 km, beide starben; eine Frau wohnte 5 km entfernt, ihr Mann hatte 8 Wochen in der Berylliumfabrik gearbeitet. Von den 3 Verstorbenen liegen genaue Autopsiebefunde vor.

Die ersten Erscheinungen können leicht sein und vor allem aus einem unbestimmten Unbehagen bestehen, damit aber geht ein dauernder Gewichtsverlust einher, Schwäche, Ermüdbarkeit. Die Symptomatologie unterscheidet sich nicht wesentlich von anderen chronischen Lungenkrankheiten. Der Gewichtsverlust kann 3,5—4,5 kg, aber auch 9—13,5 kg in den ersten 1—2 Monaten betragen. Dann stellt sich ein gewisses Gleichgewicht ein, und der Zustand kann sich in 2—3 Jahren nur wenig ändern, selbst etwas Gewicht kann wiedergewonnen werden. Auffallend ist Atemnot, Schmerzen in der Brust, Beschleunigung des Pulses, Cyanose. In vorgeschrittenen Fällen entwickeln sich Trommelschlegelfinger. Dekompensation des Herzens tritt ein, Verstärkung des zweiten Pulmonaltones. Nach einer von MACHLE und Mitarbeitern gebrachten Tabelle leiden 90% der Kranken an Husten, 18% an Bluthusten oder Blutstreifen im Auswurf, 85% an Dyspnoe, 73% an Gewichtsverlust, 52% an Schwäche. Fast die Hälfte der Fälle zeigt eine Temperaturerhöhung. Charakteristisch sind die Röntgenveränderungen. Die ersten solchen Veränderungen mögen 1 Jahr oder länger vorhanden sein ohne klinische Erscheinungen. Man sieht dann eine feingranulierte Trübung, eine feine Granulierung ähnlich wie bei Miliartuberkulose, dazwischen lobuläres Emphysem. Mit der Zeit bilden sich kleine Knötchen, die dann eine Tendenz zeigen, zu größeren zusammenzufließen, aber nicht die Größe von silikotischen Knötchen erreichen, obwohl sie in einzelnen Fällen von frühsilikotischen Prozessen nicht zu unterscheiden sind.

Der Krankheitsverlauf ist ein sehr wechselnder, es folgen Zeiten des Fortschreitens jenen des Stillstandes. Auf rasches Fortschreiten des Leidens, Dyspnoe, Gewichtsverlust können Jahre des Stillstandes folgen. Bei einzelnen Patienten können die Krankheitserscheinungen zurückgehen und auch die Röntgenbilder sich aufhellen.

H. L. HARDY (1948) unterscheidet folgende Stadien im Röntgenbild: 1. „Sandsturm", 2. Vermehrung des Hilusschattens und diffuse netzartige Zeichnung auf granuliertem Hintergrund, 3. kleine getrennte Knötchen „Schneesturm". Dabei zeigten ihre Patienten keine die Diagnose ermöglichenden physikalischen Zeichen. Fünf von den 36 Patienten hatten Trommelschlegelfinger, 8 Cyanose. Sechs Kranke starben nach 8—24monatiger Krankheit.

P. SLAVIN (1949) berichtet über 5 Fälle, von denen einige hier auszugsweise wiedergegeben seien:

1. Fall. 25jährige Frau. 1934 und 1935, dann zeitweise 1937, dann 1940, 1941 Beryllarbeit. Januar 1942 arbeitsunfähig infolge Kurzatmigkeit, Cyanose. Trommelschlegelfinger, keine Vergrößerung der Lymphdrüsen, schneller kleiner Puls. Im Röntgenbild Pneumothorax. Rechte Lunge mit zahlreichen Knötchen, auch in linker Lunge Knötchen. Nach 4 Wochen Pneumothorax verschwunden. Beide Lungen erfüllt mit Knötchen 1 mm bis 1 cm Durchmesser. Pneumothorax tritt wieder auf, verschwindet wieder, kommt zum dritten Male. 8. 5. 44 gestorben. Autopsie: Über beiden Lungen zahlreiche graue Knötchen mit selten mehr als 1 mm Durchmesser. Dazwischen die Wand verdickt. Mikroskop: Interstitielle Granulomatose: Kleinste Knötchen und größere hyaline Gebilde (aber verschieden von silikotischen Knötchen), Tracheobronchialdrüsen sehr vergrößert. Chemisch kein Beryllium gefunden.

2. Fall. Arbeiterin, 8 Jahre in verschiedenen Radiobetrieben mit Beryllium. Beginn der Beschwerden 19 Monate nach Aufgeben der Arbeit. Verlor 15,3 kg an Gewicht. Dyspnoe, Cyanose. Im Röntgenbild leichte Granulomatose. 10 Jahre später (1949) nur einige Kalkdepots in großen Knötchen.

5. Fall. 21jähriges Mädchen, arbeitete 3 Monate an Radioröhren. Drei Jahre später begannen Beschwerden. Später Pneumothorax, öfters Fieberattacken. Erste Untersuchung 4. 5. 36. Gestorben 13. 12. 37.

H. E. McMAHON und H. G. OLKEN (1950): 1. Fall. Frau arbeitete mit 17 Jahren durch 10 Monate bei der Erzeugung von fluorescierenden Lampen (1941). Verlor 2,5 kg an Gewicht. Röntgenuntersuchung ergab leichte Verstärkung der perihilären Zeichnung, aber die Lungenfelder klar. Verrichtete andere Arbeit, fühlte sich wohl. April 1944 Atemnot bei leichter

Anstrengung. Husten. Substernale Schmerzen, Gewichtsverlust, Trübung des Röntgenbildes. Schneller Verfall, Cyanose, Atemnot, Gewichtsverlust 9 kg. Tod Dezember 1944.

2. Fall. Frau arbeitet 1940—1944 mit Beryllium in einer Lampenfabrik. 1944 verließ sie die Arbeit in guter Gesundheit, heiratete. Ein Jahr später trat dauernder Husten auf, dann Gewichtsverlust. Atemnot. Tod im Frühling 1948 nach einer Pneumonie im Alter von 26 Jahren.

Für die **Diagnose** maßgebend ist die Vorgeschichte, ferner die klinischen Erscheinungen und das Röntgenbild: kleine Granulome, die sich als knötchenartige Schatten im Röntgenbild darstellen, miliare Verteilung über alle Lungenfelder, meist kein Zusammenfließen in größere Massen (doch mag auch dies vorkommen), keine Calcifikation, keine Beteiligung der Pleura. Doch Pneumothorax kommt oft vor. Differentialdiagnostisch kommen in Betracht: Silicose, Asbestose, Funguserkrankungen, Viruspneumonien, miliare Tuberkulose. Bei Zusammenfassung des Verlaufes der Krankheit, bei wiederholter Anfertigung von Röntgenbildern wird die Diagnose meist möglich sein, oder man wird wenigstens darauf hingelenkt, nach der Schädigungsquelle zu forschen. Der Urin enthält auch bei Berylliumkranken nur sehr unregelmäßig und nur sehr kleine Mengen von Beryllium. Nach DUTRA und Mitarbeitern (1949) war bei 9 von 14 Personen mit chronischer Beryllosis der Urinbefund negativ. Sechs Personen, die sich von akuter Beryllosis erholt hatten, schieden nicht weiter Beryllium aus, 6 weiter arbeitende hatten Beryllium im Urin. Der Berylliumgehalt des Urins schwankte bei Kranken von Tag zu Tag. Auch KLEMPERER und Mitarbeiter (1951) betonen den geringen Wert des Urinbefundes für die Diagnose der chronischen Lungengranulomatose; unter 20 Patienten mit Lungengranulomatose schieden nur 12 Beryllium im Urin aus, aber andererseits wurde bei Kranken nach Aufhören der Exposition noch nach 8 Jahren (2,65 γ täglich) und nach 10 Jahren (0,06 γ täglich) im Urin gefunden. Der negative Befund beweist also nichts gegen die Diagnose.

Die **Prognose** ist, wie die mitgeteilten Krankengeschichten zeigen, eine sehr unsichere, auch in leichten Fällen eine zweifelhafte. VAN ORDSTRAND (1951), der über sehr große Erfahrung verfügt, und auch andere geben an, daß 25—30% der von ihnen beobachteten Kranken gestorben sind. Von den übrigen sind die Hälfte „Lungenkrüppel" oder zeigen eine fortschreitende Tendenz nach dieser Richtung, die andere Hälfte hat entweder einen stationären Zustand erreicht oder zeigt deutliche klinische und röntgenologische Besserung. Oder: ein Drittel ist gestorben, ein Drittel scheint auf dem Wege dazu, bei einem Drittel kam das Leiden zum Stillstand, ohne vollständige Arbeitsunfähigkeit verursacht zu haben oder zeigt selbst Besserung. Bemerkenswert ist, daß in 2 Fällen während der Schwangerschaft eine vorübergehende Besserung des Zustandes eintrat.

Es ist oben schon über einige *Autopsiebefunde* bei dieser chronischen Form der Lungenerkrankung kurz berichtet worden. Eine ausführliche Beschreibung bringt DUTRA (1948). Die Lungen sind voluminös und emphysematös. Verstreut durch die Lungen sind zahlreiche feine Knötchen. In allen Fällen ist der rechte Ventrikel des Herzens erweitert. Mikroskopisch fand sich eine diffuse, interstitielle und noduläre Fibrose der Lungen, zusammen mit einer eigenartigen granulomatösen Reaktion. Die Granulome werden gebildet teils innerhalb der Alveolarräume durch Organisation von Exsudat, teils innerhalb des Bindegewebes der Septen und Stränge. Sie bestehen aus einer peripheren Zone von lockerem Bindegewebe, das eine zentrale Zone umgibt, die aus nekrotischen, granulären eosinophilen Trümmern von fibrinoidem Material oder von LANGHANSschen Riesenzellen besteht. Das zentrale Gebiet und die bindegewebige Zone sind gewöhnlich mit Lymphocyten und einer mäßigen Zahl von großen mononucleären

Zellen infiltriert. DUTRA meint, die Lungenveränderungen in jedem der beiden klinischen Bilder (akute und chronische Form) sind spezifisch, weisen aber deutlich auf einen Übergang der pathologischen Vorgänge von den akuten Verhältnissen zu den chronischen hin.

Was die **Therapie** anbelangt, so hat die Occupational Medical Clinic des General Hospital Boston am 13. 12. 50 ein „Symposion über die Behandlung der chronischen Berylliumvergiftung mit ACTH und Cortisone" abgehalten, auf dem die besten amerikanischen Kenner dieser Krankheit über ihre Erfahrungen berichteten (VAN ORDSTRAND, HARDY, WRIGHT, SANDER u. v. a. 1951). Im allgemeinen zeigte sich, daß während der Dauer der Anwendung von ACTH eine Besserung der Beschwerden (Mattigkeit, Husten, Dyspnoe) eintrat und auch objektiv eine Besserung des Zustandes, auch des Röntgenbefundes festgestellt werden konnte. Dann aber trat in kurzer Zeit (2 Wochen) oder nach längerer Zeit (3—6 Monaten) wieder Verschlechterung ein. Es wird also längere oder intermittierende Behandlung mit ACTH oder Cortisone notwendig sein. Aber die bei Verwendung dieser Stoffe vorkommenden, unter Umständen ernsten Zwischenfälle mahnen zur Vorsicht. Die höchste Dosis, die VAN ORDSTRAND bei erster Behandlung anwandte, waren 60 mg ACTH alle 6 Std, die niedrigste bei Dauerbehandlung 8 mg alle 12 Std. E. M. KLINE und Mitarbeiter gaben zunächst 100 mg täglich, geteilt in 4 Dosen, durch eine Woche und verringerten dann die Menge allmählich alle 5—6 Tage bis herab zu 20 mg täglich. Selbstverständlich wurden während der Behandlung die Stoffwechselvorgänge, die Vorgänge im Blutserum und Urin genauestens verfolgt.

Neben diesen Lungenschädigungen, die die schwersten und unheilvollsten Berylliumwirkungen darstellen, sind aber noch andere Schädigungen beobachtet worden, vor allem Schädigungen der *Haut*. Sie können erscheinen als Ödeme, papulo-vesiculäre oder pruriginöse Dermatitis, vor allem an Händen und Gesicht, verbunden mit starkem Jucken. Außerdem kommen Geschwüre nach Art der Chromgeschwüre vor. Nach Aufhören mit der Arbeit heilen die Hauterscheinungen bald. VAN ORDSTRAND und Mitarbeiter sahen unter 176 durch Beryllverbindungen verursachten Erkrankungen 46 Fälle von Hauterkrankungen, häufig verbunden mit Rhinitis und Nasopharyngitis. Nach R. A. NACHTWEY und Mitarbeitern (1950) erkrankten 25% der Arbeiter 3—10 Tage nach Beginn der Exposition zu Staub oder Dämpfen an Dermatitis der unbedeckten Hautstellen oder mit allgemeiner urtikarieller Reaktion. MACHLE und Mitarbeiter geben an, daß Erscheinungen an Haut, Schleimhäuten, Augen ebenso wie eine Reizung der Schleimhäute des oberen Atmungstraktes bei Erzeugung von Berylliumverbindungen oder Verwendung von dessen Salzen beobachtet wird und daß auch Sensibilisierung vorzukommen scheint. POLEMAN und JOHN nehmen an, daß die in den ersten Tagen der Exposition auftretenden Dermatitiden fast ausnahmslos durch primär reizende Konzentrationen von Berylliumverbindungen (Be-Sulfat, Be-Fluorit, Ammonium-Be-fluorit) ausgelöst werden, während die Mehrzahl der später auftretenden Be-Dermatitiden allergischer Natur sind.

Sehr eigenartig und wesensverwandt mit dem in den Lungen beobachteten sind wohl folgende Erscheinungen: Bei Eindringen von Beryllium durch Schnittwunden mit dem Glas von fluorescierenden Lampen entwickeln sich subcutane Granulome, die histologisch das Bild einer Sarkoidose der Haut zeigen. R. S. GRIER und Mitarbeiter (1948) beschrieben die ersten 3 Fälle: Glassplitter von einer fluorescierenden Lampe verursachten Schnittwunden am Halse längs des rechten Unterkiefers eines Knaben. Der Arzt entfernte die Splitter. Drei Monate später fanden sich an dieser Stelle eine Anzahl von Verdickungen, die wie Keloide aussahen. Die Untersuchung ergab unter der Haut wenig bewegliche Knoten, der größte 2:2,5 cm. Bei der Operation erwiesen sie sich als dem umgebenden Bindegewebe fest anhaftend. Die Untersuchung durch W. MACHLE ergab 27 γ-% Beryllium im Gewebe. Zwei Monate später kam der Knabe mit Rezidiven. Histologisch lag ein Granulom vor mit typisch epitheloiden Zellen untermischt mit Lymphocyten, Histiocyten und einigen Granulocyten. Auch eine kleine regionale Lymphdrüse enthielt zahlreiche kleine Granulome. Ähnliche kleine Geschwülste entstanden in den Schnittwunden bzw. Stichwunden, die sich je ein Arbeiter an einer fluorescierenden Lampe zugezogen hatte. Sie wurden in weitem Umfang ausgeschnitten und es kam zu vollkommener Heilung. Aber auch bei 2 Frauen, die an chronischer Lungenberyllose litten, entwickelten sich solche kleine Knötchen an Armen und Beinen. Um Rezidive zu vermeiden, müssen die subkutanen Granulome in größerem Umfang ausgeschnitten werden.

Seitdem liegen mehrere Veröffentlichungen über solche Granulome vor: HELWIG (1951) berichtet über 10 Fälle aus der Armee, SHORTEN und GRIFFIN (1950) berichten über einen Fall, in dem sich das Granulom erst 3 Jahre nach der Verletzung entwickelte, LARGE und STUMPE (1951) über eines an der Fußsohle, das erst 4 Jahre nach der Verletzung auftrat. HELWIG gibt an, daß eine zweiphasische Reaktion zu beobachten ist: zunächst Entwicklung des Granuloms aus epithelialen Zellen, dann Nekrobiose. Schließlich berichten über Granulome auch H. LEDERER und J. SAVAGE.

Chromate — Chromsäure.

Über Schädigungen des Körpers durch Chromate berichten zuerst CUMIN und DUNCAN aus dem Pharmakologischen Institut in Dorpat und M.T. I. DUCATEL aus Baltimore (1833), HEATHCOTE (1854) beschreibt Geschwürbildungen am Rachen und an den Mandeln von Chromatarbeitern. Vor allem aber machten BÉCOURT und CHEVALIER (1863) ausführliche Angaben über die später so viel besprochenen Chromgeschwüre und die Durchlöcherung der Nasenscheidewand. Auf Anregung des Instituts für Gewerbehygiene in Frankfurt a. M. haben 1911 R. FISCHER, 1914 K. B. LEHMANN eingehende Untersuchungen über die Gefährdung der Arbeiter durch Chromverbindungen angestellt. Der Erstgenannte kam zu dem Schluß, daß gewerbliche Arbeiter nur durch Chromsäure und ihre Alkalisalze geschädigt werden, daß es nicht gelungen ist, wirkliche Vergiftungserscheinungen durch Chromsäure und Alkalichromate in der Chromindustrie aufzufinden, daß die in den Chromindustrien beobachteten „Chromerkrankungen" fast ausschließlich *Chromgeschwüre und Durchlöcherungen der Nasenscheidewand*, weit seltener Chromekzeme waren. Schädigungen der Atmungsorgane oder der Nieren waren nicht zu ermitteln.

Von zahlreichen Schriftstellern aber wird über durch Chromate verursachte Ekzeme berichtet (ENGELHARDT und MEYER, PIRILÄ und KILPIO, WALSH) und manche sehen dies als die bedeutungsvollste gewerbliche Schädigung durch Chromverbindungen an.

Die *Chromgeschwüre* werden von den ältesten Beobachtern — so von den beiden obengenannten Franzosen — als heftige Entzündungen, die große Schmerzen verursachen und bis auf den Knochen dringen, geschildert. Heute, da die Einsicht der Arbeiter und die bald angewendeten Schutz- und Heilmittel grobe Vernachlässigung verhüten, ist das Bild ein im allgemeinen harmloses, wenn auch unter besonderen Umständen noch Geschwüre von größerer Ausdehnung und längerer Heilungsdauer vorkommen. Chromatlaugen und Chromatstaub greifen die unverletzte Haut nicht an; sobald aber durch kleinste Verletzung die Haut von Epidermis entblößt ist, entsteht ein Geschwür, das anfangs nicht schmerzt, aber — insbesondere bei weiterer Zufuhr von Chrom oder Chromaten — weiter in die Tiefe frißt. Meist kommen die Geschwüre an Händen und Fingern vor. Das kleine lochartige Geschwür ist meist von einem weißlichen Wall umgeben.

Die *Geschwüre in der Nase* haben einen typischen Sitz an der Nasenscheidewand, und zwar ungefähr $1^1/_2$ cm vom Naseneingang entfernt. Es mag dahingestellt bleiben, ob diese Stelle durch eine Schleimhautausbuchtung — das Überbleibsel des „JAKOBSONschen Organs" — zur Geschwürsbildung disponiert ist, oder dadurch, daß dort die Inspirationsluft auf das Septum trifft. Es bildet sich einige Zeit nach Aufnahme der Arbeit in Chromatstaub dort ein kleines Geschwürchen, das allmählich etwas größer wird und in die Tiefe geht. Zu dieser Zeit spüren manche seiner Träger einen leichten Reiz, leichten Schmerz, und kleine Blutungen kommen vor. Ist der Prozeß so weit vorgeschritten, daß ein Loch in der knorpeligen Nasenscheidewand — nie wird die knöcherne angegriffen — mit einem Durchmesser von meist $^3/_4$—$^5/_4$ cm entstanden ist, dann vernarben die Ränder. Irgendeine Bedeutung für die Gesundheit kommt dieser Perforation nicht zu. Ganz ebensolche Perforationen können auch durch andere reizende Stoffe entstehen: Arsenikstaub (NEUMANN), Kochsalz (GERBIS), Soda (TELEKY, ARCHIBALD). Die Geschwürsbildung in der Nasenscheidewand und die ihr folgende Perforation waren in den Betrieben zur Herstellung von Alkalichromaten noch in den 20er Jahren so häufig, daß fast jeder Arbeiter oder Angestellte, der dort länger als einige Monate gearbeitet hatte, eine solche Perforation aufwies.

Es ist selbstverständlich, daß die Dämpfe der Chromsäure, aus den galvanischen Chrombädern aufsteigende Nebel, die Conjunctiven und insbesondere die Schleimhäute der Atmungsorgane reizen. Sie verursachen nicht nur Perforationen der Nasenscheidewand, sondern auch unter Umständen Reizung der Bronchien und Allgemeinstörungen. J. B. MEYERS (1950) berichtet über 2 Fälle mit Fieber und Lungenödem, und noch nach vielen Monaten bestehenden Brustschmerzen.

Die weitverbreitetste Quelle dieser Chromnebel sind die galvanischen Verchromungsbäder. Die Firma, die in Deutschland diese Bäder einführte (Langbein-Pfannhauser) lieferte sie mit gut wirkenden Abzügen; eine andere Firma brachte ein „Chromprotect" in den Handel, ein Öl, das auf die Chrombäder geschichtet das Entweichen von Chromnebeln verhütet.

Schädigungen der inneren Organe — mit Ausnahme des gleich zu besprechenden Lungenkrebses — scheinen nur in sehr geringem Maße und unter besonderen Verhältnissen vorzukommen. H. BUESS (1950) berichtet über einen Betrieb, in dem chromhaltige Rückstände mit Kalkzusatz erhitzt wurden, $Cr_2O_3 + CaO + 30 = 2 CaCrO_3$. Es kamen Magendarmstörungen vor: Magenkrämpfe, Übelkeiten, Erbrechen, Diarrhoen mit leichten Schädigungen der Leberfunktion. Leichte Gastritis und Duodenitis, Colitis spastica wurden diagnostiziert, auch ein kleines Ulcus simplex praepyloricum. Außerdem papulös-pustulöse Ekzeme. PASCALE und Mitarbeiter (1952) fanden bei einigen Arbeitern leichte Hepatitis. H. STEIN und WEISSBEKER fanden bei einem Arbeiter, der 25 Jahre lang mit basischem Chromsulfat behandelte Felle bearbeitet hatte, Blutveränderungen mit dem Bilde der perniziösen Anämie, Kachexie, Geschwüre der Mundschleimhaut. Alle Erscheinungen gingen im Laufe mehrerer Monate zurück. A. ROSS-SMITH berichtet über einen Mann, bei dem nach Berührung mit Chromaten „allergische" Symptome, Hauterscheinungen, Asthma, Nephritis, Myositis, Fieber auftraten. MANCUSO und Mitarbeiter (1951) stellten fest, daß der Chromstaub durch Monate und Jahre in der Lunge gelagert bleibt, URONE und MANCUSO (1951), daß noch

lange nach Aufhören der Exposition, bis zu 8 Jahren!, sich Chrom in Blut und
Urin findet. Letzterer fand auch in einzelnen Fällen ganz leichte Blutveränderungen.

Es war zuerst die Gewerkschaft der Arbeiter der Chemischen Industrie
(Deutscher Fabrikarbeiterverband), die 1911/12 auf Grund von 2 Fällen in
Ludwigshafen auf das Vorkommen von *Lungenkrebs* unter Chromarbeitern hinwies. 1932 machte TELEKY auf Wunsch derselben Gewerkschaft Erhebungen
über 6 Erkrankungen bei Chromarbeitern in Uerdingen. In einem Fall bestand
Lungenkrebs, in einem zweiten Fall waren bei der Autopsie nur durch einen kleinen
Schnitt durch die Bauchdecken Krebsmetastasen in der Leber festgestellt, aber
die Obduktion nicht weiter geführt worden. Inzwischen aber hatte sich die Technik der Chromaterzeugung vollkommen geändert. Die alten Betriebe, in denen
furchtbare Staubentwicklung herrschte, waren durch neue ohne jede Staubentwicklung ersetzt worden, und nun veröffentlichten die Fabrikärzte ihre über
Chromatkrebs früher gemachten Erfahrungen.

PFEIL (1935) berichtete über 5 Lungenkrebserkrankungen des Chromatbetriebes
Ludwigshafen. W. ALWENS, E. E. BAUKE, W. JONAS (1936) berichten über 15 an
primärem Bronchialkrebs erkrankte Arbeiter des Griesheimer Betriebes, in dem
reichlich Gelegenheit zur Einatmung von *Chromeisensteinstaub und Bichromatstaub*
gegeben war. E. GROSS und F. KOELSCH (1943) berichten über 8 Fälle von
Arbeitern, die *Zinkchromatstaub ausgesetzt waren* (während das praktisch unlösliche
Bleichromat keinen Krebs zu erzeugen scheint). LETTERER, NEIDHARDT und
KLETT (1944) berichten über 2 Fälle von Lungenkrebs bei in Zinkchromat-
betrieben beschäftigten Arbeitern.

Sehr eingehende Erhebungen über sämtliche mit der Erzeugung von Chromaten in USA. beschäftigte 7 Betriebe, die zusammen 1445 Arbeiter und
Angestellte beschäftigten, führten W. MACHLE und FR. GREGORIUS (1948) durch.
Sie stellten fest, daß unter diesen Arbeitern während der Beobachtungszeit
(10—15 Jahre) 193 Todesfälle vorgekommen waren, darunter 66 (34,2%) an
Krebs (2mal soviel als in einer Kontrollgruppe), 42 Todesfälle (21,8%) an Krebs
der Atmungsorgane, das ist 16mal soviel als zu erwarten gewesen wären.

Eine weitere sehr ausführliche Untersuchung des Public Health Service liegt
aus dem Jahre 1953 vor. Von 6 Chromate erzeugenden Betrieben mit 935 Arbeitern wurden 897 männliche Arbeiter untersucht, 56,7% hatten Perforation der
Nasenscheidewand, bei 10 fand sich Bronchialkrebs. Alle Krebskranken waren
über 40 Jahre alt, ihre Arbeitszeit im Chromatbetrieb hatte 8—29 Jahre betragen,
im Durchschnitt 22,8 Jahre.

Die Zeit, während die an Lungenkrebs verstorbenen Arbeiter der Chromat-
wirkung ausgesetzt waren, und auch die Dauer der Krankheit schwankt in weiten
Grenzen, nach den deutschen Erhebungen zwischen 7 und 47 Jahren, das Intervall
zwischen Ende der Chromatarbeit und Ausbruch der Krebskrankheit zwischen
0 Jahren (Erkrankung während der Arbeit) und 30 Jahren, das Todesalter
zwischen 29—69 Jahren; nur 5 starben vor dem 45. Lebensjahr.

In den amerikanischen Betrieben war die Dauer der Exposition 4, 6, 7
(3 Fälle), 8, 9 (3 Fälle) bis 47 Jahre, das Todesalter zwischen 33—72 Jahren.
Nach den amerikanischen Zusammenstellungen beträgt die Zeit zwischen Diagnosestellung und Tod zwischen 2 Wochen und 11 Monaten, meist zwischen 1 bis
3 Monaten. Hervorhebenswert ist, daß während von den deutschen Autoren
dem Bichromatstaub große ätiologische Bedeutung beigemessen wird, MACHLE
und GREGORIUS — unter Hinweis auf einen Betrieb, in dem Bichromate und
Chromsäure verwendet wurden und unter 33 Todesfällen keiner an Lungenkrebs war, meinen, daß die Monochromate die Verursacher des Krebses sind.

Nach A. Baetjer (1950), die eine gute Zusammenfassung gibt, sind bisher 122 Fälle von Chrom-Lungenkrebs veröffentlicht worden, davon 109 in der Chromate erzeugenden Industrie, mindestens 11 in der Chromfarben erzeugenden Industrie. Baader hat über einen Fall bei einem Arbeiter, der jahrelang Chromfarben verwendete, berichtet. Asang über einen Fall bei einem Arbeiter, der im alkalischen Bichromatbade gebeizte Metallteile zu schleifen hatte.

Das **klinische Bild** des Chrom-Lungenkrebses ist das des Lungenkrebses. Als bemerkenswert könnte nur erwähnt werden, daß beim Chromkrebs die Erkrankung der rechten Lunge überwiegt.

Es seien einige Krankengeschichten hier kurz wiedergegeben.

Nach Alwens und Mitarbeitern (1936):

2. Fall. Beim Tode 75 Jahre alt; 31 Jahre Chromatstaub ausgesetzt gewesen, Dezember 1924 pensioniert; seit Dezember 1928 Auswurf mit Blutbeimengungen, dann Thrombophlebitis links, im Anschluß daran Pleuritis exsudativa links; Verdacht auf linksseitiges Bronchialcarcinom mit Tumorpleuritis und Lungengangrän. Tod am 21. 2. 29: Lungenabsceß auf Grund linksseitigen Bronchialcarcinoms. Histologisch sehr zellreiches, nicht verhornendes Plattenepithelcarcinom mit vielen Nekrosen und chronisch-entzündlicher, stellenweise auch leukocytärer Infiltration des Interstitium.

3. Fall. Beim Tode 68 Jahre alt; 39 Jahre Chromatstaub ausgesetzt gewesen. 14. 5. 34 Aufnahme ins Krankenhaus. Starke Schmerzen in Gegend des rechten Schlüsselbeins. Harte Drüse in Supraclaviculargrube rechts. Seit einem Jahr rasche Gewichtsabnahme, Husten. Röntgenologisch querfingerbreit vom rechten Hilus isolierter, scharf abgegrenzter, pflaumengroßer Rundschatten. Auch im linken Hilus bohnengroße Drüsenschatten. 18. 6. 34 Tod an Kachexie und Hirnblutung. Autopsie: beginnendes Bronchialcarcinom mit mehreren Metastasen in beiden Lungen. In Pleura, in Nebennieren zahlreiche Drüsenmetastasen. Im Kleinhirn und Thalamus linsengroße Blutungen.

Nach Letterer und Neidhardt (1944): 36 Jahre alter Arbeiter, 7 Jahre in Zinkchromatherstellung gearbeitet. 30. 7. 40 tumorartiger Schatten im linken oberen Lungenfeld, gut apfelgroß. Rechte Lunge und linkes Mittelfeld vermehrte fleckige Zeichnung. 19. 12. starke Dyspnoe. In linker oberer Schlüsselbeingrube apfelgroße Drüse. Homogene Verschattung der ganzen linken Seite. Pleurapunktion entleert 560 cm³ seröses Exsudat. 24. 2. 41 Tod. — Autopsie: Linke Lunge in ganzer Ausdehnung mit Brustwand verwachsen. Einbruch des Carcinoms in den Herzbeutel, die Speiseröhre, Umwachsung der Aorta. Mikroskopisch: Tumor aus dichtliegenden mittelgroßen, hellkernigen Zellen. Im ganzen ein ziemlich undifferenziertes Blastom mit großer Neigung zu Nekrose, breite Strecken völlig nekrotisch, große gangränöse Herde im Unterlappen.

Tabelle 24.

	Lunge, gesunde Seite	Lunge, kranke Seite
Fall 1 . .	800—1250 γ	130—400 γ
Fall 2 . .	540— 910 γ	540—770 γ

Letztere Autoren haben den Chromatgehalt der Organe bestimmt; sie fanden folgende Mengen Chrom in 100 g formolfixierten Gewebes (Tabelle 24).

In beiden Fällen enthielt die gesunde Lungenseite mehr Chrom als die befallene.

Im Fall 2 waren Leber, Nieren, Milz, Gehirn, Knochen frei von Chrom, im Fall 1 hatte die Leber hohen Chromgehalt: 140—240 γ in 100 g formolfixierten Gewebe. Das Tumorgewebe selbst war frei von Chrom.

Bemerkt sei noch, daß wenn auch der Lungenkrebs bei den Chromatarbeitern sehr häufig ist und um vieles häufiger als der anderer Organe, so doch anscheinend auch Krebs der Verdauungsorgane bei Chromatarbeitern auffallend häufig zu sein scheint. Machle und Gregorius (1948) fanden in 2 Betrieben hohe Zahlen für den Krebs der Verdauungsorgane: jährlich 3,04⁰/₀₀ bzw. 2,16⁰/₀₀ gegenüber 0,59⁰/₀₀ bei der Kontrollgruppe. Ich selbst fand vor Jahren in einer rheinischen Fabrik eine starke Beteiligung der Chromatarbeiter an den Todesfällen durch Geschwülste des Verdauungstraktes. Es scheint mir also, daß bei künftigen Erhebungen über den Krebs der Chromatarbeiter auch auf die Häufigkeit des Krebses der Verdauungsorgane geachtet werden sollte.

Arsenik.

Zunächst seien jene Leser, die eventuell amerikanische oder englische Literatur nachsehen wollen, darauf aufmerksam gemacht, daß im Englischen auch das Element, das man im Deutschen „Arsen" nennt, „Arsenik" genannt wird, ebenso wie dessen Trioxyd As_2O_3, das manchmal genauer „White Arsenic" genannt wird. Aber auch im Deutschen wird sehr vielfach auch in der wissenschaftlichen Literatur von „Arsenvergiftung" gesprochen, obwohl das metallische Element As höchstwahrscheinlich ungiftig ist. Doch oxydiert es sich leicht an feuchter Luft und ist dann giftig, auch kann es von vornherein viel As_2O_3, bis zu 10% und mehr enthalten und dadurch giftig sein (ERBEN).

Wenn auch As_2O_3 geschichtlich eines der ältesten bekannten und viel verwandten Gifte ist, so ist doch seine Bedeutung in der gewerblichen Toxikologie keineswegs groß, hat eine Steigerung erst in neuester Zeit durch Verwendung von Arsenik und organischen Arsenverbindungen als Schädlingsbekämpfungsmittel erfahren.

Gefährdung für die Arbeiter besteht in den Hütten, in denen aus arsenhaltigen Erzen Arsen gewonnen wird: aus Arsenkies, Mißpickel (FeAsS) und Arsenikalkies ($FeAs_2$), Speiskobalt ($CoAs_2$), Realgar (As_2S_2), Auripigment (As_2S_3), Scherbenkobalt (gediegenes As). Außerdem ist As in den natürlich vorkommenden Sulfiden von Eisen, Kupfer, Kobalt, Nickel und Silber und in vielen anderen Erzen enthalten und kann bei deren Verhüttung Anlaß zu Vergiftung geben.

Ferner sind jene gefährdet, die As-haltige Farben erzeugen oder verwenden. Viel gebraucht waren früher kupferhaltige Arsenverbindungen, als Schweinfurteroder Parisergrün in England als Emeraldgrün bezeichnet, deren Verwendung wegen ihrer großen Giftigkeit schon zu Beginn des Jahrhunderts nachließ. Es ging die Zahl der gewerblichen As-Vergiftungen zurück; dann aber folgte seit Mitte der 20er Jahre wieder ein Anstieg infolge Erzeugung und Verwendung As-haltiger Schädlingsbekämpfungsmittel, z. B. im Weinbau. Abgesehen davon wird Arsenik in Glashütten zur Klärung des Glases benützt, bei Ausstopfen von Tierbälgen, ferner Natriumarsenat als Zusatz zu Reinigungsmitteln für Schafe gegen Ungeziefer. Über Entstehung und Wirkung von Arsenwasserstoff wird in einem späteren Abschnitt gesprochen.

Zweierlei ist ganz auffallend bei den gewerblichen As-Vergiftungen verglichen mit den nichtgewerblichen: sie sind — abgesehen von den durch Verwendung von As in der Schädlingsbekämpfung entstehenden — viel seltener, als man nach der Gefährlichkeit des Materials erwarten würde, sie geben aber auch ein anderes klinisches Bild. Beides ist wohl dadurch bedingt, daß wir es bei den gewerblichen Vergiftungen mit *ganz* chronischen und durch Einatmung verursachten Vergiftungen zu tun haben.

Es seien diesbezüglich folgende Angaben gebracht:

Metallisches Arsen wird in Deutschland in Freiberg und Reichenstein gewonnen. Über diese letztere Stadt liegt eine kleine Schrift von J. KATHE vor: „Das Arsenvorkommen bei Reichenstein und die sog. Reichensteiner Krankheit", Verlag Hirt, Breslau 1937, die sich vor allem auf ältere Beschreibungen und Angaben Reichensteiner Ärzte stützt.

Im Jahre 933 begann dort der Bergbau auf Gold, um 1700 wurde begonnen, aus den Reichensteiner Erzen (Arsenkies und Arsenikalkies) Arsenik zu gewinnen. 1913 betrug die Produktion 2500 t bei einer Roherzförderung von 20000 t. Das gewonnene Erz wurde zerkleinert und dann in die Schmelzofen gebracht. Die As-haltigen Schlacken wurden im Laufe der Jahrhunderte in Millionen von Kubikmetern in den Tälern aufgehäuft. Dadurch wurden das Erdreich, die Grund- und Oberflächenwasser mit As angereichert. Daraus entsprang die „Reichensteiner Krankheit", eine chronische Arsenikvergiftung, die bei frisch Zugezogenen zunächst in Magen-Darmstörungen sich äußert, die nach Wochen und Monaten schwinden.

Es kommt zu Geschwürsbildungen in der Mundhöhle, Neuralgien, Parästhesien, Kopfschmerzen, dann Melanose und Hyperkeratosen schwersten Grades, aus denen sich häufig
Carcinome entwickeln.

Bemerkenswert ist, daß das beschriebene Bild der chronischen As-Vergiftung
nur bei Einwohnern, die As-haltiges Wasser tranken, beobachtet wurde.
Dr. WILDE, der 37 Jahre in Reichenstein Arzt war, betont (bei KATHE), daß
er dieses Bild bei Arbeitern in den As-Werken nie gesehen hat, sondern dort nur
lokale Schädigungen der Haut und Schleimhäute; schließlich bekommen fast
alle As-Werksarbeiter in Reichenstein Septumperforationen.

In Übereinstimmung mit dem über die Reichensteiner As-Hütte Festgestellten
ergab auch die Untersuchung von 40 Arbeitern der Freiberger Arsenikhütte
nur geringe objektive Befunde (E. SAUPE 1930). Subjektiv wurde über Husten
und Schweiße geklagt, vor allem aber über heftige Hautausschläge, die meist
papulär-pustulösen Charakter hatten und hauptsächlich Brust, Rücken, Hals-
partien, Gegend um Mund und Nase, Ellenbogen, Unterbauch und Genitale
befielen. Außerdem wurden Hyperkeratosen und in 2 Fällen Melanose festgestellt.
Fast 60% der Arbeiter hatten Perforation der Nasenscheidewand, 22% Erosionen des Septums. SCHMORL fand bei 2 Freiberger As-Hüttenarbeitern bei
der Obduktion Lungenkrebs.

Auch der preußische Gewerbeaufsichtsbericht 1927 berichtet aus solchen
Hütten über Fälle von chronischem Kehlkopf- und Bronchialkatarrh, Ausschlag,
Hyperkeratosen an Hand- und Fußflächen — daneben über funktionelle Übererregbarkeit des Nervensystems, mitunter über Erkrankungen der Bindehäute
und der Hornhaut, aber nicht über ernste Schädigungen.

Ich selbst sah bei dem Direktor einer Hütte, die russische Erze in einer Versuchsanlage
zu entarsenieren versuchte, schon nach 2—3wöchentlicher Arbeit ein Hautleiden auftreten,
das sich an der Haut der Füße, der Handflächen und Schienbeine, ganz besonders an einer
alten Schußnarbe zeigte. Noch $^3/_4$ Jahre nach Aufhören der Exposition war die Haut an
Handflächen und Fußsohlen schwielig und schilfernd, an Brust, Armen, Rücken zeigte
sich bräunliche Schuppung. In 0,4 g Urin wurden 4 γ As nachgewiesen.

Ähnliche Erkrankungen wie bei den As-Hüttenarbeitern stellen sich bei
Arbeitern in Glashütten ein, die As_2O_3 dem Glassatz zugeben. Sie erkranken
nach wenigen Wochen an Magendrücken, dann später an Kopfschmerz und Aus-
schlägen um die Mundwinkel, Nase, Lidränder. Die Dermatitis ist leicht nässend,
dann zu feiner Schuppenbildung neigend.

A. HAMILTON und HARDY (1949) besichtigten ein großes Bleihüttenwerk in
Colorado. Der Flugstaub dort enthielt 60% As_2O_3. Die Arbeiter schaufeln
diesen Staub in Wagen, transportieren ihn, verarbeiten ihn weiter und verpacken
ihn. Aber sie zeigen fast nie andere Erscheinungen als lokale der Haut und
Schleimhäute. Nur 1912 war dort, zu einer Zeit, da der As-Gehalt ein besonders
hoher war, ein Fall allgemeiner Polyneuritis vorgekommen. Diese Autoren
schreiben wohl mit vollem Recht (l. c. S. 128) nach einem Überblick über die
gewerblichen Vergiftungen durch Arsenik und Parisergrün: „Es besteht allgemeine
Übereinstimmung darüber, daß ernste Fälle von Vergiftung durch weißes Arsenik
oder Parisergrün in der Industrie äußerst selten sind. Es ist schwer, diese Differenz zwischen gewerblicher und nichtgewerblicher Vergiftung zu erklären, aber
diese Differenz ist in allen industriellen Ländern festgestellt.“

Über ganz besonders geartete Fälle, 2 schwere und 2 leichte, die bei Herstellen von Email entstanden, berichtet S. GENKIN (1932) aus einer russischen
Fabrik.

Die Arbeiter hatten Antimontafeln zu zermahlen, die 0,55% Arsen enthielten. Schon
bei Beginn der Arbeit stellte sich bei einem quälender Husten, nach ihrer Beendigung
hochgradige allgemeine Schwäche, Schwindel, Übelkeit ein. Später Durchfälle, Kolikschmerzen, Schüttelfrost, Temperatur bis 39⁰ C, Zunahme des Gefühls der Schwäche,

Erschwerung der Atmung, Cyanose, Blutdruck 115/60, mäßige Leukocytose mit Links-verschiebung. Im Urin Spuren von Eiweiß, Urobilin stark positiv. As in der Tagesportion Urin 2,78 mg, Antimon nicht nachweisbar. Nervensystem: unbedeutende Anisokorie, Reaktion auf Lichteinfall träge, leichter Nystagmus, Kernig beiderseits, klonusartige Zuckungen der Füße, links stärker als rechts. PSR erhöht, Aphonie, Temperatur 37,9—38,2⁰. Nach einem Monat in befriedigendem Zustand aus dem Krankenhaus entlassen.

Ein anderer schwerer Fall zeigte ähnliche Erscheinungen, aber außerdem erdfahle, bläuliche Gesichtsfarbe.

ZANGGER weist darauf hin, daß es sich bei diesen Fällen möglicherweise um Antimon-vergiftungen handelte.

Eine Ausnahme von dieser erwähnten Seltenheit gewerblicher Vergiftungen scheint die sheep-dip-Erzeugung in England zu sein, die Erzeugung eines Wasch-mittels für Schafe gegen Ungeziefer, das arseniksaures Natrium enthält, und zwar scheinen Epitheliome relativ häufig zu sein. In den Berichten der eng-lischen Gewerbeaufsicht finden sich außer einem tödlichen Fall (1924) wiederholt Epitheliome, zum Teil mit Metastasen, erwähnt (s. hierüber später).

Zahlreiche und zum Teil schwere Vergiftungen entstanden, als man begann, arsenik-haltige Mittel und Arsenverbindungen zur *Schädlingsbekämpfung* anzuwenden. In Deutsch-land waren As enthaltende Mittel zur Schädlingsbekämpfung bis in die Mitte der 20er Jahre dieses Jahrhunderts verboten, doch wurden sie zur Ungeziefervertilgung in der Vieh- und Schafzucht verwendet (BERNSTEIN 1910). Dann wurde Schweinfurtergrün zur Bekämpfung des Heu- und Sauerwurms (Rebschädling) freigegeben, später auch Obstbäume nach amerikani-schem Muster mit As-Verbindungen bestäubt. Eine weitreichende Verwendung fanden As-Ver-bindungen in Weinbaugegenden zur Bekämpfung der Rebschädlinge, vor allem Nosprosan (mit 4,3—4,4% As), das STURMsche Mittel (6,9—7,3% As), Vinuran, das Uraniagrün (54—56% As_2O_3) enthält.

Arsenhaltige Präparate werden auch zur Vertilgung anderer Schädlinge an-gewendet, und zwar oft in großen Massen. Für die Schädlingsbekämpfung kommen nach BAADER (1930) in Betracht: Calcium- und Bleiarsenat (40% As_2O_3). Merck (Esturmit) und Höchst stellten Präparate mit 11%, Leverkusen mit 8% und die Pflanzenschutz G.m.b.H. Schweinfurt Dusturan mit 5,6% As_2O_5 her.

Schon die Erzeugung dieser Stoffe führt zu Vergiftungen. So berichtet NUCK (1932) über Vergiftungen in einem solchen Betriebe. Es bestanden bei 2 Laboratoriumsarbeitern neben Reizung der Schleimhaut der Nasenscheidewände neuritische Beschwerden, An-schwellung und Eiterung des Zahnfleisches und Ausstoßung der Zähne. Letztere Erschei-nungen erklären sich nach Ansicht des Berichterstatters daraus, daß beide Arbeiter heiße Arsenlösungen mit dem Munde pipettiert hatten. Über zwei leichte Erkrankungen mit Erscheinungen an Haut und Conjunctiven und Durchfällen hatte GERBIS 1930 berichtet. BAADER berichtet (1929) über Arsenvergiftung von Flugzeugführern bei der Schädlings-bekämpfung vom Flugzeug aus durch Verstreuen von Arsencalciumcarbonat, 3000—4000 kg täglich.

Die Verwendung der As-haltigen Mittel gegen Rebschädlinge führte zu Hunderten von As-Vergiftungen, die als akute Vergiftungen beginnend, schließlich chronische wurden. K. A. BUTZENGEIGER (1949) berichtet, an der Klinik in Freiburg mehrere hundert Fälle gesehen zu haben. Er berichtet über die Auf-zeichnungen über 216 arsenkranke Winzer. Die ersten Erscheinungen stellen sich unmittelbar nach Verwendung der Mittel noch auf dem Weinberg ein: heftige Kopfschmerzen, Übelkeit, Brennen in den Augen, in Hals und Rachen. Einige Stunden später heftiges Erbrechen, Durchfälle; starker Schnupfen. Müdigkeit und Appetitmangel bleiben eine Zeitlang bestehen. Daneben besteht Reizung der Schleimhäute („Arsengrippe", SIMON). Bei fortgesetzter Arbeit beginnen nach einigen Wochen die inneren Handflächen und die Fußsohlen stark zu schwitzen, an Armen und Beinen bilden sich Blasen und bei geringster Verletzung schwer heilende Geschwüre. Die Haut ist rissig und dünn. In der Gegend der Hautfalten des Halses und Nackens entsteht eine schwarzgraue Verfärbung. Ziehende Schmerzen treten in Armen und Beinen auf, dazu kommt Apathie und Impotenz. In einem Fall beobachteten DÖRLE und ZIEGLER (1929/30)

stalaktitische Hautwarzen; über Hautwarzen wird sehr häufig berichtet. BUTZEN-
GEIGER sah von 192 der Vergifteten Elektrokardiogramme; 55 zeigten sichere
Veränderungen, 30 leichte Abweichungen. Von den 55 Veränderungen waren
19 vielleicht auf andere Ursachen zurückzuführen. Besonders häufig fanden
sich auffällige leichte Deformierungen der T-Zacken, die QT-Dauer erschien
mehrfach verlängert. Bei Rückgang der Vergiftungserscheinungen wurden auch
die EKG-Veränderungen geringer.

Die klinischen Herzveränderungen waren nicht so eindrucksvoll, aber leichte
Veränderungen fanden sich bei der Röntgenuntersuchung. Unter den 36 Kranken
mit sicher As-bedingten Myokardschäden hatten 3 Gangrän an den Extremitäten
und Zirkulationsstörungen leichteren Grades, 2 Akrodermatitis atrophicans.
Fast alle Kranken klagten über irgendwelche Schleimhauterscheinungen, von
denen die Bronchitis am bedeutungsvollsten war, weil sie öfters zu peribronchi-
tischen und bronchopneumonischen Prozessen führte. Alle Erscheinungen, mit
Ausnahme der Gefäßstörungen, bilden sich meist in einigen Wochen oder wenigen
Monaten zurück, nur die Zurückbildung der Melanosen und insbesondere der
Keratosen kann viele Monate in Anspruch nehmen.

Die Krankengeschichte eines besonders schwer Erkrankten sei hier nach
BUTZENGEIGER wiedergegeben:

37 Jahre alter Mann. 23.8.39. Mittelschwere As-Vergiftung mit mäßiger Melanose,
hochgradigen Hyperkeratosen, leichter Leberschädigung (subikterischer Bilirubinspiegel im
Blute 1,0 mg-%). Herz klinisch und röntgenologisch o. B., ST-Strecken erhöht, QT-Dauer
0,44 sec.

12.4.43. Seit Dezember 1942 rechter Fuß kalt und ein Gefühl von Taubheit. Entwicklung eines Geschwürs am Fußrücken. Melanose und Hyperkeratosen geringer geworden,
leichte Leberschwellung. ST- und T-Zacken nicht mehr sicher verändert, QT-Dauer mit
0,33 sec normal. Am rechten Fußrücken 3 × 5 cm großer nekrotischer Hautdefekt, Fußspitzen bläulich livid verfärbt. Puls in der Arteria dorsalis pedis nicht sicher fühlbar. Deutliche Zunahme der Gangbeschwerden und Schwellung des Unterschenkels.

5.5.43 Oberschenkelamputation. Histologischer Befund (Prof. CEELEN): An der Arteria
poplitea hochgradige polypöse Intimaverdickung vom Charakter der Arteriosklerose mit
starker exzentrischer Verengerung der Lichtung. In der Media fibrös-hyaline Entartung der
Muskulatur. Geringere gleichartige Veränderungen in den übrigen Arterien und Venen.
Perivasculäre Zellinfiltrate.

Es scheint mir die Auffassung berechtigt, daß wir es bei diesen Winzern
mit einer *häufigen Wiederholung akuter bzw. subakuter Vergiftungen zu tun haben,*
wobei wir neben den Erscheinungen akuter bzw. subakuter Vergiftungen allmählich
chronische Vergiftungsfolgen sich entwickeln sehen.

Erwähnt sei, daß bei den Winzern auch eine As-Aufnahme durch den Verdauungstrakt
durch den „Haustrunk" stattfindet. Die Rückstände der bei der Weingewinnung ausge-
preßten Trauben, die durch die vorangegangene Bespritzung As-haltig sind, werden nochmals
ausgepreßt, und von dieser As-haltigen Flüssigkeit werden im Tage 2—5 Liter getrunken.
Doch muß bemerkt werden, daß in den Weinbaugegenden, wo dieser Haustrunk auch von
anderen Personen als den mit Spritzen beschäftigten getrunken wird, die oben geschilderten Erscheinungen nur bei den letzterwähnten gefunden werden. Andererseits findet
man bei den Winzern häufiger als sonst bei As-Vergiftungen Leberschädigungen, und es
ist wahrscheinlich, daß diese auf die vereinte Wirkung von Alkohol und Arsen zurückzuführen sind.

Es ist zu hoffen, daß diese Erkrankungen inzwischen verschwunden sind,
da die Verwendung As-haltiger Mittel behördlich verboten wurde.

Aus Frankreich liegen Berichte über schwere Vergiftungen vor. Über einen
tödlichen Fall berichten P. MAZEL, A. GUICHARD, P. BARRAL u. a. (1946). Eine
Frau war einige Wochen bei der Verpackung von Arsenkalk beschäftigt. Sie
erkrankte am 21.5.46 mit Erbrechen, Diarrhoen, Schwäche. Ein Arzt gab ihr
daraufhin therapeutisch As-Injektionen! Am Abend ins Krankenhaus gebracht,
hatte sie Ameisenlaufen und Bewegungsstörungen der rechten Hand. 8.6. ein

scarlatinöser Ausschlag mit Fieber, Albuminurie, Oligurie. 9. 6. teilweise, 10. 6. vollständige Lähmung aller Extremitäten mit Hypästhesie der unteren. 12. 6. Sehstörungen, Unmöglichkeit zu schlucken. Mydriasis, Cyanose, Tod.

Zusammenfassend sei hier über die als Folge chronischer Arseneinwirkung sich entwickelnden Carcinome und dann über die Arsenneuritis berichtet.

Über das Entstehen von Krebs durch berufliche Arsenwirkung hatten schon J. AYRTON (1820) und HUTCHINSON (1860) berichtet. PYE-SMITH beschrieb (1913; zit. nach LEGGE 1934) 2 Epitheliome aus einer Sheep-dip-Fabrik. Vier weitere kamen — nach LEGGE — vor. Dieser berichtet auch über ein Epitheliom der Gesichtshaut nach 26jähriger Arbeit. Der englische Gewerbeaufsichtsbericht 1928 berichtet über einen Arbeiter, der nach rund 19jähriger Exposition zu Emerald-grün und nach 10jähriger zu Arsenik ein Epitheliom in der linken Achselhöhle entwickelte, das mit den Drüsen exstirpiert wurde (1925), 1927 entwickelte sich unter dem linken Knie ein Krebs, der mit den Drüsen entfernt wurde. Der Mann starb im November 1928. Man fand eine Infiltration in der linken Rück-seite des Abdomens retroperitoneal und kleine Herde in der Leber und der linken Niere. — Auch in den folgenden Jahren wird von der englischen Gewerbeaufsicht mehrfach über Epitheliome mit oder ohne Erkrankung der Drüsen berichtet. Erst in den letzten Jahren sind keine solchen Vorkommnisse erwähnt.

Selten wird über das Vorkommen von Lungenkrebs berichtet: LEGGE erwähnt (1934) 1—2 Lungenkrebse bei Sheep-dip-Arbeitern, der englische Gewerbe-inspektorenbericht 1939 einen solchen Arbeiter, der Pigmentierung und Warzen über den ganzen Körper hatte und einen primären Krebs der rechten Lunge mit Metastasen in Leber und Drüsen. Der Bericht von 1943 gibt an, daß seitdem 4 Fälle von Lungenkrebs unter diesen Arbeitern beobachtet wurden.

SCHMORL fand bei der Obduktion von 2 As-Hüttenarbeitern Lungenkrebs.

Die gewerblichen *Nervenerkrankungen* durch As scheinen recht selten zu sein, waren insbesondere sehr selten in den 20er und 30er Jahren dieses Jahrhunderts; aus diesen Jahren konnte ich nur eine solche Krankengeschichte in der medi-zinischen Literatur bei J. LÖWY (1924) auffinden:

19jähriger Gehilfe in der Gemengekammer einer Glashütte mußte eines Tages, entgegen der sonstigen Gepflogenheit, die Arbeit ohne Schutzmaske durchführen; dabei starke Ein-atmung arsenikhaltigen Staubes. Noch am selben Tage Erkrankung mit Brechdurchfällen, die 2 Tage anhielten. Nach 2 Tagen plötzlich unter Schmerzen Lähmung der Arme und Beine. Bei der Krankenhausaufnahme 2 Wochen später Hyperkeratose und starke Melanose. Hyper-tonie des M. triceps brachialis beiderseits, Atrophie der Daumenballenmuskulatur, der Mm. interossei und lumbricales beiderseits. Schwäche in den Fingern, speziell im Ulnaris-, aber auch im Radialisgebiet. Medianusgebiet intakt. Krallenhand beiderseits angedeutet. Hypotonie der Muskulatur an Ober- und Unterschenkel beiderseits; Quadriceps femoralis sehr schlaff. Gehen unmöglich. Nervenstämme und Muskeln druckempfindlich. PSR nicht auslösbar. Sensibilität an den unteren Extremitäten bis Mitte der Unterschenkel herab-gesetzt, ebenso Temperatursinn. Faradische Erregbarkeit der betroffenen Muskeln stark herabgesetzt. Besserung nach 7 Monaten so weit, daß Patient gehen kann.

G. VIGNON, P. CARRIER, L. ROCHE (1946) berichten über einen stark dem Alkohol ergebenen Mann, der 3 Monate mit Calciumarsenit arbeitete. Nach $1\frac{1}{2}$ Monaten begann Ameisenlaufen und Gangstörung. Polyneuritis der unteren Extremitäten, Leber vergrößert und hart, Hyperkeratosen und leichte Pigmen-tierung. Nach 1 Monat Besserung. As-Gehalt der Nägel 1,37 mg-%, der Haare 2,0 mg-%.

Der Bericht des englischen Chefgewerbeinspektors für 1948 beschreibt nach dem Hinweis darauf, daß seit 3 Jahren keine Arsenvergiftungen gemeldet worden seien, 3 Fälle, von denen 2 Neuritiden aufweisen:

Mann von 67 Jahren, seit 4 Jahren As_2O_3 ausgesetzt. 13 Tage vor seinem Tode ins Krankenhaus aufgenommen, zeigte er schwere periphere Neuritis der Beine, in denen er seit 6 Monaten sehr starke Schmerzen gehabt hatte. Er hatte mehrfach Pigmentationen der Haut und verdickte Nägel. Er starb an Herzschwäche.

Mann von 42 Jahren, As_2O_3 seit 4 Monaten ausgesetzt, insgesamt 112 Std. Ins Krankenhaus gebracht, klagte er über Leibschmerzen, Übelkeit, Geschwür in der Nase, Nasenbluten, Bindehautkatarrh, die alle in der Zeit, während er mit As beschäftigt war, auftraten. Bei Aufnahme ins Krankenhaus klagte er über Schwindel, unsicheren Gang. Es bestand Hyperkeratose an den Händen, periphere Neuritis der Beine und Nystagmus. Der As-Gehalt der Haare war hoch.

M. R. MAYERS berichtet über einen Mann, der über 20 Jahre mit Pariser Grün (arsenigessigsaurem Kupfer) als Maler gearbeitet hatte. Er hatte wiederholt Magen-Darmbeschwerden; ferner wiederholte Attacken einer exfoliativen Dermatitis, die stets beim Aufhören der Exposition schwanden. Aber trophische Hautstörungen, Kälte und rotblaue Verfärbung von Händen und Füßen blieben bestehen. Auch Blutveränderungen, ähnlich der Polycythaemia vera zeigten sich. Es entwickelten sich neuritische Erscheinungen mit Parästhesien, Zittern beider Hände und Füße, Erloschensein der meisten Sehnenreflexe, Lähmung der Strecker der Füße. Diese Erscheinungen besserten sich nach Aufhören jeder Exposition, aber eine gewisse Schwäche und sensorische Störungen blieben zurück. Mehrere Jahre später starb der Mann an Herzgefäßveränderungen.

Hier sei auf die Unterschiede gegenüber der Bleilähmung hingewiesen: Die As-Lähmung beginnt meist mit Parästhesien und Schmerzen, Lokalisation meist an den unteren Extremitäten. An den oberen Extremitäten starke Mitbeteiligung des N. ulnaris, frühzeitige Atrophie der kleinen Handmuskeln und daher Krallenhandstellung. Hingegen führt die Bleilähmung meist zur Streckerlähmung der Hand und Finger, die ohne Schmerzen verläuft. Nur in den schweren Fällen und — mit Ausnahme der Lähmung der Feilenhauer — erst später folgt die Atrophie der kleinen Handmuskeln. Besserung scheint in den meisten Fällen von Arseniklähmung einzutreten, aber nur sehr langsam. Mehrmals sind leichte psychische Erscheinungen, die meist rasch vorübergehen, beobachtet worden.

Die **Diagnose** der As-Vergiftung ist in den akuten Fällen, in denen nur der Verdauungstrakt beteiligt ist, da die Symptome nichts Charakteristisches bieten, nach diesen allein nur schwer zu stellen. Bei allen chronischen Fällen sind die melanotischen Hautverfärbungen und die häufig das erste Symptom bildenden Keratosen an Handflächen und Fußsohlen ganz sichere, zur Diagnose führende Zeichen. Bei den Lähmungen weisen deren charakteristische Verteilung und die Schmerzen auf die Ursache hin. Ein ganz sicherer Behelf ist die Untersuchung der Haare und Nägel auf Arsen. Man hat dabei nur zu bedenken, daß dieser Arsengehalt nur in jenen Teilen der Nägel und Haare gefunden werden kann, die nach Beginn der As-Aufnahme gewachsen sind.

J. WÜHRER (1937) fand in Kopfhaaren von Personen mit chronischer As-Vergiftung 245—1110 γ-% As_2O_3, in Kopfhaaren von 47 Einzelpersonen, die nichts mit As zu tun hatten, 5—53 γ-%, meist 20—50 γ-% As_2O_3 (siehe hierüber auch S. 144).

An den Nägeln findet man weißliche oder weiße Querbänder, die bis zu 5 mm Breite haben können und scharf begrenzt sind (MEESsche Nagelbänder) (s. S. 144).

Arsenwasserstoff.

Ein anderes Bild als die Vergiftungen durch Arsenik und andere Arsenverbindungen bieten die Vergiftungen durch Arsenwasserstoff (AsH_3). Auch die Entstehung dieser Vergiftungen ist eine ganz andere. Während die meisten gewerblichen Arsenikverbindungen bei Verhüttung arsenhaltiger Erze und bei bewußter Verwendung von As-Verbindungen entstehen, also fast stets unter Umständen, unter denen der Umgang mit einem Giftstoff offenbar ist, entstehen weitaus die Mehrzahl gewerblicher AsH_3-Vergiftungen unvermutet, aus Verunreinigungen, die in einem Metall oder einer Säure fast regelmäßig enthalten

sind, ohne daß die Verbraucher, die Arbeiter, oder selbst deren chemisch gebildete
Vorgesetzte davon wußten oder daran dachten. Deshalb will ich hier eingehender
als sonst auf die Entstehungsursachen eingehen; denn das Primäre für Diagnosenstellung einer gewerblichen Erkrankung ist, daß der Arzt überhaupt an die
Möglichkeit einer solchen denkt.

Es seien zunächst zwei Beispiele meiner Erfahrung angeführt: Jahrzehntelang wurde in
einem chemischen Großbetrieb aus einer kupferhaltigen, schwach sauren Lauge in großen
flachen Bottichen durch Hinzufügen von Eisenschrott das Kupfer ausgefällt, ohne daß sich
je ein Unfall ereignete. Es wurde dann zur Beschleunigung desselben Vorganges das Verfahren in einer großen geschlossenen Trommel durchgeführt. Die Entwicklung von AsH$_3$
ging in dieser viel schneller vor sich als in den offenen Pfannen. Beim Öffnen der Trommel
waren die Arbeiter einem stärkeren Strom der giftigen Gase ausgesetzt. Da traten eines
Tages 4 AsH$_3$-Vergiftungen, darunter eine tödliche, ein — die Kupferlauge hatte an diesem
Tage etwas mehr As enthalten (0,6 g im Liter gegen 0,2 g an den vorhergehenden Tagen). — Ein
alter Arbeiter hatte durch kurze Zeit Zinkstreifen mit Schwefelsäure zu reinigen. Einige
Stunden später traten Übelkeit, Erbrechen, roter Urin ein, dann Ikterus und Anurie. Er
erholte sich etwas. Nach 12 Tagen aber kollabierte er plötzlich und starb.

In diesen beiden Beispielen waren *Metall und Säure* vorhanden, beide *können
Spuren von As enthalten*. Die in Deutschland meist gebrauchte Schwefelsäure
und die meist unter Verwendung von H$_2$SO$_4$ erzeugte Salzsäure enthalten kleine
Mengen von As, ebenso viele Metalle und die bei ihrer Gewinnung abfallenden
Schlacken infolge des As-Gehaltes der Erze. Bei der Einwirkung von Säuren,
aber selbst von Wasser auf diese Metalle oder Schlacken entwickelt sich Wasserstoff und führt das vorhandene Arsen in Arsenwasserstoff über. Insbesondere
entsteht bei Zutritt von Wasser (Bespritzen) AsH$_3$ in großen Mengen, wenn in
den Schlacken sich Aluminiumarsenide befinden, die dadurch entstehen, daß
der Krätze zur besseren Reinigung Aluminium zugesetzt wird — ein Verfahren,
das auch in USA. üblich ist. Über auf solche Weise zustande gekommene Vergiftungen berichten NUCK und JAFFE (1932), BOMFORD und HUNTER (1932),
NAU (1946).

NUCK berichtete über 14 Vergiftungen aus einer Zinnhütte, darunter 9 schwere, von denen
7 starben. Die „Zinnkrätze", die sich bei der Zinngewinnung unter Zusatz von Aluminium
gebildet hatte und 3,8% As enthielt, war zur Vermeidung der Staubentwicklung mit Wasser
bespritzt worden. Schon 1½ Std nach Beginn der Arbeit verspürte ein Teil der Arbeiter
Übelkeit. Das Krankheitsbild verschlimmerte sich schnell und wurde von der Blutschädigung
im Sinne der Methämoglobinämie und Hämolyse beherrscht. Haut und Bindehäute verfärbten sich dunkelblau, die Zahl der Erythrocyten sank auf 1,2 Mill., der Hämoglobingehalt
bis zu 32%, die Leukocyten stiegen bis 37000. Es trat fast völlige Anurie ein; nur zwei der
Schwerkranken blieben am Leben. Bei ihnen war das Krankheitsbild durch deutlichen Ikterus
beherrscht.

L. W. SPOLYAR und R. N. HARGER (1950) berichten über Erkrankung von
13 Mann, von denen 4 starben. Das Material stammte aus einem in USA. patentierten Prozeß, bei dem Bleiverbindungen, um sie von Kupfer, Antimon, Arsenik
zu befreien, in geschmolzenem Zustand eine bestimmte Menge Aluminium zugesetzt wird. Dieses bildet mit den genannten Verunreinigungen eine Schlacke,
die von der Oberfläche abgeschöpft wird. Durch besondere Umstände gelangte
am Unglückstage etwas Feuchtigkeit zu dieser Schlacke. Es entwickelte sich
Arsenwasserstoff — von 21 Arbeitern mußten 13 mit Vergiftungserscheinungen
ins Krankenhaus gebracht werden, 4 starben. Bemerkt sei, daß alle Arbeiter
für Undurchgängigkeit gegen Bleidämpfe geprüfte Atemschützer trugen.

In ihrer Entstehungsart nahestehend sind jene Fälle von AsH$_3$-Vergiftung,
die sich bei der Gewinnung von Cadmium aus Lithoponrückständen ereigneten.

Das Rohmaterial enthielt in den von mir beobachteten Fällen 0,042—0,073% As, die
Schwefelsäure 0,021%, der Zinkstaub 0,0015—0,0018% As. Der Betrieb war ungefähr einen
Monat in Gang. Da traten eines Tages um 14^{30} Uhr bei einem Arbeiter Übelkeit und Erbrechen auf. Um 17 Uhr war die Gesichtsfarbe gelblich, die Lippen blau, Puls beschleunigt
und weich, Dyspnoe. 18^{30} Uhr Benommenheit, Gelbfärbung, vollständige Anurie, Tod um

4 Uhr früh des nächsten Tages. Ein zweiter Arbeiter erkrankte zwischen 15—16 Uhr. 4 Std später blutiger Urin. Patient ist sehr verfallen, erholte sich langsam, war noch viele Monate arbeitsunfähig. Bei den anderen Arbeitern traten die Beschwerden erst nach Verlassen der Fabrik gegen 17 Uhr auf, 2 waren erst nach Monaten wieder gesund, 6 weitere erholten sich rasch. Auch in 2 ähnlichen Betrieben traten vereinzelte Vergiftungen auf.

Der größte Teil der in den letzten 2—3 Jahrzehnten zustande gekommenen AsH_3-Vergiftungen scheint auf die eben beschriebene *Bildung von AsH_3 bei der Verarbeitung von Rückständen aus Schlacken und Erzen* verursacht worden zu sein. KOHLMEIER und PONTANI (1935) meinen mit Recht, man kann es als sicher annehmen, daß in metallurgischen und chemischen Betrieben die Entwicklung von AsH_3 viel öfter vorkommt, als durch das Auftreten von Unfällen angezeigt wird. Sie zählen aus der Hüttenindustrie 9 Produktionsprozesse auf, bei denen AsH_3-Vergiftungen vorgekommen sind. R. JAEGER (1926) zählt 19 Prozesse auf, bei denen AsH_3 entstehen kann.

Eine diesen Vorkommnissen verwandte Quelle der AsH_3-Entstehung und -Vergiftung ist auch der Bau, die Ladung und selbst der Gebrauch von *Akkumulatoren*. Aber derartige Vorkommnisse sind Seltenheiten.

Von der 56 Mann zählenden Mannschaft zweier englischer Unterseeboote, die einige Tage je 17 Std untergetaucht waren, mußten 30 mit Vergiftungserscheinungen ins Krankenhaus gebracht werden, weitere 15 waren 1—2 Tage krank, 11 blieben dienstfähig, aber nur einer wies keine Symptome auf. Das Blei der Akkumulatoren enthielt 0,2% As (S. F. DUDLEY 1919).

Neben den metallurgischen Prozessen spielt als Ursache von AsH_3-Vergiftungen die *Reinigung von Kesseln und Tanks*, insbesondere von Säuretanks, eine Rolle. In USA. ist dies nach HAMILTON-HARDY die Hauptursache von AsH_3-Vergiftungen.

GERBIS (1925): Ein Schwefelsäurekesselwagen, der mehrfach mit Wasser ausgespült worden war, sollte vom Schlamm gereinigt werden. Ein Arbeiter verließ diese Reinigungsarbeit um 11³⁰. Am Tage darauf wurde er bewußtlos ins Krankenhaus gebracht. Erbrechen, Cyanose, Urin dunkelrot, konnte nicht spontan entleert werden. Tod um 10 Uhr. Ein anderer Arbeiter spürte abends Leibschmerzen, Durchfälle. Am nächsten Abend verschlechtert, wäßrige Stühle, spärlicher dunkler Urin, nachts Tod.

LEYMANN und WEBER (1930) haben aus den Berichten der deutschen Gewerbeaufsichtsbeamten und den Jahresberichten der Berufsgenossenschaft der chemischen Industrie 19 Unglücksfälle zusammengestellt, die sich beim Reinigen von Schwefelsäurebehältern und Schwefelsäurekesselwagen ereigneten, und durch eingehende Untersuchungen nachgewiesen, daß sie durch Arsenwasserstoff verursacht wurden, der sich bei gewöhnlicher Temperatur entwickelt, wenn verdünnte technische Schwefelsäure auf Eisen wirkt.

Es sei noch darauf hingewiesen, daß in einigen in der Literatur berichteten Fällen die AsH_3-Vergiftung dadurch zustande kam, daß der Arbeiter in den zu reinigenden, Säurereste enthaltenden Bottich oder Kessel einen *Eimer aus Zinkblech oder verzinktem Eisenblech* mitnahm, wobei die Reaktion zwischen Säure und Zink die Entwicklung von AsH_3 auslöste. In Fabriken der I. G. Farben durften deshalb in Abteilungen, in denen solche Arbeiten auch nur gelegentlich verrichtet wurden, und in deren Umgebung nur Holzkübel vorhanden sein.

Erwähnt seien hier auch die Vergiftungen durch *Ferrosilicium*, bei denen Phosphorwasserstoff die Hauptrolle spielt, nur nebenbei Arsenwasserstoff.

Zusammenfassend läßt sich sagen: Es kommen wohl auch heute noch manchmal Laboratoriumsvergiftungen durch AsH_3 vor. Aber sie scheinen doch sehr selten zu sein. Die Vergiftungen beim Füllen von Militärballons, die nach der Statistik J. GLAISTERs (1908) 16 von 120 Fällen bildeten, und die beim Füllen von Kinderballons gehören wohl der Geschichte an. Heute kommen die Vergiftungen *vor allem in der metallurgischen und chemischen Industrie vor*.

Als eine berufliche Vergiftung durch AsH$_3$ oder eine verwandte Verbindung wurde auch die sog. „*Haffkrankheit*" angesehen. Ende Juni 1924 traten unter den Fischern im Frischen Haff eigenartige Erkrankungen auf. Bis Mitte September waren 300 Erkrankungen mit 3 Todesfällen festgestellt. Die Fischer erkrankten (ich folge hier den Ausführungen von O. Lentz 1925) in der Regel bei der Arbeit in den Morgenstunden oder unmittelbar nach ihrer Rückkehr nach Hause nach kurzem Schwächezustand mit starken Muskelschmerzen, zunächst in den langen Rückenmuskeln, dann in denen der Extremitäten, der Urin enthielt 4—5⁰/$_{00}$ Eiweiß und war kaffeebraun, die Zunge war belegt, bisweilen trat Erbrechen auf, kein Fieber. Nach 12—24 Std ließen die Schmerzen nach, der Urin wurde wieder heller. Die Untersuchung des Blutes ergab eine rasch vorübergehende Leukocytose bis 30000.

Die preußische Landesanstalt für Wasser-, Boden- und Lufthygiene und andere Institute fanden im Wasser des Haff 0,002—0,020 mg Arsen je Liter. Juckenack, der Vorstand der Anstalt, kam durch Versuche zu der Annahme, daß flüchtige Arsenverbindungen aus dem Wasser von der Luft aufgenommen würden und die Erkrankungen verursachten. Man glaubte, daß das Arsen aus den Abwässern der großen dort gelegenen Zellstoffabriken stamme, die die von ihnen benötigte Schwefelsäure aus arsenhaltigem Schwefelkies erzeugten. Dieser, auch von Lentz vertretenen Anschauung trat später G. Lockemann (1929), der Leiter des neu errichteten staatlichen Hafflaboratoriums, entgegen. Er fand in den bei den Untersuchungen verwendeten Reagentien stets kleine Arsenmengen, auf die er die Befunde der anderen Untersucher zurückführte, andererseits konnte er im Gebiete des Haffs keinerlei arsenhaltige Gase nachweisen. Er kam zu dem Schlusse, daß die Erkrankungen durch den Genuß von Aalen, die organische Abfälle aufgenommen hatten, verursacht worden seien. Flury (1933) erörtert „das Problem der Haffkrankheit", wendet sich gegen die Arsentheorie, gegen die Harzsäuretheorie, nach der die Harzsäure aus dem Fichtenholz der Zellstoffabriken das „Haffgift" darstelle, und kommt zu dem Schlusse, daß die Fischnahrung an der Entstehung der Haffkrankheit wesentlich beteiligt sei. In einer späteren Arbeit (1935) kommt er auf Grund zahlreicher in seinem Institut und anderwärts vorgenommener Versuche zu der Anschauung, daß die Erkrankung sehr wahrscheinlich auf eine erworbene Überempfindlichkeit gegen Schlammstoffe zurückzuführen sei, die vermutlich durch den reichlichen Genuß von Fischen, zumal im rohen Zustand, vermittelt wird.

Was das **klinische Bild** anbelangt, so haben wir einzelne ganz akute Fälle bereits oben kurz beschrieben: Beginn mit Übelkeit und Erbrechen noch während der Arbeit, rascher Verfall, vollständige Anurie, Tod kaum 12 Std nach den ersten Erscheinungen.

J. Mohacek und Mitarbeiter (1951) beschreiben einen ganz akuten Fall: Wenige Stunden nach Gifteinwirkung nur mehr 2,8 Millionen Erythrocyten, deren Zerfall rasch fortschreitet, vollständige Anurie. Tod am 3. Tag. Autopsie ergibt Degeneration von Leber, Milz, Nieren, des Herzens; Lungenödem. In je 100 g der Leber 0,1, der Nieren 0,06, des Blutes 0,02 mg As.

Einen in seinem Beginn atypischen, aber in seinem Verlauf weitgehend typischen Fall wollen wir hier folgen lassen. R. Wills (1945) berichtet über einen Fall mit auffallend langer Latenzperiode:

51jähriger Mann. Exposition zu AsH$_3$ 9. 12. 47. Erst mittags des 11. 12. Muskelschmerzen leichtes epigastrisches Aufgeblasensein. Am Abend blutiger Urin, Rötung der Haut. Am 12. 12. mittags Temperatur 38,1⁰ C, Blutdruck 84/52. Krankenhausaufnahme. Blut und granulierte Zylinder im Urin. Rote Blutkörperchen 2,35 Mill., weiße 14450. Reichlich Methämoglobin. Reststickstoff 264, Harnstoff-Stickstoff 212,4. Trotz täglicher Bluttransfusion 15. 12. 1,5 Mill. Erythrocyten, Hämoglobin 38,2%, weiße Blutkörperchen 17000. Kurz vor dem Tode am 16. 12. ist der Harnstoff-Stickstoff auf 147 gesunken.

Einen klinisch ähnlichen, aber nicht zum Tode führenden Fall beschreiben Nuck und Jaffe (1932): Bald nach Schluß der Arbeit (Wegschaffen von „Krätze" aus Schmelzöfen) Kopfschmerzen, Schwindel, Erbrechen, rötliche Verfärbung des Urins, heftiger Druck in der Magengegend, am nächsten Morgen Haut gelblich verfärbt, Urin fast schwarzrot. Nachmittags ins Krankenhaus gebracht: Blutdruck 125/80, Blut schwarzbraun, lackfarben, aber Hämatin und Methämoglobin nicht nachweisbar. Hämoglobin 69%, Erythrocyten 3,5 Mill., Leukocyten 19400, Eosinophile 1%, Lymphocyten 17%, zahlreiche vitalgranulierte Erythrocyten. Urin schwarzrot, viele granulierte Zylinder, Menge nicht verringert. Langsame Wiederherstellung.

In einem anderen Falle Nucks hatte der Kranke schon öfters über Übelkeit nach Feierabend geklagt. Er erkrankte dann mit Schmerzen in Magen- und Lebergegend. Nach einigen

Tagen starke Gelbfärbung der Haut und blutigroter Harn. Kurz vor dem Tode ins Krankenhaus eingeliefert: 980000 rote, 250000 weiße Blutkörperchen, Methämoglobin im Urin. Durchschnittsgehalt der Organe 0,84 mg-% As.

LOCKET und Mitarbeiter berichten über einen Arbeiter, der $^1/_2$ Std, nachdem er einen gefährlichen Raum betreten hatte, sich unwohl fühlte, Puls 100, dann Erbrechen. Am 2. Tage 3 Millionen rote, 18400 weiße Blutkörperchen. Sehr geringe Urinausscheidung. Behandlung mit Penicillin und BAL. Allmähliche Verschlechterung. Durch 4 Tage kein Urin. Tod am 8. Tage. Die Autopsie zeigte Veränderungen in den Nieren, besonders in den Tubuli contorti; keine Veränderungen in der Leber.

Ein Kranker (M. GRASSMANN 1930) verspürte, nachdem er 6 Std gearbeitet hatte, um 4 Uhr früh Kopfschmerzen und sah, daß sein Urin blutig war. Eine Stunde später ins Krankenhaus gebracht, zeigte er leichten Ikterus, Leber überragte 1—2 Querfinger den Rippenbogen, Nierengegend nicht druckempfindlich. Im Laufe des Tages Entleerung von 2100 cm³ dunkelroten Urins. Erythrocyten 4,08 Mill., Hämoglobin 75%, Leukocyten 13000. Drei Tage später 3,24 Mill. Erythrocyten, Leukocytenzahl normal, Hämoglobin 64%. Besserung des Befindens im Laufe der nächsten Woche.

In einem weiteren Falle GRASSMANNS bestand geringe Cyanose, Ikterus; Lebergegend stark druckempfindlich, Milz etwas vergrößert und ebenfalls druckschmerzhaft. Urin dunkelrot mit wenig Eiweiß. Die Zahl der roten Blutkörperchen ging im Laufe der ersten Tage herab (3,76 Mill.). Im Laufe einer Woche wurde der Urin normal, der Ikterus blaßte ab.

Fieber wird in den meisten Fällen nicht beobachtet, doch kommen mitunter Temperaturerhöhungen bis 39,0⁰ vor. Manchmal sind auch neuritische Symptome, Kribbeln, Eingeschlafensein der Hände und Füße, vage Schmerzen in Rücken und Gelenken beobachtet worden. Veränderungen im EKG finden sich häufig (s. S. 144).

Fassen wir zusammen, so sehen wir während oder unmittelbar nach der Exposition oder nach kurzer, meist nur einige Stunden dauernder Latenzperiode Kopfschmerzen und Übelkeit auftreten, dann Mattigkeit und Erbrechen, später verfärbt sich die Haut ikterisch, aber auch bis dunkelbraun (infolge der Durchtränkung der Gewebe mit Blutfarbstoff), oft besteht auch Cyanose. Dazu Blutdrucksenkung, rasches und starkes Sinken der Zahl der roten bei Vermehrung der Zahl der weißen Blutkörperchen. Methämoglobin scheint meist nicht nachweisbar zu sein, wurde aber in einem Falle, nachdem es früher nicht vorhanden gewesen war, 50 min später aufgefunden (GRASSMANN). Bei schweren Vergiftungen sind die roten Blutkörperchen stark verändert: Anisocytose, ausgelaugte rote Blutkörperchen sind vorhanden. Sehr schwer sind die Nierenveränderungen, es wird dunkelroter Urin ausgeschieden, oft tritt Anurie ein. In den schwersten Fällen tritt Benommenheit ein, unter Zunahme der Gelbfärbung und bei weiterem Fortbestehen der Anurie erfolgt der Tod im Verlauf von 16—36 Std. In anderen schweren Fällen kommt die Urinausscheidung allmählich in Gang, aber der Blutbefund, das Absteigen der roten, das Ansteigen der weißen Blutkörperchen, kann sich weiter verschlechtern und es kann mit zunehmender Schwäche oder durch plötzlichen Kollaps noch nach mehreren Tagen zum Tode kommen. In anderen Fällen bessert sich der Blutbefund langsam, der Urin wird normal, doch kann noch nach 6 Wochen As im Urin gefunden werden, so in einem Fall noch 0,32 mg-%. Zur vollen Wiederherstellung sind in schweren Fällen meist einige Monate notwendig. In anderen Fällen (TELEKY, FÜHNER und PIETRUSKY 1933) besteht noch nach Jahren eine erhebliche Einschränkung der Arbeitsfähigkeit, da bei Anstrengungen Kopfschmerzen, Schwindel, Leibschmerzen auftreten.

Wir haben im Verlauf der Arsenwasserstoffvergiftung zu unterscheiden: das 1. Stadium der Anoxämie, der sofort eintretenden schweren Blutschädigung. Durch Anoxämie gehen die schwersten Fälle in den allerersten Tagen zugrunde. Sonst folgt das 2. Stadium, in dem die Nieren- und Leberschädigungen im Vordergrunde stehen. Neben diesen schweren Fällen gibt es natürlich eine weit größere

Zahl leichterer, die nach einer Krankheitsdauer von wenigen Tagen oder wenigen Wochen wiederhergestellt sind.

Diagnose. Für die Diagnose ist häufig die Anamnese hilfreich, insbesondere wenn Massenvergiftungen eingetreten sind. Aber mit Recht warnen HAMILTON-HARDY vor der Verwechslung mit anderen rasch verlaufenden Gasvergiftungen. Sie verweisen auf eine bei Reinigung der Bleikammer in einer Schwefelsäurefabrik aufgetretene Vergiftung, die auf nitrose Gase zurückzuführen war.

Vor allem hat sich die Diagnose auf das charakteristische Krankheitsbild zu stützen, ferner auf den As-Gehalt des Urins.

Als diagnostisch bedeutungsvoll sei neben dem übrigen klinischen Bild noch erwähnt, daß C. J. JOSEPHSON, SH. S. PINTO, C. S. PETRONELLI (1951) auf Grund von 93 EKG-Aufnahmen bei 11 Vergifteten (darunter einem tödlich Vergifteten) zu dem Schluß kommen: „Die EKG-Veränderungen, die beim Menschen durch AsH_3-Vergiftung hervorgerufen werden, scheinen — bisher wenigstens — das empfindlichste Mittel für die Diagnosestellung zu sein. Charakteristisch sind Erhöhungen der T-Zacke in allen Ableitungen, am deutlichsten aber in Ableitung II ($C F_2$) oder IV ($C F_4$) zu einer Höhe von 11 mm am 2.—12. Tage nach der Exposition und das Vorhandensein normaler Überleitungszeit." Diese Angaben bedürfen natürlich noch der Überprüfung.

Außerdem seien noch 2 Merkmale erwähnt, die sich erst nach einiger Zeit ausbilden:

Die MEESschen Nagelbänder, bis zu 5 mm breite, weiße, streifen- oder lunulaförmige Querbänder an den Finger- und Zehennägeln, die durch Arseneinlagerung vom Nagelbett aus entstehen. Sie fehlen natürlich bei ganz frischen Fällen und verschwinden, wenn so lange Zeit vergangen ist, daß der Nagel durch sein Wachstum diese Partien abgestoßen hat.

Ein weiterer sehr wichtiger Behelf ist der Gehalt der Haare und der Nägel an As. Er findet sich natürlich nur in jenen Teilen von Nägeln und Haaren, die nach der Einverleibung des As in den Organismus gewachsen sind. Man findet also kein Arsen in den Haar- oder Nagelspitzen, die zur Zeit der As-Aufnahme bereits vorhanden waren. In einem Falle NUCKs waren in 1 g Kopfhaare 1100 γ As, in 2 anderen Fällen 800 γ. In einem Falle GRÖTSCHELs waren in 1 g Kopfhaare 5,3 γ, in einem von mir beobachteten Falle 10 γ, in einem Falle (BETKE 1933) nach dem Tode in 1 g Haare 0,3 γ As, in 1 g Nägel 36 γ As vorhanden.

Was die **Prognose** anbelangt, so können wir im allgemeinen sagen, daß ein fast konstanter Parallelismus zwischen der Raschheit des Eintritts der ersten Erscheinungen und der Schwere der darauffolgenden Erkrankung besteht. Bei Massenvergiftungen sind stets die, die zuerst Erkrankungssymptome zeigten, auch die am schwersten Vergifteten. Auch verlaufen im allgemeinen jene Vergiftungen schwer, bei denen frühzeitig blutiger Urin auftritt.

Bemerkt sei noch, daß sehr häufig das erste, dem Kranken auffallende Symptom die dunkle Färbung des Urins ist.

Eine große Anzahl von *Obduktionen* liegen vor, geben aber kein ganz einheitliches Bild. NUCK (1931) bringt folgende Angaben: „Das Leichenblut zeigt die Bildung eigenartiger, braunroter, trockener, körniger großer und kleiner Pfropfen, ferner eine Verwässerung des Blutserums, das sich in Form rostfarbener Transsudate in allen Höhlen abgeschieden hat. Die Nieren waren ödematös durchtränkt, die Grenze von Mark und Rinde war vollkommen unkenntlich. Die Leberzellen waren geschwollen, Herz- und periphere Muskeln verfettet, das Knochenmark himbeerfarben."

E. Holstein (1949) schreibt: „Das pathologische Bild der akuten Vergiftung zeigt punktförmige Blutungen der Organe (Hirn, Pankreas usw.). Die Muskulatur und die inneren Organe sind gelbbraun bis schwarzblau. Hirnödem und Gastroenteritis sind zu finden. In den schwarzbraunen Nieren sind die Capillaren (Glomeruli) mit Blutzelltrümmern verstopft, die Hauptstücke und Übergangsabschnitte sind zerfallen. Zellschädigung und Verfettung der Leber. Braunrote Verfärbung der Milz mit Pigmentierung und braunrote Umwandlung des Knochenmarks kann man feststellen. Bei langem Krankenstand sind die Anzeichen der allgemeinen Anämie mit ikterischen Verfärbungen zu erwarten. Myodegeneratio cordis, Lungenödem, multiple Magenblutungen, weiche Konsistenz der Niere mit Körnelung der Oberfläche, Parenchymschädigungen der Leber, schlaffe Milz, frischrotes Knochenmark.‟

Auch andere Autoren, so H. Hilterhaus (1935), betonen, daß die Leberzellen Verfettung aufwiesen, daß besonders starke Veränderungen die Nieren zeigten: die Epithelien der Harnkanälchen waren schwer geschädigt, besonders in der Rinde.

Chronische Arsenwasserstoffvergiftung. Es finden sich zwar in einigen wertvollen Handbüchern (Flury-Zernik: Schädliche Gase 1931, Koelsch: Handbuch der Berufskrankheiten 1935, E. Holstein: Grundriß der Arbeitsmedizin 1949) Angaben, daß chronische Arsenwasserstoffvergiftung vorkomme, während andere (Kunkel: Toxikologie 1901, Erben: Vergiftungen 1909, Lewin: Gifte und Vergiftungen 1929, Hamilton und Hardy 1949) eine chronische AsH$_3$-Vergiftung nicht erwähnen. H. Engel (Arbeit und Gesundheit, Heft 29) erwähnt, daß als für die chronische AsH$_3$-Vergiftung charakteristische Erscheinungen eine leichte sekundäre Anämie ohne Hervortreten der Hämolyse mit unbestimmten Beschwerden, Kopfschmerzen, Mattigkeit usw. beschrieben sind, „deren Ätiologie aber zumeist zweifelhaft bleiben wird‟. Ich konnte keinen solchen Fall in der Literatur auffinden, wohl aber eine Veröffentlichung: „AsH$_3$-Vergiftung. Ein Fall von verdächtigen Symptomen in der Stahlindustrie‟ von C. W. Mühlberger, A. S. Loevenhart und T. S. O'Malley (1928).

Sie bringen die Krankengeschichte eines Arbeiters, der, nachdem er 9 Monate mit Entzundern von Stahlplatten beschäftigt gewesen war, einige Tage nach Aufgeben der Arbeit mit Brustbeklemmung und Schwäche erkrankte. Nach 2 Wochen akute Gastroenteritis mit Erbrechen und wäßrigen Stühlen, dann wieder Atemnot und zunehmende Schwäche. Allmählich komplette Lähmung der Arme und Beine. Krallenhandstellung. An den Nägeln das Meessche Band. Die Verfasser kommen nach eingehender Untersuchung der klinischen Verhältnisse zu dem Schlusse, daß keine Arsenwasserstoffvergiftung vorliege. Da sich noch 46 Tage nach Einstellen der Arbeit 0,77 mg As$_2$O$_3$ im 24-Std-Harn fand und 140 Tage später 0,023 mg, so müßte der Kranke bei der raschen Ausscheidung des Arsens beim Verlassen der Arbeit ganz lächerlich große As-Mengen im Körper aufgespeichert gehabt haben, er müßte also von einer ganz unglaublichen Toleranz gegen As gewesen sein — aber andererseits war er der einzige von 12 so beschäftigten Arbeitern, der erkrankte — er müßte also sehr empfindlich gegen As gewesen sein. Die Autoren kommen zu dem Schlusse, daß es fast sicher erscheint, daß der Kranke beiläufig um die Zeit, als das Erbrechen und die Diarrhoen einsetzten, Arsenik per os genommen habe.

Als **Therapie** kommen im Anoxämiestadium nach vorangegangenem Aderlaß Bluttransfusionen in Betracht. Ein Patient Pintos erhielt 9 Transfusionen von je 500 cm³ Blut, die anderen Patienten weniger, außerdem große subcutane Kochsalzinfusionen. Nach Überwindung des Anoxämiestadiums wurde Nierendiathermie angewandt und große Flüssigkeitsmengen per os und durch Infusion gegeben. Die Patienten Pintos erhielten mindestens 3500 cm³ Flüssigkeit je Tag. Pinto und Mitarbeiter gaben BAL anfangs in Dosen von 5 mg je Kilogramm Körpergewicht, dann 3 mg je Kilogramm alle 4 Std 10mal, dann alle 6 Std 12mal. Zu gleicher Zeit mit jeder BAL-Injektion wurde 0,3 cm³ einer Lösung

1:1000 von Epinephrin. hydrochlor. gegeben. Man sah aber keinerlei Wirkung von BAL. Über gute Wirkung der Behandlung mit BAL (4mal 150 mg) berichten dagegen ASSOULY und GRIFFON (1949). Die Behandlung setzte am 4. Tage ein. M. STEEL und D. V. G. FELTHAM (1950) geben an, daß die Wirkung des BAL sehr beschränkt ist und rasch sinkt mit der Zeit, die seit der Exposition vergangen ist.

Zur **Verhütung** ist notwendig, daß bei allen jenen Prozessen, bei denen Metalle und Säuren aufeinander einwirken, für vollständige Absaugung aller eventuell entstehenden Gase gesorgt wird. Ein Notbehelf ist es, an Stellen, wo die Entstehung von AsH_3 irgendwie möglich ist, in Quecksilberchlorid getauchtes Filtrierpapier aufzuhängen und die Arbeiter anzuweisen, bei geringster Spur von Gelbfärbung eines der Papiere sich sofort zu entfernen. Säuretanks und -wagen sollten nur mit einer gut sitzenden Schutzhaube, in die von außen Luft eingeblasen wird, betreten werden.

Phosphor.

Entstehung, Verbreitung und nahezu vollständiges Verschwinden der gewerblichen Phosphorerkrankung hängen eng zusammen mit Entstehen, Ausbreitung und — meist durch staatliche Verbote herbeigeführtem — Verschwinden der Phosphorzündholzindustrie.

Johann Friedrich Kammerer aus Ludwigsburg erfand, als er als politischer Gefangener auf dem Hohenasperg in Haft saß, 1832/33 die Phosphorzündhölzchen. Anfangs der 30er Jahre schon wurden die Phosphorzündhölzchen von Ludwigsburg, Darmstadt, Wien aus in den Handel gebracht, aber die durch sie ausgelösten Vergiftungen wurden zunächst, ebenso wie der erste 1844 in Straßburg beobachtete Fall, mit Syphilis in Zusammenhang gebracht. OBERHOFER (Wien) war der erste, der den Zusammenhang der Nekrose mit der Arbeit erkannte. LORINSER (1844—1846) veröffentlichte die ersten Fälle. Behördliche Vorschriften zur Verringerung des Übels wurden erlassen, ihr Erfolg aber war ein geringer. Die Zahl der ausgewiesenen Nekrosefälle betrug in England 1894—1905 55, in Deutschland 1895—1904 65, in Österreich 1896—1905 75 Fälle. Das sind aber nur jene Erkrankungen, die zur Kenntnis der Behörden gelangten. Eingehende Erhebungen in den Hauptorten der österreichischen Zündholzindustrie führten zu dem Schluß, daß dort 1896—1905 350 bis 400 Fälle vorgekommen sein dürften (TELEKY 1907).

Heute ist auf Grund gesetzlicher Maßnahmen, die auf Grund internationaler Verträge, herbeigeführt durch die Internationale Vereinigung für gesetzlichen Arbeiterschutz 1906, erlassen wurden die Verwendung von weißem (gelbem) Phosphor zur Erzeugung von Zündhölzchen in allen Kulturländern verboten, in USA. durch eine hohe Besteuerung unmöglich gemacht. An seiner Stelle wird ungiftiger roter Phosphor oder Phosphorsesquisulfid verwendet. Damit ist die Phosphornekrose aus der Zündholzindustrie verschwunden.

In England sind seit 1910 nur in den Kriegsjahren 1915—1919 12 Fälle und 3 verdächtige Fälle und 2 verdächtige Fälle vor dem zweiten Weltkrieg gemeldet worden. R. KENNON und J. W. HALLAM (1944) berichten über 7 Fälle aus einer Phosphorfabrik. In Deutschland wurde 1927—1933 kein Fall, 1946 ein Fall gemeldet.

In USA. wurden 1923—1925 aus einer Feuerwerkfabrik 13 Fälle von Phosphornekrose festgestellt. Auf Einwirkung der Behörden hat die Fabrik die Erzeugung dieser Feuerwerkkörper eingestellt (1926). 1946 hat HEIMANN über 3 Nekrosefälle aus einer Phosphorfabrik berichtet.

Die Phosphornekrose ist demnach eine Krankheit, die nahezu vollständig der Vergangenheit angehört. Die so sehr vereinzelten Fälle, die heute noch vorkommen, ereignen sich bei in der Phosphorgewinnung oder -verarbeitung beschäftigten Arbeitern der chemischen Industrie, insbesondere während des erhöhten Phosphorverbrauchs in Kriegszeiten.

Wenn auch die Kiefernekrose (englisch „Phossy jaw") uns als das typische Bild der gewerblichen Phosphorvergiftung erscheint, so sind doch die Vergiftungsfolgen keineswegs im Kiefer allein lokalisiert. Schon WEGNER (1872) hat im Tierexperiment nachgewiesen, daß dauernde Einverleibung kleinster Phosphormengen zu einer Veränderung des gesamten Knochensystems führt, zu sklerosierender Ostitis und Periostitis. RIEDEL (1896) berichtet über eine Obduktion eines Phosphorzündhölzchenarbeiters, die eine allgemeine Hyperostose des Schädels ergab und erwähnt einen Fall von ROSE mit beträchtlicher Verdickung der Corticalis und entsprechender Verringerung der Markhöhle in allen Röhrenknochen. Auch RICHE (1892), SCHUCHARDT (1899) nehmen eine sklerosierende Ostitis und Periostitis des gesamten Knochensystems an. P. MICHAELIS (1937) glaubte durch Röntgenuntersuchung von an Nekrose erkrankten und anderen Phosphorarbeitern festzustellen, daß auf ein erstes Stadium der Apposition von Kalksalzen ein Stadium der Resorption folgt, mit dem Knochenatrophie beginnt.

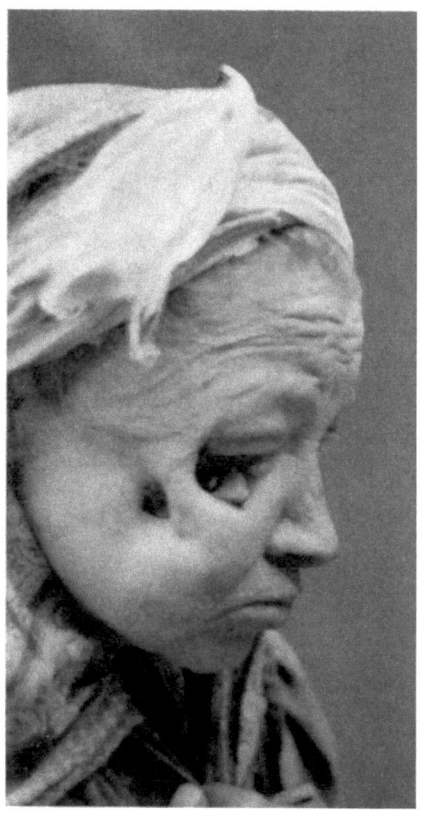

Abb. 8. Nekrose des Oberkiefers mit Zerstörung des Augapfels.

Welcher dieser beiden Prozesse auch vor sich gehen mag, klinisch kommt es zu einer erhöhten Brüchigkeit der langen Röhrenknochen und infolgedessen schon auf ein ganz geringes Trauma hin zu Bruch des Oberschenkelknochens. Der Fabrikarzt der großen englischen Phosphorzündhölzchenfabrik, GARMAN, gab an, 9 solche Fälle gesehen zu haben, DEARDEN 2, BROCOORENS 30 Fälle in 25 Jahren (alle drei zitiert nach OLIVER 1902). Ich selbst sah 2 solche Fälle.

Vor allem aber setzt der veränderte Knochen und sein verändertes Periost eindringenden Eitererregern wenig Widerstand entgegen. Nun ist der Kieferknochen im vollen Gegensatz zu allen anderen Knochen häufigen Infektionen ausgesetzt (Caries dentis, Gingivitis, Entblößung des Kiefers von Zahnfleisch durch reichlich angesetzten Zahnstein), und diese Infektionen bleiben beim Phosphorarbeiter infolge der verringerten Resistenz des Periosts nicht lokal begrenzt, sondern schreiten fort und ergreifen große Teile und allmählich den ganzen Kieferknochen. Die Erkrankung beginnt unter dem Bilde einer Periodontitis oder Periostitis mit Schmerzen. Aber nur in den seltensten Fällen wird durch Zahnextraktion der Schmerz zum Aufhören gebracht. Vielmehr schließt sich die Wunde am Alveolus und Zahnfleisch nicht, sondern sezerniert durch Wochen oder Monate. In manchen Fällen ist der Beginn ein anderer: Es kommt zu einer Gingivitis, bei Druck entleert sich am Rande der Gingiva Eiter, es kommt zur Lockerung einzelner Zähne und dann zu stärkeren Entzündungserscheinungen. Es entwickelt sich eine brettharte Infiltration der den Kiefer umgebenden Weichteile. Die Schmerzen sind in den ersten

Monaten besonders heftig, hören zeitweise auf, um dann von neuem einzusetzen. So zieht sich der Prozeß Monate und Jahre hin. Während an einer Stelle eitrige Einschmelzung eintritt, greift der Prozeß auf weitere Partien des Kiefers über.

Im Oberkiefer ist der Prozeß im allgemeinen weniger stürmisch. Es kommt ohne nennenswerte Neubildung von Knochen zur Abstoßung einzelner Teile oder des ganzen Oberkiefers. Aber auch benachbarte Knochen, Gaumenbeine, Jochbeine können ergriffen werden. Es kann sich der Entzündungsprozeß durch Fortkriechen längs der Gefäßscheiden in die Augenhöhle fortsetzen und so zu Verlust eines oder beider Augen führen, oder aber auch durch Eindringen in die Schädelhöhle zu Meningitis, Hirnabsceß und Tod. Wenn Ausheilung eintritt, so bleibt nach Abstoßung eines Teiles des Alveolarfortsatzes häufig eine Kommunikation zwischen Mund- und Nasenhöhle bestehen. Der Verlauf ist oft ein sehr langsamer. Ich habe einen Fall gesehen, der noch nach 13jährigem Leiden Eiterung zeigte.

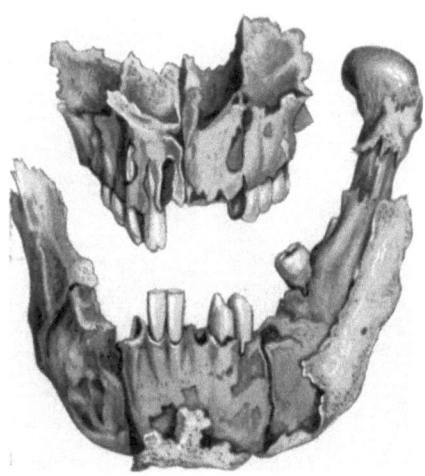

Abb. 9. Ober- und Unterkiefer eines Phosphor-arbeiters, die nach und nach operativ entfernt wurden. (Nach K. B. LEHMANN, Lehrbuch der Arbeits- und Gewerbehygiene, 1919.)

Stehen im Oberkiefer Einschmelzungs- und Abstoßungsvorgänge im Vordergrund, so treten im Unterkiefer osteoplastische Prozesse mehr in Erscheinung. Der ganze Unterkiefer erscheint infolge von Osteophytenbildung massiv und formlos. Häufig kommt es zur Bildung einer Totenlade, aber auch zur Wiedereinschmelzung neugebildeter Osteophyten und mehrfacher Fistelbildung. In manchen Fällen kommt es zur Abstoßung kleinerer Sequester, meist aber kommt es nach mehrmonatigem, aber selbst 2- bis 4jährigem und noch längerem Leiden zur Zerstörung eines großen Teiles oder des ganzen Unterkieferkörpers. In manchen Fällen ist ein Sequester so in die neugebildete Knochenmasse eingeschlossen, daß er operativ entfernt werden muß. Nach der Abstoßung von Sequestern oder deren operativer Entfernung bleibt dann die Totenlade zurück, die unter Umständen eine Spange bildet, die zum Teil, aber nur sehr notdürftig an Stelle des früheren Unterkiefers tritt. Während der oft sehr langen Dauer des Leidens ist häufig die Nahrungsaufnahme erschwert, der Patient verbreitet infolge des Eiterungsprozesses einen starken Geruch, der Eiter ergießt sich in die Mundhöhle. So kommt der Patient in seiner Ernährung herunter, infolge der dauernden Eiterung droht die Gefahr einer Amyloidose, neben der, besonders bei Erkrankung des Oberkiefers bestehenden, einer Meningitis.

In bezug auf **Behandlung** standen sich von Anfang an Befürworter einer konservativen Methode (LORINSER, GEIST) und einer mehr eingreifenden (SCHUH, HOFMOKL) gegenüber. Beim Oberkiefer kommt dieser Frage keine große Bedeutung zu. Hier begnügen sich alle Operateure mit der Entfernung nekrotischer Teile oder deren nächster Umgebung. Bei Unterkiefererkrankungen hat sich ergeben, daß die Operation zu kosmetisch schlechteren Ergebnissen führt als die konservative Behandlung, weil sie der Knochenneubildung ein Ende setzt. Nachdem ich rund 30 konservativ und rund 20 radikal operativ behandelte Fälle gesehen hatte, schrieb ich 1908 in WEYL, Handbuch der Arbeiterkrankheiten, daß ich bei konservativer Behandlung nie ähnlich schlechte kosmetische

Resultate gesehen habe wie bei frühzeitiger Resektion. Ich sah auch einige Fälle, in denen, nachdem der Patient nach einer Teilresektion „geheilt" entlassen war, bald wiederum die Eiterung begann und fortdauerte, bis auch der Rest des Unterkieferknochenkörpers ausgestoßen war. Als Indikation für Frühresektion sollen deshalb nur gelten: Sehr heftige und sehr lang andauernde Schmerzen, starke Verschlechterung des Allgemeinzustandes; sonst beschränke man sich darauf, die Entfernung eines gebildeten Sequesters zu beschleunigen.

Auch die letzte größere Veröffentlichung (R. KENNON und J. W. HALLAN 1944), die über 7 Fälle berichtet, schildert durchwegs die Anwendung konservativen Vorgehens und die damit erzielten relativ guten Erfolge.

Es wird über sehr vereinzelte Fälle berichtet, in denen schon nach Arbeit von wenigen Monaten die Phosphornekrose auftrat. Im allgemeinen vergehen einige oder mehrere Jahre, ehe es zur Erkrankung kommt; 7 bis 15 Jahre werden als die häufigste Zeit vorangehender Exposition angesehen. Die Erkrankung kann aber unter Umständen erst Jahre nach Aussetzen mit der Arbeit beginnen, was sich ja zwanglos daraus erklärt, daß das Zusammentreffen zweier Momente notwendig ist: durch Phosphorwirkung veränderter Knochen — Vordringen von Eitererregern bis zu diesem.

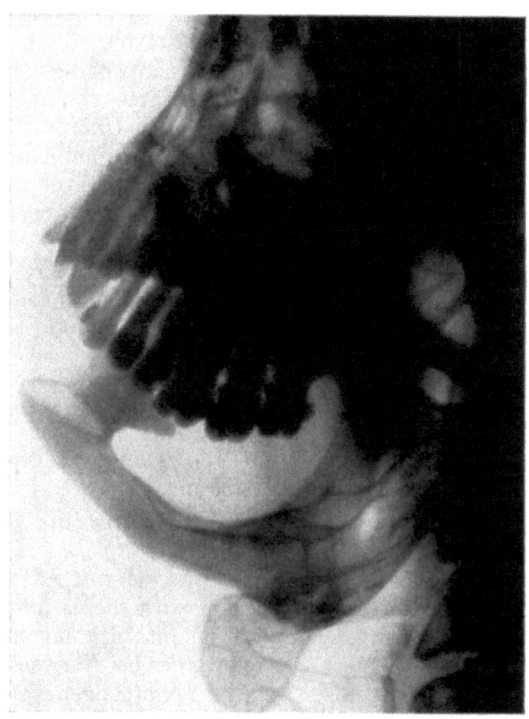

Abb. 10. Unterkiefer durch Operation entfernt. An seiner Stelle eine durch Regeneration gebildete Knochenspange. [Nach P. MICHAELIS: Arch. f. Gewerbepath 7 (1937).]

Auch die Dauer des Leidens ist eine sehr verschiedene. Meist erstreckt es sich über mehrere Monate, aber selbst auf mehrere Jahre.

In der älteren Literatur finden sich, insbesondere bei französischen Autoren, Angaben über eine chronische Phosphorvergiftung der Zündhölzchenarbeiter. TARDIEU beschreibt die Erkrankung: Blässe, Appetitverlust, Verdauungsstörungen, Kopfschmerzen, Husten, Koliken. F. ARNAUD hat diesem Leiden ein ganzes Buch gewidmet („Etudes sur le phosphore et le phosphorisme professionnel, Paris 1897), aber COURTOIS-SUFFIT (1937), Arzt der französischen Zündholzfabriken durch viele Jahre, bezweifelt die Existenz eines Phosphorismus, während die Italiener TOVO (1934) und BRIGANTI (1938) das Bestehen solcher durch Blut- und Hautveränderungen gekennzeichneten Erkrankungen annehmen. OLIVER (1902) betont, daß diese Erkrankung in England nicht vorkommt, und ich selbst habe bei meiner Besichtigung österreichischer Zündholzfabriken und Zündhölzchenarbeiter (1906/07) kein derartiges spezifisches Krankheitsbild gesehen.

Alle prophylaktischen Maßnahmen in Zündholzfabriken, und es waren recht eingehende Verordnungen sowohl in Österreich als auch in Deutschland in

Kraft, haben seinerzeit das Vorkommen der Nekrose vielleicht etwas seltener machen, aber nicht vollkommen verhindern können. Deshalb eben entschloß man sich bald nach Beginn des Jahrhunderts zum Verbot der Verwendung des weißen Phosphors in der Zündholzindustrie (Deutsches Reichsgesetz vom 10. 5. 1903).

Wo Phosphor noch für andere Zwecke verwendet wird — nach dem deutschen Gesetz ist z. B. seine Verwendung zur Herstellung von Zündbändern für Grubensicherheitslampen gestattet —, ist Absaugung der Dämpfe, besondere Arbeitskleidung, Reinlichkeit notwendig, außerdem ärztliche Überwachung der Arbeiterschaft, keine Aufnahme von Arbeitern mit cariösen Zähnen oder schlechtem Zahnfleisch, regelmäßige Untersuchung der Arbeiter, um bei Auftreten von Caries den Zahn entweder zu plombieren oder, falls notwendig, zu extrahieren. In ersterem Fall wird der Arbeiter mehrere Tage, in letzterem bis zum vollständigen Ausheilen der Wunde der Arbeit fernbleiben müssen. Bei länger dauernder Arbeit mit Phosphor wird in größeren Zwischenräumen eine Röntgenaufnahme, insbesondere der großen Röhrenknochen vorgenommen werden müssen, um bei beginnenden Knochenveränderungen den Arbeiter für dauernd von Phosphorarbeit zu entfernen.

Phosphorwasserstoff.

Phosphorwasserstoff (PH_3) kommt praktisch in Gewerbebetrieben nur auf zweierlei Weise zur Entstehung.

Calciumphosphid (Ca_3P_2) ist häufig eine Verunreinigung des Calciumcarbids, und infolge der Erzeugung des *Acetylens* aus diesem kann auch Acetylen Phosphorwasserstoff neben Arsenwasserstoff (AsH_3) als Verunreinigung enthalten. Bei der Acetylenentwicklung wird dieses mittels der „Reinigermasse" von den Verunreinigungen befreit. Theoretisch kommen also Vergiftungen durch Acetylenverwendung selbst nicht vor, aber bei Auswechslung überlasteter Reinigermassen sind (nach KOELSCH) einige Vergiftungen vorgekommen. Auch STRAUB (1930) berichtet über eine tödliche Vergiftung eines Schlossers durch Störungen in einem Acetylenschweißapparat.

Auch ein Schädlingsbekämpfungsmittel „Delicia", das aus 60—75% Aluminiumphosphid (AlP) besteht, und das in Beuteln von je 30 g in Getreidespeichern ausgelegt wird, hat, da durch die Feuchtigkeit der Luft und des Getreides PH_3 frei wird, zu Vergiftungen geführt. In einem dem Speicher benachbarten Hause erkrankten 12 Personen, eine starb (O. GESSNER 1937).

Schwere Vergiftungen ereigneten sich aber vor allem durch Entweichen von Phosphorwasserstoff aus *Ferrosilicium*. Auch hier ist neben PH_3, wenn auch in sehr geringer Menge, AsH_3 vorhanden, beides aus Verunreinigungen des Rohmaterials stammend.

Ferrosilicium wird aus Eisen und Kieselsäure (SiO_2) erzeugt, und zwar wurde es mit einem geringen Gehalt an Silicium (bis zu 15%) schon im vorigen Jahrhundert in Hochöfen erzeugt, während das Ferrosilicium mit einem höheren Gehalt an Silicium (über 25% bis zu 95%) nur in den hohen Temperaturen des elektrischen Ofens erzeugt werden kann und seine Herstellung erst um die Jahrhundertwende sich weiter verbreitete. Die Vergiftungen kommen selten bei der Erzeugung vor, weit häufiger waren sie beim Transport des Ferrosiliciums.

Über die ersten Todesfälle beim Transport von Ferrosilicium auf einem Schiff wurde 1905 aus England berichtet. Aufsehenerregende Massenvergiftungen auf Schiffen folgten. So erkrankten auf einer Fahrt Antwerpen—New York 50 Zwischendeckpassagiere, 11 davon starben. Vier russische Revolutionäre starben auf der Fahrt Schweden—Antwerpen. Auf Rheinschleppschiffen erkrankten und starben Leute der Besatzung und deren Familien. Diese Vorkommnisse veranlaßten die holländische, schwedische und englische Regierung, eingehende Untersuchungen anzustellen. Sie fanden, daß sich auf all diesen Unglücksschiffen Ferrosilicium an Bord befunden hatte. Die englischen Untersuchungen (S. M. Copeman, S. R. Bennet, H. W. Hake 1909) führten zur Feststellung, daß Ferrosilicium mit einem Gehalt von 10—30% Silicium praktisch keine giftigen Verunreinigungen enthält und sich nicht spontan zersetzt (siehe aber den Fall Löwental weiter unten); mit 70—76% ist es nicht ganz frei von giftigen Verunreinigungen, kann sich aber nicht selbst zersetzen. Ferrosilicium mit einem Gehalt von 35—60% Silicium enthält meist eine beträchtliche Menge giftiger Verunreinigungen und ist mehr oder weniger imstande, sich spontan zu zersetzen. Durch Bewegung und Feuchtigkeit wird der Zerfall des Ferrosiliciums gefördert. Es sind nur diese letzteren Arten des Ferrosiliciums (35—60% Silicium) gefährlich. Die Sachverständigen in Antwerpen stellten fest, daß eine Tonne 50%iges Ferrosilicium 245 g PH_3 und 25 g AsH_3 abgibt.

Leichte Phosphorwasserstoffvergiftungen kommen in Ferrosiliciumfabriken vor, wenn das frischgewonnene Material eine Zeitlang liegen muß, insbesondere bei feuchter Witterung. Die Arbeiter klagen dann über Übelkeit, Erbrechen, Schwindel, Ohnmachtsanfälle. Stets tritt nach einigen Tagen volle Erholung ein.

Ebenso wie bei Lagerung an der Erzeugungsstelle können auch bei Lagerung an jedem anderen Ort Erkrankungen auftreten.

In einem Eisenwerk wurde Ferrosilicium in Fässern bei Regenwetter eingelagert. Einige Fässer zersprangen und einigen Arbeitern wurde unwohl. Über dem Lagerraum war eine Wohnung, in der 3 Personen wohnten, die innerhalb von 3 Tagen erkrankten und starben (Brezina 1929).

Die meisten Vergiftungen aber kamen (s. oben) auf Schiffen vor, die Ferrosilicium geladen hatten.

Bei ernsteren Erkrankungen treten neben starkem Übelbefinden krampfartiger Schmerz auf der Brust, Kopfschmerz, heftiges Erbrechen, Durchfälle, Apathie auf; in manchen Fällen Lungenentzündung, Bewußtlosigkeit und Tod. Einige der auf Schiffen Verunglückten wurden morgens tot in ihren Kajüten gefunden.

Die Obduktion ergibt Hyperämie der Luftröhre, Blutungen in die Lungen, Verfettung der Organe, in ganz akuten Fällen Lungenödem. Nach einem Bericht (Gewerbeaufsichtsamt Düsseldorf) fand sich eine bläuliche Verfärbung der grauen Hirnsubstanz und Vergrößerung der Milz. In einem anderen Falle fielen Dunkelheit der Lungen und leichte Ekchymosen an ihrer Oberfläche auf.

Die Behörden verschiedener Länder, so die niederländische Regierung (1900), das preußische Handelsministerium (1908, 1909, dann 9. Dezember 1910), erließen Vorschriften über den Transport von Ferrosilicium auf Schiffen. Sie haben sich teils als nicht genügend, teils als undurchführbar erwiesen. Mehrfach — G. H. van Herwerden (Rotterdam) am 4. Internationalen Kongreß für Unfallheilkunde und Berufskrankheiten, Amsterdam 1925, W. Schut, Directie van den Arbeid, S'Gravenhage, „Ferrosilicium" 1930 — wurde eine internationale Regelung dieses Transportes verlangt. Es scheint, als ob heute vor allem Ferrosilicium mit einem Gehalt über 70% Silicium, das sich nicht selbst zersetzt, erzeugt und transportiert würde. Aber noch 1949 berichtet Löwenthal über den Tod einer Schiffersfrau auf einem Rheinschiff, das Ferrosilicium (22%ig) geladen hatte.

Schließlich sei erwähnt, daß eine chronische Phosphorwasserstoffvergiftung, die von Lewin (1929) erwähnt wird, von Flury-Zernik (1931) wohl mit Recht nicht als ganz beglaubigt angesehen wird.

Schwefelkohlenstoff.

Der Schwefelkohlenstoff CS_2 ist eine leicht bewegliche, ölige, farblose, leicht entzündliche Flüssigkeit von süßlichem, aromatischem, in unreinem Zustand an Rettich erinnerndem Geruch. Das spezifische Gewicht ist 1,293, er siedet bei 47° C und verdampft schon bei Zimmertemperatur sehr schnell. Er ist höchst feuergefährlich, da er sich schon bei Annäherung eines glühenden Körpers entzündet. Seine Dämpfe geben mit Sauerstoff oder Luft gemengt explosive Gemische von hoher Spannkraft.

CS_2 findet sich nicht frei in der Natur; er ist erstmalig von LAMPADIUS 1769 hergestellt, zunächst als Medikament empfohlen wegen seiner energischen Wirkung auf Mikroben, dann zunächst in Frankreich in großen Mengen als Reblausvertilgungsmittel (1885 10 Mill. Liter), dann bei Aufbewahrung von Getreide in Silos als Schutz gegen Insekten verwendet worden. In großen Mengen wird er auch zur Fettextraktion verwendet, ferner wegen seines Wachslösungsvermögens in der Lack-, Parfüm- und Harzindustrie, in der pharmazeutischen Industrie unter anderen zur Campher- und Senfpflasterherstellung, in der chemischen Industrie zur Herstellung von Tetrachlorkohlenstoff, zur Kohlenbrikettierung, zur Plastilinherstellung, zur Reinigung von Geweben und manchem anderem. Große Bedeutung gewann CS_2 als Mittel zur Kaltvulkanisierung von Gummi nach dem Verfahren von PARKES (1843) bei Herstellung von Kinderballons, Präservativen, chirurgischen Artikeln usw. Aus dieser Industrie wurde zuerst über eine größere Anzahl von Vergiftungsfällen berichtet (DELPECH 1856, 1863). Die Gummiwaren wurden in eine Mischung von meist 99 Teilen CS_2 und 1 Teil Chlorschwefel getaucht, wodurch der Gummi seine Widerstandsfähigkeit und Elastizität erhielt. Die Produktion und Verwendung von CS_2 stieg nun rasch an. Während die Produktion in Frankreich 1863 kaum $1/_2$ Mill. Kilogramm betrug, war sie 1883 auf 10 Mill. Kilogramm gestiegen. In Deutschland betrug die Zahl der Gummiarbeiter in den wichtigsten Betrieben 1898 4500 Arbeiter (LAUDENHEIMER), wovon $1/_4$ mit CS_2 zu tun hatten. Auf die Gesundheitsschädlichkeit hatte bereits PAYEN 1851 hingewiesen. DELPECH hat zuerst 1856 über die Schwefelkohlenstoffvergiftungen der Kautschukarbeiter in Paris berichtet und bringt in seiner Arbeit vom Jahre 1863 24 Krankengeschichten. In Deutschland hat FLIES 1866 über die ersten Vergiftungsfälle berichtet und zwar in einer Ölfabrik, aber schon 1871 berichtet BERNHARD über eine Vergiftung in einer Gummifabrik, erst 1886 und 1889 folgen Beschreibungen weiterer Vergiftungen. 1895 bringt HAMPE 17 Krankengeschichten von Gummiarbeitern und 1899 fügt LAUDENHEIMER von derselben Klinik (Psychiatrische Klinik Leipzig) weitere Fälle hinzu, so daß er insgesamt über 42 Fälle berichtet. Er zählt auch 54 klinische Arbeiten über CS_2-Vergiftung auf, darunter 12 deutsche. Fünf der Arbeiten, darunter 2 deutsche, berichten über Fälle akuter Vergiftung. Auf die Arbeit LAUDENHEIMERS folgen die Arbeiten KÖSTERS (1899, 1900 und 1904).

Eine Verordnung des Bundesrates vom 1. 3. 02 gab eingehende Bestimmungen für das Kaltvulkanisieren von Gummiwaren, die neben technischen Vorschriften und der Beistellung von Arbeitskleidern, Ankleide- und Waschräumen ein Verbot der Beschäftigung von Arbeitern unter 18 Jahren enthält und die allmonatliche ärztliche Untersuchung der der Einwirkung von CS_2 ausgesetzten Arbeiter vorschreibt.

Seitdem ist das Kaltvulkanisieren mit CS_2 sehr viel weniger gesundheitsschädlich geworden, andererseits aber auch sehr zurückgegangen, da dieser Stoff durch andere, vor allem auch durch Benzol ersetzt wurde. Nach Einführung der Versicherungspflicht für Berufskrankheiten wurden 1926—1930 nur 15 Fälle von CS_2-Vergiftungen aus Gummifabriken gemeldet. Doch untersuchte NUCK (1933) 57 Kaltvulkanisiererinnen. Von ihnen hatten nur 6 weder einen objektiven Befund, noch subjektive Beschwerden; 8 mußten krank gemeldet werden, hatten sich aber nach 4—8 Wochen vollkommen erholt.

Ehe wir uns der Fabrikation zuwenden, die zur Zeit die häufigste Quelle der CS_2-Vergiftung ist, der Kunstseidenfabrikation, sei erwähnt, daß bei der Erzeugung von CS_2, bei dessen Gewinnung aus Rückständen der chemischen Industrie, dann aber bei dessen Verwendung zu den verschiedensten Zwecken, bei denen man CS_2-Gefahr gar nicht vermuten würde, Vergiftungen vorkommen können. So entstanden einmal bei Arbeitern durch Verwendung eines Fußbodenlackes akute Vergiftungen.

Mir erschien bei Erhebungen das Vorhandensein des relativ teuren CS_2 in dem äußerst billigen Lack unwahrscheinlich, es stellte sich aber heraus, daß der Lack eine ziemliche Menge CS_2 enthielt. Der Erzeuger hatte das Material von einem Händler bezogen, der Abfälle der chemischen Industrie aufkaufte. Ein eine Zeitlang viel angewandtes Wanzenvertilgungsmittel, Salfarkose, bestand zu $^9/_{10}$ aus CS_2, der Rest war Formaldehyd.

CHARDONNET erfand das erste zur fabrikmäßigen Herstellung von Kunstseide aus Nitrocellulose geeignete Verfahren.

Die 1891 in Besançon errichtete Fabrik konnte täglich 50 kg Kunstseide herstellen. Um die Jahrhundertwende betrug die Weltproduktion an Kunstseide 1000 t jährlich, die an Naturseide, den Eigenverbrauch Ostasiens nicht mitgerechnet, 17000—19000 t, 1931 wurden 205000 t Kunstseide und 45000 t Naturseide erzeugt. 1939 hatte in USA. die Produktion von Kunstseide einen Wert von 328 Mill. Dollar, die an Naturseide einen von 114 Mill. Es gibt verschiedene Erzeugungsarten von Kunstseide. Viscoseseide machte 1930 84% der Weltproduktion aus, Acetatseide 9%, Kupferseide 5%, Nitroseide 2%. Die Viscoseseide beansprucht bei ihrer Erzeugung die Verwendung von CS_2. Der Zellstoff, der Hauptbestandteil des Holzes, wird nach Behandlung mit Natronlauge in einer Drehtrommel mit CS_2 versetzt, „xanthogeniert". Das Einfüllen und Entleeren der Drehtrommel, das fast stets mechanisch erfolgt, vor allem aber das Reinigen und Reparieren derselben, die Arbeit in dieser ganzen „Sulfidierabteilung", das sind die gefährlichsten Verrichtungen. Durch Zusatz weiterer Natronlauge entsteht die „Viscose", das spinnfertige Material, das dann durch feine Düsen in das „Fällbad" gepreßt wird, in dem der aus den Düsen austretende Strahl zu einem Faden erstarrt, der auf rotierende Spulen aufgewickelt wird. W. WEISE (1933) erklärt die Gefährdung der in dieser Spinnereiabteilung Beschäftigten dadurch, daß beim Eintritt der Viscose in das Fällbad Trithiocarbonsäure frei wird, welche leicht in CS_2 und H_2S zerfällt.

Gefährdet sind so vor allem die Arbeiter in der Sulfidierung (von den Amerikanern „churnroom" genannt), weniger die in der Spinnerei, in der Spulenwäsche, beim Waschen der Filtertücher und — aber in viel geringerem Maße — die Arbeiter an den Trockenöfen. In Italien scheint die Technik der Viscoseerzeugung eine etwas andere zu sein; die Arbeiter in den Churnrooms sind nur wenig gefährdet, stark jedoch die Arbeiter bei den darauffolgenden Verrichtungen des Waschens und Bleichens (E. C. VIGLIANI 1950).

Über die Erkrankungen der Spinner durch H_2S wird in dem Abschnitt über Schwefelwasserstoffvergiftungen gesprochen werden.

Eine sehr große Zahl von Arbeiten über CS_2-Vergiftungen in Kunstseidefabriken ist erschienen. ALICE HAMILTON zählt 1940 in ihrer Bibliographie schon über 35 Arbeiten auf, die sich mit der Kunstseidenfabrikation beschäftigen.

Es seien hier nur einige der wichtigsten zusammenfassenden Arbeiten erwähnt: RANELLETI, A.: Die berufliche CS_2-Vergiftung in Italien. Arch. Gewerbepath. **2**, 664 (1931). — WEISE, W.: Magen-Darmerkrankungen durch chronische CS_2- und H_2S-Inhalation. Arch. Gewerbepath. **4**, 220 (1933). — QUARELLI, G.: Sulfocarbonismo professionale. Rassegna della previdenza sociale 21, Juni 1934, S. 10. — *Commonwealth of Pennsylvania.* Depart. of Labor and industry. Survey of Carbon disulphide and hydrogen sulphid hazards in Viscose Rayon industries. 1936. Hauptmitarbeiter: F. H. LEWEY (früher Berlin), BRACELAND, CHRESKOFF, ALPERS u. a. — HAMILTON, ALICE: Occupational Poisoning in the Viscose Rayon Industry. Bull. 34 US. Dep. of Labor. Washington 1940. — WARNECKE, F.: Die gewerbliche CS_2-Vergiftung. Arch. Gewerbepath. **11**, 198 (1941/42). — VIGLIANI, E. C.: L'intossicazione cronica di sulfuro da carbonio. Una statistica di 100 casi. Med. Lav. **37**, 165 (1946).

Was nun den zulässigen Gehalt der Luft an Schwefelkohlenstoff und die in der Fabrikluft tatsächlich gefundenen Mengen anbelangt, so seien folgende Angaben zitiert:

A. HAMILTON (1940) bringt aus der Literatur eine Zusammenstellung jener Mengen von CS_2 in der Luft, die zu Vergiftungen geführt haben:

In Frankreich	42,5—70,76 p.p.m.[1]	mäßig schwere Vergiftungen
	320,0—480,0 p.p.m.	schwere Vergiftungen
	48,0—58,0 p.p.m.	schwere Vergiftungen
In Deutschland	48,0—57,0 p.p.m.	
	57,6 p.p.m.	
	32,0—320,0 p.p.m.	

In Holland fanden sich nach dem Bericht der Fabrikinspektion 1934, in der Sulfidierung 16,6—30,0 p.p.m; im Spinnraum 6,0 p.p.m.

[1] 1 p.p.m. = 1 Teil in 1 Million = 1 cm³/m³ = 0,0001 Vol.-%.

VIGLIANI (1946) kam auf Grund eigener Untersuchungen zu dem Ergebnis, daß Konzentrationen von CS_2, die über 0,50 mg/l = 161 p.p.m. hinausgehen (zeitweise 322—622 p.p.m. erreichend) chronische CS_2-Vergiftung in wenigen Monaten, meist in 4—8 Monaten verursachen, aber nur in sehr seltenen Fällen akute psychische Erkrankungen. Konzentrationen zwischen 0,4—0,5 mg/l = 130 bis 161 p.p.m. verursachen chronische Vergiftungen, die sich im allgemeinen in nicht weniger als 1 Jahr entwickeln. Konzentrationen zwischen 0,2—0,35 mg/l = 63—110 p.p.m. verursachen nur vereinzelte und leichte Vergiftungen.

Als gestattete Grenzwerte werden angenommen:

Vom Gesundheitsamt in Connecticut . . . . 50 p.p.m.
Gewerbehygienische Abteilung des Staates Massachusetts . . 20 p.p.m.
Von L. CAROZZI (Internationales Arbeitsamt) . . . . 70 p.p.m.
F. KOELSCH . . . . 85 p.p.m.

Nach der Zusammenstellung von W. A. COOK (1945) wird von den betreffenden Staatlichen Ämtern in Kalifornien, Connecticut, Massachusetts, New York, Oregon, Utah, ferner dem U.S. Public Health Service, American Standards Association 20 p.p.m. = 50 mg/m³ als die Grenze des Gestatteten angesehen und ebenso auch neuerdings (1954) von der American Conference of governmental industrial hygienists.

Was nun die *Klinik* der CS_2-Vergiftung anbelangt, so war ihre Erkenntnis einerseits durch die Vielgestaltigkeit des Bildes, andererseits durch den Umstand erschwert, daß die Beobachtung und das Studium dieser Vergiftung in ihrer ersten Zeit in die Epoche fiel, in der die Hysterie die Aufmerksamkeit der Neurologen und Psychiater fesselte.

So haben die Franzosen MARIE, MARABANDON DE MONTYEL (1895) die Schwefelkohlenstoffpsychose als Folge psychopathischer Belastung angesehen. Aber noch BONHOEFFER (1930) wendet sich gegen die Veröffentlichung LAUDENHEIMERs und meint, daß nur 5 seiner (42) Fälle sicher CS_2-Vergiftungen seien. Es kann gewiß in einzelnen Fällen schwierig sein, die Differentialdiagnose: endogene Psychose- Schwefelkohlenstoffvergiftung zu stellen — aber die CS_2-Vergiftung und ihre Klinik ist doch heute so weit studiert, daß wir die Diagnose mit jener Sicherheit stellen können, mit der überhaupt Diagnosen gestellt werden. Möglich, daß in einzelnen Fällen CS_2 nur das auslösende Moment einer endogenen Psychose ist — aber wer könnte z. B. beim Hautkrebs eines Teerarbeiters das Problem lösen, ob nicht im einzelnen Falle der endogenen Anlage eine gewisse oder überwiegende Bedeutung zukommt.

Wenn (Jahresbericht der preußischen Gewerbemedizinalräte 1933, S. 86) in einem Betrieb ein Arbeiter an einer Geistesstörung erkrankt war, bei der CS_2 „als ursächliches, wenigstens aber als auslösendes Moment anzusehen war", „bei einem zweiten Arbeiter eine aufgetretene Geistesstörung als ‚Spaltungsirresein' festgestellt wurde, ohne daß ein ursächlicher Zusammenhang mit der CS_2-Einwirkung angenommen wurde", auch im Vorjahr im selben Betrieb ein Arbeiter an „Spaltungsirresein ohne deutlichen Zusammenhang mit CS_2-Einwirkung" erkrankt war, bei einem zweiten jedoch sich ein katatonieartiger Zustand entwickelte „bei dem ursächlicher Zusammenhang mit CS_2-Wirkung nicht unwahrscheinlich war" — so muß man wohl über diese kunstvollen, scharfsinnigen Unterscheidungen staunen.

Akute Vergiftungen sind viel seltener als subakute oder chronische, können aber doch keineswegs als sehr selten bezeichnet werden.

Eigene Beobachtung (1924): Drei Mädchen, die in einer Gummifabrik durch besondere Vorkommnisse der Einatmung von CS_2 in größerer Menge ausgesetzt waren, bekamen zunächst einen heiteren Erregungszustand mit Lachkrämpfen, der ungefähr $1/_2$ Std andauerte, dann Weinkrämpfe, dann Bewußtseinsverlust. Ins Freie gebracht, erholten sie sich rasch. Die anderen ähnlich beschäftigten Mädchen zeigten nur einen heiteren Erregungszustand, der dann in einen weinerlichen mit Stirnkopfschmerz überging.

FLORET (nach Angabe von KRAUSE 1941) berichtet: Ein Mann atmete durch wenige Minuten CS_2-Dampf ein, wurde sofort bewußtlos. Noch nach 1 Jahr war er bleich, appetitlos, litt an Erbrechen, Händezittern, später traten epileptiforme Anfälle auf. Zwei andere Personen in demselben Raum hatten kurzdauernde Bewußtlosigkeit, dann Episoden von Lachen und Weinen, Herzstörungen, Muskelzittern. Der eine zeigte nach einigen Wochen nur mehr Magen-Darmerscheinungen, der andere hatte epileptiforme Anfälle.

D. GORDON (1949) berichtet über 3 Personen, die in einem Lagerraum 180 Liter CS_2 zur Räucherung von Getreide verwendeten. Einer, der am Boden arbeitete (Schwefelkohlenstoff ist schwerer als Luft) wurde ohnmächtig, die zwei anderen, die in der Höhe des Lagers gearbeitet hatten, kamen ihm zu Hilfe, wurden ebenfalls bewußtlos. Von diesen beiden erlangte der, der dem Gas auf dem Boden 5 min ausgesetzt war, das Bewußtsein erst $1^1/_2$ Std später wieder und fühlte sich dann vollkommen wohl. Der andere, der dem Gas nur 1 min ausgesetzt gewesen war, erlangte in 1—2 min das Bewußtsein wieder; er gab an, daß er während der Zeit der Bewußtlosigkeit schwere Träume gehabt hatte. Der zuerst Verunglückte, der 15—20 min dem Gas ausgesetzt gewesen war, war tot. Bei der Autopsie fand man zahlreiche Petechien zerstreut über beide Hirnhemisphären, die Trachea entzündet, die Lungen kongestioniert und ödematös mit zahlreichen Hämorrhagien in Lungen und Pleura. Bei Schnitten in Leber und Niere spürte man einen widerlichen süßen Geruch. An der Niere konnte Mark und Rinde nicht deutlich abgegrenzt werden. Durch chemische Untersuchung konnte kein CS_2 nachgewiesen werden. — Als beim Rettungswerk eine Türe in Bodenhöhe geöffnet wurde, entstand eine Explosion, die eine Mauer zum Einsturz brachte, den Ambulanzträger, der zur Hilfe gekommen war, und zwei im Nachbarhaus befindliche Personen tötete.

WARNECKE (1941/42) gibt an, daß schwere akute Vergiftung das Bild einer schweren Narkose darbiete, dann trete motorische Unruhe mit tonisch-klonischen Krämpfen und Delirien, Pupillenstarre auf.

Über eine Erkrankung, die zwar durch akute Vergiftung ausgelöst wurde, die aber doch wahrscheinlich durch chronische CS_2-Aufnahme mitbedingt war, berichtet C. BAUMANN (1939).

Ein längere Zeit mit CS_2 beschäftigter Mann erlitt zweimal durch Einatmung größerer Mengen akute Vergiftungen, bei der zweiten wurde er nicht bewußtlos, klagte aber über heftige Kopfschmerzen und Kältegefühl an der rechten Körperseite, an Kreuz und Scrotum. Rechter Arm und Bein kraftlos. Am rechten Arm vollständige Analgesie, Reaktionsgeschwindigkeit am rechten Bein langsamer als am linken, Tiefengefühl am rechten Bein gestört. Leichte Sprachstörung. Ataxie des rechten Armes und Beines. Verfasser „glaubt mit Sicherheit die Diagnose auf eine halbseitige Störung des Cerebellum stellen zu dürfen".

Ich möchte entgegen dem Vorgehen mancher Autoren als akute Fälle nur jene bezeichnen, die durch in kurzer Zeit inhalierte größere Mengen CS_2 plötzlich durch dessen Wirkung auf das Großhirn mit Bewußtlosigkeit erkranken, der eventuell leichte Aufregung vorangeht.

In allen anderen Fällen, bei allen Erkrankungen, die nach Arbeit von einigen Wochen bis zu mehreren Jahren eintraten, spielt doch diese wiederholte Schädigung eine Hauptrolle und beeinflußt auch dann das Krankheitsbild, wenn sein Erscheinen durch eine einmalige größere CS_2-Aufnahme ausgelöst wurde.

Bemerkt sei aber, daß in früherer Zeit die Zeitperioden, die zu einer Vergiftung führten, im allgemeinen wohl kürzer waren als sie heute sind, weil die hygienischen Einrichtungen schlechtere waren, und es so zur Aufnahme größerer CS_2-Mengen in kürzerer Zeit kam. Auch scheint der Vulkanisierbetrieb gefährlicher als die Kunstseideerzeugung, einschließlich der Sulfidierung. Aber auch heute sind die gewerbehygienischen Verhältnisse in den Kunstseidefabriken verschiedener Länder verschieden, daher auch die der Vergiftung vorangehende Arbeitsdauer eine verschiedene.

LAUDENHEIMER gibt (1899) an, daß von den Arbeiterinnen eines Vulkanisierbetriebes, die mit organischen Nervenerscheinungen erkrankten, die Krankheit bei einer nach 4 Monaten, einer nach 5 Monaten, einer nach 6 Monaten auftrat. Unter denen, die eine psychische Erkrankung zeigten, war eine Arbeiterin nach 6 Wochen, eine nach 3monatiger, eine nach 4monatiger Arbeit erkrankt; manche Arbeiterinnen hatten vom ersten Tage an Kopfschmerzen.

BAADER (1931) berichtet über 2 Fälle, die nach 6monatiger Arbeit beim Kaltvulkanisieren erkrankten.

RANELETTI berichtet 1931 über die CS_2-Vergiftungen in Italien. 77% der Fälle kamen in Kunstseidefabriken vor. Die Psychosen setzten „einige Wochen nach Beginn der Arbeit, häufiger nach einigen Monaten, manchmal nach einigen Jahren" ein.

HOLSTEIN (1935) berichtet über mehrere Arbeiter von Kunstseidefabriken, die, nachdem leichte Erscheinungen vorangegangen waren, nach $1^1/_2$, 3, 7, 8, 12 Jahren erkrankten.

In einer slowakischen Kunstseidefabrik aber (L. RECTOR 1945) traten noch in den letzten Jahren Erkrankungen nach 3, 5, 8monatiger Arbeit auf.

LEWY (1938) fand in der Sulfidierung einer amerikanischen Kunstseidefabrik unter den *leichtesten* Fällen eine der *Erkrankung* vorangehende gefährdende Arbeitsdauer von 0,5 bis 7 Jahren, in dem viel weniger gefährdenden Spinnraum eine vorangehende von 2—26 Jahren. Hingegen betrug unter den schwersten Fällen in der Sulfidierung die Arbeitszeit 2—18,3 Jahre.

Ein Bild über die Veränderungen, die CS_2 unter Viscosearbeitern hervorruft gibt uns F. H. LEWY unter besonderer (und berechtigter) Hervorhebung des nur beschränkten Wertes, der solchen Untersuchungen zukommt, die aber doch „ein repräsentatives Bild einer typischen Gruppe von CS_2-Arbeitern in einer Kunstseidefabrik Pennsylvaniens (USA.) geben". Rund $^3/_4$ unter 120 noch in Arbeit befindlichen Viscosearbeitern zeigten Abweichungen am peripheren Nervensystem, ebenso viele an den Gehirnnerven (mit Ausnahme des Sehnerven und des Gehörnerven), 71% zeigten psychische Symptome. Störungen des Sehnerven zeigten 54%, am Herz-Gefäßsystem 38%, Zittern 33%, Erscheinungen von seiten des Hirnstammes 21%.

Hinzugefügt sei, daß H. H. RUBIN und A. J. ARIEFF (1945 und 1950) ähnliche Untersuchungen an arbeitsfähigen CS_2 und H_2S ausgesetzten Arbeitern in Illinois (USA) vorgenommen haben. Die Abfassung der Aufsätze erlaubt aber nicht den vollen Vergleich mit der Arbeit LEWYs, doch scheinen sie zu etwas niedrigeren Zahlen für die einzelnen Symptome zu kommen. Die Verfasser kommen aber zu dem Schlusse, daß die Symptome im allgemeinen etwas vage und schwer auszuwerten seien, in einigen wenigen Fällen scheinen sie mit der Giftwirkung in Zusammenhang zu stehen, aber die Schichtarbeit scheint von größerer Bedeutung zu sein als die Giftwirkung.

Beziehen sich diese Angaben auf Arbeitsfähige, so bringt uns E. C. VIGLIANI (1946) einen Überblick über die klinischen Erscheinungen bei ganz oder teilweise arbeitsunfähigen Kranken, und zwar über 100 Krankheitsfälle, die er in den Jahren 1941 und 1942 in der Kunstseideindustrie Italiens zu beobachten Gelegenheit hatte.

Davon zeigten:

Polyneuritiden	88	Zittern	15
Muskelschmerzen	15	Kopfschmerzen	18
Psychosen	6	Schwindel	18
Extrapyramidale Erscheinungen	3	Schwäche des Geschlechtstriebes	16
Neuritis nervi optici	2	Magenstörungen	28
Halbseitenlähmung	1		

Der **Verlauf** des Leidens ist meist der, daß nach kürzerer oder längerer Arbeit mit CS_2 allgemeine Beschwerden: Kopfschmerz, Schwindel, Appetitlosigkeit, Erbrechen auftreten. Diese Erscheinungen können dann kürzere oder längere Zeit andauern, können wieder verschwinden, später wieder auftreten. Dazu gesellt sich dann zunehmendes Schwäche- und Ermüdungsgefühl, besonders in den unteren Extremitäten, ferner erhebliche Gewichtsabnahme. Dann treten Zeichen von Störungen an peripheren Nerven und psychische Störungen auf, dann Anämie, Arrhythmie und Störungen der Sexualsphäre. In einem Teil der Fälle stehen Erscheinungen von seiten des peripheren Nervensystems im Vordergrund, in einem anderen Teil psychische Erscheinungen.

Betrachten wir zuerst jene Fälle, bei denen *Erscheinungen von seiten des peripheren Nervensystems das Krankheitsbild beherrschen:* Meist klagen die

Patienten über das Gefühl von Eingeschlafensein in einzelnen Extremitäten, Ameisenlaufen, Muskelschmerzen, besonders in den Waden, schießende Schmerzen in den Beinen. Daneben treten Hypästhesien in den Gebieten einzelner Nervenstämme auf, dann Gangstörungen; insbesondere ist der N. peroneus ergriffen.

LAUDENHEIMER: Fall 1: 18jährige Arbeiterin. Seit 8 Monaten in einer Gummifabrik, kann seit 8 Wochen schlecht gehen, hat Schmerzen in den Waden und Oberschenkeln beider Beine; muß das linke Bein nachschleppen, später wurden auch die Arme schwächer und zitterten. Kopfschmerzen während der Arbeit. Status: Sensibilität intakt, Mm. peronei zeigen beiderseits eine geringfügige Schwäche in der Art, daß gewöhnlich Spitzfußstellung besteht. Sehnenreflexe normal, nur PSR etwas schlaff. Nach 13 Tagen Krankenhausaufenthalt Gang unbehindert, doch fällt Patientin manchmal nieder und kann sich allein nicht erheben.

Fall 4: 34jährige Arbeiterin. Hat $5\frac{1}{2}$ Monate in einer Gummifabrik gearbeitet. Seit 3 Wochen matt und appetitlos, magert ab, muß viel schlafen. Haut und Schleimhäute sehr blaß. Tast-, Schmerz- und Temperaturempfindung an Händen und Vorderarmen herabgesetzt. Muskulatur des Daumen- und Kleinfingerballens atrophisch, schlaff. Atrophie der Musculi interossei. Keine Entartungsreaktion. Sehnenreflexe gesteigert. Nach 6 Wochen aus dem Krankenhaus entlassen: Objektiver Befund unverändert, subjektives Befinden gut.

Fall 5: 22jähriger Mann. „Längere Zeit" in Gummifabrik gearbeitet. Weihnachten 1894 leichte Schwäche in der rechten Hand. Kitzeln und Kribbeln in beiden Händen. 22.6.1895 Muskeln des rechten Ulnarisgebietes paretisch. Mm. dorsales interossei Andeutung von Entartungsreaktion. Beim Gehen Schleifen auf den Fußspitzen, Einknicken in den Knien, Schwäche der Fußstrecker. PSR schwach, Achillessehnenreflexe fehlen. Fußsohlen- und Bauchdeckenreflexe lebhaft, Cremasterreflex fehlt. Träumerisches und unaufmerksames Wesen. Pulszahl sehr schwankend. Nach einem Monat Arbeitsruhe Gang fast normal, aber noch etwas stampfend. 10.8. Paresen noch weiter zurückgegangen; fühlt sich wohl, sieht gut aus, ist geistig regsam.

NUCK hat bei seiner Untersuchung der Senisbilitätsstörungen festgestellt, daß bei allen 10 untersuchten Gummiarbeitern die Störungen stets im Gebiet der Hautäste beider Unterschenkel waren. In 4 dieser Fälle bestand die Störung (Schmerz- und Temperatursinn) im Gebiet des Peroneus nur eines Beines, in 3 dieser Fälle aber auch außerdem im Gebiet eines N. radialis.

VIGLIANI gibt uns in der oben erwähnten Veröffentlichung eine sehr schöne und auf großes Material sich stützende Beschreibung der Polyneuritis und ihres Verlaufs:

Die Polyneuritiden zeigten sich zunächst in den unteren Extremitäten, und zwar durch Steifheit und motorische Schwäche, dann durch Parästhesien. Die Arbeiter klagten über Ameisenlaufen in Armen und Händen. Es war niemals komplette Lähmung, sondern nur Parese vorhanden, nur in den schwersten Fällen traten Muskelatrophien auf. Bei den leichtesten Formen und am Beginn der Erkrankung findet man eine Steigerung der Sehnenreflexe mit Patellarklonus, die Reflexe sind aber sehr schnell erschöpft. Später sind die Achillessehnenreflexe abgeschwächt oder fehlen, in schweren Fällen auch die PSR. Die Reflexe an den oberen Extremitäten fehlen fast nie, sind aber abgeschwächt. Fehlen oder starkes Abgeschwächtsein der Sehnenreflexe scheint ein charakteristisches Zeichen der CS_2-Polyneuritis zu sein. Von geringerer diagnostischer Bedeutung ist die Verringerung der Muskelkraft. In leichten Fällen ist Stehen und Gehen nicht behindert, in schweren Fällen ist Stehen schwierig, der Gang unsicher, nicht häufig ist Steppergang, und nur in den schwersten Fällen ist das Gehen unmöglich. Fast immer aber bestehen Parästhesien oder Herabsetzung des Gefühlssinnes. Die Parästhesien bestehen meist in Ameisenlaufen in Füßen, Waden, Händen, viel seltener in einem Gefühl der Kälte. Die Gefühlsstörungen bestehen fast nie in vollständiger Anästhesie, sondern in Hypästhesie, insbesondere in Herabsetzung der Schmerzempfindlichkeit bei geringer Herabsetzung des Gefühls- und Temperatursinns meist in typischen Segmenten: strumpfförmig oder handschuhförmig. Das LASÈGUEsche Symptom ist nur ausnahmsweise vorhanden, spricht stets mehr für das Bestehen einer gewöhnlichen Ischias. Das sicherste objektive Zeichen besteht immer in dem Verhalten der Reflexe. Manche der Polyneuritiden heilen in 2—3 Monaten, andere in 6—8—12 Monaten. Ist bis dahin keine Heilung eingetreten, so ist vollständige Wiederherstellung sehr selten. Relativ häufig verschlechtern sich die Erscheinungen auch nach Aufhören der Arbeit und trotz Behandlung, in anderen Fällen wechseln Besserung und Verschlechterung. Häufig bleiben Dauerfolgen zurück, trotzdem der Fall anfangs leicht erscheint. Man muß daher mit der Prognose vorsichtig sein. 13 Fälle, die 1941 nach einigen Monaten der Behandlung nicht geheilt waren und Entschädigungsrenten bezogen, wurden Dezember 1945, Jänner 1946 wieder untersucht: 5 waren verschlechtert, davon 2 in hohem Grade, 4 waren stationär geblieben, 3 waren gebessert, nur einer war geheilt.

Ähnlich berichtet ZEGLIO (1946) über 20 Arbeiter, die wegen CS$_2$-Polyneuritis Renten bezogen und 4—8 Jahre nach Beginn des Leidens nachuntersucht wurden: 1 Fall war geheilt, 4 gebessert, 5 unverändert, 10 verschlechtert. Weder das Alter der Erkrankten noch die Schwere der Erkrankung hatten Einfluß auf den weiteren Verlauf.

G. QUARELLI (1934) hat zuerst die Aufmerksamkeit auf die Häufigkeit von Schädigungen des *striopallidären Systems* durch CS$_2$ gelenkt. Er gab an, unter seinem Untersuchungsmaterial bei einem Drittel der Fälle extrapyramidale Formen gesehen zu haben.

44jähriger Spinner, arbeitet seit 1 Jahr in einer Kunstseidefabrik. Nach 6 Monaten Druckgefühl auf der Brust, dann gastrische Beschwerden, Koliken, Erbrechen. Stumpfheit und Verminderung des Gedächtnisses, Ameisenlaufen in Händen und unteren Extremitäten, Schwierigkeiten beim Gehen. Seit 2 Monaten Impotenz. Untersuchung des Nervensystems ergibt folgende Abweichungen vom Normalen: Leichte steppergangartige Störung rechts. Dorsalbeugung des Fußes und Außenrotierung ist schwierig, besonders rechts. An der Außenseite der Wade, am Fußrücken (besonders rechts) Herabsetzung der taktilen, der thermischen Empfindlichkeit und des Schmerzsinnes, PSR rechts gesteigert, Achillessehnenreflexe beiderseits, besonders rechts herabgesetzt, Plantarreflexe beiderseits fehlend. An allen Nervenstämmen Herabsetzung der elektrischen Erregbarkeit. — Langsame Besserung während des Krankenhausaufenthaltes.

54jähriger Spinner. Nach 10 Monaten Arbeit Kopfschmerzen, Schwindel, Verringerung der Kräfte und des Appetits. Einige Monate später Ameisenlaufen und Gelenkschmerzen. Impotenz. Alle Muskeln des Körpers zeigen eine gewisse Rigidität wie bei PARKINSONscher Encephalitis. Gesichtshaut glänzend, feucht, dünn. — Überall mechanische Übererregbarkeit der Muskulatur. Aktive Bewegungen möglich, aber etwas verlangsamt durch die Muskelrigidität. Keine Lähmung, kein Zittern, keine Ataxie, keine Sensibilitätsstörungen.

E. HOLSTEIN (1935) hat in deutscher Sprache über die Untersuchungen QUARELLIs berichtet und das, was er selbst in der Klinik QUARELLIs gesehen, hinzugefügt:

41jähriger Arbeiter. Seit 8 Monaten CS$_2$-Exposition; bald nach deren Beginn Kopfschmerzen mit Bewußtseinsstörungen und Gedächtnisschwäche, dann Parästhesien, Gliederzuckungen, Händezittern. Impotenz. Tremor der Hände, rechts stärker als links, bei intentionierter Bewegung gesteigert. Bei Bewegungen der Arme leichte Ermüdbarkeit, auch Schmerzäußerungen, Kraft der Hände vermindert, Gang etwas schwerfällig, stampfend. Romberg positiv. Keine Änderung der Reflexe. Hyperhidrosis der Achselhöhlen und der Haut der Finger.

Ein zweiter Arbeiter zeigt ganz ebenso die Motilität der Gliedmaßen verringert, Verminderung des mimischen Ausdrucks. Beiderseits im Gebiet des N. popliteus externus Hypästhesie. Gang schwerfällig, stampfend.

HOLSTEIN führt aus, wie bei den Kranken mit extrapyramidalen Symptomen bald die Veränderungen des Pallidum (Paleostriatum), bald die des Corpus striatum überwiegen oder allein vorhanden sind. Im ersteren Falle ähnelt die Erkrankung im Aussehen, Verhalten der Betroffenen und Untersuchungsbefund der PARKINSONschen Krankheit: es besteht mimische Starre, Rigidität der Muskeln mit Erhöhung des Muskeltonus, Nachlassen der willkürlichen und der automatischen Bewegungen. Meist ist Tremor vorhanden, der in der Ruhe besteht, bei größeren willkürlichen Bewegungen verschwindet.

Das Befallensein des Corpus striatum (Nucleus caudatus + Putamen) verursacht hyperkinetisch-dystonische Erscheinungen mit choreatischen und athetotischen Bewegungen, auch Torsionsspasmen. Auch vasomotorische, sekretorische und trophische Störungen kommen vor.

Einen Fall dieser Art stellte QUARELLI auf dem italienischen gewerbemedizinischen Kongreß Neapel 1929 vor. Es traten Torsionsspasmen mehrmals täglich auf, anfallsweise schmerzhafte Vierteldrehungen der Gliedmaßen nach innen oder außen von der Dauer weniger Sekunden; es waren ein Arm oder beide Beine oder alle 4 Gliedmaßen befallen, die kontrahierten Muskeln steinhart und druckschmerzhaft. Auch Athetose war vorhanden. Bei diesem von QUARELLI erstmalig beschriebenen Syndrom stehen — wie HOLSTEIN zusammenfassend schreibt — im Vordergrund der Erscheinungen Salbengesicht, Erhöhung des Muskeltonus und Zitterbewegungen.

In der Mehrzahl der Fälle von chronischer CS_2-Vergiftung sind neben Allgemeinerscheinungen und den Erscheinungen im peripheren Nervensystem und lokalisierten striopyramidalen Störungen auch *rein psychische Erscheinungen* vorhanden. In vielen Fällen beherrschen diese das Krankheitsbild, und die anderen Störungen treten neben ihnen ganz in den Hintergrund.

In geringem Maße sind psychische Störungen neben den an peripheren Nerven in den folgenden zwei von LEWEY beschriebenen Fällen ausgesprochen, die wir wegen ihrer genauen Befunde hier wiedergeben (Commonwealth of Pennsylvan. Department of Labor and Industry).

26jähriger Mann, war 5 Jahre in der Sulfidierung. Während dieser Jahre wurde er nervös, aufgeregt, litt an bösen Träumen, war mißtrauisch gegen seine Mitarbeiter, hatte unerträgliche Kopfschmerzen, hörte Stimmen, darunter auch die seiner verstorbenen Mutter. 1936 brach er zusammen: er zitterte am ganzen Körper, konnte nichts in der Hand halten, hatte wiederholt Ohnmachtsanfälle. Eines Nachmittags war er nach der Arbeit so verwirrt, daß er kaum den Weg nach Hause fand, erkannte nicht Frau und Kinder, zerbrach alles, was ihm in die Hand kam und wurde dann gegen seine Angehörigen gewalttätig, so daß seine Frau die Feuerwehr und einen Arzt zu Hilfe rufen mußte. Nach einer Injektion fiel er in Schlaf, blieb eine Woche im Bett und mehr als 4 Monate fern von der Arbeit. Zur Sulfidierung zurückgekehrt, wurde er bald wieder reizbar, sein Charakter änderte sich. Er wurde rasch müde und dann apathisch, er zitterte bei der leichtesten Aufregung. Er verlor den Appetit und hatte Magenbeschwerden, verlor 11½ kg an Gewicht. Nachts hatte er Schmerzen in Armen und Beinen, untertags schliefen ihm die Arme ein und er hatte das Gefühl von Taubheit und Schwere in ihnen. Zeitweise wurde er so müde, daß er die Arbeit einstellen mußte. Die Augenuntersuchung ergab rechts Verschwommensein der Papille, erhebliche Erweiterung des blinden Flecks, Schwäche der Akkommodation und der Fixierung, zentrales Skotom, Herabsetzung der Pupillenreaktion für Licht. Rotationsnystagmus, Übererregbarkeit des Vestibularapparates. Deutliches Eingesunkensein in der Gehörkurve (s. S. 162). Am rechten Fuß Babinski und Oppenheim. Druckempfindlichkeit der Nn. radialis beiderseits, des N. ulnaris links und der Nn. peronei beiderseits, starke elektrische Untererregbarkeit der Nn. radiales und peronei beiderseits. Puls 56. Häufiges Nasenbluten.

31jähriger Arbeiter. Bald nachdem er in der Sulfidierung zu arbeiten begonnen hatte, wurde er unruhiger und müde, hatte Schwierigkeit einzuschlafen; wenn er eingeschlafen war, hatte er böse Träume. Verlor alle Geschlechtsbedürfnisse und wurde schließlich impotent. Er unterbrach die Arbeit für 5 Monate, arbeitete dann wieder in der Sulfidierung, aber nach 2 Jahren stellten sich die früheren Beschwerden wieder ein: Nervosität, Schlaflosigkeit, er verlor das Gedächtnis, konnte seine Aufmerksamkeit nicht konzentrieren, wurde gleichgültig gegen seine Umgebung, verlor den Appetit, litt an Magenbeschwerden, Bauchkrämpfen, starker Verstopfung, Erbrechen, Kurzatmigkeit, heftigem Stirnkopfschmerz, heftigen Schmerzen in den Beinen. Wurde so schwach, daß er kaum von der Fabrik nach Hause gehen konnte. Er wurde dann geschlechtlich übererregbar. Die Untersuchung ergab: Vergrößerung des blinden Fleckes im Auge, Hornhautreflexe fehlend. Rotationsnystagmus von rechts nach links bei Fixation. Bei der Finger-Nasenprobe Abweichen des Fingers

nach rechts. Beim Gehen schwingt der linke Arm nicht. Empfindlichkeit bei Druck auf
Nn. radiales beiderseits, N. ulnaris links. Überempfindlichkeit im Gebiet der Nn. cutanei
femorales beiderseits. Elektrische Übererregbarkeit der Nn. peronei und ulnares beiderseits
mit langsamer Kontraktion, früher bei der Anode als der Kathode.

Gesamtblutcholesterin 356 mg-%. Stark erhöhte Acidität nach Probemahlzeit. Zittern
der Hände und der Zunge. Grundstoffwechsel normal.

E. C. VIGLIANI und C. L. CAZZULLO (1950) veröffentlichten 16 Fälle von „chronischer diffuser Encephalopathie" bei Schwefelkohlenstoff ausgesetzten Arbeitern,
an denen vor allem bemerkenswert ist: das Durchschnittsalter von nur 45 Jahren,
die vorangegangene lange Arbeitszeit in einer Kunstseidefabrik, 10—30 Jahre,
durchschnittlich 20 Jahre in Räumen mit einem CS_2-Gehalt von 0,1—1,0 mg/Liter.
Das klinische Bild war, wie in den vorher von uns zitierten Fällen, ein sehr mannigfaltiges. Sie glauben auf Grund mancher Befunde an Gefäßen und Nieren und
des oft hohen Blutdruckes von einer „diffusen Encephalopathie, verursacht durch
die von CS_2 hervorgerufenen Gefäßveränderungen" sprechen zu können.

In vielen Fällen *beherrscht die Psychose gänzlich das Krankheitsbild:*

WARNICKE: 1. Fall. 29jähriger Mann. Seit 35 Tagen mit dem Abfüllen von CS_2 beschäftigt.
Schon nach 14 Tagen Schwindel und zunehmende Müdigkeit. Eines Abends rechter Arm
plötzlich gefühllos, Erscheinungen nach 2 Tagen verschwunden. Einige Tage später beim
Abendessen schwindlig geworden, über alles Weitere fehlt dem Patienten die Erinnerung,
nach Schilderung des Arztes schwerer Tobsuchtsanfall, gefolgt von tiefem Schlaf, danach
teilnahmslos und verstört. Nach einer Woche psychisch normal. Arbeitsunfähigkeit insgesamt 10 Tage.

2. Fall. Nachdem ein Arbeiter 5 Monate gearbeitet hatte, trat ein akuter Verwirrungs-
zustand ein, in dem er die Mitarbeiter tätlich bedrohte. In die Klinik gebracht, gibt er an,
früher Kopfschmerzen gehabt zu haben, erregt gewesen zu sein, schlechter gehört und gesehen
zu haben. Er ist verwirrt, leidet an Halluzinationen und Verfolgungsideen. Die Untersuchung ergibt Herabsetzung des Gehörs, Nystagmus beim Blick nach rechts. Fußsohlen-
reflexe fehlen beiderseits. Schon nach einem Tag läßt die Verwirrung nach, macht einem
gereizten Zustand Platz, der bald in Apathie umschlägt. Nach 10 Tagen gebessert entlassen. Kontrolluntersuchung nach einem Monat ergibt normalen Befund.

VOITEL (1924): Männlicher Arbeiter, seit 2 Wochen Vulkaniseur, seit einigen Tagen
Kopfschmerzen, Übelkeit. Am Tag vor der Aufnahme in die Klinik plötzlich Gefühl des
Erstickenmüssens, sehr unruhig, Angstgefühl. Würg- und Hornhautreflexe nicht auslösbar.
Hyperalgesie und Hyperästhesie an den Fußsohlen. Am folgenden Tage starke motorische
Unruhe mit Vergiftungsideen. Halluzinationen. Am 5. Tag wesentlich ruhiger, aber noch
immer verwirrt. Nach einer weiteren Woche geheilt entlassen.

LAUDENHEIMER: 22jährige Arbeiterin. Nach Vulkanisierarbeit von einigen Wochen
Mattigkeit, schlechter Appetit, übler Geschmack im Munde; Anfang Februar 1898 verwirrt,
sprach viel, auch Unzusammenhängendes. 14. 2. Pupille rechts weiter als links, fibrilläres
Zittern der Mundmuskeln, kleinschlägiger Tremor der Hände. Alle Sehnen- und Haut-
reflexe stark gesteigert. Maniakalisch erregt, Ideenflucht, Orientierung vorhanden. Schwätzt
unausgesetzt höchst ungeniert, hochgradig motorisch und sexuell erregt. An einigen Tagen
hochgradig maniakalische Erregung, dann abwechselnd hypochondrische und maniakalische
Züge. Nach 3 Monaten beginnt langsam, aber dauernd fortschreitende Besserung; nach
weiteren 2 Monaten normal, so daß sie nach weiteren 2 Wochen geheilt entlassen wird.

L. RECTOR: 1. Fall. Nach 3wöchiger Arbeit in Sulfidierung manisch erregt, spricht
viel, Ideenflucht mit Beziehungs- und Verfolgungswahn. Nach einem Monat gebessert,
aber noch hypomanisch aus der Anstalt entlassen.

2. Fall. Früher schon einmal mit CS_2 gearbeitet und wegen Geistesstörung in eine Anstalt
gebracht. Jetzt 11 Monate in einer Abteilung gearbeitet, die der Sulfidierung benachbart
war. Vor 3 Wochen begannen Kopfschmerzen und Augenschmerzen, Anschwellen der Lider.
Jetzt unruhig, führt unsinnige Handlungen aus, schimpft, wechselnde Stimmung. Allmähliche Besserung, nach 5 Wochen aus der Anstalt entlassen, aber intellektuelle Stumpfheit
besteht weiter fort.

BRACELAND gibt als die am häufigsten gefundenen psychischen Symptome
an: Sehr große Reizbarkeit, grundlose Zornesausbrüche mit raschem Stimmungs-
wechsel. Gedächtnismängel in hohem Grade, schwere Schlaflosigkeit und böse
Träume. Störungen der Geschlechtsfunktion.

Obwohl die folgenden Störungen einzelner Organe häufig mit den bisher besprochenen Krankheitserscheinungen verbunden sind, sei doch hier schon einiges über die Prognose der psychischen Erkrankungen gebracht. LAUDENHEIMER beschreibt einen Kranken (Fall 31), bei dem sich sekundärer Schwachsinn entwickelte. Fall 32 leidet noch nach 3 Jahren an Halluzinationen, Gereiztheit, Wutausbrüchen. Fall 33 starb nach 4 Jahren mit Erscheinungen einer Geisteskrankheit. Dieser letzte Fall gehört allerdings zu jenen, bei denen BONHOEFFER eine endogene Psychose annimmt.

L. ERSKINE (1940) berichtet über 27 Psychosen von CS_2 ausgesetzten Arbeitern, darunter 20 mit negativem Wassermann.

Darunter ist ein Fall, bei dem psychische Störungen (gewalttätig) 5 Tage vor der Einlieferung ins Krankenhaus auftraten. Der Psychiater stellte die Diagnose ,,Sichere Erscheinungen von CS_2-Vergiftung''. Er starb nach 12 Tagen. Akute Nephritis.

Ferner ein 23jähriger Mann: Nach der ersten Attacke volle Wiederherstellung nach kurzer Zeit, kehrte in den Churnroom zurück. Nach der zweiten Attacke war er 1 Jahr arbeitsunfähig. — dann wieder im Churnroom. Dritte Attacke, gewalttätig, wurde vom Gefängnis maniakalisch und mit Verletzungen ins Krankenhaus gebracht. Starb nach 4 Wochen an Wundinfektion und Pneumonie.

Von den übrigen kam einer in ein Epileptikerheim; die meisten wurden nach einigen Wochen oder Monaten von der Anstalt an Angehörige übergeben.

Man ersieht daraus wohl, daß bei psychischen Erkrankungen die Prognose mit ebensowenig Wahrscheinlichkeit gestellt werden kann wie bei den polyneuritischen. Nur das eine mag gesagt werden, daß wiederholte psychische Attacken (hervorgerufen durch Wiederaufnahme der CS_2-Arbeit) zu besonders ungünstiger Prognose führen.

Sehstörungen. In den Krankengeschichten findet sich öfters angegeben, daß die Kranken über verschwommenes Sehen klagten, aber die Angaben über pathologische Befunde des Augenhintergrundes sind relativ spärlich. So berichtet M. J. ANDRÉ (1947) über einen Fall mit ausgesprochener Blässe des temporalen Teiles der Papille. Auch bestand beiderseits zentrales Skotom.

BAADER (1932) berichtet unter dem Titel ,,An Hirntumor erinnernde Vergiftungserscheinungen durch CS_2'' über einen 41jährigen Arbeiter, der nach 6 Monaten der Exposition mit Schwindelanfällen und leichter Sehbehinderung erkrankte, dann heftige Leibschmerzen und Erbrechen, das sich insbesondere nach geringsten Bewegungen des Kopfes einstellte. Die Sehkraft verschlechterte sich. Einen Monat nach der Krankmeldung bestand beiderseitige Neuritis retrobulbaris. Kopfschmerzen hielten an, die Leibschmerzen verringerten sich, aber nach einem Jahr war vollständiger Verlust des Sehvermögens eingetreten.

K. BONHOEFFER (1930) berichtet über 3 Fälle von toxischer retrobulbärer Neuritis optica, die in 2 Fällen nach 2 bzw. 10 Wochen abgelaufen war, während im 3. Fall Amaurose in einem Auge noch nach 3 Jahren bestand.

Die Ophthalmological Society von England setzte ein Kommittee ein, das 24 Fälle von Neuritis retrobulbaris, veranlaßt durch CS_2, in England feststellte. In 5 von ihnen war nur wenig oder keine Besserung eingetreten.

McDONALD, der Augenarzt der Gruppe zum Studium der Kunstseideindustrie in Pennsylvanien, sagt, daß die Hälfte der Arbeiter irgendwelche Augenstörungen angab. Aber bei keinem konnte ein zentrales Skotom festgestellt werden. Doch wiesen die Angaben von 2 Arbeitern mit Bestimmtheit auf dessen Bestehen in früherer Zeit hin. Bei einem Viertel der Arbeiter wurde Vergrößerung des blinden Flecks gefunden, bei einigen auch Einschränkung des peripheren Gesichtsfeldes. Bei einem Sechstel der Untersuchten schien die Papille etwas blaß oder mit verwischten Grenzen. Aber kein klarer Beweis für Atrophie oder gröbere Veränderungen lag vor.

Nystagmus kommt in manchen Fällen vor, nach McDonald bei der Hälfte der nicht in Krankenstand befindlichen Untersuchten. Herabsetzung oder Erloschensein der *Hornhautreflexe* ist eine häufige Erscheinung. Ich selbst habe die Herabsetzung der Empfindlichkeit der Hornhaut sehr häufig als erstes Zeichen der CS_2-Einwirkung bei Sulfidierungsarbeitern gesehen. McDonald fand sie in 67% der von ihm untersuchten Kunstseidearbeiter.

Klagen über Verminderung des Hörvermögens sind recht selten, die Schwierigkeit mancher Erkrankten, Gesprochenes zu verstehen, ist auf andere Ursachen als Mängel des Gehörorgans zurückzuführen, z. B. auch auf psychische. Eine sehr merkwürdige Feststellung ist aber von O. V. Batson (Pennsylvania-Gruppe) durch Untersuchungen mit dem Audiometer gemacht worden. Er fand bei mehr als der Hälfte der 120 Kunstseidearbeiter eine Lücke in der Hörkurve, eine *starke Verminderung des Hörvermögens bei der Frequenz von 4,096 Doppelschallwellen.* Diese Wellenzahl ist oberhalb jener, die beim Hören von Gesprochenen in Betracht kommen.

Sehr häufig finden sich in der Krankengeschichte Angaben über *Störungen von seiten des Zirkulationsapparates und der Herztätigkeit,* und zwar sowohl Bradykardie (Quarelli 60—64 Pulse) als auch Tachykardie (100—120 Pulse) und Palpitationen (Raneletti) oder auch beides abwechselnd. Angelo Viziani (1933) hat von 50 Vergifteten Elektrokardiogramme aufgenommen. Er fand bei vielen Perioden von Tachykardie mit solchen von Bradykardie abwechselnd, bei der Hälfte Arrhythmie und Bradykardie. Er fand vielerlei Veränderungen am EKG und kam zu dem Schlusse, daß CS_2 neben einer Vaguswirkung, durch die es auf das Herz einwirkt, auch eine funktionelle Störung des Herzmuskels hervorrufen und auch zu tatsächlichen Veränderungen am Herzmuskel führen kann.

Nunziante Cesaro gibt an, daß bei Kunstseidearbeitern, besonders denen im Spinn- und Viscoseraum nach 5jähriger Arbeit der arterielle Druck in der Retina oft erhöht sei.

Nierenveränderungen sind bei chronischer CS_2-Vergiftung nur ausnahmsweise beobachtet worden (O. Gsell 1948).

Sehr häufig sind Klagen über *Magen- und Darmstörungen,* doch scheinen sie im allgemeinen wenig bedeutungsvoll gegenüber den anderen ernsteren Erscheinungen. W. Weise (1933) hat diese Erkrankungen eingehender studiert. Unter 100 Erkrankungen fand er als Mittelzahl bei den Arbeitern der Gummiindustrie eine Arbeitsdauer von 8 Monaten vor den ersten Magen-Darmerscheinungen, in der Kunstseideindustrie eine von 19 Monaten. Unter den Erkrankten fanden sich als häufigste an sich recht unbestimmte Diagnose ,,Magen-Darmkatarrh‘‘ oder ,,Magen-Darmleiden‘‘, in 11 Fällen die Diagnose ,,Ulcusverdacht‘‘, in 14 Fällen die Diagnose ,,Ulcus‘‘. Bei diesen bestand eine auffallende Neigung zu Rückfällen. Es fanden sich mehr Magen-Darmleiden und mehr Magengeschwüre in den durch CS_2 mehr gefährdeten Fabriksabteilungen als in anderen. Auch im Tierversuch wurde die Einwirkung des CS_2 auf die Magen-Darmschleimhaut auch bei niedrigen Konzentrationen festgestellt, so Zirkulationsstörungen in der Schleimhaut und Übertritt kleiner Blutmengen ins Darmlumen.

Die durch CS_2 hervorgerufenen *Blutveränderungen* sind nach den genauen Untersuchungen von A. J. Creskoff (Pennsylvania-Gruppe) wenig charakteristisch: Leichte Verminderung der Neutrophilen mit Tendenz zur Vermehrung unreifer Formen, leichte Vermehrung der Lymphocyten, gelegentlich eine Vermehrung der Eosinophilen, Vermehrung der Monocyten mit charakteristischen Veränderungen in ihrer Form, ,,toxic Monocytes‘‘ bei fast jedem CS_2 Ausgesetzten.

Was die Blutchemie anbelangt, so liegen nur die Untersuchungen von Frank und Lewey vor (1941). Der mittlere Gehalt an Gesamtcholesterin war bei CS_2-Arbeitern um 50% höher als bei anderen Arbeitern — zugleich aber war der

Prozentsatz der Cholesterinester bei der Hälfte der Untersuchten um 60—70% unter der Norm.

$^1/_2$—1 Std nach Verlassen der Arbeit wurde bei der überwiegenden Mehrzahl der Arbeiter CS_2 im Blut gefunden, aber nur bei einem kleineren Teil der Arbeiter im Urin. Untersuchungsreihen zeigten, daß CS_2 innerhalb ungefähr 4 Std aus dem Blut verschwunden ist, in ungefähr 1 Tag aus dem Urin. Die Thiaminausscheidung im 24-Std-Urin war bei 7 von 8 untersuchten Spinnereiarbeitern bedeutend kleiner als bei anderen Arbeitern.

Fassen wir das bisher Ausgeführte über die Erkrankungen durch CS_2 zusammen, so sieht man, abgesehen von leichter Wirkung auf Haut und Schleimhäute und der Wirkung auf den Magen-Darmtrakt, nach kürzerer oder längerer Arbeit mit CS_2 ein äußerst vielgestaltiges Bild, über das F. H. Lewey (1938) schreibt: „Da ist fast kein Teil des zentralen oder peripheren Nervensystems, von den Hautnerven bis zur Hirnrinde, der nicht von CS_2 angegriffen wird. Aber die Häufigkeit, mit der die verschiedenen Teile des Nervensystems angegriffen werden, ist eine verschiedene. Am häufigsten sind die Nerven der Extremitäten und die Hirnnerven angegriffen. Subjektive Symptome überwiegen im Gebiet der sensorischen Nerven, objektive in den motorischen. Alle Grade der sensorischen und motorischen Störungen können vorkommen, angefangen von den nur unangenehmen Gefühlen des Eingeschlafenseins und rascher Ermüdung bis zum vollständigen Verlust des Gefühls und Lähmung. Die Hoffnung auf volle Erholung ist meist vorhanden, aber sie tritt oft erst nach Monaten oder Jahren ein.

Verringerung oder Erloschensein der Hornhaut- und Pupillarreflexe ist verhältnismäßig häufig und ein diagnostisch wertvolles Zeichen. Zeichen von Störungen des pyramidalen und extrapyramidalen motorischen Trakts kommen vor. Das auffallendste Krankheitsbild ist das einer Störung der Basalganglien, bestehend aus Parkinsonismus, Thalamussyndrom und Choreo-athetose. Italienische Autoren, die zuerst die Aufmerksamkeit auf den Parkinsonismus lenkten, berichten, daß er häufig heilbar sei. Schließlich sei darauf hingewiesen, daß CS_2-Vergiftung auch das Bild eines Hirntumors geben kann."

Was die **Diagnose** anbelangt, so schreibt F. H. Lewey an anderer Stelle (1941): „Es gibt kein objektives Zeichen oder ein subjektives Symptom, das für CS_2-Aufnahme oder -vergiftung charakteristisch ist, aber das Gesamtbild ist wohl recht typisch. Zuerst treten meist psychische Symptome auf: Schlaflosigkeit mit bösen Träumen, Hinfälligkeit durch Ermüdung, Trägheit, Mangel an Initiative sind meist die ersten und konstantesten Warnungssymptome. Sie sind sehr bald begleitet von Störungen der elektrischen Erregbarkeit einiger Extremitätenmuskeln und Verringerung der Pupillen- und Hornhautreflexe. Druckempfindlichkeit der Nervenstämme, Überempfindlichkeit einzelner Hautpartien, Parästhesien und Schmerzen treten häufig nach CS_2-Aufnahme auf, ebenso Nystagmus und Verlust des Gehörs um die 4096-Wellenlänge. Retrobulbäre Opticuserkrankung, Pyramidenstrangdegenerationserscheinungen und Parkinsonismus kommen vor. Der Gehalt des Serums an Gesamtcholesterin ist oft deutlich vermehrt und der Prozentgehalt an Estern zugleich vermindert. Die Thiaminausscheidung zeigt eine Tendenz zu geringen Werten, die Rückenmarksflüssigkeit ist normal." „CS_2 verschwindet sehr rasch nach Aufhören der Exposition aus Blut und Urin".

Ich möchte besonders darauf hinweisen, daß die oben beschriebene charakteristische Gehörminderung differentialdiagnostisch von Wert sein kann.

Was die Befunde bei *Autopsien* anbelangt, so fand D. Gordon *nach akuter Vergiftung* das Gehirn kongestioniert, zahlreiche Petechien im Gehirnschnitt, Trachea und große Bronchien ebenfalls kongestioniert, verstreute Hämorrhagien in Lunge und Pleura, süßlicher Geruch von Schnitten der Leber, Nieren geschwollen und trübe, Mark und Rinde nicht gut getrennt.

Dieser Befund gibt, abgesehen vom Geruch bei Schnitten in Organen kaum
etwas Charakteristisches, was sich vom Befund nach Erstickung unterscheidet.

Ganz anders ist der Obduktionsbefund bei chronischer Vergiftung. Schon
KOESTER (1899) sieht als charakteristisch an: Fettige Degeneration der Ganglienzellen, häufig Beginn der Erkrankung an den Dendriten oder einzelnen Abschnitten des Zelleibes. Eine ausführliche Beschreibung gibt QUENSEL (1904):
Diffuse Affektion der Ganglienzellen des Großhirns, bestehend in Chromatolyse,
Klumpenbildung, netzförmiger verschwommener Zeichnung. In den großen
Zellen, z. B. den Riesenpyramidenzellen der Zentralwindungen, in den Solitärzellen der Sehsphäre ist stellenweise die Struktur noch leidlich erhalten,
in den mittleren und kleinen Pyramidenzellen und in der Rindenschicht vollkommen verwischt. Ein hirsekorngroßes Herdchen in der linken Fissura calcarina,
drum herum Veränderungen der Gefäße und des Gewebes. Verschiedene Formen
der Veränderungen im Rückenmark. Im Kleinhirn nur in den PURKINJEschen Zellen
eine Chromatolyse. Zusammenfassend: ,,Eine erhebliche akute Schädigung der
zelligen Elemente (des Nervensystems), die die verschiedenen Bestandteile in sehr
wechselnder Weise angegriffen hat." ,,Schwere diffuse Affektion der Großhirnrinde
und ausgedehnte Veränderungen der Zellen im gesamten Zentralnervensystem."

Aus dem Bericht von W. E. EHRICH und B. J. ALPERS (Pennsylvania Survey),
die zu ihrer Betrachtung außer einem eigenen Fall auch die Literatur herbeiziehen,
ergibt sich: Die Hirnrinde ist ausgebreitet ergriffen. Es finden sich verstreute diffuse Herde von Nekrose, entweder herdförmig (QUENSEL) oder weit verbreitet (ABE).
Es sind Gebiete von verschiedener Größe, charakterisiert durch Ansammlung von
Transport(gitter)zellen, durch Anschwellen der Endothelialzellen der kleinsten
Blutgefäße und durch perivasculäre Ansammlung von Plasmazellen und Lymphocyten, die hie und da einige Gefäße umschließen. Andere Herde von unvollständiger Nekrose werden von QUENSEL beschrieben. Solche nekrotische Herde
finden sich in den Vorder-, Seiten- und Hinterlappen des Großhirns und in
einzelnen bestimmten Gebieten. Außerdem findet sich Degeneration der Rindenzellen manchmal allgemein verbreitet, manchmal herdweise. Allgemein wurde
fettige Degeneration der Zellen beobachtet. Aber auch andere Typen der Ganglienzellenveränderungen wurden beobachtet: Chromatolyse, Sklerose, Vacuolenbildung, Anschwellung. In der Glia selbst aber wurden keine Veränderungen beobachtet. Die Basalganglien des Hirnstammes zeigen ausgesprochene Veränderungen.
Die Zahl der großen Striazellen ist verringert, die noch vorhandenen sind verändert. Die Zellen des Pallidum können sklerosiert sein, doch zeigt der Thalamus
opticus geringe Veränderungen. Das Kleinhirn zeigt krankhafte Veränderungen,
Verluste der PURKINJE-Zellen und manchmal herdförmige Verluste der granulären
Schicht. Diffuse Zellveränderung, beschrieben als Chromolyse, wurden in den
Hypoglossus- und Vaguskernen gefunden (QUENSEL). Die Vorderhornzellen
des Rückenmarks sind oft krankhaft verändert. Der Typus der Veränderungen
ist kein spezifischer. Oft ist fettige Degeneration, manchmal Schrumpfung
und Sklerose beschrieben.

Die peripheren Nerven zeigen, soweit sie erkrankt sind, eine typische parenchymatöse Degeneration mit Anschwellung und Verlust der Myelinscheide und
Erkrankung des Achsenzylinders. Die Ausdehnung der Veränderungen ist in
verschiedenen Fällen verschieden, aber — praktisch gesprochen — ist immer
ein gewisser Grad des Ergriffenseins vorhanden.

Außerdem sind Blutungen in die Wandungen des Magen-Darmtraktes, in die
Leber und die Milz vorhanden. Es ist kein einzelnes charakteristisches Zeichen

vorhanden, aber doch scheint das Gesamtbild genügend charakteristisch für die Diagnose.

Die **Therapie** kann nur eine symptomatische sein. Die Verabreichung von Vitamin B_1 in sehr großen Dosen wurde versucht; es wirkte nur auf den Kräftezustand und hatte einen rein suggestiven Einfluß.

L. REKTOR und andere wenden bei CS_2-Psychosen Schocktherapie an, insbesondere bei Erregungszuständen. Andere gaben kleine Insulinmengen, Lipocalcium und Strychnin als Unterstützungsmittel. Ein deutlicher Erfolg ist nicht erzielt worden.

Prophylaxe. Bei der großen Gefahr bei Verwendung von CS_2 sind natürlich weitgehende Schutzvorkehrungen technischer Natur zur Verhütung von Explosionen einerseits, gegen Eindringen von CS_2 in die Atemluft andererseits notwendig.

Gegen diese letztere Gefahr ist notwendig: Möglichste Verwendung von CS_2 in geschlossenen Gefäßen und Rohrleitungen mit sorgfältiger Beachtung der Möglichkeit des Leckwerdens, möglichst mechanische Füllung und Entleerung aller Behälter, in denen sich CS_2 allein oder gemischt mit anderen Stoffen befindet. Wirkungsvolle Absaugung überall dort, wo die Möglichkeit des Entweichens von CS_2 gegeben ist. Tanks und Kesselwagen, in denen sich früher CS_2 befand, müssen zunächst durch Durchspülen mit Wasser, wiederholtes Anfüllen mit Wasser und Entleeren desselben möglichst von CS_2 entleert werden, dürfen aber auch dann nur mit einem Preßluft- oder Schlauchgerät, das den Mann von der umgebenden Luft abschließt und ihm reine Außenluft direkt zu den Atmungsorganen zuführt, oder mit einer geeigneten Vorrichtung, die ihn mit einem Luftsauerstoffgemisch versorgt, betreten werden.

Genaue ärztliche Überwachung der Arbeiterschaft ist notwendig. Durch eine Aufnahmeuntersuchung sind alle Arbeiter, die nervöse oder psychische Abnormitäten oder eine hereditäre Belastung nervöser Art zeigen, von jeder Arbeit, die Gelegenheit zur CS_2-Aufnahme gibt, auszuschließen. Wichtig ist eine regelmäßige ärztliche Untersuchung in kurzen Intervallen. Die preußische Verordnung vom 23. 2. 1910 schreibt vor, daß während des ersten Beschäftigungsjahres die Arbeiter einmal monatlich zu untersuchen sind. Haben sich in dieser Zeit keine Gesundheitsschädigungen gezeigt, so kann die Untersuchung nach Zustimmung des Kreisarztes (jetzt des staatlichen Gewerbearztes) in längeren Fristen von 3—4 Monaten stattfinden. Arbeiter, die Zeichen der CS_2-Vergiftung aufweisen, „sind bis zur völligen Genesung von Arbeiten fernzuhalten, bei denen sie der Einwirkung von CS_2 ausgesetzt sind. Arbeiter aber, welche sich der CS_2-Wirkung gegenüber besonders empfindlich erweisen, sind dauernd mit anderen Arbeiten zu beschäftigen, bei denen sie dieser Einwirkung nicht mehr ausgesetzt sind, oder zu entlassen."

Mir scheint die Feststellung, ob ein Arbeiter gegenüber CS_2-Wirkung besonders empfindlich, praktisch meist unmöglich. Es wird sich in praxi kaum jemals feststellen lassen, ob ein erkrankter Arbeiter besonders empfindlich ist, oder ob er irgendwie besonders großen Mengen von CS_2 ausgesetzt war (abgesehen von akuten Vergiftungen). Auch muß wohl mit größter Wahrscheinlichkeit angenommen werden (s. oben), daß ein Nervensystem, das einmal durch CS_2 geschädigt wurde, eine gewisse erhöhte Empfindlichkeit zurückbehält. Es sollte deshalb jeder, der einmal erkrankt war, für dauernd der CS_2-Arbeit ferngehalten werden. Leider kann man aus manchen veröffentlichten Krankengeschichten ersehen, daß dieser Grundsatz nicht eingehalten wurde.

Bei der regelmäßigen periodischen ärztlichen Untersuchung ist auf erste Zeichen der Einwirkung des CS_2 auf das Nervensystem zu achten. Mir hat sich da die Herabsetzung der Cornealreflexe häufig als das erste Warnungszeichen erwiesen, aber auch auf die Änderung der Pupillenreflexe und der Sehnenreflexe ist zu achten. Arbeiter, die irgendeine Abweichung vom Normalen zeigen, sind für einige Wochen der CS_2-Arbeit fernzuhalten, noch einige Wochen über den Zeitpunkt hinaus, zu dem sich vollkommen normale Verhältnisse wieder hergestellt haben. Auch subjektive Angaben über Kopfschmerz, Schwindel, Magenbeschwerden geben gewisse Anhaltspunkte und sollten den Arzt veranlassen, den Arbeiter mindestens für einige Zeit von CS_2-Arbeit fernzuhalten. Der Arzt muß sich auch vor Augen halten, daß solche Beschwerden noch häufiger dissimuliert als fälschlich angegeben werden. NUNZIANTE CESARO und Mitarbeiter legen großen Wert auf den Befund des Augenhintergrundes: Blutarmut der Retina, arterieller Blutdruck der Gefäße 140—170 mm, die Capillaren spastisch kontrahiert. Als Warnungszeichen würden sie einen Druck von 90 mm ansehen, sie empfehlen Entfernung von der gefährdenden Arbeit bei Druck über 100 mm, vollkommenen dauernden Ausschluß bei über 120 mm.

Schwefelwasserstoff.

Schwefelwasserstoff H_2S entsteht bei Zersetzung (Fäulnis) organischer Substanzen in Senkgruben, in Gerbereien, in Zucker- und Cellulosefabriken, vor allem in deren Abwässern, in Abdeckereien, bei Exhumierungen, insbesondere bei Öffnung frischer Massengräber. Außerdem tritt er in der Kunstseidenfabrikation auf, dann auch in Bergwerken, bei Tunnelbauten, bei Einwirkung von Säuren auf Sulfide, daher in der metallurgischen und chemischen Industrie bei Ausfällung und Reinigung von Metallen und Metallverbindungen, bei Petroleumdestillation und zahlreichen anderen Prozessen der chemischen Industrie.

Noch in der Mitte des vorigen Jahrhunderts waren die durch H_2S vor allem gefährdeten Arbeiter die bei der Kloaken- und Kanalreinigung Beschäftigten. „Kloakengas" ist ein Gemenge verschiedener Zusammensetzung, das bei Fäulnis organischer Substanzen entsteht und Stickstoff, Kohlensäure, Ammoniak, Schwefelwasserstoff enthält. Die prozentuelle Zusammensetzung der Kloakengase ist sehr verschieden. Wenn in die Kloake vor allem menschliche und tierische Fäkalien entleert werden, so ist der H_2S-Gehalt sehr hoch. KLEIN (1922) weist darauf hin, daß die Fäkalien aus der Kanalisation von Klöstern, Gefängnissen, Waisenhäusern weniger H_2S enthalten als die aus Wohnbezirken wohlhabender Kreise mit deren reichlicher Nahrung an tierischem Eiweiß. PATISSIER (1822) gibt an, daß die Pariser Kloakenreiniger unterschieden zwischen „mitte", bestehend aus ammoniakalischen Dämpfen und vor allem die Augen schädigend, und „plomb", wovon die eine Art, bestehend aus Schwefelwasserstoff und Ammoniumsulfid, Krämpfe verursacht, die andere aus Stickstoff bestehende Betäubung.

Heute sind die Schädigungen der mit der Reinigung der Senkgruben in Wohnhäusern und der in Kanälen Beschäftigten viel seltener geworden. Aber auch heute noch kommen bei Kanalreinigung solche Unglücksfälle durch H_2S vor und ebenso Vergiftungen durch andere Gase (z. B. CO, CO_2).

Relativ häufig sind H_2S-Vergiftungen in Wasserbehältern, Gruben, Brunnen, Abwasserleitungen von Industriebetrieben. HOHEISEL und KREMER (1933) geben an, daß ihnen 41 solche Unfälle bei Reinigungsarbeiten mit 56 Toten und 71 Vergifteten bekanntgeworden sind, daß diese Zahlen aber keineswegs alle Unfälle erfassen. Sie erwähnen eine große Anzahl von Fällen aus der Industrie.

H. SERSON (1933) berichtet über 3 beim Aussäuern des Brunnens einer Filmfabrik vorgekommene tödliche Unfälle. Nach Meinung der Preußischen Geologischen Landesanstalt waren aus benachbarten, mit organischen Resten stark durchsetzten Bodenschichten Teilchen salzsäurelöslicher Schwefelverbindungen hereingeschwemmt worden, aus denen sich dann durch Hinzukommen der zu Reinigungszwecken eingeführten Salzsäure H_2S entwickelte.

Hier seien einige der von HOHEISEL und KREMER gebrachten Beispiele über Vergiftungen in Industriebetrieben wiedergegeben:

Kobaltgewinnung: Zugabe von Schwefelnatrium zur salzsauren Kobaltlauge. Ein Todesfall.

Thoriumnitratfabrik: Zugabe pulverisierten Schwefeleisens in eine salzsaure Lösung. Ein Todesfall.

Herstellung von Bariumcarbonat: Einwirkung von Kohlensäure auf eine Schwefelbariumlauge. Ein Todesfall.

Verwendung verunreinigter Materialien: Zum Trocknen von Pyridin verwandtes Ätznatron hatte daraus mehr Schwefel aufgenommen als gewöhnlich. Bei seiner späteren Verwendung zur Kohlensäureabscheidung entwickelte sich H_2S. Zwei Vergiftungen, darunter eine tödlich.

Herstellung von Chlorbarium: Einwirkung von Salzsäure auf Schwefelbarium. Zwei schwere Vergiftungen.

FLORET (1913) berichtet über eine tödliche H_2S-Vergiftung beim Reinigen der Pumpe einer Teerdestillationsanlage. Über Vergiftungen aus Gerbereien bzw. Lederfabriken berichten HOLTZMANN (1919; 4 Vergiftungen, darunter eine tödliche) und ebenso TAUS (1920; 4 Vergiftungen mit einem Todesfall), dann FRITZ (1930; 9 Vergiftungen mit 5 Todesfällen).

Häufig sind Vergiftungen beim Reinigen von Behältern und Tankwagen. Schwefelwasserstoff kann sich hier aus dem auszuschaufelnden Schlamm selbst bilden, indem Nester von sulfidhaltiger Lauge und Säure zusammenfließen. Er kann sich aber auch dadurch bilden, daß zum Reinigen der Tanks verdünnte Säure verwendet wird. Unter denselben Umständen kann sich, da Schwefelsäure und andere der in Betracht kommenden Stoffe auch Arsen enthalten, auch Arsenwasserstoff entwickeln (s. diesen).

Um darauf hinzuweisen, in welch eigenartiger Weise Schwefelwasserstoffverbindungen zustande kommen können, sei folgender Fall erwähnt (TELEKY 1928): In einem großen Verwaltungsgebäude befand sich ein Akkumulatorenraum, der von dem Schlafraum einer Beamtenwohnung durch eine Schwemmsteinwand getrennt war. Drei Monate, nachdem die Beamtenfamilie die Wohnung bezogen hatte, stellten sich bei ihr Krankheitserscheinungen ein: Kopfschmerz, gestörter Schlaf, Verdauungsbeschwerden, Mattigkeit, Nervosität. Die großen Nervenstämme waren druckempfindlich, starke Lymphocytose bestand. Es wurde nach mannigfachen Untersuchungen festgestellt, daß, wenn man den Trichter einer Absaugevorrichtung auf die Trennungswand aufsetzte, H_2S in der angesaugten Luft vorhanden war. Weitere Untersuchung ergab, daß im Akkumulatorenraum, insbesondere während des Ladens der Akkumulatoren, zahlreiche Säuretröpfchen vorhanden waren, und daß der Schwemmstein unter Einwirkung dieser Säure reichlich H_2S abgab, die in die Wohnung des Beamten eindrang.

Über die Stärke der Giftwirkung des H_2S liegen verschiedene Angaben vor. FLURY-ZERNIK bringen eine Tabelle nach HENDERSON-HAGGARD, die diese Autoren vor allem nach KOBERT, daneben nach SAYERS zusammengestellt haben, und eine Tabelle nach LEHMANN-HESS. Der letzteren entnehmen wir:

Tabelle 25.

	mg/l	Teile auf 1 Mill. (cm³/m³)
Sofort tödlich	1,2 —2,8	850—2000
In ½—1 Std lebensgefährlich	0,5 —0,7	360— 500
Nach mehrstündiger Einwirkung wirksam	0,1 —0,15	70— 110
6 Std ohne wesentliche Symptome ertragen	0,12—0,18	85— 130

Das englische Department on Scientific and Industrial Research bringt auf Grund von Literaturstudien folgende Tabelle:

Tabelle 26.

Volumteile	cm³/m³	mg/l	
1 in 2000	500	0,76	Sehr gefährlich, wenn für 15—30 min eingeatmet, starke Reizung der Augen und des Atmungstraktes, mit Gefahr einer Lungenentzündung.
1 in 5000	200	0,304	Gefährlich, wenn 1 Std lang eingeatmet. Starke Reizung der Augen und des Atmungstraktes. Augen nach 6—8 min angegriffen.
1 in 10000	100	0,152	Nach 1 Std Reizung der Augen und des Atmungstraktes.

Nach Untersuchungen und Erfahrungen von H. L. BARTHELEMY (1939) erzeugt H_2S von weniger als 20 p.p.m. (0,002 Vol.-%) keinerlei Schaden, weder Giftwirkung noch Augenreizung.

Das erwähnte englische Department gibt ein Testpapier an: Ein in Bleiacetat getauchtes Filterpapier, das sich je nach dem H_2S-Gehalt der Luft und der Dauer, während der der Streifen ihr ausgesetzt ist, hell bis dunkelbraun färbt. Um eine genauere Bestimmung des H_2S-Gehaltes zu ermöglichen, wird eine Handpumpe beigegeben, in der das Testpapier befestigt wird. Das ermöglicht, das Papier einer bestimmten Menge Luft und somit auch der in ihr enthaltenen Menge H_2S auszusetzen; ein beigegebenes Bild mit Standardfärbung entsprechend der Wirkung von 1, 2, 3, 5 Pumpenzügen bei verschiedenem H_2S-Gehalt der Luft ermöglicht eine genauere Schätzung.

Drei Umstände sind es, die wesentlich zur großen Gefährlichkeit des Schwefelwasserstoffes beitragen: Vor allem gibt seine unter Umständen stürmische Entwicklung Anlaß zur Entstehung von Unfällen, dann sein hohes spezifisches Gewicht (1,19), das bewirkt, daß er sich am Grunde von Behältern, Gruben usw. ansammelt. Dies führt dazu, daß Arbeiter, die beim Hinabsteigen in einen solchen Schacht betäubt werden, beim Hinab- oder Zusammenstürzen in eine Schicht mit besonders hohem H_2S-Gehalt — bei Abortgruben und in manchen Abwässern kommt dazu noch ein hoher Kohlensäuregehalt — geraten. Dieser Umstand gefährdet noch besonders die die Rettung versuchenden Mitarbeiter; denn der Retter muß sich meist bücken, um den Bewußtlosen aufzuheben und atmet dann bei dieser Anstrengung besonders tief die stark H_2S-haltige Luft ein. So haben wir zahlreiche Gruppenunfälle, wie z. B. FRITZ (1930) einen berichtet:

Bei Reinigungsarbeiten an der Kläranlage einer Gerberei wurde der erste Arbeiter, der in das Becken hinabstieg, sofort bewußtlos. Der zweite suchte ihn herauszuziehen, wurde ebenfalls bewußtlos. Bei weiteren Rettungsversuchen fielen 7 weitere Arbeiter bewußtlos in das Becken. Von insgesamt 9 bewußtlos Gewesenen starben 5.

Einen ganz ähnlichen Fall berichten McDONALD und McINTOSH (1951):

Ein Brunnen sollte gereinigt werden. Der Fabrikleiter stieg in den 6 m tiefen Schacht. Nachdem er herausgestiegen, stieg ein Arbeiter ein und begann den Schlamm in einen Kübel zu schaufeln. Nach wenigen Minuten fiel er um, zwei Arbeiter stiegen nacheinander zur Rettung des Verunglückten ein. Auch sie wurden bewußtlos; es vergingen 20—30 min, ehe sie herausgebracht wurden. Trotz lange fortgesetzter künstlicher Beatmung konnten sie nicht wiederbelebt werden.

Der dritte Umstand, der zur Gefährdung beiträgt, ist die Geruchlosigkeit des H_2S in höheren Konzentrationen, die im Gegensatz zu dem steht, was man allgemein über den charakteristischen Geruch von stark verdünntem Schwefelwasserstoff weiß: Geruch nach faulen Eiern (eigentlich umgekehrt, die faulen Eier riechen nach H_2S). Die ersterwähnte Tatsache ist nicht genügend bekannt. Manche Autoren meinen, der Geruchssinn werde durch H_2S so schnell abgestumpft, daß der Geruch nicht mehr wahrgenommen werde. Auch diese Anschauung trifft nicht zu; es ist eben nur der stark verdünnte H_2S, der den charakteristischen Geruch hat. Dafür ein Beispiel meiner eigenen Erfahrung (1928), das zugleich auch die blitzartige Wirkung hoher Konzentrationen zeigt:

In einem großen chemischen Betrieb waren in einen sulfidhaltigen Schlamm führenden Sammelkanal an einem Montagmorgen, ehe er noch mit anderer Flüssigkeit gefüllt war, 2 m^3 10%ige Schwefelsäure abgelassen worden. Es kam zu stürmischer Entwicklung von H_2S. In eine unterirdisch gelegene große Klosettanlage drang H_2S ein. Ein auf einem Klosett befindlicher Arbeiter wurde tot aufgefunden. Er hatte nicht die Stellung eines Fliehenden oder Fortgehenwollenden. Er war einfach nach rückwärts vom Sitz gefallen. Die Bewußtlosigkeit scheint demnach so schnell eingetreten zu sein, daß ihm eine Gefahr überhaupt nicht zum Bewußtsein kam. Höchstwahrscheinlich war der Wasserverschluß des Klosetts, auf dem er saß, durch den sich im Kanal stürmisch entwickelnden H_2S durchschlagen worden. Die anderen in der Klosettanlage befindlichen Arbeiter waren nur leicht geschädigt. Zwei sollen umgefallen sein, aber sich rasch wieder erhoben haben, einer taumelte. Sie fühlten sich unwohl, aber im Klosett spürte keiner den ihnen wohlbekannten Geruch nach H_2S. Erst als sie auf der breiten Treppe in die halbe Höhe kamen, verspürten sie den Geruch des dort eben schon stark verdünnten H_2S. Dieser Geruch verbreitete sich dann in den zu beiden Seiten der breiten Straße stehenden Gebäuden so sehr, daß sie von der Arbeiterschaft geräumt werden mußten.

Die hier erwähnte blitzartig schnelle Wirkung konzentrierteren Schwefelwasserstoffes ist vielfach beobachtet und in der Literatur beschrieben worden, auch FLORET (1913) betont sie.

Ein Mann hatte (HOHEISEL und KREMER, 1933) den Fortgang eines chemischen Prozesses in sehr primitiver Weise durch Riechen an einem Proberöhrchen zu kontrollieren. ,,Anscheinend'' hielt der Mann einmal die Nase zu lange an das Röhrchen und wurde durch das Gas getötet.

In zahlreichen Fällen wird berichtet, daß der in eine Grube oder einen Behälter eingestiegene Mann sofort tot umfiel.

Neben diesen schwersten, fast augenblicklich tödlich verlaufenden Fällen gibt es andere, ebenfalls schwere Fälle.

A. HERTZ (1932) berichtet über einen nach 10—20 sec dauernder Einatmung tief bewußtlos gewordenen Mann: Bewußtlosigkeit, Aussetzen der Atmung, vorübergehende Krämpfe. Nach 10 min künstlicher Beatmung das Bewußtsein wiedererlangt. Bei Krankenhausaufnahme leichte Benommenheit und teilweise Amnesie. Starker Hustenreiz. Abends feuchte Rasselgeräusche über den Oberlappen, die am nächsten Tag verschwunden waren. Reizung der Conjunctiven, der Mund- und Rachenschleimhaut, Schluckbeschwerden. Nach 3 Tagen Bradykardie ohne weiteren Befund am Herzen. Nach 4 Monaten hatte sich Verbreiterung des Herzschattens entwickelt, die dann allmählich geringer wurde.

FLORET berichtet, daß der Tod nach mehrtägigem Krankenlager eintreten kann unter Erscheinungen des Lungenödems und schweren Krämpfen.

Der von ihm begutachtete Patient hatte 8—10 Tage lang an Kopfschmerzen mit zeitweiser Bewußtseinsstörung, Erbrechen, Fieber, Eiweiß im Urin gelitten. Nach der 5 Tage vor dem Tode erfolgten Krankenhausaufnahme bestand Unruhe, zunehmende Benommenheit, erschwertes Atmen, Zuckungen der unteren Gliedmaßen. Am 4. Tage Lungenödem und zunehmende Herzschwäche.

Das Bild ist also ein mannigfaltiges, und auch die Obduktion ergibt nichts Charakteristisches, unter Umständen Lungenblähung mit reichlich rötlicher Flüssigkeit. Im allgemeinen stützt die Obduktion die Diagnose nur dadurch, daß sie kein Zeichen einer organischen Erkrankung irgendeines Organs ergibt. Der Nachweis von Sulfhämoglobin auf spektroskopischem Wege im Blute gelingt meist nicht, ist postmortal ohne Beweiskraft.

Es kommen natürlich auch viele leichtere Fälle vor. Es tritt ein plötzliches Gefühl von Ermüdung, besonders in den Beinen ein, Schwindel, Angst, der dann erst Bewußtlosigkeit folgt, eventuell mit Aufhören der Atmung, die sich aber in frischer Luft meist rasch von selbst einstellt, doch war in einigen Fällen künstliche Atmung notwendig. Der Kranke klagt öfters dann noch einige Zeit über Kopfschmerz, Schwindel, Übelkeit. Untersuchung $^1/_2$ Std später ergibt meist keine objektiven Erscheinungen, manchmal Nystagmus und Romberg.

Auch Fälle mit langdauernden Folgen kommen vor, insbesondere anscheinend dann, wenn wiederholte Vergiftungen stattgefunden haben, die manchmal eine erhöhte Empfindlichkeit gegen H_2S zurücklassen.

G. AHLBORG (1951) berichtet:

41jähriger Vorarbeiter in der Schieferölgewinnung, nach mehrmaliger H_2S-Vergiftung besondere Empfindlichkeit gegen H_2S und außerdem Schwindel und Schwierigkeit beim Radfahren (Tendenz, sich immer nach rechts zu wenden), aber keine objektiven Symptome. Bei abermaliger H_2S-Aufnahme Schwindel, Ohnmacht, nach wiedererlangtem Bewußtsein sehr schwindelig, Erbrechen, Angstgefühle, Romberg +. Bei Armbewegungen Abweichen nach rechts, zeitweise Nystagmus, dann durch einige Wochen Kopfschmerzen und Schwindel. Seine Stimmung ist abwechselnd aggressiv und furchtsam, Gedächtnis verschlechtert, sehr müde. Nach einigen Wochen erst konnte er zur Arbeit zurückkehren. Bei erneuter Untersuchung nach 2 Jahren überempfindlich gegen H_2S und Gasolin, nach deren Einwirkung nervös und gedächtnisschwach.

In einem anderen Falle mehrere Tage nach dem dritten Unfall verlängerte Reaktionszeit, Tendenz zu fallen und Abweichung von den gewöhnlichen Armbewegungen. Durch einige Wochen verringerte mimische Bewegungen. Spontanbewegung verringert. Erst nach $^1/_2$ Jahr frei von Störungen.

Ähnliche Bilder zeigten einige andere Fälle mit mehr oder weniger ausgesprochenen otoneurologischen Symptomen: Nystagmus, Ablenkung der Armbewegungen, Tendenz zu fallen, Ablenkung des Ganges. Meist verschwinden diese Störungen in einigen Wochen oder Monaten. In einem Falle blieben sie 3 Jahre bestehen.

Über besonders schwere Spätfolgen berichten SCHEIDEMANTEL und v. RAD (1933): 33jähriger Berufsfeuerwehrmann. In dem Moment, als er sich über die Öffnung des Schachtes beugt, in dem 3 Arbeiter durch H$_2$S verunglückt sind, schwerer Kollapszustand. Bei Aufnahme ins Krankenhaus Dyspnoe und Cyanose, keine Bewußtseinsstörung mehr vorhanden. Während der Untersuchung 3 schwere Krampfanfälle. Starke Rötung des Gesichts, tonische Spasmen an Armen und Beinen. Rasche Besserung durch Sauerstoffeinatmung, Aderlaß, Herzmittel. In den ersten Wochen noch allgemeines Schwächegefühl, langsam sich entwickelnde nervöse und Herzstörungen. Nach 1$^1/_2$ Jahren Blutdruck von früher 125 auf 150—175 mm Hg gestiegen, Puls 81—98. Im EKG geringe Verlängerung der Übergangszeit. Abnorme Erregbarkeit des Vasomotorenzentrums. Neurologisch schwere Störungen der Mimik, fast maskenartig starres Gesicht. Beim Gehen fehlt Mitbewegung des rechten Armes. Linkes Auge Konvergenz schwach. Abdominalreflexe rechts fehlend. In den ersten Monaten hartnäckige Schlaflosigkeit, später nochmals eine Art epileptischen Anfalls.

AHLBORG empfiehlt als Therapie — außer der Sauerstoffeinatmung in den ersten 15—20 min — Arbeitsruhe, Aufenthalt in einem Erholungsheim, Sedativa.

Über die durch H$_2$S verursachte Conjunctivitis siehe unten.

Ob eine chronische Schwefelwasserstoffvergiftung existiert, scheint sehr fraglich. Die von AHLBORG durchgeführten Untersuchungen von nicht akut vergifteten Arbeitern, die H$_2$S ausgesetzt waren (459) und von nicht ausgesetzten Arbeitern (384) zeigten bei der ersten Gruppe eine größere Zahl von solchen mit Ermüdungsgefühlen, Kopfschmerzen, Reizbarkeit und anderen subjektiven nervösen Symptomen als bei den letzteren. Wenn man auch die Möglichkeit, daß die Einwirkung von H$_2$S, eventuell zusammen mit anderen Gasen, die Ursache für die größere Zahl nervöser Symptome sei, nicht mit Sicherheit ausschließen kann, so ist sie auch nicht voll bewiesen.

Der Vollständigkeit halber seien noch folgende Angaben aus der Literatur erwähnt:

O. FISCHER und STARKENSTEIN (1932) berichten über einen Chemiker, der nach langer Arbeit mit H$_2$S erstmalig erkrankte: Brennen der Augen, Müdigkeit, Reizbarkeit, Appetitlosigkeit, manchmal Erbrechen und Diarrhoen, morgens Schwindel. Nach 4wöchentlichem Urlaub nahm er die Arbeit wieder auf, verlor dann 12 kg an Gewicht. Der Mann bleibt 2 Jahre zu Hause, klagt noch immer über ständige Unruhe, Erbrechen, schlechte Konzentrationsfähigkeit. Mit Recht wohl kommen die Verfasser als Gutachter zu dem Schluß, daß es sich nicht mehr um eine H$_2$S-Vergiftung, sondern um eine durch die H$_2$S-Vergiftung bedingte Neurose handle.

J. WIGLESWORTH (1892) berichtet: Ein 30jähriger Arbeiter, der mit verschiedenen Chemikalien, auch mit H$_2$S zu tun hatte, entwickelte eine Psychose mit Aufregungszuständen, maniakalischen Zuständen, dann Depressionen. Es schien unwahrscheinlich, daß er sich je erholen werde. Ein anderer Arbeiter wurde durch H$_2$S vergiftet. Kopfschmerzen, Benommenheit, Niedergeschlagenheit. Nach einigen Tagen Aufgeregtheit, Delirien, manisch. In einer Anstalt hielt der manische Zustand 2—3 Wochen an, dann erholte er sich langsam und wurde nach 5 Monaten entlassen. — Da sonst über derartige Zustände nichts berichtet wird, würde ich vermuten, daß wir es im 1. Fall WIGLESWORTHS sicher nicht mit den Folgen von H$_2$S-Wirkung zu tun haben, wahrscheinlich auch nicht im 2. Fall.

Eine sehr weite Verbreitung haben die leichtesten Formen der H$_2$S-Einwirkung, die überall, wo immer sich das Gas entwickelt, entstehen können und jetzt in der Kunstseideindustrie häufig sind, aber auch in Zuckerfabriken, in Bergwerken und selbst in Schwefelwasser-Badeanstalten vorkommen. Es sind Schädigungen der Conjunctiven und der Hornhaut.

Als Beispiel von H$_2$S-Wirkung in einem Bergwerk sei folgendes Vorkommnis angeführt: In einem 1908 ersoffenen Bergwerk, das 1926 wieder aufgemacht wurde, wurden die in einem Schacht beschäftigten Arbeiter häufig von Augenentzündungen befallen. Es fanden sich überall im Schacht ausgedehnte Krusten von Schwefel, die sich an manchen Stellen abbröckeln ließen, an anderen hatte sich ein bis 1 cm dicker weicher Belag gebildet, bei dessen Abstreifen deutlicher H_2S-Geruch auftrat (TELEKY 1926).

V. LARSEN (1944) berichtet, daß in einem Tunnelbau unter dem Meere in 8 Monaten unter 50 Arbeitern 163 Erkrankungen vorkamen: Schmerzen in den Augen, Lichtscheu, Tränenfluß, kleine Bläschen auf der Hornhaut. Im Tunnel war ein schwacher Geruch nach H_2S. Man fand 3,2—54,6 cm³/l.

Über 8 Fälle von Keratitis, 7 Fälle von Conjunctivitis in einer Zuckerfabrik berichtet TROISI.

Der Umstand, daß man diese Erkrankungen jetzt am häufigsten in den *Spinnereien der Kunstseidefabriken* sieht, hat einzelne Autoren dazu veranlaßt, die Ursache in anderen, dort eventuell möglichen Schädigungen zu suchen: Versprühen von Säuretröpfchen oder Einwirkung von Schwefelkohlenstoff. Gegen die Auffassung, daß sich die Arbeiter die schädigende Substanz mit den Fingern in die Augen bringen, spricht der Umstand, daß häufig sämtliche Arbeiter eines Betriebes erkranken, ferner daß eine durch Änderung der Produktion sich ergebende Vermehrung des H_2S-Gehaltes der Luft zu Erkrankungen führt. Diese Augenerkrankung ist in vielen Ländern studiert worden [P. A. JAENSCH (1930), R. THIEL (1928), KRANENBURG und KESSENER (1925), R. McDONALD (1938) u. a.]. Hatte man anfangs vor allem die Bindehautentzündung als die hauptsächlichste durch H_2S hervorgerufene Schädigung angesehen, so erkannte man bald, daß fast in allen Fällen eine Keratitis superficialis im Lidspaltenbereich nachweisbar ist, besonders mittels der Spaltlampe. Man sieht dort feinste graue Fleckchen, eine punktförmige, seichte, leicht getrübte Dellenbildung, häufig anfangs kleinste punktförmige Defekte des Hornhautepithels ohne Infiltration des Grundes. Neben diesen Erscheinungen an der Hornhaut ist in vielen Fällen eine mehr oder weniger starke Conjunctivitis mit Blepharospasmus und Lichtscheu vorhanden. Gleich nach Beendigung der ersten Schicht, öfters aber erst nach 2—3 Achtstundenschichten, treten leichte Beschwerden auf; die stärksten Beschwerden setzen erst 8—14 Std nach Arbeitsschluß ein und klingen meist in 1—3 Tagen wieder ab. Erkrankungen der tieferen Augenteile sind nicht beobachtet worden.

Bemerkt sei, daß manche Arbeiter immun sind und nicht erkranken, meist aber ist es eine große Anzahl von Arbeitern, die in einem Betrieb erkranken. Manchmal treten diese Erkrankungen erst nach einer Betriebsänderung auf, z. B. nach Übergang vom Spinnen dünner zu stärkeren Fäden. Gewöhnung an die Schädlichkeit ist nie beobachtet worden.

Die **Behandlung** besteht in Verband, Wärmezufuhr durch heiße Umschläge, eventuell Cocain, Salben, Waschungen mit dünner Borsäurelösung.

Prophylaktisch ist in Kunstseidefabriken das einzig Wirksame eine verstärkte Ventilation, die den H_2S-Gehalt der Luft herabsetzt. In Kloaken, Senkgruben ist das kaum durchführbar. Da gewähren ebenso wie in Tanks nur Atemmasken mit Preßluftzufuhr einen sicheren Schutz oder automatische Sauerstoffatmungsgeräte. Auch sollen die an solchen Orten Arbeitenden stets mit einer nach außen reichenden Sicherheitsleine versehen sein und von einem außen stehenden Arbeiter beobachtet werden.

Fluor.

Die Flußsäure, HF, übt eine stark ätzende Wirkung auch auf intakte Haut aus. Selbst leichte Einwirkung verdünnter Flußsäure ruft Rötung und später eintretende anhaltende Schmerzen hervor. Es entwickelt sich etwas später, insbesondere bei starker Konzentration der Säure, unter heftigen Schmerzen eine fortschreitende Nekrose, die trotz Behandlung weiter fortschreitet. Nach

E. BECK (1950) kommt das Fortschreiten in der Flächenausdehnung nach frühestens 5 Tagen, in der Tiefenausdehnung nach frühestens 5 Wochen zum Stillstand. Daher bleiben schwere Verstümmelungen zurück, die Amputation von Fingergliedern oder Fingern wird oft notwendig. Selbst der Zusatz von Flußsäure zu Putzmitteln führt zu schweren Verätzungen. L. SCHWARZ und W. DECKERT beschreiben Verätzungen durch ein Fensterputzmittel, das 5—6% Kieselfluorwasserstoffsäure (H_2SiF_6) enthielt. Noch nach 3 Monaten war die Haut der Hände so empfindlich, daß die Arbeit noch nicht wieder aufgenommen werden konnte.

Schädigungen der Atmungsorgane durch Einatmung von Flußsäuredämpfen waren in früherer Zeit unter den Glasätzern zu beobachten. Die stark reizende Wirkung der Dämpfe zwang frühzeitig zur Anbringung gut wirkender Absaugevorrichtungen.

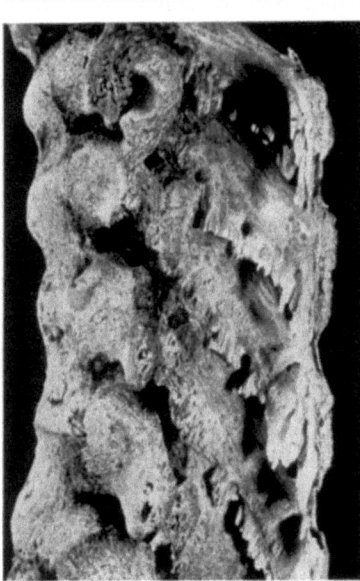

Abb. 11. Brustwirbelsäule eines Kryolitharbeiters. 24 Jahre beschäftigt. Ausgebreitete teilweise tropfsteinartige Bänderverkalkungen. [Aus KAY ROHOLM: Fluorvergiftung. Erg. inn. Med. 57 (1939).]

Viel bedeutungsvoller als diese akuten gewerblichen Flußsäurewirkungen sind die chronischen gewerblichen Fluorvergiftungen.

Flußspat, CaF_2 ist ein weit verbreitetes Mineral und findet sich in verschiedenen Ländern, darunter Deutschland, England, USA. Er wird verwendet als Flußmittel in der Metallindustrie (82% der Produktion), in der Glasindustrie, der chemischen Industrie. Kryolith (Na_3AlF_6) wird nur in Ivigtut (Grönland) gewonnen und in einer Fabrik in Philadelphia, USA., und einer in Kopenhagen zerkleinert und weiterverarbeitet. Er findet dann vor allem in der Aluminiumerzeugung, ferner in der Emailfarbenfabrikation Verwendung. Phosphorit, gewonnen vor allem in USA. und Nordafrika, enthält 3,5% Fluor, wahrscheinlich in der Form von Calciumfluorphosphat. Phosphorit wird bei der Erzeugung von Superphosphat, einem Düngemittel, verwendet.

Auf Schmelzveränderungen an den Zähnen beim Menschen („mottled enamel"), verursacht durch stark fluorhaltiges Trinkwasser, haben zuerst BLACK und McKAY 1916 aufmerksam gemacht. Nach Vulkanausbrüchen wurde unter den Tieren in Island ein Zahnleiden „Gaddur" beobachtet, in Nordafrika ein Zahnleiden „Darmous"; beide durch Fluor verursacht. Über Knochenleiden unter dem weidenden Vieh in der Nähe von Fabriken, deren Abgase Fluor enthalten, berichtete zuerst BARTOLUCCI 1912 (Superphosphatfabrik). CHRISTIANI führte den Nachweis, daß eine ähnliche Krankheit in der Nähe einer Aluminiumfabrik auf chronische Fluorvergiftung zurückzuführen war (1917, 1930).

Chronische gewerbliche Fluorvergiftung des Menschen kennt man vor allem bei Kryolitharbeitern. FLEMMING-MOLLER und SK. V. GUDJONSSON fanden 1931/32 bei Durchuntersuchung der Arbeiterschaft einer Kopenhagener Fabrik, die Kryolith verarbeitete, außer Silicose ein akut auftretendes Magenleiden, von einer leichten Verätzung der Magenschleimhaut herrührend. Ein Teil des verschluckten Kryolithstaubes wird durch die Salzsäure des Magens zu Fluorwasserstoff umgesetzt. Doch belästigen die Magenbeschwerden die Arbeiter nur wenig. Bei vielen Arbeitern aber war eine ausgesprochene Anämie vorhanden. 14 von 30 untersuchten Arbeitern hatten eine herabgesetzte Zahl der Erythrocyten, und zwar 11 von diesen durchschnittlich 3,7 Mill. mit einem Färbeindex von 1,2 und 77% Hämoglobin, die Zahl der weißen Blutkörperchen

war unverändert, doch bestand eine Linksverschiebung. Die Anämie führen
die Verfasser auf die Verengerung der Markhöhle der Knochen durch die von
ihnen zuerst beschriebene weitgehende Sklerose zurück. Die gesamte chronische
Fluorvergiftung und insbesondere diese Sklerose hat dann K. Roholm eingehend
studiert (1936, 1937, 1939). Letzterer Veröffentlichung vor allem folgen wir im
wesentlichen. Klagen über Steifheit, Schmerzen rheumatischer Natur, leichte
Dyspnoe waren in der genannten Kopenhagener Fabrik weit verbreitet. 57 von
68 Arbeitern zeigten die charakteristische Sklerose, die sämtliche Knochen, vor

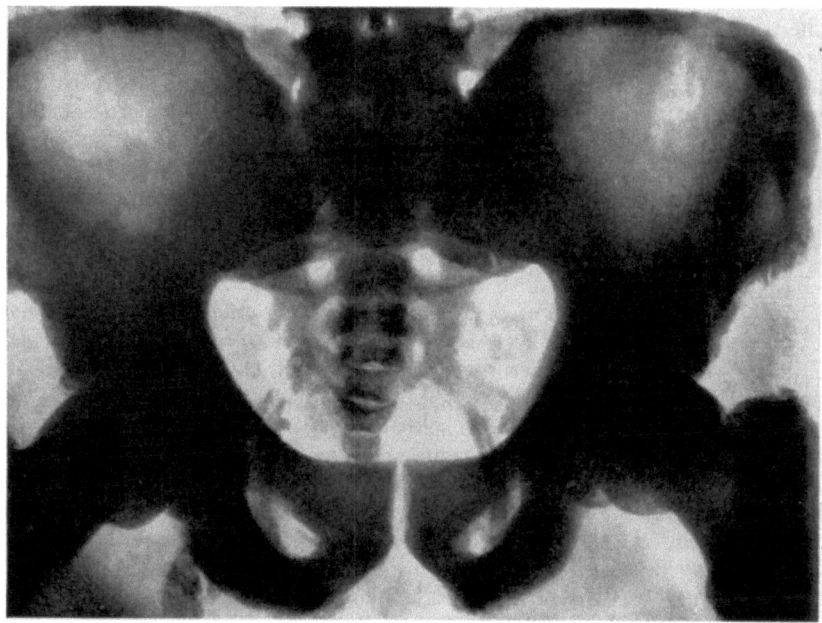

Abb. 12. Röntgenbild des Beckens eines Kryolitharbeiters, 55 Jahre alt, 25 Jahre beschäftigt. Osteosklerose
3. Phase. Stark diffuse Verdichtung und unscharfe Konturen. Bänderverkalkung.
[Aus K. Roholm: Fluorvergiftung. Erg. inn. Med. 57 (1939).]

allem aber Wirbelsäule, Becken, Rippen ergreift. Die ersten erkennbaren Veränderungen sieht man auf der Röntgenplatte frühestens nach 2,4jähriger
Arbeit, schwere Bänderveränderungen frühestens nach 11,2jähriger Arbeit.
Man kann auf der Röntgenplatte 3 Phasen unterscheiden: 1. Im Becken und
an der Wirbelsäule, nicht aber an anderen Stellen ist die schattenbildende Fähig-
keit des Knochens ein wenig erhöht, die Knochenbalken sind grob, unscharf,
stark gezeichnet. 2. Die Balkenzeichnung ist noch verschwommener, der Knochen
gibt auf mehr oder weniger ausgebreiteten Gebieten einen diffusen strukturlosen
Schatten. Das Negativ macht auf den ersten Blick den Eindruck, als wäre es
zu wenig exponiert, die Knochenkontur ist uneben und ziemlich unscharf. Der
Markraum der langen Knochen ist leicht verengert, ferner sieht man an der Wirbelsäule beginnende oder mäßig entwickelte Bänderverkalkungen, die an Spondylitis
deformans erinnern. In der 3. Phase tritt der Knochen als mehr oder weniger
diffuser, dichter marmorweißer Schatten hervor, in dem keine Einzelheiten sich
herausdifferenzieren lassen. Auch der Schädel ist angegriffen, doch ist keine Verkleinerung der pneumatischen Höhlen zu erkennen. Die Knochenkonturen sind
fast durchwegs wollig und unscharf. Die langen Röhrenknochen weisen eine Verstärkung der normalen Leisten auf, unregelmäßige, oft bedeutende periostale

Ablagerungen, sowie Verringerung der Markhöhle. An den Rippen erstrecken sich periostale Auflagerungen wie Rauhreifnadeln oder segelförmige Schatten in die Intercostalräume. Man findet ausgebreitete und meist ganz gewaltige Bänderverkalkungen im Becken und im ganzen Verlauf der Wirbelsäule, jedoch am geringsten am Cervicalteil. Zwischenwirbelscheiben und Gelenkknorpel sind unverändert.

Die klinische Untersuchung ergibt in schweren Fällen unregelmäßige Verdickung der Knochenränder, nirgends aber Empfindlichkeit. Die Beweglichkeit der Wirbelsäule und des Brustkorbs ist eingeschränkt. Es kann zu fast völliger Steifheit der Brustwirbelsäule kommen, während die Kopfbewegungen frei bleiben. Andere besondere Beschwerden oder Organerkrankungen wurden nicht gefunden. Der Umstand, daß bei Arbeitern, die die Fabrik vor mehreren Jahren verlassen hatten, verhältnismäßig geringe Knochenveränderungen gesehen wurden, scheint darauf hinzuweisen, daß eine allmähliche Rückbildung der Veränderungen stattfindet.

Die Urinuntersuchung (G. G. BRUN, H. BUCHWALD, K. ROHOLM 1941) von Kryolitharbeitern ergab eine tägliche Fluorabscheidung von 2,41—43,4 mg/l, im Durchschnitt 16,05 mg/l, während sie bei anderen Krankenhauspatienten 0,18—1,85 mg/l, im Durchschnitt 0,92 mg/l betrug. Ein Arbeiter, der am 1. Tag nach Aufhören mit der Arbeit 5,81 mg (in der Tagesmenge) ausschied, schied am 25. Tage 1,22 mg aus. Vier Arbeiter, die Osteosklerose hatten, aber schon 2—7 Jahre von der Arbeit fern waren, schieden 2,06—9,26 mg aus. Daraus folgern die Verfasser, daß Fluor konstant aus den Knochen mobilisiert wird. Sie kamen zu dem Schlusse, daß menschliche Osteosklerose durch mehrere Jahre lang fortgesetzte tägliche Fluoraufnahme von ungefähr 25 mg hervorgerufen wird.

Bei der Autopsie zweier Arbeiter, die lange Zeit in der Fabrik, über die K. ROHOLM berichtet, gearbeitet hatten und an interkurrenten Krankheiten gestorben waren, zeigten sich keine besonderen Veränderungen der inneren Organe, die Knochen aber wogen bis zum Dreifachen des Normalen, ihre Elastizität war vermindert, die Knochenoberflächen waren weiß mit stark verbreiteten periostalen Ablagerungen und Bänderverkalkungen. Histologisch zeichnet sich die Sklerose durch eine irreguläre organische Matrix und durch variierende, im allgemeinen anscheinend übermäßige Kalkablagerungen aus. Der Kalk wird in Form von groben Körnchen und Klumpen ausgefällt, oft in den Markräumen und gefäßführenden Kanälen. Der Fluorgehalt der Knochenasche betrug maximal 1,31% Fluor (Lendenwirbel). Unter Rücksichtnahme auf das vermehrte Gewicht enthielt das Knochensystem rund bis zu 60mal die normale Menge Fluor. Die Zahnasche enthielt durchschnittlich 0,25% Fluor, d. i. etwa das Zehnfache der normalen Menge. Der Fluorgehalt war in den Lungen erhöht, aber kaum in anderen Organen (K. ROHOLM 1939).

Auch in anderen Fabriken, in denen Kryolith oder andere fluorhaltige Erze verwendet werden, wurden Osteosklerosen beobachtet. P. A. BISHOP (1936) sah bei einem Mann, der 18 Jahre in einer Superphosphatfabrik, die fluorhaltige Phosphaterze verwendete, gearbeitet hatte, schwere Fluorose der Knochen und Bänder. R. G. BOWLER und Mitarbeiter (1947) fanden in einer Magnesiumgießerei, bei der zur Verhütung von Selbstentzündung in den Flußmitteln Fluoride verwendet wurden, unter 47 Arbeitern, die länger als 6 Jahre gearbeitet hatten, bei einem eine mäßige Fluorose der Knochen und Bänder. J. N. AGATE und Mitarbeiter (1949) sahen Osteosklerose bei Arbeitern einer Aluminiumfabrik, die Kryolith in ihren Bädern verwendete. Im Ofenraum dieser Fabrik fand sich 0,34—0,91 mg Fluor im Kubikmeter Luft, in anderen Teilen der Fabrik 0,015—0,141 mg.

Über ähnliche, aber leichtere Erkrankungen wie die bisher besprochenen berichten LARGENT und Mitarbeiter (1951) aus einer Fabrik, die anorganische Fluoride erzeugte. Die meisten Arbeiter standen dort einige bis zu 25 Jahren in Arbeit. Die Urinuntersuchung ergab von der Norm (1 mg/Liter) bis zu 28 mg/Liter Fluor. Bei der Röntgenuntersuchung von 16 Arbeitern fanden sich bei 5, die auch dauernd hohen Fluorgehalt des Urins gezeigt hatten, leichte Knochenveränderungen, Verdichtungen an der unteren Brustwirbelsäule, den Darmbeinschaufeln, an Becken und Oberschenkelknochen.

Es sei auch erwähnt, daß Fluoracetat („1080"), ursprünglich von den I.G. Farben als Mottenmittel empfohlen (1927), später von der US.-Armee als Rattenvertilgungsmittel in großem Umfange verwendet wurde. Seine Wirkung auf verschiedene Tiere ist eine verschiedene.

HARRISON und Mitarbeiter (1952) berichten über einen Selbstmord mit Natriumfluoracetat. Es traten Bewußtlosigkeit, Nystagmus, leichte Muskelspasmen, ein epileptischer Anfall auf. Tod nach wenigen Stunden. Bei der Autopsie: Subperikardiale Petechien, Lungenödem, Erosionen im Magendarmtrakt. Degenerative Veränderungen in Leber und Nieren.

Während und seit dem letzten Weltkrieg hat die Verwendung von Fluorverbindungen eine ungeheure Ausdehnung erfahren. Es wurde zu künstlichen Einfettungsmitteln, Leuchtstoffen, Plastics, Farben, Feuerlöschern, Insecticides verwendet. Gewerbliche Erkrankungen in derartigen Betrieben sind bisher nicht bekannt geworden.

D. K. HARRIS berichtet über Vergiftungen durch Polytetrafluoräthylen, auch Teflon, Fluon genannt, als thermoplastisches Material, das zwischen —70⁰ bis +327⁰ C unverändert bleibt. Nach Exposition zu Staub oder Dämpfen tritt manchmal Unbehagen in der Brust und trockener Husten auf. Aber diese Symptome können fehlen und trotzdem sind einige Stunden später erhöhte Temperatur, beschleunigter Puls, Schüttelfrost, Schwitzen vorhanden. Meist rasche Erholung in 1—2 Tagen. Ganz ähnliche Erscheinungen wurden in einer ähnlichen Fabrik in USA. beobachtet. Die Behandlung ist symptomatisch. Das ganze Krankheitsbild ähnelt sehr dem Zinkfieber.

GAJDUSEK und LUTHER berichten über die schwere Vergiftung eines 2jährigen Kindes, das an dem Flaschenverschluß geleckt hatte. Sechs Stunden später tetanische Krämpfe, unregelmäßige Atmung und Herztätigkeit. Es erhielt intravenös Calciumgluconat, Kochsalzlösung, Dextroselösung. Es kam am 5. Tage wieder zu sich und wurde gerettet.

A. T. WILLIAMS erhielt, während er die Substanz abwog, etwas zerstäubtes Material ins Gesicht. Starker Speichelfluß, Verlust des Sprechvermögens, häufige epileptiforme Anfälle traten auf, das Sehvermögen war getrübt. Dann stertoröses Atmen, cyanotische Verfärbung, Sinken des Blutdruckes. Am 3. Tag Bronchopneumonie. Erst vom 6. Tage an allmähliche Besserung.

Zum Schlusse sei erwähnt, daß L. G. KILBORN, T. S. OUTERBRIDGE, HAI-PENG-LEI (1950) berichten, daß in Südwestchina sich ein Zentrum endemischer Fluorose befindet. Bei den jungen Leuten findet sich (wie auch in manchen Distrikten von USA.) „mottled enamel" (gesprenkelte Zähne), bei den alten Leuten hochgradige Versteifung der Wirbelsäule. Das Gewicht des knöchernen Schädels eines Mannes betrug fast das Doppelte des normalen, das des Schulterblattes fast das Dreifache.

Schließlich sei auf zwei eigenartige Ereignisse hingewiesen: die „Nebelkatastrophe" im Maastal (1930) und die bei Donora im Monongahelatal in Pennsylvanien (1948). In beiden ziemlich engen Tälern mit zahlreichen Industriebetrieben lagerte durch einige Tage schwerer Nebel, der den Abzug der Industriegase verhinderte. In beiden Tälern kam es zu zahlreichen Erkrankungen, im Maastal zu 60 Todesfällen, im Monongahelatal zu 18. Eingehende behörd-

liche Erhebungen wurden gemacht, die aber zu keinen klaren Ergebnissen
führten. FLURY (1937) kam zu dem Schlusse, daß die Maastalkatastrophe durch
aus bestimmten Fabriken (Superphosphatfabrik, Zinkhütten) stammende Fluorverbindungen, Fluorwasserstoff, verursacht worden sei. Ich schließe mich dieser
seiner Ansicht an und glaube, daß auch die Donorakatastrophe durch Fluorverbindungen, die vor allem aus den Zinkhütten stammten, verursacht wurde.

Nitrose Gase. Säuredämpfe. Chlorgas.

Nitrose Gase.

Unter „nitrosen Gasen" wird ein Gemisch der niederen Oxydationsstufen
des Stickstoffes NO, NO_2, N_2O_3, N_2O_4 (Stickstoffoxyd, Stickstoffdioxyd, Stick-
stofftrioxyd, Stickstofftetroxyd), die schwerer als Luft sind und rotbraune
Dämpfe bilden, verstanden. Bei 40^0 C sind ungefähr 30% in der Form von NO_2,
70% als N_2O_4 vorhanden.

Nitrose Gase entstehen bei der Salpetersäureerzeugung, bei der Schwefel-
säureerzeugung in den GLOVER- und GAY-LUSSAC-Türmen, bei der Erzeugung von
Nitroglycerin, Nitrobenzol und anderen Nitroverbindungen, der Erzeugung von
Schießbaumwolle, von Kollodiumwolle und anderen Nitrocellulosen und Pikrinsäure; ferner bei der Einwirkung von Salpetersäure auf Metalle, auf Zink (Zinko-
graphie), beim Reinigen von Aluminiumapparaturen (in Brauereien), beim Reinigen
von Kupfer, beim „Gelbbrennen", beim Beizen von Messing. Ferner entstehen
sie dort, wo Salpetersäure mit organischen Stoffen in Berührung kommt (Zerbrechen von Säureballons und Ausrinnen auf den Holzfußboden oder Sägespäne),
bei Celluloidbränden. Schließlich muß besonders darauf hingewiesen werden,
daß bei Acetylenschweißen in engem Raum sich nitrose Gase bilden, die
mehrfach zu Vergiftung, auch tödlicher Vergiftung geführt haben (S. 357); beim
Elektroschweißen ist diese Gefährdung auch vorhanden, jedoch viel geringer.

SCHULTZ-BRAUNS (1930) hat bis 1930 150 Todesfälle und „unzählige Vergiftungen"
in der Literatur und in den deutschen Gewerbeaufsichtsberichten gefunden. Bis 1941 sind
nach v. OETTINGEN (1941) mindestens 21 Todesfälle dazugekommen, dabei sind nur Literaturangaben, aber nicht die Berichte der Gewerbeaufsichtsbeamten berücksichtigt. Unter
107 Todesfällen, über die dem letztgenannten Autor Näheres bekannt ist, sind 28 durch
Brechen von Säurebehältern, meist Salpetersäureballons entstanden, 12 durch Nitrieren,
16 beim Gelbbrennen. Die häufigste Quelle ist demnach das Zerbrechen von Salpetersäureballons, das Ausfließen der Säure aus diesen und ihre Einwirkung auf organische Stoffe,
den hölzernen Fußboden, aber insbesondere auf Sägespäne, mit denen man die vergossene
Säure aufzutrocknen versuchte.

Das Vorkommen solcher Unglücksfälle suchte man durch behördliche Vorschriften
(Polizeipräsident von Berlin vom 10. 2. 1899 und 7. 5. 1907) und durch Vorschriften der Berufsgenossenschaften zu verhüten (Berufsgenossenschaft der chemischen Industrie vom 22. 7. 1899
und 16. 5. 1903). Die sich vergrößernde chemische Industrie, insbesondere aber die Kriegsindustrie schuf neue Quellen von Vergiftungen, ein Umstand, der die englische Gewerbeaufsicht zur Abfassung einer Denkschrift veranlaßte. Leider liegen über die Jahre des
ersten Weltkrieges keine Zahlen aus England vor, aber in den Jahren 1908—1914 und 1917
bis 1931 kamen in England 246 Vergiftungen mit 32 Todesfällen vor, darunter 167 bei Erzeugung von Salpetersäure und in Nitrierhäusern der Sprengstoff- und der chemischen
Industrie, 24 in GAY-LUSSAC-Türmen, 17 beim Gelbbrennen. Auch der letzte Weltkrieg
führte zu einer enormen Steigerung der Vergiftungen durch nitrose Gase:

In England 1937—1939   30 Vergiftungen mit   2 Todesfällen,
              1940—1944 863 Vergiftungen mit 10 Todesfällen,
              1945—1948   60 Vergiftungen mit   1 Todesfall.

Erwähnt sei hier als eine eigentlich nichtgewerbliche Vergiftung die Clevelander Kata-
strophe (1929). In einem Krankenhaus gerieten in einem Magazin die dort seit Jahren ver-
wahrten Röntgenfilme, die aus Nitrocellulose hergestellt waren (moderne bestehen aus
Acetylcellulose) in Brand. Die Brandgase verbreiteten sich durch das Krankenhaus und
töteten zahlreiche dort liegende Patienten, Ärzte und Wärter, insgesamt wurden über 300 Tote

gezählt. Die Gase bestanden zu je 35% aus nitrosen Gasen und Kohlenoxyd neben 1% Cyanwasserstoff (W. STRAUB 1932).

Ein ähnliches, aber viel kleineres Unglück ereignete sich auf einem Schiff der amerikanischen Marine (D. K. CHARLEROY 1945): Sprenggelatine geriet in Brand und bei den Bemühungen den Brand zu löschen wurden 23 Personen geschädigt, darunter 9 ernstlich, 2 davon starben.

Sehr häufig sind Schädigungen und Todesfälle von mehreren Personen durch dasselbe Ereignis auch in Gewerbebetrieben, entweder dadurch, daß mehrere Arbeiter mit derselben Verrichtung beschäftigt sind oder daß nach einem Unfall (z. B. Auslaufen oder Verschütten von Salpetersäure) mehrere Arbeiter sich an den Aufräumungsarbeiten beteiligen.

So berichtet POTT (1884) über 2 Todesfälle, 6—8 schwer Vergiftete, insgesamt 30 Erkrankte durch Zersetzung eines Gemisches von H_2SO_4 und Superphosphat. Massenunglücke kamen vor in den Elberfelder Farbenfabriken und bei Schering (Berlin) 1907. CZAPLEWSKI berichtet (1912) über ein Unglück in Köln: Zerbrechen eines Salpetersäureballons mit 5 Todesfällen und weiteren 4 Erkrankten; ZADEK (1916) eine tödliche, 2 schwere, 8 leichte Vergiftungen; HOLSTE (1936) eine tödliche, 10 schwer und mehrere leicht vergiftete Feuerwehrleute, gefährdet durch Brechen von Salpetersäureflaschen während der Löscharbeiten.

Was nun die **Krankheitserscheinungen** bei Einwirkung nitroser Gase anbelangt, so haben amerikanische Autoren während des ersten Weltkrieges berichtet, daß sie durch diese Gase auch rein örtliche Wirkung gesehen haben: Entzündung und Geschwürsbildung der Schleimhäute des Mundes, der Nase und selbst schweres Larynxödem, das Einführung einer Larynxtube notwendig machte (zit. bei ALICE HAMILTON 1925). Da aber weder von der genannten Autorin noch früher oder nachher solche Fälle beobachtet wurden, so liegt die Vermutung nahe, daß es sich um die Wirkung anderer Reizgase gehandelt hat. Ebenso scheint es mir fraglich, ob es Fälle nach dem „Schocktypus" gibt: fast momentane schwere Erstickungssymptome, Krämpfe, Atemstillstand, Tod. Ich konnte in der Literatur keinen Originalbericht über einen solchen finden.

Bei der Cleveland-Katastrophe brachten die Dämpfe, die aber auch Cyanwasserstoff und Kohlenoxyd enthielten, vielen plötzlichen Tod, die Kranken lagen ohne Zeichen eines Todeskampfes tot im Bette. Aber da hier auch andere Gase mitwirkten, scheint auch hier kein Schocktod durch nitrose Gase vorzuliegen.

Meist wird bei der Einatmung nitroser Gase ein leichter Reizhusten erzeugt. Die Beschwerden sind meist sehr gering, so daß nicht einmal die Arbeit verlassen wird. In anderen Fällen unterbrechen die Arbeiter zwar die Arbeit für kurze Zeit, kehren aber bald zu ihr zurück In den allerleichtesten Fällen ist mit diesen Beschwerden, einem Reizhusten, der eventuell einige Stunden andauert, die Schädigung abgetan. Aber man verlasse sich niemals darauf, daß man es wirklich mit einem ganz leichten Fall zu tun hat. CHARLEROY (1945), der eine Schädigung von 23 Arbeitern beobachtete, schreibt, daß alle die gleichen ersten Erscheinungen boten: „Es konnte nicht vorausgesagt werden, wer ernstlich krank würde." In diesem Umstand liegt eine der Hauptgefahren, daß eben auf diese akuten Reizerscheinungen eine vollkommen symptomlose Latenzzeit von 2 bis 12 Std folgt. Der Arbeiter, der an keine Gefahr denkt, geht oder fährt auch auf seinem Fahrrad nach Hause. In manchen Fällen treten schon auf dem Wege, meist erst in der Nacht Beschwerden auf. Es sei hier beispielsweise die Beschreibung wiedergegeben, die ZADEK (1916) gibt:

Die Feuerwehr wurde zu einem Brande gerufen, der durch Platzen eines Salpetersäureballons entstanden war. Die Mannschaft, 18—20 gesunde kräftige Feuerwehrleute, löschte bald das Feuer. Die Dämpfe waren stark reizend, aber keiner der Mannschaft mußte die Arbeit aufgeben. Das Feuer war schon um 9 Uhr gelöscht, aber weiter entstanden Dämpfe, und die Mannschaft war bis 10^{30} Uhr mit Aufräumarbeiten beschäftigt. Die Leute kamen um 11 Uhr nach Hause (Feuerwehrkaserne), aßen reichlich und mit gutem Appetit, gingen um 11^{30} Uhr zu Bette. Um 2 Uhr wachten 6 Mann auf mit starken Kopfschmerzen, Brechreiz, Erbrechen, Durchfällen. Unmittelbar danach trat Atemnot ein, Brustbeklemmung, starker Durst, Husten mit zähem, gelblichem Auswurf. Der Rest von den unmittelbar beim Löschen beschäftigt Gewesenen erkrankte einige Stunden später. Alle boten dasselbe Bild: schwerste Atemnot, Haut blaugrau, große motorische Unruhe, anfangs citronengelbes, später mehr pneumonisches Sputum. Temperatur bis 40° C. Puls stark beschleunigt. Lungengrenzen erweitert, kaum verschieblich, zahlreiche Rasselgeräusche, oft umschriebene Dämpfungsbezirke. In den 3 schwersten Fällen Spur von Eiweiß im Urin nachweisbar. Die 3 am schwersten Erkrankten waren 6—7 Tage in Lebensgefahr. Nach 24 Std traten Bewußtseinsstörungen auf, einer war über 72 Std schwer komatös, mit Delirien, aschgrauer Verfärbung, CHEYNE-STOKESschem Atmen. Zwei erholten sich von diesem Zustand, ein dritter, bei dem nach 18 Std das Koma eingetreten war, starb nach 24 Std. Zwei von den mittelschwer erkrankt Gewesenen sind nach 3 Wochen nach anscheinend vollständig überstandener Vergiftung mit Seitenstechen und Husten erkrankt, objektiv war nur leichte Bronchitis nachzuweisen.

SCHULTZ-BRAUNS (1930) berichtet über eine akute, zwei subakute tödliche Vergiftungen:

Am 1. 6. 30 Reinigung von Kupferteilen in Salpetersäure durch 2 Std. Schon während der Arbeit unwohl, arbeitete der Mann aber noch einige Stunden fort. Zu Hause angekommen, trat nach wenigenMinuten Trachealrasseln, starke Cyanose, Husten und Erbrechen auf. Nach vorübergehender Besserung heftige Kopfschmerzen, Cheyne-Stokes, völlige Bewußtlosigkeit. 80 Std nach der Einatmung plötzlicher Tod im Kollaps.

2. Fall. Durch 3 Tage „braunen" Dämpfen von einem Gemisch von Salpetersäure und Salzsäure ausgesetzt. Am Tage nachher Müdigkeit, Kopfschmerzen. Arbeitet noch einige Tage weiter. Dann bettlägerig mit Husten, geringem Fieber, Schüttelfrost. Zunehmende Schwäche. Am 21. Tag nach der letzten Nitroseeinatmung Tod in plötzlichem Kollaps.

3. Fall. Am 30. 11. 30 braunroten Dämpfen ausgesetzt, die Husten und Erstickungsanfälle hervorrufen. Arbeitet noch 8 Tage, hustete viel und verlor an Kräften. Im Krankenhaus wurde Bronchiolitis obliterans festgestellt. Tod am 25. Tage. Die Obduktion der beiden zuletzt beschriebenen Fälle ergab: Bronchiolitis obliterans mit herdförmigen karnefizierenden Pneumonien. Lungenödem, hämorrhagisch-eitrige Bronchitis und Tracheitis. Erweiterung des Herzens.

Solche Erscheinungen können auch wieder ausheilen. So berichtet C. GUT-MANN (1932):

Ein Arbeiter, der nach anfänglichem Hustenreiz ohne weitere Störung 2 Std in einem von braunen Dämpfen erfüllten Raum blieb, fühlte sich dann elend, etwas Atemnot und „Herzkrämpfe". Im Krankenhaus trat, etwa 6 Std nach Beginn der Einwirkung der Dämpfe plötzlich ein bedrohlicher Zustand auf, diffuses Rasseln über den Lungen, schaumiger, hellroter Auswurf. Im Verlauf der nächsten 24 Std bessert sich der Zustand, in den nächsten Tagen ging die Dyspnoe zurück, auch bronchitische Geräusche konnten bald nicht mehr wahrgenommen werden. Am 11. Tage war außer einer Spur Verdichtung am Hilus beiderseits keinerlei krankhafter Lungenbefund festzustellen. Einen Monat nach dem Unfall litt der Mann wieder an Dyspnoe, starkem Reizhusten, Bronchitis obliterans. Nach einem weiteren Monat waren alle Erscheinungen verschwunden.

Im Blut findet man häufig ein Ansteigen der Zahl der Erythrocyten bis 6,8 Mill. Von 7 Patienten HOLSTEs (1936) hatte nur einer 5 Mill., alle anderen mehr, 6 Fälle hatten über 100% Hämoglobin.

In den Hauptzügen verlaufen die schweren Erkrankungen in der oben beschriebenen Art, doch gibt es nach jeder Richtung hin Abweichungen. Auch die Zeitdauer der Aufnahme von nitrosen Gasen, die zu schweren Erscheinungen, selbst zum Tode führen kann, ist eine sehr verschiedene. Manche Autoren berichten von Fällen, in denen die wenige Minuten dauernde Einatmung nitroser Gase genügte, um nach mehreren (5—15) Std den Tod herbeizuführen. SUCQUET gibt an, daß Hinüberbeugen über ein Säuregefäß den Tod nach 28 Std zur Folge hatte. Auch die Latenzzeit kann, wie bereits erwähnt, verschieden lang sein, dauert aber in der Regel einige Stunden. Es sind aber Fälle berichtet, in denen allerdings auch andere Säuredämpfe mitgewirkt haben, so ein Fall von SCHULTZ-BRAUNS, bei dem erst an dem auf die Arbeit folgenden Tage Kopfschmerzen, erst am nächsten Tage Asthma eintrat, erst am 4. Tage der Mann arbeitsunfähig wurde, (siehe oben Fall 2).

Auch ein Fall, der zunächst schwere Erscheinungen darbietet, kann relativ rasch gut ablaufen, bei anderen Kranken kann nach einigen Tagen mit verhältnismäßig besserem Befinden es plötzlich zu tödlichem Kollaps oder einer tödlichen Lungenentzündung kommen. In einem anderen Fall bleibt längere Zeit Bronchitis oder ein gewisser Grad von Herzschwäche zurück. In manchen Fällen entwickelt sich eine Bronchiolitis, die noch nach 2—3 Wochen zum Tode führen kann. Siehe die oben zitierten Fälle).

Diesem klinisch so verschiedenem Verlauf liegen verschiedene pathologisch-anatomische Vorgänge zugrunde, von denen G. CRÄMER (1938) auf Grund eigener Untersuchungen ein anschauliches Bild gibt. Er schreibt: ,,Nach Einatmen gasförmiger Stickoxyde entsteht eine *entzündliche Lungenerkrankung*, die in schweren Fällen als *entzündliches Ödem Todesursache* wird. In anderen Fällen entwickelt sich eine *miliare Bronchopneumonie*, die mikroskopisch außer durch wechselnde Mengen Fibrin, Erythrocyten und Leukocyten in den Alveolen gekennzeichnet ist durch *große syncytiale Zellen*, die Regenerationsformen der Alveolarepithelien sind. Diese *miliare Bronchopneumonie* kann zum *Tode* führen, gelangt aber in *vielen Fällen* zur *Ausheilung*. Ab und zu entwickeln sich aus ihr *miliare Karnifikationsherde*. Sie ist in *jedem Stadium röntgenologisch eindeutig feststellbar*.

Das Auftreten einer *lobären Pneumonie* nach Einatmen der Gase ist unserer Ansicht nach *durchaus möglich*. Innerhalb der hepatisierten Teile fanden sich in einem Falle die gleichen syncytialen Regenerationsformen der Alveolarepithelien wie bei der miliaren Bronchopneumonie.

Die *Lungenentzündung* ist im wesentlichen eine Folge der Einatmung des *Stickstoffdioxyds*. Methämoglobinbildung ist bei den tödlichen Vergiftungen bisher nur vereinzelt beobachtet worden.''

FLURY-ZERNIK (1931) führen zur Erklärung des eigenartigen Verlaufs der Vergiftung mit nitrosen Gasen und anderen Reizgasen folgendes aus (S. 80ff.): ,,Reizung der Lungen verursacht im Gegensatz zu einer Entzündung der oberen Luftwege keine stärkeren Schmerzen. Die Hauptsymptome sind die einer Erstickung. Diese Erstickung ist aber insofern von besonderer Art, als bei ihr im Anfangsstadium kein merklicher Lufthunger besteht. Der Patient zeigt gewöhnlich nur eine aschgraue Farbe, aber keine Atemnot (Dyspnoe), und trotzdem kann schon die geringste Anstrengung sofortigen Tod veranlassen. Dieser Zustand der ,,grauen Cyanose'' ohne Anzeichen von Dyspnoe beruht auf Mangel an Sauerstoff im Blute, Anoxämie, aber ohne gleichzeitige Zunahme von Kohlensäure im Blute. In einem späteren Stadium kennzeichnet sich das klinische Bild durch ,blaurote Cyanose' und heftigen Lufthunger. Das Ödem ist alsdann so stark, daß es sowohl die Ausscheidung von Kohlendioxyd aus dem Blute als auch die Aufnahme von Sauerstoff hindert; dadurch entwickeln sich die klassischen Symptome der Erstickung.'' ... Das Zustandekommen der ,grauen Cyanose' beruht darauf, daß der Austausch des Sauerstoffes zunächst stärker behindert wird, als der des Kohlendioxyds und der Sauerstoff im Blute abnimmt, ohne daß das Kohlendioxyd erheblich zunimmt. ... ,,Die Anzeichen der Asphyxie sind in diesem Stadium also nicht sehr auffällig, und trotzdem ist der Zustand mit akuter Lebensgefahr verbunden.'' ... ,,Mit Ansteigen des Ödems wird ebenso wie die Diffusion des Sauerstoffes auch die des Kohlendioxyds immer mehr beeinträchtigt.'' ... ,,Die stärker ausgeprägten Symptome sind durch den übermäßigen Druck des Kohlendioxyds im arteriellen Blute bedingt, die ernsthafteren Schädigungen aber werden durch den Sauerstoffmangel verursacht. Die Asphyxie bei Lungenödem nach Reizgasen ist deshalb weit gefährlicher, als die oberflächlichen Anzeichen erkennen lassen. Infolgedessen kommt es öfters vor, daß man einen scheinbar nur leicht Geschädigten irgendeine Bewegung machen läßt, wie z. B. Aufsitzen im Bett zur Untersuchung der Lungengeräusche, und daß der Betreffende infolge dieser leichten Anstrengung tot niedersinkt, offenbar durch Versagen des überarbeiteten und asphyktischen Herzens."

Der Vorgang bei Vergiftung durch Reizgase, zu denen die nitrosen Gase gehören, der Mechanismus ihrer Wirkung ist ein durchaus anderer als der bei Vergiftung durch erstickende oder betäubende Gase. Die Reizgase wirken vor allem auf die Schleimhäute der Atemwege und der Lungen, dringen aber nicht in das Blut und damit in andere Organe, sie erleiden keine Abschwächung durch Entgiftungsvorgänge. Sie schädigen das zarte Lungengewebe so stark, daß schwere, die Anwesenheit des Giftes oft weit überdauernde Funktionsstörungen eintreten. Der einmal gesetzte Reiz wirkt lange Zeit weiter fort und führt oft erst nach Stunden zu lebensbedrohenden Zuständen.

Die **Behandlung** muß daher bei Reizgasen, und zu diesen gehören ja die nitrosen Gase, eine ganz andere sein als bei Vergiftungen durch erstickende oder betäubende Gase. Die wichtigste Maßnahme ist die Behandlung der Atemschädigung und der durch sie bedingten Kreislauf- und Herzschwächung. Selbstverständlich ist sofortige Entfernung aus dem Gasbereich das Notwendigste. Da die Gase oft lange an den Kleidern haften, so müssen unter Umständen — soweit dies *ohne jede Anstrengung* für den Kranken geschehen kann — die Kleider gewechselt werden, und der Kranke muß, wenn er nicht sofort zu Bett gebracht werden kann, in warme Decken gehüllt werden. Es muß jede *stärkere Atmung*, z. B. durch Anstrengung bei genauer Untersuchung usw. *vermieden* werden, Transport muß im Liegen, in *Ruhelage* vorgenommen werden. Ärztliche Überwachung während der nächsten 12—24 Std ist notwendig. Daher ordnen die Berufsgenossenschaften an, daß jeder, der nitrose Gase eingeatmet hat, mag er auch keinerlei Symptome zeigen, sofort mittels Krankenwagen in ein Krankenhaus zu überführen ist. Der Kranke muß dort sofort *ins Bett gebracht und warm gehalten werden*. Neben *absoluter Ruhe ist Zufuhr von Sauerstoff*, jedoch ohne jeden Druck notwendig. Auch während der grauen Cyanose und auch während der Verunglückte noch bei Kräften ist und noch keine Störung von Atmung oder Kreislauf erkennbar ist, ist Sauerstoffeinatmung dringend indiziert. Es muß reiner Sauerstoff ohne Kohlensäurezusatz gegeben werden. Von manchen (W. HERGT 1931) wird empfohlen, den Sauerstoff durch eine mit 1% Mentholspiritus beschickte Vorlage streichen zu lassen. Selbstverständlich ist auch nach Eintritt von Lungenödem die Sauerstoffeinatmung unbedingt fortzusetzen, doch ist auch dann die Anwendung künstlicher Beatmung oder die Einatmung von Sauerstoff unter Druck (auch mittels Pulmotor) möglichst zu vermeiden, da solche Erhöhung des Druckes zur Zerreißung des Lungengewebes und zu Blutung führen kann. Die zweitwichtigste Aufgabe ist, wie sowohl HERGT als FLURY, dem ich im wesentlichen folge, ausführen, die Eindickung des Blutes zu bekämpfen, die aus der Exsudation in die Lungen und dem dadurch bedingten Flüssigkeitsverlust sich ergibt, und die dadurch bedingte Erschwerung des Kreislaufes, die namentlich das rechte Herz belastet. Beides kann bekämpft werden durch Aderlaß, durch den 300—800 cm³ Blut entnommen werden können. Er ist natürlich kontraindiziert bei Herzschwäche, Kollaps, starker Blutarmut. Viele empfehlen auch Infusion physiologischer Kochsalzlösung neben, oder wenn Aderlaß nicht möglich, auch an dessen Stelle. Morphium, andere Narkotica und Lobelin sind zu vermeiden, bei starken Schmerzen kann Codein oder Pyramidon gegeben werden. Die „Dichtung" der Lungengefäßwandungen durch Calciumdarreichung (Calcium Sandoz mehrmals 10 cm³ intramuskulär oder intravenös) oder intravenöse Injektion von hypertonischer Zuckerlösung kann (nach

KOELSCH) versucht werden. Der Erfolg ist zweifelhaft. Bei drohendem Lungen-ödem empfiehlt HERGT Strophanthin, $^1/_2$ mg intravenös. Digitalis scheidet wegen seiner zu langsamen Wirkung aus. Cardiazol kann kombiniert mit Strophanthin gegeben werden, Coramin muß wegen seiner zentralerregenden Wirkung ver-mieden werden.

Wenn der Kranke das schwere akute Stadium des Lungenödems überwunden hat, aber auch dann, wenn es nicht zu so akuten bedrohlichen Erscheinungen gekommen ist, kann sich noch später, im Laufe von Wochen, eine eventuell tödliche Lungenentzündung entwickeln.

Was die **Diagnosestellung** anbelangt, so kann diese nur durch Zusammenhalt der klinischen Erscheinungen mit der Darstellung der in den letzten Stunden oder am letzten Tage vorgenommenen Arbeiten erfolgen.

Andere Säuredämpfe. Chlorgas.

Spielt die Salpetersäure dadurch als Quelle gewerblicher Vergiftungen eine Rolle, daß sie bei ihrer technischen Verwendung Anlaß zur Entstehung nitroser Gase gibt, so ist demgegenüber die Bedeutung anderer Säuren für die Ent-stehung gewerblicher Vergiftungen gering. Schwefelräure- und Salzsäurever-giftungen kommen als zufällige Vergiftungen, vor allem aber als Selbstmord-versuche nicht selten vor. Gewerblich als Gas eingeatmet rufen diese Säuren in starker Konzentration sofort heftige Husten- und Erstickungsanfälle hervor; die sofort einsetzenden Reflexe machen Einatmung bis in die tieferen Atmungs-wege unmöglich. ALICE HAMILTON schreibt über die Schwefelsäure, daß ihre Wirkung sich nur auf die oberen Luftwege erstreckt. „Kein Fall von akuter Bronchitis oder Bronchopneumonie ist auf solche Dämpfe zurückgeführt worden.'' Ähnliches gilt von Schwefeldioxyd, doch berichtet die eben genannte Autorin über durch Entzündung von in der Luft schwebendem Schwefelstaub entstandene SO_2-Schwaden, der 13 Mann bis zu 15 min ausgesetzt waren. Sie litten an Ent-zündung der Augenbindehäute, Übelkeiten, Erbrechen, Leibschmerzen, Reizung des Rachenraums und späterer Bronchitis. Einer bekam Lungenentzündung und starb am 10. Tage, zwei zeigten Temperaturerhöhung und Schwäche, vielleicht durch Tuberkulose veranlaßt; die anderen konnten innerhalb 3 Wochen zur Arbeit zurückkehren. Selbstverständlich aber kommen auch Unfälle durch Verätzung mit Säure und Einatmung konzentrierter Säuredämpfe vor. So berichten GOLDMAN und HILL über Gesichtsverätzung und schwere Lungen-schädigung, die zu Lungenfibrose, Bronchiektasien und Emphysem führte.

Eingehende Erhebungen über die Verhältnisse in der Säureindustrie hat sowohl die englische Regierung (Report by the Chemical Works Committee of Inquiry, London 1893) als auch die deutsche Regierung (Berichterstatter F. KÖLSCH 1929) veranlaßt. Der Reichsgesundheitsrat kam auf Grund des Berichtes von KÖLSCH zu dem Schluß: „Unter den derzeitigen Verhältnissen kommen in den Säure-betrieben Gesundheitsschädigungen wie Reizung der Luftwege, Zahnnekrosen und Verätzungen als spezifische Berufskrankheiten vor, außerdem werden Magen-Darmstörungen beobachtet. Doch sind alle diese Krankheitserscheinungen im allgemeinen nicht schwerer Art.''

Neuerdings hat A. ANDERSON (1950) festgestellt, daß in einer Ölraffinerie, in der große Mengen von SO_2 verwendet werden, die dieser ausgesetzten Arbeiter keinen ungünstigeren Gesundheitszustand aufweisen als die übrigen Arbeiter.

Bemerkenswert sind die durch Säuren hervorgerufenen Zahnveränderungen der Arbeiter. M. KRAUS beschreibt eine durch Salzsäure hervorgerufene Nekrose der Zähne, die sich zunächst als Braunfärbung an den mittleren Schneidezähnen äußert. Die Oberfläche der Zähne wird rauh, dann wird das Zahnbein vom Schmelz entblößt und schließlich bröckeln die Zähne ab.

Bei Arbeitern, die mit salpetersaurem Quecksilber arbeiten, tritt eine grünlich-braune Verfärbung der Zähne ein, dann kommt es zum Abbröckeln und Verlust der Zähne (TELEKY).

Das über Säure Ausgeführte gilt in weitem Umfange auch für *Chlorgas*, doch kommen hier Fälle vor, in denen die akuteste Vergiftung die Einatmung großer Mengen in einigen Atemzügen rasch zum Tode führt: höchste Atemnot, Cyanose, kalter Schweiß, kleiner Puls, Tod. L. LEWIN gibt an, daß 7 solche Fälle beobachtet wurden, doch trete meist nach der Entfernung aus der Chloratmosphäre Erholung ein.

Chlorgas wurde im ersten Weltkriege bei Ypern im Gaskriege verwendet. Mehrfach sind Massenunglücke durch Undichtwerden von Chlorgasbehältern beobachtet worden, so bei Brooklyn (208 Schwervergiftete, A. HAMILTON), bei Denver in Colorado (26 Vergiftungen), ferner in Deutschland bei Ragnit a. d. Memel (27 Vergiftete), Odermünde a. d. Oder (40 Vergiftete) und Walsum a. Rh. (88 Schwervergiftete). Über letztere Unfälle berichtete BAADER auf der wissenschaftlichen Tagung der staatlichen Gewerbeärzte Deutschlands, Mai 1952. Er gibt von der akutesten Vergiftung folgende Beschreibung: Reizung der Augenbindehäute, der oberen und tieferen Luftwege, qualvollster Husten, der sich zu Erstickungsanfällen steigert, angestrengte Atmung, Körperhaut blau und grau. Unruhe, Delirien, Kopfschmerz, Schwindel, Erbrechen, kalter Schweiß. Am Beginn Benommenheit oder Bewußtlosigkeit. Häufig treten die schweren Lungenerscheinungen erst einige Stunden nach der Einatmung des Giftes auf. Der Auswurf ist oft blutgemischt, Rasselgeräusche, Blut im Urin. Große Hinfälligkeit.

Aus einem 14 Tonnen Chlor enthaltenden Kessel, der bei Walsum explodierte, ergoß sich eine Chlorgaswolke über die Umgebung. Von den 46 Schwerstkranken hatten die meisten Fieber, Rasselgeräusche über den Lungen, klagten über Luftnot, 22 hatten Blut im Auswurf, ebenso viele Tachykardie, 16 Cyanose, 16 Blut im Urin. 4 Kranke starben.

Bei den drei obduzierten Leichen fanden sich in den verschiedensten Hirngebieten der weißen Substanz frische perivasculäre Mantelblutungen, die mikroskopisch als Petechien sichtbar waren. Der eine Patient hatte neben Lungenödem reichlich bronchopneumonische Herde im Oberlappen, ein anderer Lungenödem aller Lappen; einer, der am 5. Tage starb und früher schon an chronischer Bronchitis gelitten hatte, zeigte chronische Stauungslunge, hochgradige Lungenblähung, eine kleinapfelgroße Luftblase bei völligem Fehlen von Lungenödem. Chlorgeruch war an den Leichen nicht vorhanden.

Hinzugefügt sei, daß charakteristische Hauterkrankungen unter den Namen „Pernakrankheit", „Chloracne" oder „Teeracne" bekannt sind. Es sind entweder kleine weißgelbliche Knötchen, aus Talgdrüsen hervorgegangene Cystchen und kleine Comedonen („Pernakrankheit") oder es sind größere Acnepusteln (Chloracne). Diese Erscheinungen sind nicht Folge reiner Chlorwirkung, sondern sie treten nur unter Einwirkung gechlorter Kohlenwasserstoffe (s. S. 261) oder gleichzeitiger Wirkung von Chlor und Teer auf.

Auch Aceton, Essigsäure, Essigsäureanhydrid, Acetylchlorid sind gute organische Lösungsmittel, von denen vor allem Aceton in der Erzeugung künstlicher Seide und der Celluloidindustrie verwendet wird. Sie rufen vor allem Rötung der Conjunctiven und Tränenfluß hervor, eventuell auch Trockenheit der Haut und Dermatitis. Da die meisten dieser Stoffe gewerblich nicht in höherer Konzentration verwendet werden, werden ernstere Vergiftungen nicht beobachtet. Doch berichtet CACCIAPUOTI über einen Arbeiter, der neben Zeichen von Acetoneinwirkung Symptome ähnlich einer Hemiplegie darbot. Doch ist Aceton als Ursache der letzteren Erscheinungen zweifelhaft, da er ein Hypertoniker war. SESSA und TROISI berichten, daß Arbeiter, die mit Lacken arbeiteten häufig Kopfschmerzen, Anämie, Abmagerung, Leberschwellung aufwiesen (die letztgenannten drei Autoren zitiert nach BALDI).

Die Amyl-, Butyl- und Propylacetate werden ebenfalls als Lösungsmittel in der Industrie verwendet und rufen ähnliche leichte Reizerscheinungen der Haut und der oberen Schleimhäute hervor, ebenso auch die Ameisensäure und deren Aldehyd.

Kohlenoxyd.

Vorkommen von Vergiftungen. Schon im Altertum wurde Kohlenoxyd als Mittel zu Mord und Selbstmord benützt. Etwa 200 v. Chr. hat das campanische Volk seine mit den Römern verbündeten Führer und römische Bürger gefangengenommen und in Badeanlagen untergebracht, Hannibal veranlaßte die Einwohner von Muceria, in ihre Badeanstalten zu gehen — in beiden Fällen wurden die so Gefangenen in Dampf und Rauch erstickt. Lutatius Catulus beging (86 v. Chr.), Seneca (68 n. Chr.) durch Kohlendunst Selbstmord. Auch das ganze Mittelalter hindurch war die Gefährlichkeit des Kohlendunstes bekannt.

JOHANN CHRISTIAN GOTTLIEB ACKERMANN, der „RAMAZZINIs Abhandlung von den Krankheiten der Künstler und Handwerker neubearbeitet und vermehrt" 1780 herausgab, schreibt: „Eine sehr häufige Ursache zu heftigen Krankheiten, und, was noch mehr ist, zu schnellen Todesfällen, welcher sich die Künstler und Handwerker, die am Feuer häufig arbeiten, oft aussetzen müssen, gibt der Dampf von den Holz- und Steinkohlen ab, wenn er unvorsichtig eingeschluckt wird. Die Arbeiter, die sich mit dem Schmelzen und Gießen der Metalle ... beschäftigen, haben meist schlecht gebaute Öfen, die noch öfter mit schlechten Luftzügen versehen sind." Er bringt die Geschichte zweier durch Kohlendunst in einem kleinen Raum, in welchem sich etliche Öfen zum chemischen Gebrauch befanden, zugrunde gegangenen Personen. Von dem einen schreibt er „er lag auf der Erde, an der Tür, und der Lage nach zu urteilen war er aufgestanden, um das Gemach zu verlassen, im Begriffe aber, die Türe zu öffnen, tot zur Erde gefallen" — eine typische Stellung, die für Kohlenoxydvergiftung pathognomonisch ist. ACKERMANN berichtet dann über die durch nicht so sehr konzentrierte Kohlendämpfe verursachten Leiden der Handwerker, die viel häufiger sind als die plötzlichen Todesfälle: sehr heftige Kopfschmerzen, eine Art „schmerzhafte Betäubung", Nervenzufälle.

Das Kohlenoxyd spielt auch heute noch eine große Rolle sowohl als Unfallursache als auch als Mittel zum Selbstmord. Es seien hier nur einige *Zahlen aus neuester Zeit* gebracht.

Aus Paris 1948 bringen V. RAYMOND und A. VALLAUD (1950) nach den Ausweisen der den Rettungsdienst versehenden Feuerwehr folgende Angaben über Vergiftungen (nicht nur Todesfälle!):

Tabelle 27.

Vergiftung durch	Männer	Frauen	Kinder	Zusammen
Leuchtgas: Selbstmord	354	557	6	917
Unfälle	292	441	83	816
Kohlenoxyd: Selbstmord	2	1		3
Unfälle: Heizanlagen	149	155	40	344
Autogase	1			1
Anderen Rauch	4	5	2	11

Aus den USA. liegen folgende Zahlen nach dem Bericht des National Office of Vital Statistics über Todesfälle im Jahre 1948 vor:

Tabelle 28.

Todesfälle	Selbstmord	Unfälle
Überhaupt.	16354	98001
Durch Leuchtgas.	1190	1095
,, Motorenabgase.	625	254
,, anderes Kohlenoxydgas.	79	412
,, andere giftige Gase	44	241

Ich habe an anderer Stelle darauf hingewiesen, wie die Selbstmordmittel mit dem Stande der industriellen Entwicklung wechseln, wie in europäischen Städten die Natronlauge durch den Phosphor, dieser durch Lysol und Sublimat, schließlich diese, natürlich nur zum Teil, durch Leuchtgas verdrängt wurden. Jetzt spielen in USA. die Motorabgase eine erhebliche Rolle als Selbstmordmittel.

Bemerkt muß zu diesen Statistiken werden, daß deren Zahlen nicht vollkommen verläßlich sind. Einerseits macht die Unterscheidung zwischen Selbstmord und Unfall in einer gewissen Zahl von Fällen Schwierigkeiten, vor allem aber entgehen, wenn man sich nicht auf Erfassung der Todesfälle beschränkt, der Statistik die ungeheure Zahl leichter Vergiftungen.

Wie häufig leichteste Vergiftungen sind, geht aus Angaben PFEILs hervor: Nachdem angeordnet war, daß jeder Arbeiter, der glaubt, durch Einatmung von Gas Beschwerden zu haben, sich beim Fabrikarzt melden müsse, wurden in dem betreffenden chemischen Großbetrieb in $3^1/_2$ Jahren 384 Gasvergiftungen durch spektroskopischen Nachweis von CO im Blute festgestellt, bei nur 46 war eine Arbeitsunterbrechung von einem Tag und mehr notwendig, die anderen nahmen nach stundenweiser Unterbrechung die Arbeit wieder auf. Dabei muß hinzugefügt werden, daß die Spektroskopie den Nachweis kleiner CO-Mengen im Blut nicht gestattet.

Ursachen der Vergiftung. Daß jede Feuerstelle im Haushalt oder Betrieb, jeder Ofen mit auch nur zeitweise nicht gut wirkendem Abzug Anlaß zu CO-Vergiftung geben kann, ist wohl allgemein bekannt. Aber auch in jedem Haushalt, in jedem Gewerbebetrieb, in dem sich Gasbeleuchtung oder Gasheizungsanlagen befinden oder in dessen Nähe die genannten Einrichtungen oder auch nur Gasleitungen angebracht sind, können solche Vergiftungen vorkommen. Die unmittelbaren Ursachen der Vergiftung sind — ganz abgesehen von Selbstmordversuchen — sehr mannigfaltiger Art: schlecht angelegte, schadhafte oder rissig gewordene Leitungsrohre oder deren Verbindungsstellen, nachlässigerweise nicht ganz geschlossene Hähne. Durch Sinken des Gasdruckes verlöschte kleine Flammen, durch überlaufende Flüssigkeit verlöschte Flammen bzw. das dann ausströmende Gas können Anlaß zu Vergiftungen geben.

Auf zwei Entstehungsursachen von CO-Vergiftungen sei besonders hingewiesen: Wenn auf einen kleinen Gasherd ein Gefäß mit großer Bodenfläche gestellt wird, hat die Luft zu den Flammen nicht genügend Zutritt und es bildet sich beim Verbrennungsprozeß des Leuchtgases CO. HUG (1931) berichtet, daß in Basel in den letzten Jahren 7 Todesfälle auf diese Art veranlaßt wurden. Ferner: in Badezimmern, deren Gasbadeofen kein gut angelegtes, d. h. über den nächsten Dachfirst hinausgehendes Abzugsrohr hat, kommen durch den Rücktritt der Verbrennungsgase in den Baderaum CO-Vergiftungen vor. Man findet in solchen Fällen den Gasbadeofen noch brennend, aber das zurücktretende CO hat den Badenden getötet oder betäubt (eventuell Kombination mit

Ertrinken). In einer rheinischen Stadt waren in 3—4 Jahren durch solche Badeöfenabzüge 5 Todesfälle, 7 andere Vergiftungsfälle vorgekommen.

Aber nicht nur von Anfang an fehlerhaft gebaute Anlagen führen zu Gasvergiftungen — ebenso zufällige Beschädigungen einer Gasanlage.

Ein Arbeiter arbeitet an einem an der Zimmerdecke liegenden Gasrohr. Er unterläßt bei Beendigung der Arbeit zu prüfen, ob das Rohr nicht Schaden gelitten — das ausströmende Gas tötet im darüberliegenden Zimmer 3 Personen.

Ebenso wie in jedem Haushalt können in jedem Gewerbebetriebe Gasleitungen, schlecht gelegte oder verstopfte Abzüge zur Vergiftung führen. Dabei muß bemerkt werden, daß unter gewöhnlichen Umständen gut funktionierende Abzüge unter besonderen Umständen versagen können.

Ein Mann hatte jahrelang an einem Schmiedefeuer gearbeitet. Eines Nachts lag er 20 min. nachdem er noch mit Arbeitskollegen gesprochen hatte, tot neben dem Feuer auf dem Boden. Durch Blutuntersuchung wurde CO-Tod festgestellt. Der Gebläsewind des Schmiedefeuers war abgestellt gewesen. Das eiserne Abzugsrohr führte an der Außenseite des Gebäudes 10 m hoch über den nächsten, nicht aber über die folgenden Dachfirste. Die Nacht war ungewöhnlich kalt und ein Sturmwind blies in der Richtung gegen das Dach. Das kleine Schmiedefeuer war zu schwach gewesen, um den Verbrennungsgasen Auftrieb durch das kalte Rohr zu geben, der Wind drückte sie in das Rohr und gegen den Arbeitsplatz zurück.

Feuerstellen sind in den verschiedensten Betrieben. Darüber hinaus aber gibt es zahlreiche Betriebe mit besonderen Gefahrenquellen. Hervorgehoben seien die Hochöfen der Eisen- und Stahlwerke, die Öfen anderer Metallhüttenwerke, die Öfen der keramischen Industrie, beginnend mit den Öfen der primitiven Ziegelwerke bis zu denen der Porzellanindustrie, dann zahlreiche Öfen in der chemischen Großindustrie.

In Bergwerken kann sich bei den Bränden, wie sie durch Entzündung der Holzzimmerung oder durch Entzündung von Grubengas (Methan) entstehen, CO in großer Menge entwickeln infolge der relativ geringen Luftzufuhr und der Entzündung des in Kohlenbergwerken vorhandenen Kohlenstaubes. Weitaus die Mehrzahl der bei Bergwerksunglücken ums Leben kommenden sind Opfer der CO-Vergiftung.

In Courrière kamen durch ein Bergwerksunglück (10. 3. 06) 1099 Bergleute ums Leben, die weitaus überwiegende Mehrzahl durch CO. Bei einem Bergwerksunglück im Aachener Bezirk, das über 200 Opfer forderte, wiesen die von der Explosion über Tage Betroffenen schwere Verletzungen durch mechanische Gewalt und Verbrennung auf. Von den im Bergwerk selbst Verunglückten hatten nur wenige Verletzungen, bei der übergroßen Mehrzahl konnte aus der hellroten Färbung der Totenflecken und dem Fehlen jeder äußeren Verletzung mit Sicherheit die Diagnose CO-Vergiftung gestellt werden (eigene Beobachtung).

Auch bei Tunnelbauten kann ein Brand zu Massenvergiftungen durch CO führen (Hauensteintunnel 1856, 63 Tote).

Im Bergbau und ebenso im Tunnelbau kann es auch durch Eröffnung von CO-haltigen Adern zum Austritt von CO und Gefährdung der Arbeiter kommen (Rickentunnel 1907, Tauerntunnel 1907). Bei allen solchen Katastrophen sind auch die Rettungsmannschaften stark gefährdet und es benötigt umsichtiger Leitung der Rettungsarbeiten und vor allem Versorgung der Rettungsmannschaften mit geeigneten Apparaten, um zu verhüten, daß das CO auch unter diesen Opfer fordert. Auch durch Steckenbleiben von Zügen in Tunnels kann es infolge der Abgase der Lokomotive zu CO-Vergiftungen kommen, wenn die Lüftungsverhältnisse im Tunnel ungünstige sind. So gingen im Rickentunnel (DETTLING 1934) die 6 Mann starke Zugsmannschaft eines steckengebliebenen Güterzuges und 2 Mann der Rettungskolonne zugrunde. Weniger schwere Unglücksfälle hatten sich schon früher im Stanzertaltunnel und im Tunnel von Ronco ereignet (E. H. INHELDER 1922).

Bei Explosionen entsteht immer CO aus den Explosionsstoffen selbst. Wo diese Gase nicht sofort abziehen können oder durch die umgebende Luft aufs äußerste verdünnt werden, bilden sie eine schwere Gefährdung der in der Nähe des Explosionsherdes oder in mit ihm verbundenen, nicht ausgiebig gelüfteten Räumen Arbeitenden. In früheren Jahrzehnten waren im Minenkrieg die Angreifer und auch die Verteidiger in hohem Grade durch CO-haltige Explosionsgase gefährdet. Bei den Graudenzer Minenübungen (1873) ereigneten sich gleich bei der ersten Sprengung 7 tödliche CO-Vergiftungen; insgesamt wurden dort über 81 Erkrankungen beobachtet.

Die CO-Gefahr bei Bränden in Bergwerken ist oben erwähnt worden, aber bei jeder Sprengung in Bergwerken, Steinbrüchen, bei Bauten usw. besteht diese Gefahr.

Eine besondere Bedeutung sowohl für Unfälle als auch für Selbstmorde haben die Verbrennungsgase bei Motorfahrzeugen, Automobilen erlangt. Überall, wo durch Verbrennung oder Vergasung Motoren getrieben werden, ist Anlaß zur Entwicklung von CO gegeben. Ein Beispiel von durch Verbrennungsmotoren verursachten Unglücksfällen ist oben beim Bericht über die Rickentunnelkatastrophe gebracht worden. Die bei den meisten Autos benützten Vergasermotoren geben vielfach Anlaß zu CO-Vergiftung durch Eindringen von Auspuffgasen in das Innere von Autobussen und Autos während der Fahrt. Meist sind die Vergiftungen leichte oder mittlere („Limousinenkrankheit"), doch ereignete sich einmal in einem Autobus in Belgien ein Massenunglück. Nach ungefährer Fahrtdauer von 20 min klagten Passagiere über Beschwerden, als man etwas später nachsah, lagen 12 Personen bewußtlos auf den Bänken des Wagens, ein 17jähriger Bursche konnte nicht mehr zum Leben erweckt werden. Durch Leerlaufenlassen des Motors in der Garage sind vielfach Unglücksfälle vorgekommen, und zwar sowohl in nicht entsprechend gelüfteten Großgaragen als auch in räumlich ganz beschränkten Garagen (s. die oben gebrachte Tabelle über USA.).

Erwähnt sei hier, daß, als während des zweiten Weltkrieges Automobile, insbesondere auch Autobusse, mit Generatorgas betrieben wurden, die Zahl der Vergiftungen sehr groß wurde. J. S. Lumio (1948) berichtet, daß in Finnland zwischen 1.4.45 und 31.5.47 solche Vergiftungsfälle von 1284 Personen bekannt wurden, darunter 813 Chauffeure und 294 Reparaturarbeiter. Auch in Frankreich führte die Verwendung von „gazogène" als Treibmittel für Autos während des Krieges zu Vergiftungen (Derville und Mitarbeiter 1946).

Eine vielfach diskutierte Frage ist es, wie weit durch die Abgase zahlreicher Autos bei starkem Verkehr auf der Straße, und noch mehr in Tunnels, die Passanten, aber insbesondere auch die an verkehrsreichen Punkten diensttuenden Verkehrspolizisten gefährdet werden.

Wilson und Mitarbeiter (1926) fanden bei 6 von 14 untersuchten Verkehrspolizisten Werte zwischen 20—30% CO-Hämoglobin. J. J. Bloomfield und H. S. Isbell (1928) fanden bei 141 Untersuchungen in den belebtesten Straßen amerikanischer Städte in 24% über 1 Teil CO auf 10000 Luft (0,01%), nur in einer Stadt über 2 Teile auf 10000. Hingegen fanden sie in 5 von 27 Garagen über 4,0 auf 10000 (0,04%).

Schließlich seien als eine besondere Quelle von CO-Vergiftung jene Apparate erwähnt, die ohne jede Abzugsmöglichkeit durch Verbrennen besonders präparierter Kohle (früher Holzkohle) Wärme liefern sollten: Es waren sowohl Bügeleisen („Dalli"-Bügeleisen) als auch Heizvorrichtungen für Autos („Fahrwohl"). Ich vermute, daß die genannten nicht mehr in Gebrauch sind, doch können jederzeit neue derartige „Erfindungen" auftauchen.

Wirkung verschiedener CO-Konzentrationen. Zur Frage, welche Wirkung verschiedene CO-Mengen auf den Menschen ausüben, bringe ich die folgende Tabelle, die auch zugleich einen Überblick darüber gibt, welcher Carbonmonoxyd-Hämoglobingehalt des Blutes, in Prozenten berechnet, dem Gehalt von

CO in 100 cm³ Blut entspricht. Ich entnehme die Tabelle gekürzt dem Buche von RAYMOND und VALLAUD (1950).

Tabelle 29.

CO-Gehalt in der Luft		CO-Hb im Blut %	CO in 100 cm³ Blut	Symptome
in Vol.-%	cm³/m³			
0,001	10	1,05	0,326	Keine.
0,01	100	9,6	2,34	Bei längerem Aufenthalt leichtere Kopfschmerzen.
0,05	500	34,6	8,36	Heftige Kopfschmerzen, Schwindel, Sehstörungen, Neigung zu Ohnmacht.
0,10	1000	51,5	12,39	Beschleunigung von Atmung und Puls, Synkope.
0,20	2000	68	17,3	Koma, Verringerung von Puls und Atmung, Tod.
0,50	5000	84,5	21,3	Rascher Tod.

Auskunft über die Bedeutung des Perzentgehaltes des Blutes an Carbonmonoxydhämoglobin geben uns HENDERSON-HAGGARD (1927) in der folgenden Tabelle.

Tabelle 30.

CO-Hb in %	Physiologische Wirkung
10	Keine merkbare Wirkung, abgesehen von Kurzatmigkeit bei schwerer Arbeit.
20	In den meisten Fällen keine merkbare Wirkung außer Kurzatmigkeit auch bei mäßiger Arbeit. Manchmal leichter Kopfschmerz.
30	Ausgesprochener Kopfschmerz, Reizbarkeit, leichte Ermüdbarkeit. Urteilskraft getrübt.
40—50	Kopfschmerz, Verwirrtheit. Zusammenbruch und Ohnmacht bei Anstrengung.
60—70	Bewußtlosigkeit, Nachlassen der Atmung und Tod, wenn die Exposition länger andauert
80	Baldiger Tod.
Über 80	Sofortiger Tod.

Die folgende Tabelle gibt uns einen Überblick über die Wirkung verschiedener CO-Mengen in der Luft (HENDERSON-HAGGARD).

Tabelle 31.

	Teile CO auf 1 Mill. Teile Luft cm³/m³
Zulässig für eine Exposition von einigen Stunden	100
Ohne merkbare Wirkung 1 Std erträglich	400—500
Eine gerade merkbare Wirkung nach 1 Std hervorrufend	500—700
Unangenehme, aber nicht gefährliche Symptome nach 1 Std hervorrufend	1000—1200
Gefährlich bei Ausgesetztsein für 1 Std	1500—2000
Konzentrationen, die schon in weniger als 1 Std tödlich wirken . .	4000 und mehr

Einen kurzen Überblick über diese Wirkung verschiedenen CO-Gehalts der Luft gibt uns die Tabelle FLURYs (1928).

Tabelle 32.

	cm³/m³	Vol.-%
¹/₂—1 Std erträglich	1000	0,1
In ¹/₂—1 Std gefährlich	2000	0,2
In 5—10 min tödlich	5000	0,5

Die Zeit, die notwendig ist, damit verschiedene Konzentrationen des CO in der Luft ein 80%iges Gleichgewicht der Blutsättigung erreichen (nach SAYERS und YANT 1924, zit. nach v. OETTINGEN) beträgt:

Tabelle 33.

CO-Gehalt in der Luft	% der Blut-sättigung	Zeit	CO-Gehalt in der Luft	% der Blut-sättigung	Zeit
0,02—0,03	23—30	5—6 Std	0,11—0,15	55—60	$1^{1}/_{2}$—3 Std
0,04—0,06	36 41	4—5 Std	0,20—0,30	64—68	$^{1}/_{2}$—$^{3}/_{4}$ Std
0,07—0,10	47—53	3—4 Std	0,50—1,00	73—76	2—15 min

Diese Tabelle zeigt uns, daß jede Konzentration von CO in der Luft nur imstande ist, einen gewissen Prozentsatz des Hämoglobins des Blutes in Kohlenoxyd-Hämoglobin zu verwandeln, bis ein gewisses Gleichgewicht erreicht ist. Sie zeigt uns auch, daß der Sättigungsprozeß um so schneller vor sich geht, je höher die Konzentration ist. Es muß aber hinzugefügt werden, daß schon 21% CO-Hämoglobin genügend sind, um mäßige Vergiftungssymptome zu erzeugen.

Als eine Art Faustregel geben HENDERSON-HAGGARD (1927) an: Wenn die Zeit in Stunden gemessen wird und die Konzentration in p.p.m. (Teilen pro Million) (Kubikzentimeter CO auf Kubikmeter Luft), so ist die physiologische Wirkung die folgende:

Tabelle 34.

Zeit mal Konzentration . .	300	Keine merkbare Wirkung.
Zeit mal Konzentration . .	600	Gerade merkbare Wirkung.
Zeit mal Konzentration . .	900	Kopfschmerzen und Übelkeit.
Zeit mal Konzentration . .	1500	Gefährlich.

Es sei allerdings hinzugefügt, daß diese Zahlenwerte nur einen rein theoretischen Wert haben, da es praktisch nie möglich sein wird, vor Eintreten einer Vergiftung und zur Verhütung derselben diese Werte zu bestimmen. Es sei aber erwähnt, daß nach der American Standard Association in USA. ganz allgemein 100 p.p.m. = 100 cm³/m³ als die Grenze des Erlaubten angesehen werden bei einem Sauerstoffgehalt der Luft von 19 Vol.-% und bei einer Exposition von nicht über 8 Std täglich (Siehe Tabelle der gestatteten Höchstwerte S. 12). Bei einem Aufenthalt von höchstens 1 Std täglich werden 400 p.p.m. als gestattet angesehen.

Selbstverständlich besteht, wie gegen jedes andere Gift, auch gegen CO eine individuell verschiedene Empfindlichkeit, doch sollten auch hier, ehe man auf diese zurückgreift, alle äußeren Verhältnisse genau studiert werden.

Erwähnt sei hier das Beispiel des Todes des berühmten französischen Romanciers Emile Zola. Er schlief mit seiner Frau in einem Zimmer, er selbst näher dem Fenster, die Frau näher dem Ofen, der an der dem Fenster gegenüberliegenden Wand stand. Zola wurde morgens tot aufgefunden, während seine Frau nicht ernsthaft vergiftet war. Es wurde folgendes festgestellt: Die aus dem Ofen entweichenden CO-haltigen Verbrennungsgase stiegen infolge ihrer Wärme an der Wand empor, verbreiteten sich an der Decke. Als sie an die Fensterwand kamen, wurden sie abgekühlt, sanken wieder herab und töteten so den nahe der Fensterwand schlafenden Zola, während die weiter im Zimmer schlafende Frau verschont blieb.

Mit Recht weisen FLURY-ZERNIK (1931) (S. 201) darauf hin: „Wenn zwei verschieden große Individuen oder ein Erwachsener und ein Kind im Zustand der Ruhe die gleiche Atmosphäre einatmen, so tritt bei dem kleineren und jüngeren Individuum, das einen aktiveren Stoffwechsel besitzt, die Absorption von CO schneller ein und es besteht hier die Tendenz zu rascher Sättigung. In derartigen Fällen wird die Verdrängung von Sauerstoff durch CO bestimmt durch das Verhältnis von Atemvolumen zu Körpergröße und Blutmenge. Das Atemvolumen in der Ruhe ist bei den einzelnen Individuen eine Funktion ihrer Körperoberfläche und demgemäß verschieden; die Blutmenge wiederum ändert sich entsprechend dem Körpergewicht. Bei Körpern von gleicher Gestalt ... ist die relative Oberfläche um so größer, je kleiner ihre Masse ist. Deshalb unterliegen schmächtige Individuen dem CO leichter als starke, weil ihr Atemvolumen verhältnismäßig größer ist als ihre Blutmenge."

Dieser Umstand fand seine praktische Anwendung in dem Gebrauch von Mäusen und Kanarienvögeln als Indicatoren für CO in Bergwerken. Sie beginnen zu taumeln oder fallen von der Stange zu einer Zeit, da die Menschen sich noch in Sicherheit bringen können.

Scheinen so Kinder und Halberwachsene mehr gefährdet als Erwachsene, so zeigen andererseits zahlreiche Krankengeschichten, daß der Organismus des Alternden oder des Alten schwerer durch CO-Einwirkung zu leiden scheint als der jüngerer Individuen. Die Prognose ist daher bei Leuten über 50 Jahre im allgemeinen ungünstiger zu stellen.

Betrachten wir die Wirkung des CO auf den Menschen und insbesondere auf die einzelnen Organsysteme, so muß vorausgesandt werden, daß wir ein nahezu vollständig regelloses Bild erhalten. Das mit Berücksichtigung wohl der ganzen Literatur abgefaßte Büchlein von W. F. v. OETTINGEN: Carbon monoxide: its hazards and the mechanism of its action (Publ. Health Bull. Nr. 290, 1944) zeigt uns diese verwunderliche Mannigfaltigkeit. Da heißt es z. B. über die Blutveränderungen: In vielen Fällen wird über eine Vermehrung der roten Blutkörperchen berichtet — und es folgt die Aufzählung von 13 Autoren, die diese beim Menschen beobachtet haben. Andererseits wurden Fälle von CO-Vergiftung beschrieben mit Verringerung der Zahl, der Erythrocyten — 3 Autoren. In bezug auf weiße Blutkörperchen finden mehrere Autoren keine oder nur geringe Veränderungen der Zahl, andere halten mäßige Leukocytose für eine häufige Erscheinung. Starke und rasch einsetzende Vergiftung ruft in mancher Beziehung andere Erscheinungen hervor, als mäßige und langsam einsetzende. So kommt bei der letzteren Pulsbeschleunigung vor, während starke CO-Konzentrationen rasch zu einer Verlangsamung der Herztätigkeit und bald zu Herzstillstand führen. Der Blutdruck steigt durch CO-Aufnahme und sinkt dann rasch, steigt aber in günstigen Fällen bald wieder, während Tiefstand von langer Dauer auf eine ungünstige Prognose hinweist. In dem genannten Buche sind wohl alle die verschiedenen in der Literatur vorkommenden Angaben über die verschiedenen durch CO hervorgerufenen Erscheinungen zusammengetragen und alles übrige die CO-Vergiftung betreffende ist kurz wiedergegeben. Die beigefügte Bibliographie umfaßt rund 1200 Nummern.

Hier kann im folgenden nur das Wichtigste und das am besten begründet Erscheinende aus der gewaltigen Literatur und einiges aus eigener Erfahrung wiedergegeben werden.

Das klinische Bild der akuten CO-Vergiftungen. Was das *klinische Bild* der *akuten* CO-Vergiftung anbelangt, so kommt eine *akuteste* Form vor, die man als apoplektiform bezeichnen kann. So fand man in Courrières durch CO getötete Bergleute noch in ihrer Arbeitsstellung, in der der Tod sie überrascht hatte. Dasselbe Bild fand man bei einzelnen Opfern des Brandes der Komischen Oper in Paris und bei Toten im Minenkrieg 1914—1918. Das Tierexperiment gibt für solche Vorkommnisse keine Erklärung. DESOILLE nimmt an, daß die Opfer von einer katatonischen Betäubung betroffen wurden, auf die dann sehr rasch Tod und Totenstarre folgten, so daß die Leiche die Stellung des Lebens festhielt.

Sind derartige Formen große Seltenheiten, so sind akute, rasch zum Tode führende Vergiftungen in Bergwerken die häufigste Form und ebenso auch häufig in Gewerbebetrieben, wo große Öfen, plötzlich undicht gewordene Leitungen plötzlich große Mengen von CO entweichen lassen oder ein Arbeiter beim Einsteigen in einen Schacht oder Kessel plötzlich betäubt wird. Auch der Selbstmörder, der den Hahn des Gasherdes aufdreht und sich dann über den Herd beugt, wird rasch getötet. Andererseits: Jemand befindet sich in einem Raum, in den allmählich Leuchtgas oder CO aus anderer Quelle einströmt. Der so Bedrohte fühlt Kopfschmerz, Übelkeit, merkt die Gefahr, versucht den Raum zu verlassen. Die bei CO-Vergiftung frühzeitig auftretende Schwäche der unteren Extremitäten macht dies unmöglich, er fällt nieder. Man findet ihn dann auf dem Wege zur Türe, den Kopf gegen diese gerichtet — eine geradezu pathognomonische Stellung für solche Vergiftungen.

Dringt Leuchtgas (oder ein anderes CO-haltiges Gas) ganz langsam in einen Raum ein — ist z. B. ein Gashahn nur wenig geöffnet — so kann es vorkommen, daß der charakteristische Geruch des Leuchtgases, der in manchen Orten infolge der Zusammensetzung des Gases sehr gering ist, dem dauernd im Raum Befindlichen überhaupt nicht zum Bewußtsein kommt. Ich sah alte Frauen in der Küche, in der ein Gashahn ein wenig offengeblieben war, sitzend, friedvoll den Strickstrumpf in der Hand, tief bewußtlos. Ebenso kann eine Vergiftung jemanden im Schlafe überkommen.

Im allgemeinen sind bei langsam einsetzender Vergiftung die ersten Erscheinungen Kopfschmerz, öfters mit dem Gefühl des Reifens um den Kopf, Klopfen in den Schläfen, Schwindel, allgemeines Übelbefinden, Ohrensausen, Zittern, Aufstoßen, Erbrechen, Benommenheit.

Sehr bedeutungsvoll ist es, daß im Stadium einer solchen leichten Vergiftung psychische Störungen auftreten können, die zu motorischer Unruhe und Heiterkeit, aber auch zu stärkerer Erregung und verbrecherischen Handlungen führen.

Ein Schiffskapitän, der in seiner Kajüte zufälliger CO-Ausströmung ausgesetzt war, schoß den eintretenden Schiffsjungen, der ihn wecken wollte, nieder.

Ein Bahnwächter, der nebst seiner Frau während der Nacht CO-Ausströmung ausgesetzt war, ging beim Herannahen des Zuges halb betäubt hinaus, kehrte höchst erregt zurück, erschlug seine Frau und verletzte seine Schwägerin (HOFMANN: Lehrbuch der gerichtlichen Medizin).

Ähnlich liegt folgender Fall:

Eine Frau wurde in scheinbar trunkenem Zustande neben den Leichen ihres Mannes und ihres Schwagers gefunden. Sie schien auch noch am folgenden Tage trunken zu sein. Sie wurde wegen Giftmordes verurteilt. Einige, in demselben Hause in den folgenden Jahren vorkommende Todesfälle wurden als CO-Vergiftungen infolge eines nur zeitweise funktionierenden schlechten Ofens erkannt. Dann wurde das Verfahren wieder aufgenommen und die Frau freigesprochen (BROUARDEL und Mitarbeiter 1894).

Derartige Vorkommnisse psychischer Störungen sind gewiß Seltenheiten. Es sei aber hier auf einen anderen Symptomenkomplex hingewiesen, der in der Literatur eine gewisse Rolle spielt:

Klonisch-tonische Krämpfe, Konvulsionen. Die Angaben über diese stammen vor allem aus der älteren Literatur. W. SACHS (1900) schreibt: „Erwähnenswert ist, daß lange ein Streit darüber bestand, ob die CO-Vergiftung überhaupt zu Konvulsionen führt. Von einigen Beobachtern wird ihr Vorkommen ziemlich regelmäßig berichtet, andere betonen gerade das Fehlen derselben und heben hervor, daß die Haltung der Leiche, die Ordnung des Bettes dafür sprechen, daß keine krampfhaften Zuckungen dem Tode vorangegangen sind." Er meint schließlich, daß bei Berücksichtigung der Tierexperimente und der großen Zahl zuverlässiger Beobachtungen über Konvulsionen, das häufige Fehlen wohl darauf zurückzuführen sei, daß entweder die Giftwirkung nicht schnell und intensiv genug war, oder daß das konvulsivische Stadium bei Auffindung der Vergifteten bereits vorüber war. Ich selbst habe bei mehr als 200 schweren CO-Vergiftungen öfters beim Erwachen aus der Bewußtlosigkeit jenes Zusammenbeißen der Zähne und Strecken des Körpers gesehen, wie wir es oft bei den aus der Chloroform-narkose Erwachenden sehen, auch sah ich nach leichten, nicht zu ernst gemeinten Selbstmordversuchen typische hysterische Krämpfe, arc du circle — aber niemals Konvulsionen oder klonisch-tonische Krämpfe. Auch in der neueren Literatur fand ich keine Krankengeschichte, die das Vorkommen von Krämpfen in diesem Stadium bestätigt. Ich möchte daraus schließen, daß, wenn solche Krämpfe überhaupt vorkommen, sie in diesem Stadium äußerst selten sind, als Nach-krankheit mögen sie etwas häufiger sein.

Kehren wir zu den oben geschilderten, nahezu allgemein auftretenden ersten Erscheinungen zurück, die manche Autoren als „präkomatöse" bezeichnen, so folgt auf diese öfters ein Gefühl der Schläfrigkeit und schließlich Bewußtlosigkeit, wenn die CO-Einatmung weiter andauert.

Es sei betont, daß wenn wir bei einer *rasch eingetretenen* Vergiftung (also bei den meisten Massenvergiftungen) tiefe Bewußtlosigkeit selbst mit bereits unregelmäßiger Atmung finden, die Prognose, soweit es sich um Wiederkehr des Bewußtseins, der regelmäßigen Atmung und gute Herztätigkeit handelt, meist günstig ist. Durch Sauerstoffeinatmung oder künstliche Beatmung wird der Vergiftete meist relativ rasch wieder zu regelmäßiger Atmung gebracht, das Bewußtsein tritt wieder ein und auch weitere oder Spätfolgen scheinen seltener aufzutreten als in der folgenden Gruppe.

Wenn wir einen Vergifteten finden, der *lange Zeit* in einer Atmosphäre mit relativ mäßigem oder selbst geringem CO-Gehalt geatmet hat und tief bewußtlos ist, so kann er trotz regelmäßiger Atmung öfters nicht mehr zum Bewußtsein gebracht werden und stirbt nach einigen Stunden oder selbst Tagen im Koma. Bei der Autopsie wird dann meist ein Erweichungsherd im Linsenkern gefunden.

Eigene Beobachtung: Ein kräftiges 30jähriges Mädchen wird in ihrem Schlafraum im Bette liegend bei nur ganz wenig geöffnetem Gashahn gefunden, ungefähr 40 Std, nachdem sie sich zu Bette gelegt. Sie war tief bewußtlos, Atmung und Puls vollkommen in Ordnung. Aber nach 4 Tagen starb sie, ohne das Bewußtsein wiedererlangt zu haben.

Ruge (1921/22): 53jährige Frau, lag die Nacht vom 8. auf 9. 4. 18 in der Küche, in der Gasgeruch vorhanden war. Völlig bewußtlos, Puls beschleunigt, leicht unregelmäßig, Augen krampfhaft geschlossen. Geringe Spasmen der Extremitätenmuskulatur. Tod 10. 4. Autopsie: Symmetrische Erweichungsherde in beiden Linsenkernen. Pneumonie im linken Unterlappen.

62jährige Frau. Angeblich 1 Tag und 1 Nacht im geschlossenen Zimmer gelegen, in das aus offenem Gashahn Gas einströmte. Herz und Lunge o. B. Vollkommen bewußtlos, Gesicht hochrot, Hände bläulich, kalt. Pupillenreaktion erloschen, Periostsehnenreflexe erloschen. Tod am 4. Tage nach der Vergiftung. Autopsie: Hyperämie des Gehirns. Hämorrhagische Encephalitis und Myelitis. Symmetrische Erweichungsherde in beiden Linsenkernen.

Auch wenn der Betreffende zum Bewußtsein gebracht wird, so sind hier tödlicher Ausgang und Spätfolgen häufiger als in den Fällen mit kurzdauernder, wenn auch massiver Vergiftung.

Ist das Bewußtsein zurückgekehrt, so sind in den günstigsten Fällen alle Erscheinungen in einigen Stunden geschwunden.

Es gibt aber auch akute Vergiftungen, bei denen es nicht zum Koma, auch nicht zu starker Bewußtseinstrübung kommt, sondern sich nur leichte und rasch vorübergehende Umnebelung des Bewußtseins findet — aber trotzdem sich schwere Komplikationen oder Nachkrankheiten entwickeln.

Es mag bei vielen Erscheinungen schwierig und vielleicht bis zu einem gewissen Grade willkürlich erscheinen, was wir als Komplikation, was wir als

Nachkrankheit bezeichnen sollen, aber in sehr vielen Fällen tragen die Erscheinungen, insbesondere wenn sie rasch vorübergehen, so deutlich den Charakter einer Komplikation, daß schon aus praktischen Gründen die Vornahme einer Trennung zwischen Komplikation und Nachkrankheit angezeigt erscheint.

Die Temperatur bleibt in leichteren unkomplizierten Fällen normal, sinkt manchmal bis zu 35,8°, übersteigt aber nicht 38,5°. Ansteigen in den folgenden Tagen ist immer ein schlechtes Zeichen (Pneumonie?). Daß als Folge der langen Bewußtlosigkeit, der Aspiration von Schleim, eventuell auch von Erbrochenem sich *Lungenentzündung* entwickelt, ist nicht verwunderlich, eher schon, daß dies in Fällen mit langer tiefer Bewußtlosigkeit nicht häufiger der Fall ist. DRINKER und CANNON berichten, daß Pneumonie sich in 9,4% ihrer Fälle entwickelte, unter meinen eigenen Fällen waren es 5%. Bei mehreren der von mir beobachteten, die nach tagelanger Bewußtlosigkeit starben, fanden sich bronchopneumonische Herde, die der pathologische Anatom wohl mit Recht als terminale Pneumonien ansah. Daneben aber waren bei Überlebenden 3mal rasch vorübergehende Bronchopneumonien beobachtet worden.

Was die Störungen des Herz- und Gefäßsystems infolge von CO-Vergiftung anbelangt, so wollen wir hier zunächst von den Fällen, in denen es vermutlich Gefäßstörungen sind, die zu Störungen im Zentralnervensystem führen, absehen und zunächst nur die unmittelbaren Folgen der Schädigung des Gefäßsystems besprechen. Es ist eigentlich selbstverständlich, daß ein Herz, das teils infolge der unregelmäßigen Atmung, teils durch Zufuhr eines wenig sauerstoffreichen Blutes unter abnorme Verhältnisse gesetzt ist, Unregelmäßigkeiten der Tätigkeit zeigt, und so wird über Tachykardie, Bradykardie, Extrasystolen berichtet. Schon KLEBS (1865), später ZONDEK (1919), dann KILLICK (1940) u. a. berichten über klinische und auch pathologisch-anatomische Veränderungen: punktförmige und diffuse Hämorrhagien in Perikard und Endokard. G. HERZOG (1924/25) sah Nekrosen im Myokard, und zwar in 14 von 16 obduzierten Fällen, darunter vielfach im Papillarmuskel der Mitralis. CH. KROETZ (1936) schreibt: ,,Entsprechend den kennzeichnenden anatomischen Nekrosen, Blutungen, Granulations- und Regenerationserscheinungen, die (bei Autopsie) nach CO-Vergiftungen im Herzen fast gesetzmäßig anzutreffen sind, werden klinische Herzschädigungen oft schon nach leichteren, immer aber nach mittleren und schweren Vergiftungen nicht vermißt. Neben Herzklopfen spielen vor allem Störungen der Schlagfolge (zuweilen infolge Herzblocks), stenokardische Erscheinungen, rasch einsetzende Herzinsuffizienz vorübergehender oder anhaltender Dauer eine bisher nicht genügend beachtete Rolle. Das Elektrokardiogramm gibt oft mäßige, oft überraschend hochgradige, stets aber auffallend nachhaltige Merkmale des Herzmuskelschadens wieder.'' Auch bei Leichtvergifteten ohne Bewußtseinsverlust kommt es vereinzelt zu akuter Coronarthrombose, die nicht sofort, sondern 24—72 Std später auftritt. LOEPER, VARAY und Mitarbeiter (1944) geben an, daß sie meist erniedrigten Blutdruck nach der Vergiftung fanden, während STAEMMLER und PARADE (1939) angeben, daß Hypertension sehr häufig sei. Veränderungen im Elektrokardiogramm scheinen in den ersten Stunden nach Entstehung der Vergiftung häufig zu sein (STEARNS, DRINKER und SHAUGHNESSY 1938), sind auch oft noch einige Tage später nachweisbar. B. STEINMANN (1937) fand unter 30 Fällen 21mal EKG-Veränderungen, nur bei sehr leichten Fällen fehlten sie. Nach ihm ist die am häufigsten im EKG beobachtete Störung eine Beeinflussung des ST-Stückes und der Nachschwankung.

LITZNER (1936) berichtet: 35jähriger Bergmann, nach CO-Vergiftung nicht bewußtlos, aber heftige Kopfschmerzen, Brechreiz, dann völliger Zusammenbruch. Kurze Zeit darauf starkes Druckgefühl in der Herzgegend. Nach ungefähr

1 Woche wurde im Krankenhaus festgestellt: Dilatation des linken Ventrikels, starke Unregelmäßigkeit der Schlagfolge. Rechts-ventrikuläre Extrasystolen, Sinusbradykardie, Arrhythmie, PQ-Intervall 0,19—0,2 sec.

Es sind auch einige Fälle beobachtet, in denen es zu Gangrän gekommen ist. Schon LEWIN berichtet über Hautnekrosen. FOWLER faßt die veröffentlichten 5 Fälle von Nekrosen zusammen und fügt einen Fall eigener Beobachtung hinzu. Er meint, daß 2 Fälle allein durch den Sauerstoffmangel verursacht wurden, zwei durch diesen Mangel vereint mit durch die Körperstellung ausgeübtem Druck auf die Blut zuführenden Gefäße, zwei durch Sauerstoffmangel vereint mit Arteriosklerose.

Blutveränderungen. Schon JAKSCH hat 1897 festgestellt, daß sich bei akuter CO-Vergiftung Zunahme der Erythrocyten findet, bis 6,3 Mill. LITZNER (1931) fand unter 50 untersuchten CO-Vergiftungen bei rund $1/4$ eine Vermehrung der roten Blutkörperchen. Diese Vermehrung — über die Polycythämie bei chronischer CO-Vergiftung soll später gesprochen werden — und eine ihr parallel gehende Vermehrung des Hämoglobingehaltes ist von vielen Untersuchern berichtet worden. Hingegen ist über Veränderungen des weißen Blutbildes nur vereinzelt und in verschiedener Weise berichtet worden, so daß sich in bezug hierauf keinerlei Regelmäßigkeit feststellen läßt.

I. W. MEIGS und Mitarbeiter fanden unter 108 Fällen bei 27 über 5,2 Millionen rote, die Höchstzahl war 7,2 Millionen. Die Zahl der Neutrophilen und der Monocyten war bei den schweren Fällen in den ersten 24 Std größer als bei den leichteren Fällen und in den schweren Fällen bei der ersten Untersuchung größer als bei späteren. Rund die Hälfte der Fälle zeigte Albuminurie, rund ein Viertel Glykosurie, welch letztere in 24 Std verschwand.

Nierenstörungen kommen nur als vorübergehende Albuminurien vor. So berichtet LEWIN (1920), daß von 35 gleichzeitig Vergifteten 12 Albuminurien aufwiesen. Aber im allgemeinen sind es doch nur vereinzelte Fälle, in denen über Albuminurie berichtet wird, manchmal auch werden vorübergehend hyaline oder granulierte Zylinder und rote Blutkörperchen gefunden (M. LOEPER und Mitarbeiter 1944). DUVOIR, POLLET und Mitarbeiter (1939) berichten über die schwere Vergiftung einer jungen Frau mit Fieber, Ödemen der unteren Extremitäten. Albuminurie bestand durch 6 Tage, Hyperazotämie durch 10, die Ödeme durch 14 Tage. Solche Fälle sind aber äußerst selten.

Störungen des *Verdauungstraktes* als Übelkeit und Erbrechen sind sehr häufig im ersten Stadium der Vergiftung zu beobachten. Spätere Störungen, Spasmen des Pylorus und der Kardia, vermehrte Peristaltik wurden selten beobachtet.

Haut. In vielen Lehr- und Handbüchern findet sich ein Hinweis auf die charakteristische hellrote Färbung des Gesichts und „hell-kirschrotes" Blut. Mit Recht aber weisen FLURY und ZERNIK (1931) darauf hin, daß beides fehlen kann. Auch ich selbst habe diese Zeichen bei vielen Fällen vermißt. L. BINET und CONTE (1946) geben an, daß sie diese Färbung unter ihren 136 Beobachtungen nur in 2—3 Fällen gesehen haben. Ich möchte hinzufügen, daß die Rotempfindlichkeit der Augen der Beobachter sehr verschieden ist.

In zahlreichen Fällen sind Phlyktänen, Erytheme, Papeln und Bläschen, circumscripte Ödeme, in späteren Stadien Decubitus beobachtet worden und auch Gangrän, anscheinend vor allem bei älteren arteriosklerotischen Individuen (ENZER und SPILBERG 1946).

Viel bedeutungsvoller und schwerwiegender als die meisten bisher erwähnten Erscheinungen sind die durch die Vergiftung hervorgerufenen Erscheinungen von seiten des *Nervensystems*, die auch als Spätfolgen und Dauerschädigungen die mannigfachsten Bilder zeigen können.

Insbesondere in schweren Fällen mit langdauernder CO-Einatmung schließen sich unmittelbar oder auch nach einem mehr oder weniger langen freien Intervall weitere Erscheinungen an. Aber es können, wenn auch nur selten, auch nach leichteren Vergiftungen, selbst nach solchen ohne Bewußtseinsverlust, Spätfolgen auftreten. Wenn ELLINGER (1931) schreibt: ,,Sämtliche Autoren sind sich darüber einig, daß der Umfang der Nachkrankheitssymptome in keinerlei Beziehung steht zur Schwere der akuten Vergiftung", so ist dies nur sehr bedingt richtig. Diese Anschauung rührt daher, daß von der großen Masse der leichten akuten Vergiftungen, selbst von denen mit kurzdauernder Bewußtlosigkeit sich in der Literatur kaum Berichte finden, wohl aber über die vereinzelten Fälle, in denen sich kurzdauernder Vergiftung schwere Folgen angeschlossen haben. Zweifellos aber ist der Prozentsatz der Nachkrankheiten bei den Fällen, die mit langdauernder Bewußtlosigkeit begannen, viel größer als bei den anderen.

H. ENGEL (1937) schreibt S. 292: ,,Neben der unmittelbaren akuten Wirkung der Anoxämie kommen mittelbar durch sie bedingte Gefäßveränderungen und sekundäre Ernährungsstörungen der Gewebe als Ursache von Nachkrankheiten, namentlich nervöser und cerebraler Art, in Betracht. Bei ihrer Entstehung spielt außer dem Konzentrationsfaktor, der die untere Grenze der Giftgefährlichkeit bestimmt, der Zeitfaktor eine wesentliche Rolle, indem namentlich längere Dauer des Vergiftungszustandes derartige irreparable Veränderungen zur Folge hat. Prädilektionsstellen dieser substantiellen cerebralen Schädigungen sind die im Ausbreitungs- und Versorgungsgebiet der Arteria fossae Sylvii — und insbesondere der aus ihrer Verzweigung hervorgehenden lentikulooptischen und lentikulostriären Endarterien — liegenden basalen Hirnstammganglien des Streifenhügels mit besonderer Bevorzugung des Globus pallidus. Blutungen und Erweichungsherde — oft symmetrisch — finden sich in diesem Gebiet nicht selten bei akuten Vergiftungen oder als anatomisches Substrat der unter typischen Erscheinungen eines pallidostriären Syndroms einhergehenden cerebralen Folgeerscheinungen einer solchen. Auch die im Laufe akuter Vergiftung häufig auftretenden Begleiterscheinungen vegetativ-nervöser Art — Störungen der Wärmeregulation, Hyperglykämie und Glykosurie, vasomotorische und trophische Störungen und Hautaffektionen — haben sehr wahrscheinlich ihren Ursprung in funktionellen und anatomischen Schädigungen der im Gebiet des Streifenhügels und des Hypothalamus lokalisierten vegetativen Zentren. — Aber auch weniger streng selektive, auf andere Stammganglien oder die innere Kapsel übergreifende, oder ganz regellos im Hemisphärenmark, der Kleinhirnrinde usw. lokalisierte, und selbst ganz disseminierte Blutungen und Erweichungen (in Form einer Encephalitis haemorrhagica) kommen gelegentlich vor. — Ursache dieser substantiellen Gehirnläsionen sind ... nicht unmittelbare Giftwirkungen des CO auf das Nervenparenchym, sondern primäre Gefäßalterationen funktioneller und anatomischer Art ..., die erst sekundär die nervösen Gewebselemente schädigen. Daraus erklärt sich auch am ehesten das prädilektive Befallensein von in der Gefäßversorgung (durch Endarterien) und in der Gefäßregulierung anatomisch und funktionell benachteiligten und daher wie bei anderen Toxikosen (Manganismus) und Erkrankungen (Parkinsonismus, Encephalitis, Arteriosklerose) besonders empfindlichen Gehirnregionen."

Aus diesen Ausführungen erklärt sich die ungeheure Mannigfaltigkeit und andererseits auch eine gewisse Regelmäßigkeit der zur Beobachtung gelangenden Fälle.

RAYMOND und VALLAUD (1950) unterscheiden und zählen auf (S. 130) die folgenden klinischen Erscheinungen, die wir hier, um die Mannigfaltigkeit der Erscheinungen darzulegen, wiedergeben:

Lähmungen, selten von hemiplegischem Typus oder alle Extremitäten ergreifend, meist
    verbunden mit anderen Erscheinungen,
Spasmen,
Konvulsionen,
Epilepsie.
Verletzungen der grauen Kerne an der Hirnbasis, die DESOILLE einteilt in:
    akineto-hypertonische Zustände,
    Parkinsonismus,
    hyperkinetische Zustände,
    thalamisches Syndrom (selten; bestehend aus schmerzhafter Hyperästhesie der
        oberen Gliedmaßen mit Reflexsteigerung),
    Sclérose en plaque,
    Syringomyelie,
ferner Meningealblutungen,
Störungen der Sensibilität,
Störungen der Sinnesorgane:
    des Gehörs,
    des Sehvermögens,
    der Pupillen,
    des N. oculomotorius,
periphere Neuritiden,
Geistesstörungen.

Es ist aber schwierig, sich über die Häufigkeit nervöser oder geistiger Nachkrankheiten oder gar den Zeitpunkt ihres Eintretens und ihrer Dauer ein Bild
zu machen, weil es meist nicht möglich ist, wirklich alle Erkrankten einer Gruppe
oder auch nur die ernster Erkrankten durch längere Zeit zu verfolgen. In USA.
ist dies infolge Fehlens einer Krankenversicherung und einer polizeilichen Meldepflicht besonders schwierig.

    C. K. DRINKER (1938) fand unter 21000 (darunter natürlich in der Überzahl
leicht Vergifteten) während eines Jahrzehntes in der Stadt New York festgestellten
Gasvergifteten nur 39 mit solchen Dauerschäden, bei 13 von ihnen war eine freie
Periode von 7—20 Tagen zwischen Exposition und Ausbruch der Späterscheinungen.

    Ich selbst ermittelte, daß von 833 in den Jahren 1922—1931 in Düsseldorf
vorgekommenen Gasvergiftungen rund 92 überlebende schwere Gasvergiftungen
gewesen waren und unter diesen waren mindestens 5 mit Dauerfolgen, Nachkrankheiten des Großhirns. Das ergibt unter den Schwervergifteten einen sehr
hohen Prozentsatz an Dauergeschädigten, und dabei ist es nicht wahrscheinlich,
daß ich alle Fälle mit Dauerfolgen ermitteln konnte.

    Unter den 40 die ersten Tage überlebenden Schwervergifteten, die ich 1928
bis 1932 zu sehen Gelegenheit hatte, fand sich neben solchen mit rasch vorübergehenden Nervenerscheinungen (Pyramidenzeichen durch 3 Tage, beiderseits
Femoralisneuritis, mehrtägige Schwerhörigkeit, vorübergehende Verwirrtheit)
nur ein Fall, der etwas schwerere psychische Erscheinungen zeigte: Amnesie,
leichte zeitliche Desorientiertheit, Depression, Nystagmus, Tremor der Hände,
Gang etwas steif. Alle Erscheinungen mit Ausnahme des Nystagmus waren nach
3 Monaten verschwunden.

    F. H. SHILLITO, C. K. DRINKER und SHAUGNESSY (1936) bieten uns einen
gewissen weiteren Einblick in Entwicklung und Art nervöser Erkrankungen.
Über 22 von 43 in staatlichen Irrenanstalten untergebrachten gasvergiftet
Gewesene erhielten sie Berichte der Rettungsmannschaften: alle waren bewußtlos gewesen, 14 im tiefsten Koma, die Zeit künstlicher Beatmung betrug 25 bis
195 min. Bei 19 entwickelten sich die Folgen innerhalb der 1. Woche,
bei 13 nach klaren Epochen von 1—3 Wochen. Von diesen letzteren waren
viele aus dem Krankenhaus entlassen worden und zu ihrer Arbeit zurückgekehrt,
bis dann der plötzliche Ausbruch der Psychose einsetzte. Über 11 der Anstalts-
insassen konnten keine diesbezüglichen Daten erhalten werden.

Die typische Psychose besteht in Verwirrtheit, Verlust des Gedächtnisses, insbesondere für den Unfall, aber sie kann nach C. K. DRINKER (1938) eine große Verschiedenheit der Symptome darbieten: Manische Erregung mit Schreien und Gewalttätigkeit, Ruhelosigkeit, Ängstlichkeit, Reizbarkeit treten manchmal auf, ebenso die Unfähigkeit gesprochene Worte zu verstehen, motorische Aphasie, Taubheit, Blindheit.

Auch die zur Beobachtung gelangenden Störungen des Nervensystems sind ungemein mannigfaltig. Die oben genannten Autoren (SHILLITO und Mitarbeiter) berichten über neurologische Erscheinungen, die gelegentlich als Hemiplegie oder Paraplegie auftreten, ebenso auch als Parkinsonismus und Hypertrophie der Muskeln. In manchen Fällen tritt bald Besserung ein, in anderen besteht das Leiden noch nach Jahren. Die Genannten bringen folgende hier gekürzt wiedergegebene Tabelle:

Tabelle 35.

Muskuläre Hypertonie, gesteigerte Reflexe, Klonus, Babinski .	9 Fälle (einer noch nach 2 Jahren mit diesen Symptomen)
Muskuläre Hypertonie und periphere Neuritis	5 Fälle, davon 2 Dauerfälle
Parkinsonismus	4 Fälle, davon 3 Dauerfälle
Parkinsonismus und periphere Neuritis.	1 Fall
Periphere Neuritis	4 Fälle

H. DIBELIUS (1938) schreibt über Vorkommen neurologischer Symptome bei CO-Vergiftung: „Sicher ıst richtig, daß jedes Symptom einmal beobachtet werden kann."

H. DESOILLE bringt in seiner Doktorarbeit der Pariser Fakultät „Les troubles nerveux dus aux asphyxies aigues et plus specialement à l'asphyxie oxycarbonée", Paris 1932, 344 Seiten, eine Bibliographie von 656 Nummern und Auszüge aus 188 Krankengeschichten. Er vergleicht auch die durch Erhängen oder Ertrinken hervorgerufenen Asphyxien mit den durch CO hervorgerufenen. Er bringt eine systematische Darstellung des ganzen Gebietes, die einen gewissen Überblick über die Mannigfaltigkeit der durch CO hervorgerufenen Störungen ermöglicht. Ohne uns seiner Einteilung bedingungslos anzuschließen, wollen wir sie in großen Zügen wiedergeben und auch einige seiner Krankengeschichten.

Leichte Verwirrungszustände. Siehe oben die Fälle von HOFMANN und von BROUARDEL (S. 190), die nach meiner Meinung als präkomatöse Erscheinungen von den folgenden abzutrennen sind.

Delirien, Verwirrtheit, 10 Fälle. SCOTT (1896): Nach einigen Stunden der Vergasung und einstündiger Wiederbelebung: Unzusammenhängendes Sprechen, bald darauf klonische Krämpfe, 2 Std anhaltend, dann heftige tetanische Kontraktion mehrerer Muskelgruppen. Am 15. Tage plötzlich Verwirrtheit mit Gewalttätigkeit, durch 24 Std. Dann vollständige Gleichgültigkeit. Allmähliche Besserung.

Stupide Verwirrtheit. DESOILLE: 60jährige Frau. 18 Std Koma, dann 4 Tage normal, dann zunehmende Stumpfheit. Einige Tage später Hemiplegie rechts. Nach 3 Wochen Tod.

MATAUSCHEK (1927): 37jähriger Mann. 15 Tage lang Wohlbefinden, dann plötzlich Amenz. Nach 6 Monaten geheilt mit Zurückbleiben kleiner Gedächtnisstörungen.

Demenz. GNAUCK (1883): 65jähriger Arbeiter. Bewußtlosigkeit von $1/2$ Tag, kehrt nach kurzer Zeit zu seiner Arbeit zurück, aber in den folgenden Monaten ändert sich seine Intelligenz und sein Wesen wird apathisch. Einige Monate später Angstzustände und Halluzinationen. 14 Monate nach dem Unfall Aufregung, Unorientiertheit, Tod. Autopsie: Verdickung der Pia mater, blutige Infiltration der weißen Substanz, gelbe symmetrische Erweichungsherde in den Corpora striata.

MARY O'MALLEY (1913): 45jährige Frau. Nach der Vergiftung 8 Tage im Krankenhaus, versucht dann ihre Arbeit wieder aufzunehmen, ist aber stumpfsinnig und vergeßlich.

Verschlimmerung, Apathie, erkennt Personen und Umgebung nicht. Nach 3 Monaten Besserung, nach weiteren 2 Monaten geheilt.

Gedächtnisstörung. BROUARDEL: Arzt, bewußtlos durch 6—7 Std infolge Gasausströmung. Will seine Praxis wieder aufnehmen, erinnert sich aber nicht der Namen seiner Patienten, deren Krankheit und der angewandten Medikamente. Erst nach 18 Monaten gewinnt er sein Gedächtnis wieder.

Bei einer Anzahl von Geistesstörungen tritt Besserung nach 3, Heilung nach 4 Wochen, nach 5 Monaten, aber auch erst nach $2^1/_2$ Jahren ein. In anderen Fällen besteht Geistesschwäche (Demenz) noch nach 1, 5, 9, 15 Jahren.

Das Auftreten *epileptischer* Krämpfe, vorübergehende Änderung der Reflexe, vorübergehende Schwäche der unteren Extremitäten sind kein Zeichen der Schwere der Schädigung und gestatten keine weitere Prognosestellung.

Lähmung aller 4 Extremitäten kommt vor, häufiger aber sind Hemiplegien.

BOURDON (1843): Koma von mehreren Stunden. Linksseitige Hemiplegie mit Mitbeteiligung des N. facialis und Stumpfsinnigkeit. Nach einigen Tagen Verschwinden der Lähmung, doch bleibt durch mehrere Monate eine leichte Schwäche zurück.

Aber auch Paraplegien kommen vor, leichte und schwere.

VAN BOGAERT, veröffentlicht von DESOILLE: Zwei sehr schwere Fälle von langer Dauer. In dem einen waren zunächst die Sehnenreflexe mit Ausnahme der Masseteren erloschen. Außerdem Schwäche in den Beinen, Sphincterstörungen. Dann starke Steigerung der Reflexe an allen 4 Extremitäten. Beide unteren Extremitäten in Adduktion und Extension versteift, ein Zustand, der sich während des folgenden Jahres nicht änderte. Im zweiten Falle noch nach $2^1/_2$ Monaten Lähmung der unteren Extremitäten. Wiederauftreten der Mastdarmstörungen. Tod infolge Decubitus.

ABEL (1924): 38jähriger Mann, einen Tag im Koma, am nächsten Tag fast vollständige Paraplegie der unteren Extremitäten, Kraft der oberen herabgesetzt. Nach einigen Wochen vollständige Bewegungsfreiheit.

PANSKI (1902): Koma durch einige Tage, nach 6 Tagen am Rücken schwerer Decubitus. Untere Extremitäten unbeweglich. Sensibilität bis zum Nabel erloschen, aber leichte Berührung, Schmerz, Druck und Temperatur werden auch am ganzen übrigen Körper nur wenig empfunden. Sprache gestört, Inkontinenz. PSR sehr gesteigert, Fußklonus. Desorientiert. Nach 3 Monaten verließ der Kranke das Spital. Nach weiteren 2 Monaten alle Erscheinungen bis auf Steigerung der Reflexe verschwunden, aber es fehlt jede Energie und Initiative.

Akineto-hypertonische Form mit Stummheit: Regloses Gesicht. Leichte Beugung der Extremitäten in allen Gelenken starr festgehalten, aber ohne Zittern, ohne athetotische Bewegungen. Sehnenreflexe vorhanden, etwas Hyperästhesie, Blasen- und Mastdarminkontinenz. Der Zustand bleibt lange stationär, in einem Fall einen Monat, dann Fieber und Tod. Die Autopsie ergibt Veränderungen im Linsenkern und in der Substanz des Pallidus.

Die Fälle von *Parkinsonismus* zeigen Zittern und meist auch geistige Störungen.

BRAUN (1926): 29jährige Frau, mehrere Tage im Koma, dann Amnesie, Euphorie, Rigidität der Extremitäten, deren Hypertonie durch 8 Wochen zunimmt. Zittern der Beine, Maskengesicht. Parkinsonismus besteht noch 6 Monate nach dem Unfall. In einem anderen Fall bestand typischer Parkinsonismus noch nach 9 Jahren (POHLISCH 1928, 1929).

Dann sind Fälle mit Zittern (s. unten Fall von WIMMER) und auch solche mit Choreoathetose.

Epileptische Zustände werden von manchen Autoren als Folge von CO-Vergiftung berichtet.

WESTPHAL (1910): Zwei Brüder werden in einem Bergwerk durch CO, das von einer Dynamitexplosion herrührt, betäubt. Koma mit epileptischen Anfällen, dann Gedächtnisstörungen, Apathie, Kopfschmerzen. Nach 8 Jahren nehmen bei dem älteren die Anfälle zu; er stirbt in einem Anfall. Der jüngere zeigt nach 10 Jahren Demenz.

Auch über *Hämorrhagien in die Meningen* wird berichtet, die einen raschen Tod herbeiführen, aber auch nach mehreren Wochen zur Heilung kommen können.

Es sind weiter beobachtet worden: *Ödeme* einzelner Körperteile, aber auch Gefäßstörungen an der ganzen linken Körperhälfte — von BOURGUIGNON und

H. Desoille gemeinsam beobachtet — dann Störungen des *Sehvermögens*, Blindheit oder Hemianopsie, Augenmuskellähmungen, Störungen des Gehörs — alles Erscheinungen, die manchmal bestehenbleiben, in anderen Fällen sich ziemlich rasch bessern. Desoille meint, daß es auch periphere Lähmungen vom Typus einer Hemiplegie gibt.

Über einen Fall mit dauernder Schädigung des Sehvermögens berichtet Fink (1951).

Ein junger Mann hatte 1933 mit 14 Jahren zufällig Leuchtgas eingeatmet. Er war 2 Tage bewußtlos, dann bestand Schwäche der rechten oberen Extremität, vollständige Blindheit, Verringerung des Intellekts. 1949 ergab die Untersuchung Sehschärfe 1/200, Gesichtsfeld eingeschränkt auf 5—10°. Farbenunterscheidungsvermögen sehr gut. Spiegelbefund normal, Pupillenreflexe normal. Diagnose: Lange bestehende Schädigung der Frontal-, Parietal- und Occipitallappen. Corticale Blindheit.

Es seien im folgenden eine Anzahl von Krankengeschichten verschiedener Autoren ausführlicher gebracht, um die ganze Vielgestaltigkeit des Krankheitsbildes und seines Verlaufs aufzuzeigen.

Über einen Fall, bei dem es, ohne daß ein Bewußtseinsverlust vorangegangen war, zu schweren Störungen kam, berichtet B. J. Alpers (1925):

19jähriger Mann ist 45 min der Einatmung CO-haltiger Luft ausgesetzt. Klagt über Kopfschmerz und Schwindel. Eine Stunde später Klagen über Taubheit im rechten Bein und starken Schluckauf, welch letzterer 8 Std anhält. Nach 5 Std tritt Eingeschlafensein des rechten Armes hinzu. Am nächsten Morgen beim Erwachen Taubheitsgefühl in der ganzen rechten Körperseite einschließlich des Kopfes; Kopfschmerz schwindet nach 2 Tagen, Schwindel besteht länger, Taubheitsgefühl schwindet langsam. Zwei Wochen nach der Exposition bemerkt er, daß er das rechte Auge nicht weit öffnen kann und die Sprache behindert ist. Untersuchung 3 Wochen nach Exposition: stumpf, etwas stupide, deutliche Schwäche der rechten oberen, leichte der rechten unteren Extremität, mäßiger grobschlägiger Tremor der rechten Hand, Bewegungen der rechten unteren Extremität unkoordiniert. Romberg +. Gang ataktisch mit Nachziehen des rechten Fußes. Reflexe der rechten oberen und beider unteren Extremitäten lebhaft. Schluckschwierigkeiten. Emotionelle Schwankungen, Lachen ohne Grund. Der Autor kommt zu dem Schluß: Leichte Veränderungen der Linsenkerne, Schädigungen des Pyramidentraktes und der bulbären Kerne. Sicher keine schweren Veränderungen im Linsenkern, kein Zeichen der Schädigung peripherer Nerven. Während des einmonatigen Krankenhausaufenthaltes Schwankungen des Zustandes, keine wesentliche Änderung.

Über einen ganz leichten Fall berichtet Wimmer (1925): 62jähriger Mann. Nach 3 Std Exposition etwas Kopfschmerzen, Bewußtseinsverlust für 2 Std. Beim Wiedererwachen starke Kopfschmerzen, Zittern des rechten Armes. Bei voller Ruhe schwindet das Zittern, aber manchmal treten kleine Zuckungen auf. Muskelkraft gut, Schlaf gestört, keine psychischen Abnormitäten. Verfasser nimmt als Ursache eine sehr begrenzte Schädigung des linken Striatum an, wahrscheinlich Folge einer Hämorrhagie.

Über einen rasch tödlich verlaufenden Fall mit einer selten beobachteten schweren Rückenmarksläsion berichtet H. Zipf (1937): Apathie, Desorientiertheit, Unruhe, Rückenschmerzen, vollständige Lähmung beider Beine, vollständiger Sensibilitätsverlust von der Leistengegend abwärts, völliges Fehlen der Reflexe. Unwillkürliche Entleerung von Stuhl und Urin. Tod nach 2 Tagen: Linsenkerne etwas verquollen und leicht gelblich verfärbt. Rückenmark in der Höhe des 12. Brustwirbels zeigt starke Anschwellung, eine ziemliche Menge Rundzellen angelagert.

Ein seltenes Bild zeigt der folgende Fall (J. Comby 1882): 28jähriger Mann. Selbstmordversuch am 23. 6., lag ungefähr 5 Std in mit Holzkohlenrauch erfüllter Kammer. War einige Tage bewußtlos, 8 Tage vollkommen blind, seine Intelligenz sehr herabgesetzt, konnte sich nicht bewegen. Inkontinenz von Blase und Mastdarm. Nach 8 Tagen begann die Blindheit allmählich zu schwinden, aber weiter war das Sehvermögen geschwächt, auch Lähmung der rechten Extremitäten bestand, während die Bewegungsfreiheit der linken Extremitäten wiederkehrte. Vom 9. 7. an rasch fortschreitende Besserung, so daß er Ende Juli vollkommen geheilt war.

C. D. Drinker (l. c. S. 65 ff.) berichtet: 51jährige Frau wurde in ihrem Zimmer bewußtlos mit Leuchtgasvergiftung aufgefunden, blieb im Krankenhaus 40—50 Std bewußtlos. Am 5. Tage anscheinend vollkommen erholt, nur etwas schwach, entlassen. Nach 2 Wochen wurde ihr Gang unsicher, sie wurde verwirrt und blieb so, so daß sie am 52. Tage in die Irrenanstalt überführt wurde. Hatte ein glattes ausdrucksloses Gesicht, grobes Zittern der Hände, PSR gesteigert. Gefühlssinn in allen Qualitäten am ganzen Körper herabgesetzt. Ängstlich und unorientiert, keine Halluzinationen. — Am 59. Tage klarer, orientiert, klagt über vage Schmerzen im ganzen Körper. — Am 116. Tage alle psychischen und neurologischen Zeichen verschwunden, am 133. Tage aus Anstalt entlassen.

47jährige Frau. Selbstmordversuch durch Leuchtgas und Anschneiden der Arteria radialis. Aufgefunden mit Puls 115, 6 unregelmäßige Atemzüge je Minute. 35 min künstliche Atmung. Halb bewußtlos ins Krankenhaus gebracht, am folgenden Tage verwirrt, desorientiert. Am 12. Tage in Irrenanstalt gebracht, widerspenstig, zeitweise aufgeregt, im ganzen apathisch. Vollständig desorientiert, ohne jede Einsicht und Urteil. Am 50. Tag starres Gesicht, steifer Gang mit Propulsion. 75. Tag ausgesprochener Parkinsonismus. 101. Tag etwas besser orientiert. Parkinsonsymptome unverändert. 318. Tag: Psychisch einsichtslos. Maskengesicht. Rechts Intentionstremor, rechter Arm gebeugt an den Rumpf gepreßt gehalten. Keine assoziierten Bewegungen möglich. 511. Tag gebessert entlassen, aber weiter Zeichen von Parkinsonismus.

Zwei Fälle zum Teil eigener Beobachtung:

48jähriger Bauarbeiter. Selbstmordversuch im Rausch. Noch am Tage der Krankenhausaufnahme auf die Psychiatrische Abteilung verlegt: Leichte zeitliche Desorientiertheit. Depressives Wesen, Amnesie, Kopfschmerz, Nystagmus. Später Pupillenreaktion rechts eingeschränkt, Tremor der Hände, Gang etwas steif, leichte Tonuserhöhung des rechten Armes. Nach 3 Monaten alle Erscheinungen mit Ausnahme des Nystagmus links verschwunden.

Eine Frau hat die schwere Gasvergiftung zunächst im Krankenhaus überwunden, ohne daß psychische Veränderungen festgestellt wurden. Vier Wochen später neuerdings ins Krankenhaus überwiesen: Ausgesprochen stuporöses Wesen mit kataleptischen Erscheinungen. Inkontinenz von Blase und Mastdarm. PSR beiderseits gesteigert, Babinski +, Gordon +, Oppenheim rechts +. Die Erscheinungen besserten sich im Laufe eines 4wöchentlichen Krankenhausaufenthaltes etwas.

Ferner:

40jähriger Mann war nach Ofenarbeit 24 Std bewußtlos. Zu sich gekommen nahm er die Ofenarbeit wieder auf und arbeitete 4 Tage ohne krankhafte Erscheinungen. Am 6. Tag aufgeregt, unruhig, die Sprache gestört, Zittern, dann halb bewußtlos, allgemeine Starre, Inkontinenz von Blase und Mastdarm. Alle Glieder einschließlich der Hände in Beugestellung gehalten, leisten Widerstand gegen Bewegungen. Steifigkeit, gesteigerte Sehnenreflexe. Während 49tägigen Krankenhausaufenthaltes keine Änderung. Vier Monate nach der Entlassung aus dem Krankenhaus gestorben. Autopsie: Caudaler Teil des Thalamus und interpedunkuläre Gegend des Mesencephalons leicht dunkel gefärbt. Histologische Veränderungen vor allem in der weißen Masse, besonders der inneren Kapsel und vorderen Commissur.

49jähriger Mann. Am Morgen bewußtlos im Schlafraum aufgefunden. Vermehrter Muskeltonus, zunehmende Schläfrigkeit. Lungenentzündung. Dann leichte Besserung. Vier Wochen nach dem Unfall gestorben. Autopsie: Weitverbreitete Veränderungen in der weißen Masse, nur eine kleine Zone unterhalb der grauen Hirnrinde unverändert. Veränderungen im Vorderteil der Basalganglien, im Globus pallidus.

Y. K. Hsii und Y. L. Ch'eng, denen wir diese beiden Fälle entnehmen, betonen, daß Veränderungen in der weißen Substanz nicht so selten sind, als berichtet wird, sie sollten als nicht weniger pathognomisch angesehen werden als die beiderseitigen Erweichungen im Globus pallidus.

Nach A. Hauser (1914):

50jähriger Mann. Selbstmord durch Kohlendampf. Nach 36 Std nur mehr starke Kopfschmerzen und Schmerzen in der Gegend der Hüftnerven. Nach 20 Tagen Verschlimmerung des bisher nur leichten Vergiftungszustandes; allgemeine Schwäche und Bewegungsstörungen in den Beinen. Nach 24 Tagen alle Gliedmaßen gelähmt. Tod am 25. Tage.

Ein Mann atmete Kohlendampf ein ohne Bewußtseinsverlust, aber noch nach 3 Tagen Trübung des Bewußtseins und Kopfschmerzen. Erstere wich, letztere nahmen zu. Tat aber weiter seinen Dienst als Portier. Nach einem Monat fiel er um, wurde gefühllos und bewegungslos. Ins Krankenhaus gebracht, starb er am nächsten Tage unter schweren Atemstörungen. Autopsie: Streifenhügel und Sehhügel in einen gelblich-braunen Brei umgewandelt.

Duvoir, Pollet und Mitarbeiter (1939) berichten über eine 26jährige Frau, die am 21. 2. 39 in tiefem Koma ins Krankenhaus gebracht wurde: Reflexe fehlend, linker Facialis gelähmt, links Babinski, Temperatur 38,5°, 37,3°. Etwas Erholung. Nach 2 Tagen Ödeme beider Fußrücken und der unteren Hälfte der Unterschenkel; Albuminurie, Verringerung des Chlorgehaltes. In 6 Tagen schwand die Albuminurie, in 10 Tagen die Hyperazotämie (24. 2. 1,07, 6. 3. 0,42), in 14 Tagen die Ödeme.

Schließlich sei ein Fall angeführt, der zeigt, wie vorhandene Organveränderungen, die bisher keine Erscheinungen machten, unter CO-Wirkung zu schwerer Erkrankung führen.

58jährige Frau. Nach zufälliger Einatmung von CO ohnmächtig, bekam Sauerstoff und CO_2-Einatmung. Zeigte subnormale Temperatur, Cyanose, Bewußtseinstrübung, Unfähigkeit zu sprechen. Nach 4 Std in gutem Zustande. 18 Std nach der Exposition tritt Taubheitsgefühl im linken Fuß ein, dann heftige Schmerzen. Die Haut des Beines bis zur Hüfte kalt und blaß. Am 6. Tage nach der Exposition Haut dunkelbraun, Ödem. Amputiert im unteren Drittel des Oberschenkels. Autopsie des Stumpfes: Seit langem bestehende Arteriosklerose mit Intimaveränderungen, viele Cholesterinabscesse — daher Prädisposition zur Gangrän (N. ENZER und S. PILLING 1946).

Sind die bisher besprochenen nervösen Krankheitserscheinungen wohl insgesamt durch Änderungen bzw. Schädigungen im Zentralnervensystem bedingt, so werden außerdem noch Erscheinungen beobachtet, die durch direkte Schädigung der *peripheren Nerven* bedingt zu sein scheinen.

Ob es eine durch CO verursachte Neuritis gibt, wie wir eine Alkohol-, Blei-, Arsenneuritis kennen, ist noch immer umstritten.

G. WILSON und N. W. WINKLEMAN (1924) beschreiben einige Fälle von „Neuritis, die einer CO-Vergiftung folgte". Die Nerven zeigten bei der Autopsie zwar Veränderungen an den Markscheiden, große Lücken, durch die man den Achsenzylinder sehen konnte, aber an den letzteren fand man keine Veränderungen, wohl aber an den Vorderhörnern. Jedenfalls zeigten ihre Fälle auch Symptome, die durch eine Neuritis nicht erklärt werden können, sondern nur durch zentrale Veränderungen.

KRAUSE (1930) kommt zu dem Schlusse, daß nicht die Giftwirkung des CO, sondern der Mangel an Sauerstoff schon früher geschädigte Nerven weiter schädigt. DESOILLE (1948) spricht von „Anoxinévries par état antérieur". H. CLAUDE (1913) stellte die Behauptung auf, daß wo das Bild einer Neuritis besteht, dies nicht auf eine Affektion der Nervenfasern zurückzuführen sei, sondern eine Folge von Blutungen in den Nervenstamm oder das umgebende Gewebe sei. MANKOWSKY (1929) bringt 9 Krankengeschichten eigener Beobachtung und kommt zu dem Schlusse, „die Veränderungen in den Nervenstämmen hängen öfters ab von einer Kompression derselben durch Extravasate, von einer blutigen Imbibition deren Hüllen und von der Ischämie, die als Folge dieser Prozesse eintritt". Es sei hier die am wenigsten komplizierte Krankengeschichte aus der eben genannten Arbeit wiedergegeben:

18jähriges Mädchen hat in einem Zimmer, in das Kohlendunst eindrang, geschlafen, wurde erst nach 20 Std wieder zur Besinnung gebracht, bemerkte sofort, daß der linke Vorderarm und die Hand cyanotisch, stark geschwollen und kalt war. Außer einigen unbedeutenden Bewegungen im Schultergelenk war der ganze Arm unbeweglich. Schmerzen und Ameisenlaufen in Hand und Fingern. Allmählich nahm die Bewegungsmöglichkeit zu, die Hand wurde wärmer. Cyanose und Ödem nahmen ab, aber die Bewegungsmöglichkeit in Fingern und Hand kehrte nicht wieder, der ganze Arm, besonders der Unterarm magerte ab. Untersuchung 3 Monate nach der Vergiftung ergab: Sonst normaler Nervenbefund, aber linke Hand kalt, cyanotisch, die Haut glänzt, ist dünn. Thenar, Hypothenar, Interossei stark atrophisch, ebenso Muskeln des Vorderarms; Muskeln des Oberarms haben wenig gelitten, am meisten der Biceps. In der Dicke des Muskels und im Sulcus bicipitalis internus werden Verdickungen gefühlt, die beweglich und scheinbar dem Gefäßnervenbündel adhärent sind. Bei Druck darauf einige Schmerzen und Ameisenlaufen bis in die Finger. Bewegungen im Schultergelenk normal, im Ellbogengelenk an Kraft und Umfang verringert, in Hand und Fingern vollkommen unmöglich. Schmerz-, Berührungs- und Temperaturgefühl in der Hand herabgesetzt. Reflexe an Supinator, Biceps, Triceps fehlen, faradische Erregbarkeit erloschen. Arteria radialis bedeutend weniger gefüllt als am gesunden Arm. Besserung durch physikalische Behandlung.

In anderen Fällen entwickeln sich im Gebiet des Ödems *Bläschen*, die in 1 bis 2 Wochen eintrockneten. Der Gefühlssinn war nur in einzelnen Qualitäten gestört.

Bei einem Kranken mit ähnlichem Befund an Unterarm und Hand wie der zuvor beschriebene fand sich *eine Geschwulst am linken Unterarm.* Sie wurde nach einigen Monaten bloßgelegt und man fand verändertes Muskelgewebe, hart, schmutzigbraun, von alten Blutergüssen durchtränkt. Mikroskopisch Reste von einem Bluterguß, der das ganze Muskelgewebe des Gebietes durchtränkt zu haben schien.

In einem anderen Fall, 42jähriger Mann, bestand starkes Ödem beider Füße, die unteren Extremitäten in starker Beugekontraktur des Hüft- und Kniegelenkes, an den Bauch hinaufgezogen. Passive Bewegungen in den Gelenken stark eingeschränkt und schmerzhaft. Muskeln des Ober- und besonders des Unterschenkels stark atrophisch, fühlten sich besonders an der Hinterseite des Oberschenkels bretthart an, Haut an Füßen und Unterschenkeln verdünnt. Puls in Arteria dorsalis pedis und tibialis posterior schwach. Aktive Bewegungen in Füßen und Zehen, in Knien und Hüftgelenken in stark beschränktem Umfang möglich. Gefühlssinn in allen Qualitäten herabgesetzt. Patellarsehnenreflexe und Achillessehnenreflexe nicht auslösbar. Im Gebiet der Leistenfalten und den anliegenden Bauchteilen sind bei tiefem Druck harte schmerzhafte Bildungen im Musculus psoas zu fühlen. Auf Thermotherapie, Massage, Galvanisierung bedeutende Besserung.

G. GUILLAIN, R. THUREL, H. DESOILLE (1931) beschreiben 2 Fälle von peripheren Lähmungen. Der eine, 27jährig, zeigte nach schwerer CO-Vergiftung Anschwellung in der rechten Nackengegend, an der vorderen Brusthälfte und der rechten Hüfte. Diese Erscheinungen schwanden nach 4—5 Tagen, aber Nervenstörungen blieben zurück: Lähmung des echten Musculus trapezius, der Schulterblattmuskeln, des Deltoideus, Biceps, Supinator longus mit teilweiser Atrophie dieser Muskeln. Sensibilität für alle Qualitäten im ganzen Gebiet geschwunden entsprechend der peripheren Ausdehnung des Plexus cervicalis superior. Durch Behandlung tritt leichte Besserung der Beweglichkeit ein, die Sensibilitätsstörungen bleiben unverändert.

Der andere Patient, 32 Jahre alt, zeigte den rechten Oberschenkel voluminöser, die Haut dort und am oberen Teil der rechten Wade gerötet mit Ekchymosen. Eine Anschwellung in der Schläfengegend verschwand in 4—5 Tagen. Es blieb aber während der ganzen Beobachtungszeit bestehen: Lähmung und Atrophie des rechten Quadriceps cruris, in geringerem Grade des Ileopsoas, Tibialis anticus und der Muskeln der Beugeseite von Ober- und Unterschenkel. Teilweise Entartungsreaktion im Quadriceps und Sartorius. Gefühlssinn aller Qualitäten im Gebiet der Nn. cruralis, obturatorius und femoralis cutaneus erloschen.

Fälle dieser Art sind aber keineswegs häufig. Weitaus in der Mehrzahl der Fälle haben die Störungen ihre anatomische Grundlage im Zentralnervensystem.

Die *Diagnose* der frischen CO-Vergiftung ist durch Untersuchung des Blutes auf CO-Hämoglobin stets mit Sicherheit zu stellen. Eine relativ einfach durchzuführende Methode ist der spektroskopische Nachweis, der auch mittels eines Taschenspektroskops durchgeführt werden kann. Doch muß diese Probe, da sie nur CO-Hämoglobingehalte von 20—30% feststellen läßt, kurze Zeit nach der Entfernung des Vergifteten aus der gefährdeten Atmosphäre vorgenommen werden. Die KUNKELsche Tanninprobe gestattet noch einen Nachweis von 50% CO-Sättigung. Jedenfalls ist die Blutprobe stets möglichst bald zu entnehmen, möglichst bevor eine Sauerstoffbehandlung durchgeführt wurde. Die Untersuchung soll, abgesehen von einer vorläufig orientierenden Probe, nicht vom Arzt selbst, sondern in einem entsprechend eingerichteten Laboratorium durchgeführt werden. Eine kleine Menge, der Vene entnommen, im Notfall einige Tropfen Blut aus dem Ohrläppchen, werden in ein kleines Glasröhrchen gegeben, wobei womöglich darauf geachtet werden soll, daß nicht viel Luft sich in dem Röhrchen befindet, das ins Laboratorium gesandt wird. Daß man sich auf die kirschrote Färbung von Haut und eventuellen Suggillationen nicht verlassen kann, ist oben dargelegt worden. Wo sie aber vorhanden ist, ist sie ein sehr wertvolles Zeichen. Da es kein anderes Zeichen gibt, weder während des Lebens noch nach dem Tode, das mit Sicherheit die Diagnose gestattet, so sollte in allen irgendwie verdächtigen Fällen die Blutuntersuchung auf CO durch ein verläßliches Laboratorium veranlaßt werden. Die Hütten- und Walzwerksberufsgenossenschaft und ebenso einige chemische Großbetriebe hatten schon vor mehr als 30 Jahren angeordnet, daß bei jedem Todesfall, Ohnmachtsanfall, plötzlichem Unwohlsein im Betriebe sofort Blut zu entnehmen und zwecks Unter-

suchung auf CO in ein verläßliches Laboratorium zu senden ist. Ist einmal das CO
aus dem Blute verschwunden, was bei leichteren Fällen oder bei Sauerstoffeinatmung schon in wenigen Stunden der Fall sein kann, dann ist die Diagnose CO-Vergiftung nur auf Grund der Erhebungen über das Zustandekommen der Bewußtlosigkeit oder der weiteren Symptome, nicht auf Grund dieser selbst zu stellen.
Diese Erhebungen können nur dann Verläßliches ergeben, wenn sie durch einen
Sachverständigen, der über die nötigen technischen und medizinischen Kenntnisse
verfügt, erfolgt. Die ersteren fehlen fast stets dem behandelnden Arzt, daher soll
dieser sich in allen Fällen, zweifelhaften und auch scheinbar sicheren, stets mit
dem staatlichen Gewerbearzt in Verbindung setzen.

Es ist sicher, daß die Diagnose „Herzschlag" von Ärzten viel zu häufig gestellt wird.
Ich selbst sah in 2 Fällen den Totenschein mit „Herzschlag" ausgefüllt, bei denen durch
die einfachsten Erhebungen im Betrieb festgestellt werden konnte, daß der Tod während
der Reparatur einer schadhaften Gasleitung erfolgte, bei der auch Mitarbeiter des Toten
erkrankt waren. Die Ärzte sagten mir auf Befragen, daß, da der Tod plötzlich eingetreten
war und kein Zeichen einer Verletzung vorhanden war, sie nur an Herzschlag denken konnten.

Die *Prognose* kann in leichteren Fällen wohl mit größter Wahrscheinlichkeit
als günstig gestellt werden, da bei diesen Nachkrankheiten große Seltenheiten
sind. Bei Schwervergifteten ist, solange der Vergiftete nicht das Bewußtsein
wiedererlangt hat, die Prognose äußerst zweifelhaft und, wenn langdauernde
Gaseinatmung vorangegangen ist, als ungünstig anzusehen. Wenn das Bewußtsein wiedergekehrt ist, so ist in jenen Fällen, in denen die Bewußtseinsstörung
lange bestanden hat, die Prognose während der ersten Tage noch zweifelhaft,
dann aber bei dem geringen Prozentsatz der Fälle, in denen sich Nachkrankheiten
einstellen, im allgemeinen zwar als günstig anzusehen, aber doch mit einer
gewissen Vorsicht zu stellen.

Behandlung. Der bewußtlos Aufgefundene ist natürlich so rasch als möglich
aus der CO-Atmosphäre zu entfernen. Der Transport des auch nur leicht Benom-
menen hat auf das Schonendste und ohne jede Anstrengung für den Vergifteten
zu erfolgen, eventuell ist vorher eine Injektion eines zentralen Analepticums
zu geben. Bei nicht regelmäßiger Atmung und schwachem Puls sind „Wiederbelebungsversuche" (s. Anhang zu diesem Kapitel) sofort zu beginnen, in allen
Fällen aber ist Sauerstoffeinatmung sofort einzuleiten und durch mehrere
Stunden fortzusetzen, auch wenn scheinbar normale Verhältnisse eingetreten sind.
Auch ist der Patient warm zu halten.

Von Medikamenten scheint Lobelin in einigen Fällen Erfolg gehabt zu haben.
Analeptica: Coffein, Campher, Coramin sind sehr oft angezeigt. Am zweck-
mäßigsten sind Blutinfusionen. Aderlaß ist widersinnig. Von HERTER wurde
1904, dann von DEUTSCH und WEISS (1934) u. a. intravenöse Verabreichung
von Methylenblau empfohlen. EICHLER hat nachgewiesen, daß es mit dem
Hämoglobin sich zu Methämoglobin verbindet, daher schädlich wirkt. Auch
HAGGARD und GREENBURG (1933) zeigten, daß es schwere Störungen hervorrufen kann.

Die *Prophylaxe* soll hier nicht erörtert werden, sie liegt ganz in der Hand
des Technikers. Doch ist es Aufgabe des Arztes, auf die möglichen Gefahren
hinzuweisen. Über „Wiederbelebung" und „Rettungswesen" s. Anhang zu
diesem Kapitel.

Das klinische Bild der chronischen CO-Vergiftungen. Ein ganz anderes
Bild als die akuten geben die *chronischen* CO-Vergiftungen. Das Entstehen
pathologischer Erscheinungen durch längere Zeit fortgesetzte Aufnahme
kleiner CO-Mengen ist vielfach und bis in die jüngste Zeit bezweifelt worden.
Noch in „Die Ausdehnung der Unfallversicherung auf Berufskrankheiten"
(Heft 29 der Schriftenreihe des Reichsarbeitsblattes, 1937) heißt es: „Das

Vorkommen einer in diesem strengen Sinne chronischen CO-Vergiftung ist noch durchaus umstritten." Auch heute noch macht die theoretische Erklärung der Existenz einer chronischen CO-Vergiftung Schwierigkeiten. Es steht auf Grund der Untersuchungen von KOHN-ABREST, DUVOIR, DÉROBERT und TRUFFET, LOEPER fest, daß auch im Blut eines Gesunden minimale Mengen von CO, weit unter der spektroskopisch nachweisbaren Menge von 15% Kohlenoxyd-Hämoglobin enthalten sind (das ist unter 3,2 cm³ CO auf 100 cm³ Blut). Die verschiedenen Analysenmethoden (NICLOUX, KOHN-ABREST-TRUFFERT u. a.) geben nicht ganz übereinstimmende Resultate. Nach der Methode KOHN-ABREST und TRUFFERT ist die obere Grenze des Normalen 0,40 cm³-% bis höchstens 0,6 cm³-%, nach der Methode von NICLOUX 0,60 cm³-% bis 0,80 cm³-%.

Es sei aber hinzugefügt, daß der CO-Hämoglobingehalt des Blutes bei Rauchern, insbesondere unmittelbar nach dem Rauchen ein höherer ist als bei Nichtrauchern. HANSON-HASTINGS (1933) fanden bei den letzteren 1,5% CO-Hämoglobin, nach dem Rauchen von 10—15 Zigaretten 3,1—4,3% und noch 12—16 Std später 2%. Ähnliche Werte fand O. SCHMIDT (1940 a und b) und bei solchen, die den Zigarrenrauch inhalierten, bis zu 10,16%.

Während aber festgestellt wurde, daß bei akuter CO-Vergiftung der erhöhte CO- bzw. CO-Hämoglobingehalt sehr rasch, in mehreren Stunden aus dem Blute verschwindet, ist CO bei chronischer CO-Vergiftung noch Wochen und Monate nach Aufhören der Exposition in einer das Normale übersteigenden Menge im Blute vorhanden.

DUVOIR, DÉROBERT und TRUFFERT (1944/45) bringen unter anderen die folgenden Beispiele über CO-Gehalt des Blutes bei Aufhören der Exposition und einige Wochen später:

1. Fall. 5. 4. 44 (Aufhören der Exposition) 1 cm³ CO in 100 cm³ Blut
   13. 6. 44   1 cm³ CO in 100 cm³ Blut.

2. Fall. 29. 11. 43 (Aufhören der Exposition) 2,4 cm³ CO in 100 cm³ Blut
   1. 3. 44   1,5 cm³ CO in 100 cm³ Blut
   21. 10. 44   0,95 cm³ CO in 100 cm³ Blut.

Auch DUVOIR und GAULTIER (1946) bringen eine Anzahl von Beobachtungen über den CO-Gehalt des Blutes beim Aufhören der Exposition und seine Verringerung in den folgenden Monaten:

G. 2,4 cm³ CO, nach 2 Monaten 0,54 cm³,
Le. 1,5 cm³ CO, nach 1 Monat 0,76 cm³, nach 2 Monaten 0,48 cm³,
D. 0,86 cm³ CO, nach 3 Monaten 0,54 cm³, nach 6 Monaten 0,20 cm³.

Über die Art dieser Fixierung des CO im Organismus herrscht noch nicht volle Klarheit, doch die Tatsache der Fixierung steht fest, und sie gibt der viel diskutierten „chronischen CO-Vergiftung" eine feste Grundlage.

Es liegen aber außerdem seit einigen Jahrzehnten so zahlreiche klinische Beobachtungen über chronische CO-Vergiftung vor, daß man, auch wenn man die Schwierigkeit allgemeine nervöse Erscheinungen einer bestimmten Ursache zuzuschreiben, zugibt, doch nicht umhin kann, das Vorkommen chronischer CO-Vergiftung zuzugeben.

Die Erkrankten klagen meist über unbestimmte Beschwerden, die erst zeitweise auftreten, dann hartnäckiger werden: Kopfschmerzen, Ohrensausen, Beschwerden auf der Brust, etwas Schwindelgefühl oder auch nur allgemeine nervöse Beschwerden: Müdigkeit, Abnahme der geistigen Fähigkeiten, Vergeßlichkeit; in anderen Fällen Beschwerden von seiten des Verdauungstraktes, in manchen auch Hautjucken, Urticaria.

H. SYMANSKI (1936) gibt zusammenfassend (S. 95) die alte Beschreibung L. LEWINS (1920) wieder, die er als zutreffend ansieht:

„Im Beginn des Leidens, gewöhnlich nach einer Tagesarbeit, stellen sich Ohrensausen, Kopfschmerzen, Schwindel oder auch Sehstörungen ein. Anfangs weichen diese Störungen schnell, wenn die Gasaufnahme aufhört. Schon das längere Atmen frischer Luft genügt hierfür. — Zu den häufigen Störungen gehören die vom Magen und Darm ausgehenden: Übelkeit, Erbrechen, Appetitlosigkeit, Verdauungsschwierigkeiten. — Es können sich ferner einstellen Palpationen neben Schweratmigkeit und Oppressionsgefühl in der Brust. — Die Funktionen des Zentralnervensystems können in weitem Umfange leiden. Sehr häufig sind Störungen des Schlafes derart, daß am Tage, auch bei der Arbeit Schlafsucht bzw. Betäubungsgefühl und in der Nacht Schlaflosigkeit besteht. — Die Änderungen im Charakter bekunden sich durch den Verlust von Aktivität und Energie. Willensschwäche bzw. Willenlosigkeit und Wille ohne Kraft bestehen. Der Kranke ist unentschlossen, unruhig, wechselt oft Absicht und Ausführung von Arbeiten, er wird reizbar und zornmütig. — Von subjektiven Störungen der allgemeinen Sensibilität sind die häufigsten und konstantesten Kopfschmerzen in Stirn und Schläfen, seltener im Hinterkopf. Sie beginnen oft nur mit Schwere im Kopf oder Kompressionsgefühl an den genannten Stellen, hindern den Schlaf, können intermittierend auftreten und weichen in frischer Luft. — Häufig wird über Schwindel geklagt, der bisweilen mit dem Gefühl der Trockenheit oder Betäubung und Schwäche in den Armen einhergeht. — Das Gedächtnis kann leiden, so daß das Individuum genötigt ist, lange nachzudenken, um sich etwas aus der Vergangenheit ins Gedächtnis zurückzurufen."

Objektiv findet man häufig Blässe des Gesichtes und in ungefähr $^1/_3$ der Fälle Polycythämie. In anderen Fällen besteht Anämie. Als Seltenheit ist wohl perniziöse Anämie anzusehen, die sich (W. BERGER und H. GRILL 1936) bei einer 52jährigen Frau im 7. Jahre einer chronisch wiederkehrenden CO-Vergiftung entwickelte und nach 3jährigem Fernsein von jeder CO-Einwirkung ausheilte. Zugleich mit der Mutter waren auch ihre beiden Kinder und das Dienstmädchen mit Kopfschmerzen und Durchfall erkrankt, aber nur die Mutter zeigte das typische Bild einer perniziösen Anämie, die Kinder neben Durchfällen und Subikterus nur hypochrome, nicht megalocytäre Anämie.

A. BRANDT (1934) berichtet über chronische CO-Vergiftung eines Chemikers, die mit Müdigkeit, Teilnahmslosigkeit, mangelnder Konzentrationsfähigkeit, depressiver Stimmung begann, später traten Erregung und Verwirrung auf. Der Verfasser meint, daß es sich um chronische CO-Vergiftung mit organischen Hirnveränderungen gehandelt hat. Mir erscheint dieser Fall keineswegs ganz aufgeklärt, ebensowenig wie ein 2. Fall, der ein Schwanken beim Gehen, Retro- und Propulsion und ein gesteigertes Durstgefühl zeigte.

Sehr häufig wird über Massenvergiftungen berichtet:

COURMONT und MOREL MOURIQUARD (1910) berichten über 35 Personen, die im selben Lokal arbeiteten. Es stellten sich stets im November oder Dezember, nach dem Ingangsetzen der Heizung Kopfschmerzen, eine gewisse Stumpfheit, physische Schwäche, Schlaflosigkeit ein, auch Neuralgien verschiedener Art, Verdauungsbeschwerden. 12 hatten Albuminurie, 3 Glykosurie. Während in den ersten Jahren ein etwas längerer Aufenthalt außerhalb des Lokals genügte, um die Beschwerden zum Verschwinden zu bringen, waren diese später hartnäckiger, wichen im 8. Jahre erst nach dreimonatigem Aufenthalt in freier Luft. — H. SYMANSKI (1933) berichtet über 7 Fälle aus dem Forschungslaboratorium eines Industriewerkes.

Außerdem wurde über zahlreiche Einzelfälle berichtet, so von dem eben Genannten, in seinem oben erwähnten sehr wertvollen Buche über 30 weitere Fälle. DUVOIR und GAULTIER (s. oben) berichten über 40 Fälle. Sie haben, was zur Zeit der früheren Arbeiten noch nicht möglich war, eine Bestimmung des CO-Gehaltes des Blutes bei Aufhören der Exposition vorgenommen und dann gezeigt, wie im Laufe der nächsten 2—3 Wochen die Beschwerden sich besserten, nach 2—3 Monaten Arbeitsruhe die Genesung meist vollständig war und auch der CO-Gehalt des Blutes, der bei der ersten Untersuchung 0,80 bis 2,4 cm³-% betrug, auf das Normale zurückgegangen war.

Zahlreiche chronische CO-Vergiftungen kamen während des 2. Weltkrieges in Frankreich und in den nordischen Ländern vor, da die Autos infolge Mangel von Benzol und Benzin mit Generatorgas (CO-Gehalt 25—45%) betrieben wurden. J. S. LUMIO (1948 a) sah in Finnland in 26 Monaten 1284 chronische Vergiftungen, darunter 813 bei Chauffeuren, 294 bei Reparaturarbeitern. Die hauptsächlichsten Klagen waren: Schwindel, Kopfschmerz, Erschlaffung, Gedächtnisschwäche. Neurologische Störungen waren bei der Hälfte der Kranken nachweisbar, bei 3,8% der Untersuchten schwere. Die leichten Symptome schwanden meist in 1—4 Monaten, mittelstarke in 2—6, ernste Störungen in 4—10 Monaten. Derselbe Autor (1948 b) hat auch Studien über die Gehörstörungen bei chronischer CO-Vergiftung gemacht: 700 CO-ausgesetzte Personen wurden untersucht. Das Gehörvermögen sank bis zu 1000—2000 Hz steil ab, von da ab gleichmäßig weiter. Diese Gehörstörungen konnten, wenn man alle jene ausschließt, bei denen vielleicht andere Ursachen vorlagen, bei 44,5% der Patienten mit chronischer CO-Vergiftung festgestellt werden, aber nur bei 14% jener, bei denen keine CO-Vergiftung vorhanden war. Bei 25% der Vergifteten war die Gehörstörung stark ausgesprochen. Das Gehör besserte sich wieder bei 25% der Kranken, aber nur in geringem Grade und nur bei jenen, bei denen die Störung eine leichte gewesen war.

AAGE GRUT (1949) berichtete über ähnliche Vorkommnisse in Dänemark. Er sah eine Anzahl akuter Vergiftungen, ferner 729 chronische bei Chauffeuren von mit Generatorgas betriebenen Autos. Die Erscheinungen waren vor allem: Kopfschmerz, Schlaflosigkeit, Reizbarkeit, Gedächtnisschwäche, Abmagerung.

Mit Hinweis auf die Angaben LUMIOs über Gehörstörungen sei hier erwähnt, daß J. LÖWY (1926) in labyrinthärem Schwindel ein Frühsymptom der CO-Vergiftung sieht.

Eine mehrfach erörterte Frage ist die, ob es eine Gewöhnung (Anpassung) an CO gibt. E. M. KILLICK (1948) hat durch Versuche am Menschen festgestellt, daß bei wiederholter Einwirkung einer Atmosphäre mit geringer Konzentration ein gewisser Grad von Gewöhnung erworben werden kann, die sich in einer Verringerung der Symptome und einer Verringerung des Prozentsatzes an CO-Hämoglobin, den dieselbe Konzentration von CO in der Atmosphäre hervorrief, zeigte. — Auch Arbeiter geben mehrfach an, daß sie sich an einen gewissen CO-Gehalt der Luft gewöhnt haben — doch steht diesen Angaben die große Zahl jener Fälle gegenüber, die, je länger sie CO ausgesetzt sind, um so zahlreichere und schwerere Symptome zeigen.

Die *Prognose* ist fast stets als günstig anzusehen, doch erfordert die volle Wiederherstellung stets längere Zeit, mehrere Wochen und selbst mehrere Monate.

Die *Therapie* besteht vor allem im Fernhalten von CO-haltiger Luft und in allgemeiner Kräftigung.

Wiederbelebung. Was das Vorgehen bei Auffindung eines CO-Vergifteten anbelangt, so muß er natürlich so schnell wie möglich an die freie Luft oder wenigstens außerhalb des Bereiches der CO-haltigen Luft gebracht werden. Da jede Anstrengung das Sauerstoffbedürfnis des Organismus erhöht, so kann es auch bei geringster Anstrengung des Vergifteten zu plötzlichem Kollaps kommen. Deshalb muß der Transport stets ohne jede Anstrengung für den Vergifteten rein passiv erfolgen, womöglich auf einer geeigneten Transporteinrichtung, einer Tragbahre. Wenn der Weg ein langer ist (Bergwerk!) oder infolge äußerer Umstände nicht in 1—2 min zurückgelegt werden kann, so muß an Ort und Stelle mit der Sauerstoffzufuhr begonnen und diese während des Transportes fortgesetzt werden. Wenn der Vergiftete nicht atmet, so muß sofort mit der künstlichen Beatmung und womöglich auch der Sauerstoffzufuhr begonnen werden. Die Feststellung, ob man es mit einem Scheintoten oder Toten zu tun hat, soll erst versucht werden, wenn die künstliche Beatmung und womöglich auch die Sauerstoffzufuhr im Gange ist; denn einerseits ist in diesem Zustand jede Minute von Bedeutung für das Leben, andererseits weiß ich aus eigener Erfahrung, daß, wenn der Arzt nach raschem Lauf oder Stiegensteigen und in der Erregung, die die ganze Situation oft mit sich bringt, Puls und Herztöne feststellen will, ihm die hierzu nötige Ruhe fehlt. Häufig fühlt er das Pulsieren seiner eigenen Gefäße. Übrigens muß auch bei jenen mit der künstlichen Atmung begonnen werden, die weder Atmung, noch Puls noch Herzschlag erkennen lassen. Das Zeitintervall zwischen Scheintod und Tod ist eben jenes, während dessen nach Stillstand von Atmung und Herztätigkeit die Organe, vor allem das Gehirn durch Fehlen frischer Blutzufuhr noch nicht so weit geschädigt sind, daß ihr Wiederfunktionieren unmöglich geworden ist, das sind höchstens 10—15 min. Mit der Möglichkeit, daß wir zu dem Verunfallten gerade innerhalb dieser Minuten kommen, muß gerechnet und deshalb sofort mit allen Wiederbelebungsmaßnahmen begonnen werden. Die Wiederbelebungsversuche müssen so lange fortgesetzt werden, bis Spontanatmung eintritt oder bis ein sicheres Zeichen des Todes vorhanden ist — und das ist allein das Eintreten der Totenstarre. Am frühesten und sichersten wird deren Eintreten an der Wadenmuskulatur erkannt. Beim auf dem Rücken liegenden Bewußtlosen hängt der Fuß im Sprunggelenk herab in leichter Streckstellung, es erfordert aber keinerlei Anstrengung, ihn in Dorsalflexion zu bringen. Wenn aber diese Dorsalflexion Widerstand begegnet und insbesondere, wenn man feststellt, daß sich dieser Widerstand im Laufe einer Viertelstunde steigert, dann ist dies ein sicheres Zeichen der in der Wadenmuskulatur bestehenden und sich steigernden Totenstarre. Dieses Zeichen mag, wenn wir sofort nach Eintritt des Todes bei dem Vergifteten eintreffen, erst $1^{1}/_{2}$ Std nach unserer ersten Untersuchung eintreten — aber bis zu seinem Eintritt haben wir die Wiederbelebungsversuche fortzusetzen.

Bemerkt sei noch, daß das Wort „Wiederbelebung" kein sehr glücklicher Ausdruck ist, da es im strengen Sinne des Wortes mindestens einen Scheintoten voraussetzt. Man muß aber mit der „Wiederbelebung" beginnen zu einer Zeit, da der Verunglückte noch atmet, wenn auch unregelmäßig, und schwachen und unregelmäßigen Puls hat. Alle Maßnahmen müssen ergriffen werden, sind zweifellos notwendig und können Erfolg haben. Die Wahrscheinlichkeit, daß gerade in dem kurzen Zeitintervall des Scheintodes, das kaum 10—15 min dauert, die Bemühungen der Retter einsetzen, ist sehr gering, und sehr gering sind auch die Erfolge. Ich sah bei keinem der Leute, bei denen Wiederbelebungsbemühungen im Zustand des Atemstillstandes und der Pulslosigkeit (aber ohne irgendeine Spur von Totenstarre) einsetzten — das war bei insgesamt ungefähr 50 Personen der Fall —, einen Erfolg. Auch ein amerikanisches Kommittee (C. K. DRINKER l. c.) schreibt: „Die Gasvergifteten, die sich schließlich erholten, haben — praktisch gesprochen — alle geatmet, als sie gefunden wurden. Ausnahmen mögen vorkommen, aber sie sind selten." Auch der Leiter des Berliner Rettungswesens erwähnt: „Neun angeblich wiederbelebte Scheintote — aber man muß dies skeptisch betrachten — sucht man nach wirklicher Wiederbelebung." Aber wenn es uns gelingt, bei einem Menschen mit schlechter Atmung und schlechter Herztätigkeit wieder normale Funktion dieser Organe herbeizuführen, können wir zufrieden sein, mag es vielleicht auch nicht vollkommen korrekt sein, in solchen Fällen von „Wiederbelebung" zu sprechen. Wir haben bei der Unmöglichkeit, solange keine Totenstarre eingetreten ist, zwischen Scheintod und Tod zu unterscheiden, die Pflicht, alles mögliche zu tun, um den vielleicht noch nicht Toten wieder zu beleben.

Aber ganz abwegig und irreführend ist es, wenn — was sehr oft in Berichten von Laien vorkommt — auch dann von Wiederbelebung gesprochen wird, wenn ein lediglich Bewußtloser wieder zum Bewußtsein gekommen ist, oder gebracht worden ist.

Das Ziel der ersten Hilfe beim CO-Vergifteten muß sein: 1. wenn die Atmung stockt, oberflächlich oder unregelmäßig ist, möglichst gründliche künstliche Beatmung; 2. in *allen* Fällen möglichst reichliche Zufuhr von Sauerstoff.

Für die künstliche Beatmung von Hand sind verschiedene Methoden vorgeschlagen und in Gebrauch. Die Ventilation der Lunge, die durch jede der Methoden erreicht wird, gibt HÉDERER (zit. nach RAYMOND und VALLAUD) in Tabelle 36 an.

Tabelle 36.

Methode SYLVESTER	225 cm³
Methode SYLVESTER-GUILLOZ	250 cm³
Methode SCHÄFER	125 cm³
Methode SCHÄFER-NIELSEN .	250 cm³
Normale Atmung	500 cm³

Man sieht, daß jede der von Hand ausgeführten künstlichen Atmungsmethoden hinter der Wirkung der natürlichen Atmung zurückbleibt. Die in USA. und Frankreich gebräuchlichste Methode, die von SCHÄFER leistet an sich am wenigsten, hat aber den großen Vorteil, daß, da der zu Beatmende auf dem Bauche liegt, die Zunge dabei von selbst vorfällt, nicht künstlich vorgehalten werden muß; dann den weiteren Vorteil, daß die Anstrengung für den die Beatmung Durchführenden nicht so erheblich ist wie bei den anderen Methoden, so daß ein Mann die Beatmung durch einige Zeit fortführen kann.

Die in Deutschland gebräuchlichste Methode von SYLVESTER hat den Vorzug, relativ viel zu leisten. Sie hat den Nachteil, daß der zu Beatmende auf dem Rücken liegt, die Zunge daher vorgezogen und so gehalten werden muß, was am besten durch Vorschieben des Unterliefers wie bei der Narkose geschieht — worauf aber allzu leicht vergessen wird.

Die Durchführung der Methode SCHÄFER erfolgt in folgender Weise: Man bringt den Verunglückten in Bauchlage und dreht den Kopf seitlich. Der Helfer kniet über den Oberschenkeln oder dem Becken des Verunglückten so, daß dessen Körper zwischen seinen Beinen zu liegen kommt. Er legt die Hände seitlich flach auf die unteren Rippen des Verunglückten, umfaßt gewissermaßen die Rippenbögen. Er läßt sich dann nach vorne fallen, wobei er den Brustkorb des Verunglückten zusammendrückt. Dann schwingt er sich wieder zurück, wobei er mit dem Druck der Hände auf den Brustkorb aufhört; dieser federt wieder in die Normallage zurück. Diese Bewegungen werden einige Male in der Minute wiederholt.

Bei der Methode SYLVESTER wird unter die Schultern des am Rücken liegenden Verunglückten eine Rolle (eventuell aus Bekleidungsstücken hergestellt) gelegt und der Kopf so möglichst nach rückwärts gebeugt. Der Helfer kniet am Kopfende des Verunglückten, umfaßt dessen Oberarme oberhalb des Ellbogengelenkes. Nun führt er langsam die Arme des Verunglückten nach oben und außen, bis deren Ellbogen den Boden berühren. Nachdem die Arme kurz in äußerster Streckstellung im Schultergelenk verharrt haben (Einatmungsstellung), werden die Arme zurückgeführt, bis Unterarm und Ellbogen der Vorderfläche des Brustkorbes aufliegen und dann wird mit ihnen ein Druck auf den Brustkorb ausgeübt (Ausatmung), wobei sich der Helfer stark nach vorne beugt. Diese Bewegungen werden mit kurzen Pausen je in der Einatmungs- und der Ausatmungsstellung durchgeführt. Zweckmäßig wird diese Beatmung von zwei

Leuten ausgeführt, von denen jeder die Bewegungen mit einem Arm des Verunglückten ausführt, während ein dritter Mann den Unterkiefer des Verunglückten vorhält. Bei Ausführung des „Sylvester" durch einen Mann ist das Vorhalten des Unterkiefers durch einen zweiten Mann kaum möglich; auch ist die
Durchführung durch einen Mann für diesen sehr anstrengend.

Die Methode SCHÄFER-NIELSEN fügt zu dem „Schäfer" Armbewegungen
ähnlich wie beim „Sylvester" hinzu. Sie mutet dem hierzu notwendigen zweiten
Retter große Geschicklichkeit und Anstrengung zu.

Die Methode SYLVESTER-GUILLOZ fügt der beim „Sylvester" durch Heben
der Arme hervorgerufenen Erweiterung des Brustkorbs den durch einen zweiten
Retter ausgeübten Druck auf das Abdomen zum Hinaufdrängen des Zwerch-
fells hinzu. Beide kombinierten Methoden erfordern ein gutes Zusammenarbeiten
beider Retter.

Alle Beatmungsmethoden von Hand stellen große Anforderungen an die
Ausdauer der Retter oder benötigen eine Anzahl von Rettern, die in der Beatmung miteinander abwechseln. Es muß auch — und darauf wird in der Praxis
allzuoft vergessen — für Vorhalten der Zunge gesorgt werden. Trotzdem — die
Methoden der Beatmung von Hand sollten weitesten Kreisen der Bevölkerung
gelehrt werden, weil sie jederzeit und an jedem Ort ohne weitere Vorbereitungen
durchgeführt werden können.

Bei weitem vorzuziehen sind aber die automatisch arbeitenden Beatmungs-
apparate, die zugleich Sauerstoff zuführen. An jeder Stelle, bei der die gelegent-
liche Notwendigkeit künstlicher Beatmung erwartet werden muß (bestimmte
chemische Fabriken, Bergwerke) und bei jeder Organisation, die sich freiwillig
oder berufsmäßig mit Rettungsdienst beschäftigt, müssen solche Apparate in
stets gebrauchsfertigem Zustand vorhanden sein. Das Gerät der Wahl ist der
von den Draegerwerken-Lübeck gebaute und weitverbreitete „Pulmotor". Er
enthält eine Stahlflasche mit 520 Liter komprimiertem Sauerstoff und ist so
konstruiert, daß er abwechselnd Luft mit Sauerstoff (30—50%) vermischt in
die Lunge einbläst und Luft aus der Lunge aussaugt. Der Apparat atmet ganz
automatisch. Er bläst, wenn in Lunge und Apparat ein Unterdruck von —22 cm
Wassersäule erreicht ist, das Luft-Sauerstoffgemisch in die Lungen ein; wenn
dort ein Überdruck von +22 cm erreicht ist, schaltet er automatisch um und
saugt nun Luft aus der Lunge aus. Anfangs wurden vielerlei Bedenken geäußert,
daß diese mechanische Beatmung die Lungen verletze, den Kreislauf störe.
ROST jr. hat 1932 durch eingehende Versuche gezeigt, daß das nicht der Fall
ist. Ich selbst habe bei einigen hundert Verwendungen des Pulmotors niemals
irgendeine schädigende Nebenwirkung feststellen können. Notwendig ist aber
zweierlei: 1. daß die Gesichtsmaske, die mit dem Apparat verbunden ist, dem
Gesicht dicht aufsitzt, was mit den Masken neuerer Konstruktion leicht zu
erreichen ist; 2. daß die Zunge vorgehalten wird, was dadurch leicht erreicht
werden kann, daß der Unterkiefer wie bei der Narkose vorgehalten wird. Der
Überdruck in der Sauerstoffflasche, die etwas geöffnet werden muß, wenn man
den Apparat in Tätigkeit setzt, sorgt für automatisches Fortlaufen der Pul-
motortätigkeit bis zu 40 min. Dann ist die Flasche leer und muß durch eine
neue ersetzt werden, was innerhalb einer halben Minute möglich ist.

Voraussetzung guten Funktionierens ist nur, daß die Maske dem Gesicht
dicht anliegt, so daß Brustkorb, Mundhöhle und Apparat ein in sich geschlossenes
Gefäßsystem bilden. Der Apparat bietet 2 große Vorteile: 1. Sowie die Luftwege verlegt sind, z. B. durch Zurücksinken der Zunge, beginnt er, da nun nur
die in der Mundhöhle befindliche Luft gewechselt werden kann, rascher zu
arbeiten, was der Retter sofort hört; 2. er arbeitet ohne Anstrengung für den

Retter lange fort, der Retter hat nur darauf zu achten, daß die Maske gut sitzt und daß der Unterkiefer vorgehalten wird, und schließlich daß nach längerer Zeit die Sauerstoffflasche gewechselt wird — alles Dinge, die keine Anstrengung erfordern und auf die durch Änderung der vom Pulmotor verursachten Geräusche die Aufmerksamkeit gelenkt wird.

Der Pulmotor ist auch so konstruiert, daß eine Flasche mit Kohlensäure beigeschaltet werden kann, um die Beatmung mit „Carbogen" zu bewerkstelligen.

HENDERSON und HAGGARD haben 1920 empfohlen, bei der künstlichen Beatmung und künstlichen Sauerstoffzufuhr nicht reinen Sauerstoff zuzuführen, sondern Sauerstoff mit einem kleinen Zusatz von CO_2. Die Kohlensäure ist der natürliche Erreger des Atmungszentrums. Da nun der CO_2-Gehalt des Blutes durch die Vergiftung und durch die Zufuhr von Sauerstoff verringert wird, kann durch längere Steigerung der Sauerstoffzufuhr die spontane Atmung zum Stillstand kommen, es kann nach Aussetzen der Beatmung eine Apnoe von der Dauer mehrerer Sekunden, eventuell 1—2 min, sich einstellen. Ich selbst habe solche kurzdauernde Apnoe beobachtet, ohne ihr aber irgendwelche Bedeutung beizumessen. Dieser Apnoe kann durch einen Zusatz von 5—7% CO_2 zu dem zugeführten Sauerstoff vorgebeugt werden. Dieses Gemisch wird „Carbogen" genannt. SCHWERMA, IVY und Mitarbeiter (1948) machten Versuche mit Wiederbelebung von Hunden, die sie bis zur Grenze des Tödlichen (erste Atemstörung) durch Luft mit einem Gehalt von 0,3% CO gebracht hatten, durch künstliche Beatmung von Hand und mittelst Apparat mit reinem Sauerstoff und mit Carbogen (73% O_2 und 7% CO_2). Doch fanden sie bei Verwendung beider weder einen Unterschied in der Zahl der Überlebenden noch in den von diesen gebotenen Symptomen.

Ich selbst hatte in der Praxis, da ich die Harmlosigkeit kurzdauernder Apnoe gesehen, stets den Eindruck, daß die Empfehlung des Carbogen allzusehr rein theoretisch ausgedacht sei.

Rettungseinrichtungen. Eine besondere Aufgabe des Arztes besteht darin, sowohl die Betriebsleitungen bei Schaffung von Einrichtungen für die Rettung Verunglückter zu unterstützen und zu beraten, als auch die Mannschaften in deren Gebrauch zu schulen.

Im Bergbau sind von den Oberbergämtern besondere Vorschriften über das Rettungswesen erlassen. So schreibt das Oberbergamt Dortmund vor, daß in jeder selbständigen Betriebsanlage Atmungsapparate, das sind die Apparate, die die an der Rettung Mitarbeitenden zu tragen haben, mit einer Wirkungsdauer von mindestens 1 Std und tragbare elektrische Lampen vorhanden sein müssen, und zwar muß deren Zahl mindestens $1/2$% der unterirdischen Belegschaft in der Hauptschicht betragen, mindestens 2% dieser Belegschaft müssen in der Handhabung der Atmungsapparate ausgebildet sein. Für ihre Instandhaltung muß gesorgt werden. Die Knappschaftsärzte sind zur Hilfeleistung verpflichtet und jene, die dazu körperlich geeignet sind, auch zu Hilfeleistung unter der Erde. Für diesen Dienst und insbesondere den bei Massenunglücken sind besondere Vorschriften erlassen.

Zur Schulung der Rettungsmannschaften gehört Schulung in allen Verrichtungen erster Hilfeleistung, in Transportfähigmachung, in Handhabung der Atmungs- und Inhalationsapparate. Der Arzt soll bei der Schulung meiner Meinung nach nicht engherzig zwischen dem, was Tätigkeitsgebiet des Arztes, was des Laienhelfers ist, unterscheiden; denn einerseits wird es oft lange dauern, ehe ein Arzt bei Unglücksfällen erreichbar ist, andererseits wird es dem Arzt infolge mangelnder körperlicher Eignung und Übung oft nicht möglich sein, bis zu dem Verunfallten vorzudringen. Deshalb soll der Laienhelfer auch z. B. in Verabreichung von Injektionen geschult sein.

Eine wichtige Aufgabe des Arztes nicht nur im Bergbau, sondern ebenso im Fabrikbetrieb ist es, dafür zu sorgen, daß Instrumente, Verbandsmaterial, Medikamente stets in entsprechender Menge und Beschaffenheit vorhanden sind.

Eine ebenso wichtige Aufgabe des Betriebsarztes oder eines Arztes, der einem Rettungsdienst vorsteht, insbesondere wenn der letztere in unatembaren Gasen geleistet werden soll, ist es, dafür zu sorgen, daß Arbeiter, die mit gefährlichen Gasen gefüllte Räume zu betreten haben, insbesondere auch die Rettungs-mannschaften, mit zweckentsprechenden Schutzapparaten versehen und in deren Gebrauch geschult sind.

Die einfachsten Apparate bestehen in einem den Kopf umschließenden Helm oder einer gut sitzenden Gesichtsmaske, die mit der Außenluft durch einen Schlauch verbunden ist; das andere Ende des Schlauches wird so gelegt, daß frische, nicht verunreinigte Luft in ihn eintritt. Diese einfache Einrichtung kann nur benützt werden, wenn die Länge des Schlauches eine geringe ist — ich würde 10 m für das Maximum halten — und die den Mann umgebende Luft nicht sehr gefährliche Verunreinigungen enthält, da immer die Möglichkeit besteht, daß durch Undichtigkeiten des Maskensitzes Luft aus der Umgebung angesaugt wird. Eine solche „Schlauchmaske" kann eigentlich nur als Not-behelf in unvorhergesehenen Fällen dienen. Zweckmäßig ist aber eine „Schlauch-maske", wenn die Außenluft mittelst einer Vorrichtung in sie getrieben wird, am besten durch einen von Hand getriebenen Blasbalg; dies bedingt auch, daß ein Mann außerhalb des die gefährlichen Gase enthaltenden Raumes (eines Tanks, Kesselwagens, Kellers) steht und den darin arbeitenden Mann beobachtet. Auch maschinell betriebene Vorrichtungen können die Luft in den Schlauch ein-blasen, der eine Länge bis zu 15—30 m haben kann; das US. Bureau of Mines hält sogar bis 46 m für zulässig.

Für Bergwerke kommen alle derartigen Vorrichtungen nicht in Frage. Da müssen „Rettungsgeräte" verwendet werden, die der Mann selbst mit sich trägt, die mit seinen Atmungsorganen fest verbunden sind und in einem Kreisatmungsprozeß die ausgeatmete Kohlensäure binden und den Sauerstoff automatisch wieder zu-führen. Solche Geräte werden von einzelnen Firmen hergestellt, erwähnt seien vor allem die von den Draegerwerken-Lübeck hergestellten Apparate, ferner die von der Hanseatischen Apparatebau-Gesellschaft hergestellten. Diese Geräte werden vor allem je nach der Größe des ihnen mitgegebenen Sauerstoffvorrates für verschiedene Zeitdauer hergestellt. Halbstundengeräte sind *immer* unzureichend, im Bergbau auch Einstundengeräte.

Ich selbst wirkte bei Erhebungen über den Tod von 3 Rettungsmännern mit, die dadurch zugrunde gegangen waren, daß sie in eine vergaste Bergwerkstrecke mit Geräten einfuhren, die nur mehr für 1 Std Sauerstoff enthielten. Die Leute wußten, daß ihre Geräte nur für so kurze Zeit ausreichen. Im Eifer ihrer Arbeit, der sich unerwartete Hindernisse entgegen-stellten, vergaßen sie darauf und gingen zugrunde.

In jeder Fabrik, in der irgendeine Vergasungsgefahr besteht oder möglicher-weise eintreten kann, sollten solche Rettungsapparate vorhanden sein und stets in gebrauchsfähigem Zustande gehalten — also in kurzen Zwischenräumen revi-diert — werden. Die Unfallverhütungsvorschriften verschiedener Berufsgenossen-schaften, so die der chemischen Industrie und auch, wie erwähnt, die Berg-polizeiverordnungen schreiben das Vorhandensein solcher Apparate und die Schulung einzelner Arbeitergruppen in deren Gebrauch vor.

Blausäure.

Blausäurevergiftung kann überall dort entstehen, wo Blausäure (HCN) selbst oder ihre Salze hergestellt werden oder mit ihnen gearbeitet wird. Cyannatrium kann aus der Melasse-schlempe der Zuckerfabriken gewonnen werden. Die Hauptquelle des Ferrocyans ist das

Steinkohlengas, in dem 0,1—0,2 Volum-% Blausäuregas enthalten sind. In den Gaswerken wird die Blausäure zugleich mit Schwefelwasserstoff durch die Trockenreinigungsmasse oder mittels der nassen Cyanwäsche absorbiert. Die Trockenreinigungsmasse enthält 10—15% Cyan. Bei Gewinnung und Weiterverarbeitung aller ihrer Salze, Cyannatrium, Cyankalium, Ferrocyankalium (das unzersetzt nicht giftig) kann es direkt oder durch Entstehen von Blausäure zur Vergiftung kommen.

Praktisch in Betracht als Quellen von Blausäurevergiftungen kommen vor allem Vergasung mit Blausäure zur Vergiftung von Ungeziefer aller Art, auch schädlicher Nagetiere, ferner die Verwendung von Cyansalzen in Galvanisierbädern, Härtebädern und Härtesalzen.

Eine Übersicht über die Häufigkeit tödlicher Blausäurevergiftung in England (leider liegen für Deutschland keine Zahlen vor) bringt A. LLOYD POTTER (1950). Er gibt an, daß 1921—1948 19 Blausäurevergiftungen in der englischen Industrie vorkamen, darunter 4 tödliche, während 1933—1947 nach der Todesursachenstatistik insgesamt 18 Todesfälle durch gasförmige Blausäure, 38 durch andere Blausäureaufnahme vorkamen. In USA. kamen 1933—1941 120 Todesfälle durch zufällige Aufnahme gasförmiger Blausäure vor, nach CHEN und Mitarbeitern (s. unten) sind 1936—1941 in USA. 91 Blausäuretodesfälle durch Unfälle, 50 durch Selbstmord vorgekommen.

Die Aufnahme der Blausäure in den Organismus erfolgt durch die *Atmungsorgane, aber auch durch die Haut*. FLURY-ZERNIK (1931) geben an, daß (bei Schutz gegen Einatmung) bereits nach 2—5 min langem Aufenthalt in einer 1 Vol.-% (11 mg/l) Blausäure enthaltenden Atmosphäre Hitzegefühl im ganzen Körper, namentlich Hinterkopf und Nacken, Rötung der Augen und der unbedeckten Haut, Blutandrang nach dem Kopfe, Herzklopfen, beschleunigter Puls auftreten. Als Spätwirkung können nach Stunden noch einsetzen: Kopfschmerz, Schüttelfrost, Übelkeit, Erbrechen, ferner Schwächegefühl, abnorme Müdigkeit, „bleierner" Schlaf in der nächsten Nacht. Ähnlich beobachtete SCHÜTZE im Selbstexperiment (1927): 0,6 Vol.-% konnten 50 min ohne Beschwerden ertragen werden, bei 2,2% mußte der Versuch nach 22 min wegen starken Prickelns im begasten Arm abgebrochen werden. PH. DRINKER (1932) berichtet, daß 3 Männer, die gutsitzende Giftmasken trugen, in einer Atmosphäre mit 2% Blausäure nach 8—10 min Schwindel, Schwäche, Klopfen des Pulses bekamen. Sie verließen den Raum sofort, gerade zur rechten Zeit, um Kollaps zu vermeiden, aber große Schwäche, hohe Pulszahl, Kopfschmerzen bestanden noch einige Stunden später; sie waren 2—3 Tage arbeitsunfähig.

Die Aufnahme durch die Haut wird durch hohe Lufttemperatur und Schwitzen vermehrt.

Aufs schärfste betont sei hier, daß das oben über die Unzuverlässigkeit der Feststellung von Gerüchen Gesagte auch für die Blausäure gilt. v. SKRAMLIK gibt an, daß der Bittermandelgeruch nur bei ganz geringen Konzentrationen wahrnehmbar ist, bei der höheren bei Entwesung in Betracht kommenden Konzentration sieht er nicht ihn, sondern einen metallischen Geschmack an der Zunge und eine gewisse Reizwirkung auf die Schleimhäute als Kennzeichen an (zit. nach ROSENTHAL-DEUSSEN 1928). HASSELMANN (1927) schreibt: „Die gasförmige Blausäure ist farblos, ihr Geruch ist sehr schwach und erinnert in bestimmten Konzentrationen an den von bitteren Mandeln. Es muß aber betont werden, daß dieser Geruch viel uncharakteristischer ist als beispielsweise der des Nitrobenzols oder des Benzaldehyds, des künstlichen Bittermandelöls. Es ist erstaunlich, daß es immer wieder Fachleute gibt, die Blausäuregeruch wahrnehmen wollen, wo er überhaupt nicht vorhanden ist." „Es gehört diese Wahrnehmung sehr oft in das Gebiet des autistisch-undisziplinierten Denkens."

Dieses Fehlen eines ausreichend charakteristischen Geruchs der Blausäure und ihre hohe Giftigkeit haben dazu geführt, daß insbesondere in Deutschland den zur Entwicklung von Blausäure bestimmten, in der Schädlingsbekämpfung verwendeten Mitteln eine Warnung gebende Substanz hinzugegeben wird, so dem Zyklon.

Die Verwendung der Blausäure als Entwesungsmittel gibt zu den meisten schweren und tödlichen Vergiftungen Anlaß und sei deshalb zuerst erwähnt.

Nach L. SCHWARZ (1929) verwendete I. T. BELL 1877 gasförmige Blausäure zum ersten Male zur Vertilgung von Schädlingen, und zwar in einer Insektensammlung. COQUILLET (Los Angeles) schlug 1886 gasförmige Blausäure zur Beseitigung von Obstgartenschädlingen vor. G. JOHNSON verwendete 1898 Blausäure zur Bekämpfung der Mehlmotte in Mühlen. 1917 fand Blausäure in Deutschland zur Vertilgung von Ungeziefer in Kasernen, Massenquartieren, Mühlen häufige Verwendung. 1922 erfolgte die erste Blausäurevergasung von Schiffen gegen Ratten. Schon 1919 erschien die erste deutsche Verordnung über die Anwendung der Blausäuredurchgasung. Während des ersten Weltkrieges hatte sich das Kaiser Wilhelm-Institut mit Blausäuredurchgasung beschäftigt. Die Deutsche Gesellschaft für Schädlingsbekämpfung (gekürzt „Degesch") brachte dann 1922 „Zylon B" heraus, das heute „Zyklon" genannt, geringen Zusatz stark augenreizender Stoffe als Warnungsmittel enthält und eine leichtere Anwendung der Blausäure ermöglicht. Zyklon ist Kieselgur (Diatomit) mit Blausäure, von der sie große Mengen aufnimmt, beschickt und dann in Blechdosen verschiedener Größe gefüllt, die gut verlötet und erst am Orte der Verwendung geöffnet werden. Die Kieselgur wird dann verstreut und gibt die Blausäure, an die Luft ab (W. HERZOG 1926). Bei der Entwesung durch Blausäure sind — ohne entsprechende Schutzmaßnahmen — gefährdet: die Desinfektoren, die in benachbarten, von dem vergasten Raum nicht genügend abgedichteten Räumen befindlichen Personen und schließlich jene, die nach der Durchgasung zu früh die durchgasten Räume betreten. Blausäure kann auch, ähnlich wie Kohlenoxyd, poröse Wände durchdringen und so in Räume gelangen, die scheinbar ausreichend abgedichtet sind. K. B. LEHMANN hat bereits 1920 28 bekannt gewordene Todesfälle zusammengestellt. Davon entfielen 6 auf die Durchgasung durchführende Personen, 4 auf andere Personen, die während der Durchgasung, 17 die nach der Durchgasung (bei einem ist die Entstehung unbekannt) getötet wurden.

Leider liegen uns seit damals keine Zahlen vor, aber auch weiter hat sich die größte Zahl von Todesfällen dadurch ereignet, daß nach einer Durchgasung die Räume zu früh betreten wurden oder daß Blausäure in einen anschließenden Raum drang — die so Verunglückten werden fast stets tot aufgefunden.

Daß schon kurzdauernde Einwirkung zum Tode führen kann, möge folgendes Beispiel zeigen: Zwei Arbeiter trugen eine Holzbütte, in der Blausäure entwickelt worden war, hinaus; die Bewegung der Bütte gab Anlaß zu Nachentwicklung von Blausäuregas, das der am hinteren Henkel tragende Mann einatmete. Er erkrankte sofort und starb nach kurzer Zeit (zit. nach KOELSCH 1920). In einer Berliner Fabrik trug eine Arbeiterin einen offenen Topf mit Cyankalilösung für ein galvanisches Bad die Treppe hinab. Sie rutschte aus und fiel mit dem Gesicht in die verschüttete Flüssigkeit. Sie starb an den Folgen.

Daß schwere Fälle günstig ausgehen, kommt zwar vor, ist aber doch eine Ausnahme. v. SKRAMLIKs Meinung (1919), daß bei rasch einsetzender ärztlicher Hilfeleistung Rettung durchaus möglich sei, kann zwar nicht bestritten werden, trifft aber doch nur selten zu. Ein großer Teil der durch Blausäure Vergifteten wird tot aufgefunden. Über einen noch lebend Aufgefundenen berichtet HASSELMANN (1925): Gegen 5 Uhr morgens aufgefunden, war die Atmung noch regelmäßig, bald aber zeitweise aussetzend. Der Puls wurde schlecht, Bluttransfusion und Lobelin wurden gegeben. Tod um 2 Uhr nachmittags. — Neben diesen schweren Fällen kommen selbstverständlich beim Vergasen auch leichtere vor.

v. SKRAMLIK (1919), der große Erfahrung über Vergasen mit Blausäure hat, berichtet, daß er selbst wiederholt leichte Vergiftung durchgemacht hat, bestehend aus zunehmendem Druck in den Schläfen, Schwindel, dann Anfälle von Todesangst und Tachykardie. Ein Mann brach besinnungslos zusammen, künstliche Atmung wurde eingeleitet, er gewann dann die Besinnung wieder; nach kurzem Anfall von Tachykardie trat Bradykardie ein (45 Pulse), die durch 3 Tage anhielt.

BAIL (1919) berichtet über 100 Soldaten, deren Kleidungsstücke rasch entwest werden sollten. Sie wurden ungenügend entlüftet wieder angelegt, es traten bei allen Vergiftungserscheinungen auf: 10 Leute wurden bewußtlos, 3 von diesen zeigten noch am anderen Tage Bewußtseinsstörungen und Pulsverlangsamung.

E. ROSENTHAL-DEUSSEN (1928) berichtet über eine Massenvergiftung:

Eine große Getreidemühle war mit Zyklon B vergast worden. Von Sonntag, den 7. 8. 27 9 Uhr vormittags an erfolgte die Entlüftung. Montag, den 8. 8. 6¹⁵ Uhr früh wurde bei noch offenen Fenstern die Gasrestprobe vorgenommen: sie war negativ. Gegen 10 Uhr kamen ungefähr 200 Frauen zur Arbeit (Einfüllen von Mehl in kleine Papiersäcke). Die Arbeit begann um $1/_2$11 Uhr. Schon vor Arbeitsbeginn klagten einzelne über Kopfschmerzen und Übelkeit, ein Mädchen fühlte sich schon beim Verlassen des Umkleideraums schlecht. Nach $1/_2$—1 Std Arbeit wurde einer großen Anzahl von Frauen schlecht, sie bekamen Herzklopfen. Kopfschmerz, Übelkeit, Schwindel, einige wurden ohnmächtig. Der herbeigerufene Arzt fand um 1 Uhr 40 Frauen und Mädchen auf der Wiese vor der Mühle liegend, 10—20 klagten nur über Übelkeit, Angstgefühl, Kopfschmerz; objektiv war eine leichte Rötung der Bindehäute und erweiterte Pupillen festzustellen. 3—4 Mädchen lagen in tiefer Ohnmacht, blaß, mit kleinem Puls, unregelmäßiger Atmung, leichter Cyanose der Lippen. Bei 2—3 anderen, nicht so tief Bewußtlosen bestanden zeitweise universelle Krämpfe, 3—4 andere taumelten wie betrunken herum, brachen unter Zeichen von Angst und Beklemmung zusammen, andere zeigten zeitweise Verwirrtheit mit Zeichen höchster Angst, dazwischen Zeiten der Beruhigung. Auch bei den nach Hause Gegangenen traten noch später Magenschmerzen, Kopfschmerzen, Übelkeit auf. Das Blutbild zeigte bei der einige Tage später erfolgenden Nachuntersuchung: Anisocytose, leichte Lymphocytose, bei einzelnen leichte Eosinophilie. Sieben Mädchen zeigten noch bei der Nachuntersuchung zwischen dem 11.—18. Tage leichte Cyanose. Die beiden schwerst Geschädigten waren: ein Mädchen, das bewußtlos ins Krankenhaus gebracht wurde, mit Cyanose, kleinem Puls. Urinuntersuchung ergab Albuminurie und Zylinder. Der Urinbefund verschlechterte sich in den nächsten Tagen langsam. Noch nach 2 Monaten $1/_2$ ⁰/₀₀ Esbach, reichlich hyaline, einzelne granulierte Zylinder. Das zweite Mädchen war im Krankenhaus 1¹/₂ Tage bewußtlos mit Krämpfen und bedrohlicher Herzschwäche. War noch nach 2 Monaten im Krankenhaus, anscheinend mit dem Wiederaufflackern einer alten Tuberkulose. — Die Vergiftungen sind dadurch zustande gekommen, daß in den Garderoberäumen, die auch durchgast worden waren, sich die Arbeitskleider in gut schließenden, mit einer größeren Anzahl von Luftlöchern versehenen Kästen befanden. Diese Kleider scheinen nun durch diese Luftlöcher nicht genügend gut durchlüftet worden zu sein. Als die Frauen dann die Kleider anlegten, haben sie die aus ihnen entweichende Blausäure eingeatmet, vielleicht erfolgte auch Aufnahme durch die Haut.

Über ähnliche Erkrankungsfälle berichten E. C. VIGLIANI und C. ANGELERI (1948).

Ein Magazin mit Textilwaren war mit Blausäure vergast worden. Die Fenster blieben dann von 6 Uhr nachmittags bis Mitternacht offen. Die Arbeiter kamen früh um 8³⁰ Uhr zur Arbeit, verspürten einen Geruch, nach 1 Std leichte Übelkeit, Schwere des Kopfes, Schwäche. Nachmittags wurden die Beschwerden stärker. Ein Mädchen klagte über starke Übelkeit, Kopfschmerz, krampfartige Leibschmerzen, 2—3mal konvulsivische Zuckungen in Zwischenräumen von 15—20 min, dann Bewußtseinsverlust. Blässe, Blutdruck 105/75, dann Erbrechen, Diarrhoe. In der Nacht etwas Erbrechen und Benommenheit, dann Besserung. Die Beschwerden und der Krankheitsverlauf von 3 anderen Mädchen waren ähnlich.

G. TÖPPICH (1943): Die Kleider von Kriegsgefangenen waren mit Zyklon B entlaust worden, zuletzt die wollenen Decken. Lüftung bei —10⁰ C. Die Gefangenen nahmen dann die Decken unter den Arm und marschierten zu den 15 min entfernten Baracken. Gegen 11 Uhr abends wurde die Wachmannschaft alarmiert. 23 Mann klagten über Kopfschmerz, bitteren Geschmack im Munde. Ein Mann war tot, einer sterbend. Diese beiden hatten die Decken über den Kopf gezogen. Krämpfe aber waren bei ihnen nicht eingetreten.

FLURY-ZERNIK (1931 S. 404) unterscheiden bei langsamer Einatmung 4 Stadien: 1. Initialstadium: Örtlicher Reiz auf die Schleimhaut, Druckgefühl, Beklemmung, Schwindel, beschleunigte Atmung, Blutandrang gegen den Kopf, Herzklopfen. 2. Asthmatisches Stadium: Zunehmende Schwäche, Verlangsamung der Atmung, Atemnot. 3. Konvulsivisches Stadium: Angstgefühle und Atemnot zunehmend, Bewußtseinsverlust, tonisch-klonische und tetanische Krämpfe. 4. Asphyktisches Stadium: Pupillen erweitert, allmählich eintretender Atemstillstand, Tod.

Diese Stadien aber treten nur bei langsam einsetzender Vergiftung und auch dann keineswegs immer auf.

Ein anderes Bild als die schweren, bei Vergasungen auftretenden Vergiftungen geben die Vergiftungen, die in Betrieben vorkommen, die Cyanverbindungen zum Galvanisieren oder Härten von Metallen benützen. Über das Vorkommen von Blausäurevergiftungen *beim Versilbern und Vergolden in galvanischen Bädern* schreiben KOELSCH (1920), HOLTZMANN (1921), CHANET (1847, zit. bei ERBEN). Alle betonen, meist nur leichte Vergiftungen beobachtet zu haben. Die Stärke der Blausäureentwicklung hängt ab von der Zusammensetzung des Bades. Ich selbst habe zahlreiche derartige Betriebe besucht, auch die PERTUSIO-GASTALDI-sche Probe auf Blausäuregehalt (s. unten) der Luft mit positivem Ergebnis angestellt, hörte aber kaum je beachtenswerte Klagen. Doch berichtet MERZBACH über eine schwere chronische Vergiftung (s. unten). Erwähnt sei, daß M. H. BRADSKY (1937) angibt, daß die Arbeiter einer galvanischen Verkupferungsanstalt, nachdem an den Bädern der Strom verstärkt und eine höhere Temperatur angewendet worden war, in dem schlecht gelüfteten Betriebe Reizung der Nasenschleimhäute, Ulcerationen und 2 auch Septumperforationen aufwiesen.

Über einen schweren Fall akuter Vergiftung bei einem Galvaniseur, hervorgerufen durch irrtümlich falsche Mischung des Bades, berichtet M. WERNER (1940).

Der Arbeiter verlor das Bewußtsein, erholte sich, wurde aber wieder schwindlig und bewußtlos. Bei gleich darauf erfolgender Aufnahme in ein Krankenhaus bestand Atemnot mit Oppressionsgefühlen, Angstgefühlen, Hinterhaupt-Kopfschmerzen, Schwindel. Mäßige Innenohrschwerhörigkeit, links mit Übererregbarkeit des Vestibularnerven. Ausgesprochene Hypotonie der Körpermuskulatur, links mehr als rechts. Bei geschlossenen Augen Fallneigung. Anfallsweise auftretende Durchblutungsstörungen in den Extremitäten. EKG normal, geringe Hämoglobinverminderung, Eosinophilie 6%. Allgemeine Besserung, aber noch nach 14 Wochen Restsymptome.

Eine weitere Quelle von Cyanvergiftungen ist das *Härten von Metallen mittels Cyanverbindungen*, wobei die Metallgegenstände entweder in das geschmolzene Cyanhärtesalz getaucht werden oder das Salz wird auf das glühend gemachte Metall (z. B. Feilen) aufgestreut und dann — ebenso wie nach dem Eintauchen in geschmolzenes Härtesalz — erfolgt Abschrecken in kaltem Wasser. Ich habe zahlreiche solche Betriebe besucht. In den Betrieben, in denen in geschmolzenem Härtesalz gehärtet wurde, konnte über den Abschreckbädern stärkerer Cyangehalt als über den Härtesalzbädern nachgewiesen werden. Auch dort, wo das Härtepulver aufgestreut wurde, war starker Cyangehalt über den Abschreckbädern.

Ein Arbeiter, der die Arbeit seit 3 Monaten verrichtete, gab an, seitdem immer an Kopfschmerzen, Erbrechen, Atemnot zu leiden. Er feierte 1 Woche krank, nahm dann die Arbeit wieder auf. Ein anderer, der seit 5—6 Wochen dieselbe Arbeit verrichtete, klagte über Magenschmerzen, Aufstoßen, Appetitlosigkeit, Kratzen im Halse. Einrichtung stärkerer Absaugung war in diesem Betrieb notwendig.

Im allgemeinen aber wurde von den Arbeitern nicht geklagt — überall waren Absaugungen vorhanden.

Erwähnt sei noch, daß nach H. L. HARDY und Mitarbeitern (1950) beim Härten Cyanverbindungen ausgesetzte Arbeiter 6—13 mg Schwefelcyanat im Liter Urin ausschieden. Sie berichten über 2 Arbeiter, bei denen es zu Schilddrüsenveränderungen kam, die vielleicht auf dieses Ausgesetztsein den beim Härten entstehenden Cyansalzen oder auf diese Schwefelcyanate zurückzuführen sind. WÜTHRICH sah einen bei derselben Arbeit beschäftigten Mann, der über Nervosität, Schwindel, Kopfschmerzen, Übelkeit, Erbrechen, Gewichtsabnahme klagte, welche Beschwerden stets verschwanden, wenn er mit der Arbeit für 2—3 Wochen aussetzte. Er faßt diese Erscheinungen als „unspezifische, allgemein toxische Wirkung des Thiocyans" auf.

Jedenfalls scheinen bei diesen Arbeiten irgendwelche ernstere Vergiftungen nicht vorzukommen und jede Schädigung durch entsprechend stärker wirkende Abzugsvorrichtungen beseitigt werden zu können. Doch hat ZANGGER schon 1928 die Notwendigkeit betont, der Zusammensetzung der Härtepulver Aufmerksamkeit zu schenken.

Geben die bisher gebrachten Erkrankungsgeschichten wohl ein Bild der akuten Blausäurevergiftung, von der leichtesten bis zur schwersten, und berichten auch über einige Fälle, die man als subakute Vergiftungen bezeichnen kann, so ist eine andere Frage, ob es eine chronische Blausäurevergiftung gibt, und welches deren Symptome sind.

Solche *chronische Blausäurevergiftungen* kann man einerseits bei gewerbsmäßig mit Vergasungen Beschäftigten, andererseits bei jenen Berufen erwarten, bei denen sich im Laufe des Arbeitsprozesses dauernd kleine Mengen von Blausäure entwickeln, bei galvanischen Bädern und beim Härtungsprozeß von Metallen. Bei den Arbeitern in diesen letzteren Prozessen ist es schwer zu entscheiden, ob, wenn sie Krankheitssymptome aufweisen, diese auf akute Vergiftung oder auf chronische zurückzuführen sind. Von Interesse sind aber die Beobachtungen, die C. M. HASSELMANN an seinen mit Blausäurevergasung beschäftigten Arbeitern gemacht hat (1925). Er gibt an, daß die überwiegende Mehrzahl der bei den Vergasungen Mitarbeitenden jedesmal leichte Beschwerden hat „in Form außergewöhnlicher Mattigkeit, besonders in den Beinen, und Abgespanntheit, die sich bis zu Kopfschmerzen, Erbrechen und leichten Ohnmachtsanfällen steigern können". Eine kleinere Gruppe gewöhnt sich allmählich an die Arbeit und „empfindet erst dann Beschwerden, wenn sie entweder mit relativ großen Blausäuremengen in Berührung kommt oder aber nach längerem Intervall erneut mit Blausäure zu tun hat". „Die dritte kleinste Gruppe zeigt sich außerordentlich tolerant selbst gegen Mengen, die für andere schon nicht mehr erträglich sind."

Er untersuchte das Blut bei 3 Gruppen: bei denjenigen, die nur gelegentlich oder sehr selten an einer Blausäuredurchgasung teilgenommen haben, dann bei denjenigen, die öfters mit geringen Blausäuremengen in Berührung kamen, und denjenigen, die beruflich ständig mit kleineren oder größeren Mengen Blausäure zu tun hatten. Die 1. Gruppe zeigte annähernd normale Verhältnisse der roten und weißen Blutkörperchen; bei der 2. Gruppe war die Zahl der roten Blutkörperchen im allgemeinen etwas oberhalb der normalen Grenzen; Basophilie wurde unter 17 Untersuchten 15mal gefunden. In der 3. Gruppe lagen alle Hämoglobinwerte hoch, die Zahl der Erythrocyten war unter 51 Arbeitern nur 11mal unter 5 Mill., der niedrigste Wert 4,68 Mill. Basophilie fehlte nur 2mal, bei der Mehrzahl bestand eine mäßige, aber deutlich ausgeprägte Lymphocytose. HASSELMANN kommt zu dem Schlusse, daß diese Befunde, zusammen mit den subjektiven Beschwerden leichter Art an das Bild der Polycythaemia rubra erinnern. Da aber die von HASSELMANN untersuchten Personen zu den Mannschaften gehörten, die als Vergasungsgruppe zur Bekämpfung der verschiedensten

Schädlinge im Auftrage ihrer Firma fast die ganze Welt durchreisten und jahrelang bei Vergasungen tätig waren, so wird man wohl nur selten solche Erscheinungen chronischer Vergiftung anderwärts antreffen.

Über eine chronische Vergiftung bei einem Manne, der in einer galvanoplastischen Anstalt Kupferplatten versilberte, berichtet G. MERZBACH (1899):

Der Arbeiter begann mit dieser Arbeit 1886, mußte schon 1887 die Arbeit wegen Kopfschmerzen für längere Zeit unterbrechen, litt in den späteren Jahren häufig an Verdauungsbeschwerden, Appetitlosigkeit, Stuhlverstopfung, fühlte sich schwach. Am 10. 1. 99 mußte er die Arbeit wegen Schwäche, Herzklopfen und Verdauungsbeschwerden einstellen. Er hatte weiter häufig diese Beschwerden, dazu kam die Unmöglichkeit, den Unterkiefer zu bewegen, den Mund zu schließen, Kopf- und Genickschmerzen. Dann begann der Gang unsicher zu werden. Zunehmende Mattigkeit, motorische Kraft der Arme und Beine stark herabgesetzt; konnte nicht sprechen. Nachts Delirien, Flucht aus dem Bette. 22. 6. Tod. Die Autopsie ergab am Herzseptum große hämorrhagische Herde, zahlreiche Blutungen in die Pleura, fettige Degeneration der Nierenrinde. In Magen und Darm zahlreiche Blutungen, Fettinfiltration der Leber, Ödem des Gehirns.

R. WICKE (1935) berichtet ebenfalls über die Erkrankung eines chronisch Vergifteten:

Ein 47jähriger Mann, der schon früher einmal durch Gasvergiftung 2 Std bewußtlos gewesen war, auch ein zweitesmal nach starker Besonnung bewußtlos geworden war, arbeitete dann noch 8 Jahre in einer Vernickelei, in der er Cyandämpfen ausgesetzt war. Er fühlte sich schon seit 4 Jahren schlapp, hatte keinen Appetit. Wenn er viel von den Dämpfen eingeatmet hatte, wurde er schwindlig und erbrach, seit $1^1/_2$ Jahren begann er mit den Händen zu zittern, Mitte August 1934 meldete er sich krank. 15. 9. 34 kam er an die Klinik. Er klagte über Stirnkopfschmerz, Schwindel, Angstgefühle, Appetitlosigkeit, Schlaflosigkeit, Nachlassen des Gedächtnisses, Zittern der Arme und Beine. Es bestand das Bild des Parkinsonismus: Mittelschlägiger Tremor beider Hände und Arme, zeitweise horizontaler Tremor des Kopfes. Bei passiven Bewegungen starker Rigor. Bei Zielbewegungen ließ der Tremor nach. Geringe Mimik des Gesichtes. Psychische Stumpfheit.

R. WICKE meint, daß sich in unmittelbarem Zusammenhang mit den jahrelang immer wiederkehrenden leichten Blausäurevergiftungen ein ausgeprägter Parkinsonismus entwickelt hat. Für die Möglichkeit eines solchen Zusammenhanges spricht wohl auch der Fall über den HOPMANN berichtete (s. unten).

Was **Nachkrankheiten und Dauerfolgen** anbelangt, so ist es wahrscheinlich, daß die von ROSENTHAL-DEUSSEN beschriebene Nierenerkrankung auf Blausäurewirkung zurückzuführen ist, um so mehr, als auch TINTEMANN (1906) eine allerdings nur 10 Tage dauernde Nierenreizung beschreibt. Es wird aber sehr wenig über Dauerfolgen akuter Vergiftungen berichtet, was sich wohl schon allein daraus erklärt, daß die Zahl der eine schwere Vergiftung Überlebenden überhaupt eine sehr geringe ist.

Doch liegt eine Beobachtung von HOPMANN (1932) vor, daß sich bei einem Schwervergifteten im Anschluß an die Vergiftung Zeichen einer organischen Erkrankung des Zentralnervensystems, und zwar eines Parkinsonismus entwickelten.

Ein 43jähriger Schlosser war am 23. 11. 29 in einen Kessel gestiegen, in welchem früher Natriumcyanamid hergestellt worden war. Der Kessel war mit Kohlensäure ausgespült worden und längere Zeit offengestanden. Der Mann trug keine Schutzmaske. Er brach alsbald bewußtlos zusammen und wurde von den Arbeitskollegen herausgezogen. Nach 10 min erhielt er ärztliche Hilfe. Das Gesicht war stark gerötet, die Atmung vertieft, schnarchend, mit großen Pausen. Dann tetanische Krämpfe und Erbrechen. Aderlaß und Natriumthiosulfatinjektionen. Ins Krankenhaus gebracht, war er vollkommen bewußtlos, stark dyspnoisch, Gesicht leicht gerötet, Muskulatur hypertonisch, gespannt, zeitweise heftige Zuckungen. Pupillen reaktionslos, Cornealreflexe nicht auslösbar, Patellarsehnenreflexe etwas lebhaft. Blutdruck 105/60 mm. Im Urin Spur Eiweiß. Temperatur bis 37,6°. Nochmals Aderlaß, Kochsalz- und Natriumthiosulfatinjektionen. Das Bewußtsein kehrt allmählich wieder. Am nächsten Tag Zustand sonst normal, aber Schwerfälligkeit der Sprache. Die Worte können richtig gebildet werden, aber die Aneinanderreihung der Laute macht große Schwierigkeit, sonst Gehirnnerven normal. Zwei Wochen nach dem Unfall Hämoglobin 72%, 3,84 Mill. rote,

7300 weiße Blutkörperchen. Weitere Erschwerung der Sprache. Vier Wochen nach dem Unfall Lumbalpunktion 210 mm H$_2$O. Danach Kopfschmerzen geringer. Zwei Monate nach dem Unfall: In den letzten Wochen dauernd Pulsbeschleunigung 80—120 in der Minute. 5. 12. Puls 90—100, Spur Eiweiß im Urin. Es besteht noch immer eine gewisse Schwerfälligkeit der Sprache. Vegetative Übererregbarkeit, Merkfähigkeitsstörung leichten Grades. Noch nach 1 Jahr bestand Pulsbeschleunigung, noch nach 2 Jahren Klagen über leichte Ermüdbarkeit, Reizbarkeit, Potenzstörung. Sprache etwas schleppend, jedoch nicht sehr auffallend. Begutachtung: Es lagen in der ersten Zeit sichere Zeichen einer organischen Schädigung des Zentralnervensystems vor und dürften die noch nach 2 Jahren bestehenden Störungen wohl als organische Störungen anzusehen sein.

Therapie. H. FÜHNER (1919) hat neben künstlicher Atmung subcutane Injektionen von 5% Natriumthiosulfatlösungen empfohlen bis zu einer Gesamtmenge von 100 cm³, außerdem bei niedrigem Blutdruck und mangelhafter Herzaktion intramuskulär Suprarenin (0,5 mg).

Das Reichsgesundheitsamt sagt in seinen „Ratschlägen über erste Hilfe und ärztliche Behandlung bei Blausäurevergiftung" (1942), daß, obwohl einwandfreie Unterlagen über erzielte Erfolge nicht vorliegen, doch Versuche, durch frühzeitige Anwendung (auch bei noch erhaltenem Bewußtsein) den Verlauf der Vergiftung zu mildern, gerechtfertigt erscheinen: *Natriumnitrit* (Natrium nitrosum) in 3%iger Lösung 0,4—0,7 g (13—23 cm³ der Lösung) langsam intravenös gegeben, und zwar 2,5—5 cm³ in der Minute. Wenn lebensbedrohende Erscheinungen bestehenbleiben oder wieder Verschlechterung eintritt, Wiederholung der halben Dosis frühestens nach 2 Std. Oder *Natriumthiosulfat* in 50%iger Lösung 35 g (das ist 70 cm³) langsam intravenös gegeben, 2,5—5 cm³ in der Minute. Erforderlichenfalls nach 2 Std zu wiederholen.

Bei Aufnahme von Salzen der Blausäure in den Magen soll versucht werden, durch Einführung von 10 g Magnesia usta in frisch bereiteter Eisenvitriollösung einen Niederschlag zu bilden und diesen dann durch Magenspülung zu entfernen.

Über erfolgreiche Behandlung mit Natriumnitrit- und Natriumthiosulfatlösung ist seither mehrfach berichtet worden:

K. K. CHEN und Mitarbeiter (1944) sagen, daß kein Fall hoffnungslos sei, solange nicht Herzstillstand erfolgt. Sie empfehlen die sofortige Einatmung von Amylnitrit, 15—30 sec je Minute; in der Zwischenzeit sollen 2 Spritzen gefüllt werden, und zwar eine mit 3%iger Lösung von Natriumnitrit, eine mit 25%iger Lösung von Natriumthiosulfat. Man soll dann mit Amylnitriteinatmung aufhören und statt dessen 10 cm³ Natriumnitritlösung intravenös injizieren und zwar 2,5—5 cm³ je Minute und dann durch dieselbe Nadel oder mit neuer Nadel in eine größere Vene 50 cm³ der 25%igen Natriumthiosulfatlösung. Wenn sich der Zustand neuerlich verschlechtert, Wiederholung der halben Menge. Auch bei Wohlbefinden sollen prophylaktisch 2 Std nach der ersten Behandlung die Injektionen wiederholt werden. Der Kranke soll 24—48 Std unter Beobachtung gehalten werden, damit bei Wiedereintritt von Vergiftungserscheinungen neuerdings die Behandlung gegeben werden kann.

CHEN und Mitarbeiter bringen die Berichte einer Anzahl von Autoren, die mit dieser Behandlung Erfolg erzielten. So berichtet M. GREENBERG (Linden, New Jersey):

Ein Mann wurde unter herabgestürztem Calciumcyanamid begraben. Er wurde bald darauf bewußtlos. Nach 20 min vollkommener Bewußtlosigkeit Atem nicht wahrnehmbar, 140—160 Pulse. GREENBERG begann die beschriebene Behandlung. Während die Injektionsnadel noch in der Vene war, begann der Kranke zu atmen und den Kopf zu bewegen, Puls 120—130. Bald darauf wieder verschlechtert. Man fand Krusten von Calciumcyanamid in der Achselhöhle und an den Beinen. Sie wurden entfernt. Die Behandlung mit Natriumthiosulfat wiederholt. Einige Minuten später war der Mann bei Bewußtsein.

Auch A. LLOYD POTTER (1950) berichtet über erfolgreiche Behandlung nach dieser Methode:

Einem Manne floß bei Reparaturarbeit Blausäure über die Hand (11^{30} Uhr vormittags); er schwenkte die Hand, um die Verdunstung zu beschleunigen — darauf Schwindel, Atemnot, tiefe Bewußtlosigkeit. Er erhält Sauerstoffeinatmung und Amylnitrit in Ampullen zur Einatmung. Erweiterte reaktionslose Pupillen. Zwei weitere Ampullen Amylnitrit und 3 cm³ Coramin intramuskulär. Eintritt von CHEYNE-STOKESschem Atmen, 140 Puls, Blässe mit Cyanose. Erhält von einer Lösung von 0,3 g Natriumnitrit in 10 cm³ Wasser 2,5 cm³ je Minute intravenös, dann von einer 50%igen Lösung von Natriumthiosulfat 5 cm³ je Minute. Gegen Ende der Injektionen hörte das CHEYNE-STOKESsche Atem auf, er bewegte die Lippen, nach weiteren 5 min die Arme und Beine. Erbrechen, Puls 90. 10 Uhr abends vollkommen normal. Er war insgesamt 55 min bewußtlos, 32 Tage arbeitsunfähig.

Ein anderer Arbeiter wurde auch tief bewußtlos; während der Vorbereitungen zu den Injektionen traten Zuckungen über den ganzen Körper auf. Dieselbe Behandlung wie Fall 1. Während der letzten 45 sec der Injektionsverabreichung wurde die Atmung regelmäßig, 10 min nach Beendigung der Injektionen war das Bewußtsein zurückgekehrt.

Ferner berichtet J. H. WOLFSIE (1951) über 12 Fälle, darunter einige ganz leichte, die in dieser Art behandelt worden waren. Sie alle waren in wenigen Stunden wieder vollkommen hergestellt.

Alle diese Fälle sind in die Übersucht CHENs (1952) eingeschlossen.

Was die *Autopsie* anbelangt, so sind auffallend die widersprechenden Berichte über die Befunde und über den bei der Leiche festgestellten Blausäuregeruch.

MITTENZWEIG (1888) berichtet über einen Arzt, der die Leiche eines Mannes obduzierte, der eine große Menge Cyankali eingenommen hatte, um Selbstmord zu begehen. Die Leiche verbreitete einen starken Blausäuregeruch. Nach Öffnung der Bauchhöhle wurde der Geruch noch intensiver. Die Obduktion dauerte 3 Std. Der Arzt fühlte Kratzen im Halse, dann Übelkeit und Mattigkeit. Es stellte sich dann Arrhythmie und Verbreiterung des Herzens ein. Es ist wohl nicht wahrscheinlich, daß alle Krankheitserscheinungen als Folge der Vergiftung anzusehen sind — festgestellt aber ist der starke Blausäuregeruch der Leiche.

Auch ALGOT KEY-ÅBERG (1918) berichtet über eine akute Vergiftung, die Obduktion wurde 6 Tage nach dem Tode vorgenommen. Aus tiefen Rückenschnitten, beim Ablösen der Kopfschwarte, beim Abheben des Schädeldachs und Öffnen der Bauchhöhle, von den Lungenschnitten aus trat Blausäuregeruch auf.

TÖPPICH (1943) fand bei Obduktionen von 2 gefrorenen Leichen nur bei einer Blausäuregeruch bei Eröffnung der Schädelhöhle.

Was den pathologischen Befund anbelangt, so geben einzelne wie KEY-ÅBERG auffallend rosa gefärbte Totenflecke an, so auch E. v. HOFMANN (1893), der jedoch betont, daß das Blut häufig die Eigenschaften des gewöhnlichen Erstickungsblutes darbietet, dunkel-flüssig ist. Es wird mehrfach darauf hingewiesen, daß die Obduktionsbefunde bei kurz nach der Vergiftung Gestorbenen sehr den Befunden bei CO-Vergiftung ähneln.

SCHMORL (1920) fand bei einem Mann, der 36 Std nach der Blausäurevergiftung gestorben war, neben einer Hyperämie des Gehirns symmetrische, etwa kirschkerngroße, scharf umschriebene Erweichungsherde im Lobus Pallidus beider Linsenkerne. Einen ähnlichen Fall beschreibt EDELMANN: eine vollkommen symmetrische Erweichung bzw. Blutung in beiden Linsenkernen bei einem 43jährigen Mann, der nach Bewußtlosigkeit von 23 Std an einer Blausäurevergiftung starb.

Handelt es sich bei diesen Fällen um akute Vergiftungen und ebenso bei dem die Vergiftung überlebenden Falle HOPMANNs, so beschreibt G. MERZBACH (1899) bei einem Falle chronischer Vergiftung am Herzseptum große hämorrhagische Herde, zahlreiche Blutungen in die Pleura, fettige Degeneration der

Nierenrinde. In den Magen und Darm zahlreiche Blutungen. Fettinfiltration der Leber, Ödem des Gehirns.

Prophylaxe. Bei der großen Gefährlichkeit der Blausäure ist größte Vorsicht bei allen Verrichtungen, bei denen Blausäure entstehen oder sich verbreiten kann, notwendig. Bei den Gewerbebetrieben muß, auch wenn sich nur kleinste Mengen aus den galvanischen Bädern entwickeln können, für gut wirkende Absaugung gesorgt werden, das Entstehen von Blausäure bzw. die Mengen derselben mit den weiter unten zu beschreibenden Methoden kontrolliert werden. Die größte Vorsicht beansprucht die Vergasung von Räumen, Schiffen, Lagern zur Vertilgung von Insekten oder Nagern. Es sei deshalb im folgenden näher darauf eingegangen.

Die Verordnung des Reichsministers des Innern und des für Ernährung und Landwirtschaft vom 25. 3. 1931 bestimmt:

Die Schädlingsbekämpfung darf nur von von der Behörde dazu ermächtigten Personen, die sich durch eine Prüfung über die Ausbildung in den betreffenden Verfahren ausgewiesen haben, durchgeführt werden. Jede bei der Anwendung der gefährlichen Stoffe beschäftigte Person muß mit einer gut sitzenden Gasmaske mit einem die Gase zurückhaltenden Einsatz versehen sein. Apparate und Medikamente für die erste Hilfeleistung müssen vorhanden sein, ebenso Ausrüstung zum Gasrestnachweis. Die zu durchgasenden Räume müssen vor Beginn der Durchgasung von Menschen und Haustieren geräumt werden, alle Zugänge müssen verschlossen sein. Wenn die zu durchgasenden Gebäude in geschlossener Bauweise stehen, müssen die Brandmauern und andere Mauern zwischen den Gebäuden auf ihre Gasundurchlässigkeit geprüft werden. Nach Beendigung der Durchgasung sind die Gebäude durch Öffnen von Türen und Fenstern gründlich zu lüften, insbesondere Betten, Polstermöbel usw. im Freien auszuklopfen. Nach der Lüftung, die mindestens 20 Std dauern soll, sind alle zum Ausklopfen usw. entfernten Gegenstände zurückzubringen, alle Türen und Fenster auf mindestens 1 Std zu schließen und danach ist die Gasrestprobe durchzuführen. Wenn sich durch diese auch zwischen übereinandergelegten Decken, Matratzen usw. keine Spur von Blausäure nachweisen läßt, dürfen die Räume zur Benützung freigegeben werden.

Für den Gasrestnachweis hat die Deutsche Gesellschaft für Schädlingsbekämpfung ein „Gasrestnachweisgerät" in Verkehr gebracht; das Wesentliche ist eine 3%ige Lösung von chemisch reinem Kupferacetat in destilliertem Wasser, eine Lösung von $1^0/_{00}$ chemisch reinem Benzidinacetat, beide filtriert und in dunklen Gefäßen aufbewahrt. Diese Lösungen, zu gleichen Teilen frisch gemischt, ergeben das „Blausäurereagens". Man befeuchtet mit dieser Mischung einen Streifen Reagenspapier. Bei Anwesenheit von Blausäure in der Luft färbt sich der befeuchtete Streifen innerhalb 10 sec deutlich blau.

KOELSCH (1923) verwendet und empfiehlt zum Blausäurenachweis die PERTUSSI-GASTALDIsche Reaktion: Die eine Lösung besteht aus 0,25% Kupfernitratlösung, die andere aus 0,25% Lösung von essigsaurem Benzidin. Beide Lösungen werden zu gleichen Teilen frisch miteinander gemischt und ein Filterpapierstreifen mit der Lösung getränkt. Als Norm für einwandfreie Luft kann noch angesehen werden, wenn der Filterpapierstreifen nach 1 min schwachblaue Färbung zeigt. Tritt die Blaufärbung früher oder sehr stark ein, dann ist der Blausäuregehalt als bedenklich anzusehen. — Ich selbst habe die Anwendung der erst beschriebenen Methode bei Durchgasungen beobachtet, die zweite Methode wiederholt bei galvanischen Bädern angewandt.

Das Reichsarbeitsministerium hat (Reichsarbeitsblatt 1928, 1. Teil, S. 279) ein Merkblatt für den Umgang mit Cyanalkalien herausgegeben. Verlangt werden Schutzhandschuhe, ferner Gesichtsmasken bei Arbeiten, bei denen Verspritzen von festem oder flüssigem Material stattfinden kann. Verbot des Rauchens und des Essens und Trinkens im Arbeitsraum. Ferner veröffentlichte es „Richtlinien" für den Betrieb von Cyanidhärtereien vom 2. Dezember 1942: Sorgfältige Aufbewahrung der Cyanide in luftdicht schließenden Behältern, Absaugung der Cyaniddämpfe, Verwendung nur gesunder und zuverlässiger Arbeiter, Schürzen, Handschuhe, Gesichtsmasken, Waschgelegenheit, Belehrung der Arbeiter.

Calciumcyanamid.

Eine bedeutende Rolle als Düngemittel spielt der Kalkstickstoff, der aus Calciumcarbid und Stickstoff durch Erhitzen über 1000⁰ C gewonnen wird. Kalkstickstoff enthält als wirksame Stoffe 55—60% Calciumcyanamid ($CaCN_2$), 20% Ätzkalk und 15% Kohlenstoff, daneben einige Verunreinigungen.

Die Wirkungen, die von ihm auf den Menschen ausgehen, sind teils Schädigungen der Haut und der Schleimhäute, herrührend von dem hohen Gehalt an Ätzkalk, teils Vergiftungserscheinungen, hervorgerufen durch das eingeatmete Cyanamid, dessen Wirkung nach COESTER (1896), dem sich auch FLURY-ZERNIK (1931) anschließen, nichts mit Cyanwirkung zu tun hat.

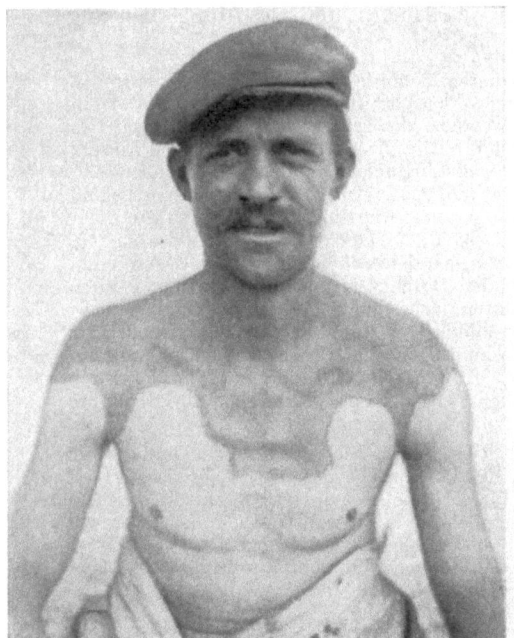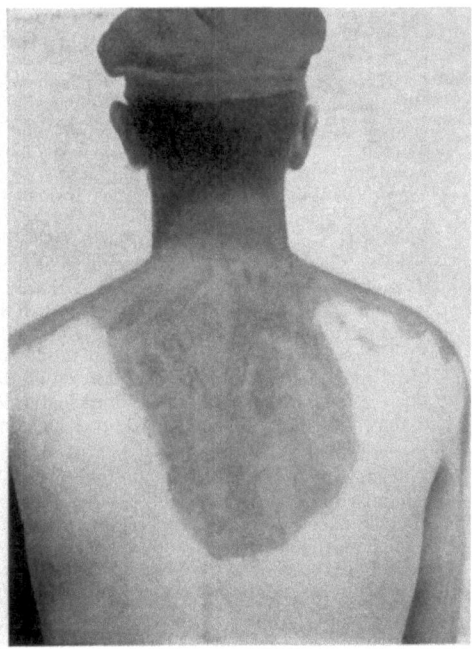

Abb. 13. Kalkstickstoffwirkung zusammen mit Alkoholwirkung.
[Nach F. KOELSCH: Die Giftwirkung des Cyanamids. Zbl. Gewerbehyg. 4, Tafel 2 (1916).]

Hautschädigungen — wir folgen hier F. KOELSCH (1926) — finden sich bei den Arbeitern der Kalkstickstoff-Fabriken und bei den Kalkstickstoff verbrauchenden Arbeitern der Landwirtschaft. Sie bestehen aus Ekzemen und lokali-sierter Ätzwirkung, darunter auch umfangreichen Verätzungen, insbesondere wenn landwirtschaftlichen Arbeitern Kalkstickstoffstaub unter die Kleider und in die Stiefel kommt. Von den Verätzungen aus kann sich eine Sepsis entwickeln. Außerdem kommen Reizungen der Schleimhäute der Nase, des Rachens, der Augenbindehäute und der Bronchien vor. FLURY-ZERNIK berichten über lang-wierige Bronchitis bei älteren Arbeitern.

G. KOHLMANN (1941) berichtet über 2 von anderen beobachtete tödliche Fälle von Lungenentzündung und über 8 selbst beobachtete nicht tödliche Fälle — alle bei landwirtschaftlichen Arbeitern, die den Kalkstickstoff als Düngemittel gestreut hatten. Ein Arbeiter, der eine solche Pneumonie vor 10 Jahren durch-gemacht hatte, litt seitdem an Ermüdbarkeit und Atemnot, die schwere Arbeit unmöglich machten. Auch über 3 Fälle von Nierenentzündung berichtet

KOHLMANN. Bei einem Falle ergab die Autopsie Bronchopneumonie und akute Glomerulonephritis, bei einem anderen Fall bestand neben Empyem akute Nierenreizung. Auch starkes Erbrechen und Durchfälle treten meist neben Erscheinungen von seiten der Atmungsorgane auf, öfters aber auch ohne diese. An der Richtigkeit der von KOHLMANN gestellten Diagnosen kann nicht gezweifelt werden, auch nicht daran, daß ein Teil der Lungenentzündungsfälle durch Einatmung von Kalkstickstoff verursacht worden war. Aber bei einigen Fällen scheint der ursächliche Zusammenhang mit Kalkstickstoffaufnahme keineswegs zweifelsfrei festgestellt.

Als erster hat F. KOELSCH (1916) die Kalkstickstoff*vergiftung* beschrieben. Er schreibt: ,,Es werden neuerdings bei Personen, die den Staub von Kalkstickstoff — sei es bei seiner Herstellung (Fabrikarbeit) oder bei der Verwendung (Lagerarbeiter, Landwirte) — in erheblicher Menge einatmen, eigenartige Krankheitserscheinungen beobachtet, merkwürdigerweise jedoch nur, wenn die Betreffenden gleichzeitig Alkohol zu sich nehmen. Kurze Zeit nach der Alkoholaufnahme tritt hier allgemeines Unbehagen mit Übelkeit und Mattigkeit, mit Blutandrang zum Kopfe, Atemnot und Brustbeklemmung auf.'' Am meisten in die Augen fallend sind nach Alkoholkonsum ausgesprochene Kongestionszustände der oberen Körperhälfte. ,,In den meisten Fällen ist Gesicht und Hals, meist auch die Schultergegend blaurot injiziert, ebenso wie bei einem hochgradig Erhitzten. Die Verfärbung wird an Rumpf und Armen mehr hellrot und ähnelt hier lebhaft dem Scharlachexanthem. Sie breitet sich bei einem Teil der Untersuchten weiter aus, bis etwa 3—4 Querfinger unterhalb der Schlüsselbeine bzw. in der Mitte bis zum Schwertfortsatz, am Rücken bis zur Höhe der Schulterblattgräte, in anderen Fällen bis unterhalb der Brustwarzen bzw. bis zum Nabel oder einige Querfinger darunter, rückwärts bis zum Beginn der Gesäßspalte. Die Verfärbung an Kopf und Rumpf ist meist gleichmäßig mit gezackten Rändern; selten sind normale Hautpartien eingeschlossen. Die Arme sind selten ganz befallen (einmal bis zum Handgelenk), meist finden sich größere oder kleinere Flecken verstreut, besonders in der Achselfalte und Ellenbeuge.'' Augenbindehäute lebhaft injiziert, Tränensekretion vermehrt, Schleimhäute der Mund-Rachenhöhle, besonders des weichen Gaumens, lebhaft gerötet.

Eine wesentliche Temperaturerhöhung der geröteten Körperstellen ist nicht nachweisbar, hingegen sind die Hände häufig kalt. Gelegentlich leichtes Zittern des ganzen Körpers. Atmung 20—25 je Minute, vertieft, von hörbaren tiefen Inspirationen häufig unterbrochen, leichtes Husten. Puls 100—130 je Minute. Blutdruck bei der Mehrzahl etwas erniedrigt, Blutbild unverändert. ,,Das spektroskopische Blutbild zeigte in einigen ausgesprochenen Fällen einen breiten, dunklen Streifen im Gelben und Grünen, etwa zwischen 575—525 (Linie D und E), sowie eine gegen das Spektrumende zunehmende Verdunklung im Grünbraun von 500 abwärts jenseits F. Letztere hellte sich nach etwa $^{1}/_{2}$stündigem Stehen beträchtlich auf, während das breite Band im Gelb-Grün sich in 2 verwaschene Streifen differenzierte.'' Das Sensorium war vollkommen klar.

Alle diese Erscheinungen traten nur dann auf, wenn der Aufnahme von Cyanamid (durch Einatmung oder Verschlucken des Staubes) Alkoholaufnahme folgte.

Die Angaben KOELSCHs sind von allen späteren Beobachtern bestätigt worden, zuletzt von deutscher Seite durch H. GAERTNER (1944).

U. THIRY (1942) beschreibt die ebenso lokalisierte Verfärbung als dunkelrot bis rotblau. Er berichtet, daß die Arbeiter einer Kalkstickstoff erzeugenden Fabrik angeben, daß sie unter der Woche niemals Alkohol trinken, da schon ein Glas Wein diese Erscheinungen hervorrufe. Aber sie treten nicht auf, wenn sie am arbeitsfreien Sonntag etwas trinken.

J. HALD und Mitarbeiter (1949) berichten über dasselbe Krankheitsbild und versuchen sein Zustandekommen zu erklären.

Nur eine Veröffentlichung (DE GAULÉJAC und P. DERVILLIÉ, 1945) berichtet, daß in einem Falle diese Erscheinungen des „mal rouge" auch ohne Alkoholgenuß auftraten, daß jeder Genuß von Flüssigkeit sie hervorrufen kann. Ich würde die Zuverlässigkeit dieser Angabe, die im Widerspruch zu allen anderen steht, bezweifeln.

Können wir dies „mal rouge" als die für Cyanamidwirkung typische Erscheinung ansehen, so liegen Berichte über Nervenstörungen vor, die wir wiedergeben wollen, ohne daß uns aber der Zusammenhang der Nervenstörung mit Kalkstickstoffwirkung vollkommen sichergestellt erscheint.

MANN (1928) berichtet über einen 22jährigen Landarbeiter, der anfangs Mai 6 Zentner Kalkstickstoff bei starkem Wind ohne genügende Vorsichtsmaßnahmen streute. Er bekam zunächst Rötung des Gesichtes und Schwellung der Augenlider. Zwei Wochen später zunehmende Schwäche der Glieder, erst der Arme, dann der Beine; langsam zunehmend bis zum Juli. Bei der Krankenhausaufnahme am 6. September bestand vollständige Lähmung der Musc. deltoid. beiderseits, hochgradige Parese der übrigen Armmuskeln, Lähmung des Quadriceps cruris beiderseits, Parese der übrigen Beinmuskeln. Keine Sensibilitätsstörungen. Partielle Entartungsreaktion. Dann vielleicht leichte Besserung der Beinmuskulatur. Irgendeine andere Ursache der Lähmung, als das Streuen des Kalkstickstoffes konnte nicht gefunden werden.

Im Anschluß an den Vortrag MANNs erwähnt OHNESORGE einen 47jährigen Mann mit schnell vorübergehender herdförmiger Myelitis und Polyneuritis, einen 50jährigen Mann mit aufsteigender LANDRYscher Paralyse, beide Erkrankungen verursacht durch Kalkstickstoff. Die in Aussicht gestellte ausführliche Veröffentlichung der Fälle scheint unterblieben zu sein, konnte wenigstens von mir nicht aufgefunden werden. Die **Therapie** ist eine rein symptomatische.

F. HAUSCHILD bringt 10 Fälle aus der Literatur und einen eigenen Fall, bei denen sich gleich oder einige Tage nach dem Streuen von Kalkstickstoffdünger Rötung des Rachens, Brennen im Halse, Atembeschwerden, Verschlechterung des Allgemeinzustandes — und einige Tage bis mehrere Wochen später der Tod einstellte. Bei einigen hatte in der Zwischenzeit Alkoholgenuß stattgefunden, bei anderen nicht. Bei dem von HAUSCHILD selbst beobachteten Fall war es zu einer Thrombose der A. iliaca gekommen. Wir möchten es dahingestellt sein lassen, wie weit ein ätiologischer Zusammenhang zwischen Kalkstickstoffaufnahme und dem Tod bestand.

Die **Prophylaxe** besteht in Verhütung der Einatmung und der Einwirkung auf die Haut beim Streuen — also im Tragen einer Gesichtsmaske mit einem den Staub zurückhaltenden Einsatz, Tragen dichter, an Händen und Füßen gut schließender Schutzkleider. Bleiben Körperteile unbedeckt (die Hände), so sind sie mit Vaselin oder Öl einzureiben zum Schutz gegen Ätzkalkwirkung. In einer Verordnung des Reichsarbeitsministers von 1921 sind die Mittel zur Verhütung von Vergiftungen bei Erzeugung des Kalkstickstoffs kurz zusammengefaßt: Vermeidung der Staubentwicklung bei der Produktion bzw. dessen unschädliche Beseitigung, Ersatz der Handarbeit durch Maschinenarbeit, Wasch- und Badegelegenheit. Verbot des Genusses alkoholischer Getränke.

Tabak, Nicotin.

L. HIRT (1871) schreibt, daß es Pessimisten gibt, welche die traurigen Folgen der Verarbeitung des Tabaks beklagen und die unglücklichen, ihrer Gesundheit sicher verlustig gehenden Arbeiter bejammern, und Optimisten, welche die Pflanzen und ihren Staub der erfolgreichen Bekämpfung der von jenen so sehr gefürchteten Erkrankung (der Tuberkulose) für fähig halten. Besonders die alten Schriftsteller RAMAZZINI, MÉRAT, TOURTEL gehören zu den ersteren. THACKRAH (London 1832) meint, daß die Tabakarbeiter einem stark narkotischen Geruch und in manchen Abteilungen einer erhöhten Temperatur ausgesetzt sind, daß sie aber gesund erschienen. HIRTS Auffassung nähert sich sehr der THACKRAHS, insbesondere betont er, daß der Tabakstaub als Schwindsuchterzeuger nicht zu fürchten ist, lehnt aber die Anschauung jener, die in ihm ein Heilmittel beginnender Schwindsucht sehen wollen, ab. STEPHANI in Mannheim (1908) aber meint, ,,daß allerlei in der Fabrikation begründete Momente zusammenwirken, um aus den in jugendlichem Alter in die Betriebe eintretenden Arbeitern blutarme, muskelschwache Menschen zu machen, welche besonders den auf sie einwirkenden Schädlichkeiten eine geringe Widerstandskraft entgegensetzen''.

Heute ist durch eine Reihe eingehender Untersuchungen in mehreren deutschen Gegenden, THIELE (Oldenburg, 1914), E. KRÜGER, ROSTOSKI, SAUPE (Sachsen, 1928), E. v. MÜLLER und BERGHAUS (Baden, 1926) geklärt, daß die schlechten Gesundheitsverhältnisse der Tabakarbeiter auf die schlechten sozialen und wirtschaftlichen Verhältnisse zurückzuführen sind, die in vielen Orten der späteren Tabakindustrie hohe Tuberkulosesterblichkeit verursachten schon vor Einführung der Tabakindustrie in diese Ortschaften, ferner auf Ausleseverhältnisse: Zustrom nur schwächlicher, mit körperlichen Gebrechen behafteter männlicher Personen in die Tabakfabriken. Auch die weiblichen Arbeiter stammen aus gesundheitlich und sozial schlecht stehenden Familien, und die Tuberkuloseansteckung an der Arbeitsstelle tritt zurück hinter der im Familienhaushalt. Auch die Erkrankungen der Sexualorgane sind vor allem auf soziale Verhältnisse zurückzuführen, die Aborte vielfach künstlich hervorgerufen.

Es sei auch darauf hingewiesen, daß die Art des Tabakgenusses und damit die Art der Tabakwarenerzeugung in den letzten Jahrzehnten eine weitreichende Änderung erfahren hat. Schnupf- und Kautabakgebrauch und -erzeugung sind weitest zurückgegangen. Auch Zigarrenrauchen und -erzeugung sind zurückgegangen. An Stelle aller anderen Tabakerzeugnisse ist die Zigarette getreten, die meist in großen, mehr oder weniger gut eingerichteten Fabriken erzeugt wird.

Ist demnach das meiste, was früher der Schädigung durch Tabakarbeit zugeschrieben wurde, auf soziale Verhältnisse und (s. unten) auf reichlichen Tabakgenuß zurückzuführen, so bleiben doch noch einzelne auf Tabakverarbeitung zurückzuführende Erkrankungen übrig.

Der Gewerbeaufsichtsbericht von Baden 1913 sagt, daß leichte Formen von Vergiftung: gastritische Erscheinungen, Übelkeit, Erbrechen, Durchfälle, Herzklopfen bei jungen Tabakarbeiterinnen bald nach Aufnahme der Tabakarbeit vorkommen. KOSTIAL berichtet Ähnliches, während UNGER (1913) es in Abrede stellt.

Im englischen Gewerbeinspektorenbericht 1921 berichtet MIDDLETON über eine Frau, die 25 Jahre der Einatmung von Tabakstaub ausgesetzt gewesen war und erblindete. Alle anderen Ursachen als Tabakarbeit ließen sich soweit als möglich ausschließen.

In der großen Masse von Veröffentlichungen über Nicotinschädigungen sind nur sehr vereinzelte Erkrankungen unter Tabakfabrikarbeitern zu finden, und unter diesen — mit wenigen Ausnahmen — nur solche, die bei Tabakarbeitern auftraten, die starken Tabakabusus trieben, z. B. ein Fall von SAULLUS (zit. von FRANKL-HOCHWART 1912), betreffend einen Tabakarbeiter, der 20 Zigarren täglich rauchte und außerdem reichlich Tabak kaute, ferner einen ganz ähnlichen Fall von ZERLACKAS (ebendort zitiert). Die Tabakarbeiter, über die NEIDING (Odessa) berichtet, waren alle sehr starke Raucher (1924).

H. Curschmann (1905) berichtet über eine Tabakarbeiterin, bei der sich nach vieljähriger Arbeit Schmerzen und Parästhesien in beiden Beinen, seltener in den Armen einstellten; dazu kamen seit 4 Jahren dann häufige Krämpfe mit stärkster Dorsalflexion der Füße; die Krampfanfälle dauerten $^1/_4$—$^1/_2$ Std, waren sehr schmerzhaft und wiederholten sich 6—7mal im Tage. Beiderseits bestand zentrales Skotom für Farben und für Weiß. Der Gang war unbeholfen. Es bestand mäßige Schwäche der Psoas und der Strecker der Unterschenkel, Parese der Wadenmuskeln mit enormer Hypertrophie des linken und des rechten M. tibialis anticus (Breite jederseits 7 cm), in geringerem Maße auch des M. peroneus longus. Deutliche Hypästhesie im Hautgebiet der Nn. peronei beiderseits, Parästhesien beiderseits im Ulnarisgebiet. Schmerzhaftigkeit bei Druck auf N. ischiadicus, tibialis und peroneus beiderseits. Deutliches Ischiadicusphänomen. Andere Sehnenreflexe lebhaft, aber Achillessehnenreflexe fehlend. Galvanische Erregbarkeit des M. tibialis anticus beiderseits gesteigert.

F. Dowling (1909) berichtet aus den französischen staatlichen Tabakfabriken, daß der Direktor ihm sagte, daß Amblyopien selten seien. Er selbst hat durch 10 Jahre in den Tabakfabriken von Cincinnati 3000 Arbeiter ärztlich überwacht. Er fand unter den Männern, die zuviel rauchten, bei 5% Störungen, die Frauen waren frei davon. Der Grad der Tabakwirkung auf die Augen war proportional zu der Menge des konsumierten Tabaks.

Zusammenfassend können wir sagen, daß ernstere, insbesondere nervöse Schädigungen durch Tabakfabrikarbeit nur sehr selten vorkamen, daß die Fälle, über die in früherer Zeit berichtet wurde, vor allem Arbeiter betrafen, die neben der Tabakarbeit starken Tabakabusus trieben. Aus den letzten 2 Jahrzehnten liegen solche Berichte überhaupt nicht vor.

Eine andere mögliche Quelle der gewerblichen Nicotinvergiftung besteht schon längere Zeit, aber ältere deutsche Veröffentlichungen über solche Vergiftungen: bei Herstellung und Verwendung von Nicotinpräparaten als Insecticide fehlen. Merkwürdigerweise berichten weder die zusammenfassende Darstellung über die Krankheiten der Tabakarbeiter (Holtzmann 1926), noch die über Krankheiten der Landarbeiter (R. Bernstein 1910 und 1926) über dabei beobachtete Gesundheitsschädigungen, ebenso nicht die Handbücher über Vergiftungen (Lewin 1929, F. Erben 1910).

Die ersten Berichte über Nicotinvergiftung durch dessen Verwendung zur Insektenvertilgung stammen aus England, ein weiterer aus Kalifornien.

M. S. Mayou (1927) berichtet:

Ein Farmarbeiter spritzte Obstbäume mit einer Mischung von Arsen, Bleiverbindungen und Nicotin. Seitdem er dies tut, hat sich sein Sehvermögen allmählich verschlechtert. Die Untersuchung ergibt: blasse Papille, keine Gefäßveränderungen, aber ein großes zentrales Skotom bei leicht eingeengtem Gesichtsfeld, nur Handbewegungen werden wahrgenommen. Es ist kein Zeichen oder Anhaltspunkt für andere Entstehungsursache vorhanden, aber es besteht das Zusammenwirken mehrerer Gifte.

Über 2 akute Fälle berichtet J. B. Wilson (1930):

Zwei Arbeiter hatten von 2—4^{30} Uhr nachmittags im Pfirsichhaus ein Insecticid zuerst verspritzt, wobei Hände und Unterarme sehr naß wurden, dann mit bloßen Fingern aufgetragen. Das Mittel war bezeichnet: „Nicotin 3,7%. Vorsicht. Gummihandschuhe sollen getragen werden". Es war mit 16 Teilen Wasser verdünnt worden. Der 19 Jahre alte Arbeiter konnte noch mit dem Rade nach Hause fahren, erkrankte dort um 5 Uhr, hatte die Nacht über Leibschmerzen, heftiges Erbrechen, Schwäche. Der andere Arbeiter, 34 Jahre alt, der im Garten wohnte, erkrankte um 8^{30} Uhr in derselben Art. Bei beiden war die Temperatur normal, Puls klein und beschleunigt, etwas unregelmäßig, Haut sehr blaß, Zunge trocken, gelb bedeckt. Beide erhielten Stimulantien, der jüngere erholte sich in 2 Tagen, der ältere, der viel mit den bloßen Fingern gearbeitet hatte, litt 1 Woche an Verdauungsbeschwerden.

In Kalifornien hatte Nicotin anfangs der dreißiger Jahre Bedeutung als Insektenvertilgungsmittel. Der Chemiker eines großen solche Mittel erzeugenden Konzerns, Stevenson (1933) sagt, daß er über die außerhalb der Fabrik vorgekommenen Vergiftungsfälle, über die Zeitungen berichteten, nichts sagen könne, er berichtet aber nach seinen Erfahrungen in der Fabrik über 10 Fälle. Die ersten Erscheinungen sind Kopfschmerz, Schwindel, dann Stumpfheit, Übelkeit, Erbrechen, starker Speichelfluß, Augentränen, Nasensekretion. — Konvulsionen, deren Auftreten behauptet wird, hat der Verfasser selbst nie gesehen.

Aus Deutschland liegen erst aus dem Jahre 1938 Berichte vor, also aus einer Zeit, da in den Weinbaugegenden das Nicotinspritzen schon durch andere Mittel teilweise ersetzt war.

KEPP (1938) berichtet über einen 25jährigen Mann, der 2 Jahre Verpacker von Tabak- extrakt für Ungeziefervertilgungsmittel war. Er atmete dabei die Dämpfe ein und beschmutzte sich Hände und Kleider. Im ersten Jahr hatte er gelegentlich Kopfschmerzen und Übelkeit, profuse Durchfälle, die sich beim Aussetzen mit der Arbeit besserten. In den letzten Wochen hatte er Frostgefühl in den Armen und Beinen, allmählich wurden die Füße gefühllos, zugleich trat Schwäche und Unsicherheit auch in den Händen auf, links mehr als rechts. Dann Krämpfe in Armen und Beinen, besonders in den Beugern, ferner Sprachschwierigkeiten. Die Unter- suchung ergab: Pupillen entrundet, reagieren träge, Gang erheblich ataktisch, schwere Ataxie der linken oberen und der beiden unteren Extremitäten, grobe Kraft beider Beine herabgesetzt, ebenso der linken, weniger der rechten Hand. Gefühlssinn für alle Qualitäten herabgesetzt bis aufgehoben, insbesondere an den distalen Teilen der Extremitäten, und dabei am stärksten beteiligt das Gebiet des linken Ulnaris, beider Peronei und Tibiales, Sehnen- reflexe herabgesetzt, Romberg +, elektrische Erregbarkeit normal. Blutbefund normal mit Ausnahme einer Eosinophilie (13%). Nach einem Monat sehr erhebliche Besserung; nur geringer Restbefund: Hypästhesie im Gebiet des linken Ulnaris. Eosinophilie 4%.

M. S. KOBRO (1938): 18jähriger Arbeiter hatte am 16. 10. 400 Liter einer 2%igen Lösung von Nicotinsulfat in einem geschlossenen Treibhaus verspritzt, und zwar von 6^{30} Uhr früh bis 14 Uhr. Um 14^{30} Uhr plötzlich unwohl: Kopfschmerzen, Übelkeit, Erbrechen, Speichel- fluß, Schweißausbruch. Während des Transportes ins Krankenhaus Krämpfe. Beim Ein- treffen dort: sehr schlechter Allgemeinzustand, apathisch, blaß, geringe Cyanose. Puls 56, Patellarsehnenreflex und Achillessehnenreflex links fehlend. Klonische Zuckungen in der Arm- und Beinmuskulatur und dem M. pectoralis. Diese Krämpfe wiederholen sich noch zweimal. Nach einigen Stunden Pupille r. > l. Erbrechen und Cyanose geschwunden, um 20 Uhr 18900 Leukocyten. 22. 10. 12300 Leukocyten. EKG immer normal, Blutdruck anfangs 150/100, sank dann auf 105/65. 18. 11. vollkommen wiederhergestellt.

Fassen wir zusammen, so müssen wir zu dem Schluß kommen, daß bei den Rauchtabakfabrikarbeitern die vielen in früheren Jahrzehnten berichteten und der Tabakeinwirkung zugeschriebenen Gesundheitsschädigungen auf die elenden wirtschaftlichen und sozialen Verhältnisse zurückzuführen waren. Auch wo wirkliche Tabakschäden auftraten, konnten diese zumeist bei Männern, die ihre Arbeit in der Tabakfabrik zu unmäßigem Rauchen verleitete, beobachtet werden. Es scheint aber, daß unmittelbar nach der Aufnahme von Tabakarbeit leichteste Formen von Vergiftung: gastrische Beschwerden, auch Herzklopfen bei jungen Arbeiterinnen vorkommen, jedoch bei Fortsetzung der Arbeit bald verschwinden. Ernstere Schädigungen kommen vielleicht vor (der Fall MIDDLETONs von Seh- nervenatrophie), erscheinen aber wenigstens unter den gegenwärtigen Arbeits- verhältnissen kaum sichergestellt.

Die Herstellung und Verwendung von Nicotinpräparaten als Insecticide ist eine erhebliche Gefahrenquelle. Die Aufnahme erfolgt durch die Atmungsorgane und die Haut. Ganz akute Vergiftungen, nach mehrstündiger Arbeit einsetzend mit Leibschmerzen, Erbrechen, Schwäche, Blässe, Cyanose, Schweißausbruch, dann folgend klonische Zuckungen, Krämpfe kommen vor, aber auch chronische, nach jahrelanger Arbeit einsetzende Polyneuritiden. Die Prognose auch der letzteren scheint günstig zu sein.

Als **Therapie** bei akuter Erkrankung wird angewendet: Trinken großer Mengen warmen Wassers, um Erbrechen zu bewirken; wenn dieses nicht eintritt, Apo- morphin. hydrochlor. 0,005 subcutan; wenn nach 15 min nicht Erholung eintritt, Strychnin. sulf. 0,002.

Prophylaxe besteht in Rauchwaren-, Zigarren-, Zigarettenfabriken in der Vermeidung von Staub durch entsprechende Absaugeeinrichtungen. Bei jenen

Arbeiten, durch die Nicotin gewonnen, gemischt, verspritzt wird, muß einerseits die
Einatmung von verspritztem Material durch entsprechende Absaugungseinrichtungen, eventuell Gasmasken verhütet werden. Vor allem aber muß — da die
Aufnahme durch die Haut von größter Bedeutung ist — deren Beschmutzung
verhütet werden und nach Schluß der Arbeit muß eine gründliche Reinigung
des Körpers im Bade erfolgen, ehe die Straßenkleider angelegt werden.

Über Krebs bei Tabakarbeitern ist nichts berichtet worden.

Methylchlorid.

H. GERBIS (1914) scheint der erste gewesen zu sein, der über gewerbliche Vergiftungen
durch Methylchlorid berichtete. Sie betrafen Arbeiter, die mit der Reparatur von Eismaschinen beschäftigt waren. Veröffentlichungen aus der Schweiz (O. ROTH 1923, F. SCHWARZ
1926) folgten. Ende der 20er Jahre wurden in USA. mit dem wachsenden Gebrauch von Kühlschränken die Veröffentlichungen sehr zahlreich. BAKER (1928) berichtet über 21 Fälle in
einer Fabrik, die Kühlschränke erzeugte. A. H. KEGEL, W. D. McNALLY und A. S. POPE
(1929) berichteten über 29 Fälle, darunter 10 tödliche, die sich in Chicago 1928 und 1929
ereignet hatten; alle bis auf 3, die sich in einem Betrieb, in dem Kühlschränke hergestellt
wurden, ereigneten, stammten aus der Verwendung von Kühlschränken im Haushalt, aus
deren Undichtigkeiten Methylchlorid entwich. Man versuchte es mit Acroleinzusatz, dessen
Geruch als Warnung dienen sollte, und mit besserer Konstruktion der Kühlschränke; aber
die Vergiftungen hörten erst auf, als an Stelle von Methylchlorid Dichlordifluormethan
(„Freon") allgemein für Kühlschränke und Luftkühlungsanlagen verwendet wurde. Als
während des zweiten Weltkrieges Freon für Zivilzwecke nur in geringen Mengen erhältlich
war, wurde wieder Methylchlorid verwendet; sofort traten wieder Vergiftungen auf.

Aus Frankreich berichteten 1940 H. DUVOIR und M. GAULTIER über Vergiftung von 2 Arbeitern bei der Reparatur einer mit Methylchlorid betriebenen
Kühlanlage. W. McNALLY (1946) berichtet über 8 Vergiftungen (mit 3 Todesfällen), die sich 1942—1944 in Chicago durch Kühlschränke ereignet hatten.
Die angesehenen Gewerbehygieniker C. F. YAGLOU, C. P. McCORD und A. T.
BARUCH erließen 1944 eine Warnung gegen den Gebrauch von Methylchlorid in
Kühlschränken. H. G. S. VON RAALTE und H. G. E. C. THODEN VAN VELZEN
(1945) berichten über die Vergiftung eines Ingenieurs bei der Reparatur einer
mit Methylchlorid betriebenen Kühlanlage auf einem Tankschiff:

Der Chefingenieur hatte von Zeit zu Zeit, ohne einen Respirator zu tragen, die Arbeit
kontrolliert. Er hatte dann heftige Kopfschmerzen, sein Gedächtnis war gestört, er war
deprimiert und schlief schlecht. Parästhesien in Armen und Beinen. Die Untersuchung
ergab einen sehr ermüdeten, schwachen und nervösen Mann, der sichtlich an Gewicht verloren hatte. Blaß, der Mund leicht geöffnet, die Augenlider etwas herabgesunken. Gesichtsmuskulatur hypotonisch, Stimme ermüdet, wenig willkürliche Bewegungen. Sehnenreflexe
an allen Extremitäten etwas gesteigert, Handschrift gestört. Blutbefund normal. Allmähliche Kräftigung. Nach 4 Wochen geheilt.

Erst 1940 wurde von deutschen Autoren über gewerbliche Chlormethylvergiftung berichtet (FLURY und KLIMMER).

Eine 57jährige Frau stand durch 7 Std in einem Verkaufsraum, in den aus einem undicht gewordenen Rohr der Kühlanlage Chlormethyl einströmte. Nachmittags bekam sie
Schwindel, dann Bewußtlosigkeit, dann Doppeltsehen, Erbrechen, Kopfschmerz, Durchfall,
Atembeschwerden, Schweißausbruch, Herzsensationen. Noch 4 Monate später bestanden
Blutarmut, Herzmuskelstörungen.

Dann wird erst 1949 wieder über 4 Vergiftungen berichtet (H. J. GOLDBACH),
und zwar durch undichten Verschluß einer Stahlflasche mit Methylchlorid, das
zum Füllen von Kühlanlagen bestimmt war. Es war in der deutschen Literatur,
auch der technischen, so wenig über derartige Vergiftungen berichtet worden, daß
der Leiter und die Ingenieure einer großen Kühlschränkefabrik den Stoff für
völlig ungiftig hielten.

In Kürze sei hier der von GOLDBACH berichtete Unglücksfall wiedergegeben:

19. 9. 46 fühlten sich sämtliche 4 Mitglieder einer Familie nicht wohl, Verschlechterung in den folgenden Tagen. 24. 9. Vater bewußtlos ins Krankenhaus gebracht: Cyanose, ziemlich tiefes Koma, süßlicher Geruch aus dem Mund, klonische Krämpfe, 11 Uhr nachts Tod. 25. 9. Mutter und Kinder ins Krankenhaus gebracht: Mutter leicht benommen, spricht undeutlich, Tachykardie. 16jähriger Sohn: Gang unsicher, Romberg positiv. Mutter und Sohn am 3.Tag geheilt entlassen. Dreijähriges Mädchen benommen, rascher Puls, Leukocytose, nach 3 Tagen ansprechbar, am 7. Tage Blutbild normal, nach 2 Wochen wieder hergestellt. Die Familie, sudetendeutsche Flüchtlinge, wollten ihr früheres Geschäft für Fleischereibedarfsartikel in Deutschland wieder eröffnen. Die hierfür bestimmten Flaschen mit Methylchlorid hatten sie unter dem Bett im Wohnzimmer aufbewahrt — eine der Flaschen war nicht dicht verschlossen.

Wie schon aus dem Angeführten hervorgeht, ist die Mehrzahl der Vergiftungen durch Methylchlorid durch Undichtigkeit der in Gebrauch befindlichen Kühlschränke oder Behälter verursacht worden, relativ nur wenige betrafen Arbeiter, die mit der Herstellung oder Reparatur von Kühlschränken oder Kühlanlagen oder anderer Arbeit mit Methylchlorid beschäftigt waren.

Über 4 Vergiftungen, die in einem Betrieb sich ereigneten, in dem Methylchlorid zur Extraktion von pflanzlichem Material verwendet wurde, berichten S. MOSKOWITZ und H. SHAPIRO (1952).

Ein Mann wurde tot gefunden. Bei der Autopsie fand sich nichts Eemerkenswertes, abgesehen von Methylchlorid in Gehirn und Lungen. Die anderen 3 Männer waren, als sie aufgefunden wurden, halb oder ganz bewußtlos und blieben es 3—6 Std. Nach einigen Tagen konnten sie aus dem Krankenhaus entlassen werden. Man fand bei ihnen herabgesetzten Hämoglobingehalt (76—78%), verringerte Zahl der Erytrocyten, 3,55—3,95 Millionen. Die Blutveränderungen sind wahrscheinlich auf dem Unglücksfall vorausgegangene wiederholte und längere Exposition zurückzuführen.

Über 15 leichte und mittelschwere Vergiftungen aus einer Fabrik für künstlichen Gummi berichten H. HANSEN und Mitarbeiter. Die Beschwerden bestanden aus Übelkeiten, Erbrechen, Schwindel, Schwäche. Bei den schwereren Fällen traten, unter Umständen erst am folgenden Tage, Benommenheit, Verwirrtheit, bei einzelnen auch Gangstörungen und Parästhesien auf, auch Schlafstörungen. Bei einigen mäßige Temperaturerhöhung und Pulsbeschleunigung. Die Arbeitsunfähigkeit dauerte 10—30 Tage.

Meist sind es akute Vergiftungen. Bei den durch den Gebrauch von undichten Kühlschränken Vergifteten beginnt die Vergiftung meist während des Schlafes. Abgesehen von diesen Fällen ist der Beginn der Vergiftung charakterisiert durch zunehmende Schläfrigkeit, Verwirrtheit, Stupor, Schwäche, Übelkeit, Schmerzen im Abdomen, Erbrechen. In schweren Fällen Krämpfe, Cyanose, Unruhe, Delirien. Die Pupillen sind erweitert, schwach reagierend, manchmal leichtes Schielen, Nystagmus, Puls und Atmung beschleunigt, Temperatur bis 40⁰ C. Herabsetzung der Zahl der roten Blutkörperchen und des Hämoglobins. Auch in Fällen, die sich erholten, hielt das Koma 36—72 Std an.

Das Blutbild ist meist das einer primären Anämie, im Urin häufig Albumen, öfters auch Zylinder.

Die Autopsie ergab in manchen Fällen Bronchopneumonie, in anderen Petechien in der Pleura, im Epikard und Endokard, Kongestion der Lungen und Nieren.

Die *Therapie* bestand in Sauerstoffinhalationen, intravenöser Injektion von HARTMANN-Lösung, 5%iger Glucoselösung intramuskulär, Leberinjektionen, Stimulantia.

Methylbromid.

Über die ersten Methylbromidvergiftungen berichtete FRIEDRICH SCHULER 1899. Diese, sowie eine Anzahl folgender Vergiftungen ereigneten sich in chemischen Fabriken bei Erzeugung und Weiterverwendung von Methylbromid. Mitte der 20iger Jahre scheint die Verwendung des Methylbromids zu Feuerlöschern begonnen zu haben, und damit stieg die Zahl der bei Erzeugung und Verwendung beobachteten Vergiftungen.

Die erste ausführliche Arbeit stammt von A. Jaquet (1901), ihr folgte eine von Floret (1915). E. Goldschmid und E. Kuhn (1920) berichten über eine Massenvergiftung infolge Explosion mit 9 Fällen, darunter 3 tödlichen. Alle bisher erwähnten Autoren berichten über Erkrankungen aus der chemischen Großindustrie.

Über die ersten Todesfälle beim Füllen von Methylbromidfeuerlöschern berichtete 1928 E. Glaser und K. Meixner (1928), über den ersten Fall von durch Gebrauch von solchen Feuerlöschern verursachten Vergiftungen Billet und Abel (1940). Ein Mann betrat das Innere eines Panzerwagens 7 Std nachdem dort ein Brand mit 2 Methylbromidfeuerlöschern gelöscht worden war. Er fühlte Schwere im Kopf, war im ganzen 20 min im Inneren des Wagens. Einige Stunden später trat Kitzeln und Kribbeln längs der unteren Extremitäten auf, es entwickelte sich ein Erythem, das sich auf den ganzen Körper ausbreitete und zu Blasenbildung führte. Nach einer Woche konnte er das Krankenhaus verlassen.

H. Wyers (1945) berichtet über einen Mann, der, nachdem in einem nicht gut lüftbaren Raum einer Yacht ein Feuer mit Methylbromid gelöscht worden war, dort noch 2 Std arbeitete. Dann traten Erbrechen und Krämpfe ein, Tod nach 2 Std.

Es wird dann weiter über eine größere Zahl von zum Teil tödlichen Vergiftungen berichtet, die dadurch zustande kamen, daß ein Feuerlöscher rissig wurde, daß auf Kriegsschiffen durch versehentliches Öffnen des Verschlusses eines Feuerlöschers Methylbromid in Aufenthalts- oder Schlafräume eindrang. Seit 1932 wird Methylbromid auch als Insektenvertilgungsmittel verwendet. Beim Verpacken für diese Zwecke traten Vergiftungen ein (de Jong 1944). Deren Zahl stieg, als Methylbromid für Entlausungszwecke in kleine Ampullen gefüllt wurde. Es wird über 49 Vergiftungen, darunter 3 tödliche, bei dieser Arbeit berichtet (R. M. Watrous 1942, Heimann 1944, J. Michaux und Mitarbeiter 1944/45). Außerdem wird über 7 Vergiftungen, darunter 4 tödliche, unter jenen berichtet, die Desinfektionen vornahmen. Ferner verursachten Desinfektionen 40 Vergiftungen, darunter 4 tödliche.

Auch wurde Methylbromid zur Entwesung von Getreide- und Mehllagern verwendet. E. Schifferli (1942) berichtet über einen Todesfall und eine schwere Erkrankung nach Entwesung einer Mühle. Ferner wurde und wird es zur Befreiung von Datteln von Insekten in jenen Betrieben verwendet, in denen Datteln für den Versand verpackt werden. F. R. Ingram (1951) vom Gesundheitsamt des Staates Californien berichtet, daß in der zweiten Hälfte der 40er Jahre in solchen Betrieben rund 200 Vergiftungen durch Methylbromid vorkamen. Durch entsprechende Lüftungseinrichtungen und andere Maßnahmen sind jetzt Vergiftungen Seltenheiten.

Hervorgehoben muß werden, daß Methylbromiddämpfe auch durch Wände dringen. Mazel und Mitarbeiter (1946) berichten über die Vergiftung einer Familie:

Zwei sorgfältig abgeschlossene Räume waren mit Methylbromid desinfiziert worden. Die Familie schlief in zwei anderen Räumen. Um 1 Uhr nachts erwachten die Eltern vom Wimmern des Säuglings, der gleich darnach starb. Die zwei anderen Kinder starben einige Stunden später, nachdem eines von ihnen Konvulsionen gehabt hatte. Der Vater hatte morgens keinerlei Beschwerden, nachmittags Kopfschmerzen und leichte Sprachstörungen. Nach 4 Tagen war er vollkommen hergestellt. Die Mutter war zunächst beschwerdefrei, bekam am zweiten Abend Zittern an allen Extremitäten, am dritten Tag Anfälle von Krämpfen und Bewußtlosigkeit. Vom 12. Tage an erholte sie sich langsam, doch entzog sie sich weiterer Beobachtung.

Nach McDonald und Mitarbeitern (1950) waren 1901—1940 über 42 Vergiftungsfälle in der Literatur berichtet worden, darunter 12 tödliche. 1939 bis 1944 kamen in der englischen Marine weitere 22 Fälle vor.

Die Giftaufnahme erfolgt meist durch die Atmung, aber selbst auch tödliche Vergiftungen durch die Aufnahme durch die Haut kommen vor (s. die Fälle von BRUHIN 1942). Auch die Arbeiter, über die SCHIFFERLI (1942) berichtet, trugen Zirkulationsatmungsapparate. SCHIFFERLI meint, daß der am Leben gebliebene seine Rettung dem Umstand verdankte, daß er durch ein Bad im See seine Haut reinigte.

Was den **Verlauf** der Erkrankung anbelangt, so ist von größter Bedeutung, daß den Gefährdeten kein Geruch, keinerlei andere Erscheinungen auf die bestehende Gefahr hinweisen, daß die während oder unmittelbar nach der Einatmung auftretenden Beschwerden, wenn überhaupt solche vorhanden sind, äußerst geringfügig sind. Manche geben ein leichtes Brennen in den Augen an, andere ein dumpfes Gefühl im Kopfe, die meisten aber fühlen zunächst gar nichts Besonderes. In den ganz schweren Fällen treten bald nach der Giftaufnahme Übelkeit, Krämpfe und innerhalb weniger Stunden der Tod ein. In anderen Fällen tritt etwas Schwindel, Unsicherheit des Ganges auf, die bald wieder verschwinden. Erst mehrere Stunden später, meist nach 1—2, in manchen Fällen nach 6—12 Tagen und noch später treten unvermutet ernste Erscheinungen auf: Bewußtlosigkeit, Ohnmacht, Desorientiertheit, Krämpfe.

Ich hatte einen Mann, der nur ganz unbedeutende Beschwerden zeigte, kurz nach der Giftaufnahme in ein Krankenhaus geschickt. Am 6. Tage wurde er von dort entlassen und es wurde ihm von dem Chef der Universitätsklinik ein Brief mitgegeben: Warum man denn einen ganz gesunden Mann ins Krankenhaus sende? Es sei nichts als ganz leichter Nystagmus, vermutlich angeborener, zu finden. Der Mann kehrte nicht zur Fabrikarbeit zurück, sondern verrichtete Feldarbeit, bei der er nach weiteren 6 Tagen mit Schwindel, Bewußtseinsverlust, Toben plötzlich erkrankte. Die Anfälle wiederholten sich von da an zunächst 1—2mal täglich; ihre Zahl verringerte sich allmählich; nach 3 Monaten traten nur mehr leichte Anfälle auf.

Das **Krankheitsbild** kann ein äußerst mannigfaltiges sein: Taubheitsgefühl in den Fußsohlen, Parästhesien und Schwäche der unteren Extremitäten bis zur vollständigen Lähmung. Sprachstörungen bis zur Aphasie. Sehstörungen, von leichtem Nystagmus angefangen, aber auch Doppelsehen, vorübergehende Blindheit, retrobulbäre Neuritis kann sich entwickeln, ferner Verwirrtheit, Aufgeregtheit, Delirien, Halluzinationen, Tobsuchtsanfälle, klonisch-tonische Krämpfe epileptische Anfälle, deren Häufung zum Tode führt. Die Verlaufsart und -dauer ist bei den Überlebenden eine sehr verschiedene. Die Erscheinungen klingen meist im Laufe von Wochen oder Monaten allmählich ab, können aber in einzelnen Fällen anscheinend dauernd bestehen bleiben, so insbesondere epileptische Anfälle, Gedächtnisschwäche, Änderung des Charakters. Neben den Allgemeinerscheinungen kommen auch *Hauterscheinungen* vor (s. oben 1. Krankengeschichte): Rötung, Erytheme, insbesondere bei direkter Wirkung auf die Haut, ferner Blasenbildung. Bemerkt sei hier, daß Methylbromid auch durch Schuhwerk eindringen und auf die Haut der Füße reizend wirken kann.

An objektiven Erscheinungen wird neben den oben erwähnten beobachtet: Süßlicher Geruch der Atemluft, Cyanose, Babinski, Romberg, der in einem Fall auch noch nach 9 Wochen schwach positiv war, zeitweises Zittern der Hände und Finger, Herabsetzung der Rachen- und Hornhautreflexe. In einzelnen Fällen wird über Nephritis berichtet, in einigen über Fieber bis über 41^0 C. Die Autopsie ergab in den frischen Fällen meist Reizerscheinungen der Atmungsorgane, Kongestionen des Gehirns mit zahlreichen Blutungen. Im Blut Verstorbener fanden HOLLING und CLARK (1944) in einem Fall 9,3 mg-%, in einem anderen 8,3 mg-% nicht flüchtiger Bromide, bei 2 nicht tödlich verlaufenen Fällen 6,9 mg-%, bei einem noch nach 31 Tagen 0,8 mg-%. In einem Falle HEIMANs wurden in verschiedenen Organen Spuren von Methylalkohol gefunden:

die Lunge enthielt 38 mg, die Leber 56 mg, das Gehirn 62 mg Bromide auf 300 g
Gewebe.

Was die Frage anbelangt, ob es auch chronische Methylbromidvergiftung
gibt, so weisen viele Krankengeschichten darauf hin, daß die schweren und
länger dauernden Vergiftungserscheinungen häufig erst auf Grund langer Arbeit
mit Methylbromid oder wiederholter Vergiftung sich entwickeln, wenn auch
das Krankheitsbild dann plötzlich auftritt.

Die **Prognose** ist sehr unsicher. Nur bei den schwersten Fällen sehen wir
einen rasch zum Tode führenden Verlauf. Sonst aber sehen wir, daß ohne oder
nach leichteren Erscheinungen nach einem freien Intervall plötzlich einsetzende
schwere Erscheinungen auftreten. Auch sehen wir anfangs leichte Erscheinungen
bald oder nach wenigen Wochen schwere Formen annehmen. Wir sehen anfangs
leichte Erscheinungen nach vorübergehender Verschlechterung nur sehr langsam
abklingen. Kurz, es ist ganz unmöglich, auch bei anscheinend leichten Vergiftungen eine Prognose zu stellen.

Therapie muß sich vor allem auf Behandlung der schweren Symptome, Sauerstoffeinatmung, Herzmittelanwendung erstrecken.

Prophylaxe. Die wirksamste Prophylaxe ist der Nichtgebrauch der so sehr
gefährlichen Feuerlöschapparate, die Nichtverwendung des Methylbromids als
Insecticid oder Entlausungsmittel. Wenn es verwendet werden muß, so müssen
alle Personen den Raum möglichst rasch verlassen und darf sich in ihm niemand
aufhalten, ehe nicht, womöglich durch künstliche Mittel, eine sehr energische
Durchlüftung durchgeführt worden ist.

Es mögen nun einige gekürzte Krankengeschichten folgen, die uns den mannigfachen Verlauf der Vergiftung zeigen und auch die große Gefährdung, die sich
daraus ergibt, daß weder von dem Eindringen des Methylbromids in einen
Schlaf- oder Eßraum etwas bemerkt wird (durch Fehlen eines charakteristischen
Geruches), noch sich irgendwelche andere Warnungszeichen geltend machen.

Rasch tödliche Fälle. H. E. HOLBING und C. A. CLARKE (1944) berichten über
eine große Anzahl schwerer und leichter Fälle:

Ein Offizier, der in seinem Schlafraum, in den Methylbromid eingedrungen war, nichts
Abnormes bemerkt hatte, verließ diesen, kehrte nach einiger Zeit wieder zurück, erwachte
nach $4\frac{1}{2}$ Std, ging auf Deck, wo er mit Erbrechen und stuporös aufgefunden wurde. Er
schien sich zu erholen, bekam nach $\frac{1}{2}$ Std Krämpfe und starb nach $2\frac{1}{2}$ Std.

Ein Mann fühlte sich nach der Wache im Maschinenraum, in den Methylbromid eingedrungen war, schlecht, starb nach 16 Std.

Akut entstandener nicht tödlicher Fall mit Nephritis:

A. J. BENNAT und T. R. B. COURTNEY (1948). Die Autoren weisen zunächst auf einzelne
Fälle mit degenerativer Nephritis, über die in der Literatur berichtet wird, hin und berichten
dann über einen 28jährigen Mann, der ein Feuer durch $1\frac{1}{2}$ Std mit CO_2 und Methylbromid
bekämpfte. Dann hatte er Übelkeit, Schwindel, Brennen in den Augen. Er konnte noch nach
Hause gehen, schlief ein, erwachte mit Brennen in Beinen und Füßen und starker Blasenbildung am Fußrücken. Er wurde ins Krankenhaus aufgenommen. Nachmittags Erbrechen,
Schluckauf, wenig Urin. Am folgenden Tage, 17.4.46, apathisch, im Urin Eiweiß, Erythrocyten,
granulierte Zylinder. Blutharnstoff an diesem Tage 256 mg-%, 23.4. 102 mg-%. Serum-
bromide am 17.4. 12,5 mg-%, 2.5. 46 mg-%. Am 2.5. Urin frei von Eiweiß, gelegentlich
ein granulierter Zylinder. 24.12. normal, hatte aber 6 kg abgenommen.

Nach wiederholtem Ausgesetztsein dem Methylbromid akut Erkrankte:

BRUHIN (1942): Drei Desinfektoren arbeiteten in einem Raum 55 min, nach einer Pause
von 10 min wieder 33 min und trugen dabei Kreislaufatemgeräte, die bei der Kontrolle intakt
gefunden wurden, aber keine Schutzanzüge. Nach Beendigung der Arbeit keinerlei Beschwerden, nach einigen Stunden traten Hauterscheinungen, fleckförmige Rötung mit Blasenbildung besonders an Druck- und Schweißstellen auf. Die beiden ersten Fälle, insbesondere
der erste, waren in den letzten Monaten wiederholt Methylbromid ausgesetzt gewesen.

1. Fall. 6 Std nach Beendigung der Arbeit Auftreten schwerer Gehirnerscheinungen; Desorientiertheit, Tobsuchtsanfall, Bewußtlosigkeit. Polyglobulie, Hyperchromämie, Albuminurie. Tod nach 48 Std. Autopsie: Hirnödem, schwere Veränderungen an den Ganglienzellen.

2. Fall. Ohnmacht, Müdigkeit, Erbrechen, Benommenheit. Innerhalb von 4 Wochen Gewichtsabnahme 15 kg. Etwa 3 Monate nach Vergiftung tonisch-klonische Zuckungen in den unteren Extremitäten, Neuritis. Noch nach einem Jahr starke Schmerzen und Lähmung im rechten Bein.

Im Gegensatz zur Schwere dieser Fälle 3. Fall, der früher keine Methylbromidarbeit verrichtet hatte: Geringe klinische Erscheinungen, Temperaturanstieg, mehrmals Erbrechen. Nach 2 Wochen 50% arbeitsfähig.

R. BING (1910): 32 Jahre alter Mann arbeitet seit einem Jahr mit Methylbromid. Am 29. 1. 10 zunehmende Kopfschmerzen, schlechter Puls, kalter Schweiß, gibt keine klaren Antworten. Auf der Fahrt zum Krankenhaus benommen, schließlich Bewußtlosigkeit und allgemeine Zuckungen. Im Krankenhaus komatös mit gelegentlichen epileptischen Anfällen, Delirien. Manische Erregtheit bis zum 18. 3. Dann allmähliche Besserung, aber Weiterbestehen hypochondrischer Vorstellungen und Angst. Noch am 2. 6. atatkische Bewegungen des rechten Oberarmes, Gefühlsstörungen. Intentionszittern.

24jähriger Arbeiter. Nach 14tägiger Methylbromidarbeit Erbrechen, Schwindel, Schwäche in den Extremitäten, besonders den Beinen. Langsame Besserung im Laufe von 2 Wochen. Aber noch nach 14 Wochen starke Druckempfindlichkeit der N. tibiales und peronei. Patellarsehnen- und Achillessehnenreflexe stark gesteigert, aber kein Babinski. Empfindungsvermögen für Temperatur, Berührung, Schmerz stark herabgesetzt. Nach weiteren 6 Wochen Besserung, aber geringe Erscheinungen noch lange vorhanden.

G. NAGER (1947): 23jähriger Laborant. Seit 1. 11. dauernd mit Äthylbromid in Berührung. Da auch Methylalkohol verwendet wurde, entstand als Nebenprodukt Methylbromid, etwa 0,5%. Nach 10 Tagen spürte er Müdigkeit, Schwindel, Reizbarkeit. 14. 12. Störung der Denkfähigkeit. 16. 12. Konnte beim Radfahren nicht das Gleichgewicht halten. 18. 12. Torkelte beim Gehen, Sprach- und Schreibstörungen. Erregt. Redelustig. 19. 12. Verfolgungsideen, Tobsuchtsfälle. 20.—30. 12. nachts Halluzinationen mit Verfolgungsidee, Angstideen. Ende Januar wieder normal.

Andere Fälle: IRSIGLER (1951): Ein Mann, der 1943 nach Schädelverletzung 6 Monate über Kopfschmerzen geklagt und auch einmal einen Anfall von Bewußtlosigkeit und Krämpfen gehabt hatte, arbeitete von Mitte 1948 beim Einfüllen von Feuerlöschern mit Methylbromid. Am 27. 2. 49 litt er bei der Arbeit an Kopfschmerzen, Erbrechen, abends Verwirrtheit, dann Anfälle von allgemeinen Krämpfen, die sich später auch im Krankenhaus wiederholten und stets von Bewußtlosigkeit gefolgt waren. Am nächsten Tag keine Krämpfe, aber volle Amnesie für die letzten 2 Tage. Arbeitete nicht weiter mit Methylbromid. 2. 8. Schwindel, verschwommenes Sehen, stumpfes Gefühl und Zittern in linker Hand und Fingern, fast dauernd unwillkürliche Bewegungen von linkem Arm, Hand und Fingern. 8. 8. epileptiformer Anfall mit vollständiger Bewußtlosigkeit. Noch am 12. 6. 51 Zittern der linken Hand und Reizbarkeit.

Über eigenartige Vergiftungserscheinungen berichtet M. GAYRAL (1949): 29jähriger Mann fühlte, nachdem er einige Feuerlöschapparate gefüllt hatte, jedesmal durch einige Stunden Ermüdung und Kopfschmerzen. Nach 5—6maliger Wiederholung dieser Arbeit dauerten die Störungen durch 2—5 Tage, dazu kam Hitzegefühl im Gesicht, Rötung des Gesichtes, des Halses und der Hände und Hyperästhesie. Bei Untersuchung nach 10 Monaten gleichmäßige Zinnoberröte des Gesichtes, der Ohren, der oberen Hälfte des Halses. Auch die Stimmbänder und der Kehlkopfeingang waren hyperämisch. Alle Erscheinungen waren nur im Gebiet der Carotis externa. Nur ganz langsam trat Besserung ein.

J. H. PRAIN und G. H. SMITH (1952) berichten über 8 Knaben, die in einem mit Methylbromiddämpfen erfüllten Raum gefunden wurden. Nur zwei überlebten, der eine war bei der Aufnahme ins Krankenhaus benommen, der andere lärmend und unruhig. Sie waren 32 bzw. 54 Std anurisch. Von den übrigen war der eine bei der Einlieferung ins Krankenhaus tot, 4 bewußtlos, blaugrau, mit Lungenödem, 3 in Krämpfen. Der Tod trat $1^3/_4$—$14^1/_2$ Std nach der Einlieferung ein. Der eine der Knaben war noch $5^1/_2$ km nach Hause gegangen, starb aber dann. Die Autopsie, bei 5 von den 6 Verstorbenen vorgenommen, ergab Petechien, Kongestion der Lungen, Lungenödem, Kongestion der Leber und Nieren, kleine subarachnoidale Blutungen im Gehirn, subpleurale Hämorrhagien.

J. DECHAUME und Mitarbeiter berichten: Ein 20jähriger Mann arbeitete längere Zeit in einem Unternehmen, das Desinfektionen mit Methylbromid durchführte. Seit fast 2 Wochen Gefühl von Trockenheit im Halse, Schwindel, Schläfrigkeit. Dann trat erhöhte Temperatur ein, dann Koma. Er wird am 28. 5. ins Krankenhaus gebracht. Allgemeinzustand gut, aber verwirrt, wie betrunken. Parese des rechten, leichte Parese des linken

Armes. Beiderseits Babinski. Koma. 30. 5. Besserung, aber Babinski und Lähmung des linken Facialis bestehen noch. Allmähliche Besserung. 17. 8. alle Erscheinungen verschwunden bis auf leichte Facialisparese und leichten Babinski links.

Methyljodid.

Sehr viel seltener ist Erzeugung und Verwendung von Methyljodid (über Methylmercurijodid s. Vergiftungen durch organische Quecksilberverbindungen S. 98). Jaquet (1901) berichtet über eine Erkrankung bei einem Arbeiter mit Schwindel, Doppelsehen, Ataxie, dann Delirium, maniakalischen Anfällen. Erholung, aber geistige Stumpfheit bleibt zurück.

Über eine weitere Vergiftung aus einer chemischen Fabrik berichten A. Garland, F. E. Camps (1945): 38jähriger Arbeiter, der bei einer Destillation der Einatmung von Methyljodiddämpfen ausgesetzt war, erkrankte im Dezember 1940 mit Schwindel, Schläfrigkeit, Reizbarkeit, Diarrhoe. Nach einer Woche war er genesen. Am 10. 3. 41 nahm er diese Arbeit wieder auf, wurde aber am 11. 3. ins Krankenhaus gebracht, war wie betrunken, konnte nicht sehen, sprach Unzusammenhängendes, nystagmusartige Augenbewegungen, Muskelzuckungen in den oberen Extremitäten, Spasmen der unteren. 13. 3. Erbrechen, Ruhelosigkeit, komatös. 18. 3. Tod. Autopsie ergibt Kongestion des Gehirns. Die chemische Untersuchung ergab im Gehirn insgesamt 6 mg Jodverbindungen; in der Spinalflüssigkeit waren keine Jodide oder Bromide und kein Methylalkohol zu finden. Der gesamte während 24 Std gelassene Urin (500 g) hatte 9 mg Jodverbindungen enthalten.

Tetrachlorkohlenstoff.

Tetrachlorkohlenstoff (CCl_4), auch Tetrachlormethan und öfters kurz Tetra genannt, ist eine Flüssigkeit von süßlichem Geruch und hohem spezifischen Gewicht (1,59).

Seine ausgedehnte Verwendung verdankt es dem Umstande, daß es Fette ausgezeichnet löst, aber weder brennbar noch explosibel ist. Während des Krieges wurde es, obwohl es Metalle, Eisen und selbst Blei angreift, infolge Mangels an Alkohol vielfach zum Reinigen von Maschinenteilen und Gewehren verwendet.

K. B. Lehmann (1930) gibt folgende Übersicht über die Verwendung von CCl_4: Entfettung von Metallteilen, Extraktion von Fett aus pflanzlichen und tierischen Substanzen, Entfettung (Reinigung) schmutziger Kleider teils in geschlossenen Apparaten, teils im Kleinen durch Reiben, Entfettung fettfleckiger Felle, als „Tetratextilseife"; zur Entfernung von Fettflecken aus Filmbändern, als Lösungs- und Quellungsmittel für Rohgummi, zur Verdünnung des Chlorschwefels beim Vulkanisieren des Kautschuks, als Lackbestandteil, zu medizinischen Zwecken (Wurmmittel, Entlausungsmittel; jedoch gefährlich!). Außerdem wird angegeben: zur Erzeugung von Lacken und Fußbodenwachsen. Von großer Bedeutung war längere Zeit seine Verwendung zu Feuerlöschern (Pyrene-Löscher). Fawcett bringt aus der Literatur eine große Anzahl von Vergiftungen durch Feuerlöscher, zum Teil Gruppenvergiftungen, und berichtet über zwei von ihm selbst beobachtete schwere Vergiftungen bei Kindern.

Nach Fairhall (1948) sind 1946 in USA. 66 Millionen Kilogramm erzeugt worden, davon sind 56% zur Erzeugung von Freon (weitgehend für Kühlschränke benützt), 11,6% für Feuerlöscher, 8% als Reinigungsmittel, 3,5% zum Abtöten von Pilzen in Getreide verwendet worden.

Die Aufnahme in den Körper erfolgt bei gewerblichen Vergiftungen — selbstverständlich abgesehen von den auch in gewerblichen Betrieben vorkommenden Vergiftungen durch versehentliches Trinken — durch Einatmung. Sie kann aber auch erfolgen, und dies kommt bei Verwendung von Feuerlöschern in Betracht, von der durch Verbrennung geschädigten Haut aus. Bei Gebrauch von CCl_4-Feuerlöschern in engen Räumen kann sich auch Phosgen mit seinen so gefährlichen Folgen für die Lunge bilden. Das preußische Ministerium für Handel und Gewerbe hat deshalb mit Erlaß vom 28. 7. 1930 die Verwendung von CCl_4-Feuerlöschern unter Tage verboten.

Die ersten *akuten* gewerblichen Vergiftungen auf der narkotischen Wirkung des CCl_4 beruhend scheinen von CURSCHMANN (1913) veröffentlicht worden zu sein (zit. nach KOELSCH 1916). Ebensolche Fälle berichtet der schweizerische Gewerbeinspektorenbericht 1910, der bayerische 1912. Den ersten Fall einer subakuten Vergiftung bei einer Frau, die nach 3wöchiger Arbeit mit CCl_4 mit Leberschädigung erkrankte, berichtet KOELSCH (1916). Die Zahl der seither erschienenen Veröffentlichungen über CCl_4-Vergiftungen ist sehr groß. ETHEL BROWNING (1937) bringt bis einschließlich 1935 117 Literaturangaben, darunter 54 über gewerbliche Vergiftungen. Außerdem sind mir 93 aus späterer Zeit stammende Berichte über gewerbliche Vergiftungen bekannt geworden.

Unter den Veröffentlichungen berichtet eine kleine Anzahl über ganz akute Vergiftungen, in denen die Arbeiter unmittelbar der narkotisierenden Wirkung des Stoffes erlagen. So berichtet das Gewerbeaufsichtsamt von Aachen 1919 über eine Arbeiterin, die in einem rotierenden Holzfaß Pelzwerk mit CCl_4 reinigte, nach Öffnen des Fasses sich mit dem Oberkörper hineinbeugte und so tot aufgefunden wurde. Über einen ganz ähnlichen Fall von einem Lehrling berichtet HUMPERDINCK (1936). Die Obduktion ergab Tod durch Erstickung. Der bayerische Bericht 1914—1918 erwähnt leichtere Fälle von „Benommenheit und Anästhesie".

E. HAYHURST (1938) berichtet: Ein Mann, der in sehr engem Raum seine Kleidung mit CCl_4 reinigte, wurde, bald nachdem er den Raum betreten hatte, bewußtlos aufgefunden und starb.

Neben diesen ganz akuten Fällen, bei denen die narkotisierende Wirkung des CCl_4 den Tod herbeiführte, stehen solche, bei denen die Einatmung durch wenige Minuten (SH. F. DUDLEY 1935), andere, in denen ein Ausgesetztsein von weniger als 2 Std zu schwerer Erkrankung und auch zum Tode führte (J. H. EDDY 1945a).

J. H. EDDY (1945 b): Eine Frau war durch 1—2 Std reichlich CCl_4-Dämpfen ausgesetzt, klagte während dieser Zeit über Trockenheit im Halse, Schwäche, Schwindel, Kopfschmerz, Übelkeit, Erbrechen, Schmerzen im Bauch. Sie verrichtete noch 6 Std, bis zum Ende der Schicht, andere Arbeit. Am folgenden Tag fühlte sie sich schlechter, zeitweise Bewußtseinsverlust für kurze Zeit. Suchte am 4. Tag das Krankenhaus auf. Sie war dyspnoisch und starb unter schwerer Atemnot wenige Stunden nach der Aufnahme. Sie hatte gute Urinausscheidung und die Urinanalyse zeigte *nichts, was auf eine Nierenschädigung hinwies*. Die Autopsie zeigte weitgehende Nekrose der Leber. Leider waren die Nieren nicht obduziert worden, doch weist der Urinbefund darauf hin, daß die Hauptschädigung die Leber getroffen hatte.

ALLEBACH und Mitarbeiter berichten über einen Mann, der 2 Tage lang je 4 Std CCl_4 (und anderes) gesp(r)ayt hatte. 3 Tage später wurde er anurisch, zeigte Leberstörungen und starb am 6. Tage, 2 andere Arbeiter hatten Magen-Darmstörungen und Kopfschmerzen. Waren nach 4—5 Tagen wiederhergestellt.

Über einen Mann, der in einem engen Apparat eine Reinigung vorzunehmen hatte und nach wenigen Minuten tief bewußtlos wurde, berichtet McBIRNEY. Der Mann konnte durch künstliche Atmung und Herzmittel wiederbelebt werden.

Zahlreich sind die Vergiftungen durch mehrstündige Einwirkung, eventuell durch wiederholte Einwirkung an aufeinanderfolgenden Tagen. So reinigte ein Arbeiter Maschinenteile an 3 aufeinanderfolgenden Tagen durch $2^1/_2$, $8^1/_2$, 6 Std (M. CLINTON 1947) und erkrankte erst am Schluß des 3. Tages.

Daneben sind zahlreiche andere Fälle, in denen es nach mehrmonatiger Arbeitsdauer zu schwerer Erkrankung kam, wobei wir allerdings nicht immer wissen, ob nicht besonders starke CCl_4-Aufnahme in den letzten Stunden oder Tagen die Erkrankung herbeiführte.

Es scheint aber in sehr seltenen Fällen vorzukommen, daß erst nach jahrelang fortgesetzter Arbeit mit CCl_4 es zu Vergiftungserscheinungen (heftige Übelkeit und Erbrechen) kommt, nach vielen Jahren zu ernster oder tödlicher Erkrankung. CH. A. POINDEXTER und C. H. GREENE (1934) berichten über ein solches Vorkommnis.

Ein Mann, der berufsmäßig Kleider und Wäsche mit einer CCl_4-haltigen Mischung reinigte, hatte während 9 Jahren zwar öfters Appetitverlust, Übelkeit, Diarrhoen, aber erst nach 9jähriger Arbeit wurden die Beschwerden stärker, erst nach 11 Jahren mußte er in ein Krankenhaus aufgenommen werden, wo er bald darauf starb. Die Autopsie ergab Zerstörung der Leberzellen, ,,chronische Hepatitis und Cirrhose''.

J. LÖWY (1935) berichtete über 20 Mechaniker, die zeitweise CCl_4 ausgesetzt waren, von denen 18 nach einer Mindesttätigkeit von 7 Jahren Beschwerden aufwiesen: Müdigkeit, Schwindel, Kopfschmerz, Angstgefühle, Brennen in den Augen, Rückenschmerzen, Parästhesien, herabgesetzte Potenz, Muskelzuckungen. In 13 Fällen wurde Urobilinogenurie festgestellt.

Jedenfalls haben wir beim CCl_4 eine ganze Reihenstufe von Vergiftungen, beginnend von der akutesten, rasch zum Tode führenden Form über die akuten Formen durch mehrstündige Einatmung bis zu den erst nach längerer Exposition beobachteten, also mehr oder weniger chronischen Formen, auf die mir aber die Bezeichnung als ,,Spätfolgen'' (SCHÜTZ 1938) nicht angebracht erscheint, da sie mehr oder weniger chronische Vergiftungen sind.

Sehr häufig kommt es begreiflicherweise vor, daß mehrere Arbeiter eines Betriebes gleichzeitig oder in kurzen Zwischenräumen erkranken. Aber auch Massenvergiftungen sind beobachtet worden, die über die von J. LÖWY beschriebene (s. o.) hinausgehen. Charakteristisch ist da nach mehreren Richtungen hin der Bericht von W. E. DOYLE und CH. BAKER (1944).

Ihr Amt wurde gebeten, die Ursache einer ,,Nahrungsmittelvergiftung'' in einer Fabrik, die Fallschirme für die USA.-Regierung herstellte, zu ermitteln. Es waren in den letzten Tagen 137 Personen erkrankt, beginnend mit Krämpfen im Abdomen, Übelkeit, Erbrechen, Kopfschmerzen. Manche waren arbeitsunfähig, die meisten aber konnten weiterarbeiten, obwohl das Übelbefinden 2—5 Tage und auch länger anhielt. Bei der ärztlichen Untersuchung sahen die meisten Arbeiter, insbesondere die der ersten Schicht, die mehr den Dämpfen ausgesetzt war, bleich aus und die große Mehrzahl klagte über dauernde Kopfschmerzen, ,,Sauer im Magen'', Schwäche, Kälte. Sehr viele hatten andere leichtere Beschwerden. Die Arbeit bestand darin, daß das Nylongewebe auf einem langen Tisch mit einer Flüssigkeit gereinigt wurde, die sich bei der Untersuchung als fast reines CCl_4 erwies. Es wurden täglich von ihr rund 15 Liter verbraucht. Nachdem geringerer Verbrauch und gründliche Ventilation eingeführt worden war, hörten die Massenerkrankungen auf, aber der CCl_4-Gehalt der Luft war noch weit über der zulässigen Menge, betrug 163,6—193,5 p.p.m. Absaugung an den Arbeitstischen nach unten und Lüftung im Niveau des Fußbodens wurde empfohlen.

Die *Erkrankung* beginnt fast stets mit den bei Beschreibung der Massenerkrankungen geschilderten Beschwerden: Schwäche, Übelkeit, Kopfschmerz. Die Beschwerden bessern sich meist nach kurzem Aufenthalt in freier Luft oder sie sind an sich so gering, daß der Arbeiter die CCl_4-Arbeit fortsetzen kann oder eventuell eine andere Arbeit, bei der er nicht CCl_4 ausgesetzt ist. Nach Hause gekommen verschlechtert sich häufig der Zustand, es treten stärkere gastrische Beschwerden auf: Schwindel, Schwäche, manchmal kurzdauernde Ohnmacht. Die Beschwerden sind aber in diesen ersten Tagen oft so gering, daß sich der Patient erst am 3. oder 4. Tage an den Arzt wendet.

H. SMETANA (1939) betont, daß bei dem sich entwickelnden hepatorenalen Syndrom die Nierenerscheinungen im Vordergrund stehen, daß wenn auch

Lebersymptome meist gegenwärtig sind, sie doch ganz überschattet werden durch Nierenschädigungen. „Die klinischen und Laboratoriumsbefunde sind so charakteristisch und gleichartig, daß die Diagnose auch ohne klinische Vorgeschichte gestellt werden kann. Die Kranken leiden an Kopfschmerz, Schwindel, Übelbefinden, manchmal Fieber, Nasenreizung und Reizung der Conjunctiven, dann treten gastrische Reizerscheinungen auf, Übelkeit, Erbrechen, Diarrhoen, nicht selten Bluterbrechen. Gelbsucht setzt ein und kann beträchtliche Grade erreichen. Nach einigen Tagen, während denen die gastrischen Symptome mehr oder weniger stationär bleiben und die Gelbsucht zunimmt, erscheinen klinische Symptome von seiten der Niere: Oligurie, öfters zur Anurie fortschreitend, epileptiforme Anfälle, Hypertonie, allgemeine Ödeme, Cyanose, Lungenödem und urämisches Koma ist nicht selten. Gewöhnlich wird hämorrhagische Diathese beobachtet. Nicht alle diese Symptome mögen anwesend sein, aber die meisten erscheinen in der Mehrzahl der Fälle." An Laboratoriumsbefunden ist festzustellen: Reststickstoff im Blute erhöht bis 200 mg-%, Harnstoff bis 200 mg, Harnsäure bis 12 mg, Kreatinin bis 10 mg, anorganische Phosphate bis zu 11 mg, Zucker 125—155 mg per 100 cm^3, Chloridwerte um 500 mg, Calciumwerte 9—10 mg, Cholesterin um 140 mg per 100 cm^3. Ikterischer Index 12—30. Im Anfangsstadium Polycythämie, oft gefolgt von Anämie, Leukocytose 10 000 bis 30 000, Blutdruck vermehrt, 200—300 mm Hg. Urin spärlich, enthält Albumin, oft rote und weiße Blutkörperchen und Zylinder.

Mögen diese Angaben auch für viele Fälle zutreffen, so muß doch betont werden, daß sich *gerade im Verhalten der Leber- und Nierensymptome zueinander große Differenzen finden*. Es seien hier einige Krankengeschichten wiedergegeben, die die Verschiedenheit des Verlaufes, des klinischen und des pathologischen Bildes zeigen. Zunächst seien Krankengeschichten gebracht, bei denen die *Nierenschädigung im Vordergrund* steht.

M. CLINTON jr. (1947) berichtet: 50jähriger Arbeiter, arbeitete an 3 aufeinanderfolgenden Tagen $2^1/_2$, $8^1/_2$, 6 Std bei der Reinigung von Maschinenteilen mit CCl_4. Am Schlusse des 3. Tages Übelkeit und Schwindel, der Zustand verschlechterte sich. Es traten bei Krankenhausaufnahme Magenbeschwerden, dann Erbrechen, krampfartige Leibschmerzen auf. Anfallsweise Fieber mit Schüttelfrost, auch Klagen über zeitweise verschwommenes Sehen, kein Ikterus, Somnolenz. Blutdruck 210/100. Im Urin Eiweiß positiv, im Gesichtsfeld 40—50 rote Blutkörperchen. Am 4. Tag Besserung, Sinken des Blutdruckes. Nach 20 Tagen aus dem Krankenhaus entlassen; 6 Wochen nach Aufhören der Exposition vollkommen wohl.

Einen ganz ähnlichen Fall beschreiben A. C. CORCORAN und Mitarbeiter (1943): 36jähriger Mann, der 4 Std in einem Tank gearbeitet hatte, in dem zeitweise CCl_4 versprayt wurde. Nach 4 Std Arbeit Schwäche, Übelkeit, leichte Kopfschmerzen, schmerzhafte Muskelsteife, Atembeschwerden, Erbrechen. In den ersten 2 Tagen nur 1—2 Schalen dicken Urin, am 6. Tage Ödeme, Nasenbluten, Blutdruck 180/114, Zunahme der Ödeme. Im Urin Spuren von Urobilinogen. Ikterischer Index normal. Im Laufe der ganzen Erkrankung kein Ikterus, geringe Leberschwellung. Am 9. und 10. Tage weder klinisch noch chemisch irgendein Zeichen von Leberschädigung. Blutharnstoff-Stickstoff 73 mg-%. Nach 2 Monaten vollständig erholt.

PASTEUR, VALLEY-RADOT und Mitarbeiter (1938) berichten über eine Frau, die nach Verwendung von CCl_4 im Haushalt mit Übelkeit, Oligurie erkrankte, am 22. und 23. Tag nach der Exposition hatte sie zusammen nur 60 cm^3 Urin, dann besserte sich nach Injektion von hypertonischer Zuckerlösung der Zustand langsam. Es trat vollständige Heilung ein. Im Anschluß an deren Vortrag berichtete BOIDIN über schwere Nephritiden (darunter eine tödliche), die er bei 5 jungen Leuten beobachtete, die sich mit einem Feuerlöschapparat, der CCl_4 enthielt, bespritzt hatten.

W. W. WOODS (1946): 35jähriger Unteroffizier, starker Trinker, reinigte einmal wöchentlich seine Kleider mit „Pyreneflüssigkeit". Nach 3 Monaten wurde er, ebenso wie zwei andere, nach der letzten solchen Arbeit krank mit Kopfschmerzen, Übelkeit, Erbrechen. 10 Tage vor der Krankenhausaufnahme hatte er Doppelsehen, 6 Tage vor ihr bekam er epileptische Anfälle und wurde komatös. Kein Ikterus, Leber nicht tastbar, Blutharnstoff stieg bis 365 mg, starke Albuminurie, im Urin viele rote und weiße Blutkörperchen, aber keine Zylinder. Tod 16 Tage nach der Krankenhausaufnahme.

Die pathologischen Befunde bei 3 von ihm beobachteten Fällen zusammenfassend kommt Woods zu dem Schluß: „In der Leber ist die Nekrose beschränkt
auf die Zentren der Lobuli, das übrige Parenchym erscheint normal. In 2 Fällen
waren Zeichen von beginnender Regeneration der zentralen Herde vorhanden.
In der Leber scheint so ein Stadium der Wiederherstellung begonnen zu haben.
In der Niere aber sind schwere Störungen. Das histologische Bild kann nicht
von dem unterschieden werden, das sich im Crushsyndrom findet: Schwere
Degeneration mit Verlust der Zellen und beginnender Regeneration in dem
zweiten Teil der gewundenen Tubuli und dem aufsteigenden Teil der HENLEschen
Schleifen, die zahlreichen Zylinder, scheinbar aus Fragmenten von roten Blutkörperchen stammend, zusammen mit den charakteristischen orangebraunen und
milchkaffeeartig gefärbten Zylindern. In 2 Fällen waren tubulovenöse Kom-
munikationen vorhanden."

Auch DILLENBERG und THOMPSON (1945) betonen, daß sich in keinem ihrer
4 schweren Fälle klinisch Leberschädigungen feststellen ließen. In keinem Fall
war die Leber tastbar oder empfindlich, und keiner der Patienten zeigte Gelbsucht, weder klinisch noch durch Bestimmung des ikterischen Index. Doch
fanden sich bei der einen vorgenommenen Autopsie in der Leber ausgesprochene
Hämorrhagien und Degeneration der zentralen lobulären Zonen ähnlich wie bei
akuter gelber Leberatrophie.

Interessant sind die pathologisch-anatomischen Ausführungen Moons. Er
betont, daß in der Leber sich fettige Degeneration und zentrilobuläre Nekrose
findet, auch zentrilobuläre Blutungen, dann Regeneration des Lebergewebes.
Je länger der Kranke die Vergiftung überlebte, um so kleiner sind die nekrotischen
Veränderungen in den Lobuli. In den Nieren tritt zuerst Degeneration der proxi-
malen Tubuli contorti, dann der distalen ein, dann folgen die HENLEschen
Schleifen, dann die Sammelrohre. Je länger seit Beginn der Vergiftung vergangen,
um so schwerer sind zunächst die Veränderungen. Doch beginnt bald die Regeneration in den distalen Tubuli contorti, dann folgt die der HENLEschen Schleifen.

In anderen, allerdings selteneren Fällen stehen die *Leberschädigungen* auch
klinisch ganz im Vordergrund:

So berichtet DUDELY (1935) über einen Fall mit ausgesprochener Gelbsucht,
aber normaler Leberdämpfung. DUVOIR und Mitarbeiter (1946) berichten über
vergrößerte Leber, subikterische Skleren, EDDY (1945 b) über eine bis 4 Querfinger unter den Nabel reichende Leber und einen ikterischen Index von 344.

In manchen Fällen sind im pathologischen Bild die Leberveränderungen
stark ausgesprochen:

KONWALER und NOYES (1944) fanden ausgedehnte fokale Nekrose in der
Leber, ebenso ASHE und SAILER (1942). In einem Falle von TH. M. PERRY
(1938) war im pathologisch-anatomischen Bilde ausgesprochene akute gelbe
Leberatrophie vorhanden, während die Nierenveränderungen wenig klar waren.

In anderen Fällen sind beide Arten von Veränderungen in hohem Maße
vorhanden:

GUICHARD und Mitarbeiter (1948) berichten über einen tödlich endenden
Fall mit Oligurie, Ödemen, die Leber bis 3 Querfinger den Rippenbogen überschreitend, schwerem Ikterus, ausgesprochenen Ekchymosen, Blutunterlaufungen
bis Linsengröße. Die Autopsie ergab große, weiße Niere, Glomerulonephritis
mit Zylindern in den äußeren Tubuli, allgemeine degenerative Hepatitis, bei
der die mikroskopische Untersuchung im Gegensatz zu Angaben anderer Autoren
ergab, daß sie ihren Sitz in den äußeren Partien der Leberläppchen hatte. Auch
LECORNU und PECKER (1931/32) beschreiben einen ähnlichen Fall mit Ikterus,
Lebervergrößerung, Purpura, Anurie.

Fassen wir zusammen, so erscheint es zwar, als ob in der Mehrzahl der Fälle trotz des Vorhandenseins von Leberveränderungen das Bild der Nephrose im Vordergrund steht, daß aber in einer Anzahl von Fällen auch von der Leber herrührende Erscheinungen stark hervortreten. Die Verschiedenheit der Krankheitsbilder insbesondere in bezug auf Beteiligung von Leber und Niere zeigen sehr klar die 5 von McBirney veröffentlichten Krankengeschichten.

Außer den **klinischen Erscheinungen,** die direkt auf Leber- oder Nierenschädigungen zurückzuführen sind, treten in manchen Fällen auch andere Symptome hervor: Erscheinungen von seiten der *Lungen* und des Darmtraktes, von denen die ersteren oft die unmittelbare Todesursache bilden, manchmal neben anderen durch das Grundleiden unmittelbar verursachten Organerkrankungen. So ist die anatomische Diagnose in einem Fall (G. D. Stobbe 1947): Akute nekrotisierende Tracheobronchitis, Bronchopneumonie. Schwere akute Nephrose, zentrale Nekrose und fettige Degeneration der Leber, akute Fettnekrose des Pankreas, Peritonitis, ulcerative Colitis, Ulcera im Duodenum. Herzhypertrophie und -erweiterung.

In anderen Fällen zeigten sich ausgedehnte Verdichtungsherde in den Lungen. Ein Patient Thompsons (1946), der zunächst einen nicht ungünstigen Eindruck machte, bekam plötzlich Atembeschwerden, Rasseln über beiden Lungen, Cyanose und starb 30 Std nach Beginn der Lungenerscheinungen. Die Autopsie ergab: Lungen schwer und mit Ausnahme von Teilen der Unterlappen erheblich verdichtet. — Es wurden auch 3 andere Fälle von diesem Autor röntgenologisch untersucht. Sie zeigten verstärkte Lungenzeichnung, verstärkte Hiluszeichnung und Infiltration in der Hilusgegend. Diese Veränderungen waren nach einigen Tagen verschwunden. Umiker und Pearce studierten due Autopsieprotokolle von 26 tödlichen CCl_4-Vergiftungen im US Armed Forces Institute of Pathology. Ungefähr die Hälfte der Vergiftungen war durch Trinken, die andere Hälfte durch Einatmung von Dämpfen zustande gekommen. Die durchschnittliche Überlebensdauer nach diesen Vergiftungen betrug 9 bzw. 12 Tage. Erscheinungen von seiten des Atmungstraktes wurden erst im späteren Krankheitsverlauf auffallend. Röntgenologisch sah man in den Lungen Trübungen verschiedener Dichte, die im Verlauf zunahmen. Die Hauptveränderungen bestanden in fibrinösem Exsudat, Pseudomembranen an den Alveolarwänden und deren Verdickung. Die Verfasser kommen zu dem Schlusse, daß die Lungenveränderungen das Ergebnis der Urämie sind, die sich durch Wirkung des CCl_4 auf die Nieren entwickelt, nicht das Ergebnis direkter Einwirkung auf die Lungen, weder bei Einatmung noch bei Ausatmung.

Charakteristische Veränderungen im *Magen-Darmtrakt* wurden von A. Stewart und L. J. Witts (1944) festgestellt, Sie untersuchten mittels Bariumbrei und fanden „Veränderungen in der Beweglichkeit und dem Aussehen des Magens und Darmes, die auf einen ungewöhnlichen Zustand der Reizbarkeit hinwiesen und sich vor allem in Spasmen in verschiedenen Teilen und einer raschen Passage der Mahlzeiten während 6 Std zeigten". Es wurden keine Geschwüre gefunden, aber der Duodenalbulbus war oft abnorm, in 10 Fällen wurden Spasmen beschrieben, in 6 machte er den Eindruck eines dauernden Kontraktionszustandes. Der Magen machte bei Gastroskopie den Gesamteindruck, als ob er tonisch kontrahiert wäre und abnorm geneigt zu intensiven und verlangsamten Spasmen. Es ist demnach nicht verwunderlich, daß nicht nur über subjektive Beschwerden berichtet wird, sondern auch über Magen- und Duodenalgeschwüre.

Über *Ulcus duodeni* im Anschluß an CCl_4-Vergiftung berichtet Adelhaid Ross-Smith (1947).

Ein Mann hatte nach 3wöchiger Arbeit mit CCl$_4$-Exposition reichlich Bluterbrechen. Der 10 Tage später aufgenommene Röntgenbefund zeigte ein Ulcus duodeni. Ein anderer Mann erkrankte unmittelbar nach starker Exposition mit den häufig beobachteten Übelkeiten, 8 Tage später bekam er heftige Schmerzen im Epigastrium. Die sofort vorgenommene Operation zeigte ein kleines perforierendes Ulcus duodeni. Vier der Patienten GOCHERS (1944) erkrankten ebenfalls an Duodenalgeschwüren, einer an Magengeschwür. Über 2 Fälle, in denen bei der Obduktion Pankreasveränderungen festgestellt wurden, berichtet MOON. Beide Kranke hatten auch klinisch Erscheinungen geboten, die auf Pankreasschädigung hinwiesen. Auch SPECKMANN berichtet über Pankreasschädigungen.

In einer größeren Anzahl von Fällen finden sich als nahezu charakteristisch *subkonjunktivale Hämorrhagien*, so in 4 schweren Fällen von DILLENBERG und THOMPSON. Blutungen aus der Nase und auch dem Zahnfleisch wurden mehrfach beobachtet und auch, wie oben erwähnt, aus Magen und Darm. Ebenso wurden auch mehr oder weniger ausgebreitete Purpura und Ekchymosen gesehen. Dabei bietet der Blutbefund nichts Charakteristisches. SMETANA (1939) gibt an, daß im Anfangsstadium Polycythämie eintrete, gefolgt von Anämie, Leukocyten 10000—35000, andere Autoren erwähnen eine leichte Anisocytose.

In einzelnen Fällen kommt es auch zu *nervösen Erscheinungen:* Konvulsionen, erhöhtem Muskeltonus, verstärkten Reflexen, aber auch zu Taubheitsgefühl in verschiedenen Gebieten des Gesichts und der Extremitäten (W. S. HAGEN, ALEXANDER, PEPPARD 1940). Ein Patient J. HAGENS (1939) hatte am 8. Tage eine Attacke von Bewußtlosigkeit und epileptiformen Krämpfen mit Zungenbiß. Ins Krankenhaus gebracht, war er verwirrt und der Anfall wiederholte sich in den ersten 2 Tagen häufig. Langsam trat Besserung ein. — Bei manchen der veröffentlichten Fälle, so bei denen der erst genannten Autoren, mögen die vom Zentralnervensystem ausgehenden Erscheinungen als Folgen eines urämischen Zustandes angesehen werden. Schon weniger wahrscheinlich ist dies bei dem Falle J. HAGENS. Ein anderes Bild aber bieten die folgenden Fälle:

E. MARTIN (1934) berichtet über einen Fall, bei dem bald nach der Exposition Halbseitenlähmung links mit fehlenden Reflexen festgestellt wurde. Nach 3 Tagen trat Besserung ein. Der Verfasser nimmt eine meningeale Blutung an, die zwar nicht verursacht, aber ausgelöst wurde durch CCl$_4$. Im Falle GAUTIERS und Mitarbeiter (1933), bei dem Bluterbrechen und Zahnfleischblutungen vorhanden waren, hatte der Kranke, nachdem fast alle klinischen Erscheinungen verschwunden waren, nachts Taubheitsgefühl im rechten Arm und konnte am folgenden Tage den Arm nicht gebrauchen, eine hypästhetische Zone in der Acromioclaviculargegend entwickelte sich. Einen Monat nach der Exposition war der Kranke geheilt.

CH. L. FARRELL und L. A. SENSEMAN (1944) berichten über einen Fall von „CCl$_4$-Polyneuritis" mit Schmerzen in den Waden, Schwierigkeiten zu gehen, Taubheit in Fingern und Händen. Die Schmerzen verschwanden am 2. Tage, aber die Schwäche, die Schwierigkeit zu gehen, besonders aufzustehen, die Schwierigkeit etwas zu tragen blieb weiter bestehen. Tiefe Reflexe sehr verringert, Achillessehnenreflex nicht auslösbar. Nach 4 Monaten wieder normal.

J. LÖWY (1935) beschreibt einen Kranken mit beiderseitigen sensorischen Störungen im Gebiet des N. ulnaris, ein anderer Kranker klagte über Parästhesien und Analgesien im rechten Oberschenkel. Mehrere Kranke hatten gesteigerte Reflexe oder Unterschiede der Reflexe zwischen beiden Seiten.

Relativ häufig finden sich Angaben über *Augenstörungen*. So berichtet A. HENGGELER (1931) über einen Fall, bei dem in der 2. Woche der Vergiftung Sehstörungen (und vollkommene Taubheit) auftraten, die durch einige Tage anhielten. Z. T. WIRTSCHAFTER (1933) berichtet über toxische Amblyopie und andere Augenstörungen.

Ein Arbeiter bemerkte nach 3wöchiger Exposition eine fortschreitende Störung des Sehvermögens, Flecken vor den Augen, ein anderer nach 2 Wochen verschwommenes Sehen. Die Untersuchung ergab bei allen 5 Fällen nichts als eine leichte Blässe des Sehnervs, bilaterale Einschränkung des farbigen Gesichtsfeldes, die allmählich sich besserten. Fünf Wochen nach Aufhören der Exposition zeigten sich wieder normale Verhältnisse. Nie war ein zentrales Skotom vorhanden.

H. F. SMYTH, H. F. SMYTH jr. und CH. P. CARPENTER (1936) bringen eine Tafel über 53 Untersuchte, die meist jahrelang mit CCl$_4$ gearbeitet hatten. Davon hatten 26 ein normales, 10 ein eingeschränktes, 17 ein wenig eingeschränktes Gesichtsfeld. T. E. P. GOCHER (1944) berichtet über einen Mann, der noch 10 Tage nach Aufhören der Exposition verschlechtertes Sehvermögen hatte. Einer seiner Patienten mußte jede Arbeit einstellen, weil er beiderseits Herabsetzung des Sehvermögens auf 20/200 hatte, die dauernd bestehen blieb. Ich selbst sah einen 53jährigen Mann, der in den letzten 5 Monaten häufig mit CCl_4 gearbeitet hatte. Eine Woche nach Einstellen der Arbeit bemerkte er eine Verringerung des Sehvermögens des rechten Auges, 2 Monate später auch eine des linken Auges. Die augenärztliche Untersuchung ergab unregelmäßige Einschränkung des Gesichtsfeldes und Opticusatrophie. Diese Veränderungen bestanden noch $^3/_4$ Jahre später. A. ROSS-SMITH (1950) berichtet über 3 Fälle von Opticusatrophie:

1. Fall. Nach 4monatiger Berufsarbeit mit CCl_4 Anfälle von Kopfschmerz und Schwindel, nach 16 Monaten Schwäche, Reizbarkeit, Krämpfe in Beinen und Fingern, zeitweise Verwirrtheit, Gedächtnis- und Sprachstörungen. Sehschärfe L = 0, R Fingerzählen. Allmählich Besserung auf L 20/160, R 20/200.
2. Fall. Einschränkung des Gesichtsfeldes, Skotome. Retrobulbäre Neuritis.
3. Fall. Nach 5monatiger Arbeit mit CCl_4 deutliche Opticusatrophie rechts, Neuritis links. Nach 3 Jahren ist das Sehvermögen R 20/100, L 20/70.

Auch über Herabsetzung des *Gehörvermögens* wird mehrfach berichtet; so von HILLEMAND und Mitarbeitern (1948), A. HENGGELER (s. oben) u. a.

Auf die *Empfänglichkeit* für dieses Gift, wie überhaupt die gechlorten Kohlenwasserstoffe, scheint mehr als bei anderen Giften die *Ernährung von Einfluß* zu sein. Kritische Zusammenstellungen hierüber stammen von L. L. MILLER (1948) und L. M. E. SHILS (1948). Insbesondere der letztere versucht das vorliegende, einander vielfach widersprechende Material nach Möglichkeit kritisch zu sichten. Volle Klarheit können nur weitere klinische Studien am Menschen, nicht Tierexperimente schaffen, doch läßt sich wohl heute schon sagen, daß eine Diät reich an Kohlenhydraten und Calcium mit einer ausreichenden Menge von Proteinen, aber arm an Fett den mit CCl_4 Arbeitenden einen gewissen Schutz gewährt.

Alkoholgenuß scheint für die Entstehung einer CCl_4-Vergiftung zu prädisponieren. Auffallend häufig findet sich die Angabe, daß der Erkrankte Alkoholiker war, so bei G. A. ABBOTT und W. J. MILLER (1948). H. D. MOON (1950), der über 12 Autopsien berichtet, sagt, daß alle bis auf einen Alkoholiker waren. Aber auch der der CCl_4-Arbeit um Stunden oder Tage vorausgehende Alkoholabusus scheint das Entstehen der Erkrankung zu begünstigen.

KONWALER (1944) berichtet über 3 Arbeiter, die am Montag verkatert zur Arbeit zurückkehrten, nachdem sie am Wochenende schwer getrunken hatten. Einer der Männer, der dem CCl_4 nur wenig ausgesetzt war, erholte sich nach 2 Tagen von der CCl_4-Wirkung, die beiden anderen erkrankten schwer mit den hepatorenalen Symptomen, während 3 Arbeiter, die keinen Alkoholabusus in diesen Tagen getrieben hatten, gesund blieben.

Die Beobachtung, daß von 20 durch 3—4 Std dem CCl_4 ausgesetzten Männern nur jene erkrankten, die früher erhebliche Mengen Alkohol getrunken hatten, machte auch WILLARTS (zit. bei KONWALER).

Prophylaxe. Was die Wirkung verschiedener Mengen von CCl_4 anbelangt, so fand P. A. DAVIS (1934) in Versuchen am Menschen:

76 p.p.m. konnten $2^1/_2$ Std ohne irgendein Symptom eingeatmet werden. Nach 4 Std leichtes Gefühl von Ermüdung, aber nicht als Folge der Vergiftung, sondern der verringerten Sauerstoffmenge in der Versuchskammer.
158 p.p.m. für 30 min ohne Beschwerden.
317 p.p.m. nach 30 min Übelkeit, Erbrechen oder Kopfschmerzen.
1191 p.p.m. nach 3 min Übelkeit, Nervosität, Unruhe;
nach 5 min Schwindel, Übelkeit, Schläfrigkeit;
nach 7 min Übelkeit, Erbrechen, Schwindel, Schläfrigkeit.

Bei einem Gehalt von 0,23% CCl_4 konnte keiner ohne Übelkeit und Schläfrigkeit länger als 10 min arbeiten.

H. Field Smyth und Mitarbeiter (1936) geben an, daß 100 p.p.m. (= 0,01 Vol.-%) als durchschnittliche Tageskonzentration für unschädlich angesehen werden können, das ist jene Menge, die von den meisten Personen an ihrem charakteristischen Geruch erkannt werden kann, von empfindlichen Personen werden sogar 50 p.p.m. erkannt. Es ist aber inzwischen beobachtet worden, daß auch viel geringere Mengen Gesundheitsschädigungen verursachen können. So nehmen das Massachussets Department of Labor, der Oregon State Board of Health 50 p.p.m. oder 250 mg/m³ als Grenze des Erlaubten an, und W. C. Cook (1945) schließt sich dieser Anschauung an, ebenso die American Conference of Governmental Industrial Hygienists (April 1950), letztere jedoch mit dem Zusatz, daß die höchst erlaubte Konzentration auf Grund neuer Tierexperimente auf 25 p.p.m. herabgesetzt werden sollte. Auch Adams und Mitarbeiter (1952) sehen auf Grund von Tierexperimenten, aber auch nach Berichten über Erfahrungen an Menschen 25 p.p.m. als die höchste erlaubte Konzentration an.

Was die *Überwachung* der CCl₄ ausgesetzten Arbeiter anbelangt, so soll bei der Aufnahme derselben vor allem für Ausschluß aller Alkoholiker gesorgt werden, ferner für Ausschluß aller an chronischen Erkrankungen des Verdauungstraktes oder der Nieren Leidenden.

Das Problem der ärztlichen Überwachung der Arbeiter ist insofern schwierig zu lösen, als wir es einerseits mit akuten und subakuten Vergiftungen zu tun haben, andererseits auch dort, wo wir es mit einer chronischen Vergiftung zu tun haben, auch diese sich meist rasch zu bedrohlichen Erscheinungen entwickelt.

Entsprechend den Vorschlägen von Davis (1934) empfehlen auch Field Smyth und Mitarbeiter zweimal jährliche Untersuchung, bei der mindestens ikterischer Index, Blutcalcium, Gesichtsfeld, indirekter, quantitativer van den Bergh, womöglich Differentialzählung der weißen Blutkörperchen und Ermittlung des allgemeinen Gesundheitszustandes vorgenommen werden soll. Ich kann mich diesem Vorschlag nicht anschließen, denn bei der Raschheit, mit der im Erkrankungsfalle die hier genannten Symptome verschwinden, kann man kaum erwarten, daß sie schon eine längere Zeit vor Ausbruch der Erkrankung vorhanden sind. Es weisen auch weder die Untersuchungen von Doyle und Baker (1944) von leicht Kranken und krank Gewesenen, noch die von Stewart darauf hin, daß Veränderungen dieser Art dem Ausbruch der Erkrankung längere Zeit vorangehen. Letzterer betont, daß es Verdauungsbeschwerden und Änderungen der Psyche sind, die der Erkrankung vorangehen. Wir können nicht erwarten, daß bei zweimal jährlicher Untersuchung wir auf irgendeine Weise, am wenigsten durch die oben erwähnten objektiven Feststellungen, eine relativ nennenswerte Zahl von kurz vor einer Erkrankung stehenden Fällen erfassen.

Eine zweckmäßig eingerichtete Untersuchung müßte in Zwischenräumen von 2, bei sehr geringer Gefährdung von 3 Wochen stattfinden, hätte sich vor allem auf den Allgemeinzustand, Blässe, Verdauungsbeschwerden, psychische Veränderungen, zu erstrecken, eventuell wäre ikterischer Index zu bestimmen und auf Albumen im Urin zu untersuchen. Solche, die verdächtig erscheinen, wären sofort von der CCl₄-Arbeit zu anderer Arbeit für dauernd zu versetzen.

Als **Therapie** ist vielerlei empfohlen und vielerlei verwendet worden. Vor allem scheint es notwendig, die Diurese aufrechtzuerhalten bzw. sie wieder in Fluß zu bringen durch Calciumgluconat, Glucose intravenös und ebenso physiologische Kochsalzlösung. Sauerstoffinhalation, Bluttransfusionen sind angezeigt. Um Leberveränderungen möglichst günstig zu beeinflussen, soll eine Diät reich an Kohlenhydraten, Protein, Calcium, aber sehr arm an Fett gegeben werden.

Nach Friedberg (1950), R. M. Farrier und Mitarbeitern (1950) und anderen soll die Flüssigkeitszufuhr beschränkt sein; es ist gefährlich, die Kranken mit

Flüssigkeit zu überladen, die meisten Kranken sterben an Überbehandlung (L. Hoffman und Mitarbeiter 1951). Die Zufuhr großer Flüssigkeitsmengen ist unnötig, denn Azotose, Acidose, Hypochlorämie und Hyponaträmie sind entweder von zu kurzer Dauer, da die Diurese am 10.—14. Tage wieder einsetzt, um gefährlich werden zu können, oder zu leicht (Friedberg 1950).

Außerdem wurde empfohlen und gegeben: Papaverin hydrochloricum oder Papaverinsulfat 0,1 g intravenös gegen Coronar- oder Nierenspasmen.

In 2 Berichten (Beattie und Mitarbeiter 1944 und Eddy 1947) wird Methionin, in der ersten Arbeit zusammen mit Caseinhydrolysat, in der zweiten intravenös in Glucoselösung empfohlen. Da aber Methionin vor allem auf Leberschädigung wirkt, so können wir uns keine erhebliche Wirkung auf die meisten CCl$_4$-Vergiftungen, bei denen die Nierenschädigung im Vordergrund steht, erwarten. Der Bericht des Council on Pharmacy and Chemistry der American Med. Association (1947) hält weitere klinische Erprobung der Wirkung von Methionin für notwendig.

Phosgen (COCl$_2$).

Seit Beginn des Jahrhunderts wird aus der chemischen Großindustrie über einzelne Phosgenvergiftungen berichtet (kurz wiedergegeben bei J. Rambousek, Gewerbliche Vergiftungen. Leipzig 1911) und finden sich weitere Angaben in den folgenden Jahren vereinzelt in den Berichten der Gewerbeaufsichtsbeamten. Viel zahlreicher wurden auch die gewerblichen Phosgenvergiftungen, als im ersten Weltkrieg Phosgen als Kampfgas verwendet wurde; Frankreich allein hat im ersten Weltkrieg 16000 Tonnen Phosgen verblasen und verfeuert. In England kamen in zwei Betrieben der Kriegsindustrie bei Erzeugung von Phosgen 1917 27, 1918 69 Phosgenvergiftungen vor. Auch in der amerikanischen Kriegsindustrie kamen mehrere Fälle vor. In einer Fabrik, die für Kriegszwecke Phosgen erzeugte, entwich eine größere Menge des Gases und rund 180 in der Nähe befindliche Männer atmeten davon ein, 20 zeigten ernstere Symptome, doch kam unter diesen kein Todesfall vor. Einen Kutscher aber, der über 1 km entfernt war, ließ man, da man ihn nicht für gefährdet hielt, seine Arbeit fortsetzen. Abends klagte er über Atemlosigkeit, um 5 Uhr morgens starb er. Die anderen Leute litten 3 Tage an heftigen Kopfschmerzen, Erschöpfung, Herzschwäche und starkem Husten, einer an Lungenödem, doch genasen alle (Hamilton 1925). Auch aus Deutschland wurde aus der Kriegsindustrie über mehrere Vergiftungen berichtet, so wurde durch Überlaufen von Phosgen ein Fabrikhof vergast, 6 Mann kamen dadurch ums Leben.

Eine Massenvergiftung ereignete sich in Hamburg 1918, als im Hafen ein 11 Tonnen fassender Tank undicht wurde. Etwa 300 erkrankte Personen wurden in die Krankenhäuser gebracht, 10 starben. Über diese Erkrankungen, Klinik und Autopsien liegen genaue Berichte von Hegler, Wohlwill und H. Meyer vor.

Die gewerblichen Vergiftungen sind nach dem ersten Weltkrieg selten geworden. 1941 aber kamen in England wieder 46 Fälle vor, 1942 und 1943 je 9 Fälle, seither werden wieder nur vereinzelte Fälle gemeldet, und zwar jetzt meist durch Zersetzung anderer Stoffe.

E. Biesalski schreibt, daß bei der pyrogenen Zersetzung der chlorierten Methan-, Äthan-, Äthylenverbindungen in Gegenwart von Kupferoxd, Metallchloriden und auch anderen Substanzen, wenn bei Temperaturen zwischen 120^0 bis 750^0 C gearbeitet wird, sich mehr oder weniger Phosgen bildet, am häufigsten bei der Zersetzung von Tetrachlorkohlenstoff, aber auch durch Zersetzung von Chloroform. Er berichtet nach Fueldner und Mitarbeitern über den Tod zweier

Männer, die auf einem amerikanischen Unterseeboot 1919 einen Brand mit
Tetrachlorkohlenstoff-Feuerlöschern löschten. Es wurde die Bildung von 13,2%
Phosgen festgestellt.

SPOLIAR und Mitarbeiter berichten 1951 über folgenden Fall rasch eintretenden Todes: Ein Arbeiter hatte von 7^{30} Uhr an an einem Entfettungstank gearbeitet,
um 10 Uhr ging er ins Fabrikbureau um zu melden, daß Dämpfe entweichen.
Um 11 Uhr kehrte er in anscheinend normalem Zustande zum Entfettungstank
zurück, um 11^{25} Uhr wurde er dort tot aufgefunden. Die Autopsieergebnisse ent-
sprachen einer Vergiftung durch Phosgen, aber auch eine schädigende Wirkung
des Trichloräthylens schien vorhanden zu sein. Die technische Erhebung ergab
das Vorhandensein großer Mengen von Phosgen und Tricholräthylen im Raume.
Die Temperatur war genügend hoch gewesen (ungefähr 49^0 C), um eine Zersetzung des Tri zu Phosgen zu ermöglichen.

Während FLURY-ZERNIK das Phosgen ein Reizgas nennen, betont A. HAMILTON
(1949), daß Phosgen selbst kein Reizgas sei, aber es bilde in Gegenwart von
Wasser Salzsäure. Da es nicht unmittelbar reizt, schützt kein Reflex vor tieferer
Einatmung, erst in den Alveolen kommt es zur Bildung der ätzenden Säure.
Klinisch und ärztlich ist das Vorkommen einer solchen Latenzzeit, das Auftreten schwerer Erscheinungen erst nach einer oder mehreren Stunden eines
beschwerdefreien Intervalles von größter Bedeutung.

Es ist darin ähnlich den Stickoxyden (N$_2$O$_4$ und NO$_2$), die bei Gegenwart von Wasser
und dem Sauerstoff der Luft zu Salpetersäure und salpetriger Säure oxydiert werden.

Wir geben hier einige Krankengeschichten aus dem Hamburger Massenunglück nach HEGLER wieder:

19jähriger Mann, gerät am 20. Mai um 4 Uhr in die Gaswolke. Hustenreiz,
Beklemmung. Geht zu Fuß zum Arzt. 7 Uhr rasch zunehmende Kurzatmigkeit, schwerstes Lungenödem. Aus Nase und Mund fließen große Mengen
zwetschgenbrühartigen Schaumes. Cyanose. Tod 8^{30} Uhr.

52jähriger Mann. Einatmung am 20. Mai. Klagt über Kopfschmerzen,
Schwindel, Erbrechen, Kratzen im Halse, Hustenreiz, unangenehmen süßlichen
Geschmack. Zunehmende Brustbeklemmung. 21. 5. 3 Uhr früh Aufnahme ins
Krankenhaus. Starke Dyspnoe, kochende Geräusche über der ganzen Lunge.
Zwetschgenbrühartiges Sputum. Erhält Calciumgluconat Sandoz intravenös.
Aderlaß. Dauernd Sauerstoffeinatmung. Bleibt fieberfrei. Verwirrt. Allmähliche
Besserung. Embolie am Unterschenkel. Tod am 12. Tage nach der Einatmung.

Über einen ganz raschen Tod siehe oben SPOLIAR und Mitarbeiter.

Der typische Verlauf ist meist der, daß es zunächst zu ganz leichter Reizung
der oberen Schleimhäute, zu Husten, Trockenheitsgefühl im Halse kommt.
Dann erst, oft nach längerem nahezu beschwerdefreiem Intervall kommt es zu
Atemnot, Unruhe, Cyanose, schwerem Lungenödem mit zwetschgenbrühähn-
lichem Auswurf, Herzschwäche und Tod. Nach FLURY-ZERNIK ist in mittelschweren Fällen auffallend eine starke Schlafsucht und Mattigkeit, gelegentlich
auch Schwindel und Benommenheit, nach HEGLER ist auffallend neben dem
zwetschgenbrühartigen Sputum auch die Braunfärbung des Aderlaßblutes und
das Vorhandensein von Hämatin im Blute.

Fernwirkung auf andere Organe und Spätschädigungen sind nicht beobachtet worden. Bei der Obduktion fand man, nach WOHLWILL, in Kehlkopf,
Luftröhre, Hauptbronchien nur unbedeutende Rötung, schwere Veränderungen
aber in den intrapulmonären Bronchien und den Lungen. Bei Spättodesfällen
findet man ausgeprägte degenerative Prozesse in der grauen Hirnrinde und als
Spätfolgen Bronchopneumonien. Im Blut sind relativ große Mengen von Hämatin
(MEYER).

Nach G. RINKER (1918), der eine große Reihe von Autopsien vorgenommen und veröffentlicht hat, findet sich häufig eine Flüssigkeitsansammlung in der Brusthöhle, auch bei rasch, nach 3—4stündiger Krankheit vorgekommenen Todesfällen. Hepatisation findet sich an verschiedenen Stellen der Lungen und in verschiedener Ausdehnung. Außerdem findet sich Hyperämie der Hirnhäute und des Gehirns besonders ausgesprochen bei den rasch Verstorbenen, häufig auch Blutaustritte ins Gehirn, insbesondere in Gestalt von Petechien.

Therapie. Von den verschiedenen früher empfohlenen therapeutischen Eingriffen: intravenöse Einspritzung von Alkalien, Einatmung von Ammoniak, „Dichtung" der Lungenwände durch Kalk, Verminderung des Lungenödems durch intravenöse Einspritzung hypertonischer Zuckerlösung, die teils auf theoretischen Erwägungen, teils auf Tierexperimenten fußten, ist man heute abgekommen. Man kann zwar an den äußeren Schleimhäuten und der Mundschleimhaut hervorgerufene Reizwirkungen durch vorsichtige Anwendung leichter Alkalien etwas lindern, sind aber tiefere Atmungsorgane geschädigt, so muß man vor allem dafür sorgen, daß:

durch absolute Körperruhe das Sauerstoffbedürfnis des Organismus möglichst verringert wird;

durch Zufuhr von Sauerstoff der bestehende Sauerstoffmangel möglichst behoben wird. Die Sauerstoffzufuhr muß unter geringem Druck erfolgen.

Künstliche Beatmung ist möglichst zu vermeiden, da sie bei bestehendem Lungenödem die Gefahr einer Lungenzerreißung mit sich bringt. Nur bei Atemstillstand ist sie, aber mit größter Vorsicht anzuwenden.

Der Eindickung des Blutes und den dadurch bedingten Kreislaufstörungen ist durch ausgiebigen Aderlaß und durch Infusion physiologischer Kochsalzlösung entgegenzuwirken. Bei Herzschwäche, Kollaps hat natürlich kein Aderlaß ausgeführt zu werden.

Anzuwenden sind ferner Herzmittel, vor allem das rasch wirkende Strophanthin, $^1/_2$ mg intravenös. Zu vermeiden sind Alkaloide, Morphium, andere Narkotica, Atropin, Strychnin, sowie Husten- und Schlafmittel, da sie schädlich wirken können.

Tetrachloräthan.

Tetrachloräthan $C_2H_2Cl_4$ ist eine Flüssigkeit von campherartigem Geruch, die zuerst 1903 in größerem Umfang für technische Zwecke erzeugt wurde. Da es nicht brennbar und ein sehr gutes Lösungsmittel für Acetylcellulose ist, fand es in früheren Jahrzehnten vielfach Verwendung.

Insbesondere solange seine große Giftigkeit nicht bekannt war, wurde es in der neu sich entwickelnden *Flugzeugindustrie* zu Lacken verwendet, die die Tragflächen der Flugzeuge und auch Ballonhüllen wasser- und luftundurchlässig machen. Die verwendeten Lacke führten die Namen: Aviatol, Alanol, Emaillit, Quickerlack, Novaria und andere und enthielten 30, 40, 50, selbst bis zu 60% Tetrachloräthan. Die Erkrankungshäufigkeit unter den mit dem Lack beschäftigten Arbeitern war eine ungeheuere. Von den 19 Lackierern einer Gesellschaft erkrankten alle bis auf einen, der erst 4 Wochen beschäftigt war; 2 davon starben (V. GRIMM. HEFFTER, JOACHIMOGLU 1914). KOELSCH (1915) berichtet über 12 Fälle mit einem Todesfall aus 2 bayerischen Fabriken. In England kamen bis September 1916 70 Erkrankungen mit 12 Todesfällen zur Kenntnis der Behörden. In den letzten Kriegsjahren kamen in der Flugzeugindustrie keine Vergiftungen mehr vor, weil in Frankreich, Deutschland, Holland, England die Verwendung des Tetrachloräthan zu diesen Lacken untersagt worden war (ZOLLINGER 1931). Aus den USA. wird von G. R. MINOT und L. W. SMITH (1921) über 63 Arbeiter einer *Kunstseidenfabrik berichtet*, die Tetrachloräthan ausgesetzt waren. 21 Arbeiter zeigten klinische Krankheitssymptome. PARMENTER (1921) berichtet über dieselben Fälle, von denen 12 sehr leicht waren und die Arbeit nicht unterbrechen mußten; 7 zeigten leichte, 2 schwere Krankheitserscheinungen (Magen-, Darm- und allgemeine nervöse Symptome); aber auch die schweren erholten sich in einigen Wochen.

Außer den Fällen mit vorherrschenden gastrischen Symptomen gibt es auch solche mit vorherrschend *nervösen* Erscheinungen. LERI und BREITEL (1922) und LERI (1923) berichten über nervöse Erscheinungen von Arbeitern, die mit dem Lackieren von *künstlichen Perlen* beschäftigt waren. Über einen tödlichen Fall von akuter gelber Leberatrophie bei einer Perlenarbeiterin berichten L. BOIDIN, L. RONQUER und G. ALBOT (1930). Andererseits berichtet E. SCHULTZE (1920) über einen Fall aus der Flugzeugindustrie mit schwerer Encephalomyelomalacie, deren Zusammenhang mit Tetrachloräthan allerdings nicht sichergestellt ist.

Über 3 Tetrachloräthanvergiftungen, die bei *Hutmachern,* die mit einem tetrachloräthanhaltigen Zaponlack durch 5 Wochen, $^1/_4$ bzw. $^1/_2$ Jahr gearbeitet hatten, berichtet OHNESORGE (1930). Die Erkrankungen, deren Hauptsymptom Ikterus war, heilten in wenigen Wochen.

Eine außerordentlich wertvolle Veröffentlichung über Tetrachloräthan verdanken wir ZOLLINGER (1931), der die ganze vorher erschienene Literatur zur Darstellung bringt und 6 weitere Fälle (mit 3 Todesfällen) hinzufügt, die in den Jahren 1928/29 sich in einer Schweizer *Schuhfabrik* ereignet hatten, in der wahrscheinlich eine noch größere Zahl von Erkrankungen vorgekomen war. Sie kamen durch den Gebrauch einer „Kappensteife" namens Resistin zustande, die Tetrachloräthan enthielt. Seit diesen Veröffentlichungen (die letzten Fälle 1928/29) liegen *nur aus amerikanischen Kriegsbetrieben* 3 Berichte über Verwendung und gewerbliche Vergiftungen durch Tetrachloräthan vor. Es scheinen sich alle Berichte auf demselben Betrieb zu beziehen. N. H. FRIEDMAN (1943) (Krankengeschichte s. weiter unten), H. A. COYER (1944) 6 Fälle, darunter 1 tödlicher (Krankeheschichte s. unten) R. GURNEY (1943): Bei Durchuntersuchung von 277 Tetrachloräthanarbeitern hatten 29 Verdauungsbeschwerden, 26 nervöse Beschwerden, 20 beides.

ETHEL BROWNING (1937) zählt aus der Literatur folgende Gebrauchsgelegenheiten für Tetrachloräthan auf: in der Gummiindustrie, als Reinigungsmittel in der Form von „Benzinoform", als Bestandteil von Seifen, als Lösungsmittel für Harze in der Filmindustrie, in der Industrie von Kunstseide, von künstlichen Perlen, in der Lederindustrie, zur Vertilgung von Parasiten, zu Klebestoffen, zur Gasmasken- und Schutzbrillenerzeugung, bei der Imprägnierung von Häuten und Fellen (Chromchlorid gelöst in Tetrachloräthan), zu Feuerlöschern.

ZOLLINGER führt außerdem noch an: Verwendung zu Fußbodenwachs, Reinigung und Entfernung von Anstrichen von Metallen, gegen Darmparasiten von Haustieren und selbst als Haarwaschmittel für Menschen.

Es muß aber zusammenfassend festgestellt werden, daß seit 2 Jahrzehnten die *Verwendung* von Tetrachloräthan infolge seiner Giftigkeit äußerst eingeschränkt wurde, *fast aufgehört hat*, daß aber immer wieder seine technisch erwünschten Eigenschaften als nicht brennbares Lösungsmittel einzelne dazu verführen, Tetrachloräthan enthaltende Lacke, Flüssigkeiten usw. herzustellen und zu verwenden. So wird in Wien von den Ungeziefervertilgern Ruko T, das 67% Tetrachloräthan und 30% Trichloräthylen enthält, verwendet (V. LACHNIT 1949).

Daß auch Vergiftungen durch Einnehmen von Tetrachloräthan zu Selbstmordzwecken vorkamen (KEITH MANT) und durch versehentliches Einnehmen, insbesondere Verwechslung mit dem therapeutisch gebrauchten Tetrachloräthylen, ist wohl begreiflich. Über 13 Vergiftungen der letzteren Art, darunter 5 tödlichen, berichtet SHERMAN.

Was das **klinische Bild** anbelangt, so sind *akute Vergiftungen* durch Tetrachloräthan, abgesehen von ganz leichten Erscheinungen sehr selten. Jedoch berichtet FRIEDMAN (1943), daß in einem Schiff bei schlechtem Wetter ein Faß mit Tetrachloräthan zerbrach und 20 Liter sich im Raum verbreiteten. Als 3 Tage später ein Elektriker den Raum betrat und dort nach seiner Angabe 5 min, nach Angabe der anderen 20—30 min blieb, wurde er ohnmächtig. Als ein Arzt ihn sah, hatte er gelbe Hautfarbe (wie Kranke mit perniziöser Anämie), keine Cyanose, Puls 100. Als er das Bewußtsein wiedererlangte, hatte er einen Lachanfall von 10 min Dauer. Nach einer Stunde war er, abgesehen von etwas Schwäche und Blässe, normal.

Ein tödlicher Fall von COYER (1944) hatte nicht ganz diese akute Entstehung, aber schon am Tage nach der ersten Berührung mit Tetrachloräthan begann

Appetitverlust, Kopfschmerz und Übelkeit. Am 5. Tag Gelbsucht, die immer tiefer wurde und zu der sich Herzstörungen gesellten. Der Mann, der schon früher Herz- und Leberstörungen gehabt hatte, starb ungefähr 3 Wochen nach der ersten Berührung mit Tetrachloräthan.

In fast allen anderen Fällen aber handelt es sich um eine *chronische Vergiftung,* der Erkrankung ist eine Arbeit mit Tetrachloräthan von wenigen Wochen bis zu mehreren Monaten vorangegangen.

Im klinischen Bild der Mehrzahl dieser Fälle, vor allem bei den schweren und tödlichen, steht die Schädigung der Leber und der Verdauungsorgane im Vordergrund; aber in einer Anzahl von Fällen beherrschen nervöse Erscheinungen das Bild.

Zunächst sei *die gastrische Form* der Erkrankung erörtert. MINOT und SMITH (1921) betonen, daß die Anfangssymptome, die als Warnungszeichen dienen können, sind: Abnorme Müdigkeit, allgemeines Unbehagen und Nervosität, Unmöglichkeit sich zu konzentrieren, Verlust des Appetits, Kopfschmerzen, Schlaflosigkeit. Diese Symptome mögen sich innerhalb weniger Tage oder Wochen entwickeln. Die ihnen folgenden schwereren Symptome, die aber in seltenen Fällen auch plötzlich auftreten können, bestehen aus zunehmender Verstopfung, Übelkeit, Erbrechen, Aufblähung des Magens, allgemeine Leibschmerzen, Schwindel, leicht gelbliche Gesichtsfarbe.

Um einige leichte Fälle kurz wiederzugeben (NOEL FISINGER und Mitarbeiter 1923): Junges Mädchen nach Arbeit von 3 Wochen mit Herstellung künstlicher Perlen mit Magen-Darmbeschwerden erkrankt, dann Ikterus, der nach einem Monat verschwand.

OHNESORGE (1930): 24jähriger Hutmacher, seit 5 Wochen mit tetrachloräthanhaltigem Lack arbeitend: Vor 2 Wochen begann die Erkrankung mit Erbrechen, Übelkeit, Schmerzen im Bauch, Kopfschmerzen. Leber überragt um 2 Finger den Rippenbogen, Ikterus, geringer Tremor der Hände, Hämoglobin 70%, Urobilinogen vermehrt. Nach 2 Wochen Ikterus stark gebessert, aus Krankenhaus entlassen.

Die ersten ernsten Erscheinungen treten meist nach Arbeit von Wochen oder Monaten auf. So berichtet ZOLLINGER über 2 junge Mädchen, die am selben Tisch mit Kappensteife arbeiteten; das eine erkrankte nach $2^{1}/_{2}$ Monaten, das andere nach 8 Monaten.

KOELSCH und FLURY geben unter den ersten Erscheinungen Reizungen der Schleimhäute der oberen Atmungsorgane und der Conjunctiven an. Bei der gastrischen Form der Erkrankung steigern sich die oben angegebenen Symptome des Verdauungstraktes; die Leibschmerzen haben in manchen Fällen zur Verwechslung mit Bleikolik geführt. Frühzeitig tritt Ikterus ein mit Vergrößerung der Leber. ZOLLINGER schreibt: „Gewöhnlich handelt es sich um den Verlauf eines Icterus catarrhalis mittlerer Intensität, seltener um eine schwere Gelbsucht mit ausgesprochenen toxischen Erscheinungen (Somnolenz, Delirien, Koma) und Störungen des Pfortaderkreislaufes. Der Urin enthält meist reichlich Gallenfarbstoff und ziemlich oft Eiweiß; fast immer ist Hämoglobinverminderung festzustellen."

Sind aber einmal schwerere toxische Erscheinungen aufgetreten, dann ist der Verlauf meist ein rasch tödlicher.

Nachdem leichte Erscheinungen durch wenige Wochen bestanden, kann plötzliche Verschlimmerung innerhalb weniger Tage zum Tode führen. So führt in der unten ausführlicher wiedergegebenen Erkrankung eines 17jährigen Mädchens die einsetzende schwere Erkrankung innerhalb 8 Tagen, bei einem anderen jungen Mädchen innerhalb 11 Tagen zum Tode. Ein Mann stirbt nach 3tägigem Krankenhausaufenthalt.

ZOLLINGER beschreibt 6 Fälle aus einer Schuhfabrik, von denen die beiden eben erwähnten *tödlich* verlaufenden hier ausführlicher wiedergegeben seien.

17jähriges Mädchen arbeitete vom 23. 2. 28 an in der Schuhfabrik, wobei sie den Dämpfen der Kappensteife ausgesetzt war. Von Mitte Oktober an klagte sie über Bauchschmerzen; am 6. 11. klagte sie über Müdigkeit, Brechreiz, und seit 2 Tagen bestehenden Ikterus; die Leber reichte in der Mamillarlinie 2 Querfinger über den Rippenbogen; im Urin Spuren von Eiweiß. Nach einigen Tagen Anschwellen der Augenlider und Beine und Parästhesien. Am 12. 11. desorientiert, Wahnvorstellungen, Urin schwärzlich. Am folgenden Tag ins Krankenhaus gebracht: Abdomen druckempfindlich, Füße und Unterschenkel geschwollen, PSR stark gesteigert, kein Fußsohlenreflex auslösbar, Reststickstoff 42 mg-%. Im Urin Albumin, einzelne hyaline, reichlich granulierte Cylinder, Bilirubin stark positiv. Gallensäuren negativ. Auffallend kleine Leberdämpfung. 14. 11. sehr unruhig, morgens 38⁰, Lungenödem, dann 40,3⁰. Exitus. Pathologisch-anatomische Diagnose: Akute bis subakute gelbe Leberatrophie, Cholämie und allgemeiner Ikterus. Cholämische Nephrose und Fettphanerose der Nieren, Hämorrhagien in den serösen Häuten und den Lungen. Ödem des Duodenums und des Dickdarms. Hyperämie des Gehirns und leichtes Ödem. Fettphanerose der Lungen.

47jähriger Mann, seit 7. 5. 28 in Schuhfabrik bei einer Arbeit, bei der er Tetrachloräthandämpfen ausgesetzt ist. Sommer 1928 Klagen über Müdigkeit, setzt die Arbeit mehrfach aus. Klagen über Durst. Anfangs Oktober 1928 gelbliche Verfärbung des Gesichtes, zunehmende Müdigkeit, Bauchschmerzen, Ödeme, Stuhlverhärtung. 6. 11. ins Krankenhaus: Starker Ikterus, teilweise mehr in Broncetöne spielend. Leber und Milz nicht fühlbar. Abdomen stark aufgetrieben. Urin dunkelbraun, Albumin leicht positiv, Urobilinogen schwach positiv. 8. 11. somnolent, keine Temperatursteigerung. Tod 9. 11. abends. Mikroskopische Untersuchung: subakute gelbe Leberatrophie.

Auch über noch rascher verlaufende Vergiftungen wird berichtet. Zollinger: Nach 2¹/₂monatiger Arbeit erkrankt das 16jährige Mädchen am 4. 2. 29 mit Bauchschmerzen, 8. 2. Ikterus, 10. 2. verwirrt, Koma. 11. 2. im Blut keine erkennbaren Spuren von Tetrachloräthan, 6¹/₂ Mill. rote, 15000 weiße Blutkörperchen, 22% Lymphocyten, wenig Blutplättchen. Vacuolenbildung der Neutrophilen und Lymphocyten. Noch am 11. 2. Tod. Autopsie: Akute gelbe Leberatrophie, allgemeiner Ikterus. Cholämische Nephrose und Fettphanerose der Nieren. Fettphanerose des Herzens und der Lungen. Lungenödem. Hyperämie des Gehirns. Kleine Blutungen im Gehirn.

Grimm: Zwei Wochen Arbeit mit „Quittnerlack", dann Übelkeit, Brechreiz, Unwohlsein. Zwei Wochen mit der Arbeit ausgesetzt, dann wieder 2 Wochen gearbeitet. Darauf Erbrechen, leichte Lebervergrößerung, Ikterus. Drei Wochen nach Beginn dieser Beschwerden Tod. Autopsie ergab frische Lebercirrhose, Schleimhaut des Dickdarms stark ödematös, im Duodenum Blutungen.

Auch Willcox (1915) berichtet über einen Fall, bei dem nach 3monatiger Arbeit eine Erkrankung einsetzte, die in einem Monat zum Tode führte.

Eingehende Blutuntersuchungen liegen von G. R. Minot und L. W. Smith (1921) vor, die 63 dem Tetrachloräthan ausgesetzt gewesene Personen untersuchten. Sie kommen zu dem Schlusse, daß Blutveränderungen gewöhnlich vor den klinischen Symptomen auftreten. Wir geben ihre Feststellungen hier wieder, obwohl die diagnostische Bedeutung der Blutveränderungen nicht groß zu sein scheint.

a) Zunahme der großen mononukleären Zellen bis zu 40% (das scheint die wichtigste Veränderung).

b) Auftreten vieler unreifer mononukleärer Zellen.

c) Leichte Vermehrung der weißen Blutkörperchen.

d) Zunehmende, jedoch leichte Anämie.

e) Leichte Zunahme der Zahl der Blutplättchen.

Die Autopsie ergab in allen Fällen vorherrschend schwere Leberveränderungen, akute oder subakute gelbe Leberatrophie; daneben aber sind auch stets schwere Nierenveränderungen vorhanden, außerdem Hämorrhagien in serösen Häuten und den Lungen.

In anderen Fällen beherrschen *nervöse Störungen* das Krankheitsbild.

Schon Grimm (s. S. 239) berichtet über solche Fälle. Nach 3 Monaten Arbeit: Taubheitsgefühl in Fingern und Zehen; Zeigefinger so taub, daß Patient kleine Gegenstände fallen läßt, die Zehen hängen kraftlos herab, PSR beiderseits fehlend, Zittern der Hände: „Intoxikationsneuritis". In einem anderen Falle nach ¹/₂jähriger Arbeit: Übelkeit, Erbrechen, Abgestorbensein der Finger und Zehen, Gelenkschmerzen in den Füßen, Kribbeln in den Händen und Füßen.

Tremor. PSR beiderseits herabgesetzt. Hyperästhesie am rechten Fußrücken im Bereich des N. tibialis. Ganz ähnlich sind 3 weitere Fälle, während bei einem anderen noch ein Versagen der Interossei und Hypästhesie an der Kleinfingerseite hinzukommt.

Manche dieser Fälle GRIMMs zeigten Magen-Darmsymptome, aber keinen Ikterus.

Französische Autoren: A. LERI und BREITEL (1922) und A. LERI (1923) beschreiben Nervenerscheinungen bei mit der Lackierung künstlicher Perlen beschäftigten Arbeiterinnen. Sie geben an (zum Teil beschreiben beide Veröffentlichungen dieselben Fälle), daß in einem Betrieb alle 7 mit dem Lackieren beschäftigten Arbeiterinnen nervöse Störungen aufwiesen: Erweiterte, nur schwach reagierende Pupillen — bei zweien bestand Ungleichheit der Pupillen —, starke Schwäche der Streckung der Finger, Gaumensegel sehr wenig beweglich. Dabei waren keine Verdauungsstörungen und kein Ikterus vorhanden.

17jähriges Mädchen arbeitete einige Monate beim Tauchen der Perlen, über die Gefäße mit dem Lack gebeugt. Bei Arbeitsschluß öfters das Gefühl von Trunkenheit. 15. 1. 1922 Kribbeln in den Zehen, Schwierigkeit zu gehen, weil sie den Boden nicht unter den Füßen fühlt und die Füße nicht gut bewegen kann. Finger gefühllos, ihre Bewegungen behindert.

19. 1. Krankenhaus. Hyperextension der Grundglieder der Zehen und Beugung der anderen Phalangen. Unmöglichkeit, die Grundglieder zu beugen. Leichte Lähmung der Strecker der anderen Phalangen.

An den Händen Lähmung der Strecker der Endglieder, leichte Lähmung der Beuger der Hände. Anästhesie für Berührung und Temperatur in den Zehen. Fehlen aller Sehnenreflexe an den unteren Extremitäten. Parese der Schließmuskeln der Lippen und des M. orbicularis Gaumensegel nur wenig beweglich. Blieb 9 Monate der Fabrik fern, kehrte dann nicht mehr zu dieser Arbeit zurück, aber noch 1 Jahr nach Beginn der Beschwerden Bewegung der Zehen mit sehr geringer Kraft, Sehnenreflexe der unteren Extremitäten sehr schwach, meist zweifelhaft.

Eine andere Arbeiterin hatte nach 3monatiger Arbeit September 1921 dieselben Beschwerden in den Zehen und Fingern und Schwierigkeit zu gehen. Nach Verlassen der Arbeit sehr langsame Besserung, Juli 1922 noch Lähmung der Zehenbeuger, deutliche Paresen der Fingerstrecker und der Abductoren des Daumens mit Atrophie der Muskeln des ersten Zwischenknochenraumes, Hypästhesie der Fußsohlen und Fingerspitzen.

Auch 4 in demselben Raume, aber ohne Kontakt mit dem Lack Arbeitende zeigten ausgesprochene Erscheinungen von seiten des Nervensystems, zum Teil Schwäche der Finger, Gaumensegel wenig beweglich, Rachenreflexe fast erloschen. Eine Arbeiterin hatte Atrophie der Muskeln des 1. Zwischenknochenraumes und des Thenar.

Zusammenfassend sagen die Autoren: Eigenartige Polyneuritis und Lähmung vor allem der Mm. interossei von Füßen und Händen, verbunden mit Anästhesien oder Hypästhesien im Gebiet der Endverzweigungen der Nerven an Fingern und Zehen, besonders an Palma und Planta. Dort Ameisenlaufen und Taubheitsgefühl. Sehnenreflexe können fehlen, ebenso die Rachenreflexe. Auch Störungen der Gesichtsmuskulatur kommen vor. Der Beginn ist manchmal fast plötzlich, das Verschwinden der Erscheinungen sehr langsam.

Erwähnt sei hier auch ein Fall, den E. SCHULTZE [Encephalo-Myelomalacie als Folge gewerblicher Vergiftung (Tetrachloräthan?)] 1920 veröffentlicht hat.

Ein 56jähriger Mann, der an Tragflächen eines Flugzeuges arbeitete, erkrankte an einem Tag, an dem sich besonders viele Gase in der Halle angesammelt hatten, an Übelkeit, Kopfschmerz und roten Augen (ebenso wie andere dort Arbeitende). Am nächsten Tage ging er ins Krankenhaus (21. 6. 1917). Der linke Fuß „wackelte", er konnte den Daumen nicht bewegen, nach 3 Tagen Krämpfe und Bewußtlosigkeit, starke Schmerzen in den Waden, Bewegungen behindert in Armen und Beinen, undeutliche Sprache. Später entwickelten sich spastische Paresen an beiden Beinen und dem linken Arm. Noch nach $1\frac{1}{2}$ Jahren bestand schlaffe Lähmung des linken Armes, starker Tremor beider Hände. Rechts Facialisparese, Ataxie beider Beine, spastische Parese des linken Beines.

Verfasser selbst bezeichnete die Annahme, daß Tetrachloräthan bei Entstehung des Leidens mitgespielt hat, als zweifelhaft, und ich möchte ihm beistimmen.

ZOLLINGER meint, daß es sich bei den oben erwähnten französischen Fällen mit
Nervenerkrankung vermutlich um kombinierte Mitwirkung eines anderen Giftes
(Arsen ?) gehandelt hat. Ich kann mich dieser Vermutung mit Rücksicht auf die
ähnlichen von GRIMM in Flugzeugfabriken beobachteten nervösen Krankheitserscheinungen nicht anschließen.

Prognose. Es scheint mir nicht voll begründet, die Vergiftung in ihrer gastrischen Form in verschiedene Stadien einzuteilen, wie dies manche Autoren tun,
weil diese Stadien nicht scharf abgrenzbar voneinander sind und wir auch pro-
gnostisch nicht sagen können, ob auf die leichten Stadien schwere folgen werden.
Bei manchen Fällen bleibt es bei den Störungen von seiten des Verdauungstraktes
ohne Zeichen von besonderer Beteiligung der Leber. Nach Dauer von wenigen
bis mehreren Wochen tritt Genesung ein. In anderen Fällen tritt dazu Gelbsucht,
die immer schon ein Zeichen schwererer Schädigung ist, doch kann auch in diesen
Fällen relativ rasch Erholung eintreten, in anderen Fällen aber bleibt durch
längere Zeit Schwäche zurück, auch kann der Ikterus noch nach 10 Monaten
rezidivieren. In wieder anderen Fällen können bald nach Erscheinen des Ikterus
schwere Erscheinungen, auch Temperaturerhöhung eintreten, schon wenige Tage
später Koma und Tod.

Man wird also bei den ersten Erscheinungen mit der Prognose sehr vorsichtig
sein. Sowie sich toxämische Erscheinungen einstellen, ist die Prognose ungünstig. Aber auch wenn es nicht zu solchen Erscheinungen kommt, wenn nur
Ikterus und keine deutlichen Zeichen einer leichten Leberatrophie vorhanden
sind, kann die Genesung sich durch Monate und eventuell bis zu einem Jahr
hinziehen; auch Rezidive können vorkommen.

Bei jenen Fällen, die vor allem Erscheinungen von seiten der peripheren
Nerven zeigen, ist die Prognose quoad vitam günstig, die Wiedergenesung aber
kann sich jahrelang verzögern.

Differentialdiagnostisch kommen Vergiftungen mit den meisten chlorierten
Kohlenwasserstoffen der aliphatischen Reihe in Betracht, die fast dasselbe Krankheitsbild geben, dann die primäre akute gelbe Leberatrophie, die ebenfalls gehäuft
auftreten kann. Vor allem aber ist wichtig, daß der Arzt überhaupt daran denkt,
daß die Erscheinungen auf eine Berufsschädigung zurückgeführt werden können.
E. LEJEUNE (1934) schildert die sehr charakteristischen Schwierigkeiten, die sich
der Diagnose bei den Erkrankungen in der oben erwähnten Schweizer Schuhfabrik, über die auch ZOLLINGER berichtet, entgegenstellten, wie anfangs — insbesondere bei den leichten Fällen — andere Diagnosen gestellt wurden und allmählich erst die Häufung der Erkrankungen Verdacht einer Vergiftung hervorrief, wobei noch als erschwerend für die endliche Aufklärung hinzukam, daß die
Arbeiter in verschiedenen Orten und verschiedenen Kantonen wohnten und deshalb von verschiedenen Ärzten behandelt wurden.

Die eingangs betonte Notwendigkeit, daß der angehende Arzt eindringlich
gelehrt wird, an die Möglichkeit einer gewerblichen Vergiftung zu denken, und daß
er sich bei leisestem Verdacht einer solchen mit den staatlichen Gewerbearzt,
eventuell mit dem Amtsarzt in Verbindung setzt, gilt insbesondere für solche Gifte,
die — wie das Tetrachloräthan — nicht immer ein typisches, von anderen Krankheitsbildern leicht zu unterscheidendes Bild hervorrufen.

Die **Therapie** kann natürlich nur eine symptomatische sein; daneben aber
ist von größter Bedeutung, daß möglichst frühzeitig Diagnosenstellung erfolgt,
um die Kranken schon bei den ersten Erscheinungen von der weiteren Einwirkung
des Giftes fernzuhalten.

Prophylaktisch wäre von größter Bedeutung ein Verbot der Verwendung
von Tetrachloräthan. In den Flugzeugfabriken von Deutschland Frankreich,

Holland und England ist schon während des ersten Weltkrieges die Verwendung von Tetrachloräthan zu Lacken untersagt worden (Zollinger).

Was ein allgemeines Verbot anbelangt, so heißt es in einem Erlaß des preußischen Ministers für Handel und Gewerbe vom 12. 3. 1930: „Für ein allgemeines Verbot scheint mir... zur Zeit keine Veranlassung vorzuliegen, da eine Verwendung von Chloräthan im letzten Jahrzehnt in Preußen nicht bekannt geworden ist." Zugleich ersuchte aber der Minister die Gewerbeaufsichtsbeamten, falls in Einzelfällen die Verwendung von Tetrachloräthan bei Herstellung von Farben, Lacken, Schutzanstrichen festgestellt wird, mit Polizeiverfügung vorzugehen.

Als noch erlaubte Luftkonzentration, die Grenze der Gefährlichkeit, wird vom Massachusetts-Department of Labor and Industry 5 p.p.m. angesehen, in den anderen Staaten 10 p.p.m. = 50 mg/m³. Nur sehr wenige der praktisch in Verwendung kommenden Stoffe haben eine niedriger liegende Gefährlichkeitsgrenze; nach K. B. Lehmanns Untersuchungen (1936) ist Tetrachloräthan 8mal giftiger als Chloroform. Nichtverwendung von Tetrachloräthan scheint bei seiner Gefährlichkeit das einzig wirksame Mittel zur Verhütung von Vergiftungen. Wo es verwendet wird, ist strengste Vermeidung jeder Möglichkeit der Einatmung während der Berufsarbeit notwendig: Geschlossenes Röhrensystem, Verwendung in geschlossenen Gefäßen; sehr wirksame Ventilationseinrichtungen, wobei berücksichtigt werden muß, daß infolge seines hohen spezifischen Gewichtes (1,600) gerade in den tieferen Teilen eines Lokals sich die größten Mengen von Tetrachloräthan ansammeln. Um Verwechslungen vorzubeugen, muß jedes Tetrachloräthan enthaltende Gefäß mit dem Namen des Stoffes und Hinweis auf seine außerordentlich hohe Giftigkeit versehen sein. Die Arbeiterschaft ist auf das eingehendste über die Gefahren zu belehren.

R. H. Wilson und D. R. Brumley (1944), die die Verhältnisse in den oben erwähnten amerikanischen Kriegsbetrieben, in denen zahlreiche Erkrankungen vorkamen, beobachteten, verlangen unter anderem als Verhütungsmaßnahmen Vollständige Aufnahmeuntersuchung und periodische Untersuchung, einschließlich Blutzählung, Bestimmung des Blut-Ikterusindex. Entfernung jedes Mannes mit Zeichen von Giftwirkung von weiterer Exposition, genaues Programm für Arbeiterwechsel, um in bestimmten Zwischenräumen Arbeiter von gefährlichen Plätzen zu weniger gefährlichen zu versetzen, Tragen von Schutzkleidern, Respiratoren, Gummihandschuhen überall dort, wo die Möglichkeit des Vorhandenseins von Dämpfen gegeben ist. Stetige Kontrolle dieser Schutzvorrichtungen, da Tetrachloräthan ein gutes Lösungsmittel für dabei verwendete Materialien ist. Ferner Schauerbäder und täglicher Kleiderwechsel. Speiseräume und gründliches Händewaschen vor Nahrungsaufnahme. Kein Arbeiter, der einmal Symptome zeigte, die auf Tetrachloräthanwirkung hinweisen, darf wieder diesem Stoff ausgesetzt werden. Die Notwendigkeit hierfür können wir aus jenen Fällen entnehmen, die ein zweitesmal erkrankten.

Dichloräthan.

1,2-Dichloräthan (Äthylendichlorid) $C_2H_4Cl_2$ ist eine farblose Flüssigkeit mit einem Geruch ähnlich Chloroform. Nach Ethel Browning wird sie in der chemischen Industrie zur Extraktion von Öl und Fett verwendet, ferner als Reinigungsmittel, als Insecticid und Räucherungsmittel, insbesondere zur Reinigung und Desinfektion von Pelzen.

Die ersten gewerblichen Schädigungen scheinen von Wirtschafter und Schwartz (1939) beobachtet worden zu sein.

Drei Männer reinigten Garn in käuflichem Äthylendichlorid. 4 Std nach Beginn der Exposition wurden sie schwindlig, hatten Übelkeit und Erbrechen, Leibschmerzen; sie wurden wegen des Erbrechens in ein Krankenhaus gebracht. Der am schwersten Erkrankte klagte über Kopfschmerzen und Schwäche, erbrach dauernd und zeigte allgemeines Zittern. Sie erhielten Calciumgluconat und eine Diät reich an Kohlenhydraten und Calcium. Nach einer Woche wurden sie aus dem Krankenhaus entlassen. Sie zeigten Leukocytose und niedrige Blutzuckerwerte, 52,6—74 mg-% am 3. Tag nach Exposition. Sie hatten schwere Dermatitis an den Händen, vermutlich hervorgerufen durch die entfettende Wirkung des Dichloräthans. Nierenschädigung war nicht festzustellen, an Leberschädigung nur das niedrige Niveau des Blutzuckers.

Geringer waren die Erscheinungen bei 2 Männern, die mehrere Wochen lang der Einatmung von Dämpfen des Äthylendichlorids ausgesetzt waren. Der eine gab an, fast 5 kg an Gewicht verloren zu haben, zeigte zur Zeit der Untersuchung nur leichte Nervosität; der andere klagte über Leibschmerzen, Übelkeit, Erbrechen durch einige Tage und Schlaflosigkeit während der letzten 2 Nächte. Er zeigte Nystagmus nach links, leichten Tremor der Zunge, geröteten Rachen, chronische Bronchitis, Erythrocyten 4 Mill. (W. D. McNally und G. Fostvedt 1941).

Auch von A. Jordi (1944) wird über 6 ziemlich leichte gewerbliche Vergiftungsfälle mit denselben Symptomen berichtet. Drei der Fälle waren akute Vergiftungen, während bei 3 anderen längere Arbeit mit Dichloräthylen vorangegangen war, die Beschwerden traten aber erst ein, nachdem die Ventilation des Arbeitsraumes schlechter geworden war.

Die Erscheinungen waren in allen Fällen: während oder kurz nach Beendigung der Arbeit leichte narkotische Erscheinungen, Kopfschmerzen, leichter Rausch, unsicherer Gang. Es folgte dann Erbrechen, das bei 4 Arbeitern tagelang anhielt, und krampfartige Schmerzen in der Magengegend.

Über zwei Todesfälle berichtet Brass (1949).

Bei Reparaturarbeiten an 2 Rohren, die der Leitung von Dichloräthan dienten, wurden trotz der „üblichen" Gasmasken 2 Arbeiter bewußtlos, kamen aber bald zu sich. Ins Krankenhaus gebracht, zeigte der 65jährige „blaucyanotische" Verfärbung der sichtbaren Schleimhäute bei Blässe der Haut. Starker Geruch der Ausatemluft nach Dichloräthan. Es bestand heftiger Durst und Druckgefühl in der Blasengegend, Harn konnte nicht gelassen werden, auch mit Katheter wurden nur wenige Kubikzentimeter alkalischen eiweißhaltigen Urins erhalten. Abends Kreislaufschwäche. 22 Uhr Tod.

Beim 39jährigen Arbeiter war der Verlauf ebenso, doch hellte sich das Bewußtsein vor dem Tode auf.

Die Autopsien ergaben Geruch aller Organe nach Dichloräthan, deutliche degenerative Veränderungen der Leberzellen bis zur Nekrose und nekrotisierende, glomerulo-tubulöse Nephrose.

Über einen Todesfall berichtet Holtzmann (1943), doch enthielt das Lösungsmittel, mit dem in mangelhaft gelüfteten Gruben gearbeitet worden war, außer Dichloräthan noch Testbenzin und Lösungsbenzol.

Über einen Todesfall und eine schwere Erkrankung berichten F. Flury und W. Neumann (1948).

Das verwendete Lösungsmittel bestand nur zu $1/3$ aus Dichloräthan. Schon nach $1/2$tägiger Arbeit trat Erbrechen ein, am Ende des 2. Arbeitstages schwere narkotische Erscheinungen, Erbrechen, in der darauffolgenden Nacht starke motorische Unruhe, Benommenheit, Irresein, Tobsuchtsanfälle. Der eine Arbeiter starb am 2. Tag in völliger Apathie, der andere erholte sich.

Die Obduktion ergab Fettinfiltration der parenchymatösen Organe, Entzündungsherde in den Lungen. Schädelhöhle und Gehirn wiesen leicht aromatischen Geruch auf. Verwirrtheit, Erregungszustände und Tod sind — nach Flury und Neumann — vielleicht auf die neben dem Dichloräthan vorhandenen flüchtigen Bestandteile des Gemisches zurückzuführen. A. Hamilton (Hamilton und Hardy 1949) berichtet über 2 Männer, die das Innere eines Brauereitanks mit einem Spray bedeckten, dessen Lösungsmittel Dichloräthan war. Beide Männer wurden bewußtlos herausgebracht, der eine starb, ohne das Bewußtsein wieder erlangt zu haben.

Betont sei, daß Gummihandschuhe nicht vor Giftaufnahme durch die Haut der Hände schützen, da durch sie Dichloräthan und seine wäßrigen Lösungen schnell durchtreten.

Schließlich seien 2 Vergiftungen erwähnt (BLOCH 1946), die durch Trinken von Dichloräthan als Genußmittel zustande gekommen waren. Der eine Arbeiter starb $5^1/_2$ Std nach Einnahme des Getränkes. Die Autopsie zeigte schwere fettige Degeneration der Leber, die Nierenglomeruli hyperämisch, das Epithel der Kanälchen geschwollen. Der zweite Arbeiter, der nur wenig getrunken hatte, zeigte vergrößerte Leber, Eiweiß und Zylinder im Urin. Er erholte sich nach 2 Wochen. Es scheinen durch Trinken dieser Substanz relativ häufig Todesfälle vorzukommen (HUEPER und SMITH 1935, ROUBAL 1947).

Trichloräthylen.

Trichloräthylen, C_2HCl_3, oft kurz „Tri" genannt, ist nicht brennbar und ein gutes Lösungsmittel für Fette und Gummi.

ETHEL BROWNING gibt an, daß es verwendet wird:

1. In der Metallindustrie zum Reinigen, Entfetten von Metallteilen, wohl die hauptsächlichste und vor allem die am meisten gefährdende Verrichtung.

2. Zum Malen und Emaillieren, da es ein gutes Lösungsmittel für Pech, Teer und auch für Acetyl- und Nitrocellulose ist.

3. Zur Kleiderreinigung, zum Reinigen von Wolle und Filz.

4. Zur Extraktion von Öl und Fett aus Wolle, Leder, Häuten, Knochen, Fischen (Fischmehlerzeugung), Wiedergewinnung von Wachsen und Paraffinen aus Abfällen.

5. In der Schuhindustrie als Beimischung zu Klebemitteln.

6. Als Insecticid und Desinfektionsmittel.

7. Als Imprägnierungsmittel in der Industrie der Kunstseide, des Leders, des Kartonpapiers.

8. Zum Reinigen von Filmen, Photographien, optischen Linsen.

9. In der chemischen Industrie.

Tri kommt unter verschiedenen Namen in den Handel. K. STÜBER führt an: Trielin, Benzinol; ferner als trihaltige Seifen: Triol, Tripur, Vestrol; dann andere trihaltige Präparate: Petezinol-Pfannhauser zum Reinigen vor dem Galvanisieren, Lanadin-Lap und Lanadin zum Entfernen von Stempeln aus Schafwolle (Wollhutfabrikation), Lithurin E als Imprägnierungsmittel für Mauerwerk zum Regenschutz. Andere Autoren führen an: Trioran (in Hüteerzeugung), Terpuril (zur Wolleentfettung), Cosavolt (als Klebemasse), Vitran, Fleckfips u. a.

KATHARINA STÜBER hat 1931 in der ersten und geradezu klassischen Arbeit über Trichloräthylen aus Literatur und Gewerbeaufsichtsberichten 284 gewerbliche Vergiftungsfälle mit 26 Todesfällen zusammengestellt. Seitdem konnte ich in der Literatur (ohne Gewerbeaufsichtsberichte) 70 Vergiftungen mit 8 Todesfällen auffinden, in den englischen Gewerbeaufsichtsberichten 1930—1949 finden sich 291 Vergiftungen (darunter 62 von einer Massenvergiftung durch Entweichen von Tridämpfen aus einer überhitzten Entfettungsanlage) mit 15 Todesfällen. Das ergibt zusammen — die aus deutschen Gewerbeaufsichtsberichten seit 1930 sind dabei nicht mitgezählt — 49 Todesfälle und 645 Vergiftungen. Dazu muß bemerkt werden, daß die Zahl der Todesfälle vielleicht annähernd richtig ist, die Zahl der Vergiftungen aber weit hinter der Wirklichkeit zurückbleibt, da im allgemeinen doch nur ernste Fälle zur behördlichen Kenntnis und in die Literatur gelangen, leichte nur so weit, als sie aus Anlaß schwerer Vergiftungen festgestellt wurden. In vielen Veröffentlichungen findet sich die Angabe, daß der betreffende

Arbeiter oder seine Kameraden schon vorher oft leichte Beschwerden durch
Triaufnahme hatten.

Unter den oben angeführten Verwendungsmöglichkeiten des Tri ist es vor
allem das Reinigen von Metallen in Apparaten, das Vergiftungen verursacht.
Von den 284 Fällen STÜBERs sind 104 auf diese Arbeit zurückzuführen, die
12 Fälle, über die in England 1948 berichtet wird, sind sämtlich in solchen
Anlagen erfolgt. Das Tri gehört zu den gechlorten Kohlenwasserstoffen der
aliphatischen Reihe, zu denen Tetrachlorkohlenstoff, Tetrachloräthan und auch
Chloroform gehört. Die leichten und die akutesten Vergiftungen durch Tri
gleichen ganz den bei diesen Stoffen beobachteten.

Krankheitsbild. Ungemein häufig wird von mit Trichloräthylen arbeitenden
Personen angegeben, und diese Angabe findet sich bei zahlreichen Autoren
wiederholt, daß die Arbeiter sich während der Arbeit müde, schläfrig, wie be-
rauscht fühlten. In der ersten Zeit schwinden diese Erscheinungen, sowie die
Arbeiter in frische Luft kommen, allmählich aber hält die Einwirkung länger
an; wenn die Arbeiter nach Hause kommen, fühlen sie sich müde, haben ein
großes Schlafbedürfnis. Alle Autoren bringen einander ganz ähnliche Bilder.
UHRY und NEEL (1948) beschreiben diese Vergiftungen, die sie subakute nennen:
Am häufigsten Gefühl von Trockenheit im Munde, Schwindel, Unsicherheit des
Ganges, manchmal unzusammenhängendes Reden, in schweren Fällen Kopf-
schmerz, Unruhe, leichte Erregung, Schlaflosigkeit, in anderen Fällen Ermüdung,
Übelkeit, Erbrechen, allgemeines Unwohlsein. In einzelnen Fällen Druckgefühl
auf der Brust. Objektiv ist festzustellen: Injektion der Conjunctiven, leichte
Reizung der Mundschleimhäute.

Das eben Beschriebene ist das weitaus häufigste Bild der Trivergiftung, das
Bild der zahllosen, immer wieder in Fabrikbetrieben beobachteten leichten Fälle.
Erwähnt sei hier noch das Bild einer Massenerkrankung, wie solche gewiß
häufiger vorkommen: HOLSTEIN (1937) berichtet, daß in einem Betrieb am 1. Tag
auffallende Lustigkeit herrschte, als ob die Arbeiter berauscht wären. Wiederholt sich die Schädigung durch mehrere Tage, so stellen sich Beschwerden ein,
die Arbeiter klagen über zunehmende Nervosität. Er berichtet, daß nach Neu-
einrichtung einer Tri-Entfettung in einer Metallwarenfabrik sich bald bei der
Mehrzahl der Belegschaft Krankheitserscheinungen zeigten. Im Betrieb selbst
klagten sie über Kopfschmerz, Schwindelgefühl, Appetitlosigkeit, Brechreiz, Erbrechen, Schmerzen in der Herzgegend, Luftknappheit, Reizhusten. Die Beschwerden steigerten sich, von 25 Frauen wurden 20 krank gemeldet, sie klagten
über teils süßlichen, teils bitteren Geschmack im Munde, Kopfdruck, Kopfschmerz, Schwindelgefühl. Objektiv waren nur Blässe, bei einigen Tachykardie,
vorübergehend Spuren von Eiweiß im Urin festzustellen.

Manche Arbeiter bekommen, wenn sie Tri ausgesetzt waren und dann auch
nur wenig Bier trinken, einen roten Kopf.

Hervorgehoben sei, daß die Empfindlichkeit gegen Tri eine sehr verschiedene
ist, selbst schon die Empfindlichkeit gegen den Geruch. Ein Assistent von mir
(vgl. NIEDERLAND 1933) konnte schon beim Eintritt in ein Fabrikgebäude mit
Sicherheit erkennen, wenn irgendwo, auch im entlegendsten Teil und in einem
hohen Stockwerk mit Tri gearbeitet wurde. Er roch es auch in äußerster Verdünnung. Auch die Reaktion auf Tri ist schon insofern eine verschiedene, als
manchen Menschen der Geruch unangenehm ist, während sich bei anderen eine
Vorliebe für den Geruch und die durch Tri hervorgerufene psychische Wirkung,
die leichte Berauschung, entwickelt, eine „Trisucht", auf die mindestens einer
der in der Literatur berichteten Todesfälle (MERVILLE und MARCHANT-ALPHANT

1943) zurückzuführen ist. A. Bell erwähnt, daß in England ein Arbeiter im Trirausch seine Mutter getötet habe.

Neben zahlreichen leichteren, oben beschriebenen Fällen wird über eine Anzahl von plötzlich eingetretenen Todesfällen infolge der narkotisierenden Wirkung des Tri berichtet.

Ein Mann versucht seine fettigen Arbeitskleider in einem engen Raum zu reinigen. Er begann die Arbeit um 5 Uhr nachmittags, um 10 Uhr wurde er in dem mit Tridämpfen erfüllten Raume tot aufgefunden. Die Obduktion ergab Reizung der Luftwege, starke Blutaustritte in die Lungen. Bei Öffnung der Schädelhöhle deutlicher Trigeruch. Es ist dies der erste Fall, in dem der chemische Nachweis von Tri in einem Organ gelang (A. Brüning 1931).

Hansen (1936) berichtet, daß 2 Männer im Maschinenraum Maschinen mit Tri reinigten. Um 15³⁰ Uhr sprach der Vorarbeiter mit ihnen. 15⁵⁰ wurden sie bewußtlos im Raume gefunden Bei einem waren die Wiederbelebungsversuche vergeblich, der andere kam nach künstlicher Beatmung wieder zu sich, phantasierte, hatte unregelmäßigen Puls, getrübtes Bewußtsein. Schwätzte in den nächsten Tagen sinnloses Zeug, war erst am 25. Tage normal. Die Autopsie des Verstorbenen ergab Lungenödem, Blutüberfüllung verschiedener Organe. Tri in Gehirn, Leber und Blut nachgewiesen.

Über je einen ähnlichen Fall berichten Koch (1931) und Pfreimbter (1933).

Merville und Marchant-Alphant (1943) berichten über einen 16jährigen Burschen, der den Trigeruch sehr liebte (Trisucht). Er arbeitete in einem der Trianlage benachbarten Raume. Er ging zum Triapparat, hob dessen Deckel. Man fand ihn 5—10 min, nachdem er den Raum betreten hatte, den Kopf über das Bad geneigt, den Deckel des Apparates im Nacken aufliegend tot auf. Druck auf die Luftwege durch den Rand des Bassins mag hier mitgewirkt haben.

Rudin (1951) berichtet, daß ein Arbeiter mit Tri durchfeuchtetes Pulver in einen Trockenofen zu bringen und dort auszubreiten hatte. Nach 6stündiger Arbeit klagte er über leichtes Unwohlsein, wenige Minuten später wurde er tot aufgefunden. Bei der Obduktion spürte man beim Öffnen des Brustkorbes deutlichen aromatischen Geruch. Im Epikard Blutpunkte, Lungengewebe düsterrot, Nieren blutreich, blaurot. Im Gehirn waren 0,21⁰/₀₀, im Blut 0,05⁰/₀₀ Tri gefunden.

Auch A. Bell (1951) berichtet über einen Todesfall.

In anderen Fällen ist es das in der Trinarkose aufgetretene Erbrechen und die Aspiration des Erbrochenen in die Atmungswege, das zum Tode führt. Über einen solchen Fall berichten die englischen Gewerbeinspektoren 1939, vor ihnen schon Pfreimbter (1933). Auch ich selbst berichtete über ein solches Vorkommnis 1931.

Eigenartig sind jene Fälle, in denen es, nachdem mehrstündige Triarbeit vorangegangen und geringe Beschwerden bestanden hatten, einige Stunden später plötzlich zum Tode kommt. Vielleicht sind diese Fälle analog zu manchen Spättodesfällen nach Narkose.

G. Vallée und J. Leclerq (1935) berichten über einen Mann, der den Nachmittag eines Tages und am folgenden Tag 5 Std starker Trieinatmung ausgesetzt gewesen war. Beim Verlassen der Arbeit, 18³⁰ Uhr, schien er wie betrunken und wurde dann auf der Treppe seines Wohnhauses tot aufgefunden. Die Obduktion ergab Kongestion und Ödem der Lungen, in der Pleura zahlreiche Blutaustritte. Mikroskopisch fand sich in der Leber fast vollständige fettige Degeneration neben ausgedehnten älteren Veränderungen, die vielleicht die Ursache erhöhter Empfindlichkeit gewesen waren. Chemisch konnte Chlor nachgewiesen werden.

Piedelièvre und Mitarbeiter (1943) berichten über einen hochgradig skoliotischen Mann, der nach 1½ Tagen die Triarbeit einstellte, „weil ihn die Dämpfe ersticken". Er wurde bald nachher auf der Straße mit Übelbefinden gefunden und starb einige Stunden später im Krankenhause.

In anderen Fällen ging längere Triarbeit voraus.

Bericht der englischen Gewerbeaufsicht 1946: 15jähriges Mädchen arbeitete 1³/₄ Jahre gelegentlich mit Tri zur Reinigung von Wollwaren. In den letzten 3 Monaten verschlechterte sich sein Gesundheitszustand; nach Hause gekommen, fiel es oft sofort in Schlaf. Eines Abends klagte es beim Nachhausekommen über Übelkeit, kollabierte und starb kurz danach. Die Autopsie ergab normalen Befund der Organe außer etwas Blutfüllung insbesondere der Lungen.

Einen ähnlichen Fall sah ich selbst: Eine 30jährige Arbeiterin war seit 2 Jahren mit Fleckputzen beschäftigt. Sie war eines Tages wie gewöhnlich nach Hause gekommen, soll nur etwas aufgeregt gewesen sein. In der Nacht Verwirrtheit und heftiges Erbrechen, Pupillen weit, Bewußtsein getrübt. Am nächsten Tag ins Krankenhaus gebracht, war sie stark benommen, hatte langsamen Puls. 7³⁰ Uhr abends trat plötzlich der Tod ein. Die Obduktion ergab keine organischen Veränderungen.

Einen weiteren Fall, jedoch ohne Obduktionsbefund, berichtet die englische Gewerbeaufsicht 1939: Ein 20jähriger Mann, der längere Zeit schwerer Trieinatmung ausgesetzt gewesen war, wurde 40 min nachdem er die Fabrik verlassen hatte, einige Meilen entfernt in der Nähe seines Wohnhauses tot aufgefunden.

In dem folgenden Falle von plötzlichem Tod trat dieser bei einer Person ein, die durch die Triarbeit doch schon Organveränderungen aufwies. Die unmittelbare Todesursache war Aspiration erbrochener Massen.

Englischer Gewerbeaufsichtsbericht 1939: 17jähriger Bursche, in einer Kleiderreinigungsanstalt mit Tri beschäftigt, der schon öfters erbrochen hatte, wurde in seinem Schlafraum, nachdem er ein reichliches Mahl genossen hatte, sterbend aufgefunden. Die Autopsie ergab deutliche Zeichen von Encephalitis, subpleurale Petechien, Desquamation des Epithels der Nierentubuli mit fettiger Degeneration. Außerdem halbverdaute Nahrung in der Trachea und den Hauptbronchien. — Der junge Mann scheint also bewußtlos geworden zu sein, dann erbrochen und das Erbrochene aspiriert zu haben. Aber es waren bei ihm auch Organveränderungen vorhanden, die wohl auf frühere Vergiftungen zurückzuführen sind.

KATHARINA STÜBER schreibt in ihrer Arbeit 1933, daß *Nieren- und Leberschädigungen* nicht vorgekommen sind. Doch schon der oben erwähnte Fall von VALLÉE und LECLERQ weist schwere Leberveränderungen auf, und der letzterwähnte der englischen Gewerbeaufsicht Nierenveränderungen. Sicher ist aber, daß Leber- und Nierenschädigungen durch Tri viel seltener verursacht werden als durch andere gechlorte Kohlenwasserstoffe, daß sie keineswegs das Bild der Trivergiftung charakterisieren. Aber doch sind sie keineswegs sehr selten.

Über den ersten Fall, in dem die Leber- und Nierenerkrankung im Vordergrund stand, scheinen CARRIE, PERRAULT und BOURDIN (1941) berichtet zu haben: schwerer Ikterus, Tod. Die Autopsie ergab kleine Leber mit zentrolobulärer Nekrose und Nierenveränderungen.

Auch A. GERMAIN und J. MARTY (1947) bringen die Beschreibung eines solchen Falles: 32jähriger Mann, der das Innere seiner Küche ausmalte, schüttete in die Farbe eine zu große Menge Tri. Er arbeitete 3¹⁄₂ Std. Zwei Tage später Kopfschmerzen, Erbrechen, Diarrhoen, Albuminurie. 30. 5. 47 Krankenhausaufnahme, leicht delirierend, seit 48 Std anurisch. Pupillen erweitert, Sehnenreflexe sehr schwach. Blutharnstoff 3,9 g, Cholesterin 1,33 per 1000. Tod bei fortbestehender Anurie. 31. 5. nachmittags 2 Uhr Autopsie: Schwere Nierenveränderungen, insbesondere massenhafte Desquamation des Epithels der Tubuli secretoria. Glomeruli wenig ergriffen. Leber zeigt nekrotische Entartung um die Zentren der Läppchen. Die Autoren betonen die Seltenheit solcher Vorkommnisse und meinen, daß Schädigungen der Leber und Nieren vermutlich schon früher vorhanden waren, da der Mann 2 Jahre in Indochina gelebt und an Amoebiasis gelitten hatte. Die Autopsie zeigte auch das Vorhandensein einer alten Nierensklerose.

Auch DUVOIR, PAUL und Mitarbeiter (1942), die einen akuten Tod durch Tri beschreiben, geben an, daß Leberschädigungen vorhanden waren, während die Nieren wenig verändert waren. Über den Fall von G. VALLÉE und Mitarbeiter mit schwersten Leberveränderungen s. S. 253.

Von deutschen Autoren berichtet GROETSCHEL (1938) über einen Arbeiter, der durch Tri 2¹⁄₂—3 Std bewußtlos war. Einige Tage später fand man bei der Leberfunktionsprüfung nach Zufuhr von 40 g Galaktose eine Ausscheidung von 5 g. Nach ¹⁄₂ Jahr betrug sie nur 2,2 g. Auch HUMPERDINCK berichtet über einen Fall von Leberschädigung durch Tri.

Eigenartig, aber doch wohl in diese Gruppe gehörig, sind die Fälle, über die HOLSTEIN (1937) berichtet. Sie kamen dadurch zustande, daß sich bei Reparaturarbeiten Tri aus einem Rohre in einen engen Raum ergoß. Bei einem Mann waren die Wiederbelebungsversuche erfolglos, ein anderer, der Betriebsinhaber, konnte wiederbelebt werden. Es fand sich bei ihm eine vollständige Ablösung der Oberhaut an allen von der Kleidung bedeckten Körperstellen bis zur Brust. Es bestand vollständige Anurie. Nach 2 Tagen ging er unter zunehmender Benommenheit und Herzschwäche zugrunde. Die Frau des Betriebsinhabers, die ihrem Manne bei dem Unfall zu Hilfe kommen wollte, wurde ebenfalls bewußtlos und durch künstliche

Atmung wiederbelebt. Auch sie hatte Verbrennungen, insbesondere am Gesäß. Es entwickelte sich ein Absceß in der Leistengegend. Nach 3 Wochen anscheinend geheilt, bekam sie plötzlich Schüttelfrost, hohes Fieber, urämische Zustände und starb nach 10 Tagen.

Bei der Seltenheit dieser Fälle wird man wohl GERMAIN und Mitarbeitern beistimmen müssen, daß schwere Leber- und Nierenschädigungen vor allem dann auftreten, wenn diese Organe bereits durch andere Umstände geschädigt oder sonstwie für die Giftwirkung besonders empfänglich sind. Auch abgesehen von diesen schweren Fällen muß darauf hingewiesen werden, daß Angaben über Ikterus bei Trivergiftung nur sehr vereinzelt zu finden sind, so bei W. WILLCOX (1934).

Über Gefäßstörungen durch Tri wird kaum etwas berichtet, natürlich abgesehen von Ekchymosen in verschiedenen Organen bei plötzlichem Tod. Über eine ausgedehnte meningeale Blutung berichten DUVOIR und GRIFFON (1942), doch muß dahingestellt bleiben, ob nicht diese Blutung die Ursache des Zusammensinkens des Arbeiters über dem Trigefäß war, hervorgerufen vielleicht durch den mehrfach erwähnten Blutandrang gegen den Kopf als eine der Erscheinungen leichter Trivergiftung.

Hingegen sind recht zahlreich die Berichte über Störungen der Gehirn- und peripheren Nerven. Vor allem stand eine Zeitlang die komplette *Lähmung der sensiblen Äste des Trigeminus* im Vordergrund des Interesses.

PLESSNER (1916) scheint der erste gewesen zu sein, der infolge von (gewerblicher) Trieinatmung Lähmung der sensiblen Äste des Trigeminus beobachtet hat. In dem einen Fall war Haut des Gesichtes, Schleimhäute der Wangen, des Zahnfleisches, der Zunge völlig unempfindlich. Die Störung schließt ab mit der Hautversorgungsgrenze des Trigeminus. Geschmack für sauer, süß, salzig auf den vorderen $^2/_3$ der Zunge völlig aufgehoben, bitter wird hingegen erkannt. Hornhaut ganz unempfindlich. Geruchssinn beiderseits schlecht. Es besteht leichte ins Graue gehende Verfärbung der Papille, aber sicher keine Opticusatrophie. Sehvermögen ungestört. Starke Schmerzen im Gebiet des ersten Astes des Trigeminus. Bei den anderen Fällen sind die neben der Trigeminuslähmung bestehenden Erscheinungen nicht ganz so ausgesprochen und ausgedehnt. Im 2. Fall ist der Augenhintergrund stark verschwommen, retrochorioidale Veränderungen, beim 3. Fall besteht Störung des Farbensinns insofern, als alle Gegenstände changeant erscheinen, auch lockerten sich viele Zähne, so daß sie entfernt werden mußten. Der Verlauf aller Fälle war sehr hartnäckig, nach mehreren Monaten war objektiv keine Besserung festzustellen. Bemerkenswert ist, daß diese Erkrankungen nach sehr kurzer Arbeitsdauer: $^1/_2$ Tag, $^1/_4$ Tag, 1 Tag auftraten, ferner, daß KALINOWSKI durch Nacherhebungen feststellen konnte, daß 3 der Erkrankten in den auf den Beginn der Erkrankung folgenden 1—2 Jahren an „Schlagfluß" starben, während die 4. sich von einem Schlaganfall erholte und noch nach 12 Jahren die Trigeminuslähmung aufwies; die Verstorbenen hatten die Lähmung bis zu ihrem Tode gehabt. Auch LEWIN (1920, zit. nach STÜBER) sah nach längerem Waschen mit Tri eine sensible Trigeminuslähmung. Der Patient bekam 2 Monate später eine Fußgangrän und starb an der Amputation. Im Urin fand sich Zucker.

Außer diesen 5 bisher erwähnten Fällen ist von BAADER (1927) berichtet worden, daß bei einem seiner Fälle nach akuter Vergiftung mit Bewußtlosigkeit Sensibilitätsstörungen der Wangenschleimhaut auftraten. HOLSTEIN (1937) berichtet, daß bei zweien seiner Fälle Taubheitsgefühl im Mund und Anschwellen der Lippen, Zahnfleischentzündung vorhanden war, in einem weiteren Falle ziehendes Gefühl im Oberkiefer ohne örtliche Störungen.

L. KALINOWSKI (1927) berichtet über 2 Arbeiter, die nach Auswechseln der Reinigermasse bei Acetylenerzeugung, an der sie 7 Std gearbeitet hatten, an „doppelseitiger Anästhesie des Trigeminus und Keratitis neuroparalytica" erkrankten. Hier mag das wirksame Moment durch Zusammentreffen von Chlorsalzen mit Verbindungen der ungesättigten Kohlenwasserstoffreihe entstanden sein. Gewiß hat hier nicht Tri eingewirkt, vielleicht aber Stoffe, die als Verunreinigungen oder Zersetzungsprodukte eines nicht stabilen Trichloräthylen vorkommen mögen.

Sehr bemerkenswert sowohl durch die Vergiftungsursache als auch durch den klinischen Verlauf sind die von HEUNER und PETZOLD (1952) berichteten Fälle. Es wurde ein neues Zirkulationsatemgerät erprobt, dessen Sauerstoffflaschen von dem Reinigungsprozeß her kleine Mengen (2,5 g) Trichloräthylen enthielten.

1. Fall. 18. 2. 6 Std nach Aufhören der Erprobung Erbrechen, Schwindel. Am 2. Tag etwas benommen, Unsicherheit beim Gehen, Schwellungsgefühl der unteren Gesichtshälfte, Doppelsehen, Speichelfluß, Sprechunsicherheit. Am 3. Tag Schluckschwierigkeiten. 21. 2. Druck- und Klopfschmerzhaftigkeit über dem ganzen Schädel, starke Druckempfindlichkeit des ersten Trigeminuspunktes. Stauungspapille, Akkommodationsparese, Horizontalnystagmus, totale Anästhesie im Trigeminusgebiet. Zungenbeweglichkeit herabgesetzt, verschwommene Sprache. Gang leicht cerebellar ataktisch. 25. 2. EKG-Veränderungen. 28. 2. Zunehmende Verengerung des Gesichtsfeldes. Leichte toxische Nierenschädigung. 10. 3. Doppelseitige vollständige Facialislähmung. Opticusatrophie. 24. 3. Facialisparese erheblich gebessert, Besserung der Sehschärfe und der Sprache. 12. 10. 49. Beiderseits hochgradige Sehnerven-atrophie mit praktischer Blindheit des rechten Auges. Totaler Sensibilitätsdefekt im Gebiet des Trigeminus. Zungenbeweglichkeit herabgesetzt. Oktober 1950 weitere Verschlechterung des Sehvermögens.

2. Fall. In den zwei ersten Tagen Zustände ähnlich wie Fall 1. 21. 2. Geschwollene Lippen, gerötetes Gesicht. Leichtes systolisches Geräusch über allen Herzostien. Rötung beider Sehnervenscheiben. Vollständiger Sensibilitätsverlust im Gebiet des Trigeminus. Cornealreflexe erloschen. Bulbäre Sprache, Gang ataktisch, Sehnenreflexe herabgesetzt. 10. 3. Gefühlsstörungen im Gebiet des Trigeminus etwas gebessert, ebenso Zungenbeweglich-keit. Leichte toxische Nierenschädigung. 15. 4. 49. Ganz langsame Besserung der Trige-minusstörung. 12. 10. 50 im wesentlichen unverändert. Keine pathologischen Verände-rungen im Augenhintergrund.

3. Fall. Anfangsbeschwerden wie in den beiden ersten Fällen. 22. 2. Zweiter Trigeminus-punkt links druckempfindlich. Zeitweise Doppelbilder, Akkommodationsparese beiderseits. Hochgradige Hypästhesie im linken 2. und 3. Trigeminus. Abducensparese links. Leuko-cyten 11400, bei Lymphocytose von 17%. 10. 3. Im Gebiet des 2. und 3. Trigeminusastes links lebhafte Parästhesien. 16. 3. Linker Ulnarisbereich Parästhesien. Leichte toxische Nieren- und Herzschädigung. 9. 4. Augenhintergrund o. B. Beiderseits Akkommodations-parese, Abducenslähmung links. 25. 9. 49. Vollständiger Sensibilitätsverlust im linken Trige-minusbereich, an der Ulnarseite der linken Hand und 1. und 2. Zehe rechts. 12. 10. 50. Tick-artiges Zucken im linken Mundwinkel. Mißmutig, Gedächtnis schlecht, dauernde Schlaflosigkeit.

In allen drei Fällen bis Herbst 1951 keine wesentlichen Veränderungen.

Die Schwere der Erkrankungen erklärt sich wohl daraus, daß während der ganzen Dauer der Übung (4$^1/_2$ Std), das Tri, das den Weg des Sauerstoffes mit-machte, immer wieder eingeatmet wurde; auch ist durch das Passieren der Alkalipatrone des Gerätes die Möglichkeit der Zersetzung des Tri und der Ent-stehung höhergiftiger Produkte gegeben.

Hier sei auch der Fall erwähnt, über den J. TODD berichtet. Ein Arbeiter, der aus Ver-sehen etwas Tri getrunken hatte, war zunächst wie stark berauscht, dann cyanotisch, die Pupillen schwankten von stärkster Verengerung zu starker Erweiterung, 36stündiges Koma. 3 Tage nach Aufnahme des Giftes traten paranoide Vorstellungen auf, auch Erscheinungen von Leber und Nieren. Nach 3 Wochen vollständige Heilung.

Erwähnt sei auch, daß die auf Grund der PLESSNERschen Beobachtungen viel-fach unternommenen Versuche, reines Tri (unter dem pharmazeutischen Namen Chlorylen) zur Behandlung der Trigeminusneuralgie zu verwenden, zu keinem Erfolg führten. Es liegt die Vermutung nahe, auf die auch GERBIS und A. HAMIL-TON mit Recht hinwiesen, daß PLESSNERs Fälle, da sie während des ersten Welt-krieges vorkamen, also zu einer Zeit, da das Tri viel mehr Verunreinigungen als sonst enthielt, durch diese Verunreinigungen verursacht waren. Dabei mögen, wie GERBIS meint, dieselben hochgiftigen, wahrscheinlich schwefelhaltigen kom-plizierten Verbindungen vorhanden gewesen sein, die auch in den KALINOWSKI-schen Fällen wirksam waren. Auch HEUNER und PETZOLD betonen in ihren Fällen die Möglichkeit der Entstehung und Einatmung hochgiftiger Produkte durch die Eigenheit des Atmungsapparates.

Es sei hier erwähnt, daß über die Verunreinigungen des Tri eine Untersuchung von MATRU-CHOT (1937) vorliegt. Danach sind die wichtigsten Verunreinigungen symmetrisches (1,2)-Di-chloräthylen (cis und trans) und asymmetrisches (1,1)-Dichloräthylen, ferner, aber weniger flüchtig, Tetrachloräthylen und Perchloräthylen. Das 1,1-Dichloräthylen kann durch seine eigene Giftigkeit wirken, ferner durch seine eigene Weiterzersetzung und Zersetzung des Trichloräthylen.

Auch TRILLAT (1937) ist der Meinung, daß die chlorierten Nebenprodukte stark giftig seien und daß besonders das Dichloräthylen auch eine Rolle als Katalysator zur Entstehung neuer hochgiftiger Verunreinigungen spiele. Er meint, daß es nun gelungen sei, das Tri zu stabilisieren durch Hinzufügung von bestimmten Stoffen, daß ferner seine Erzeugung in Großbetrieben das Risiko einer schlechten Erzeugung verringere. Wenn er aber schließlich meint, daß Tri-Unglücksfälle praktisch verschwunden seien, so steht diese Behauptung in Widerspruch mit den Tatsachen (siehe oben).

Erwähnt sei auch, daß unter Umständen sich aus Tri Phosgen entwickeln kann. Doch entbehrt die Anschauung P. UHRYs und J. L. NEELs (1948) daß der größte Teil (oder selbst nur einzelne) der Todesfälle auf Phosgenwirkung zurückzuführen seien, der Grundlage. Die Umstände, unter denen sich aus Tri Phosgen entwickeln kann, hat die Chemisch-Technische Reichsanstalt untersucht (Bericht 12.10.1932). Danach kann die Phosgenbildung nur Bedeutung gewinnen bei einer Reaktion zwischen Tri und Alkalien oder beim Überhitzen von Tridämpfen in Gegenwart saurer Stoffe. A. ROCCO (1947) sieht diese Möglichkeit nur gegeben, wenn Tridämpfe in Berührung mit in Verbrennung befindlichen Körpern und mit Luft von einer Temperatur nicht unter 120^0 C kommen. Solche Verhältnisse kommen in Gewerbebetrieben wohl, wenn überhaupt, nur selten vor.

Sehnervenatrophie und andere Sehstörungen. Schon PLESSNER (1916) berichtet über Veränderungen an der Papille und Veränderungen des Sehvermögens. Über irreparable retrobulbäre Neuritis berichtet BAADER, über einen anderen Fall hatte ihm ein Betriebsinhaber berichtet. Auch ZANGGER berichtete ihm einen solchen Fall (BAADER 1927).

Ich selbst sah (1931) einen Mann, der täglich abends mit erwärmtem Tri zu tun hatte. Er war danach immer wie betäubt. Er tat diese Arbeit $9^1/_2$ Wochen, wurde allmählich aufgeregt, empfindlich gegen Geräusche, bekam Blutandrang gegen den Kopf, wenn er Alkohol trank. Wegen Augenbrennens und schlechten Sehens suchte er den Arzt auf, der Sehnervenatrophie und hochgradige Herabsetzung des Sehvermögens feststellte. Bei einer Nachuntersuchung nach 9 Monaten gab er an, daß sich das Sehvermögen auf dem linken Auge gebessert habe, rechts war Fingerzählen nur auf 3 m möglich. Außerdem bestand Fingerzittern und bei geringer Anstrengung Pulsbeschleunigung.

KUNZ und ISENSCHMID (1935) berichten über einen 56jährigen Mann, der nach mehr als $^1/_2$jähriger Triarbeit Veränderungen im Augenhintergrund darbot. Links Visum 0,1, doch hat er weitergearbeitet, bis die Verschlechterung des Sehvermögens am anderen Auge ihn zum Einstellen der Arbeit zwang. Beide Papillen temporal erheblich abgeblaßt. Fingerzählen rechts 0,1, links $^1/_2$ m. Rechts zentrales absolutes Skotom für Rot und Grün, relatives auch für Weiß. Links absolutes Skotom für alle Farben. Peripheres Gesichtsfeld oben leicht eingeengt. Es war das typische Bild einer schweren retrobulbären Neuritis. Rechte Pupille Lichtreaktion abgeschwächt, links fehlend, Pupille etwas entrundet. Außerdem entwickelten sich Nervenstörungen an den Extremitäten (s. weiter unten).

Über andere Veränderungen des Sehvermögens und Veränderungen im Augenhintergrund berichten einzelne Autoren. MEYER (1929) berichtet über einen kleinen schwärzlichen Fleck nasalwärts dicht an der Fovea centralis des rechten Auges, dementsprechend ein relatives parazentrales Skotom für Blau bis in die Mitte reichend (siehe auch oben die Fälle von HEUNER und PETZOLD).

Symptome von seiten des *peripheren Nervensystems*:

H. PERSSON (1934) berichtet über 2 beim Reinigen von Metallteilen beschäftigte Arbeiter, bei denen sich allmählich Schwere im Kopf, Ermüdbarkeit, schließlich starke Schläfrigkeit einstellte. Der eine zeigte spastisch-ataktischen Gang, an beiden unteren Extremitäten bis ungefähr dem Segment von L_2 entsprechend deutliche Herabsetzung der Oberflächensensibilität für alle Qualitäten. Tiefensensibilität für Bewegungen in den Zehengelenken beiderseits etwas herabgesetzt. Romberg mäßig positiv. PSR lebhaft, Oppenheim beiderseits positiv. Der andere bot dieselben Gangveränderungen noch ausgesprochener. Parästhesien an den Unterschenkeln, den Fußsohlen, den Händen. Leichte Oberflächenhypästhesie an Händen, Unterarmen, Unterschenkeln, Füßen. Herabsetzung der Tiefensensibilität für

Bewegungen in den Zehengelenken. Romberg positiv. PSR lebhaft, Achillessehnenreflexe links lebhaft, rechts sehr schwach.

Der Autor H. PERSSON spricht in beiden Fällen von einem „neuromyelitischen Symptomenkomplex mit leichter Spastizität, distalen Sensibilitätsstörungen und Ataxie". Ähnliche Erscheinungen bot auch der oben erwähnte Fall von KUNZ und ISENSCHMID neben den schweren Sehstörungen:

Obere Extremitäten leicht paretisch, leichtes Zittern, Sehnenreflexe am rechten Arm herabgesetzt, Nervenstämme im Sulcus bicipitalis druckempfindlich. Hypästhesie an beiden Händen, besonders rechts, am stärksten an der Dorsalseite der drei radialen Finger, und zwar genau in dem vom N. radialis versorgten Gebiet. Links Störungen geringer. An den unteren Extremitäten große Ermüdbarkeit, Druckempfindlichkeit beider Nn. tibiales. Lassègue positiv. Patellarsehnenreflex und Achillessehnenreflex fehlen beiderseits. Keine Ataxie.

Über ähnliche Erscheinungen von seiten des Nervensystems, aber verbunden mit Gelenkschmerzen, berichten E. ANTONIOLI und A. RIGOLA (1946):

46jähriger Arbeiter, seit 3 Jahren dem Tri ausgesetzt, hat er die häufig beschriebenen Allgemeinerscheinungen, klagt aber seit einem Jahr über stumpfe Schmerzen im Handgelenk und Arm, „wie rheumatisch", besonders nachts, Parästhesien an den Füßen, die Unsicherheit des Ganges hervorrufen. Verringerung der Kraft der Hände. Leichte Herabsetzung des Gefühls für Berührung an den Fußsohlen; dort eine gesteigerte Empfindlichkeit für Temperatur und Herabsetzung des Schmerzsinnes. Die 20jährige Tochter des Patienten, die dieselbe Arbeit verrichtete, zeigte neben starken Allgemeinerscheinungen bei Bewegungen, Schmerzen im Handgelenk die in den Unterarm ausstrahlten.

Auch NEBULONI (zit. nach NUN) berichtet über Arthralgien. Ob diese Gelenkschmerzen als Folgen der Trieinwirkung anzusehen sind, erscheint mir fraglich, noch fraglicher erscheint mir, daß 2 Erkrankungen an Angina pectoris, über die GERBIS 1937 berichtet, durch Trieinwirkung verursacht sind, wie der Autor annimmt.

Tabelle 37.

Milligramm Tri auf 1 kg Organgewicht:

	DUVOIR u. Mitarb.	MERVILLE u. Mitarb.	PIÉDELIÈVRE u. Mitarb.
Lunge . . .	250	14,8	2,6
Herz	290	—	9,8
Leber	100	272	2,8
Nieren . . .	314	43	3,8
Blut	—	92	—
Gehirn . . .	—	17	—
Eingeweide .	Spuren	—	3,5

Hautwirkung. Bei längerer Einwirkung von Tri auf die Haut, z. B. wenn ein Betäubter in Tri liegt und seine Kleider durchtränkt werden, treten Verbrennungen und Brandblasen auf. Die Brandblasen entwickeln sich meist erst am 2. Tage.

Die klinische **Diagnose** kann nur aus dem Gesamtbild zusammen mit der gewerblichen Anamnese gestellt werden. Auch der Blutbefund bietet nichts Charakteristisches, wohl aber bei Autopsien unter Umständen die chemische Untersuchung einzelner Organe.

Von einer gewissen Bedeutung mag in manchen Fällen das von A. AHLMARK und SVEN FORSSMAN (1951) angegebene Verfahren sein, durch Bestimmung des Gehaltes des Harnes an Trichloressigsäure den Grad der Triaufnahme zu beurteilen. Ein Teil des Tri wird als Trichloressigsäure ausgeschieden und soll diese Ausscheidung ziemlich konstant und unabhängig von kleinen Schwankungen der Tagesaufnahme von Tri sein. Bei einem Gehalt des Urins an Trichloressigsäure von weniger als 20 mg/l Urin treten nur ausnahmsweise Symptome auf, bei 40—75 mg/l zeigte die Hälfte der Personen Symptome, bei 100 mg/l boten fast alle Symptome. Wenn dauernd über 200 mg/l ausgeschieden werden, sind die Symptome oft sehr ausgesprochen und soll mit Krankmeldung vorgegangen werden. Unter 20 mg/l scheint vom hygienischen Standpunkt aus zulässig. Die genannten Verfasser haben 122 Personen untersucht, die zwischen weniger als einem Jahr und bis zu 21 Jahren mit Tri gearbeitet hatten.

Die **Prognose** ist bei den leichten Fällen günstig; die Krankheitserscheinungen schwinden meist sehr rasch. Sind aber irgendwie starke Erscheinungen der Trieinwirkung aufgetreten: Verwirrtheit, ausgesprochene Benommenheit, Nervenerscheinungen, dann ist die Prognose zweifelhaft, oft ungünstig.

Die **Autopsie** ergibt wenig charakteristischen Befund. In der akuten Narkose erfolgte Todesfälle bieten die Zeichen der Erstickung: Ekchymosen in verschiedenen Organen, insbesondere Lunge, Pleura, auch Gehirn. In manchen Fällen finden sich Leber- oder Nierenveränderungen oder beides.

Die chemische Untersuchung der Organe auf Tri oder einen seiner Bestandteile, die zuerst BRÜNING 1931 glückte, ergab sehr verschieden hohen Trigehalt (s. Tabelle 37).

Die Fälle von DUVOIR, von MERVILLE und Mitarbeitern waren ganz akute, während der von PIÉDELIÈVRE erst einige Stunden nach der Triaufnahme starb. Doch möchte ich es dahingestellt sein lassen, ob diese beträchtlichen Unterschiede in den Befunden nicht auf verschiedene Untersuchungsmethoden oder deren verschiedene Durchführung zurückzuführen sind.

Die **Therapie** ist — abgesehen von Fernhaltung jeder weiteren Trichloräthyleneinwirkung (dazu gehört bei ganz frischen akuten Fällen gründliche Reinigung des Körpers nach Entfernung beschmutzter Kleider und Wäsche) — eine rein symptomatische.

Prophylaxe. Die Einatmung von Trichloräthylendämpfen, deren Verbreitung im Arbeitsraum und der Atemluft muß durch technische Hilfsmittel verhütet werden. Insbesondere ist genaue Absaugung oder Niederschlagung der Dämpfe notwendig vor allem dann, wenn eine Erwärmung des Tri stattfindet.

Gerade für die Zwecke der Entfettung von Metallteilen sind mehrere gut funktionierende und die Vergiftungsmöglichkeiten nahezu ausschließende Apparate konstruiert worden. Das Prinzip der einfachsten dieser Apparate besteht darin, daß oberhalb des Tri, in das die Metalle eingebracht werden, sich Kühlschlangen befinden, durch die kaltes Wasser fließt. Das bewirkt, daß die entstehenden, aufsteigenden Tridämpfe kondensiert werden, das Kondensat fällt dann zurück in den Trikessel, keine Dämpfe entweichen.

Andere Vorrichtungen ermöglichen das Beschicken und Entleeren geschlossener Apparate selbsttätig, so daß der Arbeiter den Öffnungen des Apparates nicht ganz nahezukommen braucht. Manche dieser Apparate sind direkt mit den Vorrats- und Reinigungsbehältern für Tri verbunden. Solche Anlagen sind vor allem von den Firmen Alexander Wacker-München und Detrex Corp. Detroit konstruiert und hergestellt worden.

Da wir es beim Tri meist mit akuten und subakuten Vergiftungen zu tun haben, so kann man mit periodischen ärztlichen Untersuchungen der Arbeiter nicht viel ausrichten. Die Arbeiter sind auch darauf aufmerksam zu machen, daß sie bei der geringsten Änderung ihres Befindens, insbesondere auch ihres Sehvermögens, sich beim Arzt zu melden bzw. einen Arzt aufzusuchen haben. Von Wichtigkeit sind Aufnahmeuntersuchungen. Alle Personen mit Neigung zu Süchtigkeit (Alkoholiker!), alle mit irgendwelchen nervösen Veränderungen, Veränderungen der Leber oder der Nieren sind von Triarbeit fernzuhalten.

Für dieselben Zwecke wie Trichloräthylen wird auch *Tetrachloräthylen* benützt. Es scheint harmloser zu sein wie das erstgenannte, darauf weisen Versuche am Menschen hin (CARPENTER). COLER und ROSSMILLER berichten über die Arbeiter eines Betriebes, der Tetrachloräthylen zum Entfetten von mit Öl behandelten Metallteilen benutzte, wobei die Arbeiter einer Luft mit 232—385 p.p.m. Tetrachloräthylen ausgesetzt waren — der MAC (s. S. 13) beträgt 200 p.p.m.

Es wurde über Schwindel, Kopfschmerz, auch Reizung der Atmungsorgane geklagt; vielleicht daß lang fortgesetzte wiederholte Aufnahme auch Leberstörungen hervorruft.

Chlorhydrin.

Äthylenchlorhydrin (2-Monochlor-äthylalkohol), findet in der Industrie, aber auch in der Landwirtschaft Verwendung.

Als erster hat KOELSCH (1927) über Vergiftungsfälle mit Äthylenchlorhydrin berichtet. Drei Arbeiter reinigten eine Maschine durch $2^1/_2$ Std mit Äthylenchlorhydrin. Der den Dämpfen am meisten ausgesetzte erkrankte mit Übelkeit, Erbrechen. Nach Arbeitsschluß bestand heftiger Kopfschmerz, leichte Benommenheit, Erbrechen, Rasseln über den Lungen. Am nächsten Morgen Ohnmachtsanfall und kurz darauf Tod. Die Autopsie ergab zahlreiche Ekchymosen, größere Schleimhautabstoßung und hirsekorngroße Geschwüre in der Luftröhre und den großen Bronchialästen, Entzündungserscheinungen in der ganzen rechten Lunge und im linken Unterlappen. Leber und Milz erheblich vergrößert.

Bei anderer Arbeit mit Äthylenchlorhydrin erkrankten 4 Personen (KOELSCH, ebendort). Bei dem schwerst Erkrankten traten schon während der Arbeit Übelkeit und narkotische Erscheinungen ein, die zur Unterbrechung der Arbeit zwangen. Nachmittags Atemnot, abends Tod. Die Autopsie ergab Gehirn- und Lungenödem, Degeneration der Nieren, Arterienverkalkung. Bei den drei anderen so Beschäftigten trat nur Schwindel und Erbrechen auf. An einem anderen Ort sollen 2 schwere Erkrankungen vorgekommen sein.

Über 2 Vergiftungen, darunter eine tödliche, bei der Reparatur einer Destillierblase, in der Äthylenchlorhydrin enthalten war, berichtet MIDDLETON (1930). Der Tod trat am nächsten Morgen ein.

HUGH DIERKER und P. G. BROWN (1944) berichten über einen Todesfall bei einem Arbeiter, der Chlorhydrin als Reinigungsmittel benützte, wobei er undurchlässige Handschuhe trug. Nach 2stündiger Arbeit stellten sich Übelkeit und Schwindel ein, so daß er die Arbeit unterbrach, 4^{30} Uhr wurde er cyanotisch, unregelmäßiger Puls, schwere Atmung. Dann stellten sich spastische Kontrakturen in Händen und Armen ein. Tod um 8 Uhr abends. Die Autopsie ergab Lungenödem, Kongestion der Leber und mikroskopisch Ödeme und Gebiete von nekrotischen Zellen. Nierentubuli trüb geschwellt, Gefäße stark gefüllt.

GOLDBLATT und CHIESMAN (1944) berichten über 11 Fälle von Vergiftung durch Äthylenchlorhydrin, von denen manche auf eine kumulative Wirkung hinweisen. Sechs Fälle waren ganz leicht: Übelkeiten, Erbrechen. Volle Erholung in einigen Tagen. Etwas schwerer waren drei weitere Fälle, z. B.:

47jähriger Alkoholiker, ist zeitweilig den Dämpfen ausgesetzt. Eines Tages Kopfschmerz, Erbrechen, Stupor, Spur von Eiweiß im Urin. Kollaps. Langsame Erholung, kann nach 10 Tagen das Krankenhaus verlassen. Zwei Fälle waren tödlich:

45jähriger Arbeiter, seit 13 Jahren im Betrieb. War $1^1/_2$ Std der Einwirkung heißer Dämpfe ausgesetzt. 1 Std später galliges Erbrechen, Unruhe. $3^1/_2$ Std später wird der Arzt gerufen, der wegen großer Unruhe Morphium gibt. $1^1/_2$ Std später kleiner Puls, Blutdruck 60/40. Verabreichung von Sauerstoff. Tod 14 Std nach der Exposition. Autopsie: Lungenödem, Leber stellenweise fettig degeneriert. Gehirn ödematös.

Ein Arbeiter arbeitete 7 Wochen in der Fabrik, benahm sich dann eigenartig. Nach 2 weiteren Wochen Ohnmachtsanfälle, Kopfschmerzen, Erbrechen. Fällt auf der Straße zusammen. Wird nach 4 Tagen als geistesgestört ins Krankenhaus gebracht. Hämaturie. Tod am 9. Tag. Bei der Autopsie fanden sich histologisch schwere Nierenveränderungen. Basalganglien stark ödematös.

A. F. BUSH, H. K. ABRAMS und H. V. BROWN (1949) berichten über 6 Vergiftungen, darunter eine tödliche, die bei einer eigenartigen Verwendung des

Chlorhydrins entstanden. Es wird verwendet, um die Ruhezeit frischer Kartoffeln abzukürzen. Diese Ruhezeit, die gewöhnlich 90 Tage dauert, wird durch Behandlung mit Äthylenchlorhydrindämpfen auf wenige Tage herabgesetzt. 1948 wurden in Kalifornien rund 4,5 Mill. Kilogramm Kartoffeln so behandelt, wozu rund 6000 Liter Chlorhydrin verwendet wurden.

In einem Keller, in dem Kartoffeln gelagert waren, wurde auf sehr primitive Weise Chlorhydrin zum Verdunsten gebracht, dann, nachdem 2 Tage Proben entnommen worden waren und die Wirkung genügend schien, wurden die Türen für einige Tage offengelassen, ehe die Kartoffeln entfernt wurden. Von den bei all diesen Arbeiten beschäftigten 6 Arbeitern klagte einer, nachdem er den Morgen über gearbeitet hatte, um 11^{30} Uhr über Übelkeit, Schwindel, Erbrechen, Leibschmerzen, verringertes Sehvermögen. Um 1 Uhr war er scheinbar erholt und kehrte zur Arbeit zurück. Um 3 Uhr plötzlich Kollaps, Koma, dann tief cyanotisch, Herztöne unhörbar. Trotz Behandlung im Krankenhaus 7^{30} Uhr abends Tod.

Die *Autopsie* ergab Gehirnödem, passive Blutüberfüllung der Lunge, trübe Schwellung und Ödem der Nieren, leichten Ascites, fettige Degeneration des Myokards. Die mikroskopische Untersuchung ergab: Fettige Degeneration des Myokards und der Leber, Nierenglomeruli geschwollen, Fettablagerung in den Tubuli. Die Lungenalvolen erweitert und mit Blut gefüllt.

Die 5 anderen Arbeiter klagten über Reizung der Nase und der Conjunctiven, verschlechtertes Aussehen, Taubheit der Finger und Hände. Vier von ihnen wurden ins Krankenhaus gebracht. Zwei zeigten sehr niedrigen Blutdruck, ein 63jähriger war halb benommen, Blutdruck 100/60; erst nach 76 Tagen war er wieder arbeitsfähig.

BALLOTA und Mitarbeiter berichten: Ein 26jähriger Arbeiter saugte in einem Schlauch etwas Äthylenchlorhydrin auf. $^1/_2$ Std später Übelkeit, Kopfschmerz; 2 Std später Erregung, dann Koma. Tod 7 Std nach der Giftaufnahme. Die Autopsie ergab Gehirnkongestion, Hyperämie der anderen Organe. Todesursache Herz- und Atmungskollaps.

Prophylaxe. Obwohl keiner der Todesfälle mit Sicherheit als Folge der Aufnahme des Giftes durch die Haut angesehen werden kann — nur MIDDLETON glaubt, daß in seinem tödlichen Fall überwiegend die Hautaufnahme die Vergiftung verursachte —, legen H. F. SMYTH und CH. CARPENTER (1945) die große Bedeutung der Hautaufnahme und die Schwierigkeit eines Schutzes der Haut dar. Gummihandschuhe geben keinen Schutz, da das Chlorhydrin und seine wäßrigen Lösungen den Gummi passieren, vielleicht sogar von ihm resorbiert werden. Dasselbe gilt wahrscheinlich auch von anderem Material. Es ist daher jede Berührung mit Chlorhydrin zu vermeiden.

Therapie. Nach BUSH und Mitarbeitern ist anzuwenden: Warmhaltung, Ruhe, subcutane Dextroselösung, Coffein, Campher.

Gechlorte Naphthaline und Diphenyle.

Das Bild der Chloracne hat zuerst HERXHEIMER (1899) beschrieben. Es ist allgemein bekannt. Während des ersten Weltkrieges wurden in größerem Umfange, insbesondere als Ersatz für Harze und Kautschuk, zum Imprägnieren von Geweben gechlorte Naphthaline als ,,Perchlornaphthalin'' (Perna) verwendet. Die Gewerbeaufsichtsbeamten von Potsdam und von Wiesbaden berichteten über durch diese Stoffe hervorgerufene eigenartige Acne, die als ,,Pernakrankheit'' bezeichnet wurde. Mit Kriegsende hörte die Verwendung gechlorter Naphthaline für solche Zwecke auf. Eine große Schlagwetterkatastrophe ließ es später den Bergbehörden wünschenswert erscheinen, in Schlagwettergruben nur Zünder zu verwenden, deren Drähte mit nicht brennbarer (aber wasserdichter) Umhüllung versehen sind und bei denen auch die Vergußmasse aus nicht brennbarem Stoff besteht. So kam es wieder zur Verwendung von Perchlornaphthalin. TELEKY (1927) sah in Zünderfabriken eine sehr große Anzahl solcher Fälle von Pernakrankheit: ,,Bei allen schweren Fällen sehen wir nahezu das ganze Gesicht, Teile des Halses und des Nackens, bei mehreren auch der behaarten Kopfhaut

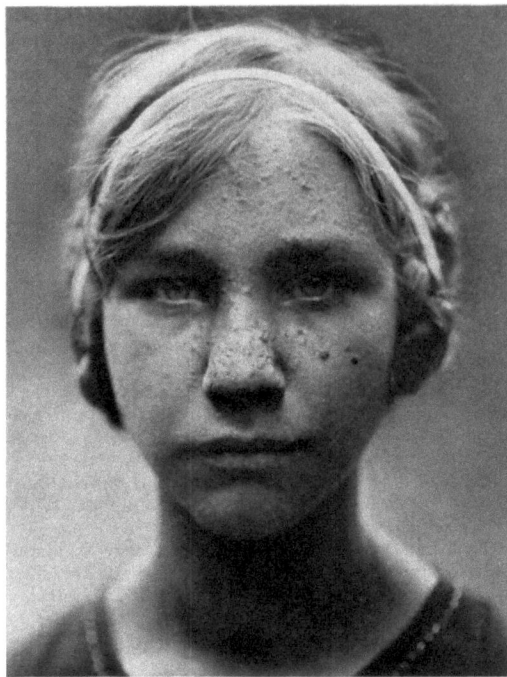

Abb. 14. Pernakrankheit.

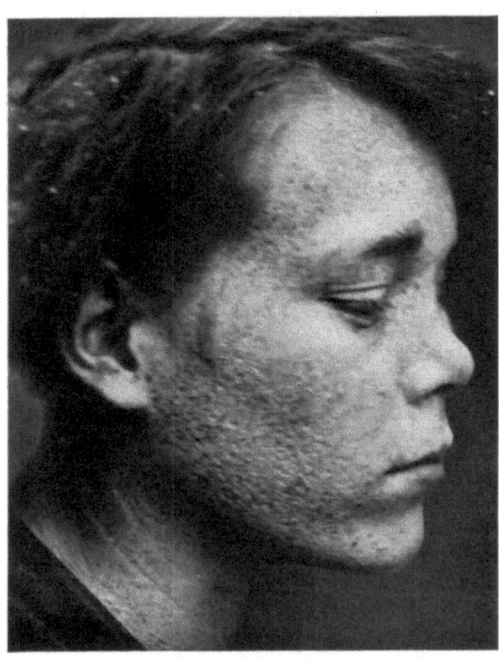

Abb. 15. Pernakrankheit.

an der Haargrenze übersät mit zahllosen milienartigen, hirsekorn- bis hanfkorngroßen weißgelblichen, durchscheinenden Geschwülstchen, oft mit einem Comedo an der Spitze, aber oft auch zahllose Comedonen zwischen diesen Knötchen. Diese flächenhafte Bedeckung ganzer Hautpartien der Wangen, der Stirn, des Kinns, in leichteren Fällen enger begrenzter Partien, vor allem der Schläfen, der Jochbeingegend, des Nackens hinter den Ohren mit diesen weißgelblichen Knötchen, scheinbar aus Talgdrüsen hervorgegangenen Cystchen, erscheint mir verbunden mit den zahlreichen Comedonen als das Charakteristische des Krankheitsbildes." ,,Dieser flächenhaften Ausdehnung nicht oder kaum entzündlicher Prozesse gegenüber treten die ausgesprochenen Entzündungserscheinungen, die Acnepusteln und ihre Vereiterung in den Hintergrund." Diese letzteren sieht man vor allem dort, wo Kleidungsstücke, wie Rockkragen, Hosenriemen usw. reiben.

TELEKY konnte trotz lange Zeit fortgesetzter Beobachtung der Arbeiter dieser Betriebe keine anderen Gesundheitsstörungen als eben diese charakteristischen Hautveränderungen auffinden. Hingegen berichtet MITTELSTÄDT (1935) neben den Hauterscheinungen auch über Müdigkeit, Appetitlosigkeit, Schwindel, Verringerung der Zahl der roten Blutkörperchen. Auch TOURRAINE und MENETRAL (zit. nach COURTOIS-SUFFIT 1934) erwähnen leichte Allgemeinerscheinungen.Trotzdem diese Stoffe in fast allen Ländern im wachsenden Maße unter verschiedenen Namen gebraucht wurden — Perna, Haftax (Deutschland), C. K. Wax (England), Arcolor, Elko, Halowax (USA.) — wurde bis 1936 über keine ernsten Gesundheitsschädigungen durch gechlorte Naphthaline berichtet. Als erste berichteten FLINN und JARVIK (1936) über Todesfälle an akuter gelber Leberatrophie, verursacht durch Halowax, die in 3 amerikanischen Fabriken während der letzten 2 Jahre vorgekommen waren. C. K. DRINKER und A. R. SMITH (1937) brachten genauere Angaben über 3 Todesfälle und 4 weitere, nicht tödliche Erkrankungen. Berichte von L. GREENBURG, R. MAYERS und Mitarbeiter (1939), L. H. COTTER (1944) folgten. Insgesamt wurde aus USA. über 12 (vielleicht infolge Doppelberichterstattung nur 10) Todesfälle und 15 Erkrankungen berichtet. Die englischen Gewerbeaufsichtsberichte 1938 bis 1945 melden 7 Todesfälle und 3 weitere Erkrankungen.

Was das klinische Bild und den Verlauf der Fälle anbelangt, so tritt die Leberschädigung ganz unabhängig von der Hautschädigung auf, letztere kann dabei vollkommen fehlen oder hochgradig vorhanden sein. Im allgemeinen scheinen 4—6 Monate Exposition notwendig zu sein, vereinzelt aber trat die Erkrankung schon nach 7 Wochen auf. Manchmal gehen der Gelbsucht leichte Beschwerden, Appetitlosigkeit, Übelkeit voraus, häufig aber ist sie das erste Symptom. Sie nimmt allmählich zu, manchmal treten frühzeitig Ödeme des Gesichts und der Hände auf. Es kommt dann zu Schmerzen im Abdomen, Erbrechen. In manchen Fällen tritt vorübergehend Besserung ein, aber nur in vereinzelten ernsteren Fällen kam es zur Wiederherstellung. Die Autopsie ergab stets das Bild der akuten gelben Leberatrophie. Aber charakteristisch ist, daß schwere

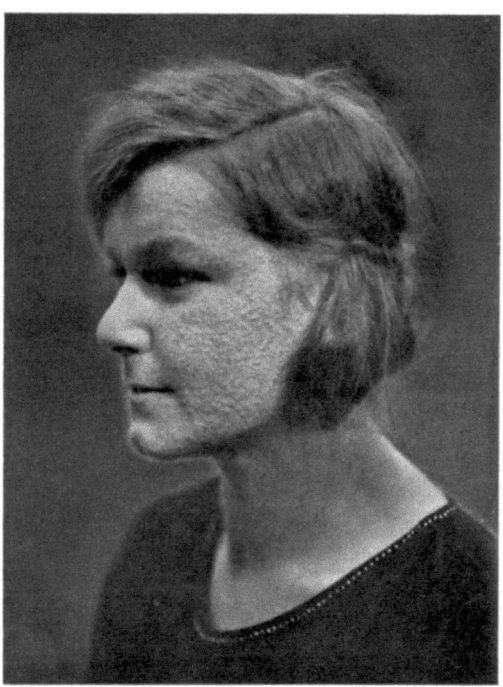

Abb. 16. Pernakrankheit.

Schädigungen anderer Organe, entzündliche Veränderungen der Nieren, fehlen.

Woher rührt das plötzliche Auftreten allgemeiner Vergiftungserscheinungen, schwerer Leberveränderungen bei Verwendung einer Substanz, die scheinbar jahrzehntelang nur Hautschädigungen erzeugte? SANDFORD BROWN, der Präsident der Halowax Comp. New York, sagte in einer Diskussion (1937): Tausende und Tausende von Arbeitern haben mit Millionen von Pfunden mancher dieser Materialien gearbeitet, insbesondere mit Trichlornaphthalin. Dann gelangten wir zu den höheren Graden (der Chlorierung) und zu Kombinationen mit chlorierten Diphenylen und anderen Stoffen — und plötzlich hatten wir mit diesen (Gesundheitsproblemen) zu tun. Diese Feststellung zusammen mit manchen Ergebnissen der von C. K. DRINKER und Mitarbeitern vorgenommenen Tierexperimente machen es wahrscheinlich, daß nur die höher gechlorten Diphenyle es sind, die schwere Schädigungen hervorrufen. Eine eingehende Darstellung bringt W. BRAUN (1955).

Wichtigste Verhütungsmaßnahme ist der Gebrauch ausschließlich von solchen Naphthalinen, deren Chlorierung nicht über das Trichlornaphthalin mit kleiner Beimengung von Tetrachlornaphthalin hinausgeht, gute Ventilation und ärztliche Überwachung der Arbeiter durch gut unterrichtete Ärzte. Ist es doch

vorgekommen, daß Arbeiter, die sich von der ersten Leberschädigung erholt
hatten, wieder zur Arbeit zurückkehrten, um dann neuerlich, und zwar tödlich
zu erkranken.

Nitroglycerin C$_3$H$_5$(ONO$_2$)$_3$.

Nitroglycerin wird durch Einwirkung eines Gemisches von starker Salpetersäure und Schwefelsäure auf Glycerin gewonnen. Dabei entwickeln sich nitrose
Gase, die zu Vergiftungen führen können. Nitroglycerin mit Kieselsäure gemischt
ergibt Dynamit, Sprenggelatine ist Nitroglycerin gelöst in Kollodiumwolle.

Die Schädigungen durch Nitroglycerin scheinen früher viel häufiger gewesen
zu sein als jetzt, auch haben die neueren Untersucher den Angaben der älteren
kaum etwas hinzufügen können.

A. COOPER KEY (1902) schreibt, daß keiner einen Raum, in dem mit Nitroglycerin gearbeitet wird, betreten kann, ohne ein eigenartiges Gefühl im Herzen
und im Hinterkopf zu bekommen, das bei Mangel an frischer Luft sich bald
zu Kopfschmerzen steigert. Dazu kommen Rötung des Gesichts, Herzklopfen,
manchmal Übelkeiten und Erbrechen. Bei den meisten Arbeitern tritt innerhalb weniger Tage Gewöhnung ein, so daß sie keinerlei Beschwerden verspüren,
bei manchen aber dauert es Wochen, ehe Gewöhnung eintritt. Aber auch bei
denen, bei denen Gewöhnung eingetreten ist, genügt eine Abwesenheit von
wenigen Tagen (Sonntag, Feiertage), um die ursprüngliche Empfindlichkeit
zurückkehren zu lassen. Es ist deshalb üblich geworden, daß die Arbeiter sich
vor jeder solchen Unterbrechung den Lederstreifen des Hutes mit Nitroglycerin
befeuchten. Die besten Mittel gegen Beschwerden sind starker Kaffee und heiße
Umschläge auf die Nackengegend. COOPER betont auch, daß nie Dauerfolgen
beobachtet wurden.

ARLIDGE (1892) berichtet nach C. E. THOMSON über eine tödliche und eine
schwere Vergiftung (S. 511):

Zwei Personen waren durch 5 min intensiven Dämpfen von Dynamit ausgesetzt. Sie
erbrachen und klagten über Kopfschmerzen. 19 Std später litt der jüngere, ein Knabe,
unter schwerer Atemnot, war cyanotisch. Starb 2 Std später. Die Autopsie ergab Lungenödem, tiefbraune Verfärbung der Tracheal- und Bronchialschleimhaut, punktförmige Hämorrhagien. Der Mann arbeitete weiter und erkrankte erst 11—12 Std nach der Einatmung,
war halb bewußtlos, Puls 150, Atmung 96 in der Minute. Erholung innerhalb 4 Tagen.

Ich möchte hinzufügen, daß diese Fälle sehr der Vergiftung mit nitrosen
Gasen ähneln. Alkoholeinnahme steigert die Beschwerden. Sichere Dauerfolgen
durch chronische Nitroglycerinwirkung sind nicht beschrieben worden, doch
erwähnt Health and Occupation, veröffentlicht vom Internationalen Arbeitsamt,
daß die chronische Vergiftung sich in Verdauungsstörungen, Zittern und Neuralgien äußert.

Als Hautschädigung beschreibt ERBEN bei den mit Mischen beschäftigten
Arbeitern schlecht heilende Geschwüre unter den Nägeln und an den Fingerspitzen, an den Handflächen und zwischen den Fingern psoriasisartigen Ausschlag und Rhagaden.

W. HESS (1911) erwähnt auch Lähmungserscheinungen an Kau- und Augenmuskeln und den unteren Extremitäten, Verlangsamung von Atmung und Herzschlag — doch werden von keinem anderen Autor diese Angaben, insbesondere
keine Lähmungen bestätigt. LAWS gibt zeitweise Verlust des Sehvermögens,
maniakalische Erregungszustände an.

GERLE (1946) bringt folgende Krankengeschichte:

Ein Mann hatte an einem heißen und feuchten Tage mit in grobes Papier verpackten
Dynamit zu tun, mit dem er auch direkt in Berührung kam. Um 7 Uhr abends verlangte

er ein Mittel gegen Kopfschmerz, um 10 Uhr trat ein Tobsuchtsanfall ein, dann Husten, Erbrechen, Kopfschmerz. Motorische Aufgeregtheit wechselte mit Verwirrtheit. Blutdruck 130. Nach 5 Tagen wurde er aus dem Krankenhaus entlassen, nach 3 Wochen fühlte er sich leidlich wohl, war nicht mehr so reizbar, aber er war weniger lebhaft als früher, zeigte geringere Intelligenz und war schwatzhaft.

RABINOWITSCH (1944) sagt, daß die krankhaften Erscheinungen auf Sinken des Blutdruckes zurückzuführen sind, daß sie wenige Minuten, aber auch mehr als 1 Std nach der Giftaufnahme eintreten können. Geistig komme es zu Schläfrigkeit, Benommenheit, Ängstlichkeit. Auch starke Kopfschmerzen, Aufregung, Halluzinationen und manische Erscheinungen kommen vor. Selbst sonst ruhige Menschen werden wild, schlagen auf jeden ein, rennen mit dem Kopf gegen die Wand. Alkohol ruft die Erscheinungen hervor oder steigert sie.

R. BRESSLER (1949) bestätigt die Angaben der älteren Autoren über die Nitroglycerinwirkung auch für in der pharmazeutischen Industrie beschäftigte Arbeiter, betont, daß Alkohol die Wirkung des Nitroglycerins verstärkt. Er berichtet, daß 2—3% der Arbeiter keine Immunität erwerben und deshalb die Arbeit aufgeben müssen. Die Behandlung hat wenig Erfolg. Da der Kopfschmerz vor allem auf Erweiterung der Gefäße der Pia zurückzuführen ist, mag am ehesten Ergotamin eine günstige Wirkung haben, aber sie wurde nicht bei allen Arbeitern beobachtet.

J. S. WEINER und THOMSON versuchten die Wirkung von Cordit, dessen Hauptbestandteil Nitroglycerin ist, an 8 jungen Männern. Bei der Arbeit mit kaltem Cordit klagten alle über Reizung der Nasen- und Rachenschleimhäute, Niesen und Husten. Diese Schleimhäute waren leicht kongestioniert. 5 von den Leuten klagten am 1. Tag über Kopfschmerzen, der Blutdruck sank. Der Gehalt der Luft an Nitroglycerin betrug ungefähr 0,3 p.p.m.

HERTZ hat 26 Arbeiter (darunter 9 Frauen) einer Dynamitfabrik untersucht, ohne aber von den älteren Autoren Abweichendes festzustellen.

BROSE berichtet über einen Mann, der, nachdem er mit Dynamit eine Sprengung in einem Brunnen vorgenommen hatte, mehrere Stunden bewußtlos war und dann schwere Sehstörungen zeigte. Die Opticusscheibe war etwas blaß, die Arterien des Augenhintergrundes sehr eng, die Venen erweitert. Diese Gefäßveränderungen waren nach 2 Monaten nicht mehr sichtbar, aber das Sehvermögen blieb dauernd sehr beschränkt. Auf welches der möglicherweise vorhandenen Giftgase diese Sehstörungen zurückzuführen waren, läßt sich wohl nicht auch nur mit einer gewissen Wahrscheinlichkeit sagen.

Benzol.

Vorkommen und gewerbliche Vergiftungen. Vor allem sei, da sich in der älteren Literatur und selbst bis in neuere Zeit hinein vielfach Verwechslungen zwischen Benzol (engl. benzene, franz. benzène) einerseits und Benzin andererseits finden, auf die scharfen zwischen den beiden Substanzen bestehenden Unterschiede hingewiesen.

Das *Benzol und seine Homologen*, Toluol und Xylol sind Produkte der Steinkohlendestillation mit der Formel C_6H_6 bzw. $C_6H_5 \cdot CH_3$ und $C_6H_4 \cdot (CH_3)_2$.

Benzin ist ein dem Petroleum nahestehendes bzw. aus ihm gewonnenes Produkt, das aber auch aus Kohle durch „Kohlenverflüssigung" nach BERGIUS gewonnen wird. Es besteht aus Kohlenwasserstoffen der Methanreihe C_nH_{2n+2} und enthält vor allem Pentan C_5H_{12}, Hexan C_6H_{14}, Heptan C_7H_{16} und Oktan C_8H_{18}. Ebenso wie die chemische Zusammensetzung ist auch die physiologische und pathologische Wirkung der beiden Stoffe bzw. der beiden Gruppen durchaus verschieden.

Bei der Steinkohlenteerdestillation überdestillierende aromatische Kohlenwasserstoffe werden unterschieden in Benzol C_6H_6, das bei ungefähr 80^0 C überdestilliert, Toluol $C_6H_5 \cdot CH_3$, ungefähr bei 110^0 C, und Xylol $C_6H_4 \cdot (CH_3)_2$, ungefähr bei $135—145^0$ C überdestillierend.

In der amerikanischen und englischen Literatur wird „benzene" für das chemisch reine Produkt gebraucht und ebenso auch toluene und xylene, während Benzol (bzw. Toluol und Xylol) das unreine Handelsprodukt bezeichnet. Da das chemisch reine Produkt nur in besonderen Fällen in der Farbenindustrie und in wissenschaftlichen Untersuchungen verwendet wird, in der industriellen Praxis nur unreine Produkte, so sollte, wenn man wissenschaftliche Untersuchungen über die Wirkung der verwendeten Benzole (Toluole, Xylole) anstellt, immer eine exakte chemische Untersuchung dieser Materialien vorangehen.

Man unterscheidet in Deutschland unter den handelsüblichen Benzolen 90% Benzol, so genannt, weil bei der Destillation 90% bei einer Temperatur unter 100° C überdestillieren; 50% Benzol, weil 50% unter 100° C überdestillieren, 90% unter 120° C. In manchen Ländern ist noch ein Benzol 0 oder „Schwerbenzol" gebräuchlich.

Über die prozentuelle Zusammensetzung dieser Stoffe gibt die folgende Tabelle (nach KRAEMER-SPILKER, Muspratts Chemie) Auskunft.

Tabelle 38.

	Benzol	Toluol	Xylole	Cumole	Naphthalinöl neutral
Benzol 90	84	13	3		
Benzol 50	45	46	11		
Benzol 0	15	75	10		
Solvent Naphtha (Lösungsbenzol) bis zu 160° mind. 90% übergehend .		5	70	25	
Solvent Naphtha (Lösungsbenzol) bis zu 175° mind. 90% übergehend .			35	60	5
Schwerbenzol			5	80	15

Es sei schon hier kurz darauf hingewiesen, daß die narkotische Wirkung der Homologen des Benzols höher zu sein scheint als die des Benzols, die chronische Wirkung auf das Blut aber viel geringer.

Lassen schon diese Daten es notwendig erscheinen, eine exakte chemische Untersuchung vorzunehmen, wenn wir die Wirkung des in einem Industriebetrieb verwendeten „Benzols" wissenschaftlich untersuchen, so kommt hinzu noch folgendes:

Tabelle 39.

	Benzol	Toluol	Xylol
Siedepunkt	80—81° C	109—111° C	135—145° C
Dampfspannung	74,7	22,4	11

d. h., es verdampft immer mehr Benzol, als seinem Anteil in einer Mischung entspricht: bei 90er Benzol sind praktisch gesprochen alle Dämpfe Benzoldämpfe; bei 50er Benzol besteht der weitaus größere Teil (ungefähr $^3/_4$) der Dämpfe aus Benzol.

Da nun in allen Industrien der Gefährdung durch Verdampfung des Materials die ausschlaggebende oder die alleinige Rolle zufällt, so ist bei Vorhandensein von Mischungen von Benzol und seinen Homologen zu berücksichtigen, daß der prozentuale Anteil des Benzols in den Dämpfen ein sehr viel größerer ist als in der Flüssigkeit.

Wir haben oben Benzin als ein Produkt der Petroleumdestillation erwähnt, dessen Wirkung eine ganz andere als die des Benzols und seiner Homologen ist, doch sei bemerkt, daß manche Benzine als Verunreinigung auch gewisse

Mengen von Benzol und seinen Homologen enthalten, die bei den meisten Benzinen bedeutungslos sind, aber in anderen doch Bedeutung haben können. Wir bringen hier aus einer Tabelle von H. ENGEL (Arbeitsschutz 1940, S. 137) von einigen handelsüblichen Benzinen die Verunreinigungen durch Benzol und seine Derivate in Gewichtsprozenten.

Tabelle 40.

Benzin aus	Benzol	Toluol	Xylol	Aromatische Kohlenwasserstoffe
Pennsylvania	0,1—0,15	0,4—0,8	0,6—1,5	1,44—2,3
Rußland (Grosny)	0,4	1,4	2,0	3,8
Rumänien.	1,8—2,9	4,5—6,0	4,2—6,0	11,1—15,7
Borneo	7,0	14,0	15,0	36,0

Das Benzol wird durch trockene Destillation von Kohle gewonnen, und zwar ursprünglich als Nebenprodukt der Kokserzeugung. Es wurden aus 100 kg Kohle 1 kg Benzol oder seine Homologen gewonnen.

Es kann aber auch dadurch gewonnen werden, daß das in Gaswerken erzeugte Leuchtgas von seinem Benzolgehalt befreit wird — diese Gewinnung war in Italien und Frankreich vorgeschrieben, um dem Benzolmangel dieser Länder abzuhelfen.

Nach ETHEL BROWNING sind bei Benzol *zwei gewerbehygienisch verschiedene Gebiete* zu unterscheiden:

1. wo es in großen Mengen, meist in geschlossenem System von Röhren und Kesseln, gehandhabt wird: bei der Destillation von Kohle und Kohlenteer; zur Mischung mit Kraftstoffen für Motore; in der chemischen Industrie. Dort besteht vor allem die Gefahr akuter Vergiftung, aber auch chronische Vergiftungen können vorkommen.

2. In einer großen Anzahl von Industrien wird Benzol als Lösungs- oder Verdünnungsmittel verwendet. Es kann dort vor allem Anlaß zu chronischen Vergiftungen geben, aber unter besonderen Umständen auch zu akuten. Dazu gehören z. B.: Gummiindustrien; vor allem als Lösungsmittel für Gummiklebstoffe, die verwendet werden in der Schuhindustrie, zum Verschluß von Konservenbüchsen, bei der Erzeugung und Reparatur von Gummireifen für Autos; in der Erzeugung von künstlichem Leder, in Färbereien und Reinigungsanstalten für Stoffe und Kleider; in der Erzeugung von Farben und Lacken, Gefährdung auch bei deren Anwendung, insbesondere beim Farbspritzen; in der Flugzeugindustrie bei Erzeugung und Gebrauch wasserdichter Lacke, in der Linoleum- und Celluloidindustrie, bei der Erzeugung von künstlichem Dünger und von Leim, in elektrischen Werken, in chemischen und pharmazeutischen Betrieben, ferner beim Tiefdruckverfahren.

Über die *Häufigkeit der beruflichen Benzolvergiftung* verläßliche Daten zu bekommen, ist unmöglich. Es können hier nur einige Daten aus den Berichten verschiedener Länder, zum Teil aus Berichten über die Entschädigung von Berufskrankheiten, gebracht werden.

Englische Gewerbeinspektoren meldeten z. B.:

Tabelle 41.

	Fälle	Darunter Todesfälle		Fälle	Darunter Todesfälle
Akute Vergiftungen			*Chronische Vergiftungen*		
1923—1929	18	10	1925—1929	2	—
1930—1939	10	6	1930—1939	11	2
1940—1950	40	12	1940—1950	12	7

Relativ mehr Fälle weist Belgien auf: 1934—1938 76 Fälle, darunter 11 tödliche. In Deutschland sind berichtet worden:

Tabelle 42.

	Fälle	Zum erstenmal entschädigt	Darunter Todesfälle
1926—1930	211	15	3
1931—1935	256	28	14
1936—1937	330	31	3
1950—1951 (Bundesrepublik) .	278	37	7

Über Frankreich berichtet V. RAYMOND (1947), daß die Zahl der tatsächlich vorgekommenen Fälle nicht bekannt sei, aber nach dem Gesetz vom 25. 10. 1919 wären gemeldet worden:

1931—1937 . . 92 Fälle   1938—1941 . . 228 Fälle   1942—1945 . . 407 Fälle

Es muß dazu aber bemerkt werden, daß unter den deutschen Zahlen sich einerseits sehr häufig durch Benzol veranlaßte Hautkrankheiten befinden und daß unter den chronischen Vergiftungen auch viele Falschmeldungen mitgezählt werden. In Preußen (für ganz Deutschland sind solche Zahlen nicht erhältlich) wurden 1929—1933 nur 44% der gemeldeten Fälle von den nachuntersuchenden Ärzten anerkannt; schließlich aber ist zu berücksichtigen, daß nur die Fälle, deren Arbeitsunfähigkeit länger als 13 Wochen, nach späteren Bestimmungen länger als 8 Wochen, noch späteren länger als 45 Tagen dauerte, von der deutschen Unfallversicherung entschädigt werden und daher in der Statistik der entschädigten Fälle erscheinen, während für die früher ausgeheilten Fälle die Krankenversicherung sorgt.

Bemerkenswert ist, daß häufig regelrechte „Epidemien" von chronischen Vergiftungen vorkommen, d. h. daß in Betrieben, in denen mit Benzol gearbeitet wird, es zu gehäuften Erkrankungen kommt. Das Bekanntwerden eines Falles führt unter Umständen zur Entdeckung zahlreicher anderer Fälle. Sowie eine Benzolvergiftung gemeldet wird, sollte von den Gewerbeärzten stets die ganze Arbeiterschaft des Betriebes untersucht werden.

Schon der erste Autor, der über Benzolvergiftungen berichtete, SANTESSON (1897), stellte in einem Betrieb 8 Fälle, darunter 4 tödliche, durch Gebrauch von Gummizement fest. Aus der folgenden Zeit seien nur einige Beispiele angeführt:

DIMMEL (Österreich) stellte (1931) unter den Arbeitern einer Präservativfabrik, nachdem ein Todesfall bekannt geworden war, 4 weitere Todesfälle, 15 schwere und 46 leichte Vergiftungen fest.

Frankreich: AGASSE-LAFONT (1932): In einer Fabrik verursachte der Gebrauch eines neuen Zements unter 120 Arbeitern 8 tödliche, 32 schwerere und leichtere Vergiftungsfälle.

Deutschland: PABST (1937): Durch Gummizement 3 schwere, 6 leichte Fälle. —
USA.: GREENBURG und Mitarbeiter (1939): In einem Tiefdruckbetrieb 32 ernste, 43 Frühfälle. — WILSON (1942): In einer Fabrik von künstlichem Gummi 3 tödliche, 32 ernstere, 83 leichtere Fälle.

Nicht selten ereignen sich auch 2 oder 3 akute Vergiftungen bei derselben Gelegenheit, insbesondere dadurch, daß ein Mann in einem Kessel oder Tank bewußtlos wird, ein oder zwei andere sich um seine Rettung bemühen, deren Vergiftung unter Umständen schwerer ist als die des zu Rettenden, weil sie infolge der körperlichen Anstrengung tiefer atmen und so mehr Benzol aufnehmen. Die Aufnahme des Benzols in den Körper erfolgt, abgesehen von zufälligem oder absichtlichem Verschlucken, ausschließlich durch die Atmungsorgane.

LAZAREW, BRUSSILOWSKAJA, LAWROW (1931) konnten zwar nachweisen, daß durch Eintauchen von Ohr und Pfötchen von Kaninchen Benzol in deren Blutkreislauf aufgenommen wurde, dabei aber war die Haut der genannten Organe durch Benzol schwer geschädigt worden, die Aufnahme erfolgte nicht durch unverletzte Haut. A. N. CESARO (1946) hat durch Versuche am Menschen (Einwickeln eines Armes in benzolgetränkte Watte, Verbringen des ganzen Körpers — mit Ausnahme des Kopfes — in einen mit Benzoldämpfen gefüllten Kasten) nachgewiesen, daß auf diese Weise, also *durch die intakte Haut keine Aufnahme von Benzol* in den Organismus erfolgt; es konnte weder in der Ausatmungsluft Benzol, noch im Urin eine relative Verminderung der anorganischen Sulfate gefunden werden.

Welches ist die *Wirkung verschiedenen Gehaltes der Luft an Benzol auf den Menschen?*

Erwähnt seien zunächst eine Anzahl von Tierexperimenten über die Reaktion verschiedener Tierarten auf Benzoldämpfe. Die tödliche Konzentration beträgt für Mäuse 14000 p.p.m. (LAZAREW 1929), für Hunde 46000 p.p.m. (LUIG), für Katzen 53000 p.p.m. (LEHMANN 1912), Werte, die uns ganz allgemein zeigen, wie falsch es ist, Zahlen aus Tierexperimenten direkt auf den Menschen zu übertragen.

FLURY bringt die folgende Tabelle für die Wirkung auf den Menschen:

Tabelle 43.

$^1/_2$—1 Std können ertragen werden	. . . . .	3000 p.p.m.,
Gefährlich werden nach $^1/_2$—1 Std	. . . . .	7500 p.p.m.,
Tödlich sind nach 5—10 min	. . . .	20000 p.p.m.

„Mechanical Engineering" (1935) bringt (zit. nach E. BROWNING) folgende Daten:

Tabelle 44.

	Konzentration der Benzoldämpfe in Luft p.p.m.
Tödlich in kurzer Zeit	19000
Gefährlich bei Ausgesetztsein für $^1/_2$—1 Std	3000
Höchste zulässige Konzentration für $^1/_2$—1 Std . . .	3130—4700
Leichte Symptome nach einigen Stunden	1570—3130
Höchste zulässige Konzentration	100

Der Bestimmung des Wertes höherer Benzolgehalte, die akute Vergiftungen verursachen, kommt kaum praktischer Wert für die Verhütung zu — denn solche Vergiftungen entstehen immer durch unvorhergesehene Ereignisse (Undichtwerden eines Rohres oder Verschlusses oder durch Befahren eines Tanks, indem sich noch während der Anwesenheit des Arbeiters weitere Benzoldämpfe entwickeln).

Auch bei Verhältnissen, die zur Entstehung chronischer Vergiftungen führen, darf die Bedeutung einmalig vorgenommener Luftuntersuchung nicht überschätzt werden. Die Luftuntersuchung muß wiederholt und an den verschiedensten Stellen des Arbeitsraumes vorgenommen werden.

Untersuchungen wie z. B. die von GREENBURG und Mitarbeitern haben gezeigt, wie verschieden die Verhältnisse schon in einem und demselben Raum sein können: 11 Proben aus dem Druckraum einer Tiefdruckdruckerei zeigten Werte zwischen 50—1060 p.p.m., 24 Proben in dem entsprechenden Raum eines anderen Betriebes 24—675 p.p.m., 9 von BOWDITCH und ELKINS (1939) in einer Kunstlederfabrik entnommene Proben ergaben einen Durchschnittswert von 200 p.p.m., wenn aber dort eine bestimmte Arbeit verrichtet wurde, 380 p.p.m.

R. und A. Fabre (1948) stellten in einem Arbeitsraum die Änderungen des
Benzolgehaltes der Luft während eines Arbeitstages und die entsprechenden
Änderungen im Blute eines dort seit 17 Jahren beschäftigten Arbeiters fest:

Tabelle 45.

	Benzolgehalt des Blutes mg/l		Benzolgehalt der Luft g/m³
8 Uhr (vor der Arbeit)	0,15	8³⁰ Uhr	0,04
9 Uhr	0,40	11³⁰ Uhr	0,06
11³⁰ Uhr	0,80	15³⁰ Uhr	0,088
17³⁰ Uhr	0,90	17³⁰ Uhr	0,088

Um Vergleiche der verschiedenen Zahlenangaben zu ermöglichen, sei bemerkt,
daß ein Benzolgehalt der Luft von 1 mg/l = 313 p.p.m. (= 0,0313 Vol.-%) ist,
daher 0,04 g/m³ = 12,5 p.p.m.; 0,088 g/m³ = 27,5 p.p.m.

Bedeutungsvoll sind in obiger Tabelle nicht so sehr die absoluten Werte als
das Ansteigen des Benzolgehaltes der Luft auf mehr als das Doppelte im Laufe
eines Tages und des Benzolgehaltes des Blutes auf das Sechsfache.

Das Benzol-Committee des (USA.) National Safety Council sah pathologische
Befunde bei Arbeitern, die in einem Raum mit 90 und 100 p.p.m. arbeiteten. —
C. E. A. Winslow (1927) und L. Greenburg (1926) glauben, daß ein beträcht-
liches Risiko selbst bei Konzentrationen unter 100 p.p.m. besteht. — M. Bowditch und H. B. Elkins schlugen 75 p.p.m. als höchstgestattete Menge vor.
Dieser Anregung folgt das Massachusetts Department of Labor (1945), während
die Division of Industrial Hygiene of the New York State Department of Labor
50 p.p.m. als gestattete Grenze annimmt.—W. A. Cook (1945), dem wir diese Daten
entnehmen, meint, daß man *im allgemeinen* dazu kommt, *Werte unter 50 p.p.m.
zu empfehlen.* MAC 1954 (s. S. 12) ist 35 p.p.m. — Wir würden uns aber Hunter
(1939) anschließen, der meint, daß ,,es *zweifelhaft* ist, *ob irgendeine Konzentration
von Benzol,* die den Nullpunkt überschreitet, *für lange Zeit unschädlich ist".*

Ich möchte dabei betonen, daß bei Beurteilung der Gefährdung nur der
Gehalt der Luft an Benzol in Betracht gezogen werden darf, nicht so sehr der
Benzolgehalt des verwendeten Materials. Der englische Gewerbeinspektorenbericht von 1924 veröffentlicht eine Untersuchung: der verwendete Gummizement enthielt nur 5% Benzol, aber der Gehalt der Luft war 100 p.p.m.

Akute Benzolvergiftungen kommen vor allem durch Arbeiten in geschlossenen
engen Räumen, in Tanks und Kesseln zustande. Wie groß die Gefährdung in
Behältern ist, die früher Benzol enthielten, zeigen deutsche und englische Ge-
werbeinspektorenberichte. Wiederholtes Füllen eines Tanks mit Wasser, Durch-
blasen von Luft, Durchspülen von heißem Wasser, Offenstehenlassen selbst
für 10 Tage, konnte nicht den Tod von Leuten verhindern, die nach allen diesen
Vorkehrungen im Innern arbeiteten. Es scheint, daß die Krusten und Beläge,
die sich an den Wänden gebildet hatten, beim Versuch, sie zu entfernen, Benzol
freigaben. Arbeiten in solchen Tanks sollten nur verrichtet werden mit einer
Gesichtsmaske, in die Luft eingeblasen wird, und bei Anwesenheit eines zweiten
Mannes, der außerhalb des Tanks stehend, den ersteren beobachtet. Dieselbe
Gefahr wie beim Reinigen besteht beim Anstreichen so enger Räume mit benzolhaltiger Farbe. — Auch über solche Fälle berichten Gewerbeinspektoren, ferner
Koppenhöfer (1935): Ein Mann arbeitete 50 min in einem Kessel, in den er
ein offenes Gefäß mit 2,5—3 Liter Benzol mitgenommen hatte; er machte eine
halbe Stunde Pause, kehrte in den Kessel zurück und wurde nach ungefähr
55 min tot aufgefunden.

Es sei noch hinzugefügt, daß es bei solchen Arbeiten auch zu Explosionen kommen kann, wenn die Dämpfe durch einen Schneidebrenner oder eine Zigarette entzündet werden (Bericht der Preußischen Gewerbemedizinalräte 1928).

Aber auch in *gewöhnlichen Arbeitsräumen* können bei Fehlen entsprechender Ventilation *plötzliche Todesfälle* vorkommen. Solche sind bei der Arbeit an Streichmaschinen in Gummifabriken beobachtet worden. Ein Mann, der an einer solchen Maschine 9 Wochen gearbeitet hatte, fiel, bei ihr stehend, plötzlich tot um, unmittelbar nach ihm ein zweiter, während ein dritter Mann nur schwindlig wurde (Niederländischer Gewerbeinspektorenbericht 1916).

Die *akute Vergiftung* wird oft, aber nicht immer *eingeleitet* durch ein Gefühl von Schwindel, Kopfschmerz, Schwäche, in anderen Fällen durch ein Gefühl von Trunkenheit und Euphorie, diese letztere täuscht über die Gefahr hinweg (SYMANSKI 1938). Die Zeit zwischen Eintritt der Bewußtlosigkeit und des Todes scheint eine sehr kurze zu sein. Das zeigt uns die häufige Vergeblichkeit baldigst vorgenommener Wiederbelebungsversuche. Es scheinen Unterschiede zu bestehen in der individuellen Empfindlichkeit, aber vor allem auch in der eingeatmeten Menge, die bei Verrichtung schwerer Arbeit wegen der damit verbundenen lebhafteren Atmung eine größere ist. Dieser letztere Umstand ist wohl die Erklärung dafür, daß in mehreren Fällen der ursprünglich Verunglückte, obgleich er länger der Giftwirkung ausgesetzt gewesen war, wiederbelebt werden konnte, während der Retter zugrunde ging (A. HAMILTON 1949).

In der Regel erholen sich Leute, die aus der Benzolatmosphäre noch lebend herauskommen, schnell und für dauernd. Aber es sind auch andere Vorkommnisse, *verspätete Todesfälle*, beobachtet worden: Männer, die den mit Benzoldämpfen erfüllten Raum selbständig verließen und gleich darauf (SURY-BIENZ 1888) oder 10 min später starben (LEWIN 1907), auch auf dem Heimweg, oder selbst Stunden oder Tage später: Ein Mann wurde bewußtlos, erholte sich nach künstlicher Beatmung, wurde bald darauf wieder bewußtlos. Am Abend des nächsten Tages ging er mit ein wenig Kopfschmerzen, aber sonstigem Wohlbefinden wieder zur Arbeit, arbeitete die Schicht durch, starb dann während der zweiten Nachtschicht, obwohl keinerlei Anhaltspunkte für neuerliche Vergiftung vorlagen (englische Fabrikinspektoren 1918). L. H. NAHUM und H. E. HOFF (1934) glauben auf Grund von Tierexperimenten solche Fälle dadurch erklären zu können, daß Benzol zum Freiwerden von Adrenalin führt und das Myokard gegen dessen Wirkung empfindlich macht; der Tod kann dann plötzlich durch Kammerflimmern eintreten.

ROSSMANN (1947) berichtet über einen Arbeiter, der tief bewußtlos, Pupillen weit und starr, Reflexe nicht auslösbar, Puls regelmäßig, tonisch-klonische Krämpfe, Blutdruck 220, nach 45 min wieder zu sich gekommen war. Er zeigte am nächsten Morgen irregulären Puls, im EKG Vorhofflattern. Am folgenden Tage war die Herztätigkeit normal; es entwickelte sich aber eine bullöse Dermatitis. Diese führt der Autor — da Benzol selbst nur kleine Bläschen hervorruft — auf eine Verunreinigung zurück.

Bei einem Mann, der sich einen Ärmel seines Rockes mit einem benzolhaltigen Kraftstoffgemisch übergossen hatte, trat nach kurzer Zeit Brennen, Jucken und starke Hautrötung auf — die Hauttestprobe zeigte starke Überempfindlichkeit gegen Benzol (NUCK 1933).

Auch in Fällen, in denen nicht schwere und bedrohliche Folgen auftreten, bleiben manchmal für *einige Stunden oder Tage Beschwerden zurück:* Oppressionsgefühle und Zittern; auch Herzbeschwerden können einige Wochen bestehenbleiben. Es wird auch über Fälle berichtet mit Erbrechen, Übelkeit und Schwäche in den Beinen, die mehrere Tage anhalten, auch allgemeine Schwäche und

Nervosität durch einige Monate. Stiefler (1928) berichtet, daß 4 Monate nach einer mittelschweren Vergiftung typische epileptische Anfälle auftraten, die nach 4—5 Monaten wieder verschwanden, aber eine geistige Langsamkeit und Vergeßlichkeit bestand weiter.

V. M. Parodi und T. Corbella (1948) berichten über einen Fall, bei dem nach kurzdauernder akuter Benzolvergiftung einige Tage außer Krämpfen eine Akrocyanose und Akroparästhesien und Parästhesien im Gebiet des Ischiadicus bestanden.

Es liegen mehrere *Autopsien akuter Vergiftungen* vor, von denen die ausführlichste und genaueste die Koppenhöfers ist (1935). Es wurde flüssiges, dunkelrotes Blut gefunden und punktförmige Ekchymosen in der Pleura, den Meningen, im Darmtrakt und hochgradige Hyperämie in allen Organen. Bei der Autopsie, die ungefähr 24 Std nach dem Tode vorgenommen wurde, entströmte der durchschnittenen Muskulatur, aber noch stärker den Körperhöhlen ein typisch aromatischer Geruch, der besonders stark beim Öffnen der Dura bemerkbar war. Auch bei einer Autopsie, die Martland (veröffentlicht von A. Hamitton, 1925) unmittelbar nach dem Tode vornahm, konnte dieser Geruch festgestellt werden, jedoch nicht in anderen ebenfalls von Martland unmittelbar nach dem Tode vorgenommenen Obduktionen (Hamilton 1925, 1931) und in anderen Obduktionsfällen (Buchmann 1911, Heffter 1915, Floret 1926 u. a.). Er scheint demnach selbst bei relativ bald nach dem Tode vorgenommenen Autopsien nicht immer wahrgenommen zu werden. Was den anatomischen Befund aber anbelangt, so weisen Ziel (1925) und Floret darauf hin, daß das Bild dasselbe ist wie bei Tod durch Ersticken.

Wertvoll für die Diagnose war die chemische Untersuchung. Koppenhöfer fand in allen Organen Benzol: im Gehirn 7,5 mg-%, Leber 5,3 mg-%, Lunge 5,5 mg-%, rechte Niere 10,3 mg-%, linke 14,0 mg-%.

Chronische Benzolvergiftungen. Es wird von mehreren Autoren, (unter anderen Dimmel 1932) berichtet, daß bei Vorhandensein hoher, aber doch nicht zu ernster akuter Vergiftung führenden Benzolgehaltes in der Luft des Arbeitsraumes schon in den ersten Tagen Kopfschmerzen, Übelkeit, Erbrechen, Schwindel auftreten. Bei Vorhandensein geringerer Mengen leiden Arbeiter meist wochen- oder monatelang vor Auftreten ernster Erscheinungen an diesen Beschwerden. Diese Symptome, die F. Borbély (1946) „Pränarkosekatersyndrom" nannte, sind wohl als Folge subakuter Vergiftung anzusehen; in vielen anderen Fällen aber gehen den durch Blutveränderung hervorgerufenen Erscheinungen keinerlei andere voraus oder werden wenigstens von den Erkrankten nicht beachtet und nicht angegeben.

Die Dauer der Arbeit, die den Blutveränderungen vorangeht, ist eine sehr verschiedene, hängt gewiß einerseits von individueller Empfänglichkeit ab und diese letztere wieder von Ernährungsverhältnissen und interkurrenten anderen Erkrankungen (s. später).

Unter den von Dimmel untersuchten Arbeiterinnen fand sich eine, die schon nach 2 Wochen Arbeit 4 Mill. rote und 4000 weiße Blutkörperchen, also deutliche Blutveränderungen zeigte. Die englischen Gewerbeinspektoren berichten 1939 über einen Mann, der nach 10tägiger Arbeit erkrankte. Im allgemeinen aber werden die ersten ernsteren Erscheinungen der chronischen Benzolvergiftung (Blutveränderungen) nicht früher als 2—4 Monate nach Beginn der Arbeit zu beobachten sein; die meisten Vergiftungen scheinen mir nach 2—7monatiger Exposition aufzutreten.

Andererseits wird über viele Fälle berichtet, in denen die Vergiftung erst nach mehrjähriger Arbeit auftrat. Fälle mit sehr langer Exposition vor dem Eintritt der Erkrankung werden berichtet von Tzanck und Mitarbeitern (1937) (13 Jahre),

EMILE-WEIL und PERLES (1940) (15 Jahre), AUBERTIN und DUHOWSKY (1940) (17 Jahre). Mindestens in dem letzterwähnten Fall ist es eine Infektion, die den Ausbruch der Erkrankung herbeiführte (s. weiter unten), aber der englische Gewerbeinspektorenbericht 1943 berichtet über eine tödliche Erkrankung nach $19^1/_2$ Jahren ohne eine vorangegangene Infektion zu erwähnen.

FAVRE-GILLY, MOREL, BRUEL (1948) berichten über einen Mann, der nach 10jähriger Benzolarbeit wegen Blutveränderungen für einige Zeit die Arbeit aussetzte, dann aber weiterarbeitete und nach 3 Jahren ernstlich erkrankte.

Die zitierten Fälle — und so manche andere der Literatur — scheinen mir sichergestellt. Bei anderen Angaben (HEIM DE BALSAC und Mitarbeiter 1940, LAMY und Mitarbeiter 1939, H. SCHNEIDER 1930) haben die Verfasser die Gesamtdauer der Arbeit in den Betrieben angegeben, aber übersehen, daß die gefährdende Substanz erst im Laufe der letzten Monate in den Betrieben eingeführt wurde.

Viel merkwürdiger und bedeutungsvoller als die Tatsache, daß manche Arbeiter erst nach jahrelanger Arbeit erkranken, ist die Tatsache, daß kürzere, aber selbst *sehr lange Zeit nach Aussetzen der Benzolarbeit noch Vergiftungserscheinungen auftreten können.*

In Fällen, in denen die Erkrankung mehrere Monate nach Aufhören der Benzolarbeit auftrat, mögen Blutveränderungen schon zur Zeit des Aussetzens der Arbeit vorhanden gewesen, aber nicht beachtet worden sein. Man kann aber derartiges wohl kaum für mehrere Jahre später einsetzende Krankheiten annehmen.

L. SELLING und E. E. OSGOOD (1935) haben 54 Fälle aus der Literatur zusammengestellt, (meist Gummiarbeiter) bei denen die Erscheinungen der aplastischen Anämie sich erst 2 Wochen bis 35 Jahre nach Aufhören der Exposition entwickelten.

M. DUVOIR und L. DÉROBERT (1942/43) berichten Derartiges über 2 Arbeiterinnen: bei der einen traten Blutveränderungen 7 Monate nachdem sie die Benzolarbeit eingestellt hatte, auf; bei der anderen traten 16 Monate später Blutveränderungen, Nasenbluten, Fieber auf und führten in wenigen Tagen zum Tode.

L. M. MEYER und V. GINSBERG (1942): 48jähriger Mann. Vor 10 Jahren durch 1 Jahr starke Exposition. *9 Jahre später* erkrankte er mit Blässe, Lymphdrüsen in der Achselhöhle tastbar, Lebervergrößerung, Fieber, Hämoglobin 45%, rote Blutkörperchen 1,5—2 Mill., weiße 1700—3000, Lymphocyten 60—80%, keine (?) Thrombocyten, dann Purpura, Blutbrechen, Tod.

Sehr häufig scheint es ein interkurrenter Eiterungsprozeß oder sonst ein infektiöser Prozeß zu sein, der noch Jahre nach Aufhören der Benzolarbeit den Ausbruch schwerer Vergiftungserscheinungen auslöst oder verschlimmert.

So berichtet HUNTER (1939) über einen 54jährigen Mann (Fall 79), der 3 Jahre starker Benzolwirkung ausgesetzt war. Juni 1937 hatte er 3,6 Mill. Erythrocyten und 5200 weiße Blutkörperchen je Kubikmillimeter, von da an war er Benzol nicht ausgesetzt; Januar 1938 hatte er 4,4 Mill. Erythrocyten, 6300 Leukocyten, keinerlei Symptome oder Beschwerden, bis er Herbst 1938 eine leichte Erkältung und Grippe durchmachte. Dann trat Schwäche auf, die sich rasch verschlimmerte und ihn nach $2^1/_2$ Wochen zwang, ins Krankenhaus zu gehen. 28. 10. 38: 2,4 Mill. rote, 3300 weiße Blutkörperchen. Die Erythrocyten zeigten erhebliche Abweichungen in Größe und Form. 30. 11. 38: Hämoglobin 45%, 1,46 Mill. rote, 1600 weiße Blutkörperchen. 2. 1. 39 Exitus.

HUNTER (Fall 32): Hörte mit mehrjähriger Benzolarbeit Februar 1936 auf. Hatte 1934 an einem pustulösen Hautausschlag gelitten. April 1937 Wiederauftreten des Ausschlags. 26. 7. 37 „Hitzschlag", darauf Schüttelfrost; Temperatur bis 40° C. Eitriger Hautausschlag. Krankenhausaufnahme 31. 7. 37. 3,7 Mill. rote, 2300 weiße Blutkörperchen. Septischer Verlauf. Tod 27. 8. 37.

Es ist schwierig zu sagen, woher der verderbliche Einfluß selbst leichter infektiöser Prozesse rührt: ob die bestehende Benzolschädigung durch ihren die

Erzeugung weißer Blutkörperchen im Knochenmark hemmenden Einfluß den
Widerstand gegen Infektionen schwächt und so deren Erreger eine tödliche
Erkrankung herbeiführen, oder ob die durch die Infektion vergrößerte Inan-
spruchnahme von weißen Blutkörperchen den Zusammenbruch des Knochenmarks herbeiführt und so den verderblichen Einfluß der Benzolwirkung beschleunigt.

Daß die Wirkung des Benzols keineswegs mit Aufhören der Exposition aufhört, war
— wie hier erwähnt sei — einer der Gründe, warum seinerzeit die Versuche, Leukämie durch
Benzol zu heilen, aufgegeben werden mußten. Die höhere Zahl der Leukocyten, die für
Leukämie charakteristisch ist, ging unter Benzoleinverleibung zwar meist zurück, aber in
einigen Fällen ging beim Aufhören der Benzolverabreichung das Sinken der Leukocyten
weiter und deren Zahl fiel unter die Norm. Einige der Patienten starben zwar nicht an
Leukämie, aber an aplastischer Anämie (d. h. durch Benzolvergiftung).

Wenn auch durch verläßliche Beobachtungen festgestellt ist, daß Schädigungen *in manchen Fällen erst nach jahrelanger Exposition auftraten*, wenn auch
sicher festgestellt ist, daß das Krankheitsbild sich in manchen Fällen erst Monate
oder Jahre nach Aufhören der Exposition entwickelt, so möchte ich doch darauf
hinweisen, daß bei Beobachtung von Fällen der ersteren Art sorgfältig untersucht werden muß, ob nicht in der letzten Zeit eine verstärkte Benzolaufnahme
stattgefunden hat und bei Vorkommnissen der zweiten Art gründlich danach
geforscht werden muß, ob nicht doch in letzter Zeit neuerlich Benzolaufnahme
erfolgt war.

Klinisches Bild. Die *Veränderungen*, die neben zunehmender Schwäche, aber
auch ohne deren Vorhandensein, dem Patienten besonders auffallend werden,
ihn beunruhigen und zum Arzt führen, sind meistens Blutungen: Nasenbluten,
bei Frauen verstärkte oder unregelmäßig auftretende Genitalblutungen, Blutungen aus dem Zahnfleisch, das Auftreten blauer Flecken und Blutergüsse in
das Unterhautzellgewebe auf geringe Traumen hin oder auch ohne solche,
Ekchymosen, in manchen Fällen auch Blutbrechen. In vielen Fällen — aber
keineswegs immer — findet man Gingivitis, die zu Geschwüren und eitrigen
Prozessen in der Mundhöhle sich steigern kann.

Als erstes Zeichen der Benzolvergiftung im Blute wird von verschiedenen
Autoren eine Zunahme der relativen Zahl der Lymphocyten, eine Lymphocytose,
angegeben, so von Teleky und Weiner (1924), S. Meyer (1931).

M. Hutchings, St. Drescher und Mitarbeiter (1947) gaben als Resultat
ihrer Untersuchungen unter den Leuten der kgl. Flugzeugfabriken an, daß unter
Benzolwirkung zunächst eine deutliche *Erhöhung der Hämoglobinwerte* auftrat,
eine Erhöhung der Zahl der Leukocyten und Lymphocyten, ferner eine deutliche
Abnahme der Zahl der Thrombocyten.

Greenburg, Mayers, Goldwater and Smith (1939) sind der Anschauung,
daß *Makrocytose* eines der frühesten Anzeichen der Benzolvergiftung ist. Danach
müssen wir zu dem Schlusse kommen, daß die allerverschiedensten Abweichungen
vom normalen Blutbild sowohl in bezug auf Zahl als auch Form als erste Erscheinungen der Benzolwirkung beobachtet werden.

In vielen Fällen scheint Thrombopenie die erste oder doch eine der ersten
und charakteristischsten Veränderungen im Blutbild zu sein. Aber in anderen Berichten (C. O. Oldfelt 1944) finden sich Fälle ohne Thrombopenie;
es besteht auch kein sicheres Verhältnis zwischen der Zahl der Thrombocyten
und dem Auftreten von Blutungen. So sah Hamilton (1931) keine Hämorrhagien bei starker Verminderung der Thrombocyten, ebenso Niculina und
Titowa (1934) starke Verringerung (bis herab zu 18530 Thrombocyten im
Kubikmillimeter) ohne Blutungen. Favre-Gilly und Mitarbeiter (1948) fanden
zwar die Zahl der Thrombocyten normal, aber die Thrombocyten waren

morphologisch verändert. Es waren unter ihnen große ovale mit zahlreichen Granula und der Tendenz miteinander zu verschmelzen. Man muß aber bei den Angaben der Literatur über Thrombopenien in Betracht ziehen, daß die Grenze des Normalen sehr verschieden angenommen wird (300000—750000) und daß die Zählung selbst technische Schwierigkeiten verursacht.

Schon das bisher Angeführte weist darauf hin, daß *das Blutbild der chronischen Benzolvergiftung kein einheitliches* ist, wie man noch Mitte der 20er Jahre annahm.

Das Komitee der (USA) National Safety Council (1926) war zu dem Schlusse gekommen, daß in dem rasch vorübergehenden ersten Stadium eine leichte Vermehrung der weißen Blutzellen zu beobachten sei, daß aber die Zahl der weißen Blutkörperchen bald rasch sinkt, dabei mag eine normale oder etwas vermehrte Zahl der roten Blutkörperchen für einige Zeit bestehen. Schließlich aber sind die blutbildenden Organe so schwer geschädigt, daß auch die Zahl der Erythrocyten sinkt und eine ausgesprochene Anämie entsteht, das *typische Bild einer aplastischen Anämie: Blutungen, Verringerung der Zahl der weißen und roten Blutkörperchen, absolute und relative Neutropenie und Thrombocytopenie.* Ein Sinken der Zahl der weißen Blutkörperchen sei so das erste charakteristische Symptom, es ginge im allgemeinen allen anderen Symptomen voraus und könne bei Personen vorhanden sein, die sonst normalen Blutbefund zeigen. Auch heute entspricht die große Mehrzahl der Befunde bei Benzolvergiftung der bisher gegebenen Beschreibung. Aber P. DELORE und BORGOMANO haben schon 1928 einen Fall von akuter Leukämie als Folge chronischer Benzolvergiftung beschrieben, einen ähnlichen Fall EMILE-WEIL 1932, E. H. FALCONER 1933 eine lymphatische Leukämie. A. HAMILTON schrieb schon 1931, daß es gerechtfertigt erscheint, zu glauben, daß weitere Studien über chronische Benzolvergiftung *ein weniger einseitiges Bild* geben werden als derzeit allgemein angenommen wird. PENATI und VIGLIANI stellten 1938 aus der Literatur Benzolvergiftungsfälle zusammen und legten dar, daß neben der typischen aplastischen Anämie auch andere Formen von Bluterkrankungen vorkommen. Eine Untersuchung (E. SCHWARZ und TELEKY 1941) der 1930—1939 veröffentlichten Fälle von ernster Benzolvergiftung zeigt uns 141 Fälle mit 61 Todesfällen, die dem alten Typus entsprechen, daneben aber 15 mit 6 Todesfällen von anderem Typus.

Mehrere Autoren unterscheiden *verschiedene Formen* der durch Benzol verursachten Bluterkrankung. E. WEIL (1933) unterscheidet:

1. Anämien (leichte und ernste Hyperchromie); 2. Benzol-Purpura (leichte Blutungen und Aleucia haemorrhagica) — dies ist die häufigste Form; 3. Benzol-Agranulocytose (latente und echte Agranulocytose); 4. Leukämie (akute und chronische).

F. PENATI und E. C. VIGLIANI (1938) unterscheiden aus der Literatur die Fälle schöpfend und klassifizierend:

1. Typische aplastische Anämien; 2. typische aplastische Anämien mit aktiver Hämopoiese, besonders im Knochenmark; 3. atypische Fälle von aplastischer Anämie mit myeloischer Hyperplasie und Metaplasie mit leukämischen Veränderungen, insbesondere in Milz und Leber; 4. einwandfreie chronische oder akute Leukämien, nicht selten als aleukämische erscheinend.

C. O. OLDFELT (1944) teilt die 38 von ihm beobachteten Fälle, die fast durchwegs leichter Natur sind, in:

Anämie + Leukopenie + Thrombopenie . . . . . 10 Fälle
Anämie + Leukopenie . . . . 12 Fälle
Anämie + Thrombopenie . . . . 1 Fall
Anämie (allein) . . . . 2 Fälle
Leukopenie (allein) . . . . 13 Fälle

Einige Beispiele von den wichtigsten Blutbefunden bei ernster Benzolvergiftung gibt uns die folgende Tabelle:

Tabelle 46.

	Hämoglobin %	Rote Blutkörperchen	Weiße Blutkörperchen	Polymorphkernige %	Thrombocyten	Bemerkungen
Normaler Mann	95—105	5500000	6000 bis 8000	62—70	200000 bis 300000	
Typische Fälle:						
HUNTER u. HANFLIG: Fall 4	40	1715000	1200	16	selten	Verschieden große Erythrocyten, starb 19 Tage später
ASKEY: Fall 2	29	1200000	3300	33	50000	Gebessert, Ende unbekannt
DIMMEL: Fall 3	60	3500000	5000	65	stark	
17 Tage später	20	1000000	350		vermindert	Starb am nächsten Tag
Fall 6	50	2360000	2650	56	3200	Erholt
Atypische Fälle:						
Myeloische Leukämie (ERF u. RHOADS: Fall 1)	44	2440000	35400	47		Starb 9 Monate später
Aleukämische Leukämie (MALLORY u. Mitarb.: Fall 19)	25	900000	5000 bis 12000	13—16		
Lymphatische Leukämie (FALCONER)	50—39	1530000	8100 bis 108300	62	68000	Lebervergrößerung, starb nach 4jähriger Krankheit
Myeloblastische Anämie (HUNTER: Fall 87)	41	2400000	57200	18		3 Jahre nach Exposition zusammen mit septischem Prozeß erkrankt, 17 Tage vor Tod

Außer diesen Änderungen in der Zahl der verschiedenen Blutelemente berichten mehrere Autoren über Änderungen in der Größe und Form der Erythrocyten; so sahen HUNTER und HANFLIG (1927), FAURÉ-BEAULIEU und LÉVY-BRUHL (1922) und H. HEIMANN und C. B. FORD (1940) Makrocyten als ein charakteristisches Zeichen an. GREENBURG und Mitarbeiter (1939) fanden unter den Kontrollpersonen nur 9,3% mit einer durchschnittlichen Größe der roten Blutkörperchen über 94 μ^3, unter den der Wirkung von Benzol ausgesetzten 46,77%. Viele Autoren fanden Poikilocytose und Anisocytose (WEINER-TELEKY), einige fanden vereinzelt Normoblasten, basophile und kernhaltige Zellen, andere eine erhöhte Zahl von Reticulocyten oder von Eosinophilen (CALAMITA). In den „typischen" Fällen ist die Zahl der Neutrophilen absolut und relativ verringert und sinkt in einzelnen Fällen herab bis zu wenigen Prozenten.

Es seien hier einige Beispiele der „atypischen" Blutschädigungen angeführt, vor allem aus der französischen Literatur, weil dort der gesetzliche Schutz der Benzolarbeiter später und zunächst wenig wirksam einsetzte und deshalb dort über zahlreiche und schwere Fälle aus neuerer Zeit berichtet wird.

P. EMILE-WEIL und S. PERLES (1940): 32jähriger Mann nach 15jähriger Benzolarbeit mit Müdigkeit und Gewichtsverlust erkrankt. November 1939 3,7 Mill. rote, 2400 weiße Blutkörperchen. 31. Januar 1950 äußerste Mattigkeit, Temperatur 39—41º C. Bronchitis diffusa, Zahnfleischblutungen. 3 Mill. rote Blutkörperchen, 36% Hämo, 32000 weiße Blutkörperchen. Punktion des Brustbeins bestätigt die Diagnose: akute Leukämie oder myelogene Leukämie im Begriffe sich in akute umzuformen. Tod in der darauffolgenden Nacht.

J. BOUSSER und S. TARA (1951): 68jähriger Mann, 1941—1947 dauernd Benzolarbeit, in den letzten 2 Jahren nur gelegentlich. Mitte 1947 anscheinend Ulcus ventriculi. Januar 1949 begann Schwäche, Abmagerung, Dyspnoe, Schwindel. 11. Juni 1949 Milz vergrößert, 1,93 Mill. rote, 148000 weiße Blutkörperchen. Neutrophile Myelocyten 27%, Metamyelocyten 19%, neutrophile Polynucleare 40%, eosinophile Polynucleare 4%, Lympho 1%, Leuko 3%. Benzol im Blute war November 1949 295 γ/100, im März 1950 222 γ/100. Oktober 1950 Verschlechterung, 1000—2000 weiße Blutkörperchen. 3. Dezember gestorben. Bei der Obduktion auch eine klinisch latent gebliebene Osteoporose verschiedener Knochen gefunden.

Dieselben Autoren berichten in einer späteren Arbeit über eine große Anzahl atypischer Fälle.

DULONG DE ROSNAY (veröffentlicht von den letztgenannten Autoren): 41jähriger Mann, arbeitete seit 15 Jahren in einem Raum unterhalb einer Druckerei, in der sich Benzoldämpfe entwickelten. 20. Februar 1947: 4,38 Mill. rote, 15000 weiße Blutkörperchen, 11% Lympho; 25. Mai 1949: 4,38 Mill. rote, 53500 weiße, 11% Lympho. Blutungszeit 2 min: 20 sec; Gerinnungszeit 11 min. Diagnose: myeloide Leukämie. Auf Bestrahlung Besserung. März 1951, obwohl seit Januar 1949 keine Exposition, 200 γ Benzol auf 1 Liter Blut.

NISSEN und OHLSEN berichten über einen Mann, der nach 6monatiger Arbeit mit Benzol an Erythromyelosis erkrankte. Die Autopsie zeigte hochgradig hyperplastisches Knochenmark, vergrößerte Leber und Milz.

GALAVOTTI und TROISI (1950) berichten über einen 43jährigen Mann, der bei der Erzeugung von Hexachlorocyclohexane, einem Insecticid, Benzol- und Chlordämpfen durch 5½ Monate ausgesetzt war. Er erkrankte mit Schwäche, Kopfschmerzen, Schwindel, Gewichtsverlust. Man fand ein systolisches Geräusch am Herzen, Vergrößerung der Leber und der Milz. Hämoglobin 45%, Erythrocyten 3,6 Millionen, weiße Blutkörperchen 4200. Vier Tage vor dem Tode war der Hämoglobingehalt auf 32%, die Zahl der roten Blutkörperchen auf 3,87 Millionen herabgesunken, die der weißen auf 175000 gestiegen.

Geben uns die obigen Ausführungen einen Einblick in die verschiedenen vorgeschlagenen Einteilungen und Bezeichnungen, so zeigt uns die Tabelle 46 deutlich die Verschiedenheit der Blutbilder, deren Klassifikation wohl mehr oder weniger willkürlich ist, und doch nicht in Übereinstimmung mit der Vielfältigkeit und Verworrenheit klinischer und pathologischer Prozesse. E. SCHWARZ, einer der besten Kenner der Blutkrankheiten führt, (1941) aus: ,,Heute entfernen wir uns von der strikten Klassifizierung der Blutkrankheiten auf Grund der darin eine besondere Rolle spielenden Blutelemente (EHRLICHS aplastische Anämie, SCHULTZ' Agranulocytose, FRANKS Aleukie usw.) und kommen zur Verwertung der Tatsache, daß in allen diesen Fällen regenerative Tätigkeit mit geringerem oder größerem Erfolg einsetzt und daß daraus sich Bilder ergeben, die abhängen von dem Verhältnis der regenerativen Tätigkeit zu den zerstörenden Wirkungen schädlicher Einflüsse." — ,,Aplastische Anämie bei chronischer Benzolvergiftung ist immer wieder und wieder festgestellt worden, aber die 4 Zeichen der Aplasie: Verringerung der roten und der weißen Blutkörperchen, subnormale absolute Zahlen der Lymphocyten bei starker Leukopenie und das Fehlen jugendlicher Elemente im Blut sind nicht zur selben Zeit und im selben Maße vorhanden. Relative Neutrophilie an Stelle von Lymphocytose, das Auftreten von mehr oder weniger unreifen Leukocyten oder spärlicher Normoblasten, ein hoher Färbeindex, eine Vermehrung der Reticulocyten oder Polychromasie — all das weist auf eine regenerative Tätigkeit .... Die Regenerationstätigkeit ist nicht verschwunden, aber sie kämpft dauernd mit der mehr oder weniger sichtbaren Wirkung des zerstörenden Einflusses des Giftes." ... ,,Alle die verschiedenen Blutbilder bei Benzolvergiftung, alle Schwankungen in ihrem Verlauf sind zu erklären aus dem Konflikt zwischen der zerstörenden Wirkung des Giftes und der diese kompensierenden Tätigkeit des Organismus. ... Es gibt keinen stärkeren Anreiz für Regeneration als die Produkte zugrunde gehender Zellen derselben Art." — Auch auf pathologische Vorgänge im Knochenmark wirken dieselben Umstände: „Entweder werden die Vorräte an neugebildeten Zellen immer wieder zerstört — dann ergibt sich ein hypo- oder aplastisches Knochenmark — oder die Regeneration überwiegt die Zerstörung, und das Ergebnis ist eine allmähliche Umbildung des aplastischen in das hyperplastische Knochenmark". ... „Der Ausbruch der Krankheit lange Zeit nach Aufhören der Exposition legt uns nahe, an eine tiefere und länger dauernde Veränderung in der biologischen Beschaffenheit der Zellen zu denken. — Die Umwandlung in akute Myelose und noch mehr das Vorkommen chronischer myeloischer oder lymphatischer Leukämie als Folge der Benzolexposition macht eine solche Anschauung — wenigstens für gewisse Fälle — wahrscheinlich." ... „Wir müssen aus alledem schließen, daß *selbst* in typischen Fällen das Bestreben der blutbildenden Gewebe vorhanden ist, die notwendigen Mengen (an Blutbestandteilen) aufrechtzuerhalten oder wieder herzustellen und daß die atypischen Formen jene sind, in denen dies Bestreben nicht gänzlich fruchtlos oder ins Abnorme gesteigert ist."

Außer diesen Veränderungen des Blutbildes bringt das Benzol nach Anschauung mehrerer Autoren (SANTESSON, LITZNER u. a.) auch *Änderungen in den Capillaren* hervor. Diese Auffassung stützt sich vor allem darauf, daß selbst bei Bestehen ernster Thrombopenie keine Blutungen beobachtet wurden, während andererseits auch bei normalen Thrombocytenzahlen Blutungen auftreten. Das RUMPEL-LEEDEsche Phänomen, das Auftreten von Petechien in der Ellenbeuge nach kurzdauernder Stauung durch Anlegen einer elastischen Binde am Oberarm ist in vielen Frühfällen zu beobachten. BORBÉLY hat eine andere, vielleicht etwas feinere Methode zur „Capillarresistenzbestimmung" angegeben: eine Saugglocke von 2 cm Durchmesser wird auf die Haut der Supra- oder Infraclaviculargegend gelegt und festgestellt, welcher Unterdruck innerhalb 1 min 1—2 flohstichartige Hautblutungen erzeugt. Dieser Unterdruck beträgt nach BORBÉLY normalerweise 15—20 cm Hg, zeigt aber erhebliche individuelle Unterschiede.

GREENBURG und Mitarbeiter prüften 169 Personen, wobei der Druck der Armbinde zwischen dem systolischen und dem diastolischen Blutdruck für 5 min gehalten und auf das Auftreten von Petechien in der Ellenbogenbeuge geachtet wurde. Diese traten auf bei 65% der dem Benzol Ausgesetzten, bei 78,7% jener Personen, bei denen die Diagnose auf Benzolvergiftung lautete, bei 55,3% jener, bei denen diese Diagnose nicht gestellt wurde und bei 25,7% der Kontrollpersonen. MITNIK und GENKIN fanden unter 12 Untersuchungen von Benzolvergifteten 3mal positiven Rumpel-Leede.

Eine andere Untersuchung, die mehrfach auch als diagnostischer Behelf herangezogen wurde, ist die *der Blutgerinnungs- und der Blutungszeit.* Normalerweise beträgt die Gerinnungszeit 4—5 min, die Blutungszeit 2—3 min.

DIMMEL, der 66 Fälle verschiedenen Grades beobachtete, kommt zu dem Schlusse, daß die Blutgerinnungszeit nicht erhöht sei, daß die Blutungszeit bei extremer Thrombopenie stark erhöht sei, sonst aber nicht oder nur zweifelhaft verändert. Unter HUNTERs 89 Fällen findet sich einmal die Bemerkung: Blutungszeit über 20 min, Rumpel-Leede positiv, dann sind Blutungszeiten von $4^1/_2$, 4, 4, $4^1/_2$ min, Rumpel-Leede 4mal positiv angegeben. — In zahlreichen anderen Fällen fehlen entsprechende Angaben.

L. O. ERF und O. P. RHOADS (1939) geben in einem tödlich verlaufenen Fall die Blutungszeit mit 12, die Gerinnungszeit mit 30 min an (der Kranke hatte zu dieser Zeit 84000 Blutplättchen), in einem anderen Fall die Gerinnungszeit mit 15 min; in einem weiteren: Blutungszeit 15 min, Gerinnungszeit 41 min.

GREENBURG und Mitarbeiter fanden unter 52 Kontrollpersonen die Blutungszeit bei 43 (82,7%) unter 2 min, bei 9 (17,3%) 2—4 min. Bei den dem Benzol ausgesetzten 105 Arbeitern war die Blutungszeit bei 55 (52,4%) unter 2 min, bei 45 (42,8%) zwischen 2—4 min, hingegen zeigen die Gerinnungszeiten keinen klaren Unterschied zwischen beiden Gruppen, nur daß unter den Kontrollpersonen nur eine eine Gerinnungszeit von über 16 min hatte, unter der dem Benzol ausgesetzten doppelt so starken Gruppe 4 Personen.

Zusammenfassend wollen wir sagen: *Es kommt allen diesen Erscheinungen, dem positiven Rumpel-Leede, der erhöhten Blutungszeit, der verlängerten Gerinnungszeit, wenn sie vorhanden sind, eine gewisse Bedeutung zu,* aber aus ihrem Nicht-Vorhandensein können keinerlei Schlüsse gezogen werden.

Ein wertvoller Behelf ist die *Punktion des Sternums* und die Untersuchung der so gewonnenen Knochenmarkszellen: dieses Bild zusammen mit dem Blutbild gestattet oft einen Schluß auf die Entwicklungstendenz der Erkrankung.

Ein weiterer diagnostischer Behelf ist die von YANT, SCHRENK und Mitarbeitern (1936) angegebene Bestimmung der im Urin enthaltenen Sulfate. Bei dem Benzol Ausgesetzten ist ein starker *Rückgang des prozentuellen Gehaltes an anorganischen Sulfaten in der Gesamtmenge der Sulfate im Urin* nachweisbar. Diese Veränderung geht dem Auftreten anämischer Veränderungen meist voran. Es können aber andererseits die Blutveränderungen vorhanden sein ohne die Änderung der Sulfate im Urin; denn diese letzteren Änderungen sind nicht Zeichen der Vergiftung, sondern Zeichen der Benzolaufnahme und gehen bald wieder zurück. Der Hauptzweck der Sulfatbestimmungen ist — wie die Verfasser betonen — ein gewerbehygienischer, nämlich der, die Größe der Exposition zu erkennen und dann zu verringern, nicht ein klinischer. Die Verfasser haben auch festgestellt, daß einzelne andere Dämpfe, so die von Äthylalkohol, Butanol und anderen, nicht die Änderung in der Sulfatausscheidung hervorrufen, aber umfassende Untersuchungen nach dieser Richtung wären notwendig.

Wir haben hiermit einzelne Symptome, deren Nachweis auch zur Diagnosenstellung dienen kann, erörtert. Über Diagnosenstellung selbst s. S. 283.

Ehe wir Bilder des *Ablaufes der Benzolvergiftung* geben, wollen wir auf einige andere Vorkommnisse eingehen. Da sind die durch Benzol hervorgerufenen *Hauterscheinungen*, die auf seiner fettlösenden Wirkung beruhen. Es sind Ekzeme und Bläschendermatitiden. LANDÉ und KALINOWSKI (1928) berichten über einen anderen Erscheinungen vorangehenden Hautausschlag an der Rückseite der Hand und im Nacken (s. auch S. 271).

Von den von OPPENHEIM (1930) berichteten Fällen kann mit voller Bestimmtheit gesagt werden, daß sie nicht durch Benzol, sondern durch gechlortes Naphthalin verursacht sind. Es sind typische Fälle von „Pernakrankheit".

Da in der Praxis kaum je reines Benzol verwendet wird, so müssen als ursächliche Momente auch Verunreinigungen, so Cyclopentadien (C_5H_6), die örtlich reizend wirken, in Betracht gezogen werden.

Bemerkenswert sind ferner — abgesehen von den oben bereits besprochenen Allgemeinerscheinungen — die von einzelnen Autoren beschriebenen *lokalisierten Erscheinungen von seiten des Nervensystems*, die anderen Erscheinungen der Benzolvergiftung vorangehen, manchmal auch länger bestehenbleiben.

A. ROSS-SMITH (1928) sah unter 30 Fällen von chronischer Benzolvergiftung 5 Fälle mit „neurotoxischer"Wirkung des Benzols, und zwar Taubheit und Kribbeln in den Händen, Armen, Füßen oder Beinen. Ähnliche Klagen brachten auch dem Benzol ausgesetzte, aber noch nicht erkrankte Personen vor. — FAURÉ-BEAULIEU und LÉVY-BRUHL (1922) berichten über eine Patientin, die neben den Blutveränderungen „sehr leichte" Pyramidensymptome darbot: Steigerung der PSR, Fußklonus beiderseits, Störung der Tiefensensibilität bei Intaktheit der oberflächlichen. — GOLDMANN (1930) berichtet über eine akute retrobulbäre Neuritis nervi optici, die er auf Benzol zurückführen zu können glaubt; doch scheint der Zusammenhang keineswegs sichergestellt. — DUVOIR, POLLET und ARNOLDSON (1938) berichten über eine 33jährige Frau mit 5jähriger Benzolarbeit: es bestand Anämie (1520000 rote, 9500 weiße Blutkörperchen) und ausgebreitete Polyneuritis vor allem in den unteren Extremitäten, PSR und Achillessehnenreflexe erloschen. Mäßige Muskelatrophie, zögernder

Gang. Andeutung von Stepperschritt. Die Autopsie ergab Sklerose und fettige Degeneration der Leber, in den Knochen Fettmark. — Die Autoren lehnen die Anämie als Benzolanämie ab, weil das Bild „nicht typisch" war, und ebenso auch die Polyneuritis und kommen zu der Anschauung, daß es keine Benzolneuritis gibt. Ich glaube aber nicht, daß man sich der Ablehnung der Blutveränderung als Benzolanämie anschließen kann und dadurch wird auch das Problem der in diesem Fall vorhandenen Neuritis ein anderes.

Sänger (1914) berichtet über „circumscripte Myelitis" nach Einatmen von Benzoldämpfen — anfangs spastische Parese beider Beine, Steigerung der Reflexe, Fehlen der Bauchdeckenreflexe, positiver Babinski, Nystagmus, allmähliche Besserung.

Die beiden letzt erwähnten Fälle, die wir der Vollständigkeit wegen bringen, scheinen nicht ganz geklärt. Eher sichergestellt scheint uns der Zusammenhang mit Benzolvergiftung bei den folgenden Berichten über epileptische Anfälle.

Albrecht (1932): Ein 35jähriger Mann erkrankt mit einem Anfall von Zuckungen, völliger Bewußtlosigkeit, Verwirrung. Nach 2 Wochen Wiederholung des Anfalls, Stauungspapille. Oppenheim und Babinski positiv, einige Tage Benommenheit. Nach 2 Wochen waren die Pyramidenbahnzeichen verschwunden, nach 1 Monat auch die Stauungspapille. In den folgenden 5 Jahren wiederholte, aber nicht sehr schwere Krampfanfälle. Hinzugefügt sei, daß die Benzolexposition vor der Erkrankung vollständig sichergestellt war. — Edith Korvin (1933): 21jährige Frau, seit 3 Jahren Benzoldämpfen ausgesetzt, seit 1 Jahr alle 6—8 Wochen Anfälle: zuerst feines Zittern der Hände und Knie durch mehrere Stunden, dann einige Minuten dauernde Bewußtlosigkeit mit Steifwerden des Körpers; seit Beginn der Erkrankung Kopfschmerzen, Mattigkeit, 5,5 Mill. rote, 2800 weiße Blutkörperchen, 260 000 Plättchen. Sonst neurologisch nichts Abnormales, Hysterie ausgeschlossen (?).

Sind auch manche dieser Fälle nicht vollkommen klargestellt, so scheinen derartige Vorkommnisse von seiten des Nervensystems doch erklärlich. T. Stenstam (1942) dürfte damit recht haben, daß sich nervöse Störungen gut durch kleine Blutungen (Purpura haemorrhagica) an verschiedenen Stellen des Nervensystems erklären lassen..

Auch Blutungen in die Retina und dadurch verursachte Sehstörungen können vorkommen. Renard, Cavigneaux und Mitarbeiter (1950) berichten über einen 44jährigen Mann, der nach 2jähriger Benzolarbeit erkrankte: 3,3 Mill. rote, 2900 weiße Blutkörperchen, davon Lympho- und Monocyten 52%. Zwei Monate später 4,15 Mill. rote, 3800 weiße, 125 000 Platelets, ausgesprochene Anisocytose. Klagt über vermindertes Sehvermögen. Im Augenhintergrund links, verstreut über die Retina, besonders in der Nähe der Papille Hämorrhagien. Die Veränderungen im Augenhintergrund verschwinden allmählich.

K. Humperdinck (1941) führt eine Pigmentcirrhose der Leber auf chronische Benzoleinwirkung zurück.

Verlauf. Was nun den Verlauf der Fälle mit chronischer Benzolvergiftung anbelangt, so scheint er in manchen Fällen mit Exposition zu hohem Benzolgehalt der Luft ein sehr rascher, so bei manchen der stark benzolhaltiger Luft ausgesetzten Frauen Dimmels (Zahlenangaben über den Benzolgehalt der Luft liegen leider nicht vor) (Fall 2 und 3):

27jährige Frau (Angaben über Beschäftigungsdauer nicht vorhanden) erkrankte am 6. 1. 30 mit Schnupfen, Fieber, Husten, kam mit scharlachartigem Ausschlag ins Krankenhaus: 5200 weiße Blutkörperchen. 18. 1. 2000 weiße, 3 Mill. rote Blutkörperchen. Temperatur 41,3, Hautblutungen, Nekrose am Zahnfleisch. Tod 21. 1.

23jährige Frau. Nach 4¹/₂ Monaten Arbeit erkrankt mit Magenbeschwerden Anfang Januar 1930. Haut- und Zahnfleischblutungen. 3,5 Mill. rote, 5000 weiße Blutkörperchen; seit 3. 2. Fieber; seit 5. 2. Verwirrungszustände, 6. 2. 1 Mill. rote, 350 weiße Blutkörperchen, keine Plättchen. 7. 2. Tod.

Doch kommen auch bei bedrohlichsten Befunden Fälle mit geradezu überraschender Erholung vor.

19jährige Arbeiterin. 4¹/₂ Monate Arbeit. 8. 1. 1930 Zahnfleischblutungen. 13. 1. 4,24 Mill. rote, 6300 weiße Blutkörperchen, Plättchen spärlich. Trotz Aussetzens der Arbeit und Behandlung Verschlechterung des Blutbildes. 28. 2. 2,67 Mill. rote, 1700 weiße Blut-

körperchen. Von Anfang März an rasche Besserung: 3. 4. 2,87 Mill. rote, 6000 weiße Blutkörperchen, 100000 Plättchen. (DIMMEL Fall 7).
Siehe unten Fall 6.

Auch bei leichter Vergiftung bessert sich aber öfters das Blutbild nur langsam. Arbeiterin: nach 4 Monaten Arbeit am 17. 1. 30: 2,3 Mill. rote, 6000 weiße Blutkörperchen — am 21. 3. 3,8 Mill. rote, 6800 weiße Blutkörperchen.

Häufig ist es, wie oben erwähnt, ein *fieberhafter oder septischer Prozeß*, der rasche Verschlimmerung und das Ende herbeiführt.

HUNTER: *Fall 1.* 48jähriger Mann, 12 Jahre Exposition. Nach 9 Jahren normaler Blutbefund, seit 1 Jahr Ermüdung, Gefühllosigkeit und Krämpfe in den Beinen. 1. 9. 35: 4,42 Mill. rote, 4500 weiße Blutkörperchen, Anisocytose und Poikilocytose, Mikro- und Makrocyten. Aus dem Krankenhaus entlassen bekam er Influenza und einen Absceß im Ohr. — 1,9 Mill. Erythrocyten. 14. 1. 36 Tod.

Bei einer großen Anzahl von leichteren, aber auch von schwereren Fällen tritt nach der Entfernung von der Benzolarbeit allmählich Besserung ein. Ich bringe Fälle von DIMMEL, weil diese zu den wenigen in der Literatur gehören, die 10 und 14 Monate nach dem Abklingen der Haupterscheinungen nachuntersucht wurden.

Fall 6. 19jähriges Mädchen. Nach 3monatiger Benzolarbeit Magenbeschwerden, Erbrechen; nach 4½ Monaten plötzlich Nasenbluten und Bluterbrechen. 12. 1. 30: 2,36 Mill. rote, 2650 weiße Blutkörperchen. Schwankungen des Blutbefundes. 7. 2. 2 Mill. rote, 1200 weiße Blutkörperchen. Dann allmähliche Besserung. Mitte März 1930 trat ein wesentlicher Umschwung ein. 13. 5. 4 Mill. rote, 5600 weiße Blutkörperchen, April 1931 3,5 Mill. rote, 5000 weiße Blutkörperchen. Nachuntersuchungen in den folgenden 2 Jahren zeigten zunächst noch kleine Hautblutungen, die erst 1 Jahr nach der Vergiftung ganz aufhörten. Nur leichte nervöse Beschwerden blieben.

Fall 14. 32 Jahre alte Frau. Nach 4wöchiger Benzolarbeit Magenbeschwerden und Brechreiz, dann Kopfschmerzen und Schwindel. Nach 2monatiger Arbeit Zahnfleischblutung. Später Nasenbluten und Petechien. Nach 5½ Monaten 3,13 Mill. rote, 3500 weiße Blutkörperchen. Allmähliche Besserung. 2. 4. 30 3,6 Mill. rote, 8400 weiße Blutkörperchen. April 1931 3,6 Mill. rote, 6700 weiße Blutkörperchen.

Auch von 15 ernsten Fällen DIMMELs hatten 7 noch nach 15 Monaten weniger als 5000 Leukocyten, 3 weniger als 4 Mill. rote Blutkörperchen.

Zeigen schon diese Zahlen, wie langsam sich die volle Wiederherstellung einstellt, so geht dasselbe auch deutlich aus der folgenden Tabelle 47 aus der Arbeit von L. GOLDWATER und TEWKSBURY (1941) hervor, die sich auf Tiefdruckarbeiteruntersuchungen unmittelbar vor und 2 bzw. 14 Monate und 2 Jahre nach dem Aufhören der Benzolverwendung bezieht. Sie zeigen uns, wie langsam selbst in mittleren und leichten Fällen die schädigende Wirkung des Benzols verschwindet.

In Fabrik A mit 108 untersuchten Personen waren 24 Monate nach Aufhören der Exposition 4 positiv, 8 Grenzfälle. Das zeigt, daß Blutschädigungen durch Benzol noch nach 2 Jahren bestehen können.

Tabelle 47.

	Untersuchung und Aufhören der Exposition	Wiederuntersuchung		
		positiv	Grenzfälle	negativ
Fabrik A. . . .	April 1938	Juni 1938		
Positiv[1] . . .	17	8	4	5
Grenzfälle[1] . .	16	6	3	7
Negativ[1] . . .	23	2	7	14
Fabrik B. . . .	April 1938	Juni 1939		
Positiv . . .	20	4	4	12
Grenzfälle . .	7	1	2	4
Negativ . . .	22	2	2	18

[1] „Positiv" bedeutet 4 Mill. Erythrocyten oder weniger, 5000 weiße Blutkörperchen oder weniger; „Grenzfälle" bedeuten 4,1—4,5 Mill. Erythrocyten, 5000—6000 weiße Blutkörperchen. „Negativ" bedeutet normaler Befund.

Es gibt in der Literatur auch mehrfach Berichte über Benzolvergiftungen, die sich durch Jahre mit wiederholten Anfällen hinziehen und zum Teil schließlich zum Tode führen. Darunter finden sich auch Fälle mit leukämischen Blutbildern.

Berichte der englischen Fabrikaufsicht 1934: Ein Mann erkrankte nach 4jähriger Arbeit mit Benzol, war ½ Jahr in einem Krankenhaus, verrichtete 1 Jahr lang benzolfreie Arbeit; dann wurde er wieder krank und starb nach 3 Monaten.

FALCONER (1933): Nasenbluten Januar 1924 — hörte mit der Benzolarbeit auf mit einem Leukocytenbefund von 3400; 21. 5. 24 vergrößerte Leber, 50% Hämoglobin, 1,53 Mill. rote, 8100 weiße Blutkörperchen. März 1926 13200 Leukocyten. Dezember 1927 108300 Leukocyten. Tod Februar 1928; lymphatische Leukämie.

STODTMEISTER (1941): 38 Jahre alter Mann erkrankte mit ernster Benzolvergiftung 1935. Obwohl er danach nicht mehr mit Benzol gearbeitet hatte, trat 1937 ein Rückfall ein, und nun hielt die Leukopenie an, so daß im Sommer 1939 die Leukocytenzahl nur 3000 war; erst im Frühjahr 1940 war der Blutbefund normal. Derselbe Autor erwähnt einen Mann, bei dem sich 10 Jahre nach Aufhören der Benzolexposition aplastische Anämie entwickelte.

E. R. HAYHURST und NEISWANDER (1931): Nach 5jähriger Exposition Schwäche. Die Exposition hörte am 15. 11. 26 auf. Am 14. 12. 26 Petechien; 900000 rote, 850 weiße Blutkörperchen. November 1927 normales Blutbild mit 7000 Leukocyten. Bis Juli 1931 zeitweise Petechien. Das Blutbild: 4,7 Mill. rote, 4700 weiße Blutkörperchen, 38% Polynucleäre.

Ganz eigenartig sind jene Fälle, in denen sich eine aleukämische Lymphomatose mit dem Bild der Lymphosarkomatose entwickelt.

BOUSSER, NEYDÉ, A. FABRE (1947) berichten über einen 42jährigen Mann, der 1941—1943 mit benzolhaltigen Farben gearbeitet hatte. Dann wurde er auf Grund einer Blutuntersuchung für 6 Monate zur Weiterarbeit für ungeeignet erklärt. Am 20. 3. 44 war der Blutbefund normal; er blieb aber weiter der Benzolarbeit fern. Im Oktober 1945 Cholecystotomie, von welcher eine Gallenfistel zurückblieb. Im Dezember 1946 wurde eine Polyadenopathie festgestellt bei normalem Blutbefund, später 3,4 Mill. rote, 10800 weiße Blutkörperchen: aleukämische Lymphomatose — 28 γ-% Benzol im Blut. 10.4.47 Exitus. Autopsie: Drüsen 228 γ-% Benzol, in der Milz 548 γ-%, im Knochenmark Spuren. Im Bauch (von September 1943 bis Dezember 1946 Latenzperiode?) eine große lymphosarkomatöse Masse.

Die lange Dauer des Leidens sowohl als auch das Auftreten nach langer Latenzperiode und die Rückfälle finden ihre Erklärung vielleicht durch den Benzolnachweis im Organismus noch Monate nach Aufhören der Exposition (s. S. 283).

Autopsie. Über den autoptischen Befund in akuten Fällen ist oben berichtet worden (S. 272).

Nach MALLORY und Mitarbeitern (1939) sind in chronischen Fällen die ausgesprochensten Veränderungen regelmäßig im Knochenmark zu sehen, aber auch Veränderungen im ganzen hämatopoetischen System. Von ihren 19 Fällen (14 Obduktionen, 5 Biopsien) zeigten nur 6 schwere Hypoplasie des Knochenmarks, kein Fall vollständige Aplasie; 3 zeigten annähernd normalen Zellengehalt, aber qualitative Abweichungen, 3 zeigten vermehrten Zellengehalt, 5 ausgesprochene Hyperplasie. Die 2 Fälle von Leukämie zeigten die für Leukämie charakteristische diffuse, myeloide Infiltration von Leber, Milz und Knochenmark. — Eine ungewöhnliche Erscheinung war in einem Fall ein echter leukämischer Tumor in der Leber. Bei schwerer Hypoplasie war eine sehr deutliche Vermehrung des Fettes im *Knochenmark* des Sternum, der Rippen und Wirbel festzustellen; einige Sinusoide waren erweitert durch Erythrocyten und mit Hämosiderin beladene Phagocyten. Die Mehrzahl aber war zusammengefallen und leer. Verstreut waren kleine Herde von intrasinusoidaler Hämatopoiesis, deren Bestandteile zu mindestens ²⁄₃ kernhaltige rote Blutkörperchen waren. Granulocyten waren im allgemeinen wenig zahlreich und Megakaryocyten waren selten. Mit zunehmendem Zellreichtum änderte sich das Bild; eine feine, fibrilläre eosinophile Substanz entwickelte sich in und um die Sinusoide. — In 2 Fällen bestand klare Fibrose mit vollständigem Ersatz des Knochenmarkfettes durch dichtes Kollagen. Die Zunahme des Zellreichtums dieser Gruppe war mit leichter relativer Verminderung der Normoblasten und einer entsprechenden Zunahme der Granulocyten verbunden. Die verhältnismäßig größte Zunahme zeigte sich bei den großen basophilen Stammzellen, die in Haufen meist intrasinusoidal mit zahlreichen Mitosen auftraten. In einer Gruppe mit ausgesprochener Hyperplasie war eine weitere Zunahme der Stammzellen festzustellen. In einigen Fällen erreichte die proliferative Tätigkeit ganz extreme Verhältnisse, mitotische Bilder wurden sehr zahlreich und selbst multipolare Mitosen kamen öfter vor. Auch die *Milz* zeigte Abnormitäten und war oft der Sitz starker Zelltätigkeit. Obwohl ihre Vergrößerung nur selten klinisch nachweisbar ist, wurde die Milz doch häufig bei der Autopsie vergrößert gefunden. In einem Fall wog sie 1800 g. — Im allgemeinen, aber nicht immer, bestand ein Parallelismus zwischen der bluterzeugenden Tätigkeit des Knochenmarks und der Milz. Leberveränderungen waren weniger ausgesprochen, aber zentrale Nekrosen verschiedener Ausdehnung waren oft vorhanden, stammten aber anscheinend aus der letzten Zeit vor dem Tode und standen wahrscheinlich mehr in Zusammenhang mit terminaler Infektion als mit der Benzolwirkung. Lymphdrüsen waren nur gelegentlich stark vergrößert. DIMMEL fand in seinen 5 Fällen in den Knochen Fettmark mit einzelnen Zellinseln. Die Veränderungen in der Leber waren gering. Milz und Lymphknoten zeigten eine Schädigung und zeitweise geringe Regeneration myeloischen Gewebes.

Diagnose. Wir haben oben die einzelnen Behelfe zur Diagnosenstellung erörtert.

Die Diagnose der Bluterkrankung ist nach dem Blutbild leicht zu stellen, schwierig aber ist der objektive Nachweis, daß diese Blutveränderungen auf Benzol zurückzuführen sind. Die Bestimmung der anorganischen Sulfate im Urin (vgl. S. 279) kann, wenn diese vermindert sind, einen wertvollen Hinweis geben; da sich aber bei Aufhören der Exposition hierin bald wieder normale Verhältnisse herstellen, so beweist ein normaler Befund nichts gegen Benzoleinwirkung als Ursache der Erkrankung. Auch sind noch weitergehende Untersuchungen darüber notwendig, welche anderen Substanzen zu einer Verringerung der anorganischen Sulfate im Urin führen. — Der Benzolgehalt des Blutes kann zu diagnostischen Zwecken nur mit größter Vorsicht benützt werden. TARA und Mitarbeiter fanden unter 278 Fällen von chronischer leichter oder mäßiger („reduite") Benzolvergiftung 132mal Benzol im Blute, 142mal wurde keines gefunden. Bei 104 Leuten, die nichts mit Benzol zu tun hatten, wurde 37mal Benzol im Blute gefunden, herrührend von der Nahrung, von billigem, parfümiertem Kuchen.

R. und A. FABRE (1948) fanden Benzol im Blut eines seit 17 Jahren der Einatmung von Benzol ausgesetzten Arbeiters, und zwar abends beträchtlich größere Mengen als morgens (s. S. 270). KOHN-ABREST berichtet (Diskussion zu DUVOIR und Mitarbeiter 1938), daß er noch 2 Monate nach Aufhören der Exposition Benzol im Blute nachweisen konnte. PERRAULT (ebendort) fand Benzol noch 14 Monate später im Knochenmark.

Solche positive Befunde beweisen natürlich das Vorliegen einer Benzoleinwirkung. Wie häufig sie aber sind, wie lange Zeit sie vorhanden bleiben, müssen erst weitere Untersuchungen zeigen. Derzeit können wir aus dem Fehlen von Benzol im Blut oder Knochenmark keine Schlüsse ziehen. Daher werden wir uns bei Feststellung der Ätiologie der Bluterkrankung auf Angaben des Kranken, eventuell auf von sachverständiger unparteiischer Seite (staatlicher Gewerbearzt) vorgenommene Erhebungen am Arbeitsort stützen müssen. Aber es ist Pflicht des Arztes, bei jeder Bluterkrankung an die Möglichkeit gewerblicher Vergiftung, insbesondere Benzolvergiftung zu denken.

H. JACKSON und Mitarbeiter (1940) berichten über 10 Fälle von „Agnogenic myeloid metaplasia of the spleen", von denen 6 zur Autopsie kamen. Alle zeigten ausgesprochene myeloide Metaplasie der Milz, einige zerstreute Herde von unreifen roten und weißen Blutzellen und Megalokaryocyten, gelegentlich auch solche Herde in Leber und Lymphdrüsen, das Knochenmark war fibrotisch, hyperplastisch, aplastisch oder normal. Bei 3 Kranken wurde splenektomiert, alle 3 starben innerhalb eines Jahres. Einige Zeit später machten R. RAESON (1941) u. a. von demselben Institut, aus dem die eben erwähnte Arbeit stammte, Erhebungen über die ihnen erreichbaren 6 von den veröffentlichten Fällen. Vier von ihnen hatten mit benzolhaltigem Material gearbeitet.

Prognose. Die keineswegs seltenen Fälle, in denen Wochen und Monate nach Aufhören der Exposition schwere, auch tödliche Erkrankungen auftraten, zeigen uns — selbst wenn wir von den nach vielen Jahren auftretenden Erkrankungen als seltenen Ausnahmefällen absehen wollten — daß in den ersten Wochen und Monaten nach Aufhören der Exposition wir selbst bei normalem Blutbefund nichts Sicheres über die Zukunft des Patienten sagen können. — Wenn aber Symptome einer Vergiftung vorhanden sind, dann ist es ganz unmöglich, eine Prognose zu stellen; der Verlauf der Erkrankung, ihre eventuelle Beeinflussung durch an sich unbedeutende akute Erkrankungen läßt sich nicht voraussehen. — LECHELLE und Mitarbeiter sagen mit Recht, daß sie den Ausdruck „leichte Benzolvergiftung" nicht gebrauchen, „da nichts uns gestattet, die weitere Entwicklung vorauszusehen" — der eine Fall erreicht das Stadium der schweren „hémopathie benzolique", allmählich sich verschlimmernd, der andere rasch in kürzester Zeit. — Jeder fieberhafte Zwischenfall, jede Infektion kann den plötzlichen Ausbruch einer schweren Erkrankung hervorrufen und solche Fälle geben dann eine schlechte Prognose, aber einzelne Personen überleben selbst solche Zwischenfälle.

Gewisse Anhaltspunkte für die Prognose — aber nicht mehr — gibt uns der Blut- und Knochenmarksbefund; auch die Kenntnis der Größe und Dauer der Exposition gestatten gewisse Schlüsse; aber aus alledem läßt sich keine auch nur etwas gesicherte Prognose stellen.

Therapie. Die Ähnlichkeit des klinischen Bildes einer Benzolvergiftung mit Skorbut — Blutungen aus Nase und Verdauungsorganen, Metrorrhagien, Petechien, Blutungen in Gelenke, subcutane Blutungen, Gingivitis, selbst eitrige Zahnfleischentzündungen — haben manche Autoren veranlaßt, einen ätiologischen Zusammenhang zwischen beiden Leiden zu suchen, und manche versuchten, diesen zur Grundlage prophylaktischen oder therapeutischen Vorgehens zu machen. Im Tierversuch hat zuerst CASTROVILLI (1937) zu finden geglaubt, daß Verabreichung von Ascorbinsäure die Wirkung der Benzolverabreichung herabsetzt. — A. MEYER (1937) kam zu der Anschauung, daß Benzolverabreichung die Speicherung von Vitamin C behindert. — FRIEMANN (1938), BORMANN (1938), HAGEN (1938/39) kamen teils auf Grund von Tierexperimenten, teils auf Grund von Beobachtungen am Menschen zu der Anschauung, daß die Verabreichung von Ascorbinsäure von Wert für die Verhütung und Heilung der Benzolvergiftung sei. — ROUBINET (1939) meint, daß Mangel an den Vitaminen C, P und K zur Benzolvergiftung disponiere. — LIBOWITSKY und SEYFRIED (1940) und FORSSMAN und FRYKHOLM (1947) untersuchten den Zusammenhang zwischen Aufnahme von Ascorbinsäure und Wirkung des Benzols auf den Menschen. Beide Autorengruppen empfehlen, bei Benzolarbeitern prophylaktisch für reichliche Zufuhr von Vitamin C, sei es in der Diät, sei es medikamentös, zu sorgen. — M. SHILS (1948 und 1949) kommt nach Prüfung der ganzen diesbezüglichen Literatur zu dem Schluß: „In der französischen, deutschen, italienischen Literatur sind eine Menge von Veröffentlichungen, die behaupten, daß Ascorbinsäure günstig auf menschliche Benzolvergiftung wirkt, aber eine sorgfältige Prüfung dieser Veröffentlichungen fördert nichts irgendwie Überzeugendes zutage."

Wir müssen bedenken, daß diese Veröffentlichungen zu einer Zeit erfolgten, da das Interesse an und die Forschung über Vitaminwirkung auf ihrem Höhepunkt standen und manches zutage förderte, was späterer genauer Überprüfung nicht standhielt.

Die verschiedensten Mittel sind zu therapeutischen Zwecken versucht worden. Leber per os und Injektionen von Leberextrakten, Eisen, Lecithin, Bluttransfusionen, bei Vorhandensein von Eiterungen Penicillin.

V. H. Bowers (1947) berichtet über einen Arbeiter, der 5 Jahre starker, 2 Jahre und 8 Monate schwacher Benzoleinwirkung ausgesetzt war. Die ersten Beschwerden fühlte er, nachdem er eine Tonsillitis durchgemacht hatte (Dezember 1944); verlor allmählich seine gesunde Farbe und wurde reizbar und appetitlos. Am 12. 6. 45 hatte er 40% Hämoglobin, 1,6 Mill. rote und 2600 weiße Blutkörperchen; Bluttransfusionen; am 27. 10. 5 Mill., 1 Monat später 2,3 Mill.; es entwickelte sich ein Karbunkel in der Hüfte, ein tiefer Absceß unter dem linken Deltoideus. Am 29.1.46 starb er. Er hatte während seiner Erkrankung 6mal 420 cm³ frisches Blut injiziert bekommen, 2mal 420 cm³ Blutkonserve und 1mal 500 cm³ Blutzellen. Auf diese Transfusionen hin zeitweise Besserung des Blutbildes. Die verschiedensten Medikamente: Anahämin, Vitamin C, Leberproteolysat und Pentosenucleotid waren wirkungslos.

Dimmel sah nach Bluttransfusionen als unmittelbare Wirkung stets ein Absinken der weißen, kein Ansteigen der roten Blutkörperchen, aber die Blutungen hörten auf. Röntgenbestrahlung der Knochen und der Milz waren ohne Erfolg. Er gab reichlich Adrenalin, kam aber über dessen Wirksamkeit zu keinem abschließenden Urteil. Die Behandlung mit Lecithin intravenös wirkte vielleicht günstig.

Duvoir und Mitarbeiter gaben Natriumhyposulfit, Methionin, Penicillin, welch letzteres einen gewissen günstigen Einfluß auf Infektionsprozesse in der Mundhöhle hatte. Falconer gab intravenös Natriumkakodylat und Bluttransfusionen; der Patient starb. Oldfeldt erzielte durch Leberbehandlung eine Besserung des Blutbefundes; P. Savy und Mitarbeiter gaben Leber, Vitamin K, Bluttransfusionen; die Patienten starben.

Einige Male war Splenektomie durchgeführt worden; in der Mehrzahl der Fälle starb der Patient.

M. Debray, J. Huguier und Mitarbeiter (1950) behandelten einen 39jährigen Mann, Tiefdrucker, der am 4. 1. 49 eine fieberhafte Grippe überstand, beiderseits Retinitis haemorrhagica zeigte und dessen Erythrocytenzahl auf 960000, dessen Leukocytenzahl auf 2400 herabgesunken war, mit Vitamin C und 800000 Penicillineinheiten täglich. Die Zahl der roten Blutkörperchen stieg bis zum 28. 1. auf 1,52 Mill., die der weißen sank auf 1000. Sie *transplantierten dann ein Stück spongiösen Knochen*, das sie der Hüftbeinschaufel der Tochter des Patienten entnahmen, an den unteren Rand des M. pectoralis. 7. 2. 4 Millionen rote, 2000 weiße Blutkörperchen, 11. 2. 4,3 Mill. bzw. 3200. Dann entwickelte sich ein Lungenprozeß, es wurde Streptomycin und Penicillin gegeben. 11. 3. 1,67 Mill. rote, 3000 weiße Blutkörperchen. Dann *wieder Knochentransplantation*. 14. 6. 3 Mill. rote, 3400 weiße. Am 17. 1. 50 4,35 Mill. rote, 5200 weiße. Ist dieser Fall auch nicht voll beweisend für diese Therapie, so erscheint er doch bemerkenswert.

Man ersieht schon aus diesen Literaturangaben, wie wenig geklärt noch die Frage der Therapie ist. Man wird es mit vitaminreicher Kost, viel Fleisch, vorsichtig mit Transfusionen und Lecithin intravenös versuchen, weil diese Behandlung wenigstens durch theoretische Erwägungen gestützt werden kann.

Prophylaxe. Bei der ganz unsicheren Prognose der Erkrankung, der unsicheren Wirkung jeder Therapie, gewinnt die Prophylaxe erhöhte Bedeutung.

Soweit irgend technisch möglich, ist Nichtverwendung von Benzol bzw. Ersatz des Benzols durch andere weniger gefährliche Stoffe zu fordern. Das ist möglich und wurde in der Gummiindustrie und im Tiefdruck durchgeführt. — Belgien hat durch Verordnung vom 4. 3. 36 die Verwendung von benzolhaltigen Lösungsmitteln bei der Erzeugung wasserdichter Kleidungsstücke verboten. Gerade bei dieser zum Teil in der Hausindustrie erfolgenden Verwendung sind in Frankreich zahlreiche und schwere Vergiftungen vorgekommen. — Die belgische Verordnung gestattet im Tiefdruck und bei der Spiegelerzeugung nur solche Lösungsmittel, die weniger als 1% aromatische Produkte (Benzol, Toluol, Xylol oder deren Derivate) enthalten. — Die deutsche Verordnung vom 20. 8. 40 weist die Gewerbeaufsichtsbeamten an, den Gebrauch von Benzol möglichst

einzuschränken — Klebemittel mit mehr als 8% Benzol müssen als solche bezeichnet werden; für sie sind bestimmte Schutzmaßnahmen vorgeschrieben,
insbesondere periodische ärztliche Untersuchung. Siehe auch: Benzolmerkblatt,
aufgestellt vom ehemaligen Reichsgesundheitsamt, überarbeitet im Zentralamt
für Arbeit. Ferner die älteste deutsche Verordnung über Benzolarbeiten: die
Bundesratsverordnung vom 1. März 1902 über gewerbliche Anlagen zur Vulkani-
sierung von Gummiwaren.

Eine notwendige Maßnahme ist, daß alle Gefäße, die eine benzolhaltige
Substanz enthalten, sowohl diejenigen, in denen solche Substanzen verkauft
werden, als jene, in denen sie in Fabriken aufbewahrt oder verwendet werden,
die Bezeichnung „benzolhaltig" und einen Hinweis auf die Gefährdungsmöglichkeit
haben.

Wo Benzol auch nur in kleinsten Mengen verwendet wird, ist für ausgiebige
Lüftung des ganzen Raumes und für wirksame örtliche Absaugung Sorge zu
tragen. Fortlaufend und sorgfältig muß an allen in Betracht kommenden Arbeits-
plätzen die Wirksamkeit der Luftabsaugung durch Untersuchung der Luft auf
Benzolgehalt kontrolliert werden. Daneben kommt Untersuchung des Urins der
Arbeiter auf anorganische Sulfate in Betracht. — JEPHKOTT und BULWER (1939)
und BOWDITCH und ELKINS (1939) sprechen dieser Untersuchung (s. S. 279)
einen gewissen Wert für Beobachtung der Exposition zu, insbesondere wenn
sie neben direkter Luftuntersuchung angewandt werden. Beide Autorengruppen
betonen, daß sie nicht die notwendigen ärztlichen Untersuchungen ersetzen können.

Neben all diesen gewerbehygienisch-technischen Maßnahmen ist die ärztliche
Überwachung der Benzolarbeiter unbedingt notwendig.

Auf Grund einer Voruntersuchung sollten alle jene Personen nicht zur Benzolarbeit zugelassen werden, von denen man eine besondere Empfänglichkeit gegen
das Gift voraussetzen kann. Besonders empfänglich scheinen uns — obwohl
die große Zahl von Benzolvergiftungen bei Frauen vor allem dadurch zu erklären ist, daß, mit Ausnahme des Tiefdrucks, in den Benzol verarbeitenden
Betrieben (Herstellung wasserdichter Kleidungsstücke, Schuhfabriken) mehr
Frauen als Männer beschäftigt werden — Frauen zu sein, da deren blutbildende
Organe mehr zu Störungen geneigt scheinen als die der Männer. — Ich erinnere
da an die in früheren Jahrzehnten beim weiblichen Geschlecht so häufigen
Chlorosen. Ein Verbot der Frauenarbeit ist in solchen Betrieben notwendig.
Leider gehen die geltenden Verordnungen nicht so weit. Die deutsche Verordnung
vom 22. August 1940 will Frauen nach dem 3. Schwangerschaftsmonat ausge-
schlossen wissen; die französische alle Schwangeren und alle Stillenden.

Außerdem wären blutarme Personen und solche Personen, deren Blutbild
irgendwelche Abweichungen von der Norm zeigt, nicht zuzulassen.

Ferner sind solche Personen nicht aufzunehmen, bei denen man infolge einer
bestehenden Erkrankung: Tuberkulose, irgendeinem Eiterungsprozeß oder sonst
einer chronischen Erkrankung, annehmen muß, daß bei jeder Verschlechterung
im Gesundheitszustand sie besonders gefährdet würden, da ihre Wiederher-
stellungskräfte besonders unzureichend sind.

Weit wichtiger als die Voruntersuchung ist die regelmäßige ärztliche Untersuchung der gefährdeten Arbeitergruppe. Vorschriften hierüber gibt die englische Verordnung vom Jahre 1922 für Gummifabriken: einmal monatlich.
Die deutsche Verordnung wünscht, wenn der Gehalt der betreffenden Materialien
8% Benzol überschreitet, eine Einstellungsuntersuchung und weitere Untersuchungen alle 4 Monate. Die französische Verordnung vom 23. August 1947
schreibt vor eine Untersuchung innerhalb der ersten 2 Monate und dann alle
6 Monate. Uns erscheint aber jede solche Festsetzung bestimmter Termine für

die Wiederholung der Untersuchung ihren Zweck zu verfehlen. Die Häufigkeit der Untersuchung muß in jedem Betrieb sich nach der Größe der Gefährdung richten; wir haben aus den oben angeführten Krankengeschichten gesehen, wie schnell sich eine gefährliche Erkrankung entwickeln kann. Wenn auch eine Angabe aus der Literatur, daß schon 5 Tage nach Feststellung eines normalen Blutbefundes eine schwere Benzolvergiftung eintrat, nach ihrer ganzen Fassung kaum verläßlich erscheint, so steht doch fest, daß selbst bei Personen, die schon lange Zeit der Benzolwirkung ausgesetzt waren, sich plötzlich und recht rasch eine Vergiftung entwickeln kann. Wohl nur in ganz besonders gefährlichen Betrieben bedarf es einer wöchentlichen Untersuchung der Arbeiter, in anderen gefährlichen Betrieben einer 2—3wöchentlichen. — Für die meisten Betriebe mit den gewerbehygienischen Anforderungen halbwegs entsprechenden Einrichtungen wird eine Untersuchung alle 4—6 Wochen genügen, in solchen mit geringerer Gefährdung eine Untersuchung alle 3 Monate. Untersuchungen in längeren Zwischenräumen können ihren Zweck, die ersten Anzeichen zu erfassen, nicht erfüllen.

Jede ärztliche Untersuchung muß eine Blutuntersuchung einschließen, und zwar eine komplette Blutuntersuchung, die von einem in diesen Untersuchungen Erfahrenen auszuführen ist. Wenn der Fabrikarzt die nötige Erfahrung nicht hat, so sollte die Blutuntersuchung einem erfahrenen Hämatologen übertragen werden, was ja in größeren Städten nicht schwierig sein kann.

Die vom Benzol-Committee des amerikanischen National Safety Council gegebene Anweisung scheint heute, da wir von so vielen (10%) „atypischen Bluterkrankungen" infolge von Benzolwirkung wissen, nicht mehr ausreichend zu sein. Sie verlangt, daß „jeder Arbeiter, der bei der Untersuchung eines der folgenden Symptome zeigt, von der Benzolarbeit ausgeschlossen und in einen anderen Teil der Fabrik versetzt werden soll:

1. Blutungen; 2. Verschlechterung des normalen Blutbildes, das von früheren Untersuchungen her bekannt ist, um folgende Beträge: a) Absinken der Zahl der weißen Blutkörperchen um 25% oder mehr; aber niemand mit einer Leukocytenzahl unter 5000 darf mit Benzol weiterarbeiten; b) Abnahme der roten Blutkörperchen um 25% oder mehr; c) Hämoglobingehalt unter 70%.

Bemerkung: Am wichtigsten sind die Zahlen der weißen Blutkörperchen."

Danach wäre im allgemeinen jeder Mann mit weniger als 4 Mill. roter Blutkörperchen, jede Frau mit weniger als 3,8 Mill. von weiterer Benzolarbeit auszuschließen, ganz abgesehen von den Leukocytenzahlen, die nie unter 5000 sinken sollen.

Die französische Verordnung vom 11. September 1947 erklärt, ähnlich der eben genannten amerikanischen Anweisung, Personen mit mindestens 4 Mill. roten, 5000 weißen Blutkörperchen für zur Arbeit geeignet, wenn 50% der weißen Blutkörperchen polynucleare Neutrophile sind und die Blutungszeiten unter 6 min. Sie läßt aber noch Personen zwischen 3,5—4 Mill. roten, 3500—5000 weißen Blutkörperchen mit 35% polynuclearen Neutrophilen zu, verlangt aber nach 2 Monaten Wiederuntersuchung. Uns erscheint die Zulassung dieser letzteren Gruppe ungerechtfertigt.

Wenn wir auch heute im allgemeinen verlangen müssen, daß bei jeder periodischen Untersuchung auch eine komplette Blutuntersuchung vorgenommen wird so mag in jenen Fällen, in denen es nach der Lage des Betriebes ganz unmöglich ist, einem hämatologisch erfahrenen Arzt die Blutuntersuchung zu übertragen, als ein Notbehelf die Untersuchung, die sich nur auf die obengenannten Punkte erstreckt und dem amerikanischen Schema Rechnung trägt, durchgeführt werden.

Toluol und Xylol.

Über die Gewinnung von Toluol (Methylbenzol = $C_6H_5 \cdot CH_3$) ist zusammen mit der von Benzol, Xylol (Dimethylbenzol), Cumol aus dem Kohlenteer oben S. 265 gesprochen worden, auch ist erwähnt worden, daß Toluol ein Bestandteil des Handelsbenzols ist, ferner des 90er und 50er Benzols, daß aber infolge der geringen Dampfspannung des Toluols die Dämpfe dieser Mischungen fast ganz bzw. zu $^3/_4$ Benzoldämpfe sind. Auch ist erwähnt worden, daß manche Benzine einige Prozent Toluol enthalten.

Es muß weiter betont werden, daß die betriebsübliche Bezeichnung häufig unzuverlässig ist. So berichtet STOCKÉ (1929), daß in den von ihm untersuchten Tiefdruckereien das Lösungsmittel allgemein „Xylol" genannt wurde. In einigen Firmen war es tatsächlich reines Xylol, in anderen reines Toluol, in anderen ein Gemisch beider. Auch Zusätze von Benzol und Paraffinkohlenwasserstoffen wurden nachgewiesen. Mit Recht führen ADLER-HERZMARK und SELINGER (1930) als Umstände, die die Ermittlung des prozentualen Gehalts an Lösungsmitteln der Benzolgruppe in Lacken u. dgl. erschweren, an: „Es wechseln nicht nur fort-während die verwandten Lacksorten, sondern auch oft bloß ihre Markenbezeich-nung. Aber auch die so kostspieligen und zeitraubenden quantitativen Analysen bringen, wie die Erfahrung lehrt, deswegen keine verwendbaren Resultate, weil die Identität der untersuchten und der verwandten Lacksorten nicht leicht fest-stellbar ist. Hierzu kommt noch, daß die Lacke während der Arbeit mit un-kontrollierbaren Mengen von Verdünnungsmitteln versetzt werden."

Dieser Umstand führt dazu, daß mehrere an sich wertvolle Arbeiten für die Frage der Wirkung von Toluol oder Xylol nicht verwertbar sind. In manchen Fällen sind in dem Gemisch, dessen Dämpfe zur Wirkung kamen, auch andere Stoffe enthalten, die das klinische Bild beeinflussen mögen.

Das gilt auch von den wenigen *akuten Vergiftungen* durch Toluol, über die berichtet wird. Der englische Gewerbeinspektorenbericht 1919 erwähnt einen Fall von (tödlicher?) Gasvergiftung beim Reinigen eines Tanks, in dem sich ammoniakalische Flüssigkeit und Toluol befunden hatten.

Nach J. B. LURIE (1949) (Süd-Afrika) hatte ein eingeborener Arbeiter einen Tank zu reinigen, in dem sich eine Emulsion von DDT (27%) in Toluol (45%) befunden hatte, den Rest bildete eine unschädliche Flüssigkeit. Nach 15 min brach der Mann bewußtlos zu-sammen, wurde ins Krankenhaus gebracht, wo ihm die mit der DDT-Emulsion durch-tränkten Kleider ausgezogen wurden. Er war bei der Krankenhausaufnahme aufgeregt, reizbar, ging ruhelos herum. Als der Arzt ihn einige Stunden später sah — man hatte ihn nicht gerufen, weil man den Mann für betrunken hielt —, war er halb bewußtlos, desorientiert, Atem mühsam, Rasseln über den Lungen, Spur von Blut im Urin, Puls 140, Temperatur 38,3⁰. Am folgenden Morgen Besserung, die weiter fortschritt. Der Verfasser sieht im Toluol die Ursache der Erkrankung, bei DDT treten die Erscheinungen nicht so rasch ein.

Viel häufiger als die akuten Vergiftungen sind die *chronischen*. Auch hier ist es oft schwierig, die genauere Zusammensetzung des schädigenden Stoffes zu erfahren und zu ermitteln, welcher seiner Bestandteile die Erkrankung verursacht hat.

STOCKÉ berichtet, daß die Arbeiter einer mit reinem Toluol arbeitenden Tiefdruckerei über Kopfschmerzen, Appetitlosigkeit, Magenschmerzen, „Herz-stiche" klagten. Die 10 mit den stärksten Beschwerden wurden 4 Std nach Arbeitsschluß untersucht, alle klagten über Kopfschmerz, Schwindelgefühl, Benommenheit, Schlaflosigkeit, einige gaben an, sich bei der Arbeit wie im Rausch zu fühlen. Vier berichteten, daß sie keinen Alkohol mehr vertragen, nach einem oder 2 Glas Bier seien sie berauscht. Nach einigen Tagen Arbeits-ruhe verschwinden alle diese Symptome. Andere Autoren berichten über ähnliche Erscheinungen bei den von ihnen untersuchten Arbeitern. Aber auch andere und stärkere Beschwerden kommen vor: Schwanken wie ein Betrunkener,

dauernder Kopfschmerz, Schwindelanfälle, Brechneigung, Schlaflosigkeit, Nachlassen des Gedächtnisses, Atemnot, Herzklopfen. Die Zustände werden schlimmer,
je länger, Wochen oder Monate, der Arbeiter mit den Stoffen zu tun hat. In
einzelnen Fällen kommt es zu schweren nervösen Erkrankungen.

GERBIS (1930) berichtet über einen Mann, der sowohl als Spritzlackierer als auch als
Farbmischer starker Einatmung von Toluoldämpfen ausgesetzt war, daß infolge der Toluol-
einatmung oft rauschartige Zustände auftraten. Der Atem roch noch lange danach nach
Toluol, es bestand dauernder Kopfschmerz. Dieser und Schwindelanfälle steigerten sich,
dazu kam starke Reizbarkeit und erheblicher Gewichtsverlust. Im Blutbild relative Lymphocytose bei normaler Leukocytenzahl. Dann ein Anfall von Bewußtlosigkeit mit Röcheln,
unwillkürlicher Urinentleerung. Weitere Anfälle traten nicht mehr auf. Aber noch 4 Monate
später starke Erhöhung des Liquordruckes. Lymphocytose von 43%. Die zu derselben Zeit
vorgenommene Augenspiegeluntersuchung ergab im temporalen Teil des Fundus einen großen
abgeheilten chorioretinitischen Narbenherd. Es wurde angenommen, daß sich unter der
chronischen Toluolvergiftung eine seröse Meningitis herausgebildet hatte.

R. H. WILSON (1943) scheidet die von ihm beobachteten Fälle nach dem Toluolgehalt
der Luft, der sich bei Luftuntersuchung unmittelbar nachdem die Erkrankten zur Untersuchung ins Krankenhaus gesandt worden waren, ergab. Bis 200 p.p.m. Toluol ausgesetzt
waren 60% der Beobachteten. Sie klagten über Kopfschmerz und Müdigkeit. Einem Toluolgehalt der Luft von 200—500 p.p.m. waren 30% ausgesetzt gewesen. Sie klagten über die
in der 1. Gruppe genannten Beschwerden und außerdem über Übelkeit, leichte Koordinationsstörungen, augenblicklichen Verlust des Gedächtnisses, zeigten aber keinen objektiven Befund.
Die 10%, die einem Toluolgehalt der Luft von über 500 p.p.m. ausgesetzt waren, zeigten
stärkere Koordinationsstörungen, daneben Herzklopfen. In einzelnen Fällen waren Petechien
zu sehen. In den meisten Fällen war das Blutbild normal, abgesehen von dem Absinken der
Zahl der Erythrocyten bis zu 2,5 Mill. In 2 Fällen bestand Leukopenie (2500—3000), die
Biopsie des Knochenmarks dieser beiden Fälle zeigte teilweise Zerstörung der blutbildenden
Elemente. Diese Fälle aus der 3. Gruppe waren schwer krank. Sie wurden mit Bluttransfusionen, Leber intramuskulär und per os, großen Dosen Eisen, Calcium und Phosphor,
multiplen Vitaminen, calorienreicher Diät behandelt. Nach einigen Wochen Bettruhe schwand
zunächst die nervöse Depression, die Schwäche aber dauerte lange an.

G. SACK (1939) berichtet über einen Arbeiter, bei dem nach den anfänglichen Erscheinungen eines Gefühls von Trockenheit im Halse Schwindel, leichte Anästhesien, motorische
Unruhe auftrat. Das Blutbild zeigte 4,1 Mill. rote, 5975 weiße Blutkörperchen, 42% Lymphocyten. Der Schwindel war noch nach einem Jahr vorhanden.

v. OETTINGEN und Mitarbeiter (1942) berichten über Versuche am Menschen:
bei 200 p.p.m. Toluol fühlten nach 8 Std die Leute sich ermüdet, 2 hatten Muskelschwäche und Verwirrtheit, Parästhesien, Kopfschmerz, gestörte Koordination.
Bei stärkerem Toluolgehalt waren die Erscheinungen ausgesprochener, Übelkeit
und Schwindel traten auf. Die Verfasser weisen mit Recht darauf hin, daß
durch diese Störungen die Unfallgefahr erhöht wird.

LITZNER und EDLICH (1934) berichten über mit der Herstellung von Tief-
druckfarben unter Verwendung von Toluol Beschäftigte, bei denen nervöse Beschwerden, Reizbarkeit, Intoleranz gegen Alkohol, Kopfschmerzen, bei einzelnen
Ohrensausen und Schwindelanfälle auftraten. Bei allen war relative Lymphocytose vorhanden, aber keine Leukopenie.

Im allgemeinen ist die Wirkung des Toluols und des Xylols auf die blutbildenden
Organe eine sehr viel geringere als die des Benzols. In keinem Falle, in dem feststeht, daß keine Benzolbeimischung in dem verwandten Material vorhanden war,
wurde eine Verminderung der Leukocyten gefunden. GREENBURG und Mitarbeiter (1942) betonen ausdrücklich, daß in keinem der von ihnen untersuchten
106 Fälle Leukopenie vorhanden war. A. STOCKÉ berichtet: Leukocytenzahl
meist normal, in mehreren Fällen leichte Erhöhung, in einem Falle bis zu 10000.
Er fand bei 2 Untersuchten vermehrte punktierte Erythrocyten.

GREENBURG und Mitarbeiter sehen als charakteristische Folge der Toluol-
wirkung für den Menschen an: Leichte Vergrößerung der Leber, Makrocytose,
mäßige Verringerung der Zahl der Erythrocyten und absolute Lymphocytose,
aber keine Leukopenie. Auch FERGUSON und Mitarbeiter (1933) fanden bei

den 10 von ihnen untersuchten Arbeitern, die mit einer Lösung arbeiteten, die 45% Toluol, aber kein Benzol enthielt, keine bemerkenswerten Blutveränderungen — aber ein zum Tode führender Fall hatte ausgesprochene Leukopenie (2200). ETHEL BROWNING (1937) berichtet über Untersuchungen des Home Office von 4 Arbeitern, die mit einer Celluloselösung arbeiteten, die 35% Toluol, aber kein Benzol enthielt. Keine Abnormalität war im Blute zu finden. Bei einer Untersuchung des Home Office vom Jahre 1929, die Blutveränderungen ergab, bestanden Zweifel, ob das verwendete Lösungsmittel reines Toluol war oder eine Mischung von Toluol und Benzol.

Aus all dem können wir wohl schließen, daß bei der *gewerblichen* Toluolvergiftung die *Blutveränderungen*, wenn solche überhaupt vorhanden, *im Hintergrunde*, leichte *Wirkung auf das Zentralnervensystem im Vordergrunde* stehen, und insbesondere sei hier auf die Gefahr hingewiesen, die v. OETTINGEN betont: Kopfschmerz, Schwindel, Benommenheit und damit erhöhte Unfallgefahr.

Die Wirkung des *Xylols*, von dem 3 Isomere (o-, m-, p-Dimethylbenzol) vorhanden sind, läßt sich infolge der meist stattgefundenen Verwendung von Mischungen mit Toluol und Benzol noch schwieriger aus der Fülle von Angaben über Arbeiteruntersuchungen herausarbeiten. Was kann man z. B. mit einer Untersuchung von 399 Berliner Tiefdruckern anfangen, die von der Häufigkeit der Leukopenie unter ihnen berichtet, einmal von einem Ausgesetztsein gegen Xylol spricht, keine weiteren Angaben über verwendete Lösungen enthält, aber zum Schluß meint: „zusammenfassend festzustellen, daß leichte Intoxikationserscheinungen durch das Xylol (bzw. Toluol und Benzol) ... objektiv im Blutbilde nachgewiesen werden können" (NELKEN 1931). Etwas klarer in bezug auf die verwendeten Flüssigkeiten ist die Arbeit von S. HIRSCH (1932), aber keineswegs eindeutig: eine Farbe mit 16% Xylol, eine mit 64% Xylol, 29% Benzol und Toluol, eine mit 87% Xylol und 3% Benzol und Toluol. In den Dämpfen hat nach dem oben Gesagten Benzol gewiß viel stärker überwogen als in den verwandten Flüssigkeiten. Er berichtet über einen tödlichen, mit Sepsis kombinierten Fall von aplastischer Anämie. Unter 34 untersuchten Arbeitern war bei 19 der Blutfarbstoffgehalt vermindert, bei 28 bestand eine Lymphocytose ohne Verminderung der Leukocytenzahl. Unzweifelhaft handelt es sich hier um Vergiftungen durch Mischungen von Benzol und seinen Homologen, bei denen das Xylol eine Rolle gespielt hat.

Über eine bei einem Tiefdruckarbeiter durch Verwendung einer Toluol-Xylolmischung entstandene Psychose mit Erregbarkeit, Ängstlichkeit, Parästhesien, Halluzinationen, die sich langsam besserte, berichten PANSE und BENDER (1934).

In der Praxis kommen Vergiftungen durch Mischungen viel häufiger vor als solche durch einzelne Homologe.

Über reine Xylolwirkung liegen nur 3 Berichte vor. Über einen Fall „Neurasthenie, hervorgerufen durch Einatmung von Xyloldämpfen" berichtet ROSENBLATH (1902):

Eine Frau erkrankte nach mehrmonatiger Arbeit mit Eingeschlafensein der Füße und Hände, Zittern, Angstgefühlen, unsicherem Gang, Atembeklemmungen. Bei neuerlicher Aufnahme der Arbeit stellten sich Angstgefühle und Übelkeit wieder ein. Auch nach Übergang zu anderer Arbeit bestanden noch längere Zeit nervöse Beschwerden: Angstgefühle, Herzklopfen, Vergeßlichkeit, Schlaflosigkeit.

LEWIN (1929) berichtet, daß nach wiederholter Einatmung der Dämpfe des Xylols ein Arbeiter anfänglich mit einer Art Rausch erkrankte, darauf Eingeschlafensein der Hände und Füße, Zittern, Angstgefühle, Bewußtseinsstörung. Selbst nach Aussetzen der Arbeit Schwindel, Kopfschmerzen, Vergeßlichkeit, Herzklopfen, Sehstörungen und Anfälle unter dem Bilde der „Brustbräune" (d. i. Atembeklemmung).

KOELSCH (1926) erwähnt einen Fall von Xylolvergiftung, den er mit Fragezeichen versieht: Parästhesien, Zittern, Angstgefühle, Schwindel, Atembeklemmung. Später blieben noch Kopfschmerz, Vergeßlichkeit, Mattigkeit, Schlaflosigkeit zurück.

Wenn auch mehrere weitere Angaben in der Literatur über Xylolvergiftung sich finden (selbst in dem Buche von ETHEL BROWNING), so sind diese 3 letztgenannten Fälle doch die einzigen, bei denen mit einer gewissen Wahrscheinlichkeit reine Xylolwirkung angenommen werden kann. Es stehen hier die nervösen Erscheinungen ganz im Vordergrunde, noch mehr als bei Toluoleinwirkung. In den durch Mischungen verursachten Vergiftungen zeigen sich neben den nervösen Erscheinungen auch Blutveränderungen, die wohl mit Bestimmtheit mindestens zum größten Teil durch die anderen Bestandteile der Mischungen, insbesondere durch Benzol veranlaßt sein dürften. Fassen wir das über die Xylolwirkung Festgestellte zusammen, so sehen wir *vor allem eine Wirkung auf das Zentralnervensystem.* Das stimmt mit den Tierversuchen ESTLERs (1935) überein, der folgende absteigende Reihe der narkotischen Wirkung feststellte: Xylol, Toluol, Benzol.

Ein starkes Hervortreten dieser Wirkung sieht man auch bei den Vergiftungen durch „Inertol". E. ROSENTAL-DEUSSEN (1931) und A. STOCKÉ (1931) veröffentlichten Fälle von Vergiftungen durch Inertol, einem Anstrichmittel, das nach der Untersuchung des Reichsgesundheitsamtes zu 35% aus Benzol und seinen Homologen, hauptsächlich Xylol, bestand. Es wurde zum Anstreichen von dem Wasser ausgesetzten Eisenwänden benutzt. Bei seiner Verwendung zu Innenanstrichen von nicht gut gelüfteten Behältern ereigneten sich schwere Vergiftungen. Über einen Fall von Bewußtlosigkeit, die zum Tode führte, berichtete auch KOELSCH, (zitiert von STOCKÉ). ROSENTHAL-DEUSSEN hat 20 bei Verwendung von Inertol zu Anstrichen beschäftigte Arbeiter untersucht. Sie boten alle nach Beschäftigung von wenigen Tagen ein mehr oder weniger ausgesprochenes Bild der Vergiftung: Appetitlosigkeit, Erbrechen, Schwindel, Kopfschmerz, „besoffenes" Gefühl und hatten dunkelbraunen bis schwärzlichen Urin.

Ein 39jähriger Arbeiter kam zu Tode. Er war vom 1. Arbeitstag an appetitlos, hatte dunkelbraunen Urin, klagte über Kopfschmerzen. Am 5. Tage legte er sich zu Bett mit starken Rücken- und Leibschmerzen. Urin noch dunkler und konnte nur durch Drücken entleert werden. Er enthielt 3% Zucker und $^1/_2 ^0/_{00}$ Eiweiß, Indican stark, Urobilinogen schwach positiv. Druckempfindlichkeit des Oberbauches und der Nierengegend. Weiße Blutkörperchen 11000. Wegen Ileus operiert, starb er am nächsten Tage. Autopsie: mäßige Schwellung und leicht grünliche Verfärbung der Leber, etwas stärkeres Hervorquellen des Nierenparenchyms. — Wenn auch bei dem Tod noch sonstige Umstände, vielleicht auch andere Bestandteile des Inertols mitgewirkt haben, so muß doch Toluol und Xylol dabei eine wesentliche Rolle gespielt haben.

Das typische Bild der Vergiftung gibt folgende Krankengeschichte:

29jähriger Arbeiter. Am 1. Tag nachmittags Brechreiz und Ohrensausen. Am 2. Tag Brechreiz, Ohrensausen, Übelkeit, Erbrechen 4mal am Tage. Kein Appetit. Abends wie zerschlagen. Die folgenden 3 Tage, während denen die Arbeit noch dauerte, täglich Erbrechen. Vom 3. Tag an der Urin „wie schwarzer Kaffee" und blieb so bis 8 Tage nach Aufhören der Arbeit.

Anilin.

Das Anilin $C_6H_5 \cdot NH_2$ ist in frisch destilliertem Zustande eine farblose, an der Luft durch Oxydation sich rasch schwach und allmählich tief bräunende ölige Flüssigkeit (ENGEL), daher der Name „Anilinöl". Es wird technisch fast ausschließlich durch Reduktion des Nitrobenzols gewonnen und ist der Ausgangspunkt für eine große Anzahl von Farbstoffen, aber auch von Medikamenten wie Antipyrin, Phenacetin, Antifebrin u. a. Es kann durch den Verdauungstrakt, den Atmungstrakt und die Haut in den Körper aufgenommen werden. Gewerblich spielt Aufnahme durch den Atmungstrakt eine gewisse, Aufnahme durch die Haut die größte Rolle.

Von nichtgewerblichen Vergiftungen sind besonders bemerkenswert die Vergiftungen durch das Tragen von mit Anilinöl gefärbten Kleidungsstücken und Schuhen. MUEHLBERGER (1925) berichtet, daß (damals schon) in der europäischen Literatur sich 21 Vergiftungen durch anilinhaltige Schuhwichse fanden, während die amerikanische über 25 durch nitrobenzolhaltige Schuhwichse verursachte berichtete. Noch 1951 berichten L. GHIRINGHELLI und C. MOLINA über 4 Vergiftungen durch Tragen von mit Anilin geschwärzten Schuhen.

Über gewerbliche Anilinvergiftung wird schon sehr frühzeitig, sehr bald nach Entstehung der betreffenden Industriezweige berichtet, so von MACKENZIE (1862), KNAGGS (1864). Eine ausführliche Darstellung findet sich bereits in L. HIRT, Krankheiten der Arbeiter, Bd. 3, 1875 und in GRANDHOMMEs Schrift „Die Teerfarbenfabriken der A.G. Farbwerke Meister Lucius & Brüning" 1883. Bemerkenswert ist, daß die älteren Autoren in der Einatmung von Anilindämpfen die Hauptursache der Vergiftungen sehen — eine Anschauung, die vielleicht nicht nur durch ungenügende Beobachtung bedingt ist, sondern auch durch die damalige Technik.

HIRT glaubt „zwei Grade der akuten Vergiftung annehmen zu können", die acutissime verlaufende in wenigen, ja manchmal einer Stunde ablaufende und in der Mehrzahl der Fälle mit dem Tode endende. Der andere Grad nimmt 2 und mehr Tage in Anspruch und endigt, wenn frühzeitig die nötigen Maßnahmen ergriffen werden, weitaus am häufigsten in Genesung. Im ersteren Falle stürzt der Arbeiter, wenn er eine relativ große Menge auf einmal inhaliert (oder verschluckt) hat, plötzlich zu Boden, die Haut ist kalt und blaß, Lippen und Nasenschleimhaut sind cyanotisch, der Atem riecht nach Anilin. Puls beschleunigt, bisweilen Konvulsionen, Tod im Koma.

Solche Fälle werden heute, wenn überhaupt, nur sehr selten beobachtet, aber tödliche Fälle kommen noch immer vor. So ein Fall eigener Erfahrung:

Ein Arbeiter ist beim Übersteigen eines Holzgitters um 7 Uhr früh mit einem Fuß und dem halben Unterschenkel in ein Faß mit Anilin gestiegen. Er hatte Grund, das Vorkommnis nicht bekannt zu machen, zog nur die durchnäßten Hosen aus, behielt aber Strümpfe und Schuhe an. Einige Stunden später trat Übelbefinden auf, er ging nach Hause. Dort Bewußtlosigkeit, Tod um 6 Uhr abends.

Häufig sind aber leichte Fälle, die anscheinend vor allem deshalb leicht verlaufen, weil sofort die nötigen Maßnahmen, vor allem gründlichste Reinigung der mit dem Anilin in Berührung gekommenen Körperteile, vorgenommen werden. GRANDHOMME beschreibt 2 Arten der leichten Fälle: Zunächst ein Gefühl von Müdigkeit und Schwäche, Kopf eingenommen, Augen matt, Gang taumelnd, Sprache langsam, schwerfällig. Gesichtsfarbe fahl, blaß, Lippensaum bläulich, kein Appetit. In einzelnen Fällen Flimmern vor den Augen, Urindrang, Urin dunkel. In anderen Fällen empfindet der Arbeiter gar nichts Auffälliges, nur die Umgebung bemerkt, daß seine Lippen blau sind. Es fehlen alle subjektiven Störungen. Bei beiden Formen der Vergiftung gehen die Störungen in wenigen Stunden vorüber, ohne daß Folgen zurückbleiben. Dauert die Einwirkung länger, so steigern sich die Symptome, die Farbe der Lippen, der Nase und Ohren wird dunkelblau, der Gang unsicher, stark schwankend, die Pupillen verengert, Kopfschmerzen, Erbrechen, oft Strangurie. Übergang in Genesung nach wenigen Tagen.

Die schwersten Fälle, die HIRT beschreibt, sind von GRANDHOMME nie gesehen worden. Leichte und mittelschwere sind seither vielfach beschrieben worden, das Bild ist ein in vielen Einzelheiten wechselndes, aber doch in den Hauptzügen stets ähnliches.

J. KAWAMURA (1921) berichtet aus der unter seiner Aufsicht stehenden japanischen Fabrik, daß er in 4 Jahren 40 schwere Fälle von Anilin- bzw. Paranitranilinvergiftungen gesehen habe. Dort waren anscheinend um diese Zeit die schweren Fälle, die in Deutschland schon nahezu verschwunden waren, noch häufig. Einige der von KAWAMURA beschriebenen Anilinvergiftungsfälle seien hier beispielsweise wiedergegeben:

1. Fall. 11 Uhr Füße mit Anilin begossen, sofort im warmen Bad abgewaschen. 3 Uhr nachmittags heftige Übelkeit, taumelnder Gang. Bewußtlos ins Krankenhaus gebracht. Langsam erholt. Nach 40 Tagen wieder arbeitsfähig.

2. Fall. 18jähriger Mann. 4. 12. mit Reinigen eines Anilinkessels beschäftigt, wird er schläfrig. Er wird gebadet, stürzt dann bewußtlos zusammen. Im Krankenhaus blaß, dunkelblaue Lippen, Temperatur 40,0° C, Kopfschmerz, Schwindel, Aderlaß. 5. 12. erwacht aus der Bewußtlosigkeit mit Kopfschmerzen, kann nicht sprechen, kann Urin spontan nicht lassen. 7. 12. Gang noch schwankend. Wird aus dem Krankenhaus entlassen.

3. Fall. Atmet Anilindämpfe ein, stürzt plötzlich bewußtlos zusammen. Im Krankenhaus tiefe Bewußtlosigkeit, starke Dyspnoe. Aderlaß, Kochsalzinfusion. Nach 2 Tagen aus dem Krankenhaus entlassen.

Bei einem anderen Fall war starke Dyspnoe vorhanden, Conjunctiven und Lippen bräunlich-schwarz, Puls schwach, in einem anderen Fall mäßige Konvulsionen und Delirien, bei einem weiteren neben Kopfschmerz und Schwindel Zittern der oberen Extremitäten, Störungen des Sehvermögens, zeitweise Konvulsionen, sehr schwacher Puls. Erholung.

C. BELLESINI (1947) gibt an, daß er in 10 Jahren ungefähr 150 akute Vergiftungen durch Anilin oder Nitrobenzol gesehen habe.

Er berichtet über einen 27jährigen Arbeiter, der sich um 3 Uhr nachmittags mit Anilin bespritzte, nach 1 Std kam er mit graublauer Verfärbung der Gesichtshaut in die Fabrikambulanz. Außer der Verfärbung zeigte er Erweiterung der Pupillen, die aber auf Licht reagierten, *auffallende Euphorie*, das Blutbild normal, aber das Blut dunkel gefärbt, auch der Urin dunkel. Es wurden ihm die Kleider ausgezogen, seine Haut mit Schwefeläther gereinigt, um 4⁴⁰ Uhr erhielt er die Behandlung mit Lecithin usw. die BELLESINI empfiehlt (s. S. 295). Nach 18 Std war die Haut noch lichtgrau, sonst alles normal.

HEIM DE BALSAC und Mitarbeiter (1926) berichten über einen Mann, der um 9 Uhr morgens durch 3—4 min einen Strahl von Anilin über seine Hand und den Unterarm bekam; er trocknete sich sorgsam ab. In den ersten 5 Std hatte er keinerlei Beschwerden, aber gegen 2 Uhr nachmittags traten sehr heftige Kopfschmerzen auf und starkes Ermüdungsgefühl, Blässe des Gesichtes, blaue Lippen. Er erhielt Sauerstoffeinatmung und konnte am nächsten Tag seine Arbeit wieder aufnehmen. Von den 14 im Betrieb Untersuchten klagten 5 über häufige Kopfschmerzen, Schwindel, 5 über häufige Verdauungsbeschwerden, Übelkeit, 2 hatten cyanotische Lippen.

Voraussetzung für den leichten Verlauf der Vergiftungen ist die sofort vorgenommene gründliche Entfernung alles Anilins von der Haut.

C. WASKEWITSCH (bei L. SCHMIDT-KEHL 1929) machte einen Selbstversuch, indem sie ein mit Anilin getränktes Mulläppchen sich auf den Unterarm legte. Es trat starke Blaufärbung des Gesichtes auf, 1 und 4 Std nach dem Versuch betrug die Sauerstoffkapazität des Blutes nur 48% der vor dem Versuch, die Erythrocytenzahl war von 5,9 auf 3,4 Millionen gesunken, reichlich Methämoglobin hatte sich gebildet. Reichliche Entnahme von dunkelbraunem Blut, Kochsalzinfusion, Sauerstoffinhalation, Campher- und Cardiazolinjektionen führten zur Behebung des lebenbedrohenden Zustandes.

Charakteristisch in vielen Fällen ist das subjektive Wohlbefinden, selbst eine gewisse Euphorie (ENGEL) zu einer Zeit, da die Umgebung bereits eine auffallende Verfärbung von Nase, Lippen, Ohren bemerkt. Diese Verfärbung, die sich auch auf Wangen und Fingernägel erstreckt, unterscheidet sich von der durch Sauerstoffmangel hervorgerufenen Cyanose durch einen mehr graubraunen Farbenton, neben dem oft eine gelbliche Verfärbung der übrigen Teile des Gesichtes bemerkbar ist. Daneben entwickelt sich öfters ein leichter Ikterus. Werden diese Erscheinungen und ein Teil der anderen Symptome durch die Wirkung des Giftes auf den Blutfarbstoff bedingt (Bildung von Methämoglobin und wahrscheinlich auch Sulfhämoglobin), so sind andere Erscheinungen Zeichen der erst erregenden (Euphorie), dann lähmenden Wirkung auf das Nervensystem: Müdigkeit, Schwäche, Schwindel, Kopfschmerz, Parästhesien, Gesichtsfeldverdunklung oder -verengerung, Pupillen erst verengert, später erweitert, aber doch reagierend, Verlangsamung und Unregelmäßigkeit der Atmung, Dyspnoe, in manchen Fällen Strangurie, erst nach einiger Zeit Bewußtlosigkeit, Krämpfe, Koma.

Dabei kann der **Verlauf** ein sehr verschiedener sein; plötzliches Bewußtlos-Hinstürzen oder ganz allmähliche Entwicklung der oben genannten Erscheinungen. Auch der weitere Verlauf ist ein sehr verschiedener. Fälle, die mit plötzlichem Hinstürzen beginnen, erholen sich oft in wenigen Tagen vollkommen, während in anderen Fällen die Erholung durch eine nach Abklingen der akuten Erscheinungen sich entwickelnde sekundäre Anämie verzögert wird. Unter Umständen entwickeln sich Erscheinungen von seiten des Nervensystems.

Über einen solchen Fall berichten GENKIN und RASCHEWSKAJA (1933): Ein 20jähriger, vollkommen gesunder Mann erlitt eine schwere akute Anilinvergiftung. Nach Verschwinden der akuten Erscheinungen blieben zurück bzw. entwickelten sich: Reizbarkeit, feinschlägiges Zittern des Kopfes, erhöhte Sehnenreflexe, Klonus beider Füße. Diese Erscheinungen hielten ungefähr 1 Jahr an, schwanden allmählich.

KOLLER (zit. nach KOELSCH 1935) berichtet über einen Fall von Anilinvergiftung, der sich nach 3 Wochen erholte, aber in den nächsten Wochen zeigten sich Zeichen geistiger Störung: Gleichgültigkeit, Teilnahmslosigkeit, Potenz geschwunden. Er sprach nichts, die Merkfähigkeit war gestört, er war sehr ängstlich. Es bestand Schwäche der Beine, grobschlägiger Tremor. Depression, Ängstlichkeit, Gedächtnisstörungen, Mangel an Interesse blieben bestehen.

LEWIN (1929) berichtet nach SPILLMANN und ETIENNE (1896) über eine akute Anilinvergiftung. Die Cyanose hielt 2 Wochen an, dann entwickelten sich langsam im Laufe von 3 Jahren die Symptome einer allgemeinen Pseudoparalyse. Er selbst sah einen Fall, der infolge Anilinvergiftung 40 Std bewußtlos war. Nach 2 Wochen mußte er in eine Irrenanstalt gebracht werden. Nach 4 Monaten von dort entlassen, blieb er stumpf, interesselos, seine geistigen Fähigkeiten waren geschwunden.

Wenn auch solche Nachkrankheiten sehr selten zu sein scheinen, so mahnen sie doch zur Vorsicht bei der Prognosestellung.

Diagnostisch bedeutungsvoll ist neben der ganz charakteristischen graublauen Farbe vor allem von Nase, Lippen, Ohren und den erwähnten klinischen Erscheinungen, das dunkle bis schokoladefarbene Blut, ferner der Nachweis von Methämoglobin im Blute, das in allen schweren Fällen in erheblicher Menge vorhanden ist, während einzelne Untersucher es in weniger schweren Fällen vermißt haben. Nicht selten Strangurie, auch leichtes Blutharnen. Der Harn ist meist dunkel gefärbt und wird bei längerem Stehen dunkler, enthält bei schweren Vergiftungen Hämoglobin und Methämoglobin, das häufig in Form von Tröpfchen mikroskopisch nachweisbar ist (ENGEL). Die nach Abklingen der akuten Erscheinungen sich häufig entwickelnde sekundäre Anämie zeigt die Zahl der Erythrocyten und des Hämoglobingehaltes verringert, es besteht Poikilocytose. Normo- und Megaloblasten, kernhaltige rote Blutkörperchen, auch basophil getüpfelte Erythrocyten werden gefunden.

Therapie. Die Mehrzahl der akuten Vergiftungen ist heute durch Aufnahme durch die Haut bedingt. Vermeidung jeder Benetzung der Haut durch Anilin ist notwendig; wenn diese doch stattgefunden hat — sofortige gründliche Entfernung aller Spuren des Anilins: Reinigen durch in Äther getauchte Wattebäuschchen, gründliches Baden mit gründlichster Reinigung. Sorgfältige Reinigung des Raumes unter den Nägeln. All das muß sofort vorgenommen werden. Es scheint auf diese Maßregeln zurückzuführen sein, daß tödliche Vergiftungen so sehr selten geworden sind. Außerdem ist bei Bewußtlosen notwendig: Aderlaß, Bluttransfusion, Sauerstoffinhalation, Herzmittel.

BELLISINI (1947) empfiehlt 3malige intravenöse Injektion von 10 cm³ eines Lecithin- und Cholesterinpräparates baldigst nach der Giftaufnahme. Diese Behandlung hat aber noch keine Nachprüfung erfahren.

Was die *chronische* Anilinvergiftung anbelangt, so scheint sie selten zu sein. L. HIRT hat 2 solche Fälle beobachtet, GRANDHOMME sah einen solchen Fall. EULENBERG (1876) schreibt, daß Störungen der Motilität und Sensibilität nur dann bei Fabrikarbeitern der chemischen Industrie vorkommen und monatelang dauern, wenn sie lange Zeit in einem erhöhten Maße Anilindämpfen ausgesetzt sind. Dies seien aber höchst seltene Fälle, die nur bei Beginn der Fabrikation vorgekommen seien. Nun, da man die Gefährlichkeit kenne, könne nur Fahrlässigkeit des Fabrikanten oder Unvorsichtigkeit des Arbeiters solche Folgen verschulden.

F. CURSCHMANN, der führende Fabrikarzt der chemischen Großindustrie, schreibt (1930) über chronische Formen der Vergiftungen durch Amidokörper der aromatischen Reihe, zu denen Anilin gehört: Zunehmende Anämie (unter 80% Hämoglobin), Blutdruckerhöhung über 150 RR, Pulsverlangsamung, Cyanose, allgemeine Mattigkeit, Appetitlosigkeit, Stuhlverstopfung, Schlaflosigkeit, Kopfschmerzen, sehr selten pustulöse Ausschläge. ENGEL (1937) sagt, daß die chronische Anilinvergiftung vor allem das Bild einer leichten sekundären Anämie darbietet, dazu subjektive Beschwerden wie Appetitlosigkeit, Verdauungsstörungen, Schwächegefühl, Müdigkeit, Neigung zu Schwindel und Kopfschmerzen, in schweren Fällen Bewegungs- und Empfindungsstörungen.

GENKIN und RASCHEWSKAJA (1933) berichten über eine Arbeiterin, die seit 3 Jahren in einer Abteilung, in der sich Anilindämpfe bildeten, arbeitete. Seit 2 Jahren krank. Bei Krankenhausaufnahme am 28. 11. 28 Erythrocyten 4,54 Mill., Hämoglobin 78%, Methämoglobin nur am Aufnahmetage 15%. Unruhiger Schlaf, heftige Kopfschmerzen, Schwindel, Tremor der Finger, Schmerzen und Parästhesien in den Extremitäten, Herabsetzung der Schmerzempfindlichkeit, Schwäche des Gedächtnisses, Angstgefühle, Zwangsideen, Gesichtshalluzinationen. Nach 2 Wochen bedeutende Besserung, lebhafter, Gedächtnis weit besser. 10. 1. 29 sehr erheblich gebessert entlassen.

Erkrankungen der Harnwege durch Anilin und seine Homologe.

Anilin und andere aromatische Amine (z. B. β-Naphthylamin, Benzidin) rufen verschiedene Formen der Erkrankungen der Harnwege hervor. Zunächst Reizzustände der Blasenschleimhaut, die sowohl bei akuter und subakuter Vergiftung als auch bei chronischer Einwirkung vorkommen.

E. ROSENTHAL-DEUSSEN (1930) schildert die Erkrankung bei Arbeiterinnen, die bei der Erzeugung eines Fliegenleimes, der 1—1¹/₂% aromatische Verbindungen enthielt, beschäftigt waren.

Sie klagten über Kopfschmerzen, Magenbeschwerden, Menstruationsstörungen, die Hälfte von ihnen zeigte Cyanose. Näheres über internen Befund s. „Toluidin". Von den Frauen hatte eine Anzahl Ekzem der Hände. Zur Zeit der Untersuchung hatten von den 40 Arbeiterinnen 14 Blasenbeschwerden, 6 weitere hatten zur Zeit der kühlen Jahreszeit solche Beschwerden gehabt. Bei 2 Fällen wurde Methämoglobin im Urin nachgewiesen, 3 nach Schluß der Arbeitssaison cystoskopisch Untersuchte zeigten das Bild einer hämorrhagischen Cystitis.

LEWIN (1929) erwähnt einen Mann, der nach Toluidineinwirkung mit Cyanose Dyspnoe, Krämpfen, Bewußtlosigkeit erkrankte und dann vom 3.—12. Tage Urinbeschwerden hatte.

Der chronische *Reizzustand der Blasenschleimhaut* — ich folge im nachstehenden den Ausführungen H. ENGELs (1937) — hat ihren Sitz hauptsächlich im Trigonum und in der Gegend der Ureterenöffnungen und des Orificium internum, ganz ausnahmsweise auch in der hinteren Harnröhre; der cystoskopische Befund ist gering und unspezifisch. Es kommt aber auch unter starker Hämaturie und Strangurie verlaufende hämorrhagische Cystitis vor mit ausgedehnten flächenhaften, subepithelialen Blutungen in der sonst normal erscheinenden Blasenschleimhaut. Diese Veränderungen bilden sich innerhalb von 2—3 Wochen zurück.

Papillome haben ihren Sitz ebenfalls vorwiegend im Trigonum mit besonderer Bevorzugung der Ureterenöffnungen, können sich ohne vorhergehende Krankheitserscheinungen entwickeln, bis sie schließlich Blutungen und Miktionsbeschwerden verursachen. Sie sind meist multipel und rezidivieren hartnäckig. Sie können durch starke Blutverluste, Störungen der Harnentleerung und aufsteigende Pyelonephritis schwer und tödlich verlaufen (ENGEL) oder zur Krebsentwicklung führen.

Die *bösartigen Anilintumoren* sind meist breit aufsitzende Zottenkrebse, seltener von vornherein infiltrativ wachsende Carcinome. Sie werden an allen Stellen der Blasenwand gefunden. In jenen Fällen, in denen Papillome vorangegangen sind, findet man sie oft multipel in der Gegend der Harnleitermündungen, auch am Blasenausgang. Vereinzelt sind sie im Nierenbecken und im hintersten Teil der Harnröhre beschrieben worden.

Was die Häufigkeit der Blasenerkrankungen und die Ursache ihrer Entstehung anbelangt, so bringt ENGEL folgende Zusammenstellung auf Grund ätiologisch einigermaßen geklärter Fälle.

Tabelle 48.

	Anilin und Homologe	Benzidin	β-Naphthylamin	Andere Basen
Hämorrhagische Cystitis	11	—	6	2
Papillomatose	11	5	16	5
Carcinom	25	22	15	5

Dabei ist aber zu berücksichtigen, daß Fälle von Carcinom viel häufiger zur Veröffentlichung gelangen als Fälle von Cystitis, und daß, wie ENGEL bemerkt, die Zahl der beim Anilin Beschäftigten erheblich größer ist als die der bei den übrigen Aminen.

Kann so an dem Vorkommen eines „Anilinkrebses" und seiner Häufigkeit kein Zweifel bestehen, so ist die Frage nach den schädigenden Stoffen noch nicht vollkommen gelöst.

Einen Überblick über die Feststellungen in Deutschland bis 1937 gewährt die oben gebrachte Tabelle ENGELs. Unter den von GOLDBLATT (1949) wiedergegebenen Fällen von Blasenkrebs aus 2 deutschen Fabriken hatten in der Leverkusener Fabrik 21 mit Anilin und Benzidin gearbeitet, 20 mit β-Naphthylamin, bei 5 war die Art der Arbeit unbekannt. In der Ludwigshafener Fabrik hatten 33 mit Anilin, 39 mit β-Naphthylamin, 13 mit Anilin und β-Naphthylamin, 3 mit Benzidinbase gearbeitet. NASSAUER war (1919) der Meinung, daß allein das Anilin, das in feinster Verteilung allen seinen Verbindungen anhaftet, Blasenkrebs verursache.

In Amerika fand GEHRMANN (1936), der Chefarzt eines der größten chemischen Konzerne, unter 1173 in der Farbenindustrie beschäftigten und seit 1931 cystoskopierten Arbeitern 49 Tumoren, verursacht durch α- und β-Naphthylamin, Benzidin, vielleicht auch Anilin, doch konnte unter den diesem letzteren Stoff allein ausgesetzten Arbeitern kein Tumor gefunden werden. Nach E. E. EVANS (1937) waren von 83 Fällen mit Blasenkrebs 20 auf α-Naphthylamin zurückzuführen, doch hat GEHRMANN darauf hingewiesen, daß in USA. das α-Naphthylamin 5% β-Naphthylamin enthält. Aber unter allen Fällen findet sich kein durch Anilin verursachter. J. L. BILLIARD-DUCHESNE (1946/47) berichtet über 17 Fälle, von denen 6 durch Benzidin, 5 durch β-Naphthylamin, 1 durch α-Naphthylamin, 6 durch andere Stoffe, keiner durch Anilin verursacht war.

M. BARSOTTI und E. C. VIGLIANI (1949) bringen eine Tabelle über die Ergebnisse der cystoskopischen Untersuchung von 202 Arbeitern in den Jahren 1931 bis 1948. Die Arbeiter dieser Fabrik waren nicht verpflichtet, sich bei der jährlich vorgenommenen Untersuchung cystoskopieren zu lassen, aber infolge Belehrung und guter urologischer Technik haben sich doch fast alle Arbeiter, die einige Jahre in den gefährlichen Betriebsabteilungen arbeiteten, cystoskopieren lassen. Das Ergebnis war folgendes:

Tabelle 49.

	Arbeiter		normal	Ent- zündliche Erschei- nungen	Gestielt sitzende Tumoren	Feste Tumoren	Carcinome
	exponiert	cysto- skopiert					
Benzidinerzeugung...	104	70	24	31	2	4	9
Benzidinverwendung .	106	13	5	3	1	—	4
β-Naphthylamin ...	40	33	8	16	4	2	3
Benzidin und β-Naphthylamin ..	3	3	—	1	—	—	2
α-Naphthylamin ...	30	23	14	7	—	2	—
Anilinerzeugung ...	19	12	9	3	—	—	—
Anilinverwendung ...	600	32	24	7	—	1	—

Nach A. MÜLLER (1951) waren von den von ihm beobachteten Fällen von Blasenkrebs zurückzuführen: auf Benzidin 36, β-Naphthylamin 37, Anilin 22, α-Naphthylamin 2, Kombinationen mehrerer Stoffe 8. SCOTT (1952) gibt an, daß von den von ihm beobachteten Fällen 55 bei der Erzeugung von Benzidin oder β-Naphthylamin beschäftigt gewesen waren. 23 waren ausschließlich mit Benzidin beschäftigt gewesen, hatten nie Kontakt mit Naphthylaminen, 15 waren nur mit β-Naphthylamin beschäftigt gewesen, waren nie mit Benzidin in Berührung gekommen. Kein Fall war mit Anilin allein beschäftigt gewesen.

Nach all dem scheint es sichergestellt, daß wohl die häufigsten Ursachen des Blasenkrebses das β-Naphthylamin und das Benzidin sind, seltener wirken so auch andere Stoffe. Auffallend ist in bezug auf Anilin der Gegensatz zwischen den deutschen Berichten und denen aus anderen Ländern. Während in Deutschland das Anilin zweifellos zu den krebserzeugenden Stoffen gehört, wird von den oben erwähnten englischen, amerikanischen, französischen, italienischen Autoren über keinen durch Anilin hervorgerufenen Krebs berichtet. Die Ursache dieses mindestens scheinbaren Unterschiedes vermögen wir nicht festzustellen. Sind auch die meisten der Blasenkrebse durch die oben angeführten Stoffe verursacht, so ist „im Hinblick auf die allen aromatischen Basen gemeinsame, akut reizende Wirkung auf die Blasenschleimhaut keiner der hierhergehörenden Stoffe mit Ausnahme der Sulfosäuren, der Amidoanthachinone und der komplexen Derivate mit Sicherheit als in dieser Richtung harmlos anzusehen" (ENGEL).

CASE und Mitarbeiter berichten über die Blasentumoren, die in der englischen Industrie von 1921 bis 1.2.1952 ermittelt werden konnten und insbesondere über 341 Fälle, die bei den an der Erhebung mitarbeitenden Firmen vorkamen. Von diesen letzteren Fällen waren 298 (87,4%) mit Benzidin oder Naphthylamin in Berührung gekommen, nur 32 (9,4%) hatten mit diesen Stoffen sicher nichts zu tun. Die Verfasser kommen zu dem Schlusse, daß der Kontakt mit den genannten Stoffen Blasentumoren bei den Arbeitern verursache, manches weise darauf hin, daß die Erzeugung von Fuchsin und Auramin zur Entstehung von Tumoren Anlaß geben könne, aber nichts weise darauf hin, daß Anilin deren Ursache sein kann.

Die Dauer der Exposition gegen die Gifte, die zum Entstehen eines Blasentumors führt, schwankt sehr erheblich; die kürzest beobachtete Zeit ist 6 Monate Benzidineinwirkung, die meist vorkommende 5—10 Jahre, aber manche Arbeiter erkrankten nach 20—32 Jahren. Es muß dabei betont werden, daß in zahlreichen Fällen der Blasentumor erst viele Jahre nach Aufhören der Exposition zur Entwicklung kam. Unter den von NASSAUER berichteten Fällen finden sich mehrere mit einer Latenzzeit (Zeit zwischen Aufhören der Exposition und Auftreten von Krankheitserscheinungen) von 10—12 Jahren; die längste Latenzzeit, berichtet von GOLDBLATT, beträgt 34 Jahre. Ein italienischer Untersucher (G. DI MAIO 1937) fand unter 86 cystoskopisch untersuchten Arbeitern eines chemischen Betriebes 26 mit präcancerösen Veränderungen (Kongestion, Teleangiektasien, meist im Trigonum), Beschäftigungsdauer 2—6 Jahre, 7 mit benignen Tumoren, Beschäftigungsdauer 3—9 Jahre, 4 mit bösartigen Tumoren, Beschäftigungsdauer 6—15 Jahre. Bemerkenswert ist, daß die Carcinome sich viele Jahre nach einer verhältnismäßig kurzen Arbeitszeit entwickeln können.

Das früheste Alter beim Ausbruch der Erkrankung war 25 Jahre, das Alter der größten Häufigkeit 50—55 Jahre.

Es wird wohl allgemein angenommen, daß die Erzeugung des Blasenkrebses nicht auf dem Blutwege erfolgt, sondern durch den die Blase passierenden Urin. Die Ausscheidung von Aminoverbindungen durch den Urin betrug selbst in den Zeiten mit geringsten Vorsichtsmaßnahmen im Tage nicht mehr als 1—2 mg je Kilogramm Körpergewicht. *Mittel zur Verhütung* der Erkrankung sind zweifellos möglichste Einschränkung der Einatmung von Staub oder Dämpfen der krebserzeugenden Stoffe und möglichste Vermeidung der Beschmutzung der Haut, demnach gut schließende und deckende Arbeitskleider, gründlichste Reinigung der Hände und des ganzen Körpers nach Arbeitsschluß.

Eine routinemäßige cystoskopische Untersuchung der gefährdeten Arbeiter ist öfters vorgeschlagen worden und wird in amerikanischen Fabriken durchgeführt, und zwar in Zwischenräumen von einem Jahr (H. D. WOLFE 1937). Sie muß natürlich streng aseptisch durchgeführt werden, aber unter rund 3000 Untersuchungen führte sie doch 162mal zu Erkrankung mit Arbeitszeitverlust. ABOULKER und SMAGGHE schlagen in Zwischenräumen von 3 Monaten vorgenommene Untersuchung des Morgenurins auf rote Blutkörperchen vor und cystoskopische Untersuchung jener, die dabei positive Befunde zeigten. Was man durch solche Untersuchungen erreichen kann, ist, daß man Arbeiter, die lokalisierte Reizzustände in der Blase oder Papillome aufweisen, von der Weiterarbeit mit den gefährdenden Stoffen fernhält. Ob man aber durch Arbeitsausschluß, wenn einmal solche Erscheinungen vorhanden sind, oder auch durch eine frühzeitige Operation eines Papilloms die Entstehung eines Carcinoms in der Mehrzahl der Fälle verhindert, erscheint zweifelhaft. Sicher ist hingegen, daß man so das Carcinom noch in einem Stadium, da es operativ ist, entdecken kann und daß man in diesen Fällen durch Operation meist mindestens lebensverlängernd wirkt. Daß man damit die nach längerer Latenzzeit auftretenden Leiden irgendwie beeinflußt, ist natürlich ausgeschlossen, man müßte denn jeden, der einmal mit Carcinom verursachenden Stoffen etwas längere Zeit gearbeitet hat, sein ganzes weiteres Leben lang regelmäßig von Zeit zu Zeit cystoskopieren. Nach all dem erscheint mir die periodisch durchgeführte Cystoskopie kein sicheres Mittel, das Entstehen von Carcinom zu verhüten oder ernstere Erkrankung zu vermeiden. Da aber doch in den allermeisten Fällen erst Arbeit von einigen Jahren zur Erkrankung führt, so würde eine Beschränkung der Arbeitsdauer in den gefährdenden Betrieben auf 2—3 Jahre die Zahl der vorkommenden Erkrankungen sehr wesentlich herabsetzen. Doch verkenne ich nicht die wirtschaftlichen Schwierigkeiten, die einem solchen Verfahren von seiten des Arbeiters und des Betriebes entgegenstehen.

Toluidin.

A. FRIEDLÄNDER (1900) berichtet über einen Mann, der sich um 1^{30} Uhr nachmittags Toluidin auf Brust und Hand gespritzt und 5 min lang Toluidindämpfe eingeatmet hatte. Zwei Stunden später wurde er anscheinend schlafend auf der Erde liegend gefunden. Geweckt, war sein Gang taumelnd, dann trat ein maniakalischer Zustand ein, Dyspnoe, Cyanose, Delirien, Krämpfe. Bis 4 Uhr nachmittags des nächsten Tages starke Cyanose, jedoch keine Dyspnoe, tief benommen, Puls sehr unregelmäßig, Harn dunkelbraun, kein Eiweiß, kein Blut. Am 3. Tag völlig klar, häufiger Harndrang (alle 20 min). Im Harn viel Eiweiß. Allmählich schwanden die Urinveränderungen. Heilung in 3 Wochen.

M. STARK (1892) berichtet: Ein Mann hatte nachts Toluidin aus einem offenen Reservoir auszuschöpfen. Dabei außer Durchnässung auch Einatmung von Dämpfen. 5 Uhr früh leichte Beschwerden, blieb aber bis 7 Uhr im Arbeitsraum, dann im Zimmer eines Arbeitskollegen mit den durchnäßten Kleidern und der schmutzigen Wäsche. 11 Uhr ohnmächtig. Um 6 Uhr abends ärztliche Hilfe. Der Arzt verordnet Reinigung und Cognac (!!). Vollständig bewußtlos. Anderntags um 11 Uhr erwacht, Lippe und Mundhöhle dunkelblau, Gesichtsfarbe fahl, Puls klein, Pupillen verengert. Kam erst 5 Uhr nachmittags völlig zu sich. Starker Durst, heftige Strangurie, dunkelroter, stark bluthaltiger Urin, der tropfenweise unter großen Schmerzen entleert wird. Auch noch am folgenden Morgen Strangurie, Geschwür an der Glans penis und am inneren Vorhautblatt. Nach Verschwinden der übrigen Erscheinungen große Schwäche der unteren Extremitäten, langsame Erholung in 5 Wochen.

Sehr interessant sind die Beobachtungen über Massenvergiftungen in einer Fliegenfängerfabrik, in der zu dem Fliegenleim Orthotoluidin zugesetzt worden war (E. ROSENTHAL-DEUSSEN 1929 und 1930, s. S. 296).

Von den 96 in dem Streichsaal beschäftigten Arbeiterinnen wiesen 40 Krankheitserscheinungen auf, darunter 14 Blasenbeschwerden zur Zeit der Untersuchung, 4 gaben solche aus früherer Zeit an. 16 zeigten Cyanose, 13 „fahle Blässe", mehrere klagten über Kopfschmerz, Schwindel, Mattigkeit. Die 8 krank gewesenen Mädchen hatten ein fahlblasses Aussehen, Cyanose des Gesichtes, besonders aber der Lippen und Fingerspitzen. Alle gaben an, daß sie nach Arbeit von wenigen Tagen Brennen beim Wasserlassen verspürten, dann an ständigem Urindrang litten und das Wasser nicht halten konnten. Ein Teil klagte über Schwindel, Kopfschmerz, Mattigkeit, Appetitlosigkeit und Übelkeit. Die nach Schluß der Arbeitssaison untersuchten 4 Arbeiterinnen zeigten eine abklingende hämorrhagische Cystitis, bei zweien war Methämoglobin im Harn. Die Blutuntersuchung ergab bei 20 untersuchten Arbeiterinnen keine wesentliche Veränderung des roten Blutbildes, außer vielleicht eine leichte Anämie: 3,36—5,2 Mill. rote Blutkörperchen, 70—90% Hb. Starke Veränderungen wies das weiße Blutbild auf: die Zahl der weißen Blutkörperchen betrug zwischen 2500—6100. Bei fast der Hälfte bestand eine Linksverschiebung und eine deutliche Vermehrung der Eosinophilen (7—16%). Bei einigen Mädchen fanden sich Ekzeme der Hände, aber die ausgeführten Reizversuche zeigten, daß sie mit großer Wahrscheinlichkeit durch andere im Leim enthaltene Stoffe verursacht waren, nicht durch Orthotoluidin.

In den Berichten der Gewerbeaufsichtsbeamten finden sich mehrfach Vergiftungen durch Toluidin erwähnt, so bei einem Arbeiter, der kristallinische Krusten von Toluidin in einem Lichtschacht abzuschlagen hatte, wobei infolge der starken Hitze des Tages es zu starker Verdunstung kam. Ein anderer Arbeiter, der in einem Kessel, in dem Paratoluidin gewesen war, zu arbeiten hatte, wurde 1 Std später bewußtlos, hochgradig cyanotisch, erholte sich aber recht bald (1929).

Bemerkenswert erscheint unter der Toluidinwirkung, vor allem unter der des Orthotoluidins die starke Blasenreizung, oft mit Strangurie.

Xylidin.

Über gewerbliche Vergiftungen ist bisher nichts berichtet. Doch kommen v. OETTINGEN, NEAL und Mitarbeiter (1947) sowie J. TREON, H. E. SIGMON und Mitarbeiter (1949 und 1950) in ihren Tierversuchen zu dem Ergebnis, daß Xylidin hoch giftig ist, daß es durch den Atmungstrakt und durch die Haut aufgenommen wird. Die erstgenannten Autoren machen darauf aufmerksam, daß Xylidin dem Flugbenzin zugesetzt wird und daß bleifreiem Flugbenzin bis 5% Xylidin zugesetzt sind. Der Gehalt der Luft an Xylidin ist bei Verwendung aller dieser Gemische gering, und daher ist die Gefahr einer Vergiftung durch Einatmung ebenfalls gering, doch steigt die Gefahr, wenn das Benzin verdampft und der zurückbleibende Schlamm einen sehr viel höheren Gehalt an Xylidin aufweist. Auch ist im Tierexperiment gezeigt worden, daß langdauernde Einwirkung auch niedriger Konzentrationen ernste Störungen hervorruft, insbesondere durch Hautaufnahme. Es entstehen dann leichte Anämien, mäßige Methämoglobinämie und vielleicht auch schwere Leberschädigungen.

Es sind jedenfalls bei der Gefahr, Xylidin einzuatmen oder mit ihm in Berührung zu kommen, alle jene Vorsichtsmaßnahmen notwendig, die bei Anilin beobachtet werden müssen.

Nitrobenzol und Dinitrobenzol.

Nitrobenzol wird aus Benzol ähnlich wie Trinitrotoluol aus Toluol hergestellt, indem man es mit einer Mischung von Schwefelsäure und Salpetersäure behandelt. Dabei entwickeln sich Säuredämpfe und nitrose Dämpfe, die gefährlich werden können. Doch kann die Herstellung auch in geschlossenen Apparaten erfolgen. Durch weitere Nitrierung wird Dinitrobenzol gewonnen.

Mononitrobenzol spielt in der chemischen Industrie als Zwischenprodukt bei der Herstellung verschiedener Stoffe eine Rolle. Es ist eine ölige Flüssigkeit und wird unter dem Namen „Mirbanöl" wegen seines Geruches nach bitteren Mandeln („Bittermandelöl") als Zusatz zu Seifen, Parfüms usw. verwendet, auch sonst zu verschiedenen Gebrauchsgegenständen: Schuhcremes, Stempelfarben, als Vertilgungsmittel für menschliche Parasiten und schließlich als Abortivmittel. v. OETTINGEN zählt 44 Autoren auf, die 1862—1936 über zufällige oder in selbstmörderischer Absicht herbeigeführte Aufnahme von Nitrobenzol berichten. MÜHLBERGER (1925) erwähnt 25 durch nitrobenzolhaltige Schuhcreme in USA. herbeigeführte Vergiftungen, darunter eine tödliche (STONE) und fügt weitere 9 hinzu. Häufig wurde auch Nitrobenzol als Mittel zur Herbeiführung des Abortus verwendet. SCHNEIDER (1933) sammelte 24 solche Fälle aus der Literatur, von denen 12 tödlich waren. Insgesamt fand er in der Literatur mehr als 250 Fälle von Nitrobenzolvergiftung, von denen 52 gewerbliche waren. 73 Vergiftungen waren tödlich.

Vergiftungen von Arbeitern, die mit nitrobenzolhaltigem Material oder mit Nitrobenzol selbst zu tun haben, werden in den Berichten der Gewerbeaufsichtsbeamten, insbesondere den englischen, immer wieder erwähnt, und zwar zumeist aus der chemischen Industrie, aber immer wieder ereignen sich Vergiftungen dadurch, daß irgendwelchen Reinigungsmitteln als Geruchskorrigens Nitrobenzol zugesetzt wurde. Aus einer großen Porzellanfabrik wird von allmählich entstandenen Vergiftungen (Blutveränderungen, Nervosität, Schwächegefühl) berichtet, die dadurch zustande kamen, daß beim Anreiben mancher Farben Nitrobenzol in kleinen Mengen zugesetzt wurde (TELEKY 1932).

Mäßiges Ausgesetztsein den Dämpfen von Nitrobenzol ruft zunächst Brennen im Munde, Kopfschmerz, Ermüdungsgefühl, Übelkeit, Schwindel hervor, manchmal Erbrechen, dann Blässe, Cyanose in der Art, wie bei Trinitrotoluol beschrieben, mit Blaugraufärbung der Haut. Dabei hat die Atemluft einen deutlichen Bittermandelölgeruch. Manchmal treten alle ernsteren Erscheinungen erst 1—4 Std nach der Giftaufnahme auf, selten noch später. Die ersten subjektiven Beschwerden sind Kopfschmerz, Schwindel, dann folgt kleiner, schneller Puls, Angstgefühl, Parästhesien, Doppelsehen. Das Blut ist schokoladebraun bis teerfarbig, der Urin ist dunkel gefärbt und enthält öfters neben Nitrobenzol auch Paraaminophenol. In schweren Fällen kommt es zu Krämpfen, Lungenödem, Tod. In manchen Fällen tritt Erholung ein, es folgt dann aber manchmal schwere Anämie, mit Sinken des Hämoglobingehaltes, Anisocytose und Poikilocytose (s. später).

Ausdrücklich hervorgehoben sei, daß nach CORDS (1919) bei Mononitrobenzolvergiftung am Auge, abgesehen von Ungleichheit der Pupillen und Verengerung des Gesichtsfeldes, keine Störungen beobachtet wurden, im Gegensatz zu den schweren Sehnervenstörungen bei Dinitrobenzol.

Betont muß werden, daß Alkohol — auch Stunden nach Giftaufnahme genossen — die Vergiftungserscheinungen verstärkt oder sie erst hervorruft.

Folgende Krankengeschichten akuter Vergiftungen seien hier wiedergegeben:

ALICE HAMILTON (1925) beschreibt einen nach mancher Richtung typischen Fall.

Ein Arbeiter spritzte sich beim Transport einer Flasche Mirbanöl etwas davon auf seine Hose, plötzlich schwankte er und schüttete dadurch noch mehr auf seine Hose und auf sich selbst. Er wurde, ohne daß man die Kleider entfernt hätte, ins Krankenhaus gebracht. Bei der Ankunft dort war er bewußtlos, Atmung oberflächlich und unregelmäßig, die Haut dunkel graublau, Pupillen eng und reaktionslos, das Blut schokoladebraun. Eine Stunde später starb er.

Über 2 Fälle, in denen sich die Vergiftungserscheinungen langsamer entwickelten, ist im Jahresbericht 1947 des englischen Chiefinspector of factories berichtet.

Der Mann hatte sich angeblich nach Beendigung der Nitrobenzolarbeit vor Verlassen der Fabrik gewaschen und die Kleider gewechselt. Als er nach Hause kam, fühlte er sich schwindlig, hatte Kopfschmerzen und Übelkeit. Am Morgen des nächsten Tages fand ihn seine Frau bewußtlos. Ins Krankenhaus gebracht, war er tief bewußtlos und cyanotisch. Er erhielt Sauerstoff und erholte sich in 10 Tagen.

Ein Mann hatte bei Arbeit in einem Destillierapparat, die er mit Unterbrechungen durch 4 Std verrichtete, seinen Arbeitsanzug stark mit Nitrobenzol verunreinigt und wurde ins Bad geschickt. Aber $3\frac{1}{2}$ Std später klagte er über Erbrechen, Atemnot, wurde cyanotisch. Erholung trat ohne weitere Störung ein.

ENGEL (1937) betont, daß beim Ausgang in Heilung die Rekonvaleszenz eine viel langsamere ist als bei der Anilinvergiftung. Die Cyanose geht nur langsam zurück, Schwindel, Mattigkeit, Benommenheit, Parästhesien, Gesichtsfeldverschleierung, Stumpfheit des Gehörs und Ohrensausen bleiben tagelang bestehen. Namentlich vom 2. Tag der Vergiftung an sinkt die Zahl der roten Blutkörperchen schnell und es entwickelt sich starke Aniso- und Poikilocytose, später treten Regenerationsformen: Polychromasie, Normo- und Megaloblasten auf. Es entwickelt sich eine ausgesprochene sekundäre Anämie und gleichzeitig mit ihr Gelbsucht, bisweilen mit leichter Leberschwellung. Die Blutveränderungen bilden sich nur langsam zurück. Der Harn ist längere Zeit dunkel gefärbt, dunkelt an der Luft nach, enthält Spuren von unverändertem Nitrobenzol und Paraamidophenol. Über dessen Nachweis s. später.

Außer der akuten Nitrobenzolvergiftung kommt auch eine chronische Form vor, meist mit den Erscheinungen einer leichteren Anämie (ENGEL) mit starker

Blässe, eventuell auch leicht ikterischer Verfärbung der Haut (ohne Cyanose), begleitet von Schwindel, Kopfschmerz, Mattigkeit und Appetitmangel.

F. RAVAULT und Mitarbeiter (1946) berichten: Ein 23jähriger Mann arbeitete einige Zeit mit Nitrobenzol und litt dabei einige Wochen an Kopfschmerz und Schwächegefühl. Am 17. 1. waren diese Beschwerden stark, nahmen am nächsten Tag noch zu; mittags verlor er das Bewußtsein und wurde komatös und hochgradig cyanotisch ins Krankenhaus gebracht. Sein Gesicht war bleigrau, die Fingernägel blau, der Urin braun. Keine besonderen Klagen, keine Atemnot. Der Geruch der ausgeatmeten Luft war süßlich, der Urin roch nach bitteren Mandeln. Blut annähernd normal, im Urin Gallenfarbstoff, Druck auf die Nierengegend schmerzhaft. Alle Symptome schwanden im Laufe einer Woche.

Behandlung. Da in Gewerbebetrieben der wichtigste, fast ausschließlich in Betracht kommende Aufnahmeweg der durch die Haut ist, ist Vermeidung der Benetzung der Kleider und Unterwäsche, wenn diese aber zustande gekommen, raschester Kleider- und Wäschewechsel und ein Bad mit gründlichster Reinigung notwendig. Dann ist lange Zeit fortgesetzte Sauerstoffeinatmung zu geben, eventuell auch künstliche Atmung, Aderlaß, reichliche Infusion von Kochsalzlösung, auch Salzwasserklystiere, Excitantien. In allen Fällen soll für reichlich Zufuhr von Flüssigkeit gesorgt werden — aber alkoholhaltige Flüssigkeit ist strengstens zu vermeiden. Ferner ist reichliche Zufuhr von Alkalien und strenge Bettruhe empfohlen.

Von den *Dinitrobenzolen* ist das Metadinitrobenzol, ein kristallinisches Pulver, das praktisch bedeutungsvollste sowohl in der Farbenindustrie als auch insbesondere bei der Munitionserzeugung.

Während im ersten Weltkrieg aus England und USA. über zahlreiche Fälle von Trinitrotoluolvergiftung berichtet wird, finden wir in diesen Ländern keine Berichte über Nitrooder Dinitrobenzolvergiftung in der Kriegsindustrie. Hingegen wird aus der deutschen Kriegsindustrie über zahlreiche Vergiftungen berichtet. Nach KOELSCH (1919) kamen in der bayerischen Rüstungsindustrie von Anfang 1915 bis Ende 1915, da eine dinitrobenzolhaltige Substanz „Fram" hergestellt und verwendet wurde, rund 400 Vergiftungsfälle vor, darunter 1 Todesfall. Von Ende 1916 bis Oktober 1918 wurde Dinitrobenzol wieder verwendet. Es kamen in einem Füllwerk 340 Erkrankungen vor, das sind auf je 100 Vollarbeiter 14,7 Erkrankungen; gestorben sind davon 5, doch ist der Zusammenhang zwischen Dinitrobenzolarbeit und Tod nicht in allen Fällen klar. Die Zahl der Erkrankungen war in den heißen Monaten viel größer als im Winter.

In einem anderen Füllwerk kamen 314 Vergiftungsfälle bei 215 Arbeitern vor. Gestorben sind davon 6, wobei der Tod direkt auf die Vergiftung zurückgeführt werden mußte oder durch frühere Vergiftungen begünstigt erschien (KOELSCH 1919).

Was das **klinische Bild** anbelangt, so ist es dem der (Mono-)Nitrobenzol- und der Trinitrotoluolvergiftung ähnlich, doch scheint die Gelbbraunfärbung der Haut und der Haare stärker hervorzutreten als bei letzterer, wenigstens wird sie von den Autoren stärker betont. Die Haut scheint auch hier der hauptsächlichste Aufnahmeweg zu sein und die Aufnahme durch starke Schweißbildung erhöht zu werden. Aber auch Aufnahme durch die Atmungswege und durch den Magen spielt eine Rolle.

Bei Aufnahme kleiner Mengen findet man — wir folgen hier vor allem der von KOELSCH gegebenen Beschreibung — als Zeichen leichter Vergiftung: Mattigkeit, Kopfschmerzen, Schwindel, Appetitlosigkeit, Magen-Darmstörungen, gestörter Schlaf. Es besteht leichte bläuliche Färbung der Lippen, Wangen und Ohren, während die Hände eine gelblich-braune Färbung zeigen (Xanthoproteinreaktion) und ebenso auch ein Teil der Kopfhaare gelblich-rötlich verfärbt ist. Die Arbeiter mit nitrierten Produkten der Benzolreihe hatten vielfach den Spitznamen „Kanarienvögel". Bei schweren Fällen steigern sich alle die genannten Erscheinungen, es kommt Beklemmung, Kurzatmigkeit, Herzklopfen dazu, die bläuliche Verfärbung der Lippen, Nase, Ohren verstärkt sich zu mehr oder minder hochgradiger Blausucht. Dieser bräunlich- oder graublaue Farbenton kann sich auch auf den übrigen Körper erstrecken; dabei besteht meist ikterische

Verfärbung der Skleren. Es kommen Parästhesien, Tremor, Nystagmus, Sehstörungen vor. In schweren Fällen steigert sich die Benommenheit zu Bewußtlosigkeit und kann der Tod im Koma schon innerhalb der ersten 24 Std eintreten. Doch sind tödliche Vergiftungen relativ selten.

Über einen sehr rasch tödlich verlaufenen Fall berichtet CURSCHMANN (1918):

Einem 18jährigen Mann wurde nach 2 Wochen Arbeit in einer schlecht eingerichteten Fabrik bei einem Spaziergang nachmittags unwohl, auf dem Wege nach Hause wurde er bewußtlos, erholte sich dann etwas, aber um 11 Uhr nachts starb er im Krankenhaus.

KOELSCH (1918) bringt einige Krankengeschichten:

63jähriger Mann. Am 22.5. mit Zerkleinerung von Dinitrobenzol in geschlossener Mühle beschäftigt. Nach 4 Std Arbeit starkes Unbehagen, Schwindel, Schwäche, Übelkeit, darauf Bewußtlosigkeit, starke Cyanose, unregelmäßige Herztätigkeit. 24. 5. Tod.

Einen ganz ähnlichen Fall beschreibt REUTER (1916). Nach zweitägiger Arbeit Unwohlsein, Bewußtlosigkeit; Tod 26 Std nach den ersten Krankheitserscheinungen.

Ein weiterer Fall KOELSCH': 28jähriger Arbeiter, schon am ersten Tag Beschwerden, die zunehmen. Arbeitet 9 Tage. Wurde im Laufe der Nacht krank, am Morgen angeblich bläuliche Verfärbung der Lippen. Kopfschmerz, Erbrechen, Atemnot. Morgens 8½ Uhr Tod.

Andere Fälle, vom selben Autor berichtet, verlaufen unter dem Bilde der akuten gelben Leberatrophie:

19jährige Arbeiterin. 4 Wochen Arbeit mit Dinitrobenzol 20. 1. Gelbsucht, Brust- und Leibschmerzen. 28. 1. Krankenhausaufnahme: starke Gelbsucht, Leberrand zu tasten, im Harn Spuren Eiweiß; 3. 2. Erbrechen, 4. 2. 39,5°, am nächsten Tage fieberfrei. Haut völlig braun. Verwirrtheit, Aufregungszustände. 7. 2. Tod.

45jähriger Vorarbeiter. Nach zweimonatiger Arbeit Krankmeldung wegen Kopfschmerzen, Mattigkeit, Druck in Magen- und Lebergegend. 20. 6. starker Ikterus, acholische Stühle, dunkelbrauner Harn. Mitte Juli Befund unverändert, aber starke Beschwerden. Ödeme. Mitte August zunehmende Schwäche, geringer Ascites. 25. 8. Tod. Autopsie: Leber 680 g.

Bei den ganz akuten Fällen (wie den nach KOELSCH zitierten) ist bei Autopsie starke Blutüberfüllung aller Organe, Vergrößerung der Milz, Ekchymosen in verschiedenen Organen, spärliche Gerinnselbildung zu finden, wie dies bei Erstickung zu beobachten ist.

Bemerkt sei noch, daß, wie bei allen Verbindungen der aromatischen Reihe, Alkoholgenuß den Ausbruch der Vergiftung hervorruft. Von 5 Fällen, über die MOHR (1902) berichtet, war dem Ausbruch der schweren Erscheinungen Alkoholgenuß vorangegangen, der in 4 Fällen mäßig war.

REJSEK bringt Krankengeschichten von Männern, bei denen nach Genuß ½ Liter leichten Bieres oder einem Sonnenbad von kurzer Dauer die Vergiftungserscheinungen auftraten oder rezidivierten. Er meint, daß man diese Verstärkung der Vergiftungserscheinungen durch Alkohol oder Sonnenlicht auch diagnostisch verwerten könne.

Betont sei, daß bei den günstig verlaufenden Fällen die Blutveränderungen sich noch langsamer zurückbilden als bei den (Mono-)Nitrobenzolvergiftungen, so daß die Rekonvaleszenz oft wochenlang dauert.

Die **Diagnose** kann gestellt werden durch den Nachweis von Methämoglobin im Blute und (ebenso wie bei der Anilinvergiftung) von Paraamidophenol im Urin, der meist frei von pathologischen Bestandteilen ist. Wir geben die Anleitung zu diesen Proben nach H. ENGEL wieder:

„Der Nachweis des Methämoglobins kann in einfacher Weise erbracht werden, wozu ein einfaches Taschenspektroskop genügt. Einige Tropfen Blut werden mit destilliertem Wasser bis zu einer eben durchscheinenden Lösung so weit verdünnt, daß im Spektrum der rotorange Bezirk gut sichtbar wird. Es ist dann bei der Spektroskopie ein Band im Orange (nach Rot zu von dem normalen Oxyhämoglobinstreifen) sichtbar, das bei Reduktion durch Zusatz eines Tropfens Schwefelammoniumlösung und auch nach Zusatz von Ammoniak verschwindet, im letzteren Falle unter Auftreten eines Vorschlagschattens vor dem ersten Streifen des alkalischen Methämoglobins..." ... „Bei der Nitrobenzol- und Anilin-

vergiftung kann Paraamidophenol leicht mittels der Indophenolreaktion oder auch durch
eine Azo-Kupplungsreaktion mit Alphanaphthol nachgewiesen werden. Der Harn wird zu
diesem Zweck mit verdünnter Salzsäure kurz aufgekocht und entweder direkt oder statt
dessen ein Ätherextrakt für eine der beiden Reaktionen verwendet. Zur Ausführung der
Indophenolprobe fügt man etwas Phenollösung und Eisenchloridlösung zu und versetzt dann
mit Ammoniak bis zu stark alkalischer Reaktion. Bei Anwesenheit von Paraamidophenol
tritt starke Blaufärbung ein. Bei der Alphanaphtholprobe wird der Harn nach dem Kochen
mit Salzsäure in der Kälte mit Natriumnitritlösung (Lösung II für die EHRLICHSCHE Diazo-
reaktion) versetzt, und dann bei schwach sodaalkalischer Reaktion eine Lösung von Alphanaphthol zugesetzt, wobei starke Rotfärbung auftritt. Auch andere Nitro- und Amidokörper
der aromatischen Reihe geben die letztere Reaktion. Ähnliche Kupplungsreaktionen mit
geeigneten Komponenten, namentlich Phenyl-I-Säure, können auch zum Nachweis anderer
aromatischer Verbindungen (Benzidin, Naphthylamin usw.) im Harn angewandt werden
(KUCHENBECKER 1920)."

Die Erscheinungen der *chronischen* Dinitrobenzolvergiftung sind — nach
ENGEL — wesentlich schwerer als die der chronischen Mononitrobenzolvergiftung.
Es besteht dauernd mehr oder weniger deutliche Cyanose neben ausgesprochener
Gelbsucht. Auch die subjektiven Beschwerden sind ausgesprochener und es
kommen Verschlimmerungen vor, die dem Bilde der akuten Vergiftung gleichen.
In seltenen Fällen kommt es zu ausgesprochenen Leberschädigungen mit Schwel-
lung und Druckempfindlichkeit, die schließlich unter dem Bilde der akuten
gelben Leberatrophie verlaufen können.

Über einen chronischen Fall berichtet WALKER. Ein 16jähriger Bursche hatte Januar
bis April mit Dinitrobenzol gearbeitet. Im Februar und März hatte er leichte Attacken von
Vergiftung gehabt, die ihn zwangen, 2 Tage zu Hause zu bleiben. 29. 4. Schwäche, Schwindel,
unsicherer Gang, atemlos, cyanotisch. Nach einer Woche Arbeitsruhe übernahm er andere
leichte Arbeit, fühlte sich aber nicht wohl, hatte Erbrechen und Krämpfe in den Beinen.
18. 5. Schmerzen in Kopf und Gliedern, Urin dunkel, Haut gelblich. Die Gelbsucht nahm
zu, dann Aufregungszustände, Koma, Tod. Am 29. 5. Autopsie: Leber ähnlich akuter gelber
Leberatrophie. Nieren fettig degeneriert.

Über einen ganz chronischen Fall berichten A. CAPPELINI und G. G. ZANOTTI
(1946):

Ein 58jähriger Arbeiter war 15 Jahre bei der Erzeugung von Dinitrobenzol beschäftigt,
dessen Dämpfen und dessen Staub ausgesetzt. Juli 1941 begann zunehmende Appetitlosigkeit Schwäche, Kopfschmerz, Schlaflosigkeit, Verwirrung, starker Pruritus. Dann trat Verringerung der Sehschärfe auf. Trotzdem arbeitete er mit kurzer Unterbrechung durch Spital-
aufenthalt durch 5 Monate weiter. Dann stellte sich leichte Cyanose ein, subikterische Verfärbung der Skleren, Verringerung der Sehschärfe auf 1/15, Gesichtsfeldeinschränkung, zentrales Skotom mit Blässe der Papille (Diagnose: Neuritis retrobulbaris). Leber 1 cm den
Rippenbogen überragend, von vermehrter Konsistenz. Erythrocyten 3,5 Millionen, weiße
Blutkörperchen 4800.

Zu den Folgen wiederholter oder lange dauernder Dinitrobenzoleinwirkung
gehören auch die Sehstörungen ernsterer Natur.

Sehr bemerkenswert ist, daß bei Dinitrobenzol im Gegensatz zu Trinitrotoluol
und Mononitrobenzol vielfach Sehstörungen beobachtet worden sind, über die
CORDS (1919) berichtet, doch hat schon SESÜLINSKY (1905) einen solchen Fall veröffentlicht. In den leichteren Fällen tritt neben heftigen Kopfschmerzen anfallsweise ein Verschwommensein der Gegenstände auf, das nach einigen Tagen
verschwindet. Dieser Vorgang kann sich mehrmals wiederholen, allmählich aber
bildet sich eine geringe Schwachsichtigkeit aus. Nach starker Exposition Schwindel, Brechreiz, Kopfschmerz, ophthalmoskopisch leichte Verschleierung des peri-
papillaren Gewebes, Sehschärfe herabgesetzt.

Eine Gruppe mit etwas schwereren Erkrankungen zeigte starke Verschleierung
der Papillengrenzen mit hyperämischer Verfärbung und auffallender Erweiterung
der Venen. Stets ist eine beträchtliche Herabsetzung der Sehschärfe auf 1/10
bis 1/50 vorhanden, vor allem für Rot und Grün, die sich aber wieder erheblich
bessert. In einem solchen Falle hat sich die auf 1,5/50 gesunkene Sehschärfe

wieder fast zur Norm gehoben, aber längere Zeit blieb ein parazentrales Skotom für Rot und Grün bestehen.

Dann gibt es Fälle mit schweren Störungen und Dauerschädigungen, bei denen ein großes zentrales Skotom bestehenbleibt, und schließlich Fälle mit bösartigem progressivem Verlauf, wie der folgende Fall: Nach einmonatiger Arbeit zeitweise Nebelsehen, arbeitet aber trotz starker Allgemeinbeschwerden weiter. Nach 3 Monaten rechts Fingerzählen 40 cm, links 50 cm. Zentrales Skotom für Rot und Grün, mäßige periphere Gesichtsfeldeinschränkung. Nach weiteren 5 Monaten Papillen ganz weiß, Rot- und Grünsehen erloschen. Nach weiteren 2 Monaten: rechts Handbewegungen in $^1/_2$ m, links 1/60. Großes absolutes Skotom. Gesichtsfeld weiter beträchtlich eingeengt (CORDS 1919).

Auch PROSSER WHITE berichtet über 2 Fälle von toxischer Amblyopie nach Dinitrobenzol.

Bemerkenswert ist, daß die Sehstörungen meist nach langdauernder Arbeit mit Dinitrobenzol auftreten, manchmal anscheinend ausgelöst durch kurzdauernde stärkere Exposition. Von den Fällen CORDS' entstand bei dreien die Sehstörung nach Arbeit von mehr als 1—6 Monaten, bei dreien nach 6—12monatiger, bei 7 nach 1—3jähriger Arbeit.

Die *Behandlung* der Dinitrobenzolvergiftung hat dieselbe zu sein wie die der Mononitrobenzolvergiftung.

Was die **Verhütung** von Erkrankungen anbelangt, so sollen Jugendliche und weibliche Personen überhaupt nicht bei Erzeugung und Verarbeitung dieser Stoffe beschäftigt werden. F. CURSCHMANN (1917), der leitende Arzt der chemischen Großindustrie, ist selbst während des Krieges für Beschränkung der Frauenarbeit in diesen Fabriken und für besondere Fürsorge für die infolge der Kriegsverhältnisse doch zur Arbeit Aufgenommenen eingetreten.

Prophylaktisch sind ferner notwendig: gut lüftbare und gut gelüftete Arbeitsräume. Der Betrieb ist so einzurichten, daß die Arbeiter mit den giftigen Substanzen möglichst wenig in Berührung kommen, daß flüssige Nitro- und Amidoverbindungen womöglich im geschlossenen Röhrensystem befördert werden, daß überall, wo solche Substanzen verdampfen, gut eingerichtete und gut wirkende Absaugeeinrichtungen vorhanden sind. Verschüttetes Material ist möglichst bald wieder zu entfernen. Die Arbeiter müssen über die Gefährlichkeit belehrt und insbesondere auch auf die auch außerhalb der Arbeitszeit schädliche Wirkung des Alkohols aufmerksam gemacht werden. Den Arbeitern müssen Arbeitsanzüge in entsprechender Beschaffenheit, eventuell auch Fußzeug zur Verfügung gestellt werden, womöglich auch undurchlässige Handschuhe. Verunreinigte Kleidungsstücke sind sofort abzulegen. Die Reinigung der Hände hat gründlich zu erfolgen, doch darf Chlorkalk nicht dazu verwendet werden, weil er die Haut angreift und durchlässiger macht. Das Entleeren der Granaten ist ebenso gefährlich wie das Füllen und sind dabei die gleichen Vorsichtsmaßnahmen zu beachten.

An Vorschriften zur Verhütung von Erkrankungen sind in Deutschland erlassen worden:

Erlaß des Preußischen Ministers für Handel und Gewerbe betreff Einrichtung und Betrieb von Anlagen zur Herstellung von Nitro- und Amidoverbindungen vom 21. Oktober 1911.

Deutsches Reichsamt des Innern: Grundzüge für die Einrichtung und den Betrieb von Anlagen, in denen gesundheitsschädliche Nitro- und Amidoverbindungen hergestellt oder regelmäßig in größeren Mengen wiedergewonnen werden, vom Jahre 1911.

Nitrochlorbenzol und Dinitrochlorbenzol.

Beide genannten Stoffe werden in der Erzeugung von Farbstoffen und in der Munitionsindustrie verwendet. ALICE HAMILTON betonte ihre hautreizende Wirkung, die vermutlich die Arbeiter vor dem Zustandekommen schwerer Vergiftungen schütze; das Dinitrochlorbenzol, das bei der Erzeugung von Schwefelschwarz verwendet wird, habe wahrscheinlich mehr Dermatitis verursacht als irgendein anderer Stoff in der Teerfarbenerzeugung. In einer Brooklyner Fabrik war jeder dort beschäftigte Arbeiter mehr oder weniger an Dermatitis erkrankt, und in den Sommermonaten mußte der Betrieb infolge Fehlens von Arbeitern geschlossen werden. Die Hautreizung beginnt mit Jucken in den Kniehöhlen und den Ellbogenbeugen, breitet sich weiter aus, oft sind Gesicht und Augen verschwollen. Merkwürdigerweise fand ich in der deutschen und englischen Literatur diese Hautschädigungen nicht so betont. Sowohl KOELSCH (1926) als auch R. P. WHITE erwähnen sie nur kurz. Andererseits liegen aus der russischen Literatur Berichte über schwere Hautreizungen vor. N. WEDROW (1927/28) berichtet über 23 Fälle einer papulo-vesiculösen Dermatitis an den unbedeckten Körperteilen, manchmal aber sich universell ausdehnend. Die Arbeitsunfähigkeit selbst dauert meist 7—8 Tage. Bei der Mehrzahl der Arbeiter tritt Gewöhnung ein, von manchen aber wird der Stoff überhaupt nicht vertragen. Die amerikanischen Autoren McCLURE und LUSSKY (1920/21) geben an, daß gereinigtes Dinitrodichlorbenzol im Tierexperiment weniger reizend wirkt als rohes.

E. HOLSTEIN (1949) gibt häufige Katarrhe der Nase als Folge von Dinitrochlorbenzoleinwirkung an.

Es wird auch mehrfach über Vergiftungen berichtet, wenn auch nur von vereinzelten Autoren. Im englischen Gewerbeinspektorenbericht 1923 berichtet HENRY über 4 Fälle, verursacht durch Mono- und Dinitrochlorbenzol: Pochen im Kopf, Schwäche in den Beinen, Dyspnoe, kleiner Puls, Cyanose, Kollaps, bei einem auch Koma. Blutuntersuchung zeigte ein Sinken der Erythrocyten auf 3,63 Mill. und einige basophil getüpfelte Erythrocyten.

A. RENSHAW und G. V. ASHCROFT (1926) beschreiben Erkrankungsfälle in einer englischen Fabrik, die aus Mischungen von Rohölen Orthomononitrochlorbenzol (ein Öl) und Paramononitrochlorbenzol (einen kristallinischen Körper) gewann:

26jähriger Mann. Am 2. Tage der Arbeit wurde er gelb, fühlte sich aber vollkommen wohl. In der 3. Nacht fühlte er sich schlecht, erbrach mehrere Male und kollabierte. Ins Krankenhaus gebracht, stark kollabiert mit kaum fühlbarem Puls und graublauer Verfärbung von Gesicht und Händen. Klagt über Schmerzen im Bauch, der Atem roch nach Bittermandelöl. Am nächsten Morgen Temperatur 38,3°, Kurzatmigkeit. Rote Blutkörperchen zeigen zum Teil Polychromatophilie, das Blut ist schokoladebraun. In den folgenden Tagen sinkt die Zahl der Erythrocyten bis auf 3,1 Mill., das Hämoglobin auf 66%. Nach 3 Wochen Blutbefund normal.

Ein 35jähriger Mann, war 3mal durch 2 Tage den Dämpfen ausgesetzt. Am Ende der 3. Exposition kollabierte er, wurde komatös. Wurde schwer komatös ins Krankenhaus gebracht mit der typischen graublauen Cyanose und dem Bittermandelölgeruch, Puls und Atmung sehr schwach.

Ein anderer Mann kollabierte, nachdem er nach einer Exposition von 4 Tagen ein Mittagsmahl mit etwas Alkohol genommen hatte.

Diese Autoren meinen, daß Biertrinker und fette Personen rascher erkranken als andere. Da Gummihandschuhe, Gummischuhe, Gummischürzen die Erkrankungen nicht verhindern konnten, nehmen sie an, daß die Aufnahme durch die Lungen erfolgte (?).

W. SCHWANKE (1930) berichtet über einen Mann, der 8 Tage mit Nitrotoluol gearbeitet hatte, wobei sich Cyanose einstellte. Er war am folgenden Tage mit einem Apparat beschäftigt, der durch 1,4-Nitrochlorbenzol verunreinigt war. Am Nachhauseweg Ohnmachtsanfall, der sich wiederholte, im Krankenhaus klonische Zuckungen der Beine, hochgradige Cyanose,

CHEYNE-STOKESsches Atmen, Puls zeitweise nicht fühlbar, Pupillen weit, lichtstarr, Sehnenreflexe sehr gesteigert. Im Blut kein Methämoglobin. Erhält Digalen intravenös. Erholung. Am 2. Tage gutes Allgemeinbefinden, Blutbefund normal. Im Urin Spuren von Eiweiß, 0,2%, später 0,6% Zucker. Verfasser vermutete, daß es sich um die Kombination zweier Vergiftungen handelte.

WERNER und WETZEL berichten über 2 schwere und 3 leichte Fälle von Vergiftung in einer chemischen Fabrik. In allen Fällen fand sich Lymphopenie und Thrombopenie, bei den 2 schwersten Fällen auch Methämoglobin. Die Arbeiter waren 2 Wochen bis zu 6 Monaten im Betrieb beschäftigt. Der am längsten Beschäftigte erkrankte akut mit heftigen Kopfschmerzen, Schwindel, Atemnot, Cyanose. Temperatur 38,8°. Trotz Bluttransfusionen nur langsame Besserung. Nach 6 Wochen geheilt. Die leichteren Fälle klagten nur über Müdigkeit, leichte Kopfschmerzen, Appetitlosigkeit. Leichte Cyanose war vorhanden. In 2 Fällen kam es zu Ekzemen.

Einen Bericht über eine tödliche Vergiftung durch Mono- oder Dinitrochlorbenzol konnte ich in der Literatur nicht finden.

Dinitrotoluol.

Während des ersten Weltkrieges wurde durch eine kurze Zeit in der deutschen Kriegsindustrie Dinitrotoluol („Tropföl") zur Herstellung des Sicherheitssprengstoffes Fram verwendet. Es wird außerdem in der Farbenfabrikation verwendet, und zwar nur die 2,4-Dinitroverbindung. Es liegen darüber eine große Zahl von Tierversuchen vor. Die Berichte über gewerbliche Vergiftungen beim Menschen sind spärlicher.

FRIEDLÄNDER (1900) berichtet, daß im Sommer immer Fälle von Dinitrotoluolvergiftungen vorkommen: Übelsein, Kopfschmerz, Magenbeschwerden, Schwäche, bläuliche Färbung der Haut, bei starker Vergiftung Bewußtlosigkeit. Wiederholt traten die Erscheinungen erst später, selbst 8—10 Std später auf, insbesondere nach Genuß von Alkohol. KOELSCH berichtet, daß eine Anzahl von Arbeitern, die mehrere Monate lang unreines Dinitrotoluol verarbeiteten, mehrfach über Kopfschmerz und Schwindel klagten, auch wurde bei dem einen oder anderen leichte Cyanose der Lippen und zum Teil auch des Gesichtes gesehen. Erkrankungen, die Arbeitsunterbrechung notwendig machten, kamen nicht vor.

L. C. McGEE, A. McCAUSLAND und Mitarbeiter (1942) berichten nach dem Hinweis darauf, daß seit dem ersten Weltkrieg wenig Gelegenheit war, derartige Vergiftungen zu beobachten, über Vergiftungen durch Verwendung (nicht bei der Erzeugung) von Dinitrotoluol, und zwar im Siebhaus und in dem Haus, in dem das Überziehen mit Dinitrotoluol erfolgte. Als Ursache der Gesundheitsschädigung sehen sie an: Dämpfe des Öles, das im kristallinischen Material zurückbleibt, und den Staub. Die Aufnahme erfolge durch die Haut. Von den 154 beobachteten Arbeitern hatten 42 niemals Beschwerden. Von den übrigen klagten bei einer oder der anderen Untersuchung 32 über Beschwerden, ohne objektive Anzeichen dafür zu bieten. Die Beschwerden bestanden in unangenehmem Geschmack, Muskelschwäche, Schwindel, Trunkenheit. Die hauptsächlichsten objektiven Symptome waren: Cyanose ($^1/_3$ der Fälle), Anämie ($^1/_4$ der Fälle), Leukocytose. Zwei Leute haben eine toxische Hepatitis durchgemacht. Der eine erkrankte nach 5wöchentlicher Arbeit mit Kopfschmerzen und Übelkeit, war leicht ikterisch, die Leber vergrößert. 3,07 Mill. rote, 1275 weiße Blutkörperchen. Zwei Wochen später Leber normal, 3,8 Mill. Erythrocyten. Ein anderer Arbeiter erkrankte nach 3wöchentlicher Arbeit mit Blässe, Cyanose, Übelkeit, Lebervergrößerung. Blutikterusindex 18,5. Nach 10 Tagen ikterischer Index normal. Eine Anzahl der Arbeiter gaben verringerte Toleranz gegen Alkohol an, andere, daß nach Einnahme von Alkohol ihre Beschwerden zunehmen, mehrere,

daß sie innerhalb 2—3 Std nach Arbeitsschluß keinen Alkohol ohne ausgesprochene Reaktion: Druck in der Brust, Beklemmung, Krankheitsgefühl trinken
können. Eine größere Anzahl fand keine Änderung in der Toleranz gegen
Alkohol.

Nach all dem scheint Dinitrotoluol sehr viel weniger gefährlich zu wirken als
Trinitrotoluol, aber doch ähnliche Erscheinungen, wenn auch in viel schwächerem
Maße, hervorzurufen.

Trinitrotoluol.

2,4,6-Trinitrotoluol $C_6H_2(CH_3)(NO_2)_3$ ist der Hauptbestandteil des Spreng-
stoffes TNT, der auch unter dem Namen Trolit, Triton, Trotyl bekannt ist. Seine
Herstellung erfolgt in der Weise, daß Toluol durch eine Mischung von Schwefelsäure und Salpetersäure bei einer Temperatur von 35—40° C nitriert wird. Aus
dem so gewonnenen Mononitrotoluol wird durch wiederholte Nitrierung Trinitrotoluol gewonnen. Das Rohtrinitrotoluol wird dann durch *Sulfitizierung* gereinigt.
Bei der Herstellung des TNT besteht eine Gefährdung der Arbeiter durch
Schwefelsäure- und Salpetersäuredämpfe und insbesondere durch nitrose Gase.

TNT wird vor allem als Explosivstoff zur Füllung von Granaten, Geschossen,
Bomben verwendet. Bomben und Granaten werden mit reinem TNT, oder mit
Amatol, einer Mischung von TNT (20—60%) mit Ammoniumnitrat gefüllt. Die
Füllung findet entweder in der Weise statt, daß das TNT grob zerkleinert, ein-
gefüllt und dann zusammengepreßt wird, oder es wird geschmolzen und so direkt
in die Geschosse oder in Paraffinhüllen eingefüllt. Gefährdet sind dabei alle
Arbeiter, die bei diesen Verrichtungen der Berührung mit dem Material, vor allem
aber dem Staub, der sich bildet, ausgesetzt sind.

Vor dem ersten Weltkrieg hielt man auf Grund von Tierexperimenten (R. PROSSER
WHITE und J. HAY 1901) TNT allgemein für harmlos. In England war im Februar 1915 der
erste Todesfall bei einem TNT-Arbeiter beobachtet worden (COLLIS), am 17. 8. 15 wurde ein
weiterer festgestellt, 1916 waren es schon 181 Fälle von „Toxic jaundice" mit 52 Todesfällen,
alle verursacht durch TNT. Insgesamt kamen während des ersten Weltkrieges 417 solche
Erkrankungen mit 112 Todesfällen zur Kenntnis der englichen Behörden, und 15 Todesfälle
an aplastischer Anämie, ebenfalls durch TNT verursacht. Aus USA. seien zwei Nachrichten
erwähnt: nach der einen hat man während des ersten Weltkrieges in einer Fabrik während
20 Monaten 7000 Krankheitsfälle mit 105 Todesfällen durch TNT beobachtet, nach der
anderen kamen in USA. in $7^1/_2$ Monaten insgesamt 17 000 Vergiftungsfälle mit 475 Todesfällen
vor (Int. Labor Office 1930). Wahrscheinlich sind unter den Erkrankungen viele leichte und
viele Hauterkrankungen mitgerechnet.

Im auffallenden Gegensatz zu diesen Berichten stehen die Berichte aus Deutschland,
obwohl hier die Erfassung der einzelnen Fälle und die Berichterstattung über sie gewiß nicht
unvollständiger war als in den erstgenannten Ländern und die Verarbeitung und die Zahl
der dabei Beschäftigten anfangs gewiß nicht geringer war als in England. R. FISCHER (1917)
berichtet über 17 Todesfälle und vereinzelte andere Fälle, über die nichts Näheres bekannt ist.
KOELSCH (1918) meint, daß in Deutschland nur 20 Erkrankungen vorgekommen seien. Er
selbst sah keinen Todesfall und keine schwere Erkrankung in seinem ausgedehnten Bezirk.
Wie läßt sich die Differenz zwischen den Ländern erklären?

Etwas anders waren die Verhältnisse im zweiten Weltkrieg. Über Deutschland
liegen keine Berichte vor.

Nach den Berichten der englischen Gewerbeaufsicht kamen 1940—1945 in
England 424 Fälle von TNT-Vergiftungen mit 33 Todesfällen vor. Aus USA.
schreibt ein zusammenfassender Bericht (W. J. McCONNELL und R. FLINN 1946),
daß in den regierungseigenen Anlagen zur Erzeugung von Explosivstoffen, die
95% aller Explosivstoffe erzeugten, insgesamt 22 Todesfälle infolge TNT-Ver-
arbeitung vorkamen, und zwar 8 an Lebererkrankungen, 13 an aplastischer
Anämie.

Läßt sich mindestens ein großer Teil des Rückganges der Vergiftungshäufigkeit in USA. (bei Vergleich des ersten und zweiten Weltkrieges) durch gewerbehygienische Verbesserungen erklären, so bestand in England kaum ein so großer Unterschied in der Gewerbehygiene während dieser beiden Kriege, und doch war auch hier der Rückgang ernster Erkrankungen ein so außerordentlicher. Aber noch andere Tatsachen sind auffällig.

KOELSCH (1918) und FISCHER (1917) weisen darauf hin, daß die Vergiftungen sich in den Betrieben nicht gleichmäßig über die Zeit der Arbeit mit TNT verteilen, sondern in manchen Zeiten gehäuft auftreten, dazwischen aber monatelang keine Erkrankung. — Beide Autoren meinten dies damit erklären zu können, daß in manchen Zeiten das TNT besonders stark verunreinigt war, und daß die Erkrankungen vor allem auf diese Verunreinigungen, besonders auf Tetranitromethan, zurückzuführen seien. Inzwischen hat KOELSCH im Tierversuch gezeigt, daß die von dem letztgenannten Stoffe hervorgerufenen Erscheinungen ganz andere sind (Reizerscheinungen der Luftwege, Lungenödem), als die durch TNT hervorgerufenen. Dasselbe zeigte R. F. SIEVERS (1947). Tetranitromethan s. S. 318.

B. MOORE bewies, daß das reine TNT selbst es ist, das die Vergiftungen hervorruft. Es können demnach die zeitlichen Schwankungen im Auftreten von Vergiftungen nicht einfach durch das zeitweise stärkere Vorhandensein von Verunreinigungen erklärt werden. W. J. O'DONOVAN (a) schreibt, daß „der Ausbruch ähnlich ist wie der bei kleinen Epidemien, die zu einem Platz nach dem anderen gelangen". Es käme immer eine gewisse Zahl von akuten tödlichen Leberatrophien in England vor und es mag sein, daß bei Arbeitern, deren Lebern durch Stoffwechselprodukte des TNT sensibilisiert sind, eine bakterielle Infektion die schwere Leberschädigung hervorruft.

W. A. WYON kommt auf Grund seiner Tierexperimente zu ähnlichen Anschauungen. Manche amerikanische Autoren (J. H. FOULGER, L. WARERMAN und Mitarbeiter) wollten dem Fehlen genügender Mengen von Vitamin C und vom B-Komplex in der Diät Bedeutung beimessen. Früher schon hatten H. P. HIMSWORTH und L. E. GLYNN (1942) im Tierexperiment gezeigt, daß schwere Leberveränderungen durch TNT-Vergiftung nur bei reichlicher Fettnahrung zustande kommen. M. E. SHILS und L. J. GOLDWATER (1949) legen dar, daß die Empfänglichkeit der Ratte für TNT erheblich verringert wird, wenn sie wenig Fett, viel Kohlenhydrate und entsprechende Mengen Proteine erhält. Eine Erhöhung des Proteingehaltes dieser Ernährung verringert weiter die Empfänglichkeit. Vielleicht liegt die Lösung des TNT-Rätsels in dieser Richtung, dem Einfluß der Diät. Es wäre möglich, daß die geringe Zahl schwerer TNT-Vergiftungen in Deutschland während des ersten Weltkrieges mitbedingt war durch den Mangel an Fett in der Nahrung.

Hervorgehoben sei noch die Wirkung des Alkohols auf TNT-Arbeiter, wie sie ähnlich bei anderen Arbeitern, die mit Nitro- und Amidoderivaten des Benzols und seiner Homologe zu tun haben, beobachtet wird: das Auftreten von Vergiftungserscheinungen nach Alkoholgenuß. TEISINGER (1933) und K. REJSEK (1947) berichten über diese Wirkung bei TNT-Arbeitern.

Was die Dauer der der Erkrankung vorangehenden Giftaufnahme anbelangt, so zeigt COLLIS (1917) in einer Kurve von 146 Fällen (mit 41 Todesfällen), daß die meisten Erkrankungen (51 mit 18 Todesfällen) im 3. Monat der Beschäftigung auftreten, daß vom 5. Monat an die Zahl der Erkrankungen gering ist. Er meint, daß 2 Theorien möglich sind: die eine, daß die Kurve die Ausscheidung der Empfänglichen anzeigt, die andere, daß die Leute durch längere TNT-Arbeit eine gewisse Resistenz erwerben.

MOORE weist darauf hin, daß die Erkrankung 5—6 Tage, aber selbst 7 bis 8 Wochen nach Aufhören der TNT-Arbeit eintreten kann. Dies mag vielleicht darauf zurückzuführen sein, daß ein einmal eingeleiteter Krankheitsprozeß weiter fortschreitet, aber mit Recht wird in dem Bericht vor der englischen Ärztegesellschaft darauf hingewiesen, daß TNT an der Haut der Hände, der Kopfhaut, an der Wäsche der Arbeiter noch lange nach Aufhören der Arbeit haftet, und daß so noch immer weitere Aufnahme durch die Haut, den Hauptweg der Vergiftung, erfolgen kann. Aus dieser Tatsache folgt die Notwendigkeit, jeden Patienten bei Aufnahme ins Krankenhaus nicht nur sofort die gesamte Wäsche wechseln, sondern auch *den Körper selbst gründlich reinigen zu lassen*, eine Forderung, die übrigens in jedem modernen Krankenhaus für jede Aufnahme eines Kranken selbstverständlich ist.

HAYHOE berichtet von einem Arbeiter, der 1943 nach 2monatiger Arbeit mit TNT mit „toxic jaundice" erkrankte. Er arbeitete nach seiner Wiederherstellung mehrere Jahre mit anderen Stoffen und erkrankte dabei anfangs 1951 an Berufsdermatitis. Er begann zu dieser Zeit an Müdigkeit, Kopfschmerzen, Atemnot zu leiden. Die Blutuntersuchung ergab Hb 7,3 g, 2,2 Millionen Erythrocyten, 5200 weiße Blutkörperchen, Anisocytose. Sein Zustand verschlechterte sich, er starb am 22. 9. Die Autopsie ergab eine große Blutung in der linken Kleinhirnhälfte, Blutungen in den inneren Organen. Das ganze Knochenmark der Oberschenkel durch gelbes Fettmark ersetzt. Der Verfasser (HAYHOE) bezweifelt, daß die Knochenmarksaplasie in Zusammenhang mit der 8 Jahre vorher erfolgten TNT-Aufnahme steht.

B. MOORE hat dargelegt, daß für die Giftaufnahme praktisch nur die Haut in Betracht kommt. Diese Behauptung scheint mir durch Versuche von v. OETTINGEN, NEAL und Mitarbeitern nicht widerlegt, doch weisen auch A. STEWART und Mitarbeiter (1945) darauf hin, daß man jetzt geneigt ist, auch der Aufnahme durch Lunge und Verdauungstrakt Bedeutung beizumessen.

Erwähnt sei, daß die mit TNT Beschäftigten, ebenso wie die mit anderen Nitroderivaten der aromatischen Reihe Beschäftigten eine Gelbfärbung der Haut, insbesondere des Gesichtes und der Handflächen, sowie auch der Haare zeigen. Wenn man aus der Betonung dieses Symptoms in der Literatur Schlüsse ziehen darf, scheint aber diese Erscheinung bei TNT-Arbeitern nicht so ausgeprägt wie bei anderen.

Etwas davon grundsätzlich Verschiedenes sind die oft schweren Hautreizungen an Händen, Hand- und Fußgelenken, Gesicht, Leistengegend, oft mit heftigstem Jucken verbunden. Es sind Erytheme, Ekzeme, Blasenbildungen zu beobachten, auch von ihnen ausgehende septische Infektionen. Eine große Rolle spielt die Empfänglichkeit des einzelnen: manche Arbeiter zeigen nie Hautreizungen, andere schon bei leichter und kurz dauernder Berührung mit dem Stoff.

Die leichtesten **klinischen Erscheinungen** der Trinitrotoluolwirkung sind am besten zu ersehen aus Beobachtungen an 62 englischen Studenten, die auf Veranlassung von ALICE STEWART und Mitarbeitern (1945) durch 4—11 Wochen in TNT-Füllanlagen ebenso wie die Arbeiter gearbeitet haben und an denen die Einwirkung des TNT studiert wurde. Es fand sich bei 85% der Studenten Verringerung des Hämoglobins und der Erythrocyten, Zunahme der Reticulocyten. Dabei trat bei 70% eine geringe, aber deutliche Abnahme der Plasmaproteine ein, bei 20% eine Zunahme des Plasmabilirubins. Bemerkenswert ist, daß die Zahl der Reticulocyten noch nach Aufhören der Arbeit beträchtlich zunahm. Bei denen, die auch im Schmelzhause arbeiteten, war deren Zahl vor Arbeitsaufnahme 43000, bei der letzten Zählung in der Fabrik 150000, 2—4 Tage später 271000 je Kubikmillimeter.

Der USA. Public Health Service (SIEVERS, LAWTON, SKOOG, NEAL und v. OETTINGEN 1945) hat eine Untersuchung von 250 männlichen, 103 weiblichen TNT-Arbeitern durchgeführt. Häufiger als bei der Kontrollgruppe waren Klagen

über Ermüdung, Appetitmangel, Übelkeit, Erbrechen, Leibschmerzen, Kopf-
schmerzen, Schwindel, Polyurie. Über 10% hatten zur Zeit der Untersuchung
leichte Dermatitis, aber im Laufe ihrer Arbeit hatten 40% darunter gelitten.
Bei Männern, aber nicht bei Frauen, war der Blutdruck etwas erniedrigt, und im
EKG war eine Erhöhung der mittleren Höhe der T-Zacke zu sehen. 68% der
Männer, 36% der Frauen zeigten Cyanose, die aber nicht zur Gänze auf Methämoglobinbildung zurückzuführen war; es sind vielleicht andere Pigmente des
Hämoglobins, die nicht imstande sind, Sauerstoff aufzunehmen und im Spektro-
skop nicht den Methämoglobinstreifen zeigen. Die Hämoglobin- und Hämato-
kritwerte der TNT ausgesetzten Männer waren deutlich niedriger als die der
anderen Männer. Die Untersuchung der 14 Männer, die am meisten anämisch
schienen, zeigte eine Anämie von hypochromem Charakter mit einer Tendenz
zu Makrocytose. Die Reticulocyten waren stets in normalen Grenzen.

Eine anschauliche Beschreibung der TNT-Vergiftung, insbesondere leichter
Fälle, gaben J. C. Bridge, C. Swanston und R. E. Lane (1942). Die in der
Literatur weniger beachteten Hautkrankheiten spielen praktisch eine große Rolle.
Von 495 Kranken in dem von Swanston beobachteten Betriebsteil entfielen 207
auf bläschenförmige Dermatitis, von den 33 Fällen, die zur Arbeitsunfähigkeit
führten, waren es 19. Die Arbeitsunfähigkeit der Dermatitisfälle betrug bis zu
48 Tage. Swanston ebenso wie Lane behaupten, daß es äußerst selten ist, die
Hauterkrankung und andere Erkrankungsformen durch TNT bei einem und
demselben Individuum zu sehen. R. E. Lane faßt die klinischen Erscheinungen
in folgenden Gruppen zusammen:

1. Hautreizungen.

2. Anilismus: die Leute zeigen verschiedene Grade der Cyanose, machen aber
sonst einen frischen Eindruck. Lippen, Nase, Ohren sind lila gefärbt. Später
tritt dann Kurzatmigkeit und Druck auf der Brust hinzu.

3. TNT-Gastritis in 3 verschiedenen Arten:

a) Gastritische Erkrankung: Starke Schmerzen im Epigastrium unabhängig
von der Nahrungsaufnahme.

b) „Anilismus" mit Druckgefühl retrosternal, wird von den Leuten öfters als
„Indigestion" beschrieben.

c) Chronische Verdauungsbeschwerden, gesteigert, wenn lange Zeit ohne
Nahrung und bei starker Anstrengung.

4. Die „TNT-Vergiftung", bei der gewöhnlich keine Angaben über vorangehende Verdauungsbeschwerden vorgebracht werden: Dabei sehen die Leute
sehr schlecht aus, das Gesicht ist blaß, sie fühlen sich sehr elend und sehr müde,
appetitlos, sind verstopft, haben Übelkeit und Erbrechen unabhängig von der
Nahrungsaufnahme, und heftige Schmerzen im Epigastrium. In der Hälfte der
Fälle ist die Leber vergrößert, die Blutuntersuchung ergibt nichts Abnormes.
Auch sonst ist kaum ein weiterer objektiver Befund festzustellen außer ver-
mehrtem Koproporphyringehalt des Urins. Die meisten dieser Fälle bessern sich
nach einigen Tagen Bettruhe, die schlimmeren in 2—3 Wochen. Für diese Fälle
empfiehlt Lane vor allem eine gründliche Entfernung aller TNT-Reste vom
Körper des Patienten durch ein Bad, Schneiden der Nägel, ferner Sorge für gründlichen Stuhlgang, leichte Kost, reichlich Flüssigkeit, frische Fruchtsäfte und
Vegetabilien, Verabreichung von möglichst wenig Fett. Ascorbinsäure bis zu
100 mg täglich wurde gegeben; aber irgendeine Wirkung auf den Krankheitsverlauf durch diese konnte nicht festgestellt werden. Einmal so Erkrankte
sollen nie zur TNT-Arbeit zurückkehren.

5. „*Toxic jaundice*" erschien meist nach kurzer Arbeit, meist weniger als
3 Monaten. In der Hälfte der Fälle ging keine Cyanose voraus. Abweichungen

vom Normalen waren der dunkle Urin und sein hoher Koproporphyringehalt, der in 2 tödlich verlaufenden Fällen das 50fache des Normalen war. Temperatursteigerungen waren nicht vorhanden, das mag als diagnostischer Behelf gegenüber katarrhalischem Ikterus dienen. Die Behandlung bestand in salinischen Abführmitteln, Flüssigkeit, eine kohlenwasserstoffreiche, fettarme Diät mit Vitamin B und C. Zinkinsulin wurde gegeben, aber seine Wirkung war nicht klar. Bei den Überlebenden (6 von 8 Erkrankten starben) dauerte die Krankheit 4 Monate, und die außerordentliche Müdigkeit war das hartnäckigste Symptom. Die von LANE beobachteten 3 Fälle von *aplastischer Anämie* boten das Bild einer schweren normocytischen Anämie mit Agranulocytose und einer geringen Plättchenzahl. Bei dem einzigen der 3 Fälle von aplastischer Anämie, der noch 9 Monate nach Beginn des Leidens und 4 Monate nach der letzten Bluttransfusion lebte (und am Leben geblieben zu sein scheint) scheinen die Transfusionen das helfende Mittel gewesen zu sein: die Erythrocytenzahl war normal geworden, der Hämoglobingehalt um 20% gestiegen,die Zahl der weißen Blutkörperchen war 6000.

Über einige leichte Fälle von Toxic jaundice (Leberschädigung) berichten W. L. PALMER u. Mitarbeiter (1943). (Von uns hier in LANE's Schema eingefügt):

46jähriger Mann war durch 2$\frac{1}{2}$ Monate in geringem Maße mit TNT beschäftigt, dann Schwäche, Kurzatmigkeit. 3. 5. 1943 ins Krankenhaus. Leber 6 cm unter dem Rippenbogen, Blut normal, Temperatur bis 37,7°. Bettruhe. Niedrige Fett-, hohe Proteindiät. Infusion von Dextroselösung. Täglich Vitamin B und Leberextrakt. Nach 3 Wochen gebessert entlassen.

O'DONOVAN (1917) betont, daß die Dauer der Arbeit vor der Erkrankung an Toxic jaundice zwischen 3 Tagen und 17 Monaten variiert. Er bringt eine Anzahl Krankengeschichten:

Ein Mann arbeitete an einem Tag 3, am folgenden 1$\frac{1}{2}$ Std, dann Diarrhoen. Am nächsten Tag 12 Std Arbeit, Diarrhoe, heftige Leibschmerzen, 2 Tage später Diarrhoe, grauweißer Stuhl, allgemeiner Ikterus; dabei guter Appetit. Erholte sich.

16jähriger Knabe, arbeitete Mitte Mai bis Ende Juni 1916 mit TNT, dann 2 Monate Landarbeit, während der er sich 3 Tage schläfrig fühlte. Ende August Erbrechen, 1. 9. Gelbsucht, 9. 9. Tod. Obduktion: Akute Bronchitis, Bronchopneumonie, zahlreiche Petechien im Mesenterium und der Blase. Nieren zeigen starke trübe Schwellung. Leber gelb mit erhöhten Knötchen, verkleinert.

38jährige Frau. Einsetzen tiefer, symptomloser Gelbsucht nach dreimonatiger TNT-Arbeit (mit 14tägigem Arbeitswechsel) während 3tägiger Arbeitsruhe am 28. 9. 1916. 30. 9. Bauchschmerzen und Diarrhoen, 2. 10. Wohlbefinden und Rückkehr zur Arbeit, von der sie aber der Arzt sofort ins Krankenhaus sandte. Bei Krankenhausaufnahme: gut genährt, tiefe Gelbsucht, im Urin Spuren von Albumin, Gallensalze und Gallenfarbstoff. Webster negativ. 9. 10. plötzlich Schläfrigkeit, Mattigkeit und Urininkontinenz. Ödem an den Beinen. 10. 10. allgemeines Muskelzittern; 11. 10. tief bewußtlos, Ascites, Tod. Autopsie: Leber 1132 g, Oberfläche tief schokoladefarbig, viele verstreute gelbliche Knötchen, 1—3 mm im Durchmesser. Mikroskopisch ausgesprochene fettige Degeneration der Leberzellen ohne Nekrose. Vermehrung des interlobären Bindegewebes.

18jähriges Mädchen: Seit 5 Monaten in der Füllabteilung mit 14tägigem Arbeitswechsel. 22. 10. 1916. fühlte sich matt, ging aber zur Arbeit. 13. 11. leicht gelblich, leichte Bauchschmerzen. 20. 11. Krankenhausaufnahme, keine anderen Erscheinungen als Gelbsucht, Galle im Urin. 22. 11. mehr schläfrig, Erbrechen, Verstopfung. 19. 12. Gelbsucht fast verschwunden. 23. 12. Temperatur 39,6°. 26. I. 17. Fühlt sich wohl und sieht gut aus. Aus dem Krankenhaus entlassen.

O'DONOVAN betont die Unsicherheit der Prognose: Jugendliches Alter und Fortsetzung der Arbeit nach Auftreten der Gelbsucht geben ungünstige Prognose. Aber auch Fälle, die delirierten und bewußtlos gewesen waren, haben sich erholt. Die Enderscheinungen treten oft plötzlich auf: der Patient sitzt, ißt mit Appetit und — ohne Vorzeichen — beginnt er plötzlich lärmend zu werden, fällt in Krämpfe oder in Koma.

6. *Toxic Anemia*. Viel seltener sind die Fälle mit *Anämie* (s. oben). O'REILLY (1917 ebendort) berichtet über 2 Fälle, die er gesehen hat. Sie ähnelten klinisch

ganz dem Bilde der perniziösen Anämie. Im Blutbild war *charakteristisch* das vollständige *Fehlen kernhaltiger* roter Blutzellen. In einem Fall war die Zahl der roten Blutkörperchen 700000, der Färbeindex hoch, Hämoglobin 35%.

W. Lee Hart und Mitarbeiter (1944) berichten über 4 Fälle von aplastischer Anämie.

50 Jahre alter Mann war 11 Monate TNT ausgesetzt. Bei der monatlichen Untersuchung am 28. 9. 43 hatte er 80% Hämoglobin und 4 Mill. Erythrocyten, am 25. 10. ausgesprochene Blässe, aber keine Beschwerden, 37% Hämoglobin, 1,8 Mill. Erythrocyten. Krankenhausaufnahme: Poikilocytose, Anisocytose, Mikrocytose. Kohlenhydratreiche Diät und Leber und wiederholte Transfusionen wurden gegeben. Tod am 2. 1. 44. Autopsie: Leber 1859 g, Aussehen normal. Im Brustbeinmark das Bild vollkommener Agranulocytose.

50 Jahre alter Mann. Nach Beschäftigung von 6 Wochen Gefühl von Schwäche und kleine Ekchymosen an den unteren Extremitäten. Ins Krankenhaus nach 2 Tagen aufgenommen zeigt er zahlreiche Petechien, Hämorrhagien in der Haut der Brust, des Bauches und der Extremitäten. 3,41 Mill. Erythrocyten, 3800 weiße Blutkörperchen. Brustbeinmark fast zellos, mit starker Vermehrung der Fetträume. Injektionen von insgesamt 3150 cm³ Frischblut und Zellenkonzentrat von 2500 cm³ frischen Blutes. Hatte dann 4,48 Mill. rote Blutkörperchen, 16,1% Hämoglobin, 200 (??) weiße Blutkörperchen. Geschwüre im Pharynx, Hämaturie, Melaena. Tod nach 10 Tagen.

Ein weiterer Patient starb nach 7monatiger Krankheit.

H. Turnbull beschreibt die Erkrankung eines an Anämie zugrunde gegangenen Mannes:

32 Jahre alt, 9 Monate TNT-Arbeit. 30. 4. 1916 Anfall von Erbrechen und Magenschmerzen. 6.—13. 5. Kopfschmerz, Schwindel, Appetitlosigkeit. 13. 5. Krankenhausaufnahme mit starker Anämie. 2. 6. starke Anisocytose, Leukopenie, keine Poikilocytose, keine kernhaltigen roten Blutkörperchen. Später Erythrocyten 1780000, herabsinkend auf 700000, Färbeindex 0,6—1,4. 9. 7. Tod.

Hervorgehoben sei, daß *einige Wochen nach Ablauf der Leberkrankheit sich eine aplastische Anämie entwickeln* kann. Einen solchen Fall berichtet Evans (1941): Eine Frau hatte nach Exposition von einem Monat ausgesprochene Gelbsucht, die nach zwei weiteren Monaten verschwunden war. Neun Wochen später entwickelte sich eine aplastische Anämie, an der sie starb.

Nahezu gleichzeitiges Bestehen beider Erkrankungen berichten R. F. Sievers, R. L. Stump und Monaco (1946):

43jähriger Arbeiter erkrankt am 1. 8. 1944 mit Übelkeit, Verstopfung, Appetitlosigkeit, Augenbrennen, Dyspnoe, Gelbsucht. Leber vergrößert, 4,01 Mill. Erythrocyten. Am Ende der 6. Woche war der Ikterus praktisch verschwunden, der Mann frei von Beschwerden. Aber Erythrocytenzahl und Hämoglobin waren gesunken. — Erhielt während 3wöchigen Krankenhausaufenthaltes 3 Transfusionen. Am 33. Tage des Krankenhausaufenthaltes Petechien, 600000 Thrombocyten, aber weiße Blutkörperchen nach Zahl und Art unverändert. 29. 9. Schüttelfrost und Fieber, verwirrt und leicht gelblich. 2,6—2,8 Mill. rote Blutkörperchen. 13. 10. Tod. Autopsie: Leber vergrößert, rechter Lappen scharf abgetrennt von der übrigen Leber als dunkelrotes, knotiges Gebilde. Obduktionsdiagnose: „Subakute (rote) Atrophie der Leber und Hypoplasie des Knochenmarkes (aplastische Anämie).

Sind die bisher beschriebenen sozusagen die typischen Erscheinungen der TNT-Vergiftung, so muß bemerkt werden, daß in seltenen Fällen auch *retrobulbäre Neuritis nervi optici* durch TNT-Einwirkung verursacht werden kann.

Reis (1922) beschreibt 2 solche Fälle: Ein 48jähriger Arbeiter bemerkte nach ungefähr 3 Jahren TNT-Arbeit, daß er nicht mehr so gut sehe, 1 Jahr später bestand absolutes zentrales Skotom für Grün und Rot, 2 Jahre später — er hatte insgesamt 50 Monate TNT-Arbeit verrichtet — betrug die Sehschärfe beiderseits exzentrisch $1/_{100}$ — „Chronische retrobulbäre Neuritis“.

Ein anderer Arbeiter bemerkte nach 2jähriger TNT-Arbeit rasches Absinken der Sehkraft; eines Morgens war er „blind“. Leicht erweiterte lichtstarre Pupillen. Trübung und Rötung der Sehnerveneintrittsstelle beiderseits. 3 Monate später war die Sehschärfe auf $1/_5$, 1 Jahr später auf $1/_{25}$ gesunken.

Siehe identische Augenerscheinungen bei Dinitrobenzol.

Mehrfach sind oben bereits *Autopsie*befunde erwähnt worden. Im folgenden sei auszugsweise die Zusammenfassung wiedergegeben, die T. B. DAVIE (1942) vorgebracht hat. Er gibt als pathologische Veränderungen an: Starke Vermehrung der Reticulocyten im 1. Monat der Arbeit bis auf das Doppelte, 12,2 je 1000 Erythrocyten. Bei der „Toxic jaundice" starke Verkleinerung der Leber, selbst bis zum Drittel des Gewichtes der Norm unter Umständen im Laufe weniger Tage entwickelt, weit verbreitete Nekrose der Leberzellen; unter den überlebenden Leberzellen sind alle Grade der Degeneration zu sehen. In allen, abgesehen von den allerakutest verlaufenden Fällen ist chronisch-entzündliche Zellreaktion und regenerative Wucherung der Epithelien der Gallenwege und der Leberzellen vorhanden. Drei von ihm beobachtete Fälle zeigten akute Lebernekrose, einer subakute. Eine Kranke zeigte zahlreiche knötchenförmige Hyperplasien, als sie 4 Monate nach ihrer Leberattacke an aplastischer Anämie starb. Unter den an Anämie zugrunde gehenden Fällen waren bei einigen alle bluterzeugenden Elemente angegriffen, in anderen waren die die weißen Blutkörperchen erzeugenden verschont. Unter den Fällen DAVIEs hatte der eine 1,5 Mill. rote und 1000 weiße Blutkörperchen. Das Knochenmark von Femur und Rippen zeigte kein bluterzeugendes Gewebe, das des Sternum sehr wenig. Beim 2. Fall mit schwerer Agranulocytose fand man bei der Obduktion unerwarteterweise Hyperplasie des Knochenmarkes in Femur und Rippen. Ausstrich dieses Markes von der Mitte des Schenkelschaftes zeigte fast vollständiges Fehlen von Leukocyten, Myelocyten und Erythroblasten. Die einzigen Zellen, welche neben mehreren Lymphocyten vorhanden waren, waren Hämocytoblasten. Dieser Fall hatte sich vor 4 Monaten von einer schweren Lebererkrankung erholt. In einem Fall, der vor dem Tode nicht ärztlich untersucht worden war, zeigte sich bei der Autopsie das Bild der Purpura haemorrhagica, doch war keine Milzvergrößerung vorhanden, keine deutliche Anämie und die Leber zeigte nur im Mikroskop allererste Zeichen akuter Nekrose. Das Knochenmark war deutlich hyperplastisch, der Femur zeigte rotes Mark in den ganzen oberen $^{3}/_{4}$ seiner Länge und alle Elemente des Knochenmarks waren vorhanden.

Für die **Diagnose** dienlich kann der stark gesteigerte Gehalt des Urins an Koproporphyrin sein. Der von WEBSTER angegebene Urintest für TNT-Abbauprodukte ist in folgender Weise durchzuführen:

Es werden je 10 cm³ Urin und 20%ige Schwefelsäure und Äther zusammen geschüttelt, dann läßt man die Flüssigkeiten sich trennen und schüttet die wäßrige Schicht weg. Die ätherische Lösung schüttelt man wieder mit 20 cm³ Wasserleitungswasser und dekantiert wieder. Dann fügt man 5 cm³ einer 5%igen Kalilauge hinzu. Eine Färbung von Orange bis Purpur bis Schwarzbraun zeigt die positive Reaktion an, die man nach 5 Stufen beurteilen mag.

PUTNAM und HERMAN (1919) weisen darauf hin, daß der Test am Ende der Arbeitszeit meist mehr positiv ist als am Morgen. VOEGTLIN und Mitarbeiter (1921) geben an, daß bei Tieren keinerlei Beziehung zwischen Stärke des Testes und Schwere der Vergiftung besteht und daß er fehlen kann trotz deutlicher Vergiftungssymptome und daß er stark positiv sein kann, auch wenn die Symptome nicht besonders stark ausgesprochen sind. Aber doch ist der WEBSTER-Test ein wertvoller diagnostischer Behelf, wenn er uns — falls positiv — auch nur die Aufnahme von TNT in den Körper, nicht die Vergiftung beweist. Der WEBSTER-Test weist übrigens nicht das TNT im Urin nach, sondern ein Stoffwechselprodukt, wahrscheinlich 2,6-Dinitro-4-hydroxylaminotoluol. SNYDER und v. OETTINGEN (1943) haben eine Methode angegeben, um ein anderes Stoffwechselprodukt des TNT im Urin nachzuweisen, das 2,6-Dinitro-4-aminotoluol, die nach den Angaben von SIEVERS und Mitarbeitern wertvoller und verläßlicher ist als der WEBSTER-Test. Seine Durchführung ist aber weit umständlicher als die des WEBSTER; er erlaubt auch nicht weitergehende Schlüsse als dieser.

Man wird die Diagnose stets auf das klinische Gesamtbild hin stellen müssen. Wesentlich erleichtert wird die Diagnose dadurch, daß alle diese Erkrankten bei bestimmten wohlbekannten Betrieben, die TNT zur Füllung von Geschossen, Bomben usw. verwenden, beschäftigt sind, neben denen die Betriebe zur Erzeugung von TNT für das Zustandekommen von Vergiftungen eine sehr geringe Rolle (wenn überhaupt eine) spielen.

Fassen wir das über die *Klinik Gesagte zusammen,* so haben wir eine sehr große Anzahl von Fällen mit leichten Beschwerden und leichten Veränderungen, gastrischen Beschwerden und einer eigenartigen cyanotischen Verfärbung von Nase, Lippen, Ohren, die aber nicht durch Methämoglobinbildung, sondern durch andere Veränderungen des Hämoglobins bedingt ist. Neben den vielen leichten, und ganz unabhängig von dem Vorangehen dieser leichten Erscheinungen tauchen einzelne schwerste Fälle auf, und zwar unter dem Bilde der akuten gelben Leberatrophie einerseits, der aplastischen Anämie andererseits, in seltenen Fällen folgt der Leberatrophie die Anämie. Unter den erstgenannten Fällen finden sich solche, die trotz ihres schlechten Aussehens und ihrer Apathie sich rasch erholen, während andere mit geringen Beschwerden beginnen, jedoch einen ungünstigen Verlauf nehmen. Die Fälle von Anämie zeigen zwar meist den aplastischen Typus, aber auch andere Formen der Anämie werden berichtet. Es finden sich neben vollständigem Schwund bluterzeugenden Gewebes im Knochenmark auch Hyperplasie des Knochenmarkes, ganz analog den Verhältnissen bei der Benzolanämie (s. oben).

Bemerkt sei noch, daß eine größere Neigung des weiblichen Geschlechtes zur Erkrankung zu bestehen *scheint* und daß die Zahl der Erkrankungen und Todesfälle von Frauen weit größer ist als die von Männern. Aus der letzteren Tatsache kann man aber kaum einen Schluß ziehen, da auch die Zahl der mit TNT beschäftigten Frauen eine viel größere als die der Männer ist; in manchen Fabriken sind $^3/_4$ der Belegschaft Frauen. Warum es unter der großen Zahl der Arbeiter bei einzelnen zur Erkrankung kommt, ist noch nicht geklärt, vielleicht daß die Ernährungsverhältnisse eine Rolle spielen.

Als **Therapie** scheint bisher bei den Fällen von Anämie die Bluttransfusion unter Umständen günstig gewirkt zu haben, während bei den Lebererkrankungen eine fettarme Diät angezeigt erscheint. Daß aber diese Therapien oder irgendwelche andere den Fortschritt des Leidens aufzuhalten vermögen, ist noch nicht sichergestellt.

Wichtig für die **Prophylaxe** ist möglichste Verhütung der Staubentstehung. Soweit dies nicht möglich, möglichste Freihaltung der Werkstatt und der Werkzeuge von Staub. Ferner gut schließende Arbeitskleider, größte Reinlichkeit, gründliches Waschen der unbedeckten Körperteile, Reinhalten der Finger und Nägel, ferner tägliche Brause- oder Vollbäder nach Arbeitsschluß, häufiger Wäschewechsel.

Was die Ernährung anbelangt, so hat CHETWYND durch Verabreichung guter hinreichender Nahrung in seinem Betrieb die Zahl der Magenerkrankungen sehr erheblich herabgesetzt.

ROLLESTON und O'DONOVAN empfehlen Verabreichung von Milch. Uns scheint aus theoretischen Erwägungen eine möglichst gute Ernährung der Arbeiter und insbesondere gute Ernährung mit wenig Fettzufuhr und reichlich Kohlenhydraten (s. S. **305** SHILS und GOLDWATER) wie sie mit einiger Sicherheit nur durch Fabrikkantinen gewährleistet werden kann, ein wertvoller prophylaktischer Behelf zu sein. Alkoholabstinenz ist notwendig.

Genaue ärztliche Überwachung der gesamten mit TNT beschäftigten Arbeiter-schaft ist unbedingt notwendig. SIEVERS und Mitarbeiter empfehlen für die periodische Überwachung: Hämoglobinbestimmung, Bestimmung des gesamten Zellenvolums mittelst des WINTROBE-Hämatokritröhrchens, Bestimmung des ikterischen Index im Blutplasma. Zeitweise von der Arbeit entfernt sollen jene werden, bei denen wiederholte Untersuchung des Gesamtzellvolumes Werte unter 40—41% bei Männern, 36—37% bei Frauen ergibt, und solche, bei denen der ikterische Index 10 oder mehr ist. Sie meinen aber, daß alle derartigen Labo-ratoriumsuntersuchungen, einschließlich genauer Blutuntersuchung, nur bei jenen angewendet werden sollen, die auf Grund subjektiver Beschwerden oder objektiver Symptome einer Spezialuntersuchung bedürfen.

Ich würde nach den übereinstimmenden Angaben in der Literatur über die starke Vermehrung des Koproporphyrins im Urin Erkrankter glauben, daß diese an sich nicht komplizierte Untersuchung bei der periodischen Untersuchung in größerem Maßstabe anzuwenden ist.

Nitraniline.

Nitraniline werden in der Farbenindustrie hergestellt und verwendet und gefährden durch Verstäubung.

ALICE HAMILTON (1919) berichtet über einen Mann, der nach Reinigung eines früher *Metanitranilin* enthaltenden Tanks mit heftigen Kopfschmerzen und Erbrechen erkrankte, dann trat Bewußtlosigkeit ein, tiefe Cyanose, schlechter Puls. Schließlich trat Erholung ein. Nach Angabe des Arztes, der Erfahrung mit diesen Vergiftungen hatte, seien diese Zustände leichter als die durch Anilin verursachten, dauern aber länger an. Sie berichtet weiter (1919/20), daß während des ersten Weltkrieges Metanitranilin als Zwischenprodukt bei Erzeugung einer Khakifarbe und eines neuen Explosivstoffes Tetranitranilin verwendet wurde. In der Fabrik kamen beim Sieben und in der Presse sehr viele Vergiftungen vor, die nach Meinung der Betriebsleitung auf entstehende Dämpfe zurückzuführen waren. Während deutsche Fachleute diesen Stoff für weniger giftig als die Para-nitraniline halten, hat LEWIS (Sprayne Memorial Institute) gezeigt, daß die Meta-verbindung wenigstens im Tierexperiment giftiger ist als die Paraverbindung.

Über einen tödlichen Vergiftungsfall mit *Paranitranilin* berichtet LEWIN (1912): Ein 34jähriger Mann, der $3^1/_2$ Jahr im Paranitranilinbetrieb gearbeitet hatte, kam, nachdem er eines Tages schwere und viel Staub entwickelnde Arbeit verrichtet hatte, mit fast blauem Kopfe heim, war sehr durstig. Am anderen Morgen ging er wieder zur Arbeit, sah schlecht aus und wurde 5 min später mit angstverzerrtem Gesicht und zuckenden Händen im Garderoberaum gefunden, wo er gleich darauf starb.

HAMILTON (1919) berichtet: Zwei Männer hatten Fässer, die Paranitranilin enthielten, zu dichten. Dabei hatten sie Staub eingeatmet, und die Hände wurden mit Staub bedeckt. Sie wurden cyanotisch, atemlos, schwindlig und verwirrt. Sie erholten sich.

Ein anderer Mann arbeitete 2 Wochen mit Paranitranilin. Als er eines Abends von der Arbeit nach Hause kam, wurde er plötzlich schwach und fiel halb bewußtlos hin. Heftige Kopfschmerzen, Übelkeit, aber kein Erbrechen. Er blieb 3 Tage zu Hause, aber noch am 5. Tage war sein Gesicht bläulich, die Herztätigkeit sehr beschleunigt.

Über einen rasch tödlich verlaufenden Fall berichtet HAMILTON (1925) aus einem ameri-kanischen Farbwerk. Ein 27jähriger Mann arbeitete 12 Tage in der Paranitranilinabteilung. Durch Umkippen zweier Gefäße entstand viel Staub. Der Vorarbeiter sandte ihn sofort ins Bad, wo er ungefähr 1 Stunde blieb. Von dort ging er zum Werksarzt, wurde nach 20 min in dessen Warteraum ohnmächtig und starb trotz Reizmittel und künstlicher Atmung $2^1/_2$ Std nach dem Unfall.

Über andere solche Vergiftungen berichtet A. ANDERSON (1946).

Auf einem Schiffe waren einige hölzerne Fäßchen, die Paranitranilin enthielten, zerbrochen. Die Auslader im Persischen Golf bekamen den Auftrag, den Raum zu reinigen, was sie auf den Füßen kauernd mit Bürsten taten. Die Arbeit hörte um 6 Uhr morgens auf. Mittags waren 7 der Leute im Krankenhaus, einer davon bewußtlos. Sie klagten über heftige Kopfschmerzen, Somnolenz, Schwäche, Atembeschwerden. Lippen, Ohren, Zunge, Fingerspitzen waren maulbeerfarbig. Puls klein und schnell. Kein Erbrechen. Drei Schwerkranke wurden ins Krankenhaus aufgenommen. Der Bewußtlose hatte vergrößerte Milz und Leber. Alle erhielten Methylenblau 10 cm³ intravenös, das rasch Erfolg hatte. Der Bewußtlose erwachte so weit, daß er nach Wasser verlangte, bei den anderen wurden die Kopfschmerzen geringer, die Atmung leichter, die Cyanose verschwand langsam im Lauf von 12 Std. Der bewußtlos Gewesene erhielt eine 2. Injektion Methylenblau. Am 2. Morgen war er noch bei Bewußtsein, zeigte aber starke Gelbsucht, Fieber, Pulsbeschleunigung. Im Urin Albumen und Blut. Er starb um 2 Uhr früh, 50 Std nach Beginn der Exposition. Die sonst nie beobachtete Gelbsucht war nach dem Autor vielleicht dadurch bedingt, daß die bestehende Malaria den Boden für weitere Leberveränderungen bildete. Leichte Vergiftungen waren auch bei der Schiffsmannschaft vorgekommen.

MOTESHOW (1945) berichtet:

Zwei Leute schoben einen Handwagen, auf dem sich ein beschädigtes Faß mit Paranitranilin befand, ungefähr 13 km weit. Auf dem Rückweg wurde der eine krank und deshalb in den Karren gelegt, der noch ganz beschmutzt mit Paranitranilinpulver war. Dann wurde der zweite Mann schwach, so daß nun beide sich auf den Boden legten, um zu schlafen. Dort wurden sie einige Stunden später komatös gefunden. Der erste Mann starb. MOTESHOW berichtet auch über 2 Fälle aus dem Spital in Bombay.

Aus all den Beobachtungen geht jedenfalls hervor, daß die Nitraniline, vor allem das Paranitranilin, sehr gefährliche gewerbliche Giftstoffe sind. Die Einatmung des Staubes scheint bei der Gefährdung die Hauptrolle zu spielen, aber auch die Aufnahme durch die Haut von großer Bedeutung zu sein.

Tetryl.

Tetryl, in der englischen Armee CE-Powder genannt, ist der Handelsname für Trinitrophenylmethylnitramin oder genauer N-Methyl-N-2,4,6-tetranitroanilin. Es wurde schon im ersten Weltkrieg verwendet. Betont werden von den Autoren vor allem die Hauterscheinungen: ganz allgemeine Gelbfärbung der Haut der Hände, des Gesichts, des Kopfes („Kanarienvögel"), dann aber Dermatitis an Händen, Unterarmen, Gesicht, Ödem der Augenlider. Die Dermatitis ist meist leicht, nach C. N. FISCHER und Mitarbeitern (1946) führt sie nur in 3% der Fälle zu Arbeitszeitverlust von mehr als einem Tage, bei 1,1% über 7 Tage. Doch mußten rund $^1/_3$ der Erkrankten dauernd zu anderer Arbeit versetzt werden, während andere Toleranz erwarben. Nach L. J. WITKOWSKI und Mitarbeitern (1942) hatten von 1258 Arbeitern 244 Dermatitis, aber nur 3 hatten Krankenhausbehandlung notwendig, und zwar solche, die schon früher Attacken von Dermatitis gehabt hatten. In manchen Fällen tritt Ausfall der Haare ein (L. CRIPPS 1917). Manchmal tritt die Dermatitis ziemlich rasch ein, V. W. BRABHAM (1943) gibt an, daß sie meist 2 Wochen nach Beginn der Exposition eintritt, WITKOWSKI und Mitarbeiter geben 2—3 Wochen an.

Außer den Hauterscheinungen werden auch Reizerscheinungen von seiten der oberen Atmungswege, Reiz der Nasenschleimhaut, Schnupfen, wiederholtes Nasenbluten, Rachenreizung, aber auch krampfartige Hustenanfälle, Beengung der Atmung bei Nacht, Asthmaanfälle (L. CRIPPS) angegeben. Beschwerden von seiten des Verdauungstraktes sollen nicht selten vorkommen (W. L. RUXTON 1917). Wird über diese Erscheinungen von fast allen genannten Autoren und weiter von E. W. PROBST und Mitarbeitern (1944) berichtet und erwähnt außerdem LEO NORO (1941) Klagen über verschlechtertes Sehen, so liegen außerdem aus dem letzten Kriege auch Berichte über Leberschädigungen vor.

H. B. TROUP (1946) berichtet über 2 Fälle, bei denen Tetryl als Ursache nicht ausgeschlossen, aber auch nicht bewiesen werden kann: 1. Fall. 24jährige Frau erkrankte nach 10monatigem Kontakt mit Tetryl an Ikterus, der Urin enthielt reichlich Urobilinogen, Urobilin und Gallenfarbstoff in großer Menge. — 2. Fall. Frau, 22 Jahre alt, arbeitete 2 Jahre in der Munitionsfabrik, den größten Teil der Zeit in Berührung mit Tetryl, aber niemals mit Trinitrotoluol. Nach Verlassen der Fabrik arbeitete sie in einer Fabrik, in der sie geschlossene Gefäße mit gechlorten Naphthalinen zu handhaben hatte. Erkrankte an „toxic jaundice". Die Autopsie ergab gelbe Leberatrophie.

C. N. FISCHER und Mitarbeiter (1946) berichten über leichte Anämien. H. L. HARDY und C. C. MALOOF (1950) bringen neben einer Krankengeschichte, nach der der betreffende Mann noch Trinitrotoluol und anderen Materialien ausgesetzt gewesen war, folgende Krankengeschichten:

40jähriger Mann war 1942/43 durch 1 Jahr Tetrylstaub ausgesetzt, hatte während dieser Zeit Nasen- und Kehlkopfreizung, Anfälle von Erbrechen. Er war dann keinerlei chemischen Schädlichkeiten ausgesetzt. Bei Krankenhausaufnahme 1948 Cyanosis, Ascites, Ödeme, Ikterus. Leber überschreitet den Rippenbogen um 4 Querfinger. Diagnose: Vorgeschrittene Hepatitis oder Cirrhose, Mitralstenose. — Keine Autopsie.

52 Jahre alter Mann. 1941—1945 mit Tetryl gearbeitet, 1945—1947 andere Arbeit verrichtet, dann bettlägerig. Drei Monate nach Beginn der Arbeit mit Tetryl Husten und asthmatische Anfälle. Gewichtsverlust bis zum Tode 15 kg. Kein Alkoholiker. Zunehmende Schwäche zwang ihn $^1/_2$ Jahr vor dem Tode zur Einstellung der Arbeit. Drei Monate vor dem Tode Anschwellung der Beine und des Abdomens, Gelbsucht. März 1948 ins Krankenhaus aufgenommen. 11 Liter Flüssigkeit aus der Bauchhöhle entleert. Die Autopsie ergab Verkleinerung der Leber auf ein Drittel, granulierte Oberfläche. Mikroskopische Untersuchung der Leber zeigte eine Cirrhose.

Weitere Erhebungen in der betreffenden Ortschaft unter ehemaligen Tetrylarbeitern ergaben bei 4 Personen Klagen über zunehmende Nervosität, Kopfschmerz, Schlaflosigkeit. Bei 2 Frauen bestand Unregelmäßigkeit der Menstruation.

Fassen wir zusammen, so verursacht Tetryl vor allem Hauterkrankungen, daneben Reizung der Atmungsorgane mit asthmatischen Anfällen, auch Beschwerden von seiten des Verdauungstraktes, leichte Anämie. Die zuletzt gebrachten 2 Fälle von schwerster Leberschädigung, die aber erst Jahre nach Aufhören der Exposition zum Tode führten, lassen als wahrscheinlich erscheinen, daß Tetryl auch zu gelber Leberatrophie führen kann.

Tetranitromethan.

Tetranitromethan $C(NO_2)_4$ ist eine bei gewöhnlicher Temperatur ölige Flüssigkeit, die bei 125,7° C siedet und unangenehme, eigenartig riechende Dämpfe von sich gibt. Eine Bedeutung kam ihm als Verunreinigung des Trinitrotoluols zu, das im ungereinigten Zustande 0,12% davon enthält (MOORE). Manche Autoren (so KOELSCH) waren anfangs geneigt, es als die eigentliche Ursache der Trinitrotoluolvergiftung anzusehen. Es ist zuerst von MOORE (1910) dargelegt worden, daß Tetranitromethan bei der Trinitrotoluolvergiftung keine nennenswerte Rolle spiele. Es war schon früher begonnen worden, das Trinitrotoluol durch Sulfidierung von Tetranitromethan, das einen sehr unangenehmen Geruch verbreitet, zu reinigen. Über Tierexperimente (Katzen und Kaninchen) und praktische Erfahrungen in Fabriken berichtete KOELSCH (1917), neuerdings über Versuche an Katzen SIEVERS, RUSHING und Mitarbeiter (1947). Bei einem Teil der Versuche des ersteren und bei den Versuchen der letzteren wurde tetranitromethanhaltiges Trinitrotoluol verwendet. Auch bei den Erfahrungen am Menschen, über die KOELSCH nach den Angaben Dr. GNOLLs berichtet, war das Material, mit dem gearbeitet wurde, unreines Trinitrotoluol:

Eine Arbeiterin beugte sich über den Kessel mit geschmolzenem unreinem Trinitrotoluol, mußte husten, rannte aus dem Raum und stürzte bewußtlos zusammen. Abends Puls 35, Atmung unsichtbar, Sauerstoffdarreichung während der ganzen Nacht. Erholung.

Ein Arbeiter, seit 2 Wochen am Schmelzkessel mit unreinem Trinitrotoluol. Eines Nachts Druckgefühl auf der Brust, morgens wieder zur Arbeit, jedoch bald Unwohlsein, Brustschmerzen, Atembeschwerden, schaumiger Schleim am Munde. Sauerstoffeinatmung. Am nächsten Tage völlige Bewußtlosigkeit, Atmung schwerkeuchend, starke Rasselgeräusche. Starke Cyanose, die auf Sauerstoffeinpressung verschwindet. Koma, Tod. Autopsie: Lungenödem, im Blut Methämoglobin.

3. Fall: 14 Tage mit Abfüllen von unreinem Trinitrotoluol beschäftigt. Erkrankt mit Reizerscheinungen der Atmungsorgane (Schmerzen im Kehlkopf und auf der Brust, Bronchitis). Arbeitet weiter im selben Raum. Am 6. Tag Schüttelfrost. Croupöse Pneumonie. Am 10. Tage Tod. Im Blute Methämoglobinstreifen.

Man kann wohl mit Recht annehmen, daß die von der Vergiftung mit reinem Trinitrotoluol abweichenden Erscheinungen durch Tetranitromethan veranlaßt sind. KOELSCH schreibt, daß die Wirkungsweise des Tetranitromethans durch die chemische Struktur, 4 Nitrogruppen im Molekül, erklärt wird. Es verursacht charakteristische Reizerscheinungen der Luftwege, ähnlich wie nitrose Gase. Doch ist im Gegensatz zu diesen ein Latenzstadium nicht festzustellen. Daneben auch Methämoglobinbildung.

Wir geben diese Angaben über Tetranitromethan der Vollständigkeit halber und mit allem Vorbehalt wieder. Weitere Erfahrung und Untersuchung in Betrieben können vielleicht Klarheit über dessen Wirkung auf den Menschen bringen.

Dinitrophenol, Dinitrokresol.

Dinitrophenol $C_6H_3(NO_2)_2OH$ kommt in 6 Isomeren vor je nach Stellung der Gruppen NO_2 und OH. Das gewöhnlich benützte Produkt ist 1-Oxy-2,4-dinitrobenzol. Es wird durch Nitrierung des Monochlorbenzol hergestellt und ist ein fester, kristallisierbarer Körper. Man benutzt es heute zum Imprägnieren von Holz, um es gegen Fäulnis zu schützen, bei der Erzeugung von Pikrinsäure und in der Farbenerzeugung. Während des ersten Weltkrieges wurde es besonders in Frankreich gemischt mit Pikrinsäure als Explosivstoff „Melinit" zum Füllen von Granaten verwendet. Es verursachte in den Fabriken zahlreiche Vergiftungen, insbesondere in den Sommermonaten und an sehr heißen Tagen. Die individuelle Empfänglichkeit ist eine sehr verschiedene. Die Aufnahme erfolgt durch die Atmungswege, die Verdauungsorgane und durch die Haut.

Vor dem ersten Weltkrieg wurden einzelne Fälle beobachtet, so von KEIBEL (1901), LEVY (1902). Ferner berichtet LEYMANN (1902) über 3 Vergiftungsfälle bei der Erzeugung von „Schwefelschwarz" in deutschen Fabriken.

In Frankreich sind während des ersten Weltkrieges bis August 1916 27 Todesfälle durch Dinitrophenolvergiftung vorgekommen. QUIGNARD (1919) berichtet über 11 Vergiftungen, darunter 2 Todesfälle zwischen Juni 1916 bis August 1917. In 2 amerikanischen Fabriken, die Melinit für Frankreich herstellten, sind 4 Todesfälle vorgekommen (A. HAMILTON 1925); 3 Arbeiter starben innerhalb 24 Std, der 4. nach wenigen Tagen.

Erwähnt sei, daß am Beginn der 30er Jahre dieses Jahrhunderts sehr zahlreiche Vergiftungsfälle durch den Gebrauch von Dinitrophenol als Entfettungsmittel vorkamen.

Das **klinische Bild** der Dinitrophenolvergiftung weicht sehr wesentlich von dem der anderen zur Erzeugung von Explosivstoffen verwendeten Materialien, vor allem dem Trinitrotoluol ab. Die leichtesten Vergiftungen (ich folge hier der im Werk des Internat. Labor Office gegebenen Darstellung) zeigen Mattigkeit, leichten Kopfschmerz, Schwitzen, Ermüdung schon bei leichter Anstrengung, Temperaturanstieg bis 38° C. Außerdem, manchmal als hervorstechendste Erscheinungen, Magen-Darmstörungen, Appetitlosigkeit, Erbrechen, Koliken mit Diarrhoen, Ohrensausen, Schwindel, unregelmäßiger Puls.

Mittelschwere Vergiftungen: Oppressionsgefühl, allgemeines Krankheitsgefühl, Schwindel, Ohrenklingen, Blutandrang gegen den Kopf, leichte, aber dauernde Dyspnoe, schneller, aber regelmäßiger Puls (100), Temperatur bis 39⁰ C, vollständige Appetitlosigkeit, lebhafter Durst, leichtes Schwitzen, Unruhe, keine Verfärbung der Schleimhäute, Reflexe normal, Zeichen von Lungenödem, reichlich Urin von schwärzlicher Farbe.

Schwere Vergiftungen: Plötzlich während der Arbeit einsetzend mit allgemeinem Übelbefinden, Zusammengeschnürtsein des Brustkorbes, äußerster Schwäche, starker Dyspnoe, Cyanose der Lippen, erweiterten Pupillen, Puls 120—130, Zeichen von Lungenstauung, wenig Urin, der große Mengen von Aminophenol enthält, starker Schweiß, Temperatur über 40⁰ C, große Ängstlichkeit und Unruhe. Nach 2—3 Std setzt Koma ein mit oder ohne Kontrakturen der Extremitäten. Manchmal vorübergehende Euphorie, dann aber Tod infolge Lungenödems und Blutandrang zum Gehirn.

Diese Krankheitsbilder sind ganz ähnlich den von KOELSCH früher (1927) gegebenen, während R. G. PERKINS annähernd dieselben Krankheitsbilder als subakute, akute, fulminante Vergiftungen beschreibt.

Bemerkt sei, daß Dinitrophenol nicht zu den Methämoglobinbildnern gehört. Das Blut ist nach KOELSCH meist bräunlichrot, wird an der Luft rasch hellrot; nach WAGNER ist es „mehr hellrot" (Nitrohämoglobin).

In seltenen Fällen tritt Besserung ein und eine Art Gewöhnung an das Gift. Häufig tritt bei den Arbeitern während ihrer Beschäftigung in diesen Fabriken Abmagerung ein. An einzelnen Beobachtungen seien erwähnt:

LEYMANN (1902, zit. nach KOELSCH): Zwei Arbeiter hatten einen Trog mit feuchtem Dinitrophenol zu entleeren; der eine bekam plötzlich Kollaps, Brustschmerzen, Fieber, Krämpfe und starb innerhalb 5 Std. Der andere erkrankte mit hochgradiger Atemnot, hochgradiger Pulsbeschleunigung, Fieber, Krämpfen und starb ebenfalls binnen wenigen Stunden. Einen ähnlichen Fall erwähnt LEHMANN.

PERKINS beschreibt das Bild der akuten Vergiftung ähnlich: Äußerste Schwäche, Brustbeklemmung, großer Durst, reichlich Schweiß, in anderen Fällen Dyspnoe, spärlich Urin, Tod in wenigen Stunden. HAMILTON (1925) erwähnt 3 Fälle, in denen der Tod innerhalb 24 Std nach Auftreten der ersten Erscheinungen eintrat.

K. B. LEHMANN und L. SCHMIDT-KEHL (1925) berichten über einen Arbeiter, der vom 19. 12. 24 an im Dinitrophenolbetrieb gearbeitet hatte. Nach den 3 Weihnachtsfeiertagen, in denen er wahrscheinlich viel Alkohol genossen hatte, kehrte er zur Arbeit zurück. Am 28. 12. nachmittags Schwäche, Mattigkeit, abends Luftmangel, starker Schweiß, Fieber, Pupillenstarre. 8 Uhr abends Krämpfe und Tod.

Sind die erstberichteten Fälle rein akute Vergiftungen, so ist bei dem letzterwähnten vielleicht auch die vorangegangene Exposition mitwirkend. Mit weit größerer Wahrscheinlichkeit kann die Mitwirkung vorhergehender Giftaufnahme bei den folgenden 2 tödlichen Fällen angenommen werden, über die I. B. GISCLARD und M. M. WOODWARD (1946) leider recht unvollständig berichten.

Nach Exposition von wenigen Monaten erkrankten 2 Arbeiter mit Fieber, Schweißen, Unruhe. Nach ärztlicher Behandlung und Arbeitsruhe kehrten sie zu ihrer Beschäftigung zurück, die inzwischen durch Eintritt der warmen Jahreszeit zu noch reichlicherer Einatmung von Dinitrophenoldämpfen Anlaß gab. Der eine kollabierte, wurde ins Krankenhaus gebracht, wo er nach 4 Std starb. Eine Woche später erkrankte und starb der andere unter denselben Erscheinungen. Nun führte die Firma Schutzmaßnahmen ein. Eine genauere klinische Krankengeschichte bringt die Veröffentlichung nicht, wohl aber ausführliche Berichte über das Ergebnis der chemischen Untersuchung der Gewebe und des Urins.

Deutsche Gewerbeaufsichtsberichte 1914—1919 berichten über eitrige Hautausschläge.

Zur **Diagnose** der Vergiftung trägt wesentlich der Nachweis des Giftes (Reaktion nach MEYER) oder seiner Abkömmlinge im Urin bei (Reaktion von SEYEVETZ oder von DERRIEN). Die letztere sei hier genau beschrieben:

Zu 10 cm³ Urin fügt man 1 cm³ 10 % Schwefelsäure und 1 cm³ 0,5 % Natriumnitratlösung. Man schüttelt es und läßt es dann 5 min stehen. Dann fügt man 2 cm³ einer frisch bereiteten 0,5 %-Lösung von Naphthol in Ammoniak von 22 B hinzu. Nach dem Schütteln läßt man 1—2 M:n. ruhig stehen. Dann fügt man 5 oder 10 cm³ gewöhnlichen Äther dazu. Man schüttelt und wartet dann die Trennung der Flüssigkeiten ab, um die Farbe des Äthers zu beobachten. Die Reaktion ist positiv (anzeigend das Vorhandensein von Aminonitrophenol), wenn die Farbe des Äthers violett, weinfarben, rot, orange oder rosa-orange ist. Sie ist negativ, wenn der Äther gelborange gefärbt ist. Die Intensität der Färbung ist proportional dem Grade der Vergiftung und ihre Abschätzung gestattet sofort eine Prognosenstellung (Internationales Arbeitsamt, Hygiene du Travail Nr. 167).

Als **Therapie** empfiehlt PERKINS reichliche intravenöse Injektionen von Glucose.

Die **Verhütung** besteht in Vermeidung der Einatmung von Staub oder Dämpfen, Vermeidung der Aufnahme durch die Haut, die eine große Rolle spielt. Daher möglichst Dampf- und Staubfreihalten der Betriebe, möglichste Reinlichkeit, Arbeitskleider, Bäder, häufiger Wäschewechsel. Ferner Ausschluß von Frauen und Kindern von der Arbeit.

Ärztliche Überwachung: Bei der Aufnahmeuntersuchung Abweisung aller Alkoholiker, aller mit Erkrankungen der Leber oder Nieren, mit Herzschwäche oder Verdauungsstörungen Behafteten — kurz Aufnahme nur ganz gesunder männlicher Arbeiter. Tägliche Urinuntersuchung nach der Methode von DERRIEN und Ausschluß jedes Arbeiters, der mehrere Tage hintereinander diese Probe positiv oder gar mit zunehmender Stärke zeigt. Ausschluß jedes Arbeiters, der Zeichen von drohender oder beginnender Erkrankung zeigt (Verdauungsbeschwerden, Mattigkeit, Schweiße). Der Ausschluß muß stets für mindestens 1 Woche erfolgen und für so lange, als die DERRIEN-Probe positiv bleibt. Wenn die Erscheinungen sich nach Arbeitsaufnahme bald wieder einstellen, muß der Arbeiter für dauernd ausgeschlossen werden.

Dinitrokresol wurde 1892 als Mittel gegen Motten eingeführt, 1933 als Entfettungsmittel empfohlen, weil es weniger giftig und wirkungsvoller als Dinitrophenol sei. Im englischen Gewerbeinsprektorenbericht 1943 wird von Vergiftungen durch Dinitroorthokresol in einer Fabrik, die ein Mittel gegen Heuschrecken herstellte, berichtet. Von den 9 mit dem Mischen des trockenen Pulvers beschäftigten Arbeitern erkrankten nach 4tägiger Arbeit 7 mit starkem Schwitzen, beschleunigter Atmung, Schwäche, Müdigkeit, Appetitverlsut. Einer der Erkrankten mußte ins Krankenhaus gebracht werden und verlor in 1 Woche 6¹/₃ kg. PARSON (persönliche Mitteilung an HUNTER) sah 3 schwere Fälle. Die Wirkung ist kumulativ. HUNTER gibt an, daß als erste Erscheinung gesteigertes Wohlbefinden eintritt. Die ersten Zeichen treten auf, wenn der Dinitrokresolgehalt des Blutes 15 $\mu g/g$ Blut beträgt. Mit 10—20 μg kann man den Arbeiter noch weiter arbeiten lassen, aber die Untersuchung muß alle 48 Std wiederholt werden und wenn weitere Steigerung eintritt, muß er von der Arbeit ferngehalten werden.

Pikrinsäure (Trinitrophenol).

Pikrinsäure [$C_6H_2(NO_2)_3OH$] ist eine hellgelbe, kristallinische, in Wasser lösliche Substanz. Sie wird als Farbstoff, insbesondere aber in der Sprengstoffindustrie verwendet. Ihre Aufnahme in den Körper erfolgt im Gewerbebetrieb größtenteils durch die Einatmung des Staubes. Schon nach kurzem Aufenthalt in der Fabrik verspürt man einen bitteren Geschmack im Munde, es tritt bald eine gelbgrüne Verfärbung der Haut und der Haare auf (Kanarienvögel). Vielfach werden Klagen über Magenbeschwerden geäußert, doch sind starke Beschwerden selten. Ältere Autoren berichten über chronische Vergiftung mit Magenschmerzen, Brechreiz, Koliken, Fieber, Delirien. KOELSCH (1919) zitiert solche Angaben.

Er zitiert auch einen Fall aus einer Bonner Dissertation (E. CHRISTNACHT 1917), bei dem neben einem Hautausschlag trockene Bronchitis und leichte Nieren-reizung bestand, und berichtet selbst über einen Fall mit ständigem Erbrechen, Schmerzen in der Nieren- und Blasengegend, starken Schmerzen in den Beinen, erschwertem Gang, starker Druckempfindlichkeit des linken N. ischiadicus am Oberschenkel. Die Erscheinungen besserten sich im Laufe von 2 Monaten er-heblich. KOELSCH selbst, dem wir hier im wesentlichen folgen, sah trotz reich-licher Erfahrung mit Pikrinsäurearbeitern, abgesehen von dem eben erwähnten, keinen Fall mit ausgesprochenen Gesundheitsstörungen, keine Albuminurie, gelegentlich aber neben der Verfärbung Haut- und Schleimhautreizungen, ins-besondere während der heißen Jahreszeit.

LESCHKE (1932) bringt folgenden Fall: Ein 18jähriger Munitionsarbeiter geriet in eine Wolke von Pikrinstaub. Er wird bewußtlos in die Klinik gebracht. Künstliche Atmung, Magenausspülung. Klagt über Schmerzen im ganzen Körper, sehr matt. PSR abgeschwächt. Hämoglobin 65. Im Urin kein Eiweiß, aber Urobilinogen. Zwei Tage Oligurie. In wenigen Tagen geheilt.

In manchen Fällen von langdauernder Arbeit mit Pikrinsäure, aber doch nur in einem kleinen Teil derselben, war Pikrinsäure im Urin nachweisbar.

Zum Nachweis versetzt man 100 cm^3 Urin mit 10 cm^3 einer 10% neutralen Bleiacetat-lösung, filtriert, setzt 20 cm^3 einer 25%-Schwefelsäurelösung zu, filtriert. Filtrat mit 5 cm^3 Chloroform oder Äther ausschütteln. Letztere abgießen und den Rest mit der gleichen Menge 10%-Ammoniaklösung versetzen. Rotfärbung zeigt die Anwesenheit von Pikraminsäure an. Im Chloroform- oder Ätherextrakt entsteht bei Zusatz von 1 cm^3 STOCKschem Reagens ein roter Ring an der Berührungsstelle.

Pikrinsäure erscheint jedenfalls als der harmloseste aller derartigen in der Sprengstoffindustrie verwendeten Körper.

Zur *Prophylaxe* ist notwendig: Vermeidung der Verstaubung, Sauberhalten der Betriebseinrichtungen, Tragen von Arbeitskleidern mit Kopfbedeckung und Handschuhen, Reinigen von Gesicht, Händen und Mund vor Aufnahme einer Mahlzeit, Eßverbot in den Arbeitsräumen.

Trinitroanisol.

Trinitroanisol wirkt in hohem Grade hautreizend, Verätzungen mit nachfol-gender Dermatitis sind sehr häufig und durch alle Vorsichtsmaßregeln wird die Häufigkeit nicht entsprechend herabgesetzt, so daß z. B. während des ersten Welt-krieges eine Firma in Württemberg die Verwendung von Trinitroanisol aufgab. In einer anderen Fabrik bekamen 30 von 40 damit beschäftigten Arbeitern Ekzeme im Gesicht und an den Händen, so daß die Verwendung eingestellt und statt dessen Trinitrotoluol verwendet wurde.

Trinitroanisol ruft neben der bei allen diesen Stoffen vorkommenden Gelb-färbung der Haut zunächst an allen unbedeckten Körperstellen, dann auch an entfernteren bedeckten Hautpartien ein stark juckendes, nässendes, pustulöses und furunkulöses Ekzem hervor, begleitet von lebhaft entzündlichem Ödem ins-besondere im Gesicht mit Schwellung der regionären Lymphdrüsen (KOELSCH 1926). Auch Reizerscheinungen an den oberflächlichen Schleimhäuten, ferner Mattigkeit, Schwindel, Benommenheit, Temperaturerhöhungen kommen vor. Die Erkrankungen heilen in 2—3 Wochen nach Aussetzen der Arbeit, es bleibt aber eine gesteigerte Empfindlichkeit gegen Trinitroansiol und verwandte Stoffe zurück (KOELSCH). Trinitroanisol ist wohl die am heftigsten hautreizende Sub-stanz dieser in der Sprengstoffindustrie verwendeten Gruppe, scheint aber ebenso selten wie Pikrinsäure allgemeine Vergiftungserscheinungen zu machen.

Petroleumprodukte.

Allgemeines.

Es ist hier nicht der Ort, auf die Arten des Erdöls, die verschiedenen in ihm enthaltenen Kohlenwasserstoffe und auch nicht auf alle die verschiedenen durch Destillation des Erdöls gewonnenen Produkte näher einzugehen. Darüber siehe die Hand- und Lehrbücher der chemischen Technologie. Hier soll nur das Wichtigste und das vom gewerbepathologischen Standpunkt Bedeutungsvollste kurz erwähnt werden.

Zunächst sei darauf hingewiesen, daß Erdöle, die von verschiedenen Gewinnungsorten stammen, auch eine verschiedene Zusammensetzung haben, verschiedene Anteile an Paraffinen, Naphthenen, Olefinen enthalten, verschiedene Mengen von leicht verdampfenden (Benzinen) oder schwer verdampfenden Bestandteilen. Auch der Gehalt an cyclischen Kohlenwasserstoffen ist ein verschiedener (s. Benzol, S. 267). Als Beispiel dafür, wie verschieden der Gehalt des von verschiedenen Orten stammenden Rohöles an den verschiedenen Substanzen ist, möge folgende Tabelle (nach Ost 1932) dienen:

Tabelle 50.

Rohöl von	Spezifisches Gewicht	Benzin %	Leuchtpetroleum und Gasöl %	Schmieröl und Rückstand %
Sumara (leichtes)	0,77—0,80	30—40	50—60	5—10
Pennsylvanien	0,79—0,82	10—20	50—70	10—20
Celle-Wietze	0,88—0,93	0—2	5—10	75—90
Kalifornien	0,90—0,96	0—2	25—35	67—75

Je größer in einem Rohöl die Menge der niedrigsiedenden, leicht flüchtigen Substanzen ist, um so größer die Gefahr bei Verarbeitung und Transport.

Schwerwiegende Unterschiede bestehen oft auch zwischen Rohölen, die an nicht allzuweit voneinander gelegenen Orten gewonnen werden.

W. H. Sharp (1888) schildert diese Unterschiede: Schwere Naturöle von West-Virginia (26—35⁰ Bé) sind fast frei von Benzin und Naphtha, die in den in Pennsylvanien gewonnenen leichteren Naturölen (35—50⁰ Bé) vorhanden sind. Es besteht für die mit den Schwerölen West-Virginias Arbeitenden keine Gefahr, durch Gase geschädigt zu werden. Sharp hat in 10jähriger Tätigkeit als einziger Arzt in einem Orte West-Virginias keinen einzigen Unglücksfall gesehen, auch kein Hautleiden, nur 2—3 leichte Krankheitsfälle bei Tankreinigung bei heißem Wetter. Schwindel und Kopfweh traten dabei auf, die Leute aber erholten sich in kurzer Zeit. Beim Einsteigen in Tanks ereignete sich in West-Virginia kein ernster Unfall. Als aber ein Arbeiter aus West-Virginia, der dort diese Arbeit geleistet hatte, nach Ohio gesandt worden war, um dort dieselbe Arbeit zu verrichten, ging er in einem Tank zugrunde.

Nur in USA. wird ein nicht unbeträchtlicher Teil des gewonnenen Erdöls als Rohöl ungereinigt verfeuert. Aber auch hier, wie in den anderen Ländern, geht der größte Teil in Raffinerien, wo entweder durch fraktionierte Destillation Benzin, Leuchtpetroleum, Treiböl, Schmieröl, Paraffin, Asphalt oder durch besondere Verfahren, so Krackdestillation, Druckhydrierung verfeinerte Produkte gewonnen werden. Wie vielerlei solche Produkte vorkommen, mag daraus hervorgehen, daß E. R. Hayhurst (1936) 15 Produkte aufzählt, darunter Benzine („diese Benennung ist altertümlich und irreführend und sollte nicht gebraucht werden") und Petroleumnaphtha, das ist ein allgemeiner Ausdruck für raffinierte, teilweise raffinierte und nicht raffinierte Petroleumprodukte und anderes.

Die hauptsächlichsten bei der Destillation des Rohpetroleums gewonnenen Fraktionen sind (nach Ost):

Rohbenzin bis 220⁰ siedend, spezifisches Gewicht 0,75; Leuchtpetroleum, Siedebereich 180—280⁰ C, spezifisches Gewicht 0,75—0,87; Gasöl, Treiböl, Siedebereich 250—350⁰ C und darüber; Schmieröl und Paraffin über 350⁰ siedend, spezifisches Gewicht 0,87—0,95; zurück bleiben schwarze Pechharze, „Goudron" oder Asphalt genannt.

Die beiden letztgenannten Gruppen wirken hauptsächlich hautschädigend. Sie erzeugen Ekzeme, dann vor allem die sog. Ölacne bei jenen Personen, die bei ihrer Maschinenarbeit mit Schmierölen oder Treibölen zu tun haben, dann aber auch Hautkrebse. Zu Vergiftungen kommt es vor allem durch die beiden erstgenannten Gruppen durch Einatmung ihrer Dämpfe, in Gewerbebetrieben selten durch Verschlucken.

Wir wollen die gewerbepathologische Bedeutung der folgenden Gruppen getrennt betrachten: Petroleum (Kerosen) und Benzin (Gasolin). Eine feinere Differenzierung nach Gewinnungsort und Gewinnungsart ist nicht möglich, mangels der nötigen Angaben in den Veröffentlichungen — selbst die Trennung von Schädigungen durch Benzin (Gasolin) und Bleibenzin (S. 75) bietet manchmal Schwierigkeiten. Erwähnt sei auch, daß die die Literatur Verfolgenden rein sprachliche Schwierigkeiten zu überwinden haben. Was in Deutschland Benzin heißt und unter anderem als Autotriebmittel verwendet wird, heißt in England „Petrol", in USA. „Gasolin". Was in Deutschland gewöhnlich Petroleum genannt wird und früher in Lampen vielfach verwendet wurde, wird in USA. „Kerosen" genannt.

Erwähnt sei, daß die Erdölgewinnung im derzeitigen Bundesgebiet (Westdeutschland) seit 1936 auf das 2¹/₂fache gestiegen ist und ihr jährlicher Bruttoproduktionswert 582 Mill. DM beträgt.

Petroleum.

LEWIN (1888) erwähnt, daß in den Petroleumgruben in den Karpathen die Arbeiter häufig an Asphyxie, Ohrenklingen, Ohnmachtsanfällen, Halluzinationen zu leiden haben. Bei Einatmung von Petroleumdämpfen entstehe zunächst ein dem Alkoholrausch ähnlicher Zustand mit übermäßiger Lustigkeit; bei längerem Verweilen in den Tanks trete Bewußtlosigkeit und Cyanose auf und verengerte Pupillen. In die frische Luft gebracht, erholen sich die Leute rasch, aber doch kam ein Todesfall vor. LEWIN meint, daß diese Wirkungen nur durch die flüchtigsten Teile des Petroleums hervorgerufen werden, aber nur dann, wenn außerdem zu wenig Luft vorhanden ist. Vier französische Autoren schildern (nach der Angabe LEIDENFROSTs) ähnliche Zustände. Auch SEYDEL (1896, zit. nach LEIDENFROST) berichtet über 5 Arbeiter, die in Petroleumtanks mit Erbrechen erkrankten; bei einem trat 10 Std später eine Pneumonie auf, von der er sich bald erholte, bei dreien bestand ein juckender Hautausschlag an Ober- und Unterschenkeln.

MABILLE (1896) berichtet, daß die Matrosen eines Petroleumschiffes von Bewegungsdrang ergriffen wurden und tanzten, danach trat öfters Schlaf und Ohnmacht ein, mit Erweiterung der Pupillen. Dieser Zustand dauerte einige Tage. Es gebe daneben unter den Petroleumarbeitern des Kaukasus eine chronische Form der Vergiftung, charakterisiert durch fortschreitende Anämie.

W. GOWERS (London, 1908) berichtet über einen Mann, der, nachdem er jahrelang Petroleum ausgesetzt gewesen war, mit Sprach- und Schluckbeschwerden erkrankte. Es bestand eine Schwäche der Sprach- und Schluckmuskulatur und außerdem eine Schwäche des Musculus orbicularis oculi. Die Erscheinungen verschwanden im Laufe einiger Monate, kehrten aber nach Wiederaufnahme der Arbeit teilweise zurück. Über „Petroleumvergiftungen" berichtet LEIDENFROST (1909): In einer Linsenschleiferei wurden das Glas und die Metallscheibe von einem ununterbrochenen Strahl von Brennpetroleum bespült und so Hände und Unterarme der Arbeiter fortwährend von Petroleum benetzt.

Ein 27jähriger Arbeiter bekam nach 6 Wochen Magenbeschwerden, bitteres Aufstoßen, Erbrechen, dann einen Hautausschlag an Händen und Beinen.

Ein 15jähriger Arbeiter bekam nach 2 Monaten Schwächeanfälle, 2 Wochen später Erbrechen und Kopfschmerzen, Ohnmachtsanfälle mit Zuckungen über den ganzen Körper. Im Krankenhause gibt er an, daß er öfters leichte Kopfschmerzen habe, abends sei er oft wie betrunken. Auch andere Arbeiter klagten oft über Magenbeschwerden, eingenommenen Kopf, große Schläfrigkeit, Zittern am ganzen Körper. Der Patient lag im Krankenhaus mit geschlossenen Augen, schien besinnungslos, antwortete aber auf Fragen. Es traten klonische Krämpfe über den ganzen Körper auf, die sich in kurzen Pausen wiederholten. Rasche Besserung, verläßt am 2. Tage das Bett.

LEIDENFROST erwähnt nach der Zitierung der ganzen Literatur, daß diese von ihm berichteten Fälle von Petroleumvergiftung die ersten seien, bei denen die Wirkung eines anderen Giftes ausgeschlossen werden kann.

In der amerikanischen Literatur finden sich zahlreiche Fälle von Kindern, die Kerosen getrunken hatten, so J. I. WARING (1933), H. C. TRACHER und G. L. BROOKS (1948), W. B. DEICHMANN und Mitarbeiter (1944). Neben lokalen Erscheinungen im Mund, Husten, Erbrechen, treten dann später ein: Depression, Kollaps, schneller Puls, Koma; Todesfälle sind sehr selten. WARING erwähnt das Vorkommen von Pneumonie. DEICHMANN und Mitarbeiter betonen, daß in der Petroleumindustrie Kerosenvergiftungen nur geringe Bedeutung haben, und daß die Pneumonien, die bei Kindern, die Kerosen getrunken hatten, beobachtet werden, vor allem durch Kerosen, das auf dem Blutwege in die Lungen gelangt, verursacht werden (s. auch bei „Benzin" S. 329).

Erwähnt muß werden, daß sich fast alljährlich in den Gewerbeinspektorenberichten (für die Jahre 1909—1929 s. E. BREZINA) Verunglückungen durch Petroleum geschildert finden, so 1910 in Österreich: 2 Arbeiter schwer vergiftet bei der Reinigung zweier Schweröldestillationskessel in einer Petroleumraffinerie. In Preußen wurde ein Mann bei Reinigung eines Rohöltanks bewußtlos und starb (BREZINA, Bericht über die Jahre 1914—1918, S. 135).

Es ist wohl kaum möglich, die oben erwähnten, voneinander so sehr abweichenden Krankheitsbilder zu einem einheitlichen Bild zu vereinen. Die Deutungsversuche: Mangel an Luft, unvollständige Verbrennung des Petroleum sind wohl abzuweisen. Wir können vielleicht die akuten Fälle mit Heiterkeit und rauschähnlichen Zuständen als analog zu dem später zu erwähnenden „naphtha jag" als akute Benzinvergiftung ansehen, während die anderen Vergiftungen als chronische Vergiftungen durch die höher siedenden Bestandteile des Rohöles anzusehen sind.

Benzin (Gasolin).

Benzin, Gasolin, Petrol sind die in Deutschland bzw. USA. bzw. England gebräuchlichen Bezeichnungen für dasselbe, aus dem Roherdöl durch Destillation, Krackung oder Hydrierung gewonnene Produkt. Wir werden im folgenden einheitlich die Bezeichnung Benzin gebrauchen — nur wenn der Autor von Gasolin spricht, meist diese seine Ausdrucksweise anwenden. Seine Hauptverwendung findet es als Betriebsstoff für Motoren besonders von Automobilen oder Flugzeugen, außerdem als Reinigungsmittel in chemischen Reinigungsanstalten und in anderen Betrieben, sowie als Lösungsmittel. Der Verbrauch in Deutschland stieg von 250 000 t im Jahre 1913 auf 1 350 000 t im Jahre 1930. 1952 betrug die Produktion in Westdeutschland 1 719 606 t.

Wir haben S. 324 berichtet, daß Rohbenzin bei einer Temperatur bis 220° C seinen Siedepunkt erreicht und in Dampfform übergeht. Andere, so MERCKs

Warenlexikon, geben als Grenze 150°C an. Dieses Rohbenzin wird (nach MERCKS Lexikon) einer Reinigung unterworfen und nochmals destilliert. Die zuerst übergehenden Leichtöle mit einem Siedepunkt von 40—70° C nennt man Petroleumäther (Gasolin), die zwischen 70—100° C übergehenden bilden das eigentliche Benzin, die zwischen 100—120 ° C übergehenden das Ligroin, bis 150° C das „Putzöl". OST (1932) nennt Leichtbenzin alle im Bereich von 90—140° C übergehenden. Die höher siedenden (150—180°) dienen als Terpentinersatz in Lacken und Firnissen.

Der Gehalt des Benzins an Paraffinkohlenwasserstoffen und aromatischen Kohlenwasserstoffen schwankt — ebenso wie der des Rohprodukts — sehr stark nach dem Ursprungsort. Die aus USA. stammenden Benzine enthalten oft weniger als 10% aromatische Bestandteile, die aus Borneo stammenden nahezu 40%. Auch mögen die Benzine mehr als 65% Paraffinkohlenwasserstoffe enthalten, andere — so die durch das Krackdestillieren gewonnenen — 50—70% Olefinkohlenwasserstoffe und fast keine Paraffinkohlenwasserstoffe.

Die Verschiedenheit der Zusammensetzung bedingt natürlich verschiedene Giftigkeit und verschiedene durch die Vergiftung hervorgerufene Erscheinungen. Dazu kommt noch, wie schon erwähnt, daß in den Veröffentlichungen manchmal nicht klargestellt oder wenigstens nicht angegeben ist, ob es sich um reines Benzin (Gasolin) oder mit Tetraäthylblei versetztes Benzin (sog. Bleibenzin) gehandelt hat. In der Praxis wird es — abgesehen von diesem Bleibenzin — nur ausnahmsweise möglich sein, die Zusammensetzung des Benzins, das zu einer bestimmten Vergiftung geführt hat, zu ermitteln.

.   Es finden sich in den Berichten der Gewerbeaufsichtsbeamten aller Länder (s. BREZINA 1909—1929) zahlreiche Angaben über akute Vergiftungen durch Benzin. In den leichten Fällen kam es nur zu vorübergehender Bewußtlosigkeit, in anderen ging die Bewußtlosigkeit in Tod über, in manchen Fällen führt die Bewußtlosigkeit andere tödliche Schädigungen herbei. So wurde in Preußen (1909) ein Arbeiter in einer chemischen Waschanstalt bewußtlos, kam in das ausgelaufene Benzin zu liegen, wodurch er Verätzungen an Rücken, Armen, Hinterteil der Beine erlitt. Er starb nach wenigen Tagen und der Gerichtsarzt sah als Todesursache die ausgedehnten Verätzungen an. In anderen Fällen führte die Bewußtlosigkeit zum Sturz in das Gefäß mit Benzin oder Wasser und so zum Ertrinken.

Die *leichte akute* Vergiftung besteht meist bloß aus Schwindel, Gefühl von Trunkenheit, Kopfschmerz, eventuell leichten Störungen des Gesichts- oder des Gehörsinns, psychischen Störungen, oft auch Übelkeit und Erbrechen. Die Erscheinungen gehen meist rasch vorüber.

A. HAMILTON (1925) gibt eine solche Beschreibung der leichten Vergiftungen, erwähnt noch Trockenheit des Rachens, Brennen in den Augen. Sie sagt, daß die leichte Vergiftung sehr einem Alkoholrausch ähnelt, und daß in Reinigungsanstalten die Angestellten sehr vertraut mit diesen Erscheinungen sind, die sie „naphtha jag" nennen.

DUFOUR (1901) betont auch diese Heiterkeit, auf die dann bald Niedergeschlagenheit, Kopfschmerz und leichte Benommenheit folgt.

Bemerkt sei hier, daß schon seit Jahren in den Reinigungsanstalten das Benzin durch andere, weniger feuergefährliche Stoffe, vor allem das Trichloräthylen, ersetzt ist.

Bei *schweren akuten Vergiftungen* treten Erbrechen, Unregelmäßigkeit der Atmung, Cyanose, Muskelzuckungen, epileptiforme Anfälle, Verschwinden der Reflexe, unwillkürliche Harn- und Stuhlentleerung, Herzstörungen und Tod ein (vgl. FEIL 1932).

In anderen Fällen kommt es nach mehrtägiger oder längerer Krankheit zur Genesung, zu länger dauernden Folgen oder später noch zum Tode.

Über eine Benzinvergiftung, bei der erst einige Wochen später der Tod eintrat, berichtet FLORET (1926).

Beim Abfüllen von Benzin wurde ein Arbeiter plötzlich bewußtlos, klagte später über Schmerzen im Nacken und Kopf mit Nackensteifigkeit. Sehnenreflexe bis zum Klonus gesteigert, starke motorische Unruhe. Muskelzittern. Temperatur erhöht. Im Urin Eiweiß ohne Blut oder Zylinder. Nach einigen Tagen an der Hüfte erysipelartige Rötung der Haut, die später nekrotisch wurde. Auch in Mund und Rachen nekrotische Geschwüre. Zeitweise Besserung. Später Singultus und Erbrechen. Zunehmende Bewußtlosigkeit. Tod nach 5 Wochen.

In manchen Fällen erholen sich Vergiftete nur langsam. Ich sah ein Mädchen, das ungefähr 2 Std in einer Trockenkammer, in der sie in Benzin getauchte Gummifäden zum Trocknen aufgehängt hatte, bewußtlos gelegen war. Sie fühlte sich beim Erwachen „im Kopf nicht gut", bekam Schmerzen in den Füßen, Steifheit des ganzen Körpers. Erst nach 5 Wochen waren ihre Beschwerden geschwunden.

In anderen Fällen bleiben noch längere Zeit krankhafte Erscheinungen zurück.

H. H. JANSEN (1937) berichtet über einen Arbeiter, der beim Anmontieren eines Rohres an einen Behälter am 11. 6. 27 Benzindämpfen ausgesetzt war.

Er fühlte sich unwohl, verließ die Arbeit für ½ Std, arbeitete dann 10 min und stürzte bewußtlos zu Boden. Ein herbeieilender Arbeiter wurde ebenfalls bewußtlos, erholte sich aber bald. Der ersterwähnte Arbeiter wurde ins Krankenhaus gebracht: Lippen livid, Pupillen starr, motorische Unruhe, Zungenbiß. Er wurde am nächsten Tag entlassen, klagte aber noch nach 5 Tagen über Kopfschmerz, zeigte allgemeine nervöse Symptome: Fingerzittern, leichte Facialisschwäche links, beschleunigte Herztätigkeit. Vom 19. 9. bis 2. 10. abermals Krankenstand. Noch April 1928 leichte Facialisschwäche links, Kopfschmerz. Gibt Mai 1929 an, daß Kopfschmerz in Abständen von 1—3 Wochen auftrete. Gesichtsbewegungen gleichmäßig. 1930 alle Erscheinungen geschwunden.

Auch lange dauernde und schwere Folgen akuter Vergiftung kommen vor, insbesondere auch sich durch *lange Zeit wiederholende epileptiforme* Anfälle.

FLORET (1926) berichtet über ein junges Mädchen, das beim Abfüllen von Benzin plötzlich bewußtlos wurde. Die Bewußtlosigkeit dauerte bis zum nächsten Tag, dabei bestanden Herz- und Atemstörungen. Es stellten sich häufig wiederholende Erregungszustände und schwere epileptiforme Krampfanfälle mit lange andauernder vollständiger Bewußtlosigkeit, subfebriler Temperatur, stark herabgesetzter Reflexerregbarkeit, träger Pupillenreaktion ein. Dieser Status epilepticus bestand noch nach 1 Jahr neben Blutarmut und ausgesprochener Störung der Herztätigkeit.

G. STIEFLER (1927) berichtet: 24jähriger Mann entleert 14. 6. 24 vom Boden eines Schachtes Benzin, wird bewußtlos und ist noch bei der Aufnahme ins Krankenhaus tief bewußtlos. Tonische Krämpfe, Bewußtlosigkeit und Atemnot halten mehrere Stunden an. 24. 6. aus dem Krankenhaus entlassen. *3—4 Monate später* plötzlich bewußtlos zusammengestürzt, Zungenbiß, Urinentleerung. Seitdem treten alle 4—5 Monate solche Anfälle auf, von 10—15 min Dauer, danach ½ Std lang schwer besinnlich. In letzter Zeit zunehmende Vergeßlichkeit, Schwerfälligkeit, Reizbarkeit.

Einen ganz ähnlichen Fall berichtet JANSEN:

45jähriger Mann, der bei einer Bohrung starker Gasentwicklung ausgesetzt war, die 17—20% Benzin-, 37—38% Petroleumdämpfe enthielt (19. 12. 32). Er hatte viel Gas eingeatmet, fühlte sich nicht ganz wohl, auch die anderen Arbeiter fühlten sich wie berauscht, hatten Kopfschmerzen. Am Beginn der folgenden Nachtschicht heftige Kopfschmerzen und Unwohlsein, wurde kurz darauf bewußtlos. Atmung langsam, Pupillen reaktionslos, Erbrechen, ein kurzdauernder epileptiformer Anfall. Aderlaß, Kochsalzinfusion, Coramin. Am nächsten Morgen klar, mittags Anfall mit Zungenbiß. Arbeitet dann normal, jedoch am 9. 2. 33 abermaliger epileptischer Anfall mit ½stündiger Bewußtlosigkeit. Hatte im Laufe *des folgenden Jahres 16 epileptiforme Anfälle*, gelegentlich mit Zungenbiß und unwillkürlicher Urinentleerung.

Auch über „akute Benzinvergiftung mit folgender *spinaler Erkrankung"* wird berichtet (G. DORNER 1916):

35jähriger Mann wird beim Ausschöpfen von Benzin in einigen Minuten schwindlig, dann bewußtlos (Mai 1912), bleibt 3 Tage bewußtlos. Nach 2 Wochen kann er wieder ausgehen, wird dabei aber öfters schwindlig. Nach 3 Wochen nimmt er leichte Arbeit auf. Aber zunehmende Schmerzen und Schwäche in den Beinen. Handschrift zittrig. Januar 1913 arbeitsunfähig. Juli 1913 vor Schwäche auf der Straße zusammengefallen. 6. 3. 14 Krankenhausaufnahme. Linke Pupille etwas enger als rechte. An beiden Unterschenkeln Temperatursinn herabgesetzt; an Händen und Füßen taktile Sensibilität herabgesetzt. Beugen und Strecken des rechten Beines schwer und mit geringerer Kraft als links. Rechtes Bein deutliche Ataxie, geringere im rechten Arm. Romberg ++. Gang leicht paretisch, breitbeinig. Elektrische Erregbarkeit normal. Patellarsehnenreflex fehlt rechts, links gesteigert. Wahrscheinlichste Diagnose: *Disseminierte Strangerkrankung, beschränkt auf das Rückenmark.*

H. H. JANSEN berichtet auch über einen Fall, bei dem sich im Anschluß an eine akute Benzinvergiftung eine Neuritis ischiadica entwickelte, doch war der Betreffende einer Mischung von Benzin- und Schwefelwasserstoffdämpfen ausgesetzt gewesen:

35jähriger Mann wird beim Reinigen eines Behälters am 9. 3. 32 bewußtlos, wird so mit Atemstillstand aufgefunden. Wiederbelebungsversuche. Nach 1 Std starker Erregungszustand, Verwirrtheit hält 10 Std an. Nach 2 Tagen noch leichter Kopfschmerz. Arbeitet nach 19 Tagen wieder. Klagt 6 Wochen später über allgemeine Mattigkeit, Appetitlosigkeit, unruhigen Schlaf, gibt Druckempfindlichkeit des N. supraorbitalis rechts an. Dann leichte Besserung. Untersuchung im September ergibt deutliche Verschlechterung: Einschlafen der Füße, Dehnungsschmerz und starke Druckempfindlichkeit der Gesäß- und Wadenmuskulatur. Februar 1937 ausgesprochene Neuritis ischiadica beiderseits. Starke Abschwächung des rechten, Fehlen des linken Achillessehnenreflexes, auch Klagen über Schmerzhaftigkeit im linken Arm.

Ich will hier auch die Berichte über eine Anzahl von Vergiftungen, darunter schwere und tödliche Fälle bringen, die auf den Philippinen nach dem letzten Weltkrieg beobachtet wurden. Die Verfasser G. D. DIZON und L. PRADO (1949) schreiben: „Trotzdem die Luftproben, die die Japaner genommen hatten, bleinegativ waren, so waren doch mehrere Symptome sehr suggestiv für Bleiencephalopathie — so das hohe Fieber vor dem Tode. Es ist möglich, daß es Bleigasolin war, sehr wahrscheinlich Tetraäthylbleigasolin oder eine andere Form. Das konnte nicht entsprechend sichergestellt werden." Die Krankengeschichten weichen meiner Meinung nach doch von den bei Bleibenzin beobachteten erheblich ab; vor allem stehen in letzteren die psychischen Störungen nicht so im Vordergrunde. Die Temperaturerhöhung vor dem Tode wurde auch nur bei sehr vereinzelten Bleibenzintodesfällen beobachtet.

Arbeiter waren gedungen worden, unterirdische Gasolintanks zu reinigen. Sie stiegen durch Luken von oben ein, merkten sofort Gasolingeruch, konnten nicht länger als $^1/_2$ Std ununterbrochen arbeiten, fühlten sich dann schwach, hatten Kopfschmerzen, Schwierigkeit zu atmen und mußten an die frische Luft gehen. Kehrten dann wieder zur Arbeit zurück. Sie konnten so insgesamt nur 5 Std im Tage arbeiten. Am 2. Tag waren viele von ihnen krank: Übelbefinden, Schwäche, Schwindel, Schwierigkeit zu atmen, Hitzegefühl in den Augen. In den leichten Fällen waren die hervorragendsten Erscheinungen: Speichelfluß, Muskelzittern, Schwindel, starke Rötung der Conjunctiven, profuser Schweiß, Doppelsehen.

Den Verlauf bei schweren Fällen zeigen die folgenden Krankengeschichten:

11 Leute suchten ein Krankenhaus auf. Soweit man sich erinnern kann (die Krankengeschichten waren verlorengegangen), starben zwei. In ein anderes Krankenhaus wurden 3 ernsthaft Erkrankte aufgenommen; sie starben innerhalb einer Woche.

1. Fall. 25 Jahre alter Philippiner, hatte zweimal 5 Std im Tank gearbeitet. Kam am 2. 2. 44, 4³⁰ Uhr nachmittags ins Krankenhaus, klagte bei der Aufnahme über Muskelschwäche, trübes Sehen seit 3 Tagen. Pupillen weit. Zögernde und plumpe Bewegungen, dysarthrische Sprache, leichte Euphorie. Am ersten Tag unsicherer Gang, Zittern der Hände, Amaurose, Kopfschmerzen, Verwirrtheit. Am 2. Tag Zustand ähnlich Delirium tremens, Zittern, deutliche Unruhe (mußte gefesselt werden), reichliche Schweiße, schneller Puls. Sprache unzusammenhängend, später Konvulsionen. 3. Tag ruhelos, unzusammenhängendes Reden, Schreien, starke Schweiße, Zittern, schneller und unregelmäßiger Puls. 4. Tag: CHEYNE-STOKESsches Atmen. 2⁴⁰ Uhr nachmittags Tod. Medikamente waren im Krankenhaus nur sehr spärlich vorhanden; Bluttransfusion kam nicht in Frage, da das ganze Volk hungerte und nichts hergeben konnte. Autopsie: Akute hämorrhagische Bronchopneumonie beiderseits. Subseröse Hämorrhagien. Ausgesprochene Blutfüllung von Gehirn und Bauchorganen.

2. *Fall*. 23 Jahre alter Philippiner. Während der letzten 3 Tage hatte er 3mal je 5 Std im Tank gearbeitet. 8. 2. 44, 1^{10} Uhr nachmittags ins Krankenhaus. Klagte über allgemeine Schwäche, verschwommenes Sehen, Brustschmerzen, Ruhelosigkeit, Zittern, Euphorie wie betrunken, spricht Unzusammenhängendes, Gesicht gerötet. 2. Tag: Sehr aufgeregt, lärmend, gewalttätig, mußte ans Bett gefesselt werden. 3. Tag: Unzusammenhängendes Reden, desorientiert, Puls schwach, unregelmäßig. 4. Tag: Zustand wie Delirium tremens. Bewußtlos mit fast dauerndem Zittern der Extremitäten, Rollen der Augen, verwirrt, rascher Puls. 5. Tag: Dauernd reichlicher Schweiß und Muskelspasmen, Cyanose, kein Fieber. Hämoglobin 72%, 4,9 Mill. rote; 8300 weiße Blutkörperchen. Tod früh 9^{20} Uhr. Diagnose Encephalitis.

Ehe wir auf die chronischen Vergiftungen eingehen, sei noch eine Gruppe von *eigenartigen Vergiftungsbildern mit Pneumonien* erwähnt, die als gewerbliche seltener, aber den bei Kindern häufig nach Verschlucken von Kerosin beobachteten sehr ähnlich sind und stets nur dadurch zustande kamen, daß der Arbeiter versuchte, Benzin mittels des Mundes in einem Schlauch hochzuziehen, um es in ein anderes Gefäß zu leiten, wobei ihm Benzin in den Mund kam. Über solche Fälle mit identischem Krankheitsverlauf wird mehrfach berichtet.

A. W. St. Ledger (1922) schreibt:

Ein 34jähriger Mann saugte an dem Gasolinrohr seines Wagens und bekam von der Flüssigkeit in den Mund. 36 Std später suchte er ein Krankenhaus auf mit heftigen Schmerzen im rechten Hypochondrium. Temperatur 39,6, 115 Puls, leichte Dämpfung über der unteren Axillargegend, abgeschwächtes Vesiculäratmen, Bluthusten. Dann folgte deutliche Ansammlung von Flüssigkeit in der Pleurahöhle. Nach 14 Tagen begann sie allmählich zu verschwinden.

J. C. S. Battley (1930) berichtet:

Ein 8jähriger Knabe saugte (30. 8. 29) an einem Gummischlauch, den er in den Tank eines Autos gesteckt hatte — ein anderer Knabe blies ihm das im Schlauch befindliche Gasolin in den Mund. Er erholte sich von der unmittelbaren Wirkung, wurde aber nach $\frac{1}{2}$ Std bewußtlos. Blaß, cyanotisch, Pupillen weit, über die Lunge verstreut Rasselgeräusche. Kam wieder zum Bewußtsein. Atmung aber schnell und angestrengt. 31. 8. Atmung 80, Puls 140, Temperatur 39° C rectal. Cyanose, über der Lunge rechts unten Bronchialatmen und etwas leichtes Rasseln. Am 3. Tag nach dem Unfall (1. 9.) Leber 5 cm unter dem Rippenbogen, rechts unten Bronchialatmen, 20000 weiße Blutkörperchen. Im Urin Spuren Albumin. 2. 9. rechts unten große Gebiete von Bronchialatmen, dann Besserung. 9. 9. noch Rasseln. 4 Wochen lang roch sein Atem nach Gasolin.

P. Descoeudres (1940) berichtet über einen ganz analogen Fall:

20jähriger Mann, 26. 10. 39, 14 Uhr Einsaugen von Benzin durch einen Schlauch, sofortiger heftiger Husten, 14^{30} Uhr Schwindel, Kopfschmerzen, schlechtes Gefühl, 18 Uhr im Krankenhaus heftige Kopfschmerzen, Schmerzen rechts in der Brust; leichter Benzingeruch des Atems, Fieber. An rechter Lungenbasis Atem abgeschwächt, verringerte Verschiebbarkeit. Röntgenbefund: Trübung an rechter Basis. 30. 10. langsame Besserung, aber noch 17. 11. Trübung an rechter Basis.

C. L. Cope (1942):

28jähriger Mann saugte an einem Rohr, dessen anderes Ende in den Tank eines Traktors ging, um Sediment herauszubringen; etwas von der Flüssigkeit kam in seinen Mund, einen Teil schluckte er, ein anderer „ging den falschen Weg". Bald trat Bewußtlosigkeit ein, Cyanose, fühlte sich beim Erwachen aus der Bewußtlosigkeit sehr schwach. Schmerzen in der rechten Brusthälfte. Erholt sich nach Brechmitteln. Das Aufstoßen roch nach Benzin. Nach 2 Std Schmerzen in der rechten Brust gesteigert, Husten mit Benzingeschmack. Unter Fieber entwickelt sich ein Erguß in den rechten Pleuraraum, aus dem einige Tage später 400 g klare, geruchlose Flüssigkeit entleert wurde. Grobe Fleckelung der Lunge, die in wenigen Tagen verschwand. Allmähliche Besserung.

Über einen solchen weiteren Fall berichten R. Zucker und Mitarbeiter (1950), die auch eine tabellarische Übersicht der beobachteten Lungenerkrankungen durch Gasolinaspiration bringen.

19jähriger Arbeiter, der beim Versuch, Gasolin aus einem Tank anzusaugen, seinen Mund mit Gasolin füllte und etwas schluckte (21. 10. 47). Sofort trat Husten, Erbrechen und Bewußtseinsverlust ein. 2 Std später konnte im Krankenhaus kein abnormer Befund festgestellt werden. Am nächsten Tag aber Schmerzen in der rechten Brusthälfte, Puls 100, Atmung 40. Rechte Brusthälfte: Dämpfung mit abgeschwächtem Atmungsgeräusch rechts unten. Röntgenbild: Verdichtung des rechten Mittel- und Unterlappens, Infiltration des linken unteren Lungenfeldes. 23. 10.: Temperatur 39,2⁰, Puls 118, Atmung 38, Cyanose. Sauerstoff- zelt, abends: Thorakocentese rechts entleert 125 cm³ gelbrote Flüssigkeit. Im Blut 40000 weiße Blutkörperchen. 26. 10. Aufhellung beider Lungenseiten. 28. 10. afebril. 1. 11. Lungen röntgenologisch klar.

Einen ganz ähnlichen Fall beschreibt JOHNSTONE (1938) bei einem 38jährigen Automechaniker, der auf dieselbe Weise Gasolin geschluckt hatte.

Über die Art, wie es zur Lungenschädigung kommt — wie man sie ganz ähnlich bei Kindern, die Kerosen getrunken haben (s. Petroleum, S. 325) findet — herrscht Meinungsverschiedenheit. Während die einen meinen, daß Gasolin direkt durch Aspiration in die Lungen gelangt, glauben andere (DEICHMANN und Mitarbeiter, COPE), daß das Gasolin aus dem Blutstrom in die Lungen ausgeschieden wird und so einen Reiz auf die Bronchien und das Lungen- gewebe ausübt.

Jedenfalls sind bei diesen Fällen — und darin stimmen wir COPE bei — 2 Stadien zu unterscheiden — *unmittelbare* Wirkung der reizenden Flüssigkeit im Mund und Atmungstrakt, wenn viel rasch in die Lunge kommt, Asphyxie und Tod; wenn viel geschluckt worden ist, Schmerzen in der Speiseröhre, eventuell Cyanose, Kollaps. *Allgemeinwirkung:* vorübergehende Heiterkeit, dann Schläfrig- keit, Übelkeit, Kopfschmerz, Benommenheit. Das dann aus dem Blutstrom durch die Lungen ausgeschiedene Gasolin verursacht in dieser Bronchitis, Pneumonitis, manchmal Pleuritis.

Außer den akuten Vergiftungen werden, wenn scheinbar auch seltener, *chronische* Vergiftungen beobachtet, die zu schweren nervösen Störungen führen.

Schon 1901 hat DORENDORF über solche Fälle berichtet:

37jähriger Arbeiter. Nach 8monatiger Arbeit in Kabel- und Gummifabrik, wobei Benzin ausgesetzt: Schmerzen in Muskeln und Gliedern. „Rheumatismus". Verrichtete andere Arbeit. Dann wieder Gummifabrik. 9. 10. 1900 Krankenhausaufnahme: Kopfdruck, Gedächtnis- schwäche, erschwerte Sprache, Appetitmangel. Quälendes Kältegefühl in rechter Hand und Bein. Kraft der rechten oberen Extremität sehr herabgesetzt, etwas auch die der linken. Druckschmerzhaftigkeit des rechten Plexus brachialis, der rechten Nn. medianus, radialis, ulnaris, tibialis, peroneus. Links N. radialis in geringem Grade druckempfindlich. Patellar- sehnenreflex stark gesteigert. Zittern der Zunge, der Augenlider. Nystagmus.

Bei einem anderen Arbeiter des Betriebes bestand Schwere im rechten Arm. Kältegefühl und Kribbeln in beiden Armen. Herabsetzung der motorischen Kraft des rechten Armes. Patellarsehnenreflex sehr gesteigert.

CH. S. POTTS (1915) berichtet:

45jähriger Mann, seit 4 Monaten mit Füllen von Automobiltanks beschäftigt. Mitte Sep- tember 1913 heftige Kopfschmerzen, Übelkeit, Erbrechen während der ganzen Nacht, ging am Morgen wieder zur Arbeit, litt aber später an Doppelsehen. Wird am 14. 11. beim Füllen von Automobiltanks für mehrere Stunden bewußtlos; darauf folgt ein stuporöser Zustand, der bis zum 25. 11. anhält, dann heftige Kopfschmerzen, Ptosis des rechten Augenlides, komplette Oculomotoriuslähmung rechts. Links alle Augenbewegungen außer Innenrotation und leich- ter Außenrotation unmöglich. Linker Mundwinkel nicht so beweglich wie rechter. Links Arm und Bein viel schwächer als rechts. 29. 11. Besserung. Im Februar nur mehr Störung im linken Oculomotorius, Ataxie des linken Armes, vielleicht leichte Schwäche des linken Beines. Bis April keine weitere Besserung.

R. L. HADEN (1919) berichtet:

42jähriger Mann. Zwei Monate nach Beginn der Arbeit mit Benzin in einer Lithographie allgemeine Leibschmerzen mit Übelkeit, Erbrechen, Druck im Kopf. Schwere in Armen und Beinen. Krankenhausaufnahme. Dort verschwinden die Beschwerden, kehren aber nach Wiederaufnahme der Arbeit zurück, insbesondere Übelkeit und Schwindel. Patient wird immer schwächer, Nachlassen des Gedächtnisses, Schwierigkeit zu denken, Kältegefühl in den Extremitäten, Muskelkrämpfe. Objektiver Befund: Unterernährt, geistig stumpf, Cyanose der Lippen, Leber bis 2 Querfinger unter dem Rippenbogen. Blutdruck 100/65. Im Urin gelegentlich Albumen. Im Krankenhaus gingen die Erscheinungen zurück.

KRETSCHMER (1942) berichtet:

52jährige Frau, seit 14 Jahren mit Waschen von Handschuhen in Benzin beschäftigt. Vor 3 Monaten heftige Neuralgie im Bereich des Plexus brachialis rechts, weniger links. Vor mehreren Jahren dieselben Beschwerden, die aber wieder verschwanden. Im Blut relative Lymphocytose, aber keine andere Veränderung.

Ich selbst sah in einer Gummifadenerzeugung einen 57jährigen Arbeiter, der 5 Jahre lang täglich 1—1$^1/_2$ Std Gummifäden in Leichtbenzin getaucht, eine Weile dort gelassen und dann durch Mädchen in die Trockenkammer hatte tragen lassen (s. S. 327). Er gab an, es sei ihm nach der Arbeit immer duselig im Kopfe gewesen, er hätte auch manchmal das Gefühl gehabt, ,,als ob die Beine nicht mehr wollten". Mitte Juni 1931 eines Tages heftige Schmerzen im Rücken, am anderen Morgen konnte er nicht mehr gehen. Dieser Zustand dauerte 3 Wochen, dann besserte er sich allmählich. Zur Zeit der Untersuchung durch mich (Oktober 1931) ging er unsicher, breitbeinig und tappend, auf einen Stock gestützt. Er klagte über Taubheitsgefühl in den Beinen. Patellarsehnenreflex normal, nur rechts stärker als links. Keine Sensibilitätsstörungen. Bewegungen im Sprunggelenk eingeschränkt und mit geringer Kraft, ebenso Zehenbewegungen. An der rechten Hand Atrophie der Zwischenknochenmuskeln; im ersten Zwischenknochenraum ist der Musculus adductor und das proximale Bündel des Musculus opponens erhalten.

Erwähnt seien hier 2 Fälle von *Polyneuritis*, über die M. SOUPAULT und F. FRANÇAIS (1901) nach einem Überblick über die vorhandene Literatur berichten. Sie betreffen 2 beim Reinigen von Handschuhen mit Benzin beschäftigte Frauen:

Eine 28jährige Frau litt bei Beginn der Arbeit an heftigen Kopfschmerzen, Schwindel, Erbrechen. Nach mehrmonatiger Arbeit mußte sie die Arbeit wegen Bronchitis aussetzen. Als die Bronchitis sich besserte, traten Schwäche, Krämpfe, Ameisenlaufen an den Beinen, besonders nachts auf, einen Monat später an den Händen. Befund: Muskulatur der Oberschenkel atrophisch, Beuger etwas geschwächt, etwas Stepperschritt, Fehlen der Patellarsehnenreflexe, Romberg +. An den oberen Extremitäten Kraft verringert, Bewegungen ungeschickt. Streckung der Finger, besonders der 3 letzten rechts sehr abgeschwächt. Adduktion des rechten Daumens mit sehr geringer Kraft, leichte Atrophie der Thenarmuskulatur.

36jährige Frau. Seit 12 Jahren bei derselben Arbeit wie die ersterwähnte. Vor 5 Monaten begannen dieselben Beschwerden wie bei Fall 1. Zunehmende Schwäche der Beine, so daß sie bettlägerig wurde. Drei Monate später wurden auch die oberen Extremitäten ergriffen, willkürliche Bewegungen wurden schwierig und Ermüdung trat sofort ein. Jetzt an den Beinen fast vollständige Lähmung, kann ohne Hilfe nicht stehen. Patellarsehnenreflex rechts fehlend, links sehr abgeschwächt. Starke Abmagerung der unteren Extremitäten, an den oberen besonders Abmagerung der Strecker der Finger. Bewegungen durch die Mm. biceps, supinator, deltoides intakt. Keine Störung des Gefühlsinns.

In der Diskussion berichtet DUFOIS über eine 3. Patientin mit Polyneuritis aus demselben Betriebe.

Über geringfügige Veränderungen bei langjähriger Einatmung von reinem Gasolin berichten A. AMORATI und Mitarbeiter (1951).

Sie untersuchten 39 Frauen, die in einer Präservativfabrik meist jahrelang, bis zu 26 Jahre der Einatmung von reinem Benzin mit einem Destillationspunkt von 80—130° C ausgesetzt waren. In der ersten Zeit ihrer Beschäftigung fühlten sie morgens, insbesondere wenn sie nicht oder nur wenig gefrühstückt hatten, eine leichte narkotische Wirkung. Bald aber trat Gewöhnung ein. Zur Zeit der Untersuchung hatten 14 Frauen eine verminderte Erythrocytenzahl, jedoch nicht unter 3,5 Millionen, bei 22 war der Hämoglobingehalt leicht vermindert, 0,74—0,90. Die Hälfte der Untersuchten zeigte eine Neutropenie und bei allen fanden sich in den Neutrophilen Granula vom Monsentyp. Subjektive Beschwerden wurden nicht geäußert.

Zum Schluß seien noch die langjährigen Erfahrungen von W. MACHLE und seine Schlußfolgerungen über chronische Vergiftung erwähnt. MACHLE (1941) hat 2300 Raffineriearbeiter zum Teil 10—12 Jahre lang unter Beobachtung gehabt, ohne daß Zeichen von Vergiftung auftraten, aber die meisten von ihnen waren wöchentlich nur einige Stunden mit Gasolin beschäftigt. In einer anderen Gruppe, den Faßfüllern, die einer Konzentration von Gasolindämpfen ausgesetzt waren, die nur daran gewöhnte Personen ertragen konnten, fand er sehr häufig Unterernährung, Blässe, sehr niedrige Hämoglobin- und Erythrocytenwerte, daneben zahlreiche Klagen über Nervosität, Übelkeit, die meist bei Rückkehr zur Arbeit nach kurzer Unterbrechung oder nach Zeiten starker Exposition auftraten. Die erstauftretenden Erscheinungen sind psychasthenische oder neurasthenische, gefolgt von Muskelschwäche oder -krämpfen, Gefühl von Stumpfheit, Ermüdung, ferner Gewichtsverlust. Verschiedene Symptome von seiten des Zentralnervensystems mögen folgen: Verwirrtheit, Verlust des Gedächtnisses, Depression, Reizbarkeit, Ataxie, Parästhesien, Schmerzen, Neuritis von peripheren oder Gehirnnerven, Kleinhirnerscheinungen. Schwindel ist eine der häufigsten und frühesten Erscheinungen. Bei schweren Folgeerscheinungen ist es oft schwierig, festzustellen, wie weit sie auf gleichzeitig eingeatmete andere Gifte (Kohlenoxyd) zurückzuführen sind.

Die häufigsten Folgeerscheinungen sind periphere Neuritis, Störungen des Gedächtnisses, Taubheitsgefühl in den Extremitäten, Lähmung der Gehirnnerven, epileptiforme Anfälle.

Schließlich sei noch erwähnt, daß in einzelnen Fällen — abgesehen von der direkt hautreizenden Wirkung — auch ein Erythem durch Benzin veranlaßt werden kann (M. G. MILIAN 1922).

Fassen wir zusammen, so muß betont werden, daß die so häufigen akuten Vergiftungen in manchen Fällen auch zu langdauernden Störungen im Nervensystem führen können. Die chronischen Vergiftungen zeigen zunächst allgemeine Beschwerden: Übelkeit, Leibschmerzen, aber besonders auch nervöse Störungen: Kopfschmerz, Schwindel, Nachlassen des Gedächtnisses. Es kann aber auch zu schweren spinalen Erkrankungen kommen, die nicht oder nur sehr langsam verschwinden.

Was die **Diagnose** anbelangt, so muß diese meist aus der Vorgeschichte gestellt werden. Der Blutbefund mag häufig durch Beimengung von Benzol zu dem schädigenden Stoff beeinflußt sein, die Zahl der Leukocyten ist oft etwas höher und steigt höher durch die eventuell eintretende Lungenerkrankung. Bei chronischer Vergiftung ist ein gewisser Grad von Blutarmut häufig.

Die **Prognose** ist bei den akuten Fällen, sobald sie wieder zum Bewußtsein gekommen sind, meist eine gute, ebenso auch bei den chronischen Vergiftungen, so lange es nicht zu spinalen Erscheinungen gekommen ist.

Die **Therapie** ist eine symptomatische.

Die **Prophylaxe** besteht in Maßnahmen zur Vermeidung jeder Einatmung von Benzindämpfen. Tanks, die mit Benzin gefüllt waren, sollten nur mit direkter Luftzufuhr zu den Atmungswegen betreten werden.

Selen.

Selen wird teils aus natürlichem Selenblei oder Selenkupferblei gewonnen oder aus dem Schlamm der Bleikammern. Verwendet werden Selen und seine Verbindungen in der keramischen und in der Gummi-Industrie, dann auch zur Erzeugung photoelektrischer Apparate. Nach E. HOLSTEIN wird nach Einwirkung von Selen und seinen Verbindungen auf den Körper ein süßlicher oder Knoblauchgeruch von Atem und Schweiß wahrgenommen, ferner besteht Blässe des Gesichts, Magen-Darmstörungen mannigfacher Art, Schwindel, Kopfschmerz, Schlaflosigkeit, Müdigkeit. 8—10 Std später können schwere Atemnot und Temperaturerhöhung eintreten, die meist in 24 Std verschwinden. Auch katarrhalische Erscheinungen der Lungen und Erytheme kommen vor. Bei innigem Kontakt der Nägel mit Selenverbindungen entstehen starke Schmerzen und etwa drei Tage bestehen bleibende weinrote oder orangerote Flecken, auch Hautnekrosen im Nagelfalz. Auch Erhöhung des Grundumsatzes und Blutdrucksenkung kommen vor, ferner Vermehrung des Porphyrins bis 0,43 mg in der Tagesmenge des Urins.

W. SENF (1941) beschreibt die Erkrankung eines 37jährigen Chemikers durch Selenwasserstoff: Zunächst Augentränen, heftiger Schnupfen, einige Stunden später Heiserkeit, zunehmende Atemnot, bei der Krankenhausaufnahme auf beiden Wangen handtellergroße, urticariaartige Flecke, mäßige Conjunctivitis, reichliche Nasensekretion. Puls 140, leicht unterdrückbar, vereinzelt Extrasystolen. Über den Lungen massenhaft Rasselgeräusche, Dyspnoe. Angedeutete Anisocytose. Im Urin und Kot kein Selen nachweisbar. Am 22. Tage noch immer leichte Dyspnoe und Cyanose. Thrombophlebitis am Unterschenkel. Am 53. Tage zeigt das Elektrokardiogramm deutlichen Herzmuskelschaden. Weiterhin dann Besserung.

H. SYMANSKI (1950): Einem 57jährigen Chemiker schlug ein Schwaden Selenwasserstoff ins Gesicht, er atmete angeblich nur einen Atemzug ein. Unmittelbar danach Brustbeklemmung, Hustenreiz, Augentränen, Verlust des Riechvermögens. Nach 4—5 Std immer stärker zunehmender Hustenreiz, Atemnot. Lungenödem, Temperatur abends 39,5°. Besserung in den nächsten Tagen, aber nach 1 Woche entwickelt sich eine hochfieberhafte Bronchopneumonie, die innerhalb 4 Tagen abheilt.

Platin.

Lösliche Platinsalze haben sowohl in den Raffinerien, in denen sie gewonnen werden, als auch dort, wo sie verwendet werden, so z. B. dort, wo photographische Papiere, die Natriumchloroplatin enthalten, verwendet werden, Erkrankungen unter den Arbeitern verursacht. Einerseits entsteht Jucken und Rötung der Hände und Unterarme, vor allem in den Interdigitalräumen und der Ellenbogenbeuge, andererseits eine Reizung der Schleimhäute der Conjunctiven und des Atmungstraktes. Schließlich kann es nach kurzer oder längerer Zeit zu Asthmaanfällen kommen. HUNTER und Mitarbeiter berichten von einem Fall, in dem die ersten Erscheinungen von seiten des Atmungstraktes nach 6jähriger Arbeit auftraten, nach 10 Jahren zeigten sich Asthmaanfälle. In einem anderen Fall traten die ersten Erscheinungen nach einem Jahre auf, zwangen aber erst nach 17 Jahren zur Arbeitsaufgabe. Bei 52 von 91 Arbeitern, die in Berührung mit Platinsalzen gekommen waren, fanden sich asthmatische Erscheinungen.

E. ROBERTS gibt an, daß alle in einer Platinatmosphäre Arbeitenden, auch ohne zu erkranken, leichte entzündliche Erscheinungen an den Conjunctiven und dem oberen Atmungstrakt entwickeln, ferner eine Lymphocytose und im Röntgenbild anscheinend leichte fibrotische Veränderungen. Solche Erscheinungen mögen jahrelang bestehen und erst dann mag eine Attacke von Asthma oder Dermatitis einsetzen. Bei seinen durch 5 Jahre beobachteten Arbeitern fand er keine Änderungen in der Zahl der weißen Blutkörperchen, aber eine relative Lymphocytose und wahrscheinlich, aber das ist nicht sichergestellt, eine harmlose Lungenfibrose.

Vanadium.

Vanadium, meist in der Form V 205, wird zur Erzeugung eines harten Stahls, ferner in der chemischen Industrie verwendet. Seine Erzeugung war in Deutschland 1934 150000 kg und ist während des zweiten Weltkrieges auf 5 Millionen Kilogramm gestiegen. SYMANSKI wies 1939 darauf hin, daß die Symptome vor allem auf die Reizwirkung des Vanadiumstaubes auf die Schleimhäute der Conjunctiven und des Atmungstraktes zurückzuführen sind. Auch in der

Beschreibung, die WYERS gibt, stehen Erscheinungen von seiten der Atmungsorgane im Vordergrund, daneben Zittern der Finger und Arme. SJÖBERG hatte 1947 bis 1950 36 Arbeiter eines Vanadiumbetriebes unter ärztlicher Kontrolle. Er beobachtete ganz leichte Reizung der Conjunctiven, ferner eine erhöhte Zahl der Nasenkatarrhe und Klagen über Trockenheit des Rachens. Das Wesentliche waren leichte bronchiale Störungen: häufiges Husten, Kurzatmigkeit, vor allem in Zusammenhang mit Einatmung großer Staubmengen Pneumonitis; bei zwei Arbeitern kam Erkrankung an Bronchopneumonie vor. Gastroenteritische Erscheinungen wurden von SJÖBERG nicht beobachtet, auch keine Leber- oder Nierenschädigungen. Hingegen kamen einige Fälle von Hautleiden, zum größten Teil allergischer Natur vor. Aber nichts weist auf chronische Schädigungen hin. Ganz ähnlich ist die Beschreibung der Krankheitsbilder, die WILLIAMS (1950), verursacht durch den Vanadiumgehalt von Rohölasche, gibt. Er erwähnt außerdem, daß die Zunge der Kranken grauschwarz belegt war. Alle Erscheinungen waren nach 3 Tagen verschwunden.

Äthylenamine.

Äthylenamine erzeugen sehr häufig Dermatitis, aber es sind auch einzelne andere Schädigungen beobachtet worden. DERNEHL berichtet von einem Arbeiter, der stets an heftigen Kopfschmerzen litt, einsetzend 1 Std nach Arbeitsbeginn und dauernd bis 2 Std nach Arbeitsschluß. Ein anderer Arbeiter bekam, wenn er mit diesem Stoff oder mit Essigsäureanhydrid zu arbeiten hatte, Husten und Brustbeklemmung. Die Anfälle verschlechterten sich zu schweren Asthmaanfällen, nachdem er wiederholt dem Äthylenamin ausgesetzt gewesen war. Sie hörten bei Vermeiden dieser Arbeit ganz auf. Ähnlich verliefen zwei andere Fälle.

Acetylen.

Acetylen CH:CH wird durch Zersetzung von Calciumcarbid mit Wasser gewonnen. Infolge der im Ausgangsmaterial enthaltenen Verunreinigungen enthält es vielfache organische Schwefel-, Arsen- und Phosphorverbindungen. Phosphorwasserstoff kann im Acetylen in Mengen von 0,02—0,06% enthalten sein. Zur Entwicklung des Acetylengases aus Calciumcarbid dienen verschiedene Apparate, Acetylen wird aber auch vielfach als „Dissousgas" verwendet, einer unter Druck hergestellten Lösung von 100 Vol. Acetylen in 1 Vol. Aceton, die in Stahlflaschen transportfähig und im Gegensatz zu den erwähnten Apparaten nicht explosionsgefährlich ist. Das Acetylen wurde früher vielfach zur Beleuchtung verwendet, findet jetzt Verwendung in ausgedehntem Maße zum Autogenschweißen.

Acetylen ist ein Stickgas, wirkt bei Anwesenheit genügender Mengen Sauerstoff narkotisch und wurde einige Zeit auch als Narkosemittel verwendet. Nach F. A. PATTY wirkt eine 10%ige Lösung eingeatmet nur leicht vergiftend, eine 35%ige erzeugt nach 5 min Bewußtlosigkeit.

„Mit Sicherheit auf Acetylen allein zurückzuführende Vergiftungen sind kaum bekannt" (FLURY-ZERNIK, S. 292). Auch die Zahl der durch Verunreinigungen, Phosphorwasserstoff, hervorgerufenen Vergiftungen ist gering und auch sie sind meist nicht voll beglaubigt.

STRAUB: Ein Lehrling öffnete den Acetylenentwickler eines Autogenschweißapparates und goß etwas Wasser auf das Calciumcarbid. Darauf Übelkeiten, arbeitete aber noch 2 Tage weiter an Schweißarbeiten. Dann tetanische Krämpfe, Pulsbeschleunigung. Cyanose. Tod 50 Std nach Einstellung der Arbeit. STRAUB vermutet Tod durch Phosphorwasserstoffeinatmung.

GERBIS (1931) berichtet über den Tod eines Seemanns durch Einatmung von Acetylengas aus der undichten Beleuchtungsanlage eines Fischereidampfers. Auch einige andere Seeleute hatten Beschwerden. Nach dem Gutachten war es nicht möglich, den Tod auf Verunreinigungen (Arsen-, Schwefel-, Phosphorwasserstoff) zurückzuführen.

Das Acetylen muß zur Entfernung der hauptsächlichsten Verunreinigungen einen „Reiniger" durchströmen, dessen wirksames Prinzip ist gewöhnlich Chlor (Chlorkalk), ferner Chromsäure, Braunstein, Eisenoxychlorid.

Auch beim Auswechseln dieser Reinigungsmassen können Vergiftungen vorkommen.

GERBIS (1928) berichtet über beim Auswechseln der Reinigungsmasse bei 2 Arbeitern äufgetretene Trigeminuslähmung, vermutlich infolge von in der Masse entstandenem Trichlorathylen.

Ein Arbeiter versank beim Reinigen der Kalkschlammgrube einer Acetylenanlage bis zu den Knien im Schlamm, konnte sich nicht herausarbeiten und mußte durch einige Zeit die Gase (Phosphorwasserstoff?) einatmen. Die Folge war eine leichte Vergiftung (BREZINA 1920—1926).

Die Hauptmasse der durch Acetylen entstandenen Vergiftungen sind nicht auf dieses oder seine Verunreinigungen zurückzuführen, sondern auf die durch Verwendung der Acetylen-Sauerstoffgebläseflamme mit ihrer hohen Temperatur (2000—3000°) in engen oder schlecht lüftbaren Räumen (Kesseln) sich bildenden Gase, das sind vor allem nitrose Gase. Es sind eine große Anzahl von Vergiftungen mit dem typischen Bild der Vergiftung durch nitrose Gase (S. 176) berichtet: KOLBEL, MAWICK, ESCHENBACH, MÄNICKE, HOLTZMANN. Der englische Gewerbeinspektorenbericht 1934 berichtet über eine Massenvergiftung durch nitrose Gase. Bei der Erhitzung eines Kreuzkopfes auf einem Schiffe mittels Acetylen-Sauerstoffbrennern erkrankten 17 Mann, darunter einer tödlich, 5 schwer durch die Einatmung nitroser Gase.

Auch einige CO-Vergiftungen beim Acetylenschweißen werden berichtet (L. SCHWARZ, HOLTZMANN 1928).

Hinzugefügt sei, daß solche Vergiftungen durch nitrose Gase auch beim Elektroschweißen in engen Räumen vorkamen (ADLER-HERZMARK).

Erwähnt sei schließlich, daß auch von den erhitzten Metallen (Blei, Zink, Mangan) giftige Dämpfe abgegeben werden können.

Pyridin.

Pyridin wird als Denaturierungsmittel für Alkohol, als Lösungsmittel und vielfach in der Synthese aromatischer Verbindungen gebraucht. Schon BOCHE-FONTAINE hat (nach LUDWIG) 1883 über leichte Störungen durch Pyridineinatmung berichtet. ETHEL BROWNING erwähnt, daß nach einem dem Home office 1934 zugekommenen Bericht ein Mann, der einen früher mit Pyridin gefüllt gewesenen Tankwagen reinigte, halb bewußtlos geworden sei. H. LUDWIG berichtet über 6 Personen, die bei der Arbeit mit Pyridin, der regulären Handelssorte, über Unlustgefühle, Verdauungsbeschwerden, Kopfschmerzen, unruhigen Schlaf klagten. Zwei weitere erkrankten schwer, der eine nach $^{1}/_{2}$jähriger Arbeit mit den oben genannten Beschwerden. Er unterbrach die Arbeit, aber nach der Wiederaufnahme traten diese Beschwerden wieder auf, dann aber Angstanfälle, die in Bewußtlosigkeit übergingen, Parese des linken Facialis, Anisokorie, unsicherer Gang. Die Beschwerden schwanden bald. Bei einem weiteren Mann trat, nachdem er 2 Jahre wiederholt mit Pyridin gearbeitet hatte, nach vorübergehenden leichteren Beschwerden rechtsseitige Facialis-, dann links teilweise Oculomotoriuslähmung (Ptose), weitere Hirnnervenschädigungen, Ataxie, rechts leichte Hemiparese und Thermanästesie auf. Die Erscheinungen bildeten sich in 3 Monaten weitgehend zurück. HOLTZMANN berichtet über einen Laboranten, der nach 2jähriger Arbeit mit Reinpyridin mit Reizhusten, Müdigkeit, Schlafstörungen, Erbrechen, starker Gewichtsabnahme, neuritischen Schmerzen in den Armen, unsicherem Gang erkrankte. Starke Besserung nach 2 Monaten. BALDI betont in seinem Aufsatz, der keine eigenen Fälle, sondern nur eine Literaturübersicht bringt, die reizende Wirkung auf Haut und Schleimhäute.

Penicillin.

Bei den mit der Erzeugung von Penicillin Beschäftigten und dabei mit dem Pulver in Berührung kommenden Personen kann es zur Entwicklung von Allergie kommen, und zwar zu Erscheinungen von seiten der Haut oder der Schleimhäute der Atmungsorgane. Darüber berichtet ROBERTS.

In einem Falle begannen die Beschwerden wenige Wochen nach Beginn der Arbeit, erstreckten sich auf die Augen und die oberen Atmungsorgane und steigerten sich im Verlauf von 3 Jahren. In einem anderen Falle begannen die Beschwerden nach 1 Jahre und steigerten sich im Verlauf von 4 Jahren zu Bronchialasthma. In einem anderen Falle trat nach 3tägiger Arbeit Hautjucken, Rötung und Schwellung auf. Diese Hauterscheinungen verschlechterten sich in den folgenden Monaten, aber weder die Schleimhäute der Augen, der Nase und des Rachens oder irgendwelche andere Organe zeigten krankhafte Veränderungen. Entsensibilisierung konnte bei allen 3 Patienten durch Behandlung mit stark verdünnter Suspension prompt erreicht werden.

Schädlingsbekämpfungsmittel.

Allgemeines.

Welche gewaltige Bedeutung der Schädlingsbekämpfung zukommt, mag zunächst an einigen Zahlen gezeigt werden, die das US. Department of Agriculture veröffentlichte (I. A. HYSLOP 1948). Es gibt auf der Welt 685900, in USA. 82000 Insektenarten, darunter 10000 schädliche von größerer oder geringerer Bedeutung. Sie machen in USA. jährlich für 1601,5 Mill. Dollar Schaden. Davon entfallen 145,5 Mill. Dollar auf Schädigung von Menschen und Tieren durch Moskitos, rund 75 Mill. durch andere Insekten, 65 Mill. auf Schädigung an Fleisch und Häuten, 10 Mill. an Milchprodukten, 85 Mill. an Geflügel, 22,7 Mill. an Kleidern und Stoffen, während der an der Ernte verschiedener pflanzlicher landwirtschaftlicher Produkte verursachte Schaden rund 1200 Mill. Dollar beträgt.

Aus Deutschland sind mir nur wenige Zahlen zugänglich: Mitte der 30er Jahre betrug der in Deutschland durch Schädlinge aller Art angerichtete Schaden jährlich 2500 Mill. Goldmark, darunter durch den Kornkäfer allein 100 Mill. Die Mehlmotte vernichtete von dem in Mühlen aufbewahrten Mehl jährlich 10000—15000 Doppelzentner. Dazu kommen die großen Verluste durch Forstschädlinge.

Zur Bekämpfung dieser Verluste wurden 1934 — also ehe die heutige großzügige Bekämpfung der Schädlinge mit organisch-chemischen Stoffen einsetzte — in USA. verwendet:

Arsenikalien	38 Mill. kg mit einem Wert von	6,8 Mill. $
Darunter Bleiarsenat	28 [1] ,, ,, ,, ,, ,, ,,	3,2 ,, $
Schwefelverbindungen	34 ,, ,, ,, ,, ,, ,,	2,7 ,, $
Öle und organische Verbindungen	79 ,, ,, ,, ,, ,, ,,	11 ,, $
Pflanzliche Produkte	4,8 ,, ,, ,, ,, ,, ,,	3,5 ,, $

[1] 1943: 3705 Mill. kg.

1947 betrugen die jährlich in USA. erzeugten Mengen einzelner Insecticide:

Bleiarsenat . . . . 40,5 Mill. kg
Calciumarsenat . . . . 26 Mill. kg
DDT . . . . 22 Mill. kg
Benzolhexachlorid . . . . 3,7 Mill. kg
Phenothiazin . . . . 1,36 Mill. kg
Alle anderen cyclischen Verbindungen . . . 2,37 Mill. kg
Acyclische Verbindungen . . . . 0,89 Mill. kg

Die Bekämpfung von Schädlingen, das ist von Ungeziefer an Menschen und Haustieren, von pflanzenschädigenden Insekten und Pilzen ist in früheren Jahrzehnten meist in einer für den Menschen relativ ungefährlichen Weise mit für ihn nicht hochgiftigen Stoffen durchgeführt worden: mit Schwefeldioxydgas, Tabaklösungen, „Insektenpulver" (getrockneten und gepulverten Blüten von Pyrethrum- oder Chrysanthemenarten). Nur gegen Nager wurden auch für den Menschen schwer giftige Stoffe ausgelegt: Arsenik, Phosphorverbindungen, Thalliumpräparate („Zeliopaste"), womit die Gefahr der Verwechslung, der Verwendung zu Selbstmord und Mord gegeben war.

Mit der Entwicklung der chemischen Großindustrie wurden bald auch manche der neu erzeugten Giftstoffe zur Bekämpfung von Schädlingen verwendet, so Anilinölverdünnungen zur Vernichtung des Kornkäfers auf Kornböden (KOELSCH, zitiert nach BREZINA, Internationale Übersicht 1920—1926), dann aber auch Trichloräthylen, Tetrachloräthan, Dichloräthan, Kieselfluorwasserstoffsäure, organische Quecksilberverbindungen (s. oben) u. a.

In den 80er Jahren des vorigen Jahrhunderts wurde zuerst in Kalifornien in größerem Maßstabe Blausäure zur Bekämpfung der Schildlaus angewendet. Das Verfahren wurde in Deutschland erst während des ersten Weltkrieges weiter bekannt. Durch Forschung für Kriegszwecke wurde die Insekten- und Schädlingsbekämpfung wissenschaftlich und organisatorisch gefördert. FLURY-ZERNIK schrieben 1931, daß Blausäureverwendung jetzt das hauptsächlichste Verfahren gegen Vorratsschädlinge sei und auch insbesondere zur Bekämpfung der Ratten auf Schiffen verwendet werde. Im deutschen Weinbau wurde bis zum Ende des ersten Weltkrieges zur Bekämpfung der Schädlinge fast ausschließlich Nicotin verwendet, die Verwendung von Arsenverbindungen war bis Mitte der 20er Jahre verboten, wurde dann erst freigegeben. Auch 1940 wurden jährlich noch neben Arsenverbindungen 100 000 kg Rohnicotin zur Bekämpfung des Heu- und Sauerwurms im Weinbau angewendet. Über die zahlreichen Schädigungen durch Arsenspraymittel wurde oben unter Arsenik (s. S. 136) berichtet. Erst durch die Polizeiverordnung des Reichsinnenministers vom 13. 2. 40 und die Verordnung über die Schädlingsbekämpfung mit hochgiftigen Stoffen vom 26. 2. 42 wurde die Angelegenheit weiter geregelt, ein Verbot der Verwendung arsenhaltiger Spritz- und Stäubemittel im Weinbau ausgesprochen. Daher sind diese Mittel in Deutschland jetzt vorwiegend auf den Obst- und Kartoffelbau beschränkt, während im Weinbau wieder ausgedehnte Verwendung nicotinhaltiger Mittel stattfindet.

Die Anwendung gasförmiger Mittel kommt in Deutschland im wesentlichen nur für Raumbegasung in Betracht. In Deutschland wurden während des zweiten Weltkrieges auf der Suche nach Mitteln für Kriegszwecke — Entwesung und angeblich auch für den chemischen Krieg — zahlreiche Stoffe neu hergestellt und untersucht. Nach Kriegsende wurden die Laboratorien der deutschen chemischen Fabriken von den Chemikern der siegreichen Länder genau durchforscht und bei Aufhebung aller Eigentums- und Patentrechte der „Feindländer" diese Produkte in USA. und England bekannt, ihre Kenntnis weiter ausgebaut, ihre Verwendbarkeit als Insektenvertilgungsmittel weiter erprobt und ihre Herstellung in größtem Umfange aufgenommen. Aber auch in Deutschland wurde die Forschung und Herstellung der Insecticide sehr bald wieder aufgenommen und wird in größtem Maßstabe betrieben. Es muß aber RIEMSCHNEIDER (1947) beigestimmt werden, daß das Gebiet der Kontaktinsecticide — und zwar nicht nur das der von ihm in dieser Arbeit besprochenen Halogenkohlenwasserstoffe — noch in vollem Flusse ist. Es sei zur Kennzeichnung der Tätigkeit auf diesem Gebiet erwähnt, daß nach E. R. DE ONG (1949) in den letzten Jahren schätzungsweise 5000 Stoffe jährlich als Insecticide geprüft wurden; die Zahl der als Vernichter der Moskitolarven geprüften Stoffe beträgt an die 6000! von denen jedoch nur 175 in einer Konzentration von 1 p.p.m. innerhalb 48 Std ein Absterben von 50% der Larven hervorgerufen haben.

H. A. THIEMANN (1949), J. W. HOUGH (1950) bringen kurze Zusammenfassungen über die wichtigsten Insecticide, eine ausführliche A. W. A. BROWN (1951). D. E. H. FREAR (1947) bringt einen dicken Band in Großformat, der alle diese Stoffe mit Namen anführt. Wir bringen im folgenden eine Übersicht, die nur die wichtigsten, die meist verbreitetsten Insecticide aufzählt:

A. Halogenkohlenwasserstoffe.

DDT, Dichlor-diphenyl-trichloräthan.
TDE (auch DDD und DDE), Tetrachlordiphenyläthan mit Handelsnamen Rhothan D 3 oder Orthene.
Methoxychlor, Methoxy-DDT; Handelsnamen: Anisate, Marlate 50, Dupont's Spray für Milchkühe.
Chlordan; mit Handelsnamen: 1068, Vesicol 1068, Chlorkil, Toxichlor, Chlorspra.
Aldrin, auch bezeichnet als Octalen, Verbindung 118.
Dieldrin, bezeichnet auch als Octalox, Verbindung 497.
BHC, HCCH, CBH, Benzolhexachlorid, mit Handelsnamen: 666, Gammexan, Lindan, Gammacide, Chemhex G-tox, Lexon usw.

B. Organische Phosphorverbindungen.

HETP, Hexaäthyl-tetraphosphat, Bladan, Hexotine.
TEPP, Tetraäthyl-pyrophosphat, mit den Handelsnamen Agrifume, Bladex, Fosfex, Hexate, Hexatone, Hexacide, Killex, Niagara-hexide-200, Nifos T, Vapotone.
Parathion, E-605 (in Deutschland während des Krieges entwickelt), Diäthyl-p-nitrophenyl-thiophosphat; Handelsnamen: Alkron, Aphamite, Durathion, Paradust, Parakill, Phoskil, Vapophos, Thiophos 3422.

C. Organische Schwefelverbindungen.

Thiocyanate (Rhodanate). Handelsnamen: Lethane 384, Lethane 384-special, Lethane 60, Thanite.
Phenothiazin.

D. Verschiedene organische Stoffe.

Rotenon,
Piperin,
Nicotin.

E. Anorganische Verbindungen.

Bleiarsenat $PbHAsO_4$.
Calciumarsenat.
Andere Arsenate
Arsenite.
Fluorverbindungen: Natriumfluorid, Natriumfluorsilicat.
Verschiedene andere:
Brechweinstein (Kalium-antimonyltartrat),
Thallium,
Zinkphosphid.

Zur Vertilgung von Nagetieren haben die Chemiker des US. Department of Agriculture 1500 Verbindungen untersucht, so wurden 2 höchst wirksame Mittel gefunden:

Natriumfluoracetat, Handelsbezeichnung 1080 und α-Naphthylthioharnstoff „Antu".

Über den letztgenannten Stoff sei bemerkt, daß seine Giftigkeit gegen verschiedene Tierarten, selbst derselben Gattung eine ganz verschiedene ist: gegen

Hunde und norwegische Ratten wirkt er sehr giftig, mäßig giftig gegen Katzen, Schweine und Kücken, praktisch ungiftig ist er für Mäuse und Eichhörnchen (J. C. WARD 1950).

Alle die genannten Stoffe sind für dem Menschen giftig, manche (auch vielgebrauchte) hochgiftig und können sowohl bei Herstellung als auch bei Verwendung die mit ihnen Beschäftigten schädigen. Es können natürlich hier nicht alle die oben angeführten Stoffe und noch weniger die zahllosen weniger verwendeten besprochen werden, schon deswegen nicht, weil wir über durch sie beim Menschen vorgekommene Schädigungen zum Teil nichts wissen, obwohl ihre oft hohe Giftigkeit durch das Tierexperiment bewiesen scheint. Es können nur die Vergiftungen durch die wichtigsten *Insecticide* besprochen werden. Wegen des chemischen Teiles verweisen wir vor allem auf R. RIEMSCHNEIDERs Veröffentlichungen, darunter die in der „Pharmazie".

Einer Tabelle A. J. LEHMANs (1949) entnehmen wir die folgenden Daten über die Giftigkeit verschiedener Insecticide, ohne diese Angaben für absolut zuverlässig zu halten:

Tabelle 51.

	Mittlere tödliche Dosis mg/kg	Verhältnis- zahl
DDT	250	1
Chlordan	500	$1/_2$
Gamma (Hexachlorcyclohexan)	125	2
Nicotin	10	25
Parathion	3,5	70
TEPP	2	125

Nach der Schätzung desselben Verfassers beträgt die gefährliche Menge für den Menschen bei Anwendung auf die Haut:

Tabelle 52.

	Bei einmaliger Exposition g	Bei vielfacher Exposition g je Tag
DDT	169	9
Chlordan	113	2,4
Gamma (Hexachlorcyclohexan)	125	2
Nicotin	3	2,4
Parathion	3	0,3
TEPP	0,6	0,3

Doch möchten wir betonen, daß wir diese Schätzung für sehr wenig zuverlässig halten. Nach LEHMAN sei hinzugefügt, daß alle mit der Haut in Berührung kommenden Mittel gefährlicher sind, wenn sie sich in Lösung befinden, als wenn sie in Pulver oder Staubform vorliegen.

Es ist hier nicht der Ort, die Anforderungen, die an Schädlingsbekämpfungsmittel gestellt werden und die für den Gebrauch wichtigen Eigenarten der verschiedenen Mittel ausführlich zu besprechen. Alle Schädlingsbekämpfungsmittel, abgesehen von den gegen schädliche Nager (Mäuse, Ratten, Kaninchen) verwendeten, müssen entweder leicht verstäubbar oder in Lösung oder Emulsion leicht verspraybar sein. Sie müssen die schädigenden Insekten töten — daß dabei auch nützliche, z. B. die Bienen, zugrunde gehen, kann nicht vermieden werden —, die bestäubten oder besprayten Pflanzen oder Früchte müssen, eventuell nach leichter Reinigung, als Nahrungsmittel verwendet werden können.

Über mehrere der anorganischen Insecticide (Arsenik) und auch über mehrere organische (Quecksilberverbindungen, Nicotin u. a.) ist schon oben berichtet worden. Die von der modernen chemischen Großindustrie erzeugten organischen Insecticide sind „*Kontaktinsecticide*"; sie töten die Insekten bei der Berührung mit ihrem Körper, weder ist dazu Aufnahme in den Verdauungstrakt noch in die Atmungsorgane notwendig. Grundsätzlich von Bedeutung ist: Die Wirkung eines Insecticids auf verschiedene Insektenarten ist eine *verschiedene*. Manche Insektenarten erwerben allmählich *Resistenz* gegen ein bestimmtes Insecticid. So haben sich in vielen Gebieten der USA. allmählich DDT-resistente Fliegenstämme entwickelt. Verschiedene Insecticide bleiben verschieden lang wirksam. Eine mit DDT bespritzte Mauer ist mehrere Wochen lang gegen Insekten gesichert. Andere Insecticide verflüchtigen sich rasch, so daß sie, selbst wenn kurz vor der Ernte verwendet, den Genießer der mit ihnen bestäubten Früchte nicht schädigen. Insecticide sollen nicht zu tief in den Boden eindringen, aber die Wurzeln verschiedener Pflanzen sind gegen dasselbe Insecticid verschieden empfindlich. Entsprechend den verschiedenen Eigenheiten der Insekten, der Pflanzen und der Insecticide muß in jedem Einzelfall das zu verwendende Insecticid ausgewählt werden.

Schließlich sei bemerkt, daß die auf die Flächeneinheit zu verwendende Menge eines Insecticides je nach dessen Art ganz verschieden ist. Auf 1000 m² sind z. B. zu verwenden: 1,5—2 kg Calciumarsenat, 60—120 g DDT, 8—31 g Dieldrin (F. PRINCI 1951).

Auf alle diese Umstände einzugehen, ist hier nicht der Platz, uns interessiert vor allem, welche Schädigungen die bei Erzeugung und Verwendung der Insecticide beschäftigten Menschen erfahren oder erfahren können.

Ehe wir hierauf eingehen, sei noch darauf hingewiesen, daß das Vorhandensein hochgiftiger Stoffe im Haushalt, insbesondere des kleineren Bauern, Anlaß zu zufälligen Vergiftungen gibt und auch die Möglichkeit von Giftmorden schafft.

Es muß auch einleitend betont werden, daß wir über die bei Menschen durch diese Mittel, auch über die vielverwendeten, verursachten Vergiftungen relativ wenig Berichte haben. Das erklärt sich dadurch, daß diese Vergiftungen entweder bei deren Erzeugung und bei Herstellung der Handelsware in meist großen Fabriken vorkommen, die Interesse daran haben, daß über Vergiftungen nicht zu viel in die Öffentlichkeit gelangt, oder bei Verwendung der Stoffe in der Landwirtschaft. Wir sind über in den Fabriken vorkommende Vergiftungen noch etwas besser unterrichtet als über die unter der landwirtschaftlichen Bevölkerung. Daß wir über die Erkrankungen der letzteren so wenig wissen, erklärt sich insbesondere in USA. aus der geringen Zahl der Ärzte in Landgebieten, aus dem niedrigen Kulturzustand der Bevölkerung in vielen dieser Gebiete, in dem Fehlen einer Krankenversicherung und selbst einer Unfallversicherung in der Landwirtschaft. Gute zusammenfassende Berichte über die vorliegenden Beobachtungen enthalten einerseits die vom Committee on Pesticides des Council on Pharmacy and Chemistry der American Medical Association veröffentlichten Reports (JAMA seit 1950), andererseits die Clinical memoranda of ecenomic poisons zusammengestellt vom Technical Development Branch, Communicable Disease Centre U.S. Public Health Service, Savannah, Georgia — erhältlich von diesem Branch, ferner TELEKY, Arch. Gewerbepath. 13, 313.

Wir werden uns bemühen, auf Grund der vorliegenden Literatur ein Bild über Verlauf und Klinik der Vergiftungen mit den wichtigsten Insecticiden zu geben — soweit eben Berichte vorliegen. Wir sind uns aber aus den eben genannten Gründen bewußt, daß wir aus diesem gewaltigen Gebiet nur einiges Wenige über die meist gebrauchten Insecticide zu bringen imstande sind.

Halogenkohlenwasserstoffe.
DDT.

Schon 1874 wurde DDT, das 4,4-Dichlordiphenyl-trichloräthan in einer Straß-burger Dissertation von O. ZEIDLER beschrieben; als stark wirksames Kontakt-insecticid wurde es im September 1939 von L. P. MÜLLER (1946) erkannt. Seit-dem sind die Insektenvertilgungsmittel dieser Gruppe, vor allem das DDT selbst, in Deutschland, der Schweiz, England, aber in großem Umfang vom US. Public Health Service untersucht und ausprobiert worden. Sie erreichten eine ganz ungeheuere Verbreitung. 1948 schrieben J. A. ANDREWS und S. W. SIMMONS, daß in den Jahren 1945—1947 zur Malariabekämpfung in USA. von den Gesundheitsbehörden rund 3,2 Mill. Hausversprayungen mit DDT gegen Moskitos und Fliegen vorgenommen wurden. Auch im Orient fand DDT reiche Verwendung. Es kommt unter mannigfachen Namen in den Handel, in Deutsch-land unter den Namen Gesarol, Neocid, Duolit u. a., teils mit Füllstoffen, Talk und Kaolin, vermengt, teils in Lösungsmitteln: Äthylglykol, Ölen, Fetten, Kerosen.

Mit Rücksicht auf die Entwicklung resistenter Insektenstämme wird es häufig mit anderen Mitteln kombiniert. Aufgenommen wird es vom Menschen durch den Atmungs- und den Verdauungstrakt, wenn in Lösung durch die Haut.

Es scheint unter allen modernen Insektenvertilgungsmitteln das für den Menschen am wenigsten giftige zu sein. Der US. Public Health Service hält DDT, gestützt auf Versuche am Menschen, für weitgehend ungiftig.

Als erster berichtete V. B. WIGGLESWORTH (1945) über Versuche an einem Laboratoriumsarbeiter, bei dem Aufnahme durch die Haut möglich gemacht wurde: Verdunsten einer Lösung am Handrücken (mindestens zweimal), Kneten eines Staubgemisches mit den Händen durch mehrere Tage. Nach einigen Tagen stellte sich ein Gefühl von Schwere, Gliederschmerzen, nervöse Abspannung, Ängstlichkeit ein, dann Zittern des ganzen Körpers. Durch mehrere Wochen bestand Arbeitsunfähigkeit. W. G. DANGERFIELD (1946) ahmte die Versuche WIGGLESWORTHs nach, aber mit vollkommen negativem Erfolg.

Einen Versuch, der gewerbliche Verhältnisse nachahmte, machte R. A. M. CASE (1945) mit 2 Männern, die eine Stallkammer mit einer Farbe, die 2% DDT enthielt, durch 2 Tage ausmalten. Es trat Tränen der Augen, Schwere der Glieder, große Reizbarkeit ein, ferner ein Gefühl der Unfähigkeit geistig zu arbeiten, Gelenkschmerzen, größte Mattigkeit. Sehnen-reflexe herabgesetzt, Gehörschärfe verringert, fleckweise Anaesthesie am Körper. Bei einem der Männer Zittern und Sinken des Blutdruckes. Bald nach der Exposition Sinken der Zahl der roten Blutkörperchen bei Ansteigen der Reticulocyten, vorübergehend polymorph-kernige Leukopenie und eine kleine Zahl unreifer Granulocyten (für ungefähr 3 Tage). Nach 26 bzw. 33 Tagen war der Zustand beider Versuchspersonen wieder normal. CASE meint, daß Blutuntersuchung für die Diagnose sehr wertvoll sei.

Der Council on Pharmacy and Chemistry, Committee on pesticides der American Medical Association berichtet über einen 30jährigen Farmer, der seine Ställe mit DDT und Kalk spritzte. Es entwickelte sich bei ihm: Blutendes Zahnfleisch, rauhes Gefühl im Rachen, rote Flecken auf der Zunge und dem übrigen Körper. Petechien über den ganzen Körper. Tod nach 2 Wochen durch starke Blutungen infolge Thrombocytopenie; vollständige Aplasie des Knochenmarks. Das Komitee meint, daß entweder besondere Empfindlichkeit vorlag oder ein unbekanntes Lösungsmittel verwendet wurde.

W. R. HILL und C. R. DAMIANI (1946) berichten über einen Arbeiter, dessen Arbeitsraum 6 Std früher mit DDT 6% in Kerosen gesprayt worden war. Als er in den Raum zurückkehrte, sprayte er seine Ecke wieder damit. Zwei Tage später (12. 12. 45) wurde er ins Krankenhaus gebracht: Dyspnoe, Aufgeregtheit, über den ganzen Körper zahlreiche Pusteln und Ekchy-mosen. Rachen dunkelrot, Blutdruck 110/70, Puls 120, Atmung 30, Spur von Albumen im Urin. Temperaturanstieg bis 39,7° C. Taubheitsgefühl der linken Gesichtshälfte und des 1., 2. und 3. Fingers der linken Hand. Finger stark cyanotisch. 15. 12. Leber 3 Querfinger breit unterhalb des Rippenbogens reichend. 40000 weiße Blutkörperchen, 10% Lympho-cyten. 18. 12. leicht verwirrt, Zittern. 28. 12. 3,07 Mill. rote Blutkörperchen. 6. 1. 46 Tod. Autopsie ergibt Petechien in allen serösen Häuten. Diffuse Bronchopneumonie. Leber: mäßige fettige Veränderung. Das Bild sei klinisch und anatomisch das der Periarteriitis nodosa.

H. KLINGEMANN (1949) berichtet über einen Mann, der Mitte August 1948 ungefähr 4 kg von 10% DDT-Pulver auf Matratzen verstreute und diese dann tüchtig ausklopfte. Er hatte vorher Patienten mit Salbe und öligen Lösungen eingerieben und daher stark fettige Hände gehabt. Bei seiner Arbeit mit DDT bestäubte er sich stark und es entstanden große Staubwolken. Er fühlte bitteren Geschmack im Munde, 2—3 Std später Parästhesien, weitere 2—3 Std später Übelkeit, Brechreiz, Kopfschmerz, Erregbarkeit. Im Laufe der folgenden Woche Steigerung der Beschwerden, Unsicherheit des Ganges, zunehmende Schwäche der Beine. Bei Aufnahme ins Krankenhaus subfebril, 75% Hämoglobin, 3,74 Mill. Erythrocyten. Subikterisch. Im Laufe von 10 Tagen entwickelte sich beiderseits völlige Peroneus- und Tibialislähmung mit erloschenen Achillessehnenreflexen. Akkomodationsparese, Beeinträchtigung des N. cochlearis. Erst in der 5. Woche war eine geringe Bewegung des Fußes wieder möglich, aber eine zunehmende Atrophie der Unterschenkelmuskulatur entwickelte sich. Die faradische Erregbarkeit der Nn. tibialis und peronei links war erloschen. Bei sonst langsam weiterschreitender Besserung wurde in der 8. Woche im EKG Myokardschaden festgestellt. Im Urin Spur Albumin. In der 18. Woche war der Nervenbefund etwas günstiger, aber noch immer war keine nennenswerte Besserung festzustellen.

J. KWOCZEK zitiert den Bericht über einen Arzt, der nach mehrere Tage langer Tätigkeit beim Entlausen mittels DDT mit starken Atembeschwerden und Drüsenschmerzen erkrankte, die sich erst nach einigen Wochen besserten. Er selbst sah einen Fall mit schwerer Dermatitis, Blutdruck 190/100. Langsam trat Besserung ein.

K. MÜHLENS (1946) berichtet über einen Arbeiter, der nach Spritzen von Gix, das chemisch nicht ganz genau dem DDT entspricht und fluorhaltig ist, Nasen- und Rachenreiz, 6—8 Std später Durchfall hatte, der nach 4 Std abgeklungen war. Als er 3 Wochen später dieselbe Arbeit verrichtete, trat wieder Brechdurchfall ein. Andere Arbeiter erkrankten nicht. Das Krankheitsbild paßt sich, wie der Autor bemerkt, der akuten Fluorvergiftung an.

J. W. HOUGH (1949) schreibt, gestützt auf eine kleine Anzahl von Fällen, daß die Wirkung des DDT ist: Appetitlosigkeit, Magenbeschwerden, Leibschmerzen, Augenbrennen, rauhes Gefühl im Halse, Blässe, Reizbarkeit. Auch Aufnahme durch die Haut führt zu Mattigkeit, Schwere und Schmerzen in den Gliedern, Gelenkschmerzen, Reizbarkeit, Muskelzittern, Herabsetzung der Gehörschärfe, fleckweise Anästhesie, Gelbsehen, Herabsetzung des systolischen Blutdruckes. Als *Therapie* wird empfohlen: Auswaschen des Magens mit warmem Wasser, salinische Abführmittel, Herzmittel, Infusion von Salzwasser mit oder ohne Glucose, Beruhigungsmittel.

Bei der massenhaften Verwendung von DDT ist die Zahl der berichteten beruflichen Vergiftungsfälle (bis 1953 93 berufliche von insgesamt 406 Fällen) gering. Dazu kommt noch, daß einzelne dieser Fälle genauer Überprüfung nicht standhalten; so ist es wohl wahrscheinlich, daß es sich bei dem Fall HILL-DAMIANI um Kerosinwirkung handelt, beim Fall MÜHLENS um Fluorschädigung; beim Fall des Council of the American Medical Association scheint ein unbekanntes Lösungsmittel die Vergiftung verursacht zu haben.

Ein irgendwie einheitliches Bild der gewerblichen DDT-Vergiftung auf Grund der vorliegenden Beobachtungen aufzustellen, ist nicht möglich.

Durch Aufnahme von DDT per os sind mehrfach Vergiftungen beobachtet worden. So berichtet R. M. GARRETT (1947/48) über eine Massenvergiftung Formosaner Kriegsgefangener, die wegen Pflichtvernachlässigung mit Entziehung des Nachtessens bestraft worden waren.

Sie entwendeten eine Büchse, die Mehl, versetzt mit 10% DDT enthielt. $^1/_2$—1 Std nach Verzehren des daraus Gebackenen trat bei ihnen heftiges Erbrechen, Eingeschlafensein der Extremitäten ein. 20 Männer waren aufgeregt, einige hatten klonische Krämpfe, beschleunigte Atmung, Puls 45—60. Alle klagten über Taubheit, Prickeln bis zu Parästhesien in Händen und Unterarmen, Schwäche der Hände und Finger; Parästhesien und Lähmungen waren am ausgesprochensten in den distalen Teilen der Extremitäten und proportional zu der genossenen Menge. Zehn hatten Radialislähmung und vollen Verlust aller Bewegungen der Hände. Um Erbrechen herbeizuführen, wurde warmes Wasser und Brechmittel gegeben. Nach 48 Std waren nur noch 8 krank, nach 2 Wochen hatten 3 noch Schwäche der Hände und Füße; hatten sich auch noch nach 6 Wochen nicht voll erholt.

Erinnern diese Bilder etwas an den von KLINGEMANN beschriebenen Fall, so zeigt die folgende durch Trinken einer DDT-Lösung entstandene Vergiftung wieder ein anderes Bild (N. J. SMITH 1948):

Ein Mann trank aus Versehen 120 cm³ einer 5%-DDT-Lösung. Innerhalb 1 Std Leibschmerzen, Erbrechen, unfreiwillige Kontraktion der Finger. Nach 5 Tagen ins Krankenhaus gebracht: Blutdruck 180/72, Puls 66, Atmung 25. Patellarsehnenreflexe, Cremaster-, Bauchdeckenreflexe fehlend. 3,2 Mill. rote, 11 600 weiße Blutkörperchen, Eiweiß im Urin, schwarzer Stuhl. Tod am folgenden Tage. Autopsie: Toxische Hepatitis, Degeneration der Nierentubuli, syphilitische Aortitis, geheiltes Duodenalgeschwür, Bronchopneumonie.

J. M. GLASSMAN und U. F. BUCHAN kommen zu dem Schluß, daß DDT in jeder Form von der Nahrung ferngehalten werden sollte.

Auch durch Hinzuziehung dieser Fälle gelangen wir zu keinem einheitlichen Bild der DDT-Vergiftung. Auffallend sind einerseits die Blutveränderungen, andererseits die schweren nervösen Störungen. Man wird wohl erst dann zu einem klaren Bild der DDT-Vergiftung gelangen können, bis zahlreiche Beobachtungen von Vergiftungsfällen vorliegen, bei denen ausschließlich DDT als Vergiftungsursache in Betracht kommt.

Was die Frage der *chronischen Vergiftung* anbelangt: WENDE (Hannover) (zit. nach H. KLINGEMANN) berichtet, daß dieselben Personen in Durchgangslagern jahrelang mit Entlausung durch DDT beschäftigt waren, daß er aber bei Durchuntersuchung der Leute keine krankhaften Bilder fand.

A. ANDERSON und M. A. KHORRAN (1948) berichten über folgenloses 9monatiges Arbeiten mit DDT.

Andererseits wird aber doch über einen Fall berichtet, bei dem nach sehr lange dauernder DDT-Arbeit Vergiftungserscheinungen auftraten.

TH. T. STONE and L. GLADSTONE (1951): Ein 24jähriger Mann arbeitet seit 4 Jahren bei Herstellung von DDT-Aerosolbomben. Er begann bald nach Antritt der Arbeit über Schwäche, schlechten Appetit und schlechten Schlaf zu klagen, die Mitte Mai 1950 deutlich zunahmen, die Sprache wurde undeutlich. Er setzte 3 Tage mit der Arbeit aus, kehrte dann zu ihr zurück. Am 2. 6. schwere Ermüdung, undeutliche Sprache, Lichtscheu, verschwommenes Sehen, Gang wie der eines Trunkenen. Romberg +, Herabsetzung der tiefen Reflexe. Druckempfindlichkeit der Nervenstämme. Er hielt 14 Tage Bettruhe, erhielt 500 mg Nicotinsäure täglich, 150 mg Thiaminhydrochlorid-Injektionen durch 6 Tage, eine Diät reich an Vitaminen. Sehr schnelle und vollkommene Erholung. Die Substanz, mit der er arbeitete, enthielt außer DDT 2% Pyrethrum, 5% Piperonalbutoxyd, 12% Freon — allerdings Stoffe, die in diesen Mengen keine Erscheinungen machen können.

Sehr interessant ist eine Krankengeschichte, die H. HERTEL [Dtsch. Arch. klin. Med. **199** (1952)] bringt: Ein 60jähriger Mann hatte seit 1945 zweimal wöchentlich Bunker für Durchgangsflüchtlinge durch 3 Std zu entwesen, dabei auch seinen eigenen im Bunker befindlichen Wohnraum. Bis Ende 1949 verwendete er das englische DDT-Staubmittel AL 63 mittelst einer Handspritze. Er gebrauchte dabei keinerlei Maßnahmen zum eigenen Schutz. Es traten schubweise Bläschen und Pusteln im Gesicht, den Händen, am Rücken mit Juckreiz auf, verschwanden aber bald wieder. Von Ende 1949 an verwendete er deutsches DDT, Gesarol. Nach 4 Wochen traten starke Hauterscheinungen auf, nach einem weiteren Monat ein follikuläres Ekzem, dann zunehmende allgemeine Hyperalgesie und Hyperästhesie, Tremor von Kopf und Händen, pectanginöse Zustände, rezidivierende Keratitis superficialis. Dann Lebervergrößerung, bis 3—4 Querfinger den Rippenbogen überschreitend. Gewichtsabnahme. Mitte 1950 traten Krämpfe an Füßen und Händen auf. Diagnose: „Kreislaufschwäche, Paralysis agitans". September 1950 starkes Zittern, Schwindel, zunehmende seelische Veränderungen, Furchtsamkeit, Schreckhaftigkeit, Erregbarkeit. Verschlechterung des Allgemeinzustandes. Massive Drüsenschwellungen in Leisten, Achselhöhle und Hals bis Hühnereigröße. Dann Fieber. Tod am 17. 10.

Autopsie: Reticuloendotheliose, Anschwellung aller Lymphknoten. In den Organen wurde chemisch DDT nachgewiesen.

Zum Schlusse sei erwähnt, daß festgestellt wurde, daß wenn mit der besprayten Nahrung DDT aufgenommen wird, sich sowohl im Fettgewebe des Körpers als auch in der Milch der stillenden Frauen bzw. Kühe DDT findet (E. P. LANG, F. M. KUNZE, O. S. PRICKETT 1951); dadurch hervorgerufene Schädigungen scheinen noch nicht nachgewiesen zu sein.

Diagnose. Das klinische Bild erscheint nach den oben angeführten Krankengeschichten sehr mannigfaltig; die Diagnose wird sich deshalb weitgehend auf die Anamnese stützen müssen. Das Komitee der American Medical Association empfiehlt zur Unterstützung der Diagnose Gesamtbestimmung oder colorimetrische Bestimmung des organischen Chlors im Urin, Leberfunktionsprüfung, quantitative Bilirubinbestimmung, Blutzählung.

Fassen wir zusammen und stellen wir dem ungeheueren Verbrauch an DDT die wenigen in der Literatur beschriebenen und zum Teil nicht einmal eindeutig klar gestellten Fälle von beruflichen DDT-Schädigungen gegenüber, so müssen wir zu dem Schlusse kommen, daß es doch nur sehr selten und unter ungewöhnlichen Umständen zur beruflichen Schädigung kommt.

Das Council on Pharmacy and Chemistry of the American Medical Association hat 1951 einen sehr ausführlichen Bericht über DDT abgegeben. Es gibt an, daß aus der Landwirtschaft insgesamt 66 Vergiftungsfälle bekannt geworden seien, aus dem Gewerbe 13 Fälle und außerdem aus Haushalt, Garten und Armee 305 Fälle (davon 229 zufällige Einverleibungen). Unter den insgesamt 384 Fällen sind 14 Todesfälle. Das Komitee kommt zu dem Schlusse: „Unter den Umständen des gewöhnlichen Gebrauchs ist es nicht wahrscheinlich, daß DDT schädigend wirkt, aber gewisse Vorsichten müssen eingehalten werden."

Noch weiter geht in der günstigen Beurteilung die World Health Organisation (1949): „Das Komitee wünscht festzustellen, daß überwältigende Beweise für die Harmlosigkeit des DDT für Menschen und Säugetiere in der Form der gewöhnlichen Spraymittel vorliegen und bedauert in Übereinstimmung mit dieser Ansicht die gegenteiligen Gerüchte. Das Komitee hat Kenntnis davon, daß weitere, nun in Arbeit begriffene experimentelle Arbeiten diese Anschauung unterstützen, und hat beschlossen, auf die Tagesordnung der nächsten Sitzung den Bericht über diese Arbeiten zu setzen." Bis 1955 wurde kein Bericht veröffentlicht.

Mir erscheint dieser Standpunkt etwas zu weit zu gehen. Es müßten doch die Vorsichtsmaßregeln, unter denen die Anwendung vor sich gehen soll, angegeben werden und der nächsten Sitzung, der die Ergebnisse neuester Arbeiten vorgelegt werden sollen, sollte die Entscheidung nicht so vorweggenommen werden.

Auf Grund des vorliegenden Materials würde ich glauben, daß DDT für die es anwendenden Personen nur unter besonderen Umständen oder bei jahrelang fortgesetzter Arbeit schädlich ist.

Benzolhexachlorid (Lindan).

Über Benzolhexachlorid — mit Handelsnamen Gammexan, Lindan, Bentox, Chemhex, Gammacide, BHC, 666 u. a. — und seine Isomeren berichtet das Committee on Pesticides der American Medical Association (1951), dessen Ausführungen wir hier zum Teil folgen. Die Kürzung BHC ebenso wie die Bezeichnung „Lindan" ist allgemein angenommen für die im Handel übliche Mischung der Stereoisomeren von 1,2,3,4,5,6-Hexachlorcyclohexan. Die γ-Isomere (Gammexan) ist der giftigste Bestandteil der Mischung, die in ihrer akuten Wirkung dem DDT sehr ähnlich ist. Benzolhexachlorid reizt etwas die Schleimhäute und die Haut, die letztere besonders bei starkem Schwitzen, aber die Resorption von Pulver und Staub ist gering, die wäßrige oder ölige Suspension, insbesondere in Kerosen, jedoch durchdringt die Haut rasch. Über Aufnahme durch die Atmung finden sich nur wenige genaue Berichte.

Es liegen nur vereinzelte klinische Berichte über Benzolhexachlorid vor, meist über Reizung der Conjunctiven, der Atmungsorgane und der Haut durch Staub.

Etwas schwerere Erkrankungen werden von 3 Arbeitern berichtet, die Benzolhexachlorid in einer Mischung mit petroleumhaltigem Lösungsmittel anwendeten. Ein Arbeiter, der 20 min der verstäubten Masse ausgesetzt war, erkrankte einige Stunden später mit Schüttelfrost und Fieber. In der folgenden Nacht heftige Kopfschmerzen und starker Schweiß. Das Halten des Gleichgewichts und die Tiefenwahrnehmung war erschwert. Nach 10 Tagen war er wieder hergestellt. Die beiden anderen Arbeiter zeigten leichtere Erscheinungen und waren in 24—36 Std wieder hergestellt.

Drei Todesfälle durch Benzolhexachloridspray sind dem Komitee berichtet worden, in keinem aber war die schädigende Mitwirkung von Benzolhexachlorid sichergestellt. Hingegen wird aus Argentinien über schwere Hautreizungen berichtet und aus Deutschland (J. KWOCZEK 1950) über den Tod eines Kindes, das 15 cm³ einer 30%igen Lösung von Benzolhexachlorid in einem organischen Lösungsmittel getrunken hatte. Erbrechen, klonisch-tonische Zuckungen setzten ein. Das Kind starb trotz Behandlung und die Autopsie zeigte Lungenödem, fettige Degeneration der Leber, ausgedehnte Nekrose der Blutgefäße in Lungen, Nieren und Hirn.

Das Clinical Memorandum des U.S. Public Health Service, Georgia (1952) gibt als Symptome an: Aufregung, Reizbarkeit, Verlust des Gleichgewichts, tonisch-klonische Krämpfe, dann Depression. Es empfiehlt als Therapie Pentobarbital- oder Phenobarbital-Präparate.

Über eine große Zahl von Vergiftungen wird aus Griechenland berichtet (DANOPOULOS und Mitarbeiter). Im Gebiet von Carpenesi kamen im Sommer 1951 79 Vergiftungen vor, darunter 18 schwere, veranlaßt durch vollkommen regelwidrigen Gebrauch des Insecticides. Die Erkrankten hatten ein Pulver mit einem Benzoylchloridgehalt (alle Isomeren) von 40% zum Bespritzen des Bodens und der Wände ihrer Häuser, ihrer Bettwäsche, ihrer Kleider und ihres Körpers verwendet. Die Vergiftungserscheinungen entwickelten sich erst nach länger dauernder Einwirkung, nach einer 29tägigen Exposition. Das klinische Bild bestand zunächst in zunehmender Mattigkeit, Schwäche, Stomatitis, Kolik und Diarrhoen. Die beiden letztgenannten Symptome schwanden bald, aber es traten Erscheinungen von seiten des Zentralnervensystems auf: gesteigerter Muskeltonus, Steigerung der Reflexe, dann Lähmung, Ataxie, Zittern. Von den 5 ins Krankenhaus gebrachten Patienten (und nur über diese berichten die Verfasser Näheres) zeigten 4 Verwirrtheit, Delirien, choreatische und athetotische Bewegungen. Eine Patientin, die starb, hatte am Tage vor dem Tode klonische und tonische Krämpfe. Alle hatten Sprachstörungen, einer klagte über Verminderung des Sehvermögens, ein anderer, nicht im Krankenhaus behandelter, hatte ebenfalls eine Zeitlang Verminderung des Sehvermögens, einer erblindete vollständig infolge Sehnervenatrophie. Ein Patient hatte zunächst schlaffe, dann spastische Lähmungen. Im akutesten Stadium bestanden meist Tachykardie und Änderungen des EKG. In allen Fällen war die Zahl der roten Blutkörperchen verringert. Die chemische Untersuchung des Blutes ergab eine Vermehrung der Chloride.

Bemerkt sei, daß bei wiederholter Anwendung von Benzolhexachlorid an derselben Örtlichkeit sich — ebenso wie bei DDT — gegen das Mittel resistente Fliegenstämme entwickeln (J. B. GRAHAM und J. M. WEISS 1950).

Chlordan, Aldrin, Dieldrin, Gammexan.

F. PRINCI und G. H. SPURBECK (1951) berichten über Untersuchungen von 34 Personen, die bei der Herstellung der folgenden Stoffe beschäftigt waren:

Chlordan, $C_{10}H_6Cl_8$ (Velsicol 1068),
Aldrin, $C_{12}H_8Cl^{16}$ (Verbindung 118),
Dieldrin, $C_{12}H_8OCl_6$ (Verbindung 497).

22 Personen waren direkt bei der Erzeugung beschäftigt, sie waren der Berührung der Stoffe mit der Haut, vor allem aber der Einatmung ausgesetzt. Es konnte bei ihnen keinerlei schädliche Wirkung der Arbeit festgestellt werden.

G. B. LEMNON und W. P. PIERCE (1952) berichten über eine Frau, die 6 Std in ihrem Schlafraum, der mit 1—2% Chlordan, wahrscheinlich in Kerosen, ausgespritzt worden war, verbrachte. Es traten Husten und Erbrechen auf, die 4 Tage anhielten, auch Lungenexsudation und Leberdysfunktion und sehr geringe Blutveränderungen. Der Fall ist ätiologisch nicht vollkommen klar.

Das Clinical Memorandum (1952) erwähnt, daß eine Person, auf deren Haut aus Versehen eine 25%ige Chlordanlösung, insgesamt 30 g technisches Chlordan, appliziert wurde, innerhalb 40 min Symptome entwickelte und gleich darauf starb. Bei zwei anderen Patienten, schweren Alkoholikern, traten nach Erhalt von 2—4 g Chlordan schwere Fettleberveränderungen und Tod ein.

P. LENSKY und H. L. EVANS (1952) berichten über die Chlordanvergiftung eines 15 Monate alten Kindes, das durch Versehen Chlordan, wahrscheinlich 0,1 g, verschluckt hatte. Trotz sofort herbeigeführten Erbrechens traten nach 3 Std Zittern, Ataxie, Konvulsionen, unregelmäßige Atmung, Cyanose, 140 Puls ein. Beruhigende Medikamente und Sauerstoff wurden gegeben. Am 2. Tag Besserung, nach 2—3 Wochen waren alle Erscheinungen verschwunden. Über eine weitere Vergiftung durch versehentliches Einnehmen berichten DADEY und KAMMER: es traten $1^1/_2$ Std später Erbrechen, dann Doppelsehen und allgemeine Krämpfe auf. Volle Heilung in 5 Tagen.

Über Aldrinvergiftung liegt ein Bericht über einen Selbstmordversuch vor (E. SPIOTTA 1951): Ein 23jähriger Mann nahm 170 cm³ einer Lösung (= 1,8 g konzentriertes Aldrin). Nach 20 min wurde der Magen ausgespült. Der Mann verfiel in Krämpfe, zeigte schwankenden Blutdruck, blutigen Urin. Das Elektroencephalogramm wies auf einen gemischten Typus von epileptiformer Rindenreizung hin. Vollständige Heilung nach 6 Wochen. Auch über 3 leichte Fälle wird berichtet.

Über γ-Hexachlorcyclohexan (Gammexan) berichtet PETRI: 47jähriger Mann streute 250 g „Hexin" auf den Mehlboden sein Bäckerei. 15 min später heftigste Atemnot, nach 2 Tagen Besserung, aber starke Parästhesien an beiden Beinen, motorische Schwäche der ganzen linken Körperhälfte, die noch nach $3^1/_2$ Monaten vorhanden war. Über 4 Fälle von Ekzem berichtet BAUMGARTNER.

Dichlorbenzol.

H. ROBBERS (1938) berichtet über Vergiftung von 3 Personen, die Kleidungsstücke mit „Melan" (früher Globol genannt), das ist CCl_4 mit Dichlorbenzol, einmotteten. Sie wurden nach 40 min bewußtlos aufgefunden. Dabei zeigte der eine gerötetes Gesicht und klagte über Kopfschmerzen, der zweite war bei Eintreffen des Arztes noch nicht völlig bei Bewußtsein, Puls klein und frequent, dann folgte ein Erregungszustand. Beim dritten mußten $1/_4$ Std lang Wiederbelebungsversuche gemacht werden. Er klagte dann über Kopfschmerzen und Schwindel und hatte in den nächsten Tagen Erbrechen. Hautreizung, weil er im verschütteten Melan gelegen war.

Über chronische Vergiftung von 8 Arbeitern, die bei der Herstellung eines größtenteils aus Paradichlorbenzol bestehenden Mottenmittels beschäftigt waren, berichtet K. WALLGREN. Alle klagten über Appetitverminderung, zeigten Abmagerung, Reizung der Schleimhäute der Augen und des Rachens, gesteigerte Reflexe, Fingertremor. Es bestand relative Lymphocytose bis zu 63% und Methämoglobinämie.

WELLER und CRELLIN berichten über eine Frau, die jahrelang mit Paradichlorbenzol gearbeitet hatte, dabei wiederholt mit Husten, Atemnot, Mattigkeit erkrankt war. Bei einer Probeincision fand sich die Lunge verdickt und fibrotisch. Innerhalb der fibrotischen Wucherungen fand man Kristalle ähnlich denen von Paradichlorbenzol.

Pentachlorphenol.

Dieser Stoff wird vor allem dazu verwendet, um Holz, Papier, Tapeten oder Leim gegen die Einwirkung von Bakterien und Schimmelpilzen zu schützen. Die Erzeugung erfolgt durch Verdampfen von Chlor und teilweise chloriertem Benzol in einer Quarzröhre, dann wird das gebildete Hexachlorbenzol mit Natronlauge behandelt und aus dem Natriumsalz schließlich Pentachlorphenol gewonnen (E. R. BAADER und H. J. BAUER 1951). — Alle dabei beschäftigten Arbeiter hatten schwere Hautschädigungen und Furunkulose. Acne bestand noch ein Jahr, nachdem die Arbeit aufgegeben worden war. 8 der 10 Arbeiter hatten zur Zeit der Hauterkrankung neuralgische Schmerzen in den unteren Extremitäten. Zur Zeit der Exposition litten die Arbeiter an Tränenfluß, Reizung der Schleimhäute des Atmungstraktes, Brustbeklemmung. Bei 7 entwickelte sich chronische Bronchitis, die einige Wochen nach Aufgeben der Arbeit heilte. Zugleich mit den Schmerzen im N. ischiadicus bestand Schwäche in den Beinen, Parästhesien. Außerdem bestanden bei 4 Arbeitern Herzbeschwerden, bei 4 Herabsetzung der Libido. Bei der zu einem späteren Zeitpunkt vorgenommenen genauen Untersuchung fand sich in 2 Fällen leichte Anämie, in 4 Fällen leichte Leukocytose. Die Reizung der Atmungsorgane ebenso wie die Hautveränderungen und die neuralgischen Erscheinungen dürften mit Sicherheit dem Pentachlorphenol und seinen Zwischenprodukten zuzuschreiben sein, während dies bei den anderen Erscheinungen nicht feststeht.

Über Vergiftungen bei Verwendung von Pentachlorphenol zur Konservierung von Holz berichten TRUHAUT und Mitarbeiter. Unter den über 100 Arbeitern, die Holz in eine 3%ige Lösung von 80% Pentachlornatriumphenat und 20% Tetrachlornatriumphenat tauchten, fanden sich zahlreiche leichte Vergiftungen mit Hautreizung bis zum Auftreten von Bläschen, Reizung der Schleimhäute der oberen Luftwege, Schwäche, Appetitverlust, Abmagerung, in manchen Fällen Atembeklemmung, Dyspnoe, aber auch zwei tödliche Fälle: der eine Arbeiter klagte, nachdem er wenige Tage mit Unterbrechungen gearbeitet hatte, des Morgens über Kopfschmerzen und Übelbefinden, dann trat beschleunigte Atmung und bald der Tod ein. Die Autopsie ergab Veränderungen in der Leber und den Nieren und Lungenödem. Ein zweiter Arbeiter erkrankte am Abend des 6. Tages mit Übelkeiten, starkem Schweiß, dann Fieber, Pupillenerweiterung, Speichelfluß, Muskelkontraktionen. Der Tod trat am Abend ein. Die Autopsie ergab vor allem Nierenveränderungen.

Über 3 Todesfälle aus Japan berichtet NOMURA. Er sieht als charakteristisch Beginn mit schweren Erscheinungen und raschen Eintritt des Todes an.

Organische Phosphorverbindungen.

Die organischen Phosphorverbindungen, deren wichtigste Parathion (E 605), TEPP, HETP sind, sind sehr wirksame Insecticide, aber auch sehr gefährlich für die Menschen, die mit ihnen zu tun haben.

Es finden sich in der amerikanischen Literatur bis 1953 einschließlich Angaben über 423 Vergiftungsfälle, darunter 25 und „einige" tödliche, 54 schwere, davon in der Landwirtschaft 208 Fälle, darunter 12 tödliche, 42 schwere, ferner

14 meist tödliche bei Kindern. Dazu kommen noch Fälle aus Dänemark (1 Fall), England (3), Holland (7), Italien (1), Brasilien (14) und aus Deutschland 29, darunter 3 mit 2 Todesfällen bei Kindern. Aus Deutschland wird bis April 1954 über 30 Selbstmorde mit Parathion berichtet. Von diesen hier angeführten Fällen ist die weitaus überwiegende Mehrzahl auf Parathion (E 605) zurückzuführen, mindestens 24 auf TEPP, mindestens 6 auf HETP.

Die Vergiftungen traten auf: bei Herstellung des Grundstoffes, bei Herstellung seiner Lösungen, bei Flugzeugführern, die das Bestäuben vornahmen, bei landwirtschaftlichen Arbeitern, die mit Bestäuben oder Besprayen beschäftigt waren, bei Arbeitern die in Obstgärten arbeiteten, die mehrere Tage vorher besprayt worden waren und bei anderen zufällig dem Gift ausgesetzten Personen. Die Aufnahme erfolgt durch die unverletzte Haut und durch die Atmungsorgane.

Ich würde glauben, daß für alle damit Beschäftigten so gefährliche Stoffe wie die organischen Phosphorverbindungen überhaupt in Betrieben nicht verwendet werden sollten, daß die staatlichen Behörden ihre Verwendung verbieten sollten, auch wenn sie vielleicht gegen einzelne Schädlinge wirkungsvoller sein sollten als andere Insecticide.

Parathion.

Das am meisten verwendete Insecticid dieser Gruppe ist das Parathion, auch E 605 genannt, Diäthylparanitrophenyl-thiophosphat. Es ist — nach W. REINL (1949) — von SCHRADER in den Farbwerken Bayer entwickelt worden und 1945 unter den Namen E 605, Folidol, Bladan, Borchers PQX, erschienen; auf dem amerikanischen Markt kam es durch die American Cyanamid Comp. unter den Namen Nifos, Tetron, Vapotone und wird auch unter den Handelsnamen Alkron-Thiophos, Phoskil, Plantion, Paraphos, Verbindung 3422, Hexanite, Kilex, Tetratone und anderen Bezeichnungen verkauft. Nach dem genannten Autor wurden von der American Cyanamid Comp., dem größten Hersteller in USA., in 8 Monaten rund 1 000 000 kg hergestellt, während der größte Hersteller in Deutschland, die Farbwerke Bayer, 1948 2 000 000 kg des 2%igen Staubes herstellte, also 40 000 kg des Wirkstoffes.

Das reine Produkt E 605 ist eine braunschwarze, ölige Masse mit knoblauchartigem Geruch, einem Siedepunkt von beiläufig 300° C. Das Präparat kommt in Deutschland entweder als 10%ige wäßrige Emulsion oder als 2%iges, mit Talkum versetztes Pulver, genannt E 605f, in den Handel, in USA. verdünnt mit Wasser (0,06% Parathion) oder mit Talkpulver (1—2% Parathion). Doch sei bemerkt, daß die Form, in der der Wirkstoff in den Handel gebracht wird, nach der Erzeugerfirma wechselt und auch zeitlich geändert wird.

Berufliche Vergiftungen sind bei allen Arbeiten, die Gelegenheit zur Aufnahme von Parathion durch die Atmungsorgane oder die Haut geben, beobachtet worden.

Wärme und Feuchtigkeit scheinen das Entstehen einer Vergiftung zu begünstigen. Zahlreiche schwere Erkrankungen, die erst eintraten, nachdem die Arbeiter durch längere Zeit oder wiederholt mit Parathion beschäftigt waren, beweisen eine kumulative Wirkung.

BIDSTRUP (1950) sagt, daß die ersten Symptome einige Tage bis einige Wochen nach Beginn der Exposition erscheinen. Bei den tödlichen und schweren Fällen hatte die Exposition durchschnittlich 12 Tage im Laufe eines Monats gedauert, ehe die Erkrankung auftrat, bei 5 milden oder mäßigen Fällen war keine Exposition vor der am Tage der Erkrankung festzustellen. Unter 25 Fällen mit sicherer Diagnose hatten 20 mehr als eine Woche Exposition (GRIFFITHS und STEARNS 1951). Die kumulative Wirkung wird verständlich durch die Feststellung (D. GROB 1949), daß die Wiederherstellung der Cholinesteraseaktivität in den Geweben, die durch Parathion gehemmt worden ist, nur langsam erfolgt. D. GROB schreibt weiter: „Die Hemmung des Cholinesteraseenzyms scheint beim Menschen teilweise reversibel einige Stunden nach einer einzigen Exposition gegenüber Chemikalien (organischen Phosphorverbindungen). Nach wiederholter Exposition besteht eine fortschreitende und größtenteils irreversible Inaktivierung der Cholinesterase im ganzen Körper." ... „Bevor nicht die Cholinesterase in den Geweben wieder das Normale erreicht hat, haben Personen, die diesen Verbindungen ausgesetzt sind, eine verstärkte Empfindlichkeit gegen deren Einwirkung."

In Deutschland hat zuerst W. REINL (1949) über Parathionvergiftungen berichtet, dann J. HAGEN und W. REINL (1950) und PETRI (1950). In der ersterwähnten Arbeit wird über 13 in Deutschland vorgekommene gewerbliche Vergiftungen, einige nichtgewerbliche und einige amerikanische gewerbliche berichtet, dann über 3 Fälle durch Trinken einer Parathionlösung und eine Vergiftung durch Einreiben der Kopfhaut eines Kindes gegen Läuse, schließlich dann ohne Namensnennung über den Fall VELBINGER, der wissenschaftlichen Selbstversuchen zum Opfer fiel (s. unten). Die gewerblichen, von REINL berichteten deutschen Fälle sind leichter bis mittelschwerer Natur:

Ein 40jähriger Mann war seit Jahren mit Entwesungsarbeiten beschäftigt, arbeitete dann erstmalig mit E 605f, das er mit einem kleinen Zerstäuber versprayte, ohne eine Maske zu tragen. Zu Mittag des ersten Tages wurde er schwindlig, dann ohnmächtig, klagte über Schmerzen im Oberbauch. Bei Krankenhausaufnahme leicht benommen, Puls weich, wurde nachmittags wieder bewußtlos, dann Erbrechen, Verschlechterung des Allgemeinzustandes. Behandlung mit Herzmitteln. Auftreten von Krämpfen. Vom 2. Tage an Besserung.

Ein Mann hatte 2 Std bei starkem Wind gespritzt. Abends widerlicher Geschmack im Munde, Unwohlsein, dann starkes Schwindelgefühl, Brechreiz. Am nächsten Morgen verkatert, appetitlos, Übelkeit, Erbrechen. Am darauffolgenden Tag Wohlbefinden.

Ein anderer Mann, der mit E 605f gearbeitet hatte, bekam in der darauffolgenden Nacht „Herzkrämpfe", die sich in den folgenden Nächten wiederholten, Brechreiz, Schweißausbruch, Temperaturanstieg. Baldige völlige Erholung.

Erwähnt seien ferner 2 Fälle von P. L. BIDSTRUP (1950):

Ein Schlosser schnitt aus Versehen ein Rohr an, das Parathion enthielt. Innerhalb 10 min Erbrechen, Übelkeit, Schwindel, Kopfschmerz. Volle Erholung binnen 24 Std.

Ein Pilot, beschäftigt mit Bestäuben vom Flugzeug aus, war zweimal an einem Tage aufgestiegen. Beim 3. Flug stürzte er in einen Baumwipfel. Er hatte über Verringerung des Sehvermögens geklagt.

Über eine Massenvergiftung von Obstpflückern berichtet H. K. ABRAMS (1950):

Am 8. 7. 49, einem sehr heißen Tage (33—38° C) wurden Pflücker um 8 Uhr früh in die Abteilung eines Obstgartens geschickt, der am 27. 6. gesprayt worden war. Nachmittags wurde 22 Mann schlecht: Kopfschmerzen, Blässe, Übelkeit, Erbrechen, Schwäche, 2 oder 3 klagten auch über Zittern der Arm- und Beinmuskeln. Alle erhielten intramuskulär 1,5 mg Atropin. In 20—30 min waren alle gebessert, das Erbrechen hörte auf; 2 wurden noch am Abend, die übrigen am nächsten Morgen nach Hause entlassen. Urin und Blutbefunde waren normal, nur die Leukocytenzahl auf 14000—20000 erhöht.

J. W. WILLIAMS und J. T. GRIFFITHS (1950):

28jähriger Neger führt seit 1. Juni einen Traktor mit Sprayer. Am 21. 8. wird die Konzentration der Spritzflüssigkeit, die bisher 1% betrug, auf 1,5% erhöht. Am 28. 8. klagt der Arbeiter über Übelkeiten und Schwäche: in den Erythrocyten 65%, im Plasma 96% Cholinesterase. Übelkeiten blieben längere Zeit bestehen.

Recht zahlreich sind die schweren Fälle, über die berichtet wird. Ein Teil dieser Fälle scheint durch energische Atropinbehandlung gerettet worden zu sein, aber auch über mehrere Todesfälle wird berichtet.

Ein Mädchen (amerikanischer Bericht, zit. von REINL) hatte beschädigte Beutel mit 15% Parathion zu verpacken, atmete dabei viel Staub ein. Nach einigen Stunden Schwindel, Pupillen stecknadelkopfgroß, Cyanose. Nach Atropininjektion Wohlbefinden, dann aber $2^1/_2$ Std später tiefes Koma und schweres Lungenödem. Erhält Sauerstoff und Atropin. Krampfartige Zuckungen, Koma. Erhält immer wieder Atropininjektionen. Nach Mitternacht Besserung.

H. L. MILLES, H. B. SALT (1950) berichten:

Einem 46jährigen Mann, der seit 3 Wochen mit 20%igem Parathion gearbeitet hatte, fiel ein Tropfen eines 20% Parathion enthaltenden Handelspärparats auf den Unterarm, den er sofort abwusch, aber schon nach wenigen Minuten entstand dort eine Erhöhung. 6 Std später starker Hinterkopfschmerz, Erbrechen, starke Leibschmerzen, Schwäche in den Beinen. Dann sehr benommen, gelegentlich Muskelzittern, Blutdruck 110/90. Behandlung mit Atropin: zuerst 1,1 mg, dann 0,87 mg, erst 2stündlich, dann stündlich, insgesamt 7,1 mg. Am nächsten Morgen klares Bewußtsein, nachmittags normal.

BIDSTRUP (1950) berichtet:

Ein Vorarbeiter und ein Arbeiter waren mit Parathion bespritzt worden. Der Vorarbeiter befahl seinem Gehilfen, sich mit Seife gründlich zu waschen und seine Kleider zu wechseln. Er selbst aber tat dies nicht. Nach 8 Std Übelkeit, Erbrechen, Bauchschmerzen, Diarrhoe, Pupillenverengerung, nach 9 Std Muskelzittern. Atropin besserte den Zustand für einige Zeit. Tod im Koma trat aber 21 Std nach der Exposition ein.

H. K. ABRAMS und Mitarbeiter (1950) berichten ausführlich über einige Fälle:

38jähriger Farmer bespritzt ein Tabakfeld mit Lösung, ohne irgendwelche Vorsichtsmaßnahmen zu gebrauchen, da er des Lesens unkundig ist und daher die Vorschriften nicht lesen kann. Er benützt einen Zerstäuber, dessen Mündung zeitweise nur 30—60 cm von seinem Gesicht entfernt war, so daß er stark benetzt wird. Tod 15 Std später.

26jähriger Mann hatte die Behälter von 3 Obstgarten-Sprayapparaten zu füllen. Er tat dies in 2 aufeinanderfolgenden Wochen je 5 Tage lang, erkrankte ernstlich und wurde in ein Krankenhaus gebracht. Ungefähr einen Monat später nahm er dieselbe Arbeit wieder auf. Er benetzte dabei Hände und Unterarme, rauchte während der Arbeit und legte den Respirator ab. Am zweiten, ungewöhnlich warmen Arbeitstage wurde er in der Mitte des Vormittags krank, wurde sofort ins Krankenhaus gebracht, starb 6 Std später.

35jähriger Mann war 4 Monate mit Mischen von flüssigem Parathion und Tonstaub beschäftigt, trug Schutzkleider und Atemschützer, nur Arme und Hals waren nicht ganz bedeckt. Am Tage seiner Erkrankung war es heiß und feucht. Nach 4 Std Arbeit wurde er krank und starb 10 Std später.

31jähriger Entomologe bei dem Forschungsinstitut der Universität Kalifornien hatte seit 4 Monaten mit Unterbrechungen mit Parathion zu tun. Am 23. Juli wurden Obstbäume mit einer Mischung von 900 g Parathionpulver (25%ig) auf 440 Liter Wasser besprayt. Der Behälter mußte alle 15 min gefüllt werden. Der Mann trug dabei als einzigen Schutz Handschuhe. Mittags Kopfschmerzen, 4 Uhr nachmittags Schwindel, Erbrechen. Blieb noch kurze Zeit bei der Arbeit, ging aber bald zu seinem Auto, um nach Hause zu fahren. Erbrach wieder. Tod um 5 Uhr.

SASSI berichtet: 28jähriger, chemischer Leiter einer Parathion erzeugenden Fabrik, fühlte leichte Schwäche, allgemeines Unbehagen. Er war dann 30 min in einem offenen Behälter, auf dessen Boden ungefähr 10 kg Parathion waren. Dann starke Beschwerden, plötzlich geistige Verwirrtheit, Schwindel, Kopfschmerz, Tränen- und Speichelfluß, Atembeschwerden, Erbrechen, Leibschmerzen. Objektiv: starke Myosis, Rasseln über den oberen Teilen der Brust, muskuläre Hypotonie und fibrilläre Muskelzuckungen. Behandlung mit Atropin. Fühlte sich am folgenden Tage wohl.

Schließlich sei der Tod eines Wissenschaftlers erwähnt, der Selbstversuchen zum Opfer fiel: VELBINGER hatte an der Entwicklung von E 605 oder eines verwandten Präparates mitgearbeitet; er nahm im März 1949 5 mg zu sich, nach einigen Tagen 10 mg, dann mehrmals 10 mg, ohne daß er eine körperliche Beeinflussung fühlte. Im Juli nahm er 30 mg, dann neuerlich am 29. Juli 80 mg. Am 31. Juli nahm er 120 mg. Dabei trat anscheinend plötzlich der Tod durch Herzschlag ein. Bei der Autopsie wurden angeblich keine organischen Veränderungen festgestellt.

Da eines der Frühsymptome der Wirkung organischer Phosphorverbindungen starke Verengerung der Pupillen ist, ist es vorgekommen, daß Flugzeugpiloten, die solche Verbindungen zu streuen hatten, infolge dieser Sehstörung verunglückten (SULLIVAN 1952).

Bemerkenswert ist bei fast allen Todesfällen, daß die Arbeit mit Parathion durch längere Zeit oder wiederholt verrichtet worden war, ehe die tödliche Erkrankung eintrat. Das spricht für eine kumulative Wirkung, aber vereinzelt kommen auch bei erstmaliger Parathionaufnahme schwere Erscheinungen und Tod vor.

PETRI (1951) berichtet über einen eigenartigen Fall mit schweren Nervenstörungen:

Ein Mann versprayte zwischen Mitte Juni und Mitte Juli 1948 in warmen Treibhäusern innerhalb 4 Wochen 10—12mal E 605f in einer Verdünnung 1:10000. Mehrere Stunden nach dem Spritzen verspürte er stets Übelkeit, Brechreiz, Appetitlosigkeit, die in den folgenden Tagen zurückgingen. Mitte Juli nahm er wegen allgemeinen Krankheitsgefühls seinen tarifmäßigen Urlaub. Nach weiteren 2 Wochen Arbeit erkrankte er akut mit Magenbeschwerden und Erbrechen. 1. 9. kam er ins Krankenhaus mit Gastritis, 28. 9. „gebessert, nicht arbeitsfähig" entlassen. 8. 10. Kribbeln, Taubheit, Schwäche in den Beinen, zunehmend bis zur Unfähigkeit zu gehen. 30. 10. ins Krankenhaus gebracht, wo die Lähmungserscheinungen auch die Arme ergriffen. Vorübergehend konnte der Stuhl nicht gehalten werden. Stärkste Überempfindlichkeit in den Unterschenkeln. Abmagerung der Streck- und Beugemuskulatur an den Armen, Atrophie der Handmuskeln. Auch an den Beinen erhebliche Muskelatrophie. Bewegungen von Fuß und Zehen fußrückenwärts nicht möglich. Aktive Bewegungen in den Kniegelenken langsam und unsicher. Beiderseits Spitzfußstellung. Patellarsehnenreflexe und Achillessehnenreflexe beiderseits erloschen. Allmähliche Rückbildung der Lähmungserscheinungen bis auf die Peroneuslähmung. 1. 8. 49 aus dem Krankenhaus entlassen. Untersuchung am 5. 8. 50 ergibt: Geringes Schwächegefühl in den Beinen, Behinderung der Gehfähigkeit, ziehende Schmerzen entlang den Schienbeinen, erhöhte Nervosität, Abnahme des Gedächtnisses und der Konzentrationsfähigkeit, Rückgang der Libido, völlige Lähmung der Peroneusmuskulatur mit Erloschensein der elektrischen Erregbarkeit; Unterschenkel und Füße sehr kalt und feucht, Hyperästhesie an Außenseite der Unterschenkel und den Fußrücken.

Auch D. GROB, W. L. GARLICK und Mitarbeiter (1950), deren Ausführungen wie uns in manchem anschließen, weisen darauf hin, daß alle Verstorbenen und viele der mäßig Vergifteten ihres Beobachtungsmaterials während der letzten Monate vor der Erkrankung schon dem Gift ausgesetzt gewesen waren, aber nur 5 hatten Erscheinungen schon vor dem Tage, an dem schwere Erscheinungen auftraten. Diese „Warnungserscheinungen" waren Übelkeit, Erbrechen, Schwindel, Schwäche. Bei der Hälfte traten Erscheinungen schon während der Exposition, bei den übrigen 1—8 Std nach Beendigung der Exposition auf.

Die Vergiftungserscheinungen beginnen mit Übelkeit, Aufstoßen, Erbrechen, Leibschmerzen, Schwitzen, Speichelfluß, eventuell Diarrhoe, Pupillenverengerung, erhöhtem Blutdruck, Brustbeklemmung. Schwierigkeit zu atmen, starke Bronchialsekretion kommen dann dazu, ferner fibrilläre Zuckungen der Muskeln, Zittern der Augenlider und der Zunge. Dann kommt es zu Ruhelosigkeit, Ängstlichkeit, Benommenheit, Verwirrtheit, Änderung der Sprache, Schwierigkeit, Worte zu bilden. Bei zunehmender Verschlechterung steigt der Blutdruck an, in den schwersten Fällen Koma, Erloschensein der Reflexe, Konvulsionen. Nur 2 der 40 Erkrankten, über die die letztgenannten Autoren berichten, hatten Temperaturerhöhung. Im Blute waren meist keine besonderen Veränderungen festzustellen, nur 12 Patienten hatten leichte Leukocytose, 13000—20000.

Erwähnt sei, daß A. ENDERS und G. GRUPP (1951) experimentell bei Ratten die Bildung von HEINZ-Körperchen in den Erythrocyten beobachtet haben.

Bei den tödlich verlaufenden Fällen (von GROB und Mitarbeitern) trat der Tod 1—21$^{1}/_{2}$ Std nach der letzten Exposition bzw. 1—13$^{1}/_{2}$ Std nach den ersten Vergiftungserscheinungen ein. Die ernsten Erscheinungen schwanden bei 4 Schwerkranken (aber Überlebenden) in 18—30 Std, bei den 30 Leichtkranken in 6 bis 24 Std, aber schwache Kopfschmerzen, Ängstlichkeit hielten 2—3 Tage an.

Die *Autopsien* ergaben Capillarerweiterung, Hyperämie, Ödem der Lungen, in 2 Fällen auch des Gehirns.

Therapie. Da es sich bei der Vergiftung um eine Hemmung der Cholinesterase handelt, so hat die Behandlung vor allem darin zu bestehen, den Vergifteten möglichst vollständig atropinisiert zu halten, durch Verabreichung von Atropin 0,65—1,3 mg stündlich oder selbst öfter. Wenn die Bronchien mit Schleim gefüllt sind, ist für deren Entleerung eventuell durch Drainage oder Lagerung mit dem Kopfe nach abwärts zu sorgen. Morphium ist kontraindiziert. Die Muskelschwäche kann einen solchen Grad erreichen, daß künstliche Beatmung indiziert ist; meinen doch manche (I. P. FRAWLEY und Mitarbeiter 1952), daß der Mechanismus des Todes möglicherweise in erster Linie auf die Hemmung der Cholinesterasetätigkeit in den Muskeln zurückzuführen ist, die ihrerseits Atmungslähmung herbeiführt. Rückkehr zur Arbeit soll nach HAMBLIN (1950) erst dann erlaubt werden, wenn festgestellt ist, daß der Cholinesterasegehalt des Blutes zur Norm zurückgekehrt ist.

Ich würde glauben, daß ein einmal Erkrankter der Arbeit mit Parathion und verwandten Stoffen dauernd fernbleiben soll, jedenfalls aber noch einige Wochen nach Herstellung des normalen Cholinesterasegehalts des Blutes.

Prophylaxe. Was die Menge eingeatmeten Parathions, die schädlich wirkt, anbelangt, so wissen wir nach INGRAM, daß schon nach sehr kleinen Mengen, weniger als 5 mg, Erscheinungen auftreten können; es ist nötig, die eingeatmete Menge möglichst klein zu halten, ebenso die durch die Haut aufgenommene. Notwendig ist eine Gasmaske, die das ganze Gesicht bedeckt, mit einer Filterbüchse, die sowohl organische Dämpfe als auch saure Gase absorbiert, ferner Halstuch, Schutz für den ganzen Kopf, Handschuhe aus dickem, natürlichem Gummi, undurchlässiger Schutzanzug. Flugzeugpiloten müssen sorgfältig darauf achten, daß die Behälter für das Streumaterial dicht sind und insbesondere auf jede Änderung ihres Sehvermögens achten und bei deren ersten Anzeichen die Arbeit einstellen.

INGRAM (1951) vom Bureau of Adult Health des Staates Kalifornien, der sich mit dem Gebrauch des Parathion aus Flugzeugen beschäftigte, hat nach der Methode von MICHEL (1949) bei 10 Piloten und 3 Streuern 2wöchentlich Cholinesteraseuntersuchungen vorgenommen. Bei allen war ein Sinken der Cholinesterasewerte im Plasma festzustellen, bei einem, der Beschwerden hatte und auch leichte Symptome, von 5,4 auf 1,8[1]. Er hatte in den 2 Wochen vor dieser Erkrankung $\frac{1}{2}$ Std beim Laden, 12 Std beim Streuen gearbeitet. INGRAM empfiehlt die periodische Cholinesteraseuntersuchung im Blute und insbesondere im Plasma vorzunehmen zur Überprüfung der Schutzmaßnahmen und um den Arbeiter zeitweise aussetzen zu lassen, wenn der Cholinesterasegehalt gefährlich niedrig wird. Die Cholinesterasebestimmung in Erythrocyten hält er infolge technischer Schwierigkeiten nicht für genau. Auch die Plasmaproben müssen in einem verläßlichen Laboratorium untersucht werden. Der allgemeinen Verbreitung solcher Untersuchungen steht die Kostspieligkeit der Laboratoriumsuntersuchung, das Fehlen entsprechender Ärzte und die Abneigung der Arbeiter, sich Blut entnehmen zu lassen, entgegen.

W. L. GARLICK empfiehlt allwöchentliche Untersuchung des Blutes der Arbeiter auf Cholinesterase; bei jedem Sinken des Cholinesterasegehaltes gegenüber dem Mittel des betreffenden Individuums um 15—25% soll der Mann von der weiteren Berührung mit Parathion ferngehalten werden, bis der Cholinesterasegehalt zur Norm zurückgekehrt ist. Er gibt an, daß durch dieses Vorgehen in einem großen Betriebe, in dem Parathion auf Talk aufgesprayt, dann das Material verpackt wurde, in 2 Jahren keine Vergiftung beobachtet wurde.

Das über Verhütung und Behandlung bisher Gesagte zusammenfassend, sei hier die Anweisung, die die Parathion unter dem Namen Thiophos in USA. erzeugende American Cyanamid Comp. herausgegeben hat, in gekürzter Form wiedergegeben:

---

[1] Die Ziffern bedeuten Titrationseinheiten: ml 0,02 n-NaOH zur Neutralisierung der Essigsäure, die in 20 min durch die Cholinesterase von 1 ml Plasma aus einer bestimmten Menge Acetylcholin freigesetzt wird.

Beachte aufs Genaueste alle Vorsichtsmaßregeln: Vermeide Einatmung und Berührung mit der Haut. Trage einen vom U.S. Department of Agriculture für Parathionschutz als entsprechend befundenen Respirator. Wasche nach der Arbeit Gesicht, Hände und Arme. Trage Handschuhe von natürlichem Gummi, die du oft durch neue ersetzest.

Wenn irgendwelche verdächtige Beschwerden auftreten, rufe sofort einen Arzt. Wenn unter den Symptomen sich getrübtes Sehen, Bauchkrämpfe, Brustbeklemmung befinden, warte nicht den Arzt ab, sondern nimm sofort zwei Atropintabletten à 0,62 mg. Entferne alle beschmutzten Kleidungsstücke und wasche die Haut gründlich.

Wenn der Arzt neben den obengenannten Symptomen Hyperhydrosis, stark verengte, nicht reagierende Pupillen, Tränen- oder Speichelfluß findet, soll er weitere 1,30—1,95 mg Atropin intravenös stündlich geben, bis Pupillenerweiterung eintritt oder bis 19,5 mg gegeben sind. Dann soll der Kranke *voll* atropinisiert gehalten werden. Gib kein Morphin! Die schädigende Wirkung auf Herz und Lunge werden durch das Atropin gehemmt. Wenn, bevor das Atropin wirksam geworden, Bronchialsekret sich angehäuft hat, entferne es durch Rückenlage mit tiefer gesenkten oberen Teilen („Postural drainage").

Schwäche der Muskeln und Muskelzittern werden durch Atropin nicht beeinflußt. Die Muskelschwäche kann so stark werden, daß künstliche Beatmung notwendig wird. Die akute Gefahr dauert 24 48 Std. Wenn starke Exposition stattgefunden hat, oder die Exposition stark genug war, um Symptome hervorzurufen, soll jede weitere Exposition zu organischen Phosphaten vermieden werden. Prophylaktisch wird regelmäßige Untersuchung der mit Parathion beschäftigten Arbeiter auf Parathionabsorption empfohlen. Die früheste Erscheinung der Vergiftung ist eine Herabsetzung der Cholinesterasetätigkeit in Blutplasma und Erythrocyten. Die genannten Symptome treten erst bei Verminderung der Cholinesterasewirkung in Blutplasma und Blutzellen um 25 bis 50% auf.

Doch bringen J. W. WILLIAMS und J. T. GRIFFITHS (s. oben) einige Fälle, in denen Krankheitssymptome auftraten, trotzdem der Cholesterinasegehalt im Plasma noch über 90%, in den roten Blutkörperchen noch 60—70% betrug.

Der normale Cholinesterasegehalt ist individuell sehr verschieden.

I. H. WOLFSIE und G. D. WINTER (1952) fanden bei 549 Untersuchungen von 255 keiner Schädlichkeit ausgesetzten Personen p_H-Stundenwerte zwischen 0,408—1,652 im Plasma, 0,554—1,252 in den Erythrocyten. Es sollte deshalb bei jedem Arbeiter der für ihn normale Cholinesterasegehalt bestimmt werden und bei Sinken desselben um 10% in den Erythrocyten, 20% im Plasma sollte der Arbeiter von jeder weiteren Berührung mit organischen Phosphorverbindungen ferngehalten werden. Leider aber ist die quantitative Bestimmung der Cholinesterase im Blute recht kompliziert. H. O. MICHEL (1949) empfahl eine komplizierte elektrometrische Methode. Neuerdings hat sich insbesondere die American Cyanamid Comp. bemüht, einfachere Methoden auffinden zu lassen. HAMBLIN und MARCHAND (1951) fanden eine solche einfachere Methode, die dann von H. H. WOLFSIE und G. D. WINTER (1952) weiter abgeändert wurde. Wegen der Details dieser noch immer reichlich komplizierten Methode siehe den letztgenannten Aufsatz.

Eine colorimetrische Methode zur Bestimmung der Cholesterinase in einem Blutstropfen gibt R. L. METCALF (1951).

Einfacher als die auf schwierigen Laboratoriumsuntersuchungen fußende Prophylaxe erscheint mir das von GRIFFITHS und Mitarbeitern (1951) — gestützt auf den Umstand, daß mehr als 80% der sichergestellten Vergiftungsfälle eine

Exposition von mehr als einer Woche aufwiesen — empfohlene Vorgehen: Keiner sollte (in den Citrusanlagen) mehr als eine Woche den Gefahren der Sprayarbeit ausgesetzt sein. Dann sollte mindestens eine Woche expositionsfreien Intervalls folgen. Alle übrigen Vorsichtsmaßregeln müssen natürlich außerdem befolgt werden.

Andere organische Phosphate.

Außer dem Parathion (E 605) gibt es noch eine Reihe anderer als Insecticide verwendbare organische Phosphatverbindungen, unter denen **HETP** (Hexaäthyltetraphosphat) und **TEPP** (Tetraäthylpyrophosphat) die meist studierten und verwendeten sind. STIG FORSSLING (1949) schreibt, daß E 605 unter den organischen Phosphaten das für den Menschen unschädlichste und das wirkungsvollste Insecticid sei, und daß in Schweden von den Phosphaten *nur* dies letztere verkauft und gebraucht werden sollte. Wir haben oben gesehen, wie gefährlich auch E 605 (Parathion) für den Menschen ist und glauben, daß auch dieses Mittel nicht verwendet werden sollte.

Es finden sich in der Literatur nur wenig Angaben über Erkrankungen durch die anderen organischen Phosphate außer über das TEPP. *TEPP (Tetraäthylpyrophosphat)*, mit den Handelsbezeichnungen Agrifume, Bladex, Bladan, Fosvex, Hexate, Hexatene, Hexacide, Hexidust, Killex, Niagara-hexide-200, Nifos T, Phosphogume, Syphos, Tetrachem, Tetracide, Tetratene, Vapotone scheint nach dem Parathion am meisten angewendet zu werden. BIDSTRUP gibt an, daß in USA. seit 1947 ihm über 16 Vergiftungsfälle mit HETP und TEPP mit schweren Erscheinungen berichtet wurde, aber kein Todesfall. Es sei dazu bemerkt, daß wenn TEPP ins Auge spritzt, es tödlich wirken kann. D. GROB und A. McGEHES (1949) haben TEPP bei 18 gesunden Menschen (!!) und bei 12 Patienten mit Myasthenia gravis versucht. Sie fanden, daß es sehr rasch einen Abfall der Cholinesteraseaktivität hervorruft, nach 2 Std setzt deren Rückgang zur Norm im Blutplasma und den roten Blutkörperchen ein, doch erfolgt er sehr langsam, im Laufe des ersten Tages im Plasma um 19% der ursprünglichen Aktivität, dann wird die Zunahme langsamer, beträgt nach dem 5. Tage 4%.

Über eine Vergiftung mit TEPP berichtete J. FAUST (1949). Das verwendete Präparat, genannt Vapotone XX, bestand nach Angabe des Erzeugers aus 20% Tetraäthylpyrophosphat (TEPP), 30% anderen organischen Phosphaten, 50% harmlosen Stoffen.

Ein 17jähriger Neger begann mit der Sprayarbeit mittags, um 2⁵ Uhr nachmittags aß er mit ungewaschenen Händen eine Melone. 15 min später Schwäche, Unmöglichkeit zu gehen, Brustbeklemmung, Leibschmerzen, Diarrhoe, Erbrechen. Bei Krankenhausaufnahme Blutdruck 150/90, Puls 56, Atmung 24, äußerst verengerte Pupillen, starker Speichelfluß, Stumpfheit. Tiefenreflexe herabgesetzt, wellenförmige Muskelkontraktionen über den ganzen Körper, Zittern der Finger und Mundwinkel. Liquordruck 160. Bis zum nächsten Nachmittag alle Erscheinungen verschwunden.

Über einen ganz akuten Fall berichten N. C. KLENDSHOJ und Mitarbeiter (1952):

Ein 16jähriger Student half beim Sprayen; er hatte TEPP aus dem Originalbehälter in ein anderes Gefäß zu füllen, wobei er es bis zur Gesichtshöhe hob. Nach wenigen Minuten begann er im Kreise herumzugehen, versuchte zu husten, wurde bewußtlos, der Arzt kam sofort und injizierte 0,8 mg Atropin. Unmittelbar nachher, es mögen seit Beginn der Exposition 7 min vergangen sein, trat der Tod ein. Die Autopsie ergab Kongestion der Bronchialschleimhaut und der Nieren. Mittels des Mageninhaltes konnte Hemmung der Cholinesterasetätigkeit erzielt werden. Der Patient scheint also TEPP geschluckt zu haben.

J. W. HOUGH beschreibt die Symptome: Appetitlosigkeit, Übelkeit, Schwindel, Schlaflosigkeit, Kopfschmerz, Bauchkrämpfe, schwere Träume, Sodbrennen, Diarrhoe, Wallungen, verringertes Sehvermögen, vermehrtes Urinlassen, Schläfrigkeit, Verwirrtheit, vermehrtes Schwitzen, Unruhe, Zittern, Parästhesien, vermehrter Speichelfluß, Atemnot, stark verengerte Pupillen. Außerdem (von HOUGH zitiert auf Grund persönlicher Mitteilung von H. K. ABRAMS): Rötung der Augen, Tränenfluß, Reizung des Rachens, Enge der Brust, Synkope und Dermatitis. — Die Vergiftung setzt verhältnismäßig plötzlich ein und die Erscheinungen nehmen sehr rasch zu. Als *Prophylaxe* und *erste Behandlung* wird angegeben: Die mit TEPP beschäftigten Personen müssen durch Schutzkleider, einschließlich feste Naturgummihandschuhe, geschützt sein. 2 mg Atropinsulfat enthaltende Ampullen müssen vorrätig gehalten werden. Beschmutzte Kleidung muß raschest entfernt, die Haut gründlich mit Seife und einem Alkali gewaschen werden. Bei den ersten Krankheitserscheinungen muß von in der ersten Hilfeleistung geschulten Personen eine subcutane Atropininjektion gegeben werden. Eventuell soll die mit organischen Phosphaten beschäftigte Person bei den ersten Erscheinungen sich selbst eine Injektion geben. Wenn der Kranke auf die erste Injektion nicht reagiert, soll innerhalb weniger Minuten die Injektion wiederholt werden, doch sollen ohne ärztliche Hilfe nicht mehr als 3 Injektionen gegeben werden. Bei Atemstillstand ist künstliche Atmung einzuleiten. Ein Arzt soll raschest herbeigerufen werden und er soll bei schweren Vergiftungen bis zu 30 mg Atropin. sulfur. und mehr geben. Der Patient soll 24—48 Std unter ärztlicher Überwachung bleiben.

Auch eine neuere andere organische Phosphorverbindung, „*Mipafox*", hat sich als gefährlich erwiesen. BIDSTRUP und Mitarbeiter berichten über 2 Fälle: Bei dem einem traten 6 Std nach Beendigung der Arbeit Erbrechen und Diarrhoen auf. Nach 2 Wochen zunehmende Schwäche, dann Lähmung der Beine, dann Schwäche der Arm- und Handmuskulatur, Atrophie der Handmuskeln. Nach 3 Monaten begann langsame Besserung. 2. Fall: Der Mann hatte schon 6 Monate vorher bei Arbeit mit organischen Phosphorverbindungen Krankheitserscheinungen aufgewiesen. Nun nach 5tägiger Arbeit Brustbeklemmung und Pupillenverengung. 9 Tage nach diesen ersten Erscheinungen Schwäche der Beine, Muskelkrämpfe, dann Muskelschwund an den Füßen. Zunächst rasche, dann langsame Besserung, so daß er nach 10 Monaten eine andere Arbeit aufnehmen konnte.

Einige seltenere Vergiftungen in Gewerbebetrieben.

Außer den bisher besprochenen gibt es natürlich eine große Anzahl von Stoffen die in Gewerbebetrieben zu Vergiftungen Anlaß geben können. Schließlich kann jeder in einem Betrieb erzeugte oder verwendete giftige Stoff zu Vergiftung im Betrieb Anlaß geben. Alle jene Stoffe, die etwas häufiger zu gewerblichen Vergiftungen führen oder geführt haben, sind bisher besprochen worden. Andere, über die nur wenig Berichte vorliegen, sollen im folgenden erwähnt werden.

Toluylendiamin (1911), nach Mitteilung des Gewerbeaufsichtsamtes Düsseldorf. Ein Arbeiter entleerte einen Kessel mit Metatoluylendiamin. Danach heftiges Unwohlsein, Erbrechen, gelbe Gesichtsfarbe, Herzschwäche, Tod. Die Obduktion ergab eine akute gelbe Leberatrophie, die Leber hatte das Aussehen einer Phosphorleber.

Chloranilin (K. B. LEHMANN 1933). Ein Arbeiter bespritzte sich Gesicht und den oberen Teil seiner Kleidung mit heißem Chloranilin. Er wurde bald darauf bewußtlos, Gesicht graublau, im Blut Methämoglobin. Eine Stunde später Kollaps, kleiner Puls, Atemlähmung, Koma. Nach 32 Std Tod.

Nitronaphthalindämpfe verursachten bei einem Arbeiter (HANKE 1899) eine zarte Trübung der Hornhaut in der Lidspalte, die allmählich zunahm, aber 2 Jahre nach Aufhören der Exposition war die Hornhaut wieder normal. Einen ähnlichen Fall beschreibt SILEX (1901).

Über Erkrankungen, verursacht durch *5-Chlor-orthotoluidin oder 5-Chlor-orthotoluidin-hydrochlorid* bei ihrer Reinigung oder Weiterverarbeitung berichtet der englische Fabrikinspektor A. N. CURRIE (1933). Von den bei diesen Arbeiten beschäftigten 13 Arbeitern erkrankten 9. Nach Arbeit von einigen Stunden, in einigen Fällen erst am 2. Arbeitstag traten Blasenbeschwerden auf: Schmerzen in der Blasengegend, Harndrang, Strangurie, Hämaturie. Die Urinuntersuchung ergab Eiweiß, zahlreiche rote Blutkörperchen, Blasenepithelien, in einigen Fällen auch wenige Cylinder. Außerdem bestand bei einigen Arbeitern Cyanose. Die Beschwerden verschwanden meist im Laufe einer Woche, aber Blut im Urin war noch längere Zeit nachweisbar. Welcher der beiden oben genannten Stoffe die Krankheitserscheinungen verursachte, konnte nicht festgestellt werden; die Aufnahme scheint durch Haut und Lungen zu erfolgen, doch konnten durch Tragen von Schutzkleidern und Respiratoren die Erkrankungen nicht verhindert werden.

Das „Ursol", *Paraphenylendiamin*, $C_6H_4(NH_2)_2$ wird in der Pelzfärberei viel verwendet. Zuerst wurden die dadurch bedingten Schädigungen von v. CRIEGERN (1902) beschrieben. Von späteren Veröffentlichungen sei die von H. CURSCHMANN (1921) erwähnt. Eine ausführliche Darstellung verdanken wir R. L. MAYER und M. FÖRSTER (1929). Die Krankheitserscheinungen, die bei den die Felle mit Ursol färbenden Arbeitern, aber auch bei den die gefärbten Pelze benützenden Personen vorkommen, bestehen in Ekzemen und in Asthma. Die zuletzt genannten Autoren untersuchten in der Leipziger Pelzwarenindustrie 111 Personen, die während ihrer Tätigkeit an Ekzemen (50 Arbeiter) oder Asthma (43) oder an der Kombination beider (18) gelitten hatten. Es wurde die Überempfindlichkeitsprobe durchgeführt, teils Läppchenprobe, teils Scarifizierung, und es konnten so 44% der Krankheitsbilder als mit Sicherheit ursolbedingt festgestellt werden, während bei den übrigen anzunehmen ist, daß ein Teil zur Zeit der Untersuchung bereits desensibilisiert war oder sich in der sog. „negativen Phase" befand, bei einigen aber die Erkrankung auf einen anderen Stoff zurückzuführen war. Die Inkubationszeit betrug bei den positiv reagierenden Ekzematikern weniger als $1/_2$ Jahr, bei den Asthmatikern in der Regel länger.

M. G. SILVERBERG und H. HEIMANN (1941) berichteten (aus den USA.) über 10 Pelzarbeiter einer Fabrik, die an Asthma litten; einer von ihnen hatte Asthma und Dermatitis.

Die Giftigkeit des *Chloroprene* (2-Chlor-1,3-butadien; CH:CHCCl:CH) ist im Tierexperiment von v. OETTINGEN und Mitarbeitern (1936) eingehend studiert worden. Einatmung von 0,3 mg seiner Dämpfe auf 1 Liter Luft kann schon giftig wirken. Chloroprene wirkt reizend auf die Lungen, verursacht Sinken des Blutdruckes, schädigt die Leber und die Nieren und die Generationsorgane. Im Gegensatz dazu wirkt das Polymerisationsprodukt des Chloroprene, das „Duprene" nicht hautreizend und gibt bis zu einer Temperatur von 75⁰ C keine Dämpfe ab (v. OETTINGEN und DEICHMANN 1936).

AKE E. NYSTROEM (1948) berichtet über Vergiftungen durch Chloroprene, das das Ausgangsmaterial für einen künstlichen Gummi ist. Er erwähnt zunächst eine akute Vergiftung:

Ein Kessel, in dem sich Rückstände von künstlichem Gummi befanden, sollte gereinigt werden. Der Arbeiter, der in den Kessel stieg, stürzte nach 20—30 sec zusammen, wurde nach 3—4 min herausgezogen. Wiederbelebungsversuche waren vergeblich. Die Autopsie zeigte in den Lungen reichliche Mengen von dünner, blutig gefärbter Flüssigkeit.

Die Arbeiter, die bei den Fabrikationsvorgängen beschäftigt waren, klagten trotz leichter Arbeit nach 1—2 Monaten über erhöhte Müdigkeit und Druck auf der Brust nach Arbeitsschluß. Mehrere, ungefähr ein Viertel, klagten über Herzpalpitationen, erhöhte Reizbarkeit, Dermatitis. Bei den Arbeitern, insbesondere bei fast allen im Polymerisationsraum beschäftigten, trat Verlust der Kopfhaare (aber nicht der Körperhaare) auf, der in einigen Fällen zur vollständigen Kahlheit führte, trotzdem die Haare und der Kopf geschützt wurden. Einen Monat nach Aufhören der Exposition begann das Haar wieder nachzuwachsen.

W. L. RITTER und A. S. CARTER (1948) haben festgestellt, daß der Haarverlust ausschließlich bei Verrichtung jener Arbeiten zustande kommt, bei denen Chlorbutadien polymerisiert wird.

C. SCAGLIONI und A. BRINCE (1946) berichten über „Nekal“, ein Kondensationsprodukt von Naphthalin mit Butylalkohol, das mit Schwefeltrioxyd behandelt wurde. Es wird vielfach in der Industrie, besonders in der künstlichen Gummiindustrie verwendet. „Nekal“ ist der Handelsname des Produktes der I.G.Farben; die Ciba nennt ihr Produkt „Invadine“. Es verursacht bei seiner Verwendung Reizung der Konjunktiven und der oberen Atmungswege, mit kleinen nekrotischen Geschwüren, selten Reizung der Bronchien; sonst keine weiteren Störungen.

Im zweiten Weltkrieg wurde wegen Mangel an TNT als Explosivstoff vielfach *Trimethylentrinitroamin* verwandt, das von den Amerikanern R.D.X., den Engländern Cyclonite, den Franzosen Hexogene, in Deutschland und Italien Hexogen oder T 4 genannt wurde. M. BARSOTTI und G. CROTTI (1949) berichten über Vergiftungserscheinungen durch diesen Stoff. Wenige Monate nach Beginn der Erzeugung des T 4 wurden einige dabei beschäftigte Arbeiter bei der Arbeit oder außerhalb des Betriebes von Krämpfen nach Art der epileptischen befallen. Die Verfasser haben 17 solche Fälle bei Personen zwischen 30 und 60 Jahren beobachtet. Ohne Vorboten oder nach 1—2 Tagen mit Schlaflosigkeit, Unruhe, Reizbarkeit, stürzte der Arbeiter hin, tonisch-klonische Krämpfe traten auf mit Zungenbiß, Urin- und manchmal Samenverlust. Die Krämpfe dauerten 4—5 min, waren von Koma von 1—3 Std gefolgt. Dann folgte Erbrechen, Übelkeit, vollständige Amnesie für den Anfall. Dies Symptomenbild trat öfters nicht vollständig auf, einige hatten Bewußtseinsverlust ohne Krämpfe, andere nur Verwirrtheit, andere nur starken Schwindel mit wiederholtem Erbrechen. Aber nur 7 von den erwähnten 17 Erkrankten boten so unvollständige Krankheitsbilder. Die Erkrankten waren dem Staub von T 4 ausgesetzt gewesen. Die Verfasser nehmen als Ursache Gefäßkrämpfe in der Hirnrinde an.

Orthotrikresylphosphat hat zahlreiche nicht gewerbliche Vergiftungen verursacht, deshalb sei wegen deren klinischer Bilder auf Toxikologen verwiesen. Gewerbliche Vergiftungen werden nur sehr vereinzelt berichtet. Über den ersten solchen gewerblichen Fall berichten W. GÄRTNER und K. H. ELSÄSSER (1943):

Ein Mann arbeitete in einem Kessel, in dem sich Benzol- und aus einem „Weichmittel“ stammende Dämpfe entwickelten. Er spürte ein „Einknicken“ der Beine, erholte sich rasch wieder in der freien Luft. Als er eines Tages wieder dieselbe Arbeit verrichtete, wurde ihm plötzlich übel, er ging nach Hause, hatte Erbrechen und Durchfälle, Kopfschmerz und Schwindel. Dann traten Wadenkrämpfe und Steifheitsgefühl in den Beinen ein. Es entwickelte sich eine Lähmung der Beine, die noch nach 5 Monaten vollständig unverändert war. Nach vielen Bemühungen und Untersuchungen wurde schließlich die Ursache ermittelt: in dem Weichmittel war Orthotrikresylphosphat in kleinsten Mengen vorhanden.

HUNTER und Mitarbeiter (1944) berichten über 3 Männer, die an Wasch-
kesseln mit rohem Trikresylphosphat arbeiteten. Das fertiggestellte Produkt
enthielt 60% Orthotrikresylphosphat, die Luft 1—2,5 mg/m³. Nach 6 Monaten,
in einem Fall nach 8 Monaten Arbeit traten Symptome auf: zuerst Diarrhoen
und Leibschmerzen, Krämpfe in den Händen, Waden, Zehen. Dann entwickelte
sich schlaffe Lähmung der distalen Muskeln an allen Extremitäten. Sehr langsam trat Wiederherstellung ein.

K. H. PARNITZKE (1946) berichtet über 7 Vergiftungen, von denen 4 durch
Verwendung von Igelit, einem Orthotrikresylphosphat enthaltenden Gummi-
ersatz, zustande kamen. Er meint, daß Vergiftungen wahrscheinlich auch durch
percutane Resorption zustande kommen können und erwähnt die Erkrankung
eines Arbeiters, der an der Reparatur von Pumpen, die mit Orthotrikresylphosphat betrieben wurden, Jahre lang gearbeitet hatte.

J. HAGEN berichtete auf der wissenschaftlichen Tagung der staatlichen
Gewerbeärzte Deutschlands Oktober 1949 über „schwere Vergiftungen in einer
Polstermöbelfabrik durch einen neuartigen hochtoxischen Giftstoff *(Tetramethylensulfatetramin)*". In einer Polstermöbelfabrik wurde Crinexwolle verwendet, regenerierte Zellwolle, die in einer chemischen Fabrik mit Sulfamid
und Formaldehyd durchtränkt worden war. Durch umständliche Versuche, bei
denen auch die chemische Fabrik weitgehend mitarbeitete, wurde festgestellt,
daß sich durch die Reaktion von 1 Molekül Sulfamid mit 2 Molekülen Formaldehyd eine Substanz bildet, das Tetramethylsulfaditetramin, das hochgiftig
wirkt. Von den neun im Betrieb beschäftigten Arbeitern erkrankten sechs, zwei
davon verfielen am Arbeitsplatz in Bewußtlosigkeit und Krämpfe, drei wurden
beim Hinaustreten in die frische Luft bewußtlos, einer verfiel erst am folgenden,
einer am zweitfolgenden Morgen in Krämpfe. Alle erkrankten zunächst mit
starkem Druck im Kopf, Darmkrämpfen, Erbrechen.

Der 1. Patient hatte keine Krampfanfälle, war bei Einweisung ins Krankenhaus am
nächsten Morgen apathisch, zeigte unmotiviertes Lachen, Begriffsverwirrung. Dann Kollaps,
Blutdruck 100/75, Blutbild normal. Die Unruhe ließ in den ersten 2 Tagen nach, die
Orientierung war zeitweise vorhanden. Bei der Entlassung nach 3 Wochen bestehen nur
mehr leichte Kopfschmerzen und leichte Gedächtnisstörungen.

Der 2. Fall begann mit Mattigkeit, Schwindel, Lufthunger, Erbrechen. Am 2. Morgen Krampfanfälle. Überführung ins Krankenhaus, wo nur leichte Leukopenie (4100) und Beeinträchtigung
des Gedächtnisses festgestellt wurde. Andere psychische Störungen bestanden nicht.

3. Fall: Klagen über Schlafstörung. Am nächsten Morgen Krampfanfall mit Bewußtseinsstörung und Zungenbiß, Dauer ¹/₂ Std. Seitdem bettlägerig, Erschwerung des Gedächtnis-
ablaufes, Hyperästhesie der Kopfhaut. Die Erscheinungen klingen relativ rasch ab.

ETHEL BROWNING (S. 338) schreibt 1937 über *Äthylenglykol*, daß bei sorgfältiger Untersuchung in Fabriken sehr wenig gefunden worden sei, was man
als deutliches Zeichen einer chronischen Vergiftung ansehen könne, aber bei
einigen Fällen fand man leichte Störungen von seiten der Harnorgane. Nach
langer Exposition (2 Jahre) fand man bei einem Falle leichte Reizung der Konjunktiven, in einem anderen Falle (9 Monate Exposition) Appetitlosigkeit und
leichte Schläfrigkeit. Im Urin von 2 Arbeitern fand sich erheblich Albumen
und vermehrtes Urobilin. F. M. TROISI (1950) berichtet über Frauen, die mit
dem Aufsprayen einer Mischung, die 40% Äthylenglykol enthielt, beschäftigt
waren und diese Arbeit mehr als 2 Jahre verrichtet hatten. Manchmal fiel
eine Frau plötzlich mit einem Schrei in Ohnmacht, erholte sich nach 5—10 min.
Unter 38 Frauen hatten 9 solche Anfälle in 2—3wöchentlichen Zwischenräumen,
einzelne Frauen fast täglich. Fünf Frauen hatten Nystagmus, 5 Frauen, bei
denen eine Blutuntersuchung gemacht worden war, hatten eine absolute Lymphocytose von 33—50%. Nachdem die Arbeit mechanisiert worden war, traten
keine Anfälle mehr auf.

Literatur.

Einführung.

AUB, J. C., L. T. FAIRHALL and S. MINOT: Leadpoisoning. Baltimore 1926.

COOK, W. A.: Maximum allowable concentrations of industrial atmospheric contaminants. Industr. Med. 14, 936 (1945).

GOLDWATER, L. J., and M. E. SHILS: Some relationships of nutrition to detoxication. Amer. Ind. Hyg. Assoc. 10 (1949). — Nutritional factors affecting the toxicity of some aromatic hydrocarbons. A review. J. Industr. Hyg. a. Toxicol. 31, 175 (1949). — The effect of diet on the suspectibility of rats to poisoning by TNT. J. Nutrit. 41, 293 (1950). — GRUT AGE: Chronic monoxide poisoning. Copenhagen 1949.

HIRT, L.: Die Krankheiten der Arbeiter, Bd. 2, Die gewerblichen Vergiftungen, S. 238. 1875.

JACOBS, M. B.: The analytical chemistry of industrial poisons, hazards and solvents, 2. Aufl. 1949. 788 S.

LEGGE, Th.: Industrial maladies. London 1934. — LEGGE, Th. and K. W. GOADBY: Leadpoisoning and leadabsorption, herausgeg. von S. A. HENRY London 1912. Deutsche Übersetzung 1921.

Blei.

ABRAHAM, A. E., and J. A. BAIRD: Clinical and subclinical lead intoxication. War Med. 2, 450 (1942). — American Public Health Association: Occupational lead exposure and leadpoisoning. New York 1943. — ANNINO, B.: Avvelenamento cronico da piombo. Arch. ital. clin. med. 32, 724 (1893). — ARLIDGE: Hygiene, disease and mortality of occupation. London 1892. — ASKANAZY, S.: Über einen interessanten Blutbefund bei rapid letal verlaufender perniciöser Anämie. Z. klin. Med. 23, 80 (1893). — AUB, J. C., L. T. FAIRHALL, A. S. MINOT and P. REZNIKOFF: Lead poisoning. Baltimore 1926.

BAADER, E. W.: Tätigkeitsbericht der Abteilung für Gewerbekrankheiten des Kaiserin Augusta Victoria-Krankenhauses in Berlin-Lichtenberg. Zbl. Gewerbehyg. 14, 385 (1927). — Gewerbekrankheiten. 1931. 2. Aufl. 1943. — BADHAM, C., and H. B. TAYLOR: Lead poisoning. Standards of diagnosis, S. 25. Studies in industrial hygiene No 7, Rep. Dir.-Gen. New South Wales, 1925. — BARTH, E.: Untersuchungen über den Bleigehalt der menschlichen Knochen. Virchows Arch. 281, 146 (1931). — BAYSTRUP, P., and MADSEN: Dimercaprol in acute leadpoisoning. Lancet 1950 II, 171. — BECHTOLD: Über einen Fall von spastischer Spinalparalyse infolge Bleivergiftung. Münch. med. Wschr. 1904, 1648. — BEHRENS, B., u. A. BAUMANN: Zur Pharmakologie des Bleis. IX. Mitt. Weitere Untersuchungen über die Verteilung des Bleis mit Hilfe der Methode der Autohistoradiographie. Z. exper. Med. 92, 241 (1934). — BEHRENS, B., u. H. TAEGER: Quantitative Bestimmung der Bleiausscheidung im Harn Gesunder und Bleikranker mit Diphenylthiocarbazon. Z. exper. Med. 96, 282 (1935). — BEINTKER: Ber. preuß. Gewerbemedizinalräte 1927. — Med. Welt 1929, Nr 39. — BINNENDIJK u. STOCKVIS: Siehe STOCKVIS. — BLUM, F.: Medizinisches über Bleivergiftung. Dtsch. med. Wschr. 1912, 645. — BOHNENKAMP, H., u. W. LINNEWEH: Über Bleivergiftung und Bleinachweis. Dtsch. Arch. klin. Med. 175, 157 (1933). — BORGEN: Blutdruckbestimmung bei Bleikolik. Dtsch. Arch. klin. Med. 56, 248 (1896). — BRANDT, A. D., and G. S. REICHENBACH: Lead exposure at the Government Printing Office (Washington, D.C.). J. Industr. Hyg. a. Toxicol. 25, 445 (1943). — BROGSITTER u. WODARZ: Nierenveränderungen bei Bleivergiftung und Gicht. Dtsch. Arch. klin. Med. 139, 129 (1922). — BRONVIN, S. DE: Union méd. Paris 3, 89 (1867). — BROWNING, E.: Toxicity of organic solvents. Med. Res. Counc.-Ind. Health Res. Board. Rep. 80. London 1937. — BRÜCKNER, H., u. R. SPATZ: Arch. f. Hyg. 97, 277 (1926). — BUSY, E.: Etiologie et pathogénie des phénomènes de Raynaud, S. 65. Thèse de Lyon. 1899. — BYERS, R. K., and E. E. LORD: Late effects of lead poisoning on mental development. Amer. J. Dis. Childr. 66, 471 (1943).

CAMPELL, A. M. G., G. HERDAN, W. F. T. TATLOW and E. G. WHITTLE: Lead in relation to disseminated sclerosis. Brain 73, 52 (1950). — CANTAROW, A., and M. TRUMPER: Lead poisoning, S. 34. Baltimore 1944. — CASSIRER: Die vasomotorisch-trophischen Neurosen, 2. Aufl. 1912. — CAZENEUVE, P.: Bull. Soc. Chim. biol. Paris 23, 701 (1900). — CHARCOT: Sur une cause ignorée d'intoxication saturnine. Arch. de Neur. 3, 347 (1897). — Mémoires et observations sur la goutte et le rheumatisme, Abschn. 4 u. 5. — CHRISTELLER: Über Blutdruckmessung beim Menschen unter pathologischen Verhältnissen. Z. klin. Med. 3, 33 (1881). — CHVOSTEK: Wien. klin. Wschr. 1896, 124. — CHYZER, A.: Des intoxications par le plomb se representant dans la céramique en Hongrie. Budapest: A. Schmiedl 1908. — CHYZER, B. (A.): Über die im ungarischen Tonwarengewerbe vorkommenden Bleivergiftungen. Jena: Gustav Fischer 1908. 32 S. — COLE, L. J., and L. J. BACKHUBER: The effect of lead on the germ cells of the male rabbit and male fowl as indicated by their progeny. Proc. Soc. Exper. Biol. a. Med. 1914, 12, 24. — COOPER jr., G.: An epidemic of inhalation lead poisoning with characteristic skeletal changes in the children involved. Amer. J. Roentgenol. 58, 129 (1947). — COTTER, L. H.: Treatment of leadpoisoning by chelation. J. Amer. Med. Assoc. 155, 906, (1954). — CROSETTI, L., e A. FORCONI: Il quadro chimico dell' intossicazione subacuta da piombo. Policlinico 41 (1934).

DANCKWORTT, P. W., u. E. JÜRGENS: Beiträge zur Toxikologie des Bleis und seiner Verbindungen. IV. Elektolytischer Nachweis des Bleis. V. Nephelometrische Bestimmung des Bleis. Arch. Pharmaz. 266, 367 (1928). — DANNENBERG u. Mitarb.: J. Amer. Med. Assoc. 114, 1439 (1940). — DAUWE: Contribution à l'étude expérimentale du saturnisme aiguë. Arch. internat. Pharmacodynamie 17, 389 (1907). — DEANE, E. G., F. J. HELDRICH and J. E. BRADLEY: The use of Bal in the treatment of acute leadencephalopathy. J. of Pediatrics 42, 409 (1953). — DEROIDE et LECOMPT: Sur la présence d'un pigment spécial dans l'urine des saturnines. C. r. Soc. Biol. Paris 1898, 396. — DIAZ, J. T.: Two cases of acute lead poisoning occuring in blenders of tetraethyllead fluid. The Med. Bull. Standard Oil Comp. 10. Jan. 1950, S. 34. — DIETRICH, K.: Beiträge zur Pathologie der Arteriosklerose des Menschen. Virchows Arch. 274, 452 (1930). — DIZON, G. D., V. J. LUCIANO, J. Y. NAVARRO u. a.: Lead poisoning among lead workers. J. Philippine Islands Med. Assoc. 26, 417 (1950). — DOMARUS, A. v.: Grundrisse der inneren Medizin, 21. Aufl. bearb. von H. v. KRESS. Heidelberg 1949. — DREESSEN, W. C., TH. I. EDWARDS u. a.: The control of the lead hazard in the storage battery industry. U.S. Publ. Health Bull. 1941, Nr 262. — DREYER: Dtsch. med. Wschr. 1911, Nr. 17. — DUCHENNE jr.: De la paralysie atrophique graisseuse de l'enfance. Arch. gén. Méd. 1864 II, 193. — DUCKERING, G. E.: The cause of lead poisoning in the tinning of metals. J. of Hyg. 8, 474 (1908). — Ann. Rep. Chief-Inspector of Factories for 1910, S. 47.

EDINGER, L.: Die Rolle des Aufbrauches bei den Nervenkrankheiten. Med. Klin. 1908, Nr 28. — Der Anteil der Funktion an der Entstehung von Nervenkrankheiten. Wiesbaden 1908. — EHRHARDT: Tödliche subakute gewerbliche Bleivergiftung. Arch. Gewerbepath. 9, 407 (1939). — EICHHORST: Bleivergiftung und Rückenmarkskrankheiten. Med. Klin. 1913, 201. — ELSCHNIGG, A.: Sehstörungen durch Bleivergiftung. Wien. med. Wschr. 1898, 1305. — ELSKIN, W.: Ein Fall von chronischer Bleivergiftung. Virchows Arch. 134, 541 (1893). — ENGEL: Über Gesundheitsgefährdung bei der Bearbeitung von metallischem Blei. Berlin 1925. — ENGEL, H.: In: Die Dritte Verordnung über Ausdehnung der Unfallversicherung auf Berufskrankheiten. Arb. u. Gesdh. 1937, H. 29. — ENGEL, H., u. V. FROBOESE: Untersuchungen zur Klärung der Bleiverflüchtigung beim homogenen Verbleien und Bleilöten unter Verwendung verschiedener Gebläseflammen. Arch. f. Hyg. 96, 69 (1925). — ERKENS: Diss. Berlin 1928. — ESCHERICH: Zwei Fälle von Bleilähmung bei Kindern (Peronaeuslähmung). Wien. klin. Wschr. 1903, 229.

FAIRHALL, L. T.: Lead studies. J. Industr. Hyg. 4, 9 (1922). — FISCHER, H.: Feststellung von Schwermetallen mit Hilfe von Dithizon (Diphenylthiocarbazon). Angew. Chem. 42, 1025 (1929). — FISHBERG, A. M.: Hypertension and nephritis, 4. Aufl. Philadelphia 1939. — FLECKEL, I., u. I. TSCHERNOW: Zur Frühdiagnose der Bleivergiftung. Zbl. Gewerbehyg. 17, 65 (1930). — FLECKEL, I. M., I. G. TSCHERNOW u. K. I. TURGEL: Zur Bedeutung der Veränderung der roten Blutelemente in der Frühdiagnose der Bleivergiftung. Zbl. Gewerbehyg. 21, 34 (1934). — FLURY, F.: Blei. In HEFFTER-HEUBNERS Handbuch der experimentellen Pharmakologie, Bd. 3, Teil 2, S. 1575—1889. Berlin 1934. — FOREMAN, H., H. L. HARDY, T. L. SHIPMAN and E. L. BELKNAP: Use of calcium ethylenediaminetetraacetate in cases of lead intoxication. Arch. Industr. Hyg. a. Occup. Med. 7, 148 (1953). — FRAENKEL, A.: Kongr. für innere Medizin, Wiesbaden 1891. — FRANK, A.: Über die Veränderungen am Zirkulationsapparat bei Bleikolik. Dtsch. Arch. klin. Med. 16, 423. — FROBOESE: Arb. Reichsgesdh.amt 57, 658 (1926). — FROBOESE, V.: Beitrag zur Bestimmung von Blei in organischen Substanzen, besonders in Blut und Harn. Arch. f. Hyg. 96, 28 (1926).

GANT, V. A.: Industr. Med. 1938. — GARROD: On the blood and effused fluids in gout. Lancet 1854 I, 336. — On gout and rheumatism. Lancet 1854 II, 82. — GÉLINEAU, E.: De l'angine de poitrine épidémique. Gaz. Hôp. 35, 455 (1862). — GELMAN, J. G.: Klinische Beobachtungen an Bleikranken. Arch. f. Hyg. 96, 301 (1926). — Zur Klinik und Genese der Bleikrisen (Encephalopathien). Dtsch. Arch. klin. Med. 163, H. 1/2. — GESENIUS, E.; Über Veränderungen in Muskeln und Knochen bei Bleivergiftung. Diss. Freiburg 1887. — GIANNATTASIO, R. C., M. J. PIROZZI u. a.: Bal therapy in chronic leadpoisoning. Pediatrices 10, 603 (1952). — GLIBERT, D.: Organisation et functionnement du service médical de l'inspection du travail en Belgique — Le diagnostic des intoxications. Atti I. Congr. Internaz. mal. Lav. Mailand 1906, S. 468. — Le saturnisme experimental. Rapp. ann. inspect. trav. en 1906. Bruxelles 1907. — GOADBY, K. W.: Siehe LEGGE u. GOADBY. — GOETZL, A.: Die Bedeutung der punktierten Erythrozyten für die Diagnose der Bleivergiftung. Münch. med. Wschr. 1910, 1421. — Beitrag zur Kenntnis der Hämatoporphyrinurie bei der Bleivergiftung. Wien. klin. Wschr. 1911, Nr 50. — Die Bedeutung der Haematoporphyrinurie für die Diagnose der Bleivergiftung. Wien. Arb. Geb. soz. Med. 2, 52 (1912). — GRANT, R. L., H. O. CALVARY, E. P. LANG and H. J. MORRIS: The influence of calcium and phosphorus on the storage and toxicity of lead and arsenic. J. of Pharmacol. **64**, 446 (1938). — GRAY, I., and I. GREENFIELD: High calcium therapy. — The danger in the treatment of lead poisoning. Industr. Med. 8, 507 (1939). — GROSSE, V.: Diss. Leipzig 1933.

HÄNISCH, G.: Diss. Freiburg 1903. — HAMILTON, A.: The white lead and the red lead industry. Bull. 95. U.S. Bur. of Lab. Statist. 1911. — Lead poisoning in potteries and tile works. Bull. 104. U.S. Bur. of Lab. Statist. 1912.—Industrial lead poisoning in the light of: recent studies. J. Amer. Med. Assoc. 1912. — Lead poisoning in the smelting and refining of lead. Bull. 141. U.S. Bur. of Lab. Statist. 1914. — Industrial poisions in U.S.A. New York 1925. — HANSMANN, G. H., and M. C. PERRY: Lead absorption and intoxication in man unassociated with occupations or industrial hazards. Arch. of Path. **30**, 226 (1940). — HARDY, L., R. C. BISHOP and CL. C. MALOOF: Treatment of lead poisoning by sodium citrate. Arch. of Industr. Hyg. **3**, 267 (1951). — HARDY, H. L., H. B. ELKINS u. a.: Use of monocalcium disodium ethylenediaminetetraacetate in leadpoidoning. J. Amer. Med. Assoc. **154**, 1171 (1954). — HASSIN, G. B.: The contrast between the brain lesions produced by lead and other inorganic poisons and those caused by epidemic encephalitis. Neur. a. Psychiatr. **6**, 268 (1916). — HAY, W.: Leadencephalopathy in a cooperage. Brit. J. Industr. Med. **7**, 177 (1950. — HESSE, E. H., u. W. FLÖTER: Über die Behandlung der Bleivergiftung mit Folsäure. Klin. Wschr. **1951**, 232. — HEUBEL: Pathogenese und Symptome der chronischen Bleivergiftung. Berlin 1871. — HIRSCHFELD, E.: Z. klin. Med. **104**, 698 (1926). — HIRT, L.: Die Krankheiten der Arbeiter. Bd. I. Die gewerblichen Vergiftungen. Leipzig 1875. — HITZIG, E.: Studien über Bleivergiftung. Berlin 1868. — HOLSTEIN: Ber. preuß. Gewerbemedizinalräte 1932. — HOLSTEIN, E.: Pyramidenbahnerkrankungen bei der Bleivergiftung. Arch. Gewerbepath. **2**, 676 (1931). — HORWITT, M. K., and G. R. COWGILL: Effects of minute amount of lead. Proc. Soc. Exper. Biol. a Med. **36**, 744 (1937). — HUMPERDINCK, K.: Intermittierendes Hinken und Bleiwirkung. Mschr. Unfallheilk. **46**, 187 (1939). — HUTCHINSON, J.: On lead poisoning as a cause of optic neuritis. Ophthalm. Hosp. Rep. 7, Teil 1, S. 16. 1871. — HYMANS v. D. BERGH, A. A., u. A. J. HYMAN: Studien über Porphyrin. Dtsch. med. Wschr. 1928, 1492.

INDER, SINGH: Unusual symptoms in petrol-tank cleaners. Brit. Med. J. **1949** I, 706. — ISAACS, R.: The Erythrocytes. Handbook of Hematology. Herausgeg. von HAL DEWNEY. 1938. — JOHNSTONE: Occupational diseases. 1941.

KAHAN, V. L.: Paranoid states occuring in lead petrol handlers. J. Ment. Sci. **96**, 1043 (1950). — KAPLAN, E., and JOHN M. McDONALD: The blood lead value as an aid in the diagnosis of lead poisoning. J. of Pharmacol. **63**, 17 (1938). — KAUP, J.: Bleivergiftungen in hüttenmännischen und gewerblichen Betrieben. Ursachen und Bekämpfung. Teil I. Erhebungen in Blei- und Zinkhütten. Wien 1905. — Teil II. Erhebungen in Bleiweiß- und Bleioxydfabriken. Wien 1905. — Teil III. Blei- und Zinkhütten. Wien 1906. — Teil IV. Expertise betr. die Bleiweiß- und Bleioxydfabriken. Wien 1906. — Teil V. Erhebungen in Farbenfabriken und Betrieben mit Anstreicher-, Lackier- und Malerarbeiten. Wien 1907. — KAZDA, F.: Gangrän an den unteren Extremitäten bei Bleiarbeitern. Wien. klin. Wschr. **1923**, 694. — KEHOE, R. A.: A critical appraisal of current practices in the clinical diagnosis of leadintoxication. Ind. Med. a. Surg. **20**, 253 (1951). — KEHOE, R. A., E. G. THAMANN and F. SANDEN: The excretion of lead by normal persons. J. Amer. Med. Assoc. 87, 2081 (1926). — KEHOE, R. A., F. THAMANN and J. CHOLAK: (1) On the normal absorption and excretion of lead. I. Lead absorption and excretion in primitive life. J. Industr. Hyg. **15**, 257 (1933). — (2) On the normal absorption an excretion of lead. II. Lead absorption and lead excretion in modern American Life. J. Industr. Hyg. **15**, 273 (1933.) — (3) On the normal absorption an excretion of lead. III. Lead absorption and excretion in certain lead trades. J. Industr. Hyg. **15**, 306 (1933). — (4) On the normal absorption an excretion of lead. IV. Lead absorption and excretion in relation to the diagnosis of lead poisoning. J. Industr. Hyg. **15**, 320 (1933). — KETY, S. S., and T. V. LETONOFF: The treatment of leadpoisoning by sodium citrate. Amer. J. Med. Sci. **205**, 406 (1943). — KING, ALCOCK: The early diagnosis of industrial lead poisoning. 2. Internat. Kongr. Gewerbekrkh. Brüssel 1910. — KOELSCH, F.: Handbuch der Berufskrankheiten. Jena 1935. — KOLISKO, A.: E. R. v. HOFMANNS Lehrbuch der gerichtlichen Medizin, 9. Aufl., S. 709. 1903. — KOST, E.: Das Blutbild der Bleivergiftung. Arch. Gewerbepath. **4**, 42 (1933). — KURODA, K.: Nagoya J. Med. Sci. **10**, 89 (1936). — KUSSMAUL u. MAIER: Zur pathologischen Anatomie des chronischen Saturnismus. Dtsch. Arch. klin. Med. **1894**, 283.

LANE, R. E.: Care of the lead worker. Brit. J. Industr. Med. **6**, 125 (1949). — LANE, R. E., and F. H. LEWY: Blood and chronaximetric examination of lead workers subjected to different degrees of exposure: a comparative study. J. Industr. Hyg. **17**, 79 (1935). — LANGE, H.: Das graphische Gewerbe und die Bleigefahr. Mschr. Unfallheilk. u. Versich.med. **51**, 109 (1944). — LAYET, A.: Hygiène industrielle in Encyclopédie d'hygiène et de Médecine publique, Teil 6, S. 456. Paris 1894. — LEGGE, T. M.: Report on the manufacture of paints and colours containing lead. London 1905. — LEGGE, T. M., and K. W. GOADBY: Lead poisoning and lead absorption. London 1912. Übersetzt von H. KATZ und mit Bemerkungen herausgeg. von L. TELEKY. Berlin 1921. 372 S. — LEIDESDORF: Ein Fall saturninischer Epilepsie mit Geistesstörung. Allg. Wien. med. Ztg 1873, 561. — LEWIN, C.: Die Klinik der Bleivergiftung als Grundlage ihrer Begutachtung. Erg. inn. Med. 35, 286 (1929). — LEWY, F. H., u. ST. WEISZ: Chronaxieuntersuchungen an Bleiarbeitern. Z. Neur. 120, 385 (1929). — LEVINSON, A., and M. ZELDER: Lead intoxication in children. A study of 26 cases. Arch. of Pediatr. 66, 738 (1939). — LEYDEN: Dtsch. med. Wschr. 1883, 185. — LOEPER et PINARD: Méningite saturnine aiguë précoce (forme meningitique complète). Bull. soc. méd. Hôp. Paris 1911, 226. — LÜTHJE: Diss. Berlin 1895. — Dtsch. Arch. klin. Med. 1895.

MACHLE, W.: Lead absorption from bullets lodged in tissues. J. Amer. Med. Assoc. 115, 1536 (1940). — MACKENZIE: Die Krankheiten des Halses. 1880. — MAGDEBURG: Diss. Greifswald 1895. — MANNABERG: Wien. klin. Rdsch. 1897, 3. — MASSIONE, R., e G. BELTRAMI: Il piombo nel sangue, nelle urine e nelle feci di individui normali e di saturnini. Med. Lav. 31, 1 (1940). — MATHISEN, H. ST.: Blyforgifting. Tidsskr. Norsk. Laegefor. 70, 80 (1950). — MATTUSSEWITSCH: Zur Klinik der Bleivergiftung. Wien. med. Wschr. 1928. — MAULBETSCH, A., et E. RUTISHAUSER: La teneur des dents en plomb. Arch. internat. Pharmacodynamic 53, 55 (1936). — MAYER, R.: Experimentelle Studien über Bleivergiftung. Virchows Arch. 90, 455 (1882). — MAYERS, M. R.: Lead anemia. J. Industr. Hyg. 8, 222 (1926). — A study of the lead line, arterio clerosis, and hypertension in 381 lead workers. J. Industr. Hyg. a Toxicol. 9, 239 (1927). — McCORD, C. P.: Bull. U.S. Bur. of Labor. Statist. Nr 460. 1928. — McCORD, C. P., D. K. MINISTER and M. REHM: J. Amer. Med. Assoc. 82, 1759 (1924). — McKHANN and VOGT: J. Amer. Med. Assoc. 101, 1131 (1933). — MÉNÉTRIER: Encephalopathie saturnine et hypertension artérielle. Bull. soc. méd. Hôp. Paris 1904, 141. — MINOT, A. S.: The physiological effects of small amounts of lead: an evaluation of the lead hazard of the average individual. Physiologic. Rev. 18, 554 (1938). — MONAKOW, C. v.: Zur pathologischen Anatomie der Bleilähmung und der saturninischen Enzephalopathie. Arch. f. Psychiatr. 10, 495 (1880). — MOSES, PH.: Diss. Leipzig 1915. — MOSNY et MALLOIZEL: Rev. Méd. 27, 505 (1907). — MUCK, O.: Der Nachweis einer Angiopathia saturnina mit Hilfe des Adrenalinsondenversuches. Arch. Gewerbepath. 1, 569 (1930). — MÜLLER: Wien. klin. Wschr. 1895, 458. — MUSCHOLD: Diss. Berlin 1883. — MUSGRAVE, W.: Dissertationes duas. — 1. de Arthritide symptomatico, 2. de Arthritide interna — p. 347 de Arthritide ex colica. Venedig: Th. Sydenham. Opera omnia 1735.

NAKARAI: Haematoporphyrinurie nach Blei und anderen Schädlichkeiten. Dtsch. Arch. klin. Med. 58 (1897). — NAEGELI, O.: Blutkrankheiten und Blutdiagnostik. Berlin 1931. — NECKE u. MÜLLER: Arch. Pharmaz. 1933, 271. — NELSON, W. T. u. Mitarb.: Med. J. Austral. 19, 317 (1932). — NEUMANN: Tätigkeit preuß. Gewerbemedizinalräte 1927. Veröff. Med.verw. 1929, 261. H. — NEUSSER, E.: Ausgewählte Kapitel der klinischen Symptomatologie, H. 2. Wien 1904. — NIEDERLAND: Fälle von Encephalopathie durch gewerbliche Bleivergiftung. Slg. Vergift.fälle 2 (A 127), 87 (1931).

OLIVER, T.: A lecture on lead poisoning and the race. Brit. Med. J. 1911, 1906. — OPPENHEIM, H.: Allgemeines und Spezielles über die toxischen Erkrankungen des Nervensystems. Berl. klin. Wschr. 1891, 1157. — OTTO, H., and G. HAHN: Z. klin. Med. 136, 61 (1939).

PAL, J.: Gefäßkrisen. Leipzig 1905. — Wien. Arch. inn. Med. 6, 153 (1923). — Wien. klin. Wschr. 1926, Nr 22. — PEARLMAN, M. D., and L. R. LIMARZI: Amer. J. Clin. Path. 8, 608 (1938). — PENNECCHIVETTI, M., e E. C. VIGLIANI: Rass. Med. appl. Lav. industr. 3 (1932). PFRIEME, F.: Über den normalen und pathologischen Bleigehalt der Zähne von Menschen und Tieren. Arch. f. Hyg. 111, 332 (1934). — PILLEMER, L., J. SEIFTER, A. Q. KUEHN and E. E. ECKER: Amer. J. Med. Sci. 200, 322 (1940). — PRENDERGAST, W. D.: The potter and lead poisoning. London 1898. — The classification of the symptoms of lead poisoning. Brit. Med. J. 1910 I, 1164. — PUTNAM: On the frequency with which lead is found. On certain unrecognized forms of lead poisoning. Boston Med. J. 1883. — PUTNAM, J. J.: Lead poisoning simulating other diseases. J. Nerv. Dis. 10, 466 (1883). — On the distribution of the paralysis in the leadpoisoning of children. Boston Med. J. 128, 187 (1893).

QUENSEL: Arch. f. Psychiatr. 35, 612 (1902).

RAYNAUD, M.: De l'asphyxie locale et de la gangrène symmetrique des extremités. Thèse de Paris. 1842. — Nouvelles recherches sur la nature et le traitement de l'asphyxie locale des extrémités. Arch. gén. Méd. 1874, 8. — REID, TH.: Lead amaurosis. Glasgow 1876. Zit. nach Zbl. Augenheilk. 1, 95 (1876). — REMAK: Berl. klin. Wschr. 1886. — Arch. f. Psychiatr. 6, 1 (1876). — Neuritis und Polyneuritis. In NOTHNAGELS Spezielle Pathologie und Therapie, Bd. 3. Wien 1899. — Report of a Conference held at Massachusetts General Hospital. Use of calcium ethylenediaminetetraacetate in treating heavy metal poisoning. Arch. Industr. Hyg. a. Occup. Med. 7, 137 (1953). — RIEGEL: Beiträge zur Lehre von den Störungen der Saftsekretion des Magens. Z. klin. Med. 11, 1 (1886). — RIEGEL, F.: Dtsch. Arch. klin. Med. 21, 175 (1878). — ROSENSTEIN: Virchows Arch. 39, H. 1. — ROSENTHAL-DEUSSEN: Ber. preuß. Gewerbemedizinalräte 1930. — RUF, H. W., and E. L. BELKNAP: Studies on the lead hazards in certain phases of printing. I. Actual lead exposures as measured by the atmospheres. II. Actual lead absorption as measured by physical examinations, blood and urine studies. J. Industr. Hyg. a. Toxicol. **22**, 445 (1940). — RYDER, H. W., J. CHOLAK and R. A. KEHOE: Influence of Dithiopropanol (BAL) on human leadmetabolism. Science (Lancaster, Pa.) **106**, 63 (1947).

SAINTON: Asphyxie symmétrique des extremités et menace de gangrène chez un saturnin. France méd. **1881**, 221. — SAITA, G., e M. BONACCORTI: Sulla esistenza di una endocartereite obliterante da piombo. Med. Lav. **35**, 59 (1944). — SAJOUS: A case of abductor paralysis due to lead poisoning. Arch. of Laryng. **1882 I**, 1. — SANDERS, L. W.: Measurement of industrial lead exposure by determination of stippling of the erythrocytes. J. Industr. Hyg. a. Toxicol. **25**, 38 (1943). — SCHECK: Zur Ätiologie der Kehlkopflähmungen. Mschr. Ohrenheilk. **18**, 145 (1883). — SCHILLING, V.: Blutbild und Blutkrisen bei experimenteller Bleivergiftung. Z. exper. Med. **30** (1922). — Das Blutbild und seine klinische Verwertung. Jena 1924. — SCHMIDT, P.: Zur Bestimmung kleinster Bleimengen. Dtsch. med. Wschr. **1928**, 520. — SCHMIDT-KEHL, L.: Der Blutumsatz bei chronischer Bleivergiftung. Arch. f. Hyg. **98** (1927). — SCHMITT, F., u. H. TAEGER: Bleimobilisierung und Mineralstoffwechsel bei Bleikranken. Z. exper. Med. **101**, 21 (1937). — SCHRÖDER, H. V.: Vorübergehende Cerebralerscheinungen bei chronischer Bleivergiftung. Diss. Berlin 1890. — SCHRÖTTER, L. V.: Erkrankungen der Gefäße. NOTHNAGELs Spezielle Pathologie und Therapie, Bd. 15, Teil 2. 1901. — SCHWARZ, L., u. H. HEFKE: Fehlerquellen bei der Frühdiagnose der Bleivergiftung. Dtsch. med. Wschr. **1923**, Nr 7. — SCHWEINITZ, DE: Diseases of the eye. 1892. — SCHWEINITZ, G. E. DE: The toxic amblyopias. Philadelphia 1896. — SEELKOPF, K., u. H. TAEGER: Quantitative Bestimmung kleiner Bleimengen. Z. exper. Med. **91**, 539 (1933). — SEIFERT: Berl. klin. Wschr. **1884**. — SEISER, NECKE u. MÜLLER: Z. angew. Chem. **42**, 96 (1929). — SHELLING, D. H.: Proc. Soc. Exper. Biol. a. Med. **30**, 248 (1932/33). — SHIELS, D. O., W. C. THOMAS and G. R. PALMER: The effect of sodium citrate in leadpoisoning and leadabsorption. Med. J. Austral. **37 (II)** 886 (1950). — SHIPLEY, P. G., T. F. McNAIR SCOTT and H. BLUMBERG: The spectrographic detection of lead in blood. Bull. Hopkins Hosp. **51**, 327 (1932). — SIDBURY jr., J. B., J. C. BYNUM and L. L. FETZ: Effect of chelating agent on urinary lead excretion. Proc. Soc. Exper. Biol. a. Med. **82**, 226 (1953). — SMITH II, F. L., D. K. RATHMELL and G. E. MARCIL: Amer. J. Clin. Path. **8**, 471 (1938). — SOBEL u. Mitarb.: Proc. Soc. Exper. Biol. a. Med. **38** (1938). — SOBEL, A. E., H. YUSKA, D. D. PETERS and B. KRAMER: The biochemical behavior of lead. J. of. Biol. Chem. **132**, 239 (1940). — SONS, E.: Kasuistischer Beitrag zur Kenntnis der Beziehungen zwischen Bleivergiftung und Rückenmarksleiden (speziell spastischer Spinalparalyse). Med. Klin. **1913**, Nr 47. — STEIDLE, A.: Über Encephalopathia saturnina. Diss. Erlangen 1898. — STERNBERG, M.: Pathologie und Frühdiagnose der Bleivergiftung. Wien. klin. Wschr. **1910**, Nr 50. — STOCKVIS: Zur Pathogenese der Haematoporphyrinurie. Z. klin. Med. **28**, 1 (1895). — STOLL: Ratiomedendi, Teil 2. 1779. — STONE, W. J.: J. Amer. Med. Assoc. **43**, 977 (1904). — STRAUB, W.: Über chronische Vergiftungen, speziell die chronische Bleivergiftung. Dtsch. med. Wschr. **1911**, 1469.

TAEGER, H.: Calciumtherapie der Bleivergiftung. Klin. Wschr. **1937**, 1613. — TANQUEREL DES PLANCHES, L.: Traité des maladies de plomb ou saturnines. 2 Bde. Paris 1839. Deutsche Bearbeitung von S. FRANKENBERG. Quedlinburg u. Leipzig 1842. — TELEKY: Dtsch. Z. Nervenheilk. **37**, 234 (1909). — Wien. klin. Wschr. **1913**, Nr 13. — Die Streckerschwäche als Symptom der Bleiaufnahme und Bleivergiftung. Klin. Wschr. **1923**, 876. — Handbuch der sozialen Hygiene, Bd. 2. 1926. — Schweiz. med. Wschr. **1935**, 229. — TELEKY, L. u. W. SCHULZ: Die Streckerschwäche bei Bleiwirkung. Z. Hyg. **106**, 394 (1926). — THIELE: Veränderungen des Blutbildes bei Bleivergiftung. Münch. med. Wschr. **424**, 338. — TOMPSETT, S. L.: Biochemic. J. **33**, 1237 (1939). — TOMPSETT, S. L., and A. B. ANDERSON: (1) The lead content of human tissues and excrets. Biochemic. J. **29**, 1851 (1935). — (2) Lead poisoning. Lead content of blood and of excreta. Lancet **1939 I**, 559. — TOMPSETT, S. L., and J. N. M. CHALMERS: Studies in lead mobilization. Brit. J. Exper. Path. **20**, 408 (1939). — TORELLI, GASTONE: Med. Lav. **21**, 110 (1930). — TRAUBE, L.: Gesammelte Beiträge zur Pathologie und Physiologie. Berlin 1878. — TRAUTMANN, A.: Zur Diagnose der Bleivergiftung aus dem Blute. Münch. med. Wschr. **1909**, 1371. — TRIMBORN: Diss. Bonn 1890. — TROISI, F. M.: Endcarterite obliterante in un fonditore di piombo. Med. Lav. **41**, 197 (1950).

VARIOT: Paralysie de membres intérieures causée par l'usage d'une trompette à embochure de plomb. Gaz. Hôp. **75**, 482 (1902). — VIGDORTCHIK, N. A.: Lead intoxication in the etiology of hypertonia. J. Industr. Hyg. a. Toxicol. **17**, 1 (1935). — VIGLIANI, E.: Über Bleibasedow. Arch. Gewerbepath. **5**, 185 (1934). — VIGLIANI, E. C.: Recenti studi sul saturnismo in Italia. Med. Lav. **41**, 105 (1950). — Experiences des nouveaux traitments de la colique saturnine. Brux. méd. **33**, 651 (1953). — VIGLIANI, E. C., e P. BONSEMBIANTI: Variazioni della piomboemia durante la giornata e influenza su di essa dell' ingestione di cibi e di bevande.

Med. Lav. **35**, 53 (1944). — VIGLIANI, E. C., and N. ZURLO: The effect of Bal on the metabolism of lead and on the symptomatology in leadintoxication. Brit. J. Industr. Med. **8**, 218 (1951).

WATSON, C. J.: Concerning the naturally occuring porphyrins, 1—3. J. Clin. Invest. **14**, 106 (1935). — J. Clin. Invest. **15**, 327 (1936). — WEBBER: Lead paralysis. Boston med. J. **1891**, 462. — WEBSTER, ST. H.: Publ. Health Rep. **56**, 1910 (1941). — WELLER: The blastophoric effect of chronic lead poisoning. Proc. Soc. Exper. Biol. a. Med. **1914**, 157. — WESTPHAL, A.: Diss. Berlin 1888. Über Encephalopathia saturnina. Arch. f. Psychiatr. **19** (1888). — WEYRAUCH, F., u. ST. LITZNER: Untersuchungen über Bleiausscheidung durch die Nieren und ihre Beeinflussung durch bestimmte Kostformen und Arzneimittel beim Menschen. II. Mitt. Über sogenanntes normales Blei im Urin. Arch. Gewerbepath. **3**, 15 (1932). — WEYRAUCH, F., u. H. MÜLLER: Über den Bleigehalt in Organen und Knochen bei Bleikranken und bleigefährdeten Menschen. Arch. f. Hyg. **114**, 46. — Das sogenannte normale Blei im menschlichen Körper. Z. Hyg. **115**, 216 (1933). — WHITBY and BRITTON: Lancet **1933**, 1173. — WHITE, S.: Sheffield Med. Chir. Soc. 19. Dez. 1889. — A case of lead poisoning. Brit. Med. J. **1890** I, 18. — WILKINS, E. S., C. E. WILLOUGHBY, E. O. KRAEMER and F. L. SMITH: Determination of minute amounts of lead in biological materials. Ind. Engng. Chem., Analyt. Edit. **6**, 33 (1935). — WINTER, M.: Bleivergiftung infolge Genusses bleizuckerhaltigen Weines. Österr. San.wes. **1909**, Nr 25.

ZAPPERT, J.: Demonstration eines 5jährigen Kindes mit Bleilähmung. Wien. med. Wschr. **1904**, 1378.

Bleitetraäthyl.

BENASSI: Un caso di avvelenamento mortali nella preparazione del piombo tetraetile. Rass. med. industr. **10**, 390 (1939). — BINI, L., and G. GOLLEA: Fatal poisoning by lead benzine (A clinico-pathologic study). J. of Neuropath. **6**, 271 (1947).

CASSELL, D. A. K., and E. C. DODDS: Tetraethyl lead poisoning: Tank cleaning operations. Brit. Med. J. **11**, 681 (1946). — CAVALLAZZI, D.: Med. Lav. **37**, 367 (1946).

Departmental Committee on Ethylpetrol, London, Ministry of Health 1930. — DELL ACQUA u. SAVOJA: Sull'avvelenamento da piombo tetra-etile. Minerva med. **1938**, 323. — DIAZ, D. T.: Med. Bull. **10**, 34 (1950).

ELDRIDGE, W. A.: A study of the toxicity of lead tetraethyl. Chem. Warf. Serv. Med. Res. Div. Rep. **29** (1924). — EL MAZNY: J. Roy. Egypt. Med. Assoc. **28**, 107 (1945).

FERRANTI, F.: Intossicazione professionale da Pb tetraetile. (La forma nervosa acuta dell'intossicazione saturnina.) Riv. Clin. med. **38**, 449 (1937). — FEUILLET, C., et M. HAMEL: Rev. Méd. Nancy **68** (1947). — FISCHER, P.: Zur Kasuistik der Bleiteträthylintoxikation. Z. ärztl. Fortbildg. **1950**, 44, H. 21/22.

HAMILTON, A. u. Mitarb.: J. Amer. Med. Assoc. **84**, 1481 (1925).

KLIER, E.: Schädigung der Flugmotoren-Prüfstandarbeiter durch Verwendung von Bleibenzin. Arch. Gewerbepath. **12**, 112 (1943).

LEGGE, TH.: Industr. Maladies **1934**.

MACHLE, W. F.: Tetraethyl lead intoxication and poisoning by related compounds of lead. J. Amer. Med. Assoc. **105**, 578 (1935). — MÜLLER, K.: Zur Kasuistik der Bleitetraäthylvergiftung. Zbl. Arbeitsmed. u. Arbeitsschutz 3. Aug. **1953**.

PASZKOWSKI, S.: Massenvergiftung mit Tetraäthylenblei. Polski Tygodnik Lek. **2**, 1168 (1948). Ref. Ind. Hyg. Dig. **1949**, 22. — PEDINELLI, M., e M. STRINGARI: Un anno di controllo e da profillassi industriali contro l'avvelenamento da piombo tetraetile. Rass. Med. industr. **19**, 57, 173 (1950).

SCHREUS, H. TH.: Untersuchungen über die Einwirkung von Flugbenzin bei Fliegern und Tankern. Dtsch. Mil.arzt **10**, 61 (1940). — STÖRRING, E.: Vergiftungen mit Bleitetraäthylbenzin und seinen Verbrennungsprodukten. Dtsch. Z. Nervenheilk. **148**, 262 (1939).

TAEGER, H.: Zur Frage der Bleitetraäthylvergiftung. Slg Vergift.fälle **11** (A 828), 5 (1940).

VESCE, C. A.: Contributo alla conoscenza della intossicazione da piombe tetraetile. Fol. med. (Napoli) **25**, 883 (1939).

WANIEK, H.: Zur Frage der Bleigefährdung durch die Beimischung von Bleitetraäthyl zu Kraftstoffen als Antiklopfmittel. Arch. Gewerbepath. **11**, 165 (1941).

Quecksilber.

AGATE, JOHN N., and MONAMY BUCKELL: Mercury poisoning from fingerprint poisoning. An occupational hazard of policemen. Lancet **1949** II, 451. — AHLBORG, G., u. A. ÅHLMARK: Das klinische Bild bei Vergiftung mit Alkylquecksilberverbindungen und die Expositionsrisiken. Nord. Med. **41**, 503 (1949). — AHLMARK, A.: Brit. J. Industr. Med. **5**, 117 (1948). — ATKINSON, W. S.: Trans. Amer. Ophthalm. Soc. **40**, 254 (1942).

BAADER, E. W.: Der Atkinson-Farbreflex bei chronischer Quecksilbervergiftung. Niederschrift der wissenschaftl. Tagg der staatl. Gewerbeärzte Deutschlands, Mai 1952, herausgeg. vom Bundesministerium für Arbeit. — BAADER, E. W., u. E. HOLSTEIN: Das Quecksilber, seine Gewinnung, technische Verwendung und Giftwirkung. Berlin 1933. — BALDI, G., E. C. VIGLIANI e N. ZURLO: Il mercurialismo cronica nei cappellifici. Med. Lav. **44**, 161 (1953). — BONNIN, M.: Organic mercury dust poisoning. Royal Adelaide Hospital Reports Nr 31 u. 32, 1951 u. 1952. — BORINSKI: Das Vorkommen kleinster Hg-Mengen in Harn und Fäces. Klin. Wschr. **1931**, 149. — BUCKELL, M., D. HUNTER, R. MILTON and K. M. A. PERRY: Chronic mercury poisoning. Brit. J. Industr. Med. **3**, 55 (1946). — BÜCH, E.: Beitrag zur Wirkungsweise der beruflichen Quecksilberdampfvergiftung. Arch. Gewerbepath. **5**, 199 (1934). — BURGENER, P. u. A.: Erfahrungen über chronische Quecksilbervergiftung. Schweiz. med. Wschr. **1952**, 20.

CARMICHAEL, E. A.: Brain **46**, 242 (1923). — CARPENTER, TH. M., and F. G. BENEDICT: Amer. J. Physiol. **24**, 189 (1919). — CHRISTENSEN, E. H. u. Mitarb.: Skand. Arch. Physiol. (Berl. u. Lpz.) **76**, 273 (1937). — COTTER, L. C.: Occupat. Med. **4**, 305 (1947). — CROUZON et DELAFONTAINE: Revue neur. **33**, 642 (1926).

ERBEN, S.: Wien. klin. Wschr. **1902**, 613.

FLURY, F., u. F. ZERNIK: Schädliche Gase. Berlin 1931. — FRIBERG, L., SV. HAMMARSTROEM and A. NYSTROM: Kidney injury after chronic exposure to inorganic mercury. Arch. Industr. Hyg. a. Occup. Med. **8**, 149 (1953).

GERBIS, H.: Arbeitsschutz **1930**, 3. — GLIBERT, D.: Le Travail Industriel des Peaux, des Poils et des Crines. Bruxelles 1921. — GOETHLIN: Hygienisk Tidskr. **1909**. Zit. nach Hyg. Rdsch. **21**, 390 (1910). — GOLDWATER, L.: Bloodstudies on workers in the fur-felt-hat-industry. N. Y. State Dep. of Labor. Monthly Rev. **29**, 1 (1950). — GOLDWATER, L. J.: Kidney injury after chronic exposure to inorganic mercury. Arch. Industr. Hyg. a. Occup. Med. **8**, 588 (1953). — GOLDWATER, L. J., and C. P. JEFFERS: Mercury poisoning from the use of anti-fouling plastic paint. J. Industr. Hyg. **24**, 21 (1942). — GOUSENBERG, MARIANNE: Contribution a l'étude des troubles psychiquede mercurialisme chronique. Mschr. Psychiatr. **120**, 38 (1950).

HAMILTON, A.: Mercurialism in quicksilver production in California. J. Industr. Hyg. **5**, 399 (1924). — HAMILTON, A., and M. L. HARDY: Industrial toxicology. New York 1949. — HERNER, T.: Vergiftung durch organische Quecksilberverbindungen. Nord. Med. **107**, 833 (1945). — HILL, W. H.: Canad. J. Publ. Health **34**, 158 (1943). — HIRT u. SCHOENLANK: Die Fürther Quecksilberspiegel-Beleger. 1888. — HOLSTEIN, E.: Med. Welt **1929**. — HRIBERNIK, J.: Arhiv za Higijenu Rada **1**, 291 (1950). — HUNTER, D.: Industrial Toxicology. Oxford 1944. — HUNTER, D., R. R. BOMFORD and D. S. RUSSELL: Quart. J. Med., N. s. **9**, 193 (1940). HUNTER, D., and A. LISTER: Mercurialentis. Brit. J. Ophthalm. **37**, 234 (1953).

JORDI, A.: Quecksilbervergiftungen bei Munitionsarbeitern. Schweiz. med. Wschr. **1947**, 621.

KESIC, B., and V. HÄUSLER: Hematological investigation on workers exposed to mercury vapor. Ind. Med. a. Surg. **20**, 485 (1951). — KOELSCH, F.: Handbuch der Berufskrankheiten, S. 105. Jena 1935. — Gesundheitsschädigungen durch organische Quecksilberverbindungen. Arch. Gewerbepath. **8**, 113 (1938). — KOIRANSKY, B. B., u. E. J. BENEDIKTOVA: Streckerschwäche bei Quecksilberarbeitern. Zbl. Gewerbehyg. **18**, 169 (1931). — KULKOW, A. E.: Z. Neur. **111**, 274 (1927); **116**, 767 (1928); **125**, 52 (1930). — KUSSMAUL: Untersuchungen über den konstitutionellen Merkurialismus und sein Verhältnis zur konstitutionellen Syphilis. 1861.

LEDERGERBER, E.: Einiges zu den Todesfällen und über die zum Tode führenden Erkrankungen der Arbeiter der Zündkapselfabrikation. Schweiz. med. Wschr. **1949**, 263. — LEGGE, TH.: Kongr. für Hygiene und Dermographie. Brüssel 1903. — LETULLE: Bull. Soc. méd. Hôp. Paris **4**, 370 (1887). — LEWIN: Gifte und Vergiftungen, S. 270. 1929. — LEWIS, L.: J. Amer. Med. Assoc. **129**, 123 (1945). — LOCKET, S., and J. A. NAZROO: Eye changes following exposure to metallic mercury. Lancet **1952**, 528. — LONCOPE, W. T., J. A. LUETSCHER, J. E. CALKINS, D. GROB, ST. W. BUSH and H. EISENBERG: J. Clin. Invest. **25**, 557 (1947). — LÜDDICKE, KURT: Einwirkung minimaler Quecksilberdosen auf das Differentialblutbild. Klin. Wschr. **1928**, 398. — LUND u. TILLGREN: Nord. Med. **50**, 1018 (1953). — LUNDGREN, K. D.: Nord. hyg. Tidskr. **29**, 1 (1948).

MAYERS, M. R.: Ind. Hyg. Newsletter **9**, 7 (1949).

NEAL, P. A., FLINN u. Mitarb.: Mercurialism and its control in the Felt-hat-industry. U.S. Publ. Health. Bull. **263** (1941. — NEAL, P. A., R. R. JONES, J. J. BLOOMFIELD, J. M. DALLA VALLE and T. I. EDWARDS. A study of chronic mercurialism in the hatters' fur-cutting industry. U.S. Publ. Health Bull. **234** (1937).

OPPENHEIM, M.: Wien. klin. Wschr. **1915**, 1272.

RITTER u. NUSSBAUM: Mississippi Doctor **22**, 262 (1945). — RIVA, G.: Zur Frage der chronischen Quecksilbernephrose. Helvet. med. Acta **12**, 539 (1945). — ROSS-SMITH, A.: N. Y. State

Dep. Labor. Monthly Rev. **1947**. — Ross-Smith, A., and S. Moskowitz: N. Y. State Dep. Labor. Monthly Rev. **1948**.

Schoull: Ann. Hyg. publ. 8, 261 (1882). — Schulte, H. F.: Mercury hazards in seed treating. J. Industr. Hyg. a. Toxicol. 28, 159 (1946). — Shepherd, M., Sh. Schuhmann, R. H. Flinn, W. J. Hough and P. A. Neal: J. Res. Nat. Bur. Stand. 26, 357 (1941). — Shoib, M. O., L. J. Goldwater and M. Sass: A study of mercury exposure. Amer. Ind. Hyg. Assoc. 10, 29 (1949). — Steinmann, B.: Chronische gewerbliche Quecksilbervergiftung mit dem Symptomenkomplex der amyotrophischen Lateralsklerose, Bulbärparalyse und Encephalopathie. Slg Vergift.fälle 12 (A 905), 63 (1942). — Stock: Med. Klin. **1926**, Nr 32/33. Stock, A.: Z. angew. Chem. **39**, 461 (1926).

Teleky: Die gewerbliche Quecksilbervergiftung. Berlin 1912. — Touche: Bull. Soc. méd. Hôp. Paris 19, 8 (1902).

Veilchenblau, L.: Neuartige Berufskrankheiten in der Landwirtschaft. Münch. med. Wschr. **1932**, 432. — Vintinner, F. J.: Dermatitis venenata resulting from contact with an aqueous solution of ethyl mercury phosphate. J. Industr. Hyg. a. Toxicol. 22, 297 (1940).

Weger, A. M.: Veränderungen des Nervensystems bei Arbeitern des Quecksilberbetriebes. Arch. Gewerbepath. 1, 522 (1930).

Zangger, H.: Erfahrungen über Quecksilbervergiftungen. Arch. Gewerbepath. 1, 538 (1930). — Zangger, H., u. Jordi: Schweiz. med. Wschr. **1947**, 621. — Zeyer, H. G.: Methoxäthylquecksilberoxalatvergiftung. Zbl. Arbeitsmed. u. Arbeitsschutz 3, 68 (1952).

Zink und Kupfer.

Adler-Herzmark: Zbl. Gewerbehyg. 9, 97 (1921). — Arnstein, A.: Beitrag zur Kenntnis des Gießfiebers. Wien. Arb. soz. Med. **1910**.

Becquerel: Note sur les effets de la volatisation du zinc dans les fonderies de cuivre. C. r. Acad. Sci. Paris 20, 961 (1845). — Beintker: Ber. preuß. Gewerbemedizinalräte 1, 157 (1921—24). — Benedict and Carpenter: Mercurial poisoning of men in a respiration chamber. Amer. J. Physiol. 24, 187 (1909). — Bing: Eine eigentümliche Form der Quecksilbervergiftung. Arch. f. Hyg. 46, 200 (1903). — Blandet, M.: Colique de cuivre. Ann. Hyg. publ. 33, 46 (1845).

Drinker, Ph., and K. W. Nelson: Industr. Med. 13, 673 (1944). — Drinker, Ph., R. M. Thomson and J. L. Finn: (1) Metal fume fever: II. Resistance acquired by inhalation of zinc oxide on two successive days. J. Industr. Hyg. 9, 98 (1927). — (2) Metal fume fever. III. The effects of inhaling magnesium oxide fume. J. Industr. Hyg. 9, 187 (1927). — (3) Metal fume fever. IV. Threshold doses of zinc oxide, preventive measures, and the chronic effects of repeated exposures. J. Industr. Hyg. 9, 331 (1927).

Falck, C. Ph.: Handbuch der speziellen Pathologie und Therapie. Herausgeg. von Falck, Virchow u. Simon. Bd. 2, Abt. 1, S. 158. Erlangen 1855. — Friberg, L., u. E. Thrysin: Kopparfeber. Nord. hyg. Tidskr. 28, 5 (1947).

Gocher: N.west. Med. 40, 467 (1941). — Greenhow, E. H.: Med. Times a. Gazette, II. s. 1862, 27, 177. — Guelman: Arch. f. Hyg. 95, 331 (1925).

Hanson, C. A.: Metallurg. a. Chem. Engng. 9, 67 (1911). — Hayhurst: Zit. nach Kober u. Hayhurst. — Hegsted u. Mitarb.: Suppl. 179 z. U.S. Publ. Health Rep. **1945**. — Holstein: Das elektrische Lichtbogenschweißen, seine Gesundheitsgefahren und ihre Verhütung. Zbl. Gewerbehyg., N. F. **1930**, 287. Holtzmann, F.: Ein klassischer Zeuge des Gießfiebers. Zbl. Gewerbehyg. 16, 263 (1929).

Iwanow: Gigiena truda **1926**, H. 10/11, 28.

Kisskalt, K.: Über das Gießfieber und verwandte gewerbliche Metalldampfinhalationskrankheiten. Z. Hyg. 71, 472 (1912). — Kober and Hayhurst: Industrial Health. Philadelphia 1924. — Koelsch: Metal fume fever. J. Industr. Hyg. 5, 87 (1923). — Med. Klin. **1924**, 818. Handbuch der Berufskrankheiten, S. 187. 1935.

Lehmann, K. B.: Arch. f. Hyg. 72, 358 (1910). — Lindaar, A.: Jernfeber. Metalldampffeber. Tidskr. Norsk. Laegefor. 67, 450 (1947).

Natvig, H.: Nord. hyg. Tidskr. 17, 223 (1936). — Verursachen häufige Zinkfieberanfälle chronische Folgezustände? Arch. Gewerbepath. 7, 95 (1937). — Nuck, Remy u. Holtzmann: Z. Hyg. **109**, 598 (1929).

Rost: Arb. Reichsgesdh.amt 52, 1 (1920).

Safir, H.: Unsere heutigen Kenntnisse vom Gießfieber. Veröff. Med.verw. **1932**, H. 338.— Schiotz, E. H.: Metallfeber frem kelt av Kobber og Jern. Tidsskr. Norsk. Laegefor. **1947**.— Sturgis, C. C., Ph. Drinker and R. M. Thomson: Metal fume fever. I. Clinical observations on the effect of the experimental inhalation of zinc oxide by two apparently normal persons. J. Industr. Hyg. 9, 88 (1927).

TELEKY: Ber. preuß. Gewerbemedizinalräte **1922/23**, 92. — THACKRAH, C. T.: The effects of arts, trades and professions and of civic states and habits of living on health and lobgevity, S. 101. London 1832. — TURNER and THOMPSON: U.S. Publ. Health Bull. **1926**, No 157. WALLGREEN, G. R., and O. GORBATOW: Nord. Med. 41, 764 (1949).

Nickelcarbonyl.

AMOR: Rep. Chiefinsp. Fact., 1929.— Annual Reports of the Chief Inspectors of Factories and Workshops for the years 1929, 1933—39, 1943 ff. Report of Senior Medical Inspector. — ARMIT, H. W.: The toxicology of nickel carbonyl. J. of Hyg. 7, 525 (1907); 8, 565 (1908). — BAADER: Neuere Ergebnisse auf dem Gebiet der Krebskrankheit. Leipzig 1932. — BAYER, O.: Beitrag zur Toxikologie, Klinik und pathologischen Anatomie der Nickelcarbonyl-vergiftung. Arch. Gewerbepath. 9, 592 (1939).

CARMICHEL, J. L.: Nickelcarbonyl poisoning. Arch. Industr. Hyg. a. Occup. Med. 8, 143 (1953).

KOETZING, K.: Über Nickelcarbonylvergiftung. Arch. Gewerbepath. 4, 50 (1933). — KRAFT, K.: Nickelcarbonylpneumonien. 8. Kongr. für Unfallmed. u. Berufskrankh. 1938, S. 1054.

LEGGE, T.: Industrial Maladies, S. 104. London 1934.

SUNDERMAN, F. W., and J. F. KINCARD: Nickelpoisoning. J. Amer. Med. Assoc. **155**, 889 (1954).

Mangan.

ASHIZAWA: Japan. J. Med. Sci. **1927**. — AVILA, M. G. and R. P. BALLINA: Manganese poisoning in the Mines of Cuba. Industr. Med. **22**, 220 (1953).

BAADER, E. W.: (1) Manganvergiftungen in Elementefabriken. Arch. Gewerbepath. 4, 101 (1933). — (2) Manganpneumonie. Ärztl. Sachverst.ztg. 43, 75 (1937). — (3) Eine Reise-studie über schweren Manganismus bei ägyptischen Mangangrubenarbeitern. Arch. Gewerbe-path. 9, 477 (1939). — BAKRADZE, S.: Zit. nach BAADER. — BEINTKER, E.: Manganein-wirkung bei dem elektrischen Lichtbogenschweißen. Zbl. Gewerbehyg., N. F. 9, 207 (1932). — BICKERT, FR., W.: Studien über Manganvergiftung. Teil I. Braunstein, Vorkommen, Gewinnung und Verarbeitung. Teil II. Gesundheitsverhältnisse der Arbeiter in Braunsteinmühlen. Arch. Gewerbepath. 4, 674, 689 (1933). — BUBAREV, A.: Über die Schädlichkeiten, die mit der Verladung des Mangans auf den Schiffen verbunden sind. (Russ. mit dtsch. Zusammen-fassung.) Gig. i. pat. Truda **1931**, H. 6, 85. — BÜTTNER, H. E.: Ber. 8. internat. Kongr. Unfallmed. u. Berufskrkh. **1938**, 1022. — Über Manganpneumonie. Ber. 8. internat. Kongr. Unfallmed. u. Berufskrkh. 2, 1022 (1939). — Erkrankungen durch Mangan und seine Ver-bindungen mit besonderer Berücksichtigung der Lungenentzündungen. Erg. inn. Med. 58, (1940). — BÜTTNER, H. E., u. E. LENZ: Manganschäden im Braunsteinbergwerk. Slg Ver-gift.fälle 8 (A 654), 1 (1937).

CASAMAJOR: Trans. 15. Internat. Congr. Hyg. a. Demogr. 1912. — CHOP, A.: Inaug.-Diss. Jena 1913. — COUPER, J.: Brit. Ann. Med., Pharm. etc. 1, 41 (1837). — CROUZON et DESOILLE: Paris méd. 26, 261 (1936).

DANTIN GALLEGO: Rev. San. e Hig. publ. 9, 270 (1934). — DAVIS, G. G., and W. B. HUEY: Chronic manganese poisoning: Two cases. J. Industr. Hyg. 3, 231 (1921). — DAVIS LLOYD, and H. E. HARDING: Manganese pneumonitis. Brit. J. Industr. Med. 6, 82 (1949). DOGAN, S. u. TI.: Beritic Clinical and industrial hygienic aspects of occupational manganese poisoning. Archiv za higijenu rada 4, 139 (1953).

EDSALL, D. L., C. K. WILBURN and DRINKER: The occurence, course and prevention of chronic manganese prisoning. J. Industr. Hyg. 1, 183 (1919). — ELSTAD, D.: Beobachtungen über Manganpneumonien. Ber. 8. internat. Kongr. Unfallmed. u. Berufskrkh. 2, 1014 (1939). EMDEN, H.: Zur Kenntnis der metallischen Nervengifte. Über die chronische Manganver-giftung der Braunsteinmüller. Dtsch.med. Wschr. 1901,795. — Münch. med. Wschr. 1901,1852.

FAIRHALL, L. T., and P. A. NEAL: Industrial manganese poisoning. Nat. Inst. Health Bull. **182**, 1 (1943). — FLINN, R. H., P. A. NEAL, W. H. REINHART, J. M. DALLA VALLE, WM. B. FULTON and ALLAN E. DOOLEY: Chronic manganese poisoning in an ore-crushing mill. U.S. Publ. Health Bull. **247**, 77 (1940). — FREISE, F. W.: Berufskrankheiten von Mangan-erz-Bergleuten und Verladern. Beobachtungen aus brasilianischen Betrieben. Arch. Gewerbe-path. 4, 1 (1903). — FRIEDEL: Manganvergiftung in Braunsteinmühlen. Z. Med.beamte 16, 614 (1933).

GAYLE, R. F.: Manganese poisoning and its effect on the central nervous system. J. Amer. Med. Assoc. 85, 2008 (1925). — GUNDEL, M., u. W. HEINE: Untersuchungen über die Ursachen und zur Bekämpfung gehäufter Pneumonieerkrankungen in einem Industriewerk. Arch. Gewerbepath. 9, 251 (1938/39).

HILPERT, P.: Gewerbliche Manganvergiftung. Slg Vergift.fälle 1 (A 35), 81 (1930).

JAKSCH, v.: Prag. med. Wschr. 1901, 122. — Über Mangantoxikosen und Mangano-phobie. Münch. med. Wschr. 1907, 969. — JÖTTEN, K. W., H. REPLOH u. G. HEGEMANN:

Experimentelle Untersuchungen über die Manganpneumonie und ihre Beziehungen zur Thomasschlackenpneumonie. Arch. Gewerbepath. **9**, 314 (1949).

KANEWSKAJA and ABRAMSON: Hygiène et Service Sanitaire. Moskau 1946. Ref. Bull. Hyg. **22**, 332 (1947).

LECLERCQ, J.: Le diagnostic des intoxications professionelles par le manganèse. Arch. Gewerbepath. **5**, 337 (1934).

MCNALLY, MM. D.: Industrial manganese poisoning. Industr. Med. **4**, 581 (1935). — MOSHEIM, D.: Manganvergiftung bei Arbeitern aus den Mangan verarbeitenden Industrien. Klin. Wschr. **1932**, 1989. — MÜLLER et CHRISTIAENS: Ann. Méd. lég. etc. **19**, 234 (1939). — MULLER, W., et M. TISSIE: Accidents professionnels dus an manganisme. Arch. Mal. profess. **10**, 33 (1949).

OWEN, D., and H. COHEN: Manganese poisoning. Lancet **1934 I**, 989.

POVOLERI, F.: Med. Lav. **38**, 30 (1947).

REIMAN, C. K., and A. S. MINOT: (1) A method for manganese quantitation in biological material together with data on the manganese content of human blood and tissues. J. of Biol. Chem. **42**, 329 (1920). — (2) Absorption and elimination of manganese ingested as oxides and silicates. J. of Biol. Chem. **45**, 133 (1920).

SCHLOCKOW: Dtsch. med. Wschr. **1879**, 208. — SCHOPPER: Arch. Hyg. **265** (1943). — SCHWARZ, L.: Chronische gewerbliche Manganvergiftung. Slg Vergift.fälle **1** (B 7), 33 (1930). — Chronische berufliche Manganvergiftung. Slg Vergift.fälle **3**, (B 28), 15 (1932). — Gewerbliche Manganvergiftung. Slg Vergift.fälle **7** (B 65), 5 (1936). — Beobachtungen an Gefolgschaftsmitgliedern einer Braunsteinmühle. Arch. Hyg. **129**, 265 (1943).

TRENDTEL, F.: Zur Frage des Manganismus. Mschr. Unfallheilk. **43**, 69 (1936).

VOSS, H.: Auftreten von beruflicher Manganvergiftung in der Stahlindustrie. Arch. Gewerbepath. **9**, 453 (1939). — Rückenmark und peripheres Nervensystem bei chronischer Manganvergiftung. (Beitrag zur pathologischen Anatomie des Manganismus.) Arch. Gewerbepath. **10**, 550 (1941).

Thallium.

BUSCHKE, A., u. B. PEISER: Ergebnisse der allgemeinen Pathologie und pathologischen Anatomie des Menschen und der Tiere, herausgeg. von LUBARSCH u. OSTERTAG, Bd. 25. 1931.

MAZZEI, E. S., and F. SCHAPOSNIK: Subacute poisoning by thallium treated with BAL. Ann. Catedra Clin. Med. B. Air. **3**, 49 (1949). — MEYER, S.: Changes in the blood as reflecting industrial damage. J. Industr. Hyg. **10**, 43 (1928). — RUBE u. HENDRICH: Med. Welt **1927**, 733.

SCHILD, W., u. A. SCHRADER: Bemerkungen zur Thalliumvergiftung unter besonderer Berücksichtigung der Bal-Therapie. Nervenarzt **23**, 288 (1952). — SCHNEIDER, PH.: Beiträge zur Kenntnis der Organveränderungen bei tödlicher Thalliumvergiftung. Beitr. gerichtl. Med. **13**, 122 (1935).

TELEKY: Jber. preuß. Gewerbemedizinalräte **1927**, 164. — Wien. med. Wschr. **1928**, Nr 6.

Cadmium.

BAADER, E. W.: Die chronische Cadmiumvergiftung. Dtsch. med. Wschr. **1951**, 484. — BAADER, E. W.: Chronic cadmium poisoning. Ind. Med. a. Surg. **21**, 427 (1952). — BARRETT, H. M., and B. Y. CARD: Studies on the toxicity of inhaled cadmium. II. The acute lethal dose of cadmium oxide for man. J. Industr. Hyg. a. Toxicol. **29**, 286 (1947). — BARTHELEMY, P., et R. MOLINE: Intoxication chronique par Cadmium hydrate et ses premières symptomes. Paris méd. **36**, 7 (1946). — BULMER, F. M. R., H. E. ROTHWELL and E. R. FRANKISH: Industrial cadmium poisoning. A report of fifteen cases, including two deaths. Canad. Publ. Health J. **29**, 19 (1938).

COTTER, L. H., and B. H. COTTER: Cadmium poisoning. Arch. Industr. Hyg. a. Occup. Med. **3**, 495 (1951).

FRIBERG, L.: Acta med. scand (Stockh.) **1950**, Suppl. 240. — Injuries following continued administration of cadmium. Preliminary study of a clinical and experimental study. Arch. Industr. Hyg. a. Occup. Med. **1**, 458 (1950). — FÜHNER, H.: Cadmium-Vergiftung, Ursache einer perniziösen Anämie? Slg Vergift.fälle **1** (B 1), 1 (1930). — FÜHNER, H., u. W. BLUME: Die gewerbliche Cadmiumvergiftung. Arch. Gewerbepath. **5**, 177 (1934).

GRONOVER u. WOHNLICH: Z. Unters. Lebensmitt. **1927**.

HARDY, H. L., and J. B. SKINNER: The possibility of chronic cadmium poisoning. J. Industr. Hyg. a. Toxicol. **29**, 321 (1947). — HUCK, F. F.: Occupat. Med. **3**, 411 (1947).

LAFITTE, A., et A. GROS: Presse méd. **50**, 399 (1942). — LANE, R. E.: Fatal emphysema in two men making a coppercadmium alloy. Brit. J. Industr. Med. **11**, 118 (1954). — LEGGE, T. M.: Annual Report of the Chiefinspector of Factories 1923.

McQueen, E.: Cadmium poisoning. Med. J. Austral. 1951 I, 444. — Mancioli, G.: Le alterazioni rinofaringee nei lavoratori del cadmio. Rass. Med. appl. Lav. industr. 11, 632 (1940). — Meurer, Ilse: Diss. Münster. Zit. nach Baader. — Monet, R., et F. Sabors: Le danger de l'emploi de recipients cadmees pour la conservation des aliments et des poissons. Presse méd. 54, 677 (1946).

Nicaud, P., A. Lafitte et A. Gros: Les troubles de l'intoxication chronique par le cadmium. Arch. Mal. profess. 4, 192 (1942).

Pancheri, G.: Intossicazione professionale da cadmio durante de la cadmiatura elettrolitica. Rass. Med. appl. Lav. industr. 11, 623 (1940). — Patterson, J. C.: Studies on the toxicity of inhaled cadmium. III. The pathology of cadmium smoke poisoning in man and in experimental animals. J. Industr. Hyg. a. Toxicol. 29, 294 (1947). — Princi, F.: A study of industrial exposures in cadmium. J. Industr. Hyg. a. Toxicol. 29, 315 (1947). — Prodan, L.: (1) Cadmium poisoning. I. The history of cadmium poisoning and use of cadmium. J. Industr. Hyg. 14, 132 (1932). — (2) Cadmium poisoning. II. Experimental cadmium poisoning. J. Industr. Hyg. 14, 174 (1932).

Richnow, M.: Selbstbericht über einen Fall von Cadmiumoxydvergiftung. Slg Vergift.fälle 10, (786) (A 1939). — Ross, P.: Cadmium poisoning. Brit. Med. J. 1944, 252.

Schürmann, D.: Ärztliche Untersuchungen von Cadmiumarbeitern und ihre Ergebnisse. Zbl. Arbeitsmed. u. Arbeitsschutz 3, 69 (1953). — Schwarz, L.: Gewerbliche Cadmiumvergiftung. Slg Vergift.fälle 1 (B 12) 55. — Sovet: Presse méd. belge 1858. Zit. nach L. Prodan. — Spolyar, L. W., J. F. Keppler and Herman G. Porter: Cadmium poisoning in industry: report of five cases, including one death. J. Industr. Hyg. a. Toxicol. 26, 232 (1944). — Stephens, C. A.: Cadmium poisoning. J. Industr. Hyg. a. Toxicol. 2, 129 (1940). — Stockhausen, S.: De lithargyri fumo noxio morbifico, eiusque metallico frequentiori morbo, vulgo die Hüttenkatze, cum appendice de montan asthmate, metallicis familiari, vulgo die Bergsucht. Goslar 1656.

Traczinski: Die oberschlesische Zinkindustrie. Dtsch. Vjschr. öff. Gesdh.pfl. 20, 59 (1888).

Wahle, G.: Vergiftungen durch Cadmium. Zbl. Gewerbehyg. 19, 223 (1932).

Beryllium.

Aub, J. C., and R. S. Grier: Acute pneumonitis in workers exposed to beryllium oxide and beryllium metal. J. Industr. Hyg. a. Toxicol. 31, 123 (1949).

Borbély, F.: Berylliose. Schweiz. med. Wschr. 1950, 323.

Carriere, G., P. Fraisse, L. Richard et L. Roche: L'intoxication par la glucinium. Arch. Mal. profess. 9, 304 (1948). — Chesner, Chr.: Chronic pulmonary granulomatosis in residents of a community near a beryllium plant: Three autopsied cases. Ann. Int. Med. 32, 1028 (1950).

Deribere: De la nocivite comparee du beryllium au cours de sa preparation et de ses utilisations. Paris méd. 40, 591 (1950). — Dutra: The pneumonitis and granulomatosis peculiar to beryllium workers. Amer. J. Path. 24, 1137 (1948). — Dutra, F. R., J. Cholak and D. M. Hubbard: The value of beryllium determinations in the diagnosis of berylliosis. Amer. J. Clin. Path. 19, 229 (1949).

Eisenbud, M., C. F. Berghout and L. T. Steadman: Environmental studies in plants and laboratories using beryllium: the acute disease. J. Industr. Hyg. a. Toxicol. 30, 281 (1949). — Even, R., J. Lecceur u. Mitarb.: Bull. Soc. méd. Hôp. Paris 65, 593 (1949).

Gärtner, H.: Über Berylliumschädigungen der Lunge und über Grundlinien ihrer Begutachtung. Münch. med. Wschr. 1950, 969. — Gelman, J. G.: Beryllium, Glucinium. In Arbeit und Gesundheit. Herausgeg. vom Internationalen Arbeitsamt 1938. — Ginabat: Arch. Mal. profess. 9, 181 (1948). — Grier, R. S., P. Nash and D. G. Freiman: J. Industr. Hyg. a. Toxicol. 30, 228 (1948).

Hardy, H. L.: Delayed chemical pneumonitis in workers exposed to beryllium compounds. Amer. Rev. Tbc. 57, 547 (1948). — The character and distribution of disease in American industries using beryllium compounds. Proc. Roy. Soc. Med. 44, 257 (1951). — Hardy, H. L., and I. R. Tabershaw: Delayed chemical pneumonitis occuring in workers exposed to beryllium compounds. J. Industr. Hyg. a. Toxicol. 28, 197 (1946). — Helwig, E. R.: Chemical (Beryllium) granuloms of the skin. Mil. Surgeon 109, 54 (1951). — Hyslop, F. u. Mitarb.: U.S. Publ. Health Bull. 1943, 181.

Klemperer, F. W., A. P. Martin and J. van Riper: Beryllium excretion in humans. Arch. Industr. Hyg. a. Occup. Med. 4, 251 (1951). — Kline, E. M., Sc. R. Inkley and W. H. Pritchard: Five cases from the fluorescent lamp industry: Treatment of chronic beryllium poisoning with ACTH and cortisone. Arch. Industr. Hyg. a. Occup. Med. 3, 549 (1951). — Kress, J. E., and K. R. Crispell: Guthrie Clin. Bull. 13, 91 (1943/44).

LARGE, H. L., and A. R. STUMPE: Cutan. beryll granuloma. South Med. J. 44, 36 (1951).
LEDERER, H., and J. SAVAGE: Beryllium granuloma of the skin. Brit. J. Industr. Med. 11, 45 (1954).

MACHLE, W., E. BEYER and F. GREGORIUS: Occupat. Med. 5, 671 (1948).— McMAHON, H. E., and H. G. OLKEN: Chronic pumonary berylliosis in workers using fluorescent powders containing beryllium. Arch. Industr. Hyg. a. Occup. Med. 1, 195 (1950). — MEYER, A., et D. BILLE: Semaine Hôp. Paris 25, 3229 (1949). — MEYER, H. E.: Über Berylliumerkrankungen der Lunge. Beitr. Klin. Tbk. 98, 388 (1942).

NACHTWEY, R. A., M. B. DOCKERTY and C. H. HODGSON: Beryllosis. Minnesota Med. 33, 904 (1950). — NARDI, J. M. DE, H. S. VAN ORDSTRAND, G. H. CURTIS and J. ZELISKI: Berylliosis. Arch. Industr. Hyg. a. Occup. Med. 8, 1 (1953). — NIEMÖLLER, H.: Über Berylliumschädigungen. Dtsch. med. Wschr. 1949, 652.

ORDSTRAND, VAN: Arch. Industr. Hyg. a. Occup. Med. 3, 544 (1951). — ORDSTRAND, H. S. VAN u. Mitarb.: Cleveland Clin. Quart. 10, 10 (1943). — ORDSTRAND, H. S. VAN, R. HUGHES, J. M. DE NARDI and MORRIS G. CARMODY: Beryllium poisoning. J. Amer. Med. Assoc. 129, 1084 (1945).

POLEMANN, G., u. G. JOHN: Das Beryllium und seine Toxikologie. Berufsdermatosen 2, 179 (1954). — PYRE, J., and W. H. OATWAY jr.: Beryllium granulomatosis, alias miliary sarcoid, Salem sarcoid, miliary sarcoidosis, chronic beryllium poisoning, or delayed chemical pneumonitis. A description and report. Arizona Med. 4, 21 (1947).

ROYSTON, C. R.: Brit. Med. J. 1949, 1030.

SHORTEN, E. A., and H. K. GIFFEN: Delayed subcutaneous beryllium granuloma. Arch. Surg. etc. 60, 783 (1950). — SLAVIN, P.: Amer. Rev. Tbc. 60, 735 (1949). — Symposium on the treatment of chronic beryllium poisoning with ACTH and cortisone. Arch. Industr. Hyg. a. Occup. Med. 3, 543 (1951). — STERNER, J. H., and M. EISENHUD: Epidemiology of berylliumintoxication. Arch. Industr. Hyg. a. Occup. Med. 4, 123 (1951).

TRUHAUT, R.: Un nouveau probleme d'hygiene industrielle, les intoxications par le glucinium. Arch. Mal. profess. 9, 304 (1948).

WEBER, H. H., u. W. E. ENGELHARDT: Über eine Apparatur zur Erzeugung niedriger Staubkonzentrationen von großer Konstanz und eine Methode zur mikrogravimetrischen Staubbestimmung. Anwendung bei der Untersuchung von Stauben aus der Berylliumgewinnung. Zbl. Gewerbehyg. 20, 41 (1933). — WRIGHT, G. W.: Interpretation of results of ACTH and Cortisone therapy in chronic beryllium poisoning. Arch. of Industr. Hyg. a. Occup. Med. 3, 617 (1951). — WURM, H., u. H. RÜGER: Untersuchungen zur Frage der Berylliumstaubpneumonie. Beitr. Klin. Tbk. 98, 396 (1942).

Chromate.

ALWENS, W., E. E. BAUKE u. W. JONAS: Auffallende Häufung von Bronchialkrebs bei Arbeitern der chemischen Industrie. Arch. Gewerbepath. 7, 68 (1936). — ARCHIBALD, R. Mc. L.: Perforation of the nasalseptum due to soda ash. Brit. J. Industr. Med. 11, 31 (1954). — ASANG, E.: Chrom und Lungentumor. Zbl. Arbeitsmed. u. Arbeitsschutz 2, 181 (1953).

BAETJER, A.: Arch. Industr. Hyg. a. Occup. Med. 2, 487 (1950). — BÉCOURT et CHEVALIER: Ann. Hyg. publ. 20, 83 (1863). — BUESS: Beobachtungen und Studien über eine wenig bekannte Form von gewerblichen Chromatschädigungen. Helvet. med. Acta 17, 104 (1950).

CUMIN, W.: Edinburgh Med. a. Surg. J. 1828, 137.

DUCATEL, J.: J. Chim. méd. pharm. et toxicol. 10, 438 (1834). — DUNCAN: Edinburgh Med. a. Surg. J. 1826, 133.

ENGELHARDT, W. E. u. R. L. MAYER: Über Chromekzeme im graphischen Gewerbe. Arch. Gewerbepath. 2, 140 (1931).

FISCHER, R.: Die industrielle Herstellung und Verwendung der Chromverbindungen, die dabei entstehenden Gesundheitsgefahren für die Arbeiter und die Maßnahmen zu ihrer Bekämpfung. Schr. Inst. Gewerbehyg. 1911.

GERBIS: Jahresbericht Tätigkeit preuß. Gewerbemedizinalräte 1927, S. 134. Veröff. Med.verw. 1929, H. 261. — GROSS, E., u. F. KOELSCH: Über den Lungenkrebs in der Chromfarbenindustrie. Arch. Gewerbepath. 12, 164 (1943).

HEATHCOTE: Lancet 1854.

LEHMANN, K. B.: Die Bedeutung der Chromate für die Gesundheit der Arbeiter. Schr. Gewerbehyg., N. F. 1914, H. 2. — LETTERER, E., K. NEIDHARDT u. H. KLETT: Chromatlungenkrebs und Chromatstaublungen. Eine klinische pathologisch-anatomische und gewerbehygienische Studie. Arch. Gewerbepath. 12, 323 (1944).

MACHLE, W., and FR. GREGORIUS: Publ. Health Rep. 63, 1111 (1948). — MANCUSO, T. F.: Occ. cancer and other health hazards in a chromate plant. II. Clinical and toxic aspects. Ind.

Med. a. Surg. **20**, 393 (1951). — MANCUSO, T. F., u. W. C. HUEPER: Occ. cancer and other health hazards in a chromate plant. I. Lung cancers in chromate workers. Ind. Med. a. Surg. **20**, 358 (1951). — MEYERS, I. B.: Arch. Industr. Hyg. a. Occup. Med. **2**, 742 (1950).

NEUMANN: Jahresbericht Tätigkeit preuß. Gewerbemedizinalräte 1926, S. 112. Veröff. Med.verw. **1927**, H. 237.

PFEIL: Lungentumoren als Berufskrankheit in Chromatbetrieben. Dtsch. med. Wschr. **1935**, 1197. — PIRILÄ, V., u. O. KILPIO: On dermatoses caused by bichromates. Acta dermato-vener. (Stockh.) **29**, 550 (1949). — *Public* Health Service Publication 192. Health of workers in chromate producing industry 1953.

ROSS-SMITH, A.: Chrome poisoning with manifestatione of sensitization. J. Amer. Med. Assoc. **97**, 95 (1931).

STEIN, H., u. L. WEISSBECKER: Symptomatische Perniciosa bei chronischer Chromvergiftung. Zbl. Arbeitsmed. u. Arbeitsschutz **3**, 42 (1953).

TELEKY: Jahresbericht. Tätigkeit preußischer Gewerbemedizinalräte 1928. S. 156. Veröff. Med.verw. **1929**, H. 280. — Krebs bei Chromarbeitern. Dtsch. med. Wschr. **1936**, 1353.

URONE, P. F., and Th. F. MANCUSO: A spectrophotometric and chemical study of chromium in human blood. Ind. Med. a. Surg. **20**, 437 (1951).

WALSH, E. N.: Chromate hazards in industry. J. Amer. Med. Assoc. **153**, 1395 (1953).

Arsen.

BAADER, E. W.: Med. Welt **1929**, Nr 36. — BUTZENGEIGER, K. H.: Über die chronische Arsenvergiftung. 1. Mitt. EKG-Veränderungen und andere Erscheinungen am Herzen und Gefäßsystem. 2. Mitt. Schleimhautsymptome und Pathogenese. Dtsch. Arch. klin. Med. **194**, 1 (1949).

DÖRLE, M., u. K. CIEGLER: Arsenvergiftungen durch Bekämpfungsmittel der Rebschädlinge. Z. klin. Med. **112**, 237 (1929/30).

GENKIN, S.: Zur Klinik der akuten Arsenvergiftung durch Einatmung von arsenhaltigem Staub. Arch. Gewerbepath. **3**, 770 (1923). — GERBIS: Jber. preuß. Gewerbemedizinalräte **1930**.

HAMILTON, A., and HARDY: Industrial Toxicology. 1949.

KATHE, J.: Das Arsenvorkommen bei Reichenstein und die sogenannte Reichensteiner Krankheit. Breslau: Hirt 1937.

LEGGE, TH.: Industrial Maladies. London 1934. — LÖWY, J.: Klinik der Berufskrankheiten. 1924.

MAYERS, M. R.: Occupational arsenic poisoning. Arch. Industr. Hyg. a. Occup. Med. **9**, 384 (1954). — MAZEL, P., A. GUICHARD, P. BARRAL, J. BOURRET et L. ROCHE: Syndrome de Landry par intoxication arsenicale d'origine professionnelle. Arch. Mal. profess. **7**, 28 (1946).

NUCK: Jber. preuß. Gewerbemedizinalräte **1932**, 137. — NUTT, W. H., J. M. BEATTIE and R. J. PYE-SMITH: Arsenic-cancer. Lancet **1913 II**, 210.

PYE-SMITH: Siehe H. W. NUTT und Mitarbeiter.

SAUPE, E.: Gewerbehygienische und klinisch-röntgenologische Untersuchungen an den Arbeitern der Arsenhütte der staatlichen Hüttenwerke bei Freiberg in Sachsen. Arch. Gewerbepath. **1**, 582 (1930).— SCHMORL, G.: Zit. nach SAUPE. — SIMON: Zit. bei BUTZENGEIGER.

VIGNON, G., P. CARRIER et L. ROCHE: Un cas de polynevrite arsenicale d'origine professionelle. Arch. Mal. profess. **7**, 31 (1946).

WÜHRER, J.: Über den normalen Arsengehalt des menschlichen Haares. Biochem. Z. **294**, 401 (1937).

ZANGGER, H.: Anmerkung zur Arbeit von S. GENKIN. Arch. Gewerbepath. **3**, 770 (1932)

Arsenwasserstoff.

ASSOULY, M., et GRIFFON: L'intoxication par l'hydrogène arsenié au cours du détartrage par les acides. Arch. Mal. profess. **10**, 337 (1949).

BETKE, H.: Im Jahresbericht über die Tätigkeit der preußischen Gewerbemedizinalräte 1933, S.141. — BOMFORD and HUNTER: Lancet **1932 II**, 1446.

DUDLEY, S. F.: Toxemie anemia from arseniuretted hydrogen gas in submarines. J. Industr. Hyg. a. Toxicol. **1**, 215 (1919).

ENGEL, H.: Arb. u. Ges.dh. **1937**, H. 29. — ERBEN: Vergiftungen. 1909.

FLURY, F.: Das Problem der Haffkrankheit. Klin. Wschr. **1933**, 1161. — Die Haffkrankheit — eine Überempfindlichkeit gegen Schlammstoffe? Klin. Wschr. **1935**, 1273. — FLURY, F., u. F. ZERNIK: Schädliche Gase. Berlin 9131. — FÜHNER, H., u. F. PIETRUSKY: Akute gewerbliche Arsenwasserstoffvergiftung und deren Spätfolgen. Slg Vergift.fälle **4** (B 33), 9 (1933).

GERBIS, H.: Drei gewerbliche Arsenwasserstoffvergiftungen mit tödlichem Ausgang. Münch. med. Wschr. **1925**, 1378. — GLAISTER, J.: Poisoning by arseniuretted hydrogen.

London 1908. — GRASSMANN, W.: Beobachtungen über Arsenwasserstoffvergiftung. Arch. Gewerbepath. 1, 197 (1930).

HAMILTON, A., and H. L. HARDY: Industrial Toxicology, 2. Aufl. New York 1949. — HILTERHAUS, H.: Pathologisch-anatomische Befunde bei Arsenwasserstoffvergiftung. Arch. Gewerbepath. 6, 70 (1935). — HOLSTEIN, E.: Grundriß der Arbeitsmedizin. 1949. — Z. ärztl. Fortbildg 43, H. 11/12 (1949).

JAEGER, R.: Über Arsenwasserstoff, besonders seinen Geruch. Münch. med. Wschr. 1925, 1035. — JOSEPHSON, C. H., SH. S. PINTO and C. S. PETRONELLI: Arch. Industr. Hyg. a. Occup. Med. 4, 43 (1951). — JOSEPHSON, C. J., SH. S. PINTO and S. J. PETRONELLA: Arsine: electrographic changes produced in acute human poisoning. Arch. Industr. Hyg. a Occup. Med. 4, 43 (1951)

KOELSCH: Handbuch der Berufskrankheiten. 1935. — KOHLMEIER u. PONTANI: Z. Berg-, Hütten- u. Salinenwes. preuß. Staate 1935, 86. — KUNKEL: Toxikologie. 1901.

LENTZ, O.: Med. Klin. 1925, 4. — LEWIN: Gifte und Vergiftungen. 1929. — LEYMANN u. WEBER: Die Ursachen der Vergiftungen beim Reinigen von Schwefelsäurebehältern und Schwefelsäurekesselwagen. Zbl. Gewerbehyg. 17, 154 (1930). — LOCKEMANN, G.: Chemische Untersuchungen zur Haffkrankheit. Beiträge zur Beurteilung der Arsenhypothese. Biochem. Z. 207, 194 (1929). — LOCKET, S., W. S. M. GRIEVE and L. PHILIPS: Arsin poisoning. Trans. Assoc. Industr. Med. Officers 2, 14 (1952).

MOHACEK, J., u. Z. STAJDULAR: Ein Fall tödlicher akuter Arsenwasserstoffvergiftung (mit englischem Summary). Arch. Hig. Rada (Zagrebu) 2, 174 (1951). — MÜHLBERGER, C. W., A. S. LOEVENHART and T. S. O'MALLEY: J. Industr. Hyg. a. Toxicol. 10, 137 (1928).

NAU, C. A.: South. Med. J. 41, 341 (1946). — NUCK: Ber. preuß. Gewerbemedizinalräte 1931. NUCK u. JAFFE: Sonderfälle von Vergiftungsmöglichkeiten durch Arsenwasserstoff. Arch. Gewerbepath. 3, 496 (1932).

PINTO, SH. S., S. J. PETRONELLA, D. R. JOHNS and M. F. ARNOLD: Arsine poisoning. Arch. Industr. Hyg. a. Occup. Med. 1, 437 (1950).

SPOLYAR, L. W., and R. N. HARGER: Arsine poisoning: epidemiological studies of an outbreak following exposure to gases from metallic dross. Arch. Industr. Hyg. a. Occup. Med. 1, 419 (1950). STEEL, M., and D. V. G. FELTHAM: Lancet 1950 I, 108.

TELEKY: Gewerbehygienische Erhebungen und Untersuchungen. Dtsch. med. Wschr. 1931, Nr 17, 24, 28, 29.

WILLS, R. A.: Industr. Med. 17, 208 (1948).

Phosphor.

ARNAUD, F.: Etudes sur le phosphore et le phosphorisme professionnel. Paris 1897.

BIBRA u. GEIST: Die Krankheiten der Arbeiter in den Phosphorzündholzfabriken. Erlangen 1847. — BRIGANIT: Fol. med. (Napoli) 24, 487, 508 (1938).

COURTOIS-SUFFIT: Gaz. Hôp. 110, 1165 (1937).

HEIMANN, H.: Chronic phosphorus poisoning. J. Industr. Hyg. a. Toxicol. 28, 142 (1946). HOFMOKL: Über Resektion des Ober- und Unterkiefers. Wien. med. Jb. 1871, 459.

KENNON, R., and J. W. HALLAM: Modern phosphorus caries and necrosis. Brit. Dent. J. 76, 321 (1944).

LORINSER: Jahresbericht über die chirurgische Abteilung des Bezirkskrankenhauses Wieden in Wien im Jahre 1843. Med. Jb. K. K. österr. Staat. 1844, 49, 50. — Nekrose der Kieferknochen infolge der Einwirkung von Phosphordämpfen. Med. Jb. K. K. österr. Staat. 1845, 257. — Protokoll der allgem. Verslg der K. K. Ges. der Ärzte, 15. Jan. 1846.

MICHAELIS, P.: Das Wesen der chronischen Phosphorwirkung und der Phosphornekrose. Arch. Gewerbepath. 7, 477 (1937).

OLIVER: Dangerous Trades. London 1902.

RICHE: De la pathogénie de la necrose phosphorée. Gaz. Hôp. 1892, 1109. — RIEDEL: Arch. klin. Chir. 53, 505 (1896).

SCHUCHARDT: Die Krankheiten der Knochen und Gelenke. In Deutsche Chirurgie. Liefg 28. 1899.— SCHUH: Einiges über die Phosphornekrose und sog. subperiostale Operation. Österr. Z. prakt. Heilk. 1860, 737.

TARDIEU: Rapport sur la fabrication et l'emploi des allumettes chimiques. Ann. Hyg. publ. et Méd. lég. II. s. 6, 5 (1856). — TELEKY: Die Phosphornekrose. Wien 1907.— In WEYLS Handbuch der Arbeiterkrankheiten. Jena 1908. — TOVO: Rass. prev. soc. 21, 9 (1934).

WEGNER: Virchows Arch. 55 (1872).

Phosphorwasserstoff.

BREZINA, E.: Internationale Übersicht über Gewerbekrankheiten 1920—1926. Berlin 1929.

COPEMAN, S. M., S. R. BENNET and H. W. HAKE: Report of Ferrosilicon. Local Government Board 38, Ann. Rep. 1909.

FLURY, F., u. F. ZERNIK: Schädliche Gase. Berlin 1931.

GESSNER, O.: Tödliche Phosphorwasserstoffvergiftung durch „Delicia"-Kornkäfer-begasung (Aluminiumphosphid). Slg Vergift.fälle 8 (B 79), 13 (1937).

KOELSCH, F.: Lehrbuch der Arbeitshygiene, Bd. 2, S. 195. 1946.

LEWIN: Gifte und Vergiftungen, S. 172. 1929. — LÖWENTHAL, M.: Phosphorwasserstoff-vergiftungen. Schweiz. Z. Path. u. Bakter. 12, 313 (1949).

STRAUB: Tödliche Phosphorwasserstoffvergiftung. Slg Vergift.fälle 1 (A 51), 115 (1930).

Schwefelkohlenstoff.

ABE: Zit. nach EHRICH u. ALPERS. — ANDRÉ, M. J.: Brux. méd. 27, 2398 (1947).

BAADER, E. W.: Gewerbekrankheiten, Berlin u. Wien 1931. — An Hirntumor erinnernde Vergiftungserscheinungen durch CS$_2$. Med. Klin. 1932, Nr 50. — Chronische, gewerbliche Schwefelkohlenstoffvergiftungen. Med. Klin. 1932, 1740. — BAUMANN, C.: Die Schwefel-kohlenstoffvergiftung des Nervensystems. Z. Neur. 166, 568 (1939). — BERNHARD: Berl. klin. Wschr. 1871. — BONHOEFFER, K.: Mschr. Psychiatr. 75, 195 (1930). — BRACELAND: Siehe Commonwealth of Pennsylvania.

Commonwealth of Pennsylvania, Dep. of Labor and Industry. Survey of Carbon disulphide and hydrogen sulphid hazards in Viscose Rayon Industry. 1938. — COOK, W. A.: Maximum allowable concentrations of industrial atmospheric contaminants. Industr. Med. 14, 936 (1945). — CRESKOFF, A. J.: Siehe Commonwealth.

DELPECH, A.: Mémoire sur les accidents qui développent chez les ouvriers en caoutschouc. Bull. Acad. Méd. Paris 21, 350 (1856). — Nouvelles Recherches sur l'intoxication spéciale que détermine le sulfure de carbone. Paris 1863. — Depart. of Scientific and Ind. Research Methods for the Detection of Toxic Gases in Industry. Leaflet No 1. Hydrogen Sulfids. London 1937.

EHRICH, W. E., and B. J. ALPERS: Siehe Commonwealth. — ERSKINE, L.: U.S. Dep. Labor. Bull. 34, (1940).

FLIES: Berl. klin. Wschr. 1866. — FLORET: Zit. nach KRAUSE. — FRANK: Siehe Common-wealth.

GORDON, D.: Med. J. Austral. 362, 95 (1949). — GSELL, O.: Z. Unfallmed. u. Berufskrkh. 41, 55 (1948).

HAMILTON, A.: Occupational poisoning in the Viscose Rayon Industry. Bull. 34, U.S. Dep. of Labor, Washington 1940. — HAMPE: Über psychische Störungen infolge CS$_2$-Ver-giftung. Diss. Leipzig 1895. — HOLSTEIN, E.: Ärztl. Sachverst.ztg 1935.

KÖSTER: Arch. f. Psychiatr. 32, 569 (1899); 33, 872 (1900). — Dtsch. Z. Nervenheilk. 26, 1 (1904). — KRAUSE, F.: Beitrag zur Frage der Schwefelkohlenstoffvergiftung. Z. Neur. 134, 139 (1931).

LAUDENHEIMER, R.: Die Schwefelkohlenstoffvergiftung der Gummiarbeiter. Leipzig 1899. — LEWEY, F. H. (früher LEWY, F. H.): Ann. Int. Med. 15, 869 (1941). — LEWY, F. H.: Siehe Commonwealth.

MARANDON DE MONTYEL: Ann. Hyg. publ. 33, 309 (1895). — MARIE, P.: Sulfure de car-bone et hystérie. Bull. Soc. méd. Hôp. Paris 1888. — McDONALD: Siehe Commonwealth.

NUCK: Reichsarb.bl. 13, 21 (1933). — NUNZIANTE CESARO A.: La pressione arterioso retinica nelli operai esposti al rischio solfocarbonico. Med. Lav. 43, 312 (1952). — NUNZIATE CESARO, A. e G. CARLEVASO: Alterazione oculari nel sulfocarbonismo professionale. Folia med. (Napoli) 36, 493 (1953).

PAYEN: Précis de chimie industrielle. 1851.

QUARELLI, G.: Sulfocarbonismo professionale. Rass. prev. soc. 21, 10 (1934). — QUENSEL, F.: Neue Erfahrungen über Geistesstörungen nach CS$_2$-Vergiftung. Mschr. Psychiatr. 16. 48 (1904).

RANELLETI, A.: Die berufliche CS$_2$-Vergiftung in Italien. Klinik und Experimente. Arch. Gewerbepath. 2, 664 (1931). — RECTOR, L.: Psychische und nervöse Störungen im Ver-laufe der chronischen Schwefelkohlenstoffvergiftung. Schweiz. med. Wschr. 1945, 43. — RUBIN, H. H., and A. J. ARIEFF: CS$_2$ and H$_2$S; clinical study of chronic low-grade exposures. J. Industr. Hyg. a. Toxicol. 27, 123 (1945). — Arch. Industr. Hyg. a. Occup. Med. 2, 529 (1950).

TELEKY: Jber. preuß. Gewerbemedizinalräte 1924, 131. Veröff. Med.verw. 21, H. 4 (1926).

VIGLIANI, E. C.: L'intossicazione cronica de sulfuro da carbonio. Med. Lav. 37, 165 (1946). — Clinical observations on carbondisulfide intoxication in Italy. Ind. Med. a. Surg. 19, 240 (1950). — VIGLIANI, E. C., e C. L. CAZZULLO: Alterazioni del sistema nervoso cen-trale di origine vascolare nel sulfocarbonismo. Med. Lav. 41, 49 (1950). — VIZIANI, A.: Med. Lav. 24, 241 (1933). — VOITEL, K.: Über einen Fall von CS$_2$-Vergiftung. Zbl. Gewerbe-hyg. 16, 56 (1929).

WARNECKE, F.: Die gewerbliche CS_2-Vergiftung. Arch. Gewerbepath. 11, 198 (1941/42).
WEISE, W.: Magendarmerkrankungen durch chronische Schwefelkohlenstoff- und chronische Schwefelwasserstoffinhalation. Arch. Gewerbepath. 4, 220 (1933).
ZEGLIO, P.: The prognosis of carbon disulfide polyneuritis. Med. Lav. 37, 288 (1946).

Schwefelwasserstoff.

AHLBORG, G.: Arch. Industr. Hyg. a. Occup. Med. 3, 247 (1951).
BARTHELEMY, H. L.: The year's experience with industrial hygiene in connection with the manufacture of Viscose Rayon. J. Industr. Hyg. 21, 141 (1939).
FISCHER, O., u. E. STARKENSTEIN: Chronische berufliche Schwefelwasserstoffvergiftung. Slg Vergift.fälle 3 (B 31), 27 (1932). — FRITZ: Schwefelwasserstoffvergiftungen in einer Gerberei. Zbl. Gewerbehyg. 17, 191 (1930). — FLORET: Zbl. Gewerbehyg. 1, 397 (1913). — FLURY, F., u. F. ZERNIK: Schädliche Gase. Berlin 1931.
HENDERSON-HAGGARD: Noxious gases. 1927. — HERTZ, A.: Akute berufliche Schwefelwasserstoff-Vergiftung mit Herzbefund. Slg Vergift.fälle 3 (A 287), 277 (1932). — HOHEISEL u. KREMER: Reichsarb.bl. 1933, 47. — HOLTZMANN: Zbl. Gewerbehyg. 7, 214 (1919).
JAENSCH, P. A.: Zur Klinik und Therapie der Schwefelwasserstofferkrankungen der Augen. Arch. Gewerbepath. 1, 397 (1930).
KLEIN: Dtsch. Z. gerichtl. Med. 1, 228 (1922). — KRANENBURG, W. R. H., u. H. KESSENER: Schwefelwasserstoff- und Schwefelkohlenstoffvergiftungen. Zbl. Gewerbehyg. 2, 348 (1925).
LARSEN, V.: Acta ophthalm. (Københ.) 21, 271 (1944). — LEHMANN-HESS: Zit. nach FLURY-ZERNIK.
MACDONALD, J. M., and A. P. MCINTOSH: Fatalities from hydrogen sulfide in wells. Arch. Industr. Hyg. a. Occup. Med. 3, 445 (1951). — MCDONALD, R.: Commonwealth of Pennsylvania, Survey of CS_2- and H_2S-Hazards in the Viscose Rayon Industry. 1938.
PATISSIER: Traité des maladies des artisans. Paris 1822.
SCHEIDEMANTEL u. v. RAD: Spätfolgen nach Schwefelwasserstoffvergiftung. (Störungen der Herztätigkeit und Läsion der Stammganglien.) Münch. med. Wschr. 1933, 1494. — SERSON, H.: Reichsarb. bl. 1933, 20. —
TAUS: Zbl. Gewerbehyg. 8, 74 (1920). — TELEKY: Jber. preuß. Gewerbemedizinalräte 1926 u. 1928. — THIEL, R.: Klin. Mbl. Augenheilk. 81, 835 (1928). — TROISI, F. M.: Su alcuni casi di congiuntivite e di cheratite do idrigeno sulfurato in uno zuccherifico. Med. Lav. 44, 83 (1953).
WIGLESWORTH, J.: Brit. Med. J. 1892, 124.

Fluor.

AGATE, J. N. u. Mitarb.: Fluorosis Commitee, Med. Res. Council Mem. Nr 22. 1949.
BARTOLUCCI, A.: Casi interessanti de osteite malacica nei boveni. Mod. Zooiat. 23, 194 (1912). — BECK, E.: Erkrankungen und Verletzungen durch Flußsäure. Zbl. Chir. 75, 414 (1950). — BISHOP, P. A.: Amer. J. Roentgenol. 35, 577 (1936). — BLACK, G. V., and F. S. MCKAY: Mottled teeth. An endemic developmental imperfection of the enamel. Dent. Cosmos 58, 129, 781, 894 (1916). — BOWLER, R. G. u. Mitarb.: Brit. J. Industr. Med. 4, 216 (1947). — BRUN, G. G., H. BUCHWALD u. K. ROHOLM: Die Fluorausscheidung im Harn bei chronischer Fluorvergiftung von Kryolitharbeitern. Acta med. scand. (Stockh.) 106, 261 (1941).
CRISTIANI, H.: Emanations fluorés d'origine industrielle. Chim. et Ind. 17 (N. spec.) 158 (1927). — Le fluor des os dans l'intoxication fluorique. Ann. Hyg. publ., N. s. 8, 309 (1930).
FLEMMING-MØLLER u. SK. V. GUDJONSSON: Massive Fluorose der Knochen und Bänder. Reichsarb.bl. 13, 265 (1933). — FLURY, F.: Die Todesursache bei der Nebelkatastrophe im Maastal. Arch. Gewerbepath. 7, 117 (1937).
GAJDUSEK, C. D., and G. LUTHER: Fluoracetatpoisoning. Amer. J. Dis. Childr. 79, 310 (1950).
HARRIS, D. K.: Polymer-fume fever. Lancet 1951 II, 1008. — HARRISON, J. W. E., J. L. AMBRUS u. a.: Acute poisoning with sodium fluoroacetate (Compound 1080). J. Amer. Assoc. 149, 1520 (1952).
KILBORN, L. G., T. S. OUTERBRIDGE and HAI-PENG LEI: Beschreibung eines Falles von fortgeschrittener Fluorose. Canad. Med. Assoc. J. 92, 135 (1950).
LARGENT, E. J., P. G. BOVARD and F. H. HEYROTH: Roentgenograph. chang. and urinary fluoride excretion among workmen engaged in the manufacture of inorganic fluorides. Amer. J. Roentgenol. 65, 42 (1951). — LARNER, J.: Toxicological and metabolic effects of fluorine containing compounds. Ind. Med. a. Surg. 19, 534 (1950).

ROHOLM, K.: Fluorvergiftung, eine „neue" Krankheit. Klin. Wschr. **1936**, 1425. — Fluorine intoxication. A clinical-hygienic study. With a review of the literature and some experimental investigations. Copenhagen-London 1937. — Fluor und Fluorverbindungen. In HEFFTERS Handbuch der experimentellen Pharmakologie, Erg.-W. 7. 1938. — Fluorvergiftung. Eine Übersicht über die Rolle des Fluors in der Pathologie und Physiologie. Erg. inn. Med. **57**, 821 (1939).

SCHWARZ, L., u. W. DECKERT: Schädigung durch ein Flußsäure enthaltendes Fensterputzmittel. Zbl. Gewerbehyg. **18** (8), 125 (1931).

TELEKY, L.: Die Nebelkatastrophen. Ärztl. Wschr. **1952**, 18. — Nebel und Nebelkatastrophen. Arch. Gewerbepath. **13**, 6 (1954).

WILLIAMS, A. T.: Sodiumfluoracetate poisoning. Hospit. Corps Quarterly 21. Jan.-März 1948.

Nitrose Gase.

CHARLEROY, D. K.: U. S. Nav. Med. Bull. **44**, 435 (1945). — CRÄMER, G.: Die Lungenentzündung durch gasförmige Stickoxyde. Arch. Gewerbepath. **9**, 1 (1939). — CZAPLEWSKI: Vjschr. gerichtl. Med. **43**, 356 (1912).

FLURY, F., u. F. ZERNIK: Schädliche Gase, S. 80. Berlin 1931.

GUTMANN, C.: Berufliche Nitrosegase-Vergiftung. Slg Vergift.fälle **3** (A 286), 273 (1932). — HAMILTON, A.: Industrial Poisons in USA. 1925. — HERGT: Reichsarb.bl. **1931**, 207. — HOLSTE, A.: Beobachtungen bei Vergiftungen durch nitrose Gase am Menschen. Zbl. Gewerbehyg. **23**, 183 (1936).

KOELSCH: Handbuch der Berufskrankheiten, S. 241. Jena 1935.

OETTINGEN, W. F. v.: The toxicity and potential dangers of nitrous fumes. Publ. Health Bull. **272**, 1 (1941).

POTT: Eine Massenvergiftung durch salpetrigsaure Dämpfe. Dtsch. med. Wschr. **1884**, 452.

SCHULTZ-BRAUNS, O.: Die tödlichen Vergiftungen durch gasförmige Stickoxyde (Nitrosegase) beim Arbeiten mit Salpetersäure. (Zugleich ein Beitrag zur Kenntnis der ZENKERschen Degeneration des Herzens sowie der Bronchitis et Bronchiolitis obliterans und der miliaren karnifizierenden Pneumonie.) Virchows Arch. **277**, 174 (1930). — STRAUB: Nitrosevergiftung durch Filmbrand. Slg Vergift.fälle **3** (A 269), 225 (1932).

ZADEK: Berl. klin. Wschr. **53**, 246 (1916).

Säuredämpfe, Chlorgas. Andere Reizgase.

ANDERSON, A.: Possible longterm effects of exposure to sulfurdioxyde. Brit. J. Industr. Med. **7**, 82 (1950).

BAADER, E. W.: Das Chlorgasunglück von Walsum 4. April 1952. Wissenschaftl. Tagg der staatl. Gewerbeärzte Deutschlands, Mai 1952. Niederschrift herausgeg. vom Bundesministerium für Arbeit. — BALDI, G.: Patologia professionale da acetone e derivati alogenati, acido acetico, anidride acetica, cloruro di acetile, acetilacetone. Med. Lav. **44**, 403 (1953). — Patologia professionale da acetato di amile, di butile e di propile. Med. Lav. **44**, 469 (1953).

GOLDMAN, A., and W. T. HILL: Chronic pulmonary disease due to inhalation of sulfuric acid fumes. Arch. Industr. Hyg. a. Occup. Med. **8**, 205 (1953).

HAMILTON, A., u. H. L. HARDY: Industrial Toxicology, 2. Aufl., S. 29. 1949.

KOELSCH, F.: Die Gesundheitsverhältnisse der Arbeiter in der Säureindustrie. 4. Beih. zum Reichsarbeitsbl. 1929, S. 421. — KRAUS, M.: Berufsmerkmale der Zähne. Wien. klin. Wschr. **1915**, Nr 27.

LEWIN, L.: Gifte und Vergiftungen, S. 87. Berlin 1929.

Kohlenmonoxyd.

ABEL: Paraplegie dans l'intoxication oxycarbonée. Rev. Méd. de l'Est **1924**. — ACKERMANN, J. CH. G.: Ramazzinis Abhandlungen von den Krankheiten der Künstler und Handwerker neubearbeitet und vermehrt. Stendal **2**, 231 (1780). — ALPERS, B. J.: Amer. J. Med. Sci. **170**, 390 (1925).

BERGER, W., u. H. GRILL: Pernicious anemia from chronic carbon monoxide poisoning. Fol. haemat. (Lpz.) **54**, 398 (1936). — BINET, L., et CONTE: Semaine Hôp. Paris **12**, 1938 (1946). — BLOOMFIELD, J. J., and H. S. ISBELL: Publ. Health Rep. **1928**, 750. — BOURDON: Thèse de Paris. 1843.— BOURGUIGNON: Zit. nach DESOILLE. — BRAUN: Z. Neur. **1926**, 910. — BRANDT, A.: Über die chronische Kohlenoxydvergiftung und ihre besondere Wirkung auf das Zentralnervensystem. Arch. Gewerbepath. **5**, 433 (1934). — BROUARDEL: Zit. nach DESOILLE. — BROUARDEL u. Mitarb.: Ann. Hyg. publ. et Méd. lég. **21**, 376 (1894).

CLAUDE: Y a-t-il une polyneurite qui fait suite a l'intoxication oxycarbonée? Progrès méd. **19**, 265 (1913). — COURMONT et MOREL MOURIQUARD: Bull. Acad. Méd. Paris **64**, 491 (1910). — COMBY, J.: France méd. **2**, 377 (1882).

DERVILLÉE, P., L'EPÉE et L. LANTA: Résultats d'une enquête régionale sur les intoxications aigues des gazogènes pendant la période de guerre. Arch. Mal. profess. **7**, 489

(1946). — DESOILLE, H.: Les troubles nerveux dus aux asphyxies aiguës et plus spe-cialement à l'asphyxie oxycarbonée. Thèse de Paris. 1932. — Traité de méd. **4**, 453 (1948). — DETTLING: Die Eisenbahnkatastrophe im Rickentunnel (Schweiz). Arch. Gewerbepath. **5**, 677 (1934). — DEUTSCH, F., u. E. WEISS: Methylen-Zucker (Chromosmon) als Behandlungs-mittel bei Vergiftungen durch erstickende Gase. Wien. klin. Wschr. **1934** I, 618. — DIBELIUS, H.: Dtsch. Z. Nervenheilk. **145**, 131 (1938). — DRINKER, C. K.: Carbon monoxide asphyxia. New York 1938. — DRINKER, C. K., and W. B. CANNON: Carbon monoxyde asphyxia. The problem of resuscitation. J. Industr. Hyg. **4**, 463 (1922/23). — DUVOIR, M., et M. GAULTIER: Etude étiologique, clinique et chimique de 40 cas d'oxycarbonisme chronique professionnel. Arch. Mal. profess. **7**, 449 (1946). — DUVOIR, M., POLLET u. Mitarb.: Bull. méd. Hôp. Paris **55**, 741 (1939). — DUVOIR, M., et L. TRUFFERT: Arch. Mal. profess. **5**, 78 (1943). — DUVOIR, M., L. TRUFFERT et L. DÉROBERT: Recherches sur l'oxycarbonisme chronique. Arch. Mal. profess. **6**, 380 (1944/45).

ELLINGER: Gibt es eine chronische Kohlenoxydvergiftung? Slg Vergift.fälle **2** (B 17), 3 (1931). — ENGEL, H.: Arb. u. Gesdh. **1937**, 292. — ENZER, N., and S. SPILBERG: Gangrän der unteren Extremität nach CO-Vergiftung. Amer. J. Clin. Path. **16**, 111 (1946).

FLURY, F.: Moderne gewerbliche Vergiftungen in pharmakologisch-toxikologischer Hin-sicht. Arch. exper. Path. u. Pharmakol. **138**, 65 (1928). — FLURY, F., u. F. ZERNIK: Schäd-liche Gase. Berlin 1931. — FOWLER, P. B. S.: Gangrene of the leg following CO-asphyia. Lancet **1954** I, 240.

GNAUCK: Charité-Ann. **1883**. — GRUT, AAGE: Chronic carbon monoxide poisoning. Kopenhagen 1949. — GUILLAIN, G. R. THUREL, H. DESOILLE: Bull. Soc. méd. Hôp. Paris **47**, 36 (1931). —

HAGGARD, H. W., and L. A. GREENBURG: Methylene blue: a synergist, not an antidote, for carbon monoxide. J. Amer. Med. Assoc. **100**, 200 (1933). — HANSON, H. B., and A. B. HASTINGS: The effect of smoking on the carbon monoxide content of blood. J. Amer. Med. Assoc. **100**, 1481 (1933). — HAUSER, A.: Diss. Zürich 1914. — HÉDERER: Zit. nach RAYMOND u. VALLAUD. — HENDERSON-HAGGARD: Noxious Gases. 1927. — HERZOG, G.: Zbl. Path. **35**, 247 (1924/25). — HOFMANN-HABERDA: Lehrbuch der gerichtlichen Medizin, 11. Aufl. 1927. HSII, Y. K., and Y. L. CH'ENG: Cerebral subcortical myelinopathy in CO-poisoning. Brain **61**, 384 (1938). — HUG: Dtsch. Z. gerichtl. Med. **16**, 72 (1931).

INHELDER, E. H.: Diss. Zürich 1922.

JAKSCH, V.: NOTHNAGELS Handbuch, Bd. Vergiftungen, 1. Aufl. 1897. Zit. nach LITZNER.

KILLICK, E. M.: Die Kohlenoxydanämie. Physiologic. Rev. **20**, 313 (1940). — J. of Physiol. **107**, 27 (1948). — KLEBS: Virchows Arch. **1865**. — KOHN-ABREST: Extraction des gaz du sang. Elimination de CO en cas d'intoxication oxycarbonée aiguë et chronique. Ann. Méd. lég. etc. **1938**, 767. — KOHN-ABREST, E.: Recherches sur l'oxycarbonémie. Nouvelle technique. Arch. Mal. profess. **8**, 51 (1947). — KRAUSE: Acta psychiatr. (København) **5**, 473 (1930). — KROETZ, CHR.: Herzschädigungen nach CO-Vergiftungen. (Zugleich Bemerkungen zur Pathologie der Coronarthrombose.) Dtsch. med. Wschr. **1936**, 1365.

LEWIN, L.: Die Kohlenoxydvergiftung, S. 216, 309. Berlin 1920. — Gifte und Vergiftungen. 4. Ausgabe des Lehrbuches der Toxikologie, S. 63. Berlin 1929. — LITZNER, ST.: Kohlen-oxydvergiftung und Polycythämie. Arch. Gewerbepath. **1**, 749 (1930). — Kreislauf- und Herzschädigung bei Kohlenmonoxydvergiftung. Med. Klin. **1936**, 630. — LOEPER, M.: Oxycarbonémie ignorée. Bull. Acad. Méd. Paris **121**, 144 (1939). — LOEPER, U., et E. TONNET: Oxycarbonémie des asphyxiques. Bull. Soc. méd. Hôp. Paris **1940**. — LOEPER, M., A. VARAY, J. COTTET et J. LEVEILLE: Les retentissements viscéraux de l'intoxication oxycarbonée aiguë. Arch. Mal. profess. **6**, 1 (1944/45). — LÖWY: Z. Hals- usw. Heilk. **14**, 157 (1926). — LUMIO, JAAKKO, S.: (a) Acta oto-laryng. (Stockh.) Suppl. **57** (1948). — (b) Hearing deficiencies caused by carbon monoxide (generator-gas). — (c) Acta oto-laryng. (Stockh.) Suppl. **71** (1948).

MANKOWSKY: Z. Nervenheilk. **109**, 84 (1929). — MARY and MALLEY: Amer. J. Med. Sci. **145**, 865 (1913). — MATAUSCHEK: Wien. med. Wschr. **1927**. — MEIGS, J. W., and J. P. W. HUGHES: Acute carbonmonoxide poisoning. An analysis of 108 cases. Arch. Industr. Hyg. a. Occup. Med. **6**, 344 (1952).

NICLOUX, M.: L'oxyde de carbone et l'intoxication oxycarbonique. Paris 1925 u. 1932.

OETTINGEN, W. F. v.: Carbon monoxide: its hazards and the mechanism of its action. Publ. Health Bull. **290** (1944).

PANSKI: Neur. Zbl. **1902**. — PFEIL: Beih. z. Zbl. Gewerbehyg. **1**, H. 4, 52 (1926). — POH-LISCH: Mschr. Psychiatr. **70**, 339 (1928); **71**, 82 (1929).

RAYMOND, V., et A. VALLAND: L'oxyde de carbone et l'oxycarbonisme. Paris 1950. — ROST jr., E.: Beitrag zur Erkenntnis der Kreislaufverhältnisse bei Wiederbelebung durch Veränderung des intrapulmonalen Druckes. Z. exper. Med. **82**, 255 (1932). — RUGE: Arch. Psychiatr. **64**, 150 (1921/22).

SACHS, W.: Die Kohlenoxydvergiftung. Braunschweig 1900. — SCHMIDT, O.: (a) Der Kohlenoxydgehalt des Blutes bei Rauchern. Reichsgesdh.bl. **1940**, 53. — (b) Der Nachweis kleinster Kohlenoxydmengen im Blut. Dtsch. Z. gerichtl. Med. **32**, 404 (1940). — SCHWERMA, H., A. C. IVY, H. FRIEDMAN and E. LA BROSSE: A study of resuscitation from the juxtalethal effects of exposure to carbonmonoxide. Occupat. Med. **5**, 24 (1948). — SCOTT: Brit. Med. J. **1896** II, 907. — SHILLITO, F. H., C. K. DRINKER and SHAUGNESSY: The problems of nervous and mental sequelae in carbon monoxide poisoning. J. Amer. Med. Assoc. **106**, 669 (1936). — SOUPAULT, M., et R. FRANÇAIS: Deux cas de polynevrite toxique causée par un mélange de benzine et d'éther de petrole. Bull. Soc. méd. Hôp. Paris, III. s. **18**, 1054 (1901). — STAEMMLER, M., u. G. W. PARADE: Kohlenoxyd und Hypertonie. Klin. Wschr. **1939**, 1049. — STEARNS, W. H., C. K. DRINKER and T. J. SHAUGNESSY: EKG-Veränderungen bei 22 Fällen von CO-(Leuchtgas)-Vergiftung. Amer. Heart J. **15**, 434 (1938). — STEINMANN, B.: Z. Kreislauf-forschg **29**, 281 (1937). — SYMANSKI, H.: Serienvergiftung durch chronische Kohlenoxyd-einwirkung. Arch. Gewerbepath. **4**, 199 (1933). — Neuere Erkenntnisse über die akute und chronische Kohlenoxydvergiftung. Arbeitsmed. **1936**, H. 5.

WESTPHAL: Arch. f. Psychiatr. **47**, 843 (1910). — WILSON u. Mitarb.: J. Amer. Med. Assoc. **87**, 319 (1926). — WILSON, G., and N. W. WINKELMANN: J. Amer. Med. Assoc. **82**, 140 (1924). — WIMMER: Revue neur. **1**, 322 (1925).

ZIPF, H.: Rückenmarks-Querschädigung in Höhe des 3. und 2. Lendenwirbels nach CO-Vergiftung. Dtsch. Z. Nervenheilk. **142**, 39 (1937). — ZONDECK: Dtsch. med. Wschr. **1919**, 678.

Blausäure.

BAIL: Zit. nach FÜHNER. Dtsch. med. Wschr. **1919**, 847. — BRADSKY, M. H.: N. Y. State J. Med. **37**, 1031 (1937).

CHANET: Gaz. Hôp. **1847**, 374. — CHEN, K. K., CHARLES L. ROSE and G. H. A. CLOWES: The modern treatment of cyanide poisoning. J. Indiana State Med. Assoc. **37**, 344 (1944). — CHEN, K. K., and CH. L. ROSE: Nitrite and thiosulfate therapy in cyanide poisoning. J. Amer. Med. Assoc. **149**, 113 (1952).

DRINKER, PH.: Hydrocyanic acid gas poisoning by absorption through the skin. J Industr. Hyg. a. Toxicol. **14**, 1 (1932).

EDELMANN: Z. Nervenheilk. **72**, 259.

FLURY, F., u. F. ZERNIK: Schädliche Gase, S. 405. Berlin 1931. — FÜHNER, H.: Dtsch. med. Wschr. **1919**, 847.

HARDY, W. L., W. M. K. JEFFRIES u. a.: Thiocyanate effect following industrial cyanide exposure. New England J. Med. **242**, 968 (1950). — HASSELMANN, C. M.: Das Blutbild beim Arbeiten mit Blausäure und Zyklon-B. Eine gewerbehygienische Studie. I. Mitt. Arch. exper. Path. u. Pharmakol. **108**, 106 (1925). — Zwei Jahre Zyklon B — die Ent-wesungsmethode der Wahl. Münch. med. Wschr. **1925**, 97. — HERZOG, W.: Chemiker-Ztg **50**, 493 (1926). — HOFMANN, E. v.: Lehrbuch der gerichtlichen Medizin, 6. Aufl., 1893. — HOLTZMANN: Zbl. Gewerbehyg. **9**, 44 (1921). — HOPMANN: Slg Vergift.-fälle **3**, 107 (1932).

KEY-ABERG, ALGOT: Vjschr. gerichtl. Med. **55**, 76 (1918). — KOELSCH: Zbl. Gewerbehyg. **8**, 93, 101 (1920). — Z. Hyg. **101**, 190 (1923).

LEHMANN, K. B.: Bestehen gerechtfertigte hygienische Bedenken gegen die Verwendung von Blausäure und blausäurehaltigen Mitteln (Zyklon) als Vernichtungsmittel für Ungeziefer im großen (Entwesung). Münch. med. Wschr. **1920**, 1517.

MERZBACH, G.: Beil. z. Hyg. Rdsch. **9**, 45 (1899). — MITTENZWEIG: Z. Med.beamte **1**, 97 (1888).

POTTER, LLOYD, A.: The successful treatment of two recent cases of cyanide poisoning. Brit. J. Industr. Med. **7**, 125 (1950).

Reichsgesundheitsamt, Ratschläge über erste Hilfe und ärztliche Behandlung bei Blau-säurevergiftung. Reichsgesdh.bl. **17**, 143 (1942). — ROSENTHAL-DEUSSEN, E.: Vergiftungen mit Blausäure bei Entwesung einer Mühle. Klin. Wschr. **1928**, 500.

SCHMORL: Münch. med. Wschr. **1920**, 913. — SCHÜTZE: Arch. f. Hyg. **98**, 70 (1927). — SCHWARZ, L.: Z. Desinf. **1929**, H. 1. — SKRAMLIK, v.: Hyg. Rdsch. **29**, 781 (1919). — Öff. Gesdh.pfl. **4**, 380 (1919).

TINTEMANN: Dtsch. med. Wschr. **1906**, 1703. — TÖPPICH, G.: Zur Pathologie der sub-akuten Blausäure-Inhalationsvergiftung. Arch. Gewerbepath. **12**, 10 (1943).

VIGLIANI, E. C., e. C. ANGELERI: Med. Lav. **39**, 233 (1948).

WERNER, M.: Über die Symptome einer akuten Blausäure-Vergiftung mit besonderer Berücksichtigung der neurologischen Störungen. Slg Vergift.fälle **11** (A 853), 113 (1940). — WICKE, R.: Med. Welt **1935**, Nr 34. — WOLFSIE, J. H.: Treatment of cyanide poisoning in industry. Arch. Industr. Hyg. a. Occup. Med. **4**, 417 (1951). — WÜTHRICH, F.: Chronische Cyanvergiftung als gewerbliche Intoxikation. Schweiz. med. Wschr. **1954**, Beih. zu Nr 2, 105.

ZANGGER: Schweiz. Z. Unfallmed. **1928**, 160.

Calciumcyanamid.

COESTER: Diss. Kiel 1896.

FLURY, F., u. F. ZERNIK: Schädliche Gase. Berlin 1931.

GAERTNER, H.: Dtsch. med. Wschr. **1944**, 11. — GAULÉJAC, DE, et P. DERVILLIÉ: Arch. Mal. profess. **6**, 323 (1945).

HALD, J., E. JACOBSON, V. LARSEN: Mecanisme de l'hypersensibilité à l'alcool dans les intoxications par la cyanamide (mal rouge). Arch. Mal. profess. **10**, 232 (1949). — HAUSCHILD, F.: Tödliche Kalkstickstoffvergiftung und die Frage des gestörten Alkoholabbaues. Slg Vergift.fälle, Arch. Toxikol. **14**, 311 (1953).

KOELSCH, F.: Zbl. Gewerbehyg. **4**, 113 (1916). — Die Schädigungen der Haut durch Beruf und gewerbliche Arbeit, Bd. II, herausgeg. von K. ULLMANN. 1926.— KOHLMANN, G.: Beitr. Klin. Tbk. **96**, 592 (1941).

MANN: Klin. Wschr. **1928**, 569.

THIRY, U.: Arch. Mal. profess. **4**, 132 (1942).

Tabak, Nicotin.

BERNSTEIN, R.: Die Berufskrankheiten der Land- und Forstarbeiter. Stuttgart: Ferdinand Enke 1910. — Handbuch der Sozialen Hygiene, Bd. 2. 1926.

CURSCHMANN, H.: Münch. med. Wschr. **1905**, 1627.

DOWLING, F.: J. Amer. Med. Assoc. **53** (II), 1171 (1909).

ERBEN, F.: Vergiftungen. 1910.

FRANKL-HOCHWART: Die nervösen Erkrankungen der Tabakraucher. Wien 1912.

HIRT, L.: Die Krankheiten der Arbeiter, Bd. I, S. 157. 1871. — HOLTZMANN: Handbuch der Sozialen Hygiene, Bd. 2. 1926.

KEPP: Dtsch. Z. Nervenheilk. **146**, 182 (1938). — KOBRO, M. S.: Slg Vergift.fälle **9**, 111 (1938). — KRÜGER, E., ROSTOSKI u. SAUPE: Z. klin. Med. **107**, 365 (1928).

LEWIN: Gifte und Vergiftungen. 1929.

MAYOU, M. S.: Proc. Roy. Soc. Med. **20** (III), 1112 (1927). — MÜLLER, E. v., u. BERGHAUS: Z. Tbk. **44**, 273 (1926).

NEIDING: Dtsch. Z. Nervenheilk. **81**, 272 (1924).

STEPHANI: WEYLS Handbuch der Arbeiterkrankheiten, S. 631. 1908. — STEVENSON: California Med. **38**, 92 (1933).

THIELE: Der Einfluß der Erwerbs- und Arbeitsverhältnisse der Tabakarbeiter auf ihre Gesundheit. Berlin 1914.

UNGER: Pester Med. Chir. Presse **49**, Nr 31—39 (1913).

WILSON, J. B.: Brit. Med. J. **1930** II, 601.

Methylchlorid.

BAKER: J. Amer. Med. Assoc. **1928**.

DUVOIR, M., et M. GAULTIER: Bull. Soc. méd. Hôp. Paris **5**, 732 (1940).

FLURY, F., u. O. KLIMMER: Gewerbliche Chlormethylvergiftung. Slg Vergift.fälle **10** B seit 45 (1940).

GERBIS, H.: Eigenartige Narkosezustände nach gewerblicher Arbeit mit Chlormethyl. Münch. med. Wschr. **1914**, 879. — GOLDBACH, H. J.: Zur Kenntnis der Methylchloridvergiftung. Med. Klin. **1949**, 274.

HANSEN, H., N. K. WEAVER and F. S. VENABLE: Methylchloride intoxication. Arch. Industr. Hyg. a. Occup. Med. **8**, 327 (1953).

KEGEL, A. H., W. D. MCNALLY and A. S. POPE: Methyl chloride poisoning from domestic refrigerators. J. Amer. Med. Assoc. **93**, 353 (1929).

MCNALLY, W. D.: J. Industr. Hyg. a. Toxical. **28**, 94 (1946). — MOSKOWITZ, S., and H. SHAPIRO: Fatal exposure to methylen chloride vapor. Arch. Industr. Hyg. a. Occupp. Med. **6**, 116 (1952).

RAALTE, H. G. S. VAN, and H. G. E. C. THODEN VAN VELZEN: Methyl chloride intoxication. Industr. Med. **14**, 707 (1945).

SCHWARTZ, F.: Dtsch. Z. gerichtl. Med. **7**, 278 (1926).

YAGLOU, C. F., C. P. MCCORD and A. T. BARUCH: J. Amer. Med. Assoc. **1944**.

Methylbromid.

BENATT, A. J., and T. R. B. COURTNEY: Brit. J. Industr. Med. **5**, 21 (1948). — BILLET et ABEL: Gaz. Hôp. **113**, 464 (1940). — BING, R.: Schweiz. Rdsch. Med. **2**, 1167 (1910). — BRUHIN, J.: Percutane Vergiftungen mit Methylbromid bei der Schädlingsbekämpfung. Diss. Zürich 1942. Zit. nach Dtsch. Z. gerichtl. Med. **37**, 253 (1943).

DECHAUME, J., L. BOURRAT et SCHOTT: Intoxication par la bromure de methyle. Arch. Mal. profess. **7**, 44 (1946).

FLORET: Zbl. Gewerbehyg. **3**, 146 (1915).

GAYRAL, M.: Troubles vasomoteurs grave de l'extremite cephalique par intoxication par bromure de methyle. Arch. Mal. profess. **10**, 358 (1949). — GLASER, E.: Zur Kenntnis der gewerblichen Brommethylvergiftungen. Dtsch. Z. gerichtl. Med. **12**, 470 (1928). — GOLDSCHMID, E., u. E. KUHN: Zbl. Gewerbehyg. **8**, 28 (1920).

HEIMANN, H.: Poisoning as result of industrial exposure to MeBr. Industr. Bull. **23**, 103 (1944). — HOLLING, H. E., and C. A. CLARKE: Methylbromide intoxication. J. Roy. Nav. Med. Serv. **30**, 218 (1944).

INGRAM, F. R.: Methylbromide fumigation and control in the date-packing industry. Arch. Industr. Hyg. a. Occupp. Med. **4**, 193 (1951). — IRSIGLER, F. J.: A case of Methylbromid poisoning simulating rupture of an intracranial aneurisme. South Afric. Med. J **25**, 949 (1951).

JAQUET, A.: Dtsch. Arch. klin. Med. **71**, 370 (1901). — JONG, R. N. DE: J. Amer. Med. Assoc. **125**, 702 (1944).

MACDONALD, A. C., J. C. MAURO and G. L. SCOTT: Fatal case of poisoning due to inhalation of Methylbromid. Brit. Med. J. **1950 II**, 441. — MAZEL, P., J. BOURRET et L. ROCHE: L'intoxication familie de cinq personnes au êcurs d'une desinsectisation par le bromure de methyle. Trois morts. Arch. Mal. profess. **7**, 38 (1946). — MEIXNER, K.: Beitr. gerichtl. Med. **8**, 10 (1928). — MICHAUX, J., A. CLERCY et G. LECHEVALLIER: A propos de 13 cas d'intoxication par le bromure de méthyle dont 7 collectifs et 2 mortels. Arch. Mal. profess. **6**, 143 (1944/45).

NAGER, G.: Schweiz. med. Wschr. **1948**, 1280.

PRAIN, J. H., and G. H. SMITH: A clinical-pathological report of eight cases of Methylbromide poisoning. Brit. J. Industr. Med. **9**, 44 (1952).

SCHIFFERLI, E.: Intoxications par le bromure de methyl. Rev. méd. Suisse rom. **62**, 244 (1942). — SCHULER, F.: Vergiftungen durch Brommethyl. Vjschr. öff. Gesdh.pflege **31**, 696 (1899).

WATROUS, R. M.: Industr. Med. **11**, 575 (1942). — WYERS, H.: Brit. J. Industr. Med. **2**, 24 (1945).

Methyljodid.

GARLAND, A., and F. E. CAMPS: Methyl jodide poisoning. Brit. J. Industr. Med. **2**, 209 (1945).

JAQUET: Dtsch. Arch. klin. Med. **71**, 370 (1901).

Tetrachlorkohlenstoff.

ABBOTT, G. A., and M. J. MILLER: Carbontetrachlorid poisoning. U.S. Publ. Health Rep. **63**, 1619 (1948). — ADAMS, E. M., H. C. SPENCER u. Mitarb.: ¡Vapor toxicity of CCl₄ determined on laboratory animals. Arch. Industr. Hyg. a. Occupp. Med. **6**, 50 (1952). — ALLEBACH, H. K. B., and W. R. MCPHEE: Carbon tetrachloride poisoning. Missouri Med. **50**, 106 (1953). — ASHE, WM. F., and SEATON SAILER: Fatal uremia following single exposure to carbon tetrachloride fumes. Ohio Med. J. **38**, 553 (1942).

BEATTIE, J., P. H. HERBERT, C. WECHTEL and C. W. STEELE: Brit. Med. J. **1944**, 209, 847. — BROWNING, E.: Toxicity of Industrial organic solvents. Med. Res. Counc.-Ind. Health Res. Board Rep. No 80. London 1937.

CLINTON, M. jr.: Renal injury following exposure to carbon tetrachloride. New England J. Med. **237**, 183 (1947). — *Committee on Pharmacy and Chemistry of the Amer. Med. Assoc.* Amer. Med. Assoc. **133**, 107 (1947). — COOK, W. C.: Maximum allowable concentrations of industrial atmospheric contaminants. Industr. Med. **14**, 939 (1945). — CORCORAN, A. C., R. D. TAYLOR and IRVINE H. PAGE: Acute toxic nephrosis. A clinical and laboratory study based on a case of CCl₄ poisoning. J. Amer. Med. Assoc. **123**, 81 (1943). — CURSCHMANN: Lehrbuch der Arbeitsversicherungsmedizin. Leipzig 1913.

DAVIS, P. A.: Carbon tetrachloride as an industrial hazard. J. Amer. Med. Assoc. **103**, 962 (1934). — DILLENBERG, S. M., and C. M. THOMPSON: Carbon tetrachloride poisoning. Mil. Surgeon **97**, 39 (1945). — DOYLE, W. E., and CH. BAKER: Industr. Med. **13**, 184 (1944). — DUDLEY, S. F.: Toxic nephritis following exposure to carbon tetrachloride and smoke fumes. J. Industr. Hyg. **17**, 93 (1935). — DUVOIR u. Mitarb.: Hépato-néphrite aiguë azotémique par tetrachlorure de carbone chez un plombier. Arch. Mal. profess. **7**, 207 (1946).

EDDY, J. H.: Industr. Med. **14**, 283 (1945). — J. Amer. Med. Assoc. **128**, 994 (1945). J. Amer. Med. Assoc. **133**, 107 (1947).

FAIRHALL, L. T.: Carbontetrachloride. Ind. Newsletters 8, 7 (1948). — FARRELL, CH. L., and L. A. SENSEMAN: Carbon tetrachloride polyneuritis. A case report. Rhode Island Med. J. **27**, 334 (1944). — FARRIER, R. M., and R. H. SMITH: Carbon tetrachloride nephrosis. J. Amer. Med. Assoc. **143**, 965 (1950). — FAWCETT, H. H.: Carbontetrachloride mixtures in fire fighting. Arch. Industr. Hyg. a. Occup. Med. **6**, 435 (1952). — FRIEDBERG, CH. K.:

Congestiv heart failure of renal origin. Pathogenesis and treatment in four cases of CCl₄ nephrosis. Amer. J. Med. **9**, 164 (1950).

GAUTIER u. Mitarb.: Bull. Soc. méd. Hôp. Paris **49**, 1638 (1933). — GOCHER, T. E. P.: Carbon tetrachloride poisoning. Northwest Med. **43**, 228 (1944). — GUICHARD, A., CORTET and L. ROCHE: Intoxication mortelle par le tétrachlorure decarbone. Arch. Mal. profess. **9**, 55 (1948).

HAGEN, J.: Ein Fall von Tetrachlorkohlenstoff-Vergiftung mit symptomatisch-toxischer Epilepsie. Slg Vergift.fälle **10** (A 814), 169 (1939).— HAGEN, W. S., ALEXANDER u. PEPPARD: Minnesota Med. **23**, 175 (1940). — HAYHURST, E.: Bericht über einige Fälle gewerblicher Erkrankungen. Ber. 8. internat. Kongr. Unfallmed. u. Berufskrkh. **2**, 1175 (1938). — HENGGE- LER, A.: Schweiz. med. Wschr. **1931**, 233. — HILLEMAND u. Mitarb.: Bull. Soc. méd. Hôp. Paris **64**, 710 (1948). — HOFFMANN, L., and R. R. GRAYSON: CCl₄ Nephrose. U.S. Armed Forc. Med. J. **2**, 755 (1951). — HUMPERDINCK: Tödliche Vergiftung durch Tetrachlor- kohlenstoff. Reichsarbeitsbl. **16**, 26 (1936).

KOELSCH, F.: Zbl. Gewerbehyg. **4**, 69 (1916). — KONWALER, B. E., and C. B. NOYES jr.: CCl₄ poisoning. Report of a case. California Med. **61**, 16 (1944).

LECORNU et PECKER: Brux. méd. **12**, 480 (1931/32). — LEHMANN, K. B.: Führt die technische Verwendung von Tetrachlorkohlenstoff zu hygienischen Gefahren? Zbl. Gewerbe- hyg., N. F. **7**, 123 (1930). — LÖWY, JULIUS: Die chronische Vergiftung mit Tetrachlorkohlen- stoff. Arch. Gewerbepath. **6**, 157 (1935).

MARTIN, E.: A propos d'un cas d'intoxication par le tetrachlorure de carbone. Arch. Gewerbepath. **5**, 208 (1934). — McBIRNEY, R. S.: Carbon tetrachloride poisoning. N. Y. State Dep. o. Labor. Monthly Rev. **33**, 1 (1954). — MILLER, L. L.: Nutritional factors affecting the toxicity of halogenated hydrocarbons. Occupat. Med. **5**, 194 (1948). — MOON, H. D.: The pathology of fatal carbontetrachloride poisoning. Amer. J. Path. **26**, 1041 (1950).

PASTEUR, VALLEY-RADOT u. Mitarb.: Bull. Soc. méd. Hôp. Paris **54**, 803 (1938). — PERRY, TH. M.: Arch. of Path. **26**, 923 (1938). — POINDEXTER, C. A., and C. H. GREENE: Toxic cirrhosis of the liver. J. Amer. Med. Assoc. **102**, 2015 (1934).

ROSS-SMITH, A.: Duodenal ulcer following exposure to carbon tetrachloride. Report of two cases. J. Industr. Hyg. **29**, 134 (1947). — Optic atrophy following inhalation of carbontetrachloride. Arch. Industr. Hyg. a. Occup. Med. **1**, 348 (1950).

SCHÜTZ, H.: Über ein hepatorenales Syndrom bei Tetrachlorkohlenstoffvergiftung. Arch. Gewerbepath. **8**, 469 (1938). — SHILS, L. M. E.: J. Amer. Diet. Assoc. **24**, 473 (1948).— SMETANA, H.: Arch. Int. Med. **63**, 760 (1939). — SMYTH, H. F., H. F. SMYTH jr. and CH. P. CARPENTER: The chronic toxicity of carbon tetrachloride; animal exposures and field studies. J. Industr. Hyg. a. Toxicol. **18**, 277 (1936). — SPECKMANN: Über Pankreasschädigungen durch CCl₄. Ärztl. Wschr. **1953**, 1051. — STEWART, A., and L. J. WITTS: Chronic CCl₄ intoxication. Brit. J. Industr. Med. **1**, 11 (1944). — STOBBE, C. D.: Fatal renal disease in carbontetrachloride poisoning. Ohio Med. J. **43**, 1245 (1947).

THOMPSON, CH. M.: Amer. J. Roentgenol. **55**, 16—19 (1946).

UMIKER, W., and J. PEARCE: Nature and genesis of pulmonary alterations in CCl₄ poi- soning. Arch. of Path. **55**, 203 (1953).

WILLARTS: Zit. nach KONWALER. — WIRTSCHAFTER, Z. T.: Toxic amblyopia and accom- panying physiological disturbances in carbon tetrachloride poisoning. Amer. J. Publ. Health **23**, 1035 (1933). — WOODS, W. W.: J. of Path. **58**, 767 (1946).

Phosgen.

BREZINA, E.: Internationale Übersicht über Gewerbekrankheiten für die Jahre 1914 bis 1918. Berlin: Springer 1921.

FIELDNER, A. C., and S. H. KATZ: Gases produced in the use of carbon tetrachloride and foamite fire extinguishers in Mines. U.S. Bur. Mines Rep. Invest., Ser. No 2262, **1921**.

HAMILTON, ALICE: Industrial Poisons in the U.S. New York 1925. — HEGLER, C.: Über Massenvergiftungen durch Phosgen in Hamburg. I. Klinische Beobachtung. Dtsch. med. Wschr. **1928**, 1551.

MAYER, H.: Über Massenvergiftungen durch Phosgen in Hamburg. III. Der Abbau des Blutfarbstoffes durch Phosgen. Dtsch. med. Wschr. **1928**, 1557.

RAMBOUSEK, J.: Gewerbliche Vergiftungen. Leipzig 1911. — RICKER, G.: Beiträge zur Kenntnis der toxischen Wirkung des Chlorkohlenoxydgases (Phosgens). Sammlung klinischer Vorträge. Innere Medizin, Bd. 13, Nr 256/260. Leipzig 1914—1919.

SPOLYAR, L. W., R. N. HARGER u. a.: Generation of phosgen during operation of tri- chloroethylene degreaser. Arch. Industr. Hyg. Occup. Med. **4**, 156 (1951).

WOHLWILL, F.: Über Massenvergiftungen durch Phosgen in Hamburg. II. Zur patho- logischen Anatomie der Phosgenvergiftung. Dtsch. med. Wschr. **1928**, 1553.

Tetrachloräthan.

BOIDIN, L., L. RONQUER et G. ALBOT: Bull. Soc. méd. Hôp. Paris **54**, 961 (1930). — BROWNING, E.: Toxicity of industrial solvents. Med. Res. Counc.-Ind. Health Res. Board Rep. No 80. London 1937.

COYER, H. A.: Industr. Med. **13**, 230 (1944).

FISINGER, N. u. Mitarb.: Ann. Méd. lég. etc. **3**, 76 (1923). — FLURY-ZERNIK: Schädliche Gase, S. 328. Berlin 1931. — FRIEDMAN, N. H.: U. S. Nav. Med. Bull. **41**, 1792 (1943).

GRIMM, V., HEFFTER u. JOACHIMOGLU: Vjschr. gerichtl. Med. Suppl. **48** (1914). — GURNEY, R.: Gastroenterology **1**, 1112 (1943).

KEITH MANT, A.: Acuta tetrachlorethane poisoning. Brit. Med. J. **1953** I, 655. — KOELSCH, F.: Gewerbliche Vergiftungen durch Zelluloidlacke in der Flugzeugindustrie. Münch. med. Wschr. **62**, 1567 (1915).

LACHNIT, V.: Die Trichloräthylenvergiftung. Wien. med. Wschr. **1949**, 338. — LEHMANN, K. B.: Die 13 wichtigsten Chlorkohlenwasserstoffe der Fettreihe vom Standpunkt der Gewerbehygiene. Arch. f. Hyg. **116**, 131 (1936). — LEJEUNE, E.: Schwierigkeiten der Diagnose beruflicher Vergiftungen für den praktischen Arzt. (Tetrachloräthanvergiftungen.) Arch. Gewerbepath. **5**, 274 (1934). — LERI, A.: Ann. Méd. lég. etc. **3**, 85 (1923). — LERI, A., et BREITEL: Bull. Soc. méd. Hôp. Paris **46**, 1406 (1922).

MINOT, G. R., and L. W. SMITH: Trans. Assoc. Amer. Physicians **36**, 340 (1921).

OHNESORGE: Gewerbliche Tetrachloräthanvergiftung durch Zaponlack. Dtsch. med. Wschr. **1930**, 961.

PARMENTER: Tetrachlorethane poisoning and its prevention. J. Industr. Hyg. **2**, 456 (1921).

SCHULTZE, E.: Berl. klin. Wschr. **57**, 941 (1920). — SHERMAN, J. B.: Eight cases of acute tetrachlorethane poisoning. J. Trop. Med. **55**, 139 (1952).

WILLCOX: Lancet **1915** I, 545. — WILSON, R. H., and D. R. BRUMLEY: Industr. Med. **13**, 233 (1944).

ZOLLINGER, F.: Ein Beitrag zur gewerbepathologischen Bedeutung des Tetrachloräthans. Arch. Gewerbepath. **2**, 298 (1931).

Dichloräthan.

BLOCH, W.: Zwei Fälle von Vergiftung durch Dichloräthan, benützt als Berauschungsmittel. Schweiz. med. Wschr. **1946**, 1078. — BRASS, K.: Über tödliche Dichloräthanvergiftung. Dtsch. med. Wschr. **1949**, 553.

FLURY, F., u. W. NEUMANN: Naturforsch. u. Med. **63**, 205 (1948).

HAMILTON, A., and H. L. HARDY: Industrial toxicology. New York 1949. — HOLTZMANN: Tödliche Vergiftung durch Äthylendichlorid. Arbeitsschutz **1943**, 21. — HUEPER and SMITH: Amer. J. Med. Sci. **189**, 758 (1935).

JORDI, A.: Gewerbliche Vergiftungen durch symmetrisches Dichloraethan-1,2. Z. Unfallmed. u. Berufskrkh. **37**, 131 (1944).

MCNALLY, WM. D., and G. FOSTVEDT: Ethylene dichloride poisoning. Industr. Med. **10**, 373 (1941).

ROUBAL: Czech. Med. J. **1947**, 263. Ref. J. Industr. Hyg. a. Toxicol. **30**, (Abstr.) 60 (1948).

WIRTSCHAFTER and SCHWARTZ: Acute ethylene dichloride poisoning. J. Industr. Hyg. a. Toxicol. **21**, 126 (1939).

Trichloräthylen.

AHLMARK, A., and SVEN FORSSMAN: Evaluating trichlorethylene exposure by urine analysis for trichloracetic acid. Arch. Industr. Hyg. a. Occup. Med. **3**, 387 (1951). — ANTONIOLI, E., e A. RIGOLA: Med. Lav. **37**, 119 (1946).

BAADER, E. W.: Tätigkeitsbericht der Abteilung für Gewerbekrankheiten des Kaiserin Auguste Viktoriakrankenhauses in Berlin-Lichterfelde. Zbl. Gewerbehyg. **1927**, 391. — BELL, A.: Death from trichlorethylene in a dry-cleaning-establishment. New Zealand Med. J. **50**, 119 (1951). — BROWNING, E.: Toxicity of industrial organic solvents. Med. Res. Counc., Ind. Health Res. Board Rep. No 80. London 1937. — BRÜNING, A.: Tödliche Trichloräthylen-Vergiftung. Slg Vergift.fälle **2** (A 178), 219 (1931).

CARPENTER, C. P.: The chronic toxicity of tetrachlorethylene. J. Industr. Hyg. a. Toxical. **19**, 323 (1937). — CARRIE, PERRAULT et BOURDIN: Arch. Mal. profess. **3**, 345 (1941). — COLER, H. R., and H. R. ROSSMILLER: Tetrachlorethylene exposure in a small industry. Arch. Industr. Hyg. a. Occup. Med. **8**, 227 (1953).

DUVOIR, M., et H. GRIFFON: Ann. Méd. lég. etc. **22**, 170 (1942). — DUVOIR, M., CH. PAUL, H. GRIFFON, L. DÉROBERT et L. TRUFFERT: Intoxication subaiguë fatale par le trichloréthylène. Ann. Méd. lég. etc. **23**, 43 (1943).

GERBIS, H.: Zwei Erkrankungen an Angina pectoris infolge Einatmung von Trichloräthylen. Arch. Gewerbepath. 7, 421 (1937). — GERMAIN, A., et J. MARTY: Bull. Soc. méd. Hôp. Paris 6, 1044 (1947). — GROETSCHEL, H.: Vorübergehende Leberstörung nach akuter Vergiftung durch Trichloräthylen. Ber. 8. internat. Kongr. Unfallmed. u. Berufskrkh. 2, 915 (1939).

HANSEN: Tödliche Trichloräthylenvergiftung bei Drüsen- und Miliartuberkulose. Slg Vergift.fälle 7 (A 624), 143 (1936). — HEUNER, W., u. E. PETZOLD: Schwere Vergiftungen an einem Sauerstoffatmungsgerät (durch Trichloräthylen?). Zbl. Arbeitsmed. u. Arbeitsschutz 2, 4 (1952). — HOLSTEIN, E.: Beiträge zur Trichloräthylenvergiftung. Zbl. Gewerbehyg. 14, 49 (1937). — HUMPERDINCK, K.: Hat Trichloräthylen eine leberschädigende Wirkung? Med. Klinik 1951, 1129.

KALINOWSKI, L.: Z. Neur. 110, 244 (1927). — KOCH: Veröff. Gewerbe- und Konstit.-path. 1931, H. 32. — KUNZ u. ISENSCHMID: Zur toxischen Wirkung des Trichloräthylens auf das Sehorgan. Klin. Mbl. Augenheilk. 94, 577 (1935).

LEWIN: Z. dtsch. Öl- u. Fettindustr. 40 (1920). Zit. nach STÜBER.

MATRUCHOT: Thèse de Paris. 1937. — MERVILLE et MARCHANT-ALPHANT: Ann. Méd. lég. etc. 23, 167 (1943). — MEYER, H.: Klin. Mbl. Augenheilk. 82, 309 (1929).

NEBULONI: Zit. nach NUN. — NIEDERLAND: Chirurg 5, H. 6 (1933). — NUN, C.: Thèse de Bordeaux. 1938/39.

PERSSON, H.: Poisoning by trichlorethylene. Acta med. scand. (Stockh.), Suppl. 59, 410 (1934). — PFREIMBTER, R.: Berufli che Trichloräthylenvergiftung. Slg Vergift.fälle 4 (A 299), 5 (1933). — PIÉDELIÈVRE, R., H. GRIFFON et L. DÉROBERT: Ann. Méd. lég. etc. 23, 43 (1943). PLESSNER: Mschr. Psychiatr. 39, 129 (1916).

ROCCO, A.: Rass. Med. appl. Lav. industr. 16, 141 (1947). — RUDIN, R.: Über tödliche Vergiftungen mit Trichloräthylen. Schweiz. med. Wschr. 1951, 1118.

STÜBER, K.: Gesundheitsschädigungen bei der gewerblichen Verwendung des Trichloräthylens und die Möglichkeiten ihrer Verhütung. Arch. Gewerbepath. 2, 398 (1931).

TELEKY: Ärztl. Sachverst.ztg 37, 147 (1931). — TRILLAT, M.: Ann. Hyg. publ. 15, 434 (1937).

UHRY, P., et J. L. NEEL: Intoxications professionelles par trichloréthylène. Semaine Hôp. Paris 24, 569 (1948).

VALLÉE, G., et J. LECLERQ: Ann. Méd. lég. etc. 15, 10 (1935).

WILLCOX, W.: Brit. Med. J. 104, (1934).

ZANGGER: Zit. nach BAADER.

Chlorhydrin.

BALLOTA, F., P. BERAGNI and F. M. TROISI: Actute poisoning caused by ingestion of ethylene chlorohydrin. Brit. J. Industr. Med. 10, 161 (1953). — BUSH, A. F., H. K. ABRAMS and H. V. BROWN: Fatality and illness caused by ethylene chlorhydrin in an agricultural occupation. J. Industr. Hyg. a. Toxicol. 31, 352 (1949).

DIERKER, HUGH, and P. G. BROWN: Study of a fatal case of ethylene chlorhydrin poisoning. J. Industr. Hyg. a. Toxicol. 26, 277 (1944).

GOLDBLATT, M. W., and W. E. CHIESMAN: Toxic effects of ethylene chlorhydrin. Brit. J. Industr. Med. 1, 207 (1944).

KOELSCH: Die Giftigkeit des Äthylenchlorhydrins. Zbl. Gewerbehyg. 14, 312 (1927).

MIDDLETON: Fatal case of poisoning by ethylene chlorhydrin. J. Industr. Hyg. a. Toxicol. 12, 265 (1930).

SMYTH, H. F., and CH. P. CARPENTER: Note upon thy toxicity of ethylene chlorhydrin by skin absorption. J. Industr. Hyg. a. Toxicol. 27, 93 (1945).

Gechlorte Naphthaline und Dyphenyle.

BRAUN, W.: Chlorakne 1955. — BROWN, S.: Effects of chlorinated hydrocarbons. J. Industr. Hyg. a. Toxicol. 19, 302 (1937).

COTTER, L. H.: J. Amer. Med. Assoc. 125, 273 (1944). — COURTOIS-SUFFIT: Ann. Méd. lég. etc. 14, 422 (1934).

DRINKER, C. K., M. F. WARREN and G. A. BENNETT: The problem of possible systemic effects from certain chlorinated hydrocarbons. J. Industr. Hyg. a. Toxicol. 19, 283 (1937).

FLINN, F. B., and N. E. JARVIK: Proc. Soc. Exper. Biol. a. Med. 35, 118 (1936). — Liver lesions caused by chlorinated naphthalene. Amer. J. Hyg. 27, 19 (1938).

GREENBURG, L., M. R. MAYERS and A. R. SMITH: The systemic effects resulting from exposure to certain chlorinated hydrocarbons. J. Industr. Hyg. a. Toxicol. 21, 29 (1939).

HERXHEIMER: Über Chlorakne. Münch. med. Wschr. 1899, 278.

MITTELSTÄDT, O.: Gewerbeschädigungen durch Haftax (Trichlornaphthalin.) Diss. Jena 1935. 19 S.

TELEKY: Die Pernakrankheit (Chloracne). Klin. Wschr. 1927, 845, 897. — TOURRAINE et MÉNÉTREL: Ann. Méd. lég. etc. 14, 422 (1934).

Nitroglycerin.

ARLIDGE, J. T.: The hygiene diseases and Mortality of occupations. London 1892.
BRESSLER, R.: Nitroglycerin reactions among pharmaceutical workers. Industr. Med.
18, 519 (1949). — BROSE, L. D.: Amaurosis following the entrance of a well after the use
of dynamite. Arch. Ophthalm. 28, 402 (1899).
ERBEN, F.: Vergiftungen, 2. Teil. Wien 1910.
GERLE, B.: Dynamit encephalosis. Acta psychiatr. (København.) 21, 319 (1946).
HEITZ, J.: De l'etat cardiovasculaire des ouvriers fabriquant ou maniant habituellement
la nitroglycerin. Arch. Mal. du coeur 17, 578 (1924). — HESS, W.: Erfahrungen über gewerb-
liche Intoxikationen und deren Bezug zum Schweizerischen Fabrikgesetz. Diss. Zürich 1911.
Internationales Arbeitsamt: Health and Occupation, No 253. 1933.
LAWS, C. E.: Nitroglycerin head. J. Amer. Med. Assoc. 54, 793 (1910).
RABINOWITSCH, J. M.: Acut Nitroglycerin poisoning. Canad. Med. Assoc. J. 50, 199 (1944).
WEINER, J. S., and M. L. THOMSON: Observations on the toxic effects of cordite. Brit.
J. Industr. Med. 4, 205 (1947).

Benzol.

AGASSE-LAFONT, E., et F. HEIM: Recherches sur l'hygiène du travail industriel. Paris
1932. — ALBRECHT, C.: Unter dem Bilde eines Hirntumors verlaufende chronische Benzol-
intoxikation. Mschr. Psychiatr. 82, 108 (1932). — ASKEY, J. M.: Aplastic anemia due
to benzole poisoning. California Med. 29, 262 (1928). — AUBERTIN, CH., et MAY-DAR-
LOVSKY: Hémopathie benzolique atypique: angines à répétition sans neutropénie. Presse
méd. 1940, 560.
BORBÉLY, F.: Erkennung und Behandlung der organischen Lösungsmittel-Vergiftung.
Bern 1946.— BORRMANN, G.: Zur Diagnose und Therapie der chronischen Benzolvergiftung.
Arch. Gewerbepath. 8, 194 (1938). — BOUSSER, J., CL. ALBAHARY et S. TARA: Aspects aty-
piques des hemopathies benzoliques. Arch. Mal. profess. 13, 20 (1952). — BOUSSER, J., R.
NEYDE et A. FABRE: Un cas d'hémopathie benzolique très retardée à type de lymphosarcome.
Bull. Soc. méd. Hôp. Paris 63, 1000 (1947). — BOUSSER, J., et S. TARA: A propos de trois
cas de leucémie myéloïde chronique provoqués par le benzol. Arch. Mal. profess. 12, 399
(1951). — BOWDITCH, M., and H. B. ELKINS: Chronic exposure to benzene (benzol). I. The
industrial aspects. J. Industr. Hyg. a. Toxicol. 21, 321 (1939). — BOWERS, V. H.: Reaction
of human blood-forming tissues to chronic benzene exposure. Brit. J. Industr. Med. 4, 87
(1947). — BROWNING, E.: Toxicity of industrial organic solvents. Med. Res. Council, Ind.
Health Res. Board, Rep. No 80. London 1937. — BUCHMANN, E.: Zur Frage der akuten
Benzolvergiftung. Klin. Wschr. 1911, 936.
CALAMITA: Boll. Ispettor. Medico Roma 1921. — CASTROVILLI, G.: Med. Lav. 28, 106
(1937). — CAVIGNEAU, R., CH. FUCHS e S. TARA: Les alterations du fond d'oeil suiventelles les
alterations sanguines de l'intoxication benzolique? Arch. mald. profess. 11, 38 (1950). —
CESARO, A. N.: Med. Lav. 37, 151 (1946). — COOK, W. A.: Maximum allowable concentrations of industrial atmospheric contaminants. Industr. Med. 14, 939 (1945).
DEBRAY, M., J. HUGUIER, PROVENDIER, CH. TRIBEUX et J. VINCENZ: Un cas d'hemo-
pathie benzolique traitée par transfusion sanguines, penicilline et transplats d'os spongieux.
Bull. Soc. méd. Hôp. Paris 1950, 1069. — DELORÉ et BORGOMANO: Leucémie aiguë au
cours de l'intoxication benzénique. J. Méd. Lyon 9, 227 (1928). — DIMMEL, H.: Vergiftungen
mit aromatischen Substanzen. Wien. med. Wschr. 1932, 526. — Zur Klinik der chronischen
Benzolvergiftung. Arch. Gewerbepath. 4, 414 (1939). — DULONG DE ROSNAY: Zit. nach
BOUSSER u. TARA. — DUVOIR, M., et L. DÉROBERT: Sang 15, 267 (1942/43). — DUVOIR,
M., L. DÉROBERT et ALBAHARY: Examen anatomo-pathologique d'un cas d'anémie mortelle
survenue vingt mois après la cessation du travail dans le benzol. Sang 15, 356 (1943). —
DUVOIR, M., L. POLLET et M. ARNOLDSON: Bull. Soc. méd. Hôp. Paris 54, 359 (1938).
ENGEL, H.: Benzin- und Benzolkohlenwasserstoffe als Lösungsmittel. Reichsarb.bl. 20
(N. F. 3), 133 (1940). — ERF, L. A., and C. P. RHOADS: The hematological effects of benzene
(benzol) poisoning. J. Industr. Hyg. a. Toxicol. 21, 421 (1939).
FABRE, R. et A.: Sur le dosage du benzène et du toluène dans l'air des ateliers et dans le
sang des ouvriers manipulant ces solvants. Arch. Mal. profess. 9, 97 (1948). — FALCONER,
E. H.: Instance of lymphatic leukaemia following benzole poisoning. Amer. J. Med. Sci. 186,
353 (1933).—FAURÉ-BEAULIEU et LÉVY-BRUHL: Intoxication benzolique professionnelle. Bull.
Soc. méd. Hôp. Paris 46, 1466, 1543 (1922). — FAVRE-GILLY, MOREL et Mlle BRUEL: Syndrome
hémorragique benzolique avec simple altération morphologique des plaquettes. De l'utilité
d'examen systématique des plaquettes sur lame chez les ouriers exposés au benzol. Arch.
Mal. profess. 9, 274 (1948). — FLORET, F.: Neuere Beobachtungen über gewerbliche Schädigungen durch Kohlenwasserstoffe. Zbl. Gewerbehyg. 13, 7 (1926). — FLURY, F., u. W. NEU-
MANN: Gutachten. 1942. Zit. in Naturforschung und Medizin in Deutschland 1939—1946,
Bd. 63 S. 203 und bei ULLMANN. — FLURY, F.: Moderne gewerbliche Vergiftungen in phar-

makologisch-toxikologischer Hinsicht. Arch. exper. Path. Pharmakol. **138**, 65 (1928). — FORSSMAN, S., and K. O. FRYKHOLM: Benzene poisoning. II. Examination of workers exposed to benzene with reference to the presence of estersulfate, muconic acid, urochrome A and polyphenols in the urine together with vitamin C deficiency. Prophylactic measures. Acta med. scand. (Stockh.) **128**, 256 (1947).— FRIEMANN: Über Verhütung und Heilung der chronischen Benzolvergiftung. Reichsarb.bl. 18 (N. F. **3**), 5 (1938).

GALAVOTTI, B., and F. M. TROISI: Erythro-leukaemic myelosis in benzene poisoning. Brit. J. Industr. Med. **7**, 79 (1950). — GOLDMANN, H.: Eine neue gewerbliche retrobulbäre Neutritis. Klin. Mbl. Augenheilk. **84**, 761 (1930). — GOLDWATER, L. J., and M. P. TEWKSBURY: Recovery following exposure to benzene (benzol). J. Industr. Hyg. a. Toxicol. **23**, 217 (1941). — GREENBURG, L.: Benzole poisoning as an industrial hazard. Publ. Health Rep. **1926**. — GREENBURG, L., M. R. MAYERS, L. GOLDWATER and A. R. SMITH: Benzene (benzol) poisoning in the rotogravure printing industry in New York City. J. Industr. Hyg. a. Toxicol. **21**, 395 (1939). — GUEFFROY, W., u. F. LUCE: Urinschwefelanalysen und Linksdrehung als Maß gewerblicher Benzolexposition. Arch. Gewerbepath. **12**, 93 (1943).

HAGEN, J.: Vitamin C-Stoffwechsel und chronische Benzolvergiftung. Arch. Gewerbepath. **8**, 541 (1938). — Beziehungen zwischen Vitamin C-Stoffwechsel und chronischer Benzolvergiftung. Ber. 8. internat. Kongr. Unfallmed. u. Berufskrh. **2**, 888 (1939). — Erfolge mit Vitamin C-Behandlung chronischer Benzolschädigungen bei Tiefdruckern. Arch. Gewerbepath. **9**, 698 (1938). — HAMILTON, A. Industrial Poisons in the United States. New York 1925. — Benzene (benzol) poisoning. Arch. Path. a. Labor. Med. **11**, 434, 601 (1931). — Industrial Toxicology, S. 163. New York u. London 1934. — HAMILTON, A., and H. L. HARDY: Industrial Toxicology, 2. Aufl., S. 268. New York 1949. — HAYHURST, E. R., and B. E. NEISWANDER: A case of chronic benzene poisoning. J. Amer. Med. Assoc. **96**, 269 (1931). — HEFFTER, A.: Über die akute Vergiftung durch Benzoldämpfe. Dtsch. med. Wschr. **1915**, 182. — HEIMANN, H., and C. B. FORD: N. Y. State Dept. Labor. Industr. Bull. **19**, 224 (1940). — HEIM DE BALSAC, F., et AGASSE-LAFONT: Intoxications mortelles ou de gravité variable en série par emploi d'un adhésif solubilisé par le benzène. Bull. Acad. Méd. Paris, III. s. **110**, 31 (1933). — HEIM DE BALSAC, F., M. PERRAULT et R. ROUBINET: Prébenzolisme et hypovitaminose. C. r. Acad. Sci. Paris **211**, 363 (1940). — HUMPERDINCK, K.: Pigmentzirrhose und Benzol. Arch. Gewerbepath. **10**, 437 (1941). — HUNTER, F. T.: Chronic exposure to benzene (benzol). II. The clinical effects. J. Industr. Hyg. a. Toxicol. **21**, 331 (1939). — HUNTER, F. T., and S. S. HANFLING: Chronic benzole poisoning. Boston Med. J. **197**, 292 (1927). — HUTCHINGS, M., ST. DRESCHER u. Mitarb.: Med. J. Austral. **24** (II), 681 (1947.

JACKSON, H. u. Mitarb.: New England J. Med. **222**, 985 (1940). — JEPHCOTT, C. M., and F. M. R. BULMER: The urinary sulfate test in the supervision of workers exposed to benzene. J. Industr. Hyg. a. Toxicol. **21**, 132 (1939).

KOHN-ABREST: Vgl. DUVOIR u. Mitarb. 1938.— KOPPENHÖFER, G. F.: Morphologische und chemische Untersuchungen bei einem Fall einer tödlichen akuten Benzolvergiftung. Arch. Gewerbepath. **6**, 417 (1935). — KORVIN, E.: Über das Auftreten von Epilepsie bei chronischer Benzolvergiftung. Dtsch. med. Wschr. **1933**, 816.

LAMY, M., P. KISSEL et L. PIERQUIN: La myélotoxicose benzolique. Etude clinique et hématologique de dix cas d'intoxication professionelle par le benzol. Sang **13**, 467 (1939). — LANDÉ, K., u. L. KALINOWSKY: Zur Klinik der gewerblichen Berufserkrankungen durch Benzol. Med. Klin. **1928**, 655. — LAZAREW, N. W.: Über die Giftigkeit verschiedener Kohlenwasserstoffdämpfe. Arch. exper. Path. u. Pharmakol. **143**, 223 (1929).— LAZAREW, N. W., H. J. BRUSSILOWSKAJA u. J. N. LAWROW: Untersuchungen über die Resorption einiger organischer Gifte durch die Haut ins Blut. Arch. Gewerbepath. **2**, 647 (1931). — LECHELLE, COSTE, THIEFFY et CUADRADO: Modalités cliniques de l'intoxication benzolique. Soc. méd. Hôp. Paris **1940**. — LEHMANN, K. B.: Experimentelle Studien über den Einfluß technisch und hygienisch wichtiger Gase und Dämpfe auf den Organismus. Arch. f. Hyg. **75**, 1 (1911/12). LEWIN, L.: Die akute tödliche Vergiftung durch Benzoldampf. Münch. med. Wschr. **1907**, 2733. — LIBOWITZKY, O., u. H. SEYFRIED: Bedeutung des Vitamins C für Benzolarbeiter. Wien. klin. Wschr. **1940**, 543. — LITZNER, ST.: Erkrankungen durch Benzol und seine Homologen. Erg. inn. Med. **17**, 367 (1932). — LUIG, B.: Beiträge zur Schwefelkohlenstoff- und Benzolvergiftung. Inaug.-Diss. Würzburg 1913.

MALLORY, T. B., E. A. GALL and WM. J. BRICKLEY: Chronic exposure to benzene. III. The pathologic results. J. Industr. Hyg. a. Toxicol. **21**, 355 (1939). — MARCHAL, G., G. MAUREL et J. PORGE: Syndrome agranulocytaire accompagne de necrose du maxillaire superior par intoxication benolique professionelle Sang **11**, 430 (1937). — MEYER, A.: Z. Vitaminforschg **6**, 83 (1937). — MEYER, L. M., and V. GINSBERG: Aplastic anemia. J. Industr. Hyg. a. Toxicol. **24** (2) (1942). — MEYER, S.: Über Blutveränderungen bei gewerblichen Schädigungen. Arch. Gewerbepath. **2**, 526 (1931). — MITNIK, P., u. S. GENKIN: Zur Klinik der chronischen Benzolvergiftung. Arch. Gewerbepath. **2**, 457 (1941).

NAHUM, L. H., and H. E. HOFF: The mechanism of sudden death in experimental acute benzole poisoning. J. of. Pharmacol. **50**, 336 (1934). National Safaty Council-Final Report Benzolcommittee 1926. — NICULINA, M., u. A. TITOWA: Zur Frage der Thrombopenie als eines der frühesten Symptome der chronischen Benzol-Intoxikation. Arch. Gewerbepath. **5**, 201 (1934). — NISSEN, N. J., u. A. SOEBORG-OHLSEN: Erythromyelosis. Acta med. scand. (Stockh.) **145**, 56 (1953). — NUCK: Ber. preuß. Gewerbemedizinalräte **1933**, 142.

OLDFELT, C. O.: Acta med. scand. (Stockh.) **119**, 380 (1944). — OPPENHEIM, M.: Hautschädigungen durch die Arbeit mit einer Benzol-Vergußmasse-Lösung. Wien. klin. Wschr. **1930**, 249.

PABST, W.: Untersuchungen über gewerbliche Benzolvergiftungen. Diss. Kiel 1937. — PARODI, V. M., u. T. CORBELLA: Rass. Med. appl. Lav. industr. **17**, 53 (1948). — PENNATI, F., e E. C. VIGLIANI: Sul problema delle mielopatie aplastiche, pseudoaplastiche e leucemiche da benzolo. Rass. Med. appl. Lav. industr. **9**, 345 (1938). — PERRAULT: Vgl. DUVOIR u. Mitarb. 1938). — PERRIN, M., P. KISSEL et L. PIERQUIN: Paris méd. **28**, 533 (1938).

RACHNER, H.: Chloroleukämie als Folge einer Benzolvergiftung. Dtsch. med. Wschr. **1944**, 219. — RAESON, R.: Science (Lancaster, Pa.) **93**, 541 (1941). — RAVESEYN, A. H. VAN: Nederl. Tijdschr. Geneesk. **85**, 4038 (1941). — RAWSON, R., F. PARKER jr. and H. JACKSON jr.: Science (Lancaster, Pa.) **93** 541 (1941). — RAYMOND, V.: Notice introductive sur la question du benzolisme. Arch. Mal. prof. **8**, 37 (1947). — ROSSMANN, H.: Ein bemerkenswerter Fall akuter Benzolvergiftung. Dtsch. med. Wschr. **1947**, 712. — ROSSO, N. T.: Minerva med. **32**, 600 (1941). — ROSS-SMITH, A.: Chronic benzol poisoning among women industrial workers: A study of the women exposed to benzol fumes in six factories. J. Industr. Hyg. a. Toxicol. **10**, 73 (1928). — ROUBINET: Thèse Paris. 1939.

SABRAZES, J., et J. BIDEAU: Leucemie myeloid, chronique chez un graisseur des machines. Gaz. Sci. méd. Bordeaux **58**, 676 (1937). — SABRAZES, J., J. BIDEAU et P. GLAUNER: Leucemie myeloid benzolique chez un ouvrier travaillant dans une miroiterie. Sang **58**, 339 (1937). — Nouveau cas de leucemie benzolique. Sang **58**, 726 (1937). — SÄNGER: Auftreten einer zirkumskripten Myelitis nach Einatmen von Benzoldämpfen. Münch. med. Wschr. **1914**, 385. — SANTESSON, C. G.: Über chronische Vergiftungen mit Steinkohlenteerbenzenen. Arch. f. Hyg. **31**, 336 (1897). — SAVY, P., C. KOEHLER et P. BUFFARD: Arch. Mal. profess. **9**, 38 (1948). — SCHNEIDER, H.: Klinische Symptome und Behandlung der chronischen gewerblichen Benzolvergiftung. Med. Klin. **1930**, 1112. — VAN SCHOONHOVEN VAN BEUREN: Nederl. Tijdschr. Geneesk. **93**, 2584 (1949). Zit. nach BOUSSER u. TARA. — SCHWARZ, E., and L. TELEKY: Some facts and reflections on the problem of poisoning by benzene and its homologs. J. Industr. Hyg. a. Toxicol. **23**, 1 (1941). — SELLING, L., and E. E. OSGOOD: Internat. Clin., **45**. Ser. **3**, 52 (1935). — SHILS, M. E.: J. Amer. Diet. Assoc. **24**, 473 (1948). — SHILS, M. E., and L. J. GOLDWATER. Nutritional factors affecting the toxicity of some aromatic hydrocarbons with special reference to benzene and nitrobenzene compounds. J. Industr. Hyg. a. Toxicol. **31**, 175 (1949). — STENSTAM, T.: Benzol and the blood picture. A collocation of the literature and a case of chronic benzol poisoning. Acta med. scand. (Stockh.) **112**, 111 (1942). — STIEFLER: Med. Welt **1928**, Nr 28. — STODTMEISTER, R.: Spätschäden der leukopoetischen Knochenmarksfunktion durch Benzol und Pyramidon. Dtsch. med. Wschr. **1941**, 263. — SURY-BIENZ: Tödliche Benzoldampfvergiftung. Vjschr. gerichtl. Med. **49**, 138 (1888). — SYMANSKI, H.: Akute Benzolvergiftung und ihre Vermeidung. Med. Welt **1938**, 1248.

TARA, S., TRUFFERT u. Mitarb.: La Benzenemie. Sang **1953**, 1. — TELEKY, L., u. E. WEINER: Über Benzolvergiftung. Klin. Wschr. **1924**, 226. — THOMPSON, W. P., M. N. RICHTER and K. S. EDSALL: An analysis of socalled aplastic anemia. Amer. J. Med. Sci. **187**, 77 (1934). — TRUFFERT: Zit. nach BOUSSER u. TARA. — TZANK, A., A. DRYFUSS et M. JAIS: Hémopathie postbenzolique et leucoblastose médullaire. Sang **11**, 550 (1937).

ULLMANN, J.: Die Benzolvergiftung als Ursache von myeloischer Leukämie. Diss. Erlangen 1946.

VIGLIANI, E. C.: Sulla clinica delle intossicationi da solventi della serie aromatica. Ber. 8. internat. Kongr. Unfallmed. u. Berufskrkh. **2**, 825 (1939). — VIGLIANI, E. C., e G. SAITA: Alcune considerazioni sulle leucemie da benzolo. Med. Lav. **39**, 41 (1948).

WEIL: Paris méd. **89**, 112 (1931). — WEIL, E. P.: La leucémie post-benzolique. Bull. Soc. méd. Hôp. Paris **46**, 193 (1932). — WEIL, P. EMILE, et S. PERLÈS: Un cas de leucémie aigue chez un benzolique. Sang **14**, 270 (1940). — WEINER u. TELEKY: Siehe TELEKY u. WEINER. — WILSON, R. H.: Benzene poisoning in industry. J. Labor. a. Clin. Med. **27**, 1517 (1942). — WINSLOW, C. E. A.: Summary of National Safety Council study of benzole poisoning. J. Industr. Hyg. a. Toxicol. **9**, 61 (1927).

YANT, W. P., H. H. SCHRENK, R. R. SAYERS, A. A. HOWATH and W. H. REINHART: Urine sulphate determination as a measure of benzene exposure. J. industr. Hyg. a. Toxicol. **18**, 67 (1936).

ZIEL: Zur Benzolvergiftung. Med. Klin. **1925**, 93.

Toluol und Xylol.

ADLER-HERZMARK, J., u. A. SELINGER: Untersuchungen von Wiener Arbeitern, die mit benzol-, toluol- und xylolhaltigen Materialien beschäftigt sind. Arch. Gewerbepath. 1, 763 (1930).

ESTLER, W.: Arch. f. Hyg. 114, 249 (1935).

FERGUSON, T., W. F. HARVEY and T. D. HAMILTON: An inquiry into the relative toxicity of benzene and toluene. J. of Hyg. 33, 547 (1933).

GERBIS: Jber. preuß. Gewerbemedizinalräte 1930, 107. — GREENBURG, L., M. R. MAYERS, H. HEIMANN and S. MOSKOWITZ: The effects of exposure to toluene in industry. J. Amer. Med. Assoc. 118, 573 (1942).

HIRSCH, S.: Über chronische Xylolvergiftung, insbesondere über die Einwirkung des Xylols auf Herz und Gefäße. Verh. dtsch. Ges. inn. Med. 44, 483 (1932).

KOELSCH: Handbuch der Sozialen Hygiene, Bd. 2, S. 378. 1926.

LEWIN, L.: Gifte und Vergiftungen, 4. Aufl., S. 586/87. 1929. — LITZNER, ST., u. E. EDLICH: Chronische gewerbliche Toluol-Vergiftungen. Slg Vergift.fälle 5 (A 398), 9 (1934). — LURIE, J. B.: Acute toluene poisoning. S. Afr. Med. J. 23, 233 (1949).

NELKEN, L.: Untersuchungen über Xylolschädigungen in Berliner Tiefdruckbetrieben. Zbl. Gewerbehyg. 18, 182 (1931).

OETTINGEN, W. F. v., P. A. NEAL, D. D. DONAHUE, J. L. SVIRBEY, H. D. BAERNSTEIN, A. R. MONACO, P. J. VALAER and J. L. MITCHELL: The toxicity and potential dangers of toluene, with reference to its maximal permissible concentration. U.S. Publ. Health Bull. 279, 1 (1942).

PANSE, F., u. W. BENDER: Chronische Toluol-Xylol-Vergiftung (Psychose) bei einem Tiefdruckarbeiter. Mschr. Psychiatr. 89, 249 (1934).

ROSENBLATH: Ärztl. Sachverst.ztg 8, 197 (1902). — ROSENTHAL-DEUSSEN, E.: Vergiftungen durch ein Anstrichmittel (Intertol). Arch. Gewerbepath. 2, 92 (1931).

SACK, G.: Ein Fall von Toluolvergiftung. Slg Vergift.fälle 10 (B 98), 41 (1939). — STOCKÉ, A.: Akute Xylol- und Toluolvergiftungen bei Tiefdruckverfahren. Zbl. Gewerbehyg. 16, 355 (1929). — Gewerbemedizinische Erfahrungen mit dem Anstrichmittel „Inertol 99". Arch. Gewerbepath. 2, 99 (1931).

WILSON, R. H.: Toluene poisoning. J. Amer. Med. Assoc. 123, 1106 (1943).

Anilin einschließlich Anilinkrebs.

ABOULKER, P., et G. SMAGGHE: Tumeurs de la vessie des ouvriers des matieres colorantes Arch. Mal. profess. 14, 380 (1953).

BARSOTTI, M., e E. C. VIGLIANI: Lesioni vesicali da amine aromatiche. Considerazioni statistiche e prevenzione. Med. Lav. 40, 129 (1949). — BELLESINI, C.: Med. Lav. 38, 332 (1947). — BILLIARD-DUCHESNE, J. L.: J. d'Urol. 53, 401 (1946/47).

CASE, R. A. M., M. E. HOSKER, D. B. McDONALD and J. F. PEARSON: The tumours of the urinary bladder in workmen engaged in the manufacture and use of certain dysetuff internediates in the British Chemic. Industr. Part I. Brit. J. Industr. Med. 11, 75 (1954). CURSCHMANN, F.: Ärztliche Merkblätter über Berufskrankheiten. 1930.

ENGEL, H.: 3. Verordnung über Ausdehnung der Unfallversicherung auf Berufskrankheiten. Schriftenreihe Arbeit und Gesundheit, H. 29. Berlin 1937. — EULENBERG: Handbuch der Gewerbehygiene. 1876. — EVANS, E. E.: J. of Urol. 38, 212 (1937).

GEHRMANN, G. H.: Papilloma and carcinoma of the bladder among dye workers. Am. J. Canc. 25, 230 (1936). — GENKIN, S., u. A. RASCHEWSKAJA: Zur Klinik und Diagnostik der chronischen Anilinvergiftung. Zbl. Gewerbehyg. 20, 29 (1933). — GHIRINGHELLI, L., e C. MOLINA: La methaemoglobinemia nell' intossicazione acuta da anilina nell[7] animale de esperimento e nel l'huomo. Med. Lav. 42, 125 (1951). — GOLDBLATT, M. W.: Vesical tumors induced by chemical compounds. Brit. J. Industr. Med. 6, 65 (1949). — GRANDHOMME: Die Teerfarbenfabriken der A.G. Farbwerke Meister Lucius u. Brüning. 1883.

HEIM DE BALSAC u. Mitarb.: Presse méd. 1926, 1169. — HIRT, L.: Krankheiten der Arbeiter, Bd. 3. 1875.

KAWAMURA, J.: Wien. med. Wschr. 1921, 598. — KNAGGS: Med. Tim. a. Gaz. 1864. — KOELSCH: Handbuch der Berufskrankheiten, S. 498. 1935. — KOLLER: Zit. nach KOELSCH. LEWIN: Gifte und Vergiftungen, S. 562. 1929.

MACKENZIES: Med. Tim. a. Gaz. 1862. — MAIO, G. DI: Arch. ital. Urol. 14, 283 (1937). — MUEHLBERGER: J. Amer. Med. Assoc. 84, 1987 (1925). — MÜLLER, A.: Über Blasen- und Nierenschädigungen in der Farbstoffindustrie. Hevet. chir. Acta 18, 1 (1951).

NASSAUER, M.: Über bösartige Blasengeschwülste bei Arbeitern der organisch-chemischen Großindustrie. Diss. Frankfurt a. M. 1919.

ROSENTHAL-DEUSSEN, E.: Vergiftungen in einer Fliegenfängerfabrik. Arch. Gewerbepath. 1, 380 (1930).

SCHMIDT-KEHL, L., u. C. WASKEWITSCH: Arch. f. Hyg. **102**, 192 (1929). — SPILLMANN et ETIENNE: Rev. méd. de l'Est **1896**, 584.
WOLFE, H. D.: J. of Urol. **38**, 216 (1937).

Toluidin.

FRIEDLÄNDER, A.: Neur. Zbl. **19**, 155 (1900).
Jahresbericht über die Tätigkeit der preußischen Gewerbemedizinalräte für 1929. Berlin: Richard Schoetz 1930.
ROSENTHAL-DEUSSEN, E.: Jber. preuß. Gewerbemedizinalräte **1929**, 222. — Vergiftungen in einer Fliegenfängerfabrik durch ein Homologon des Anilins. Arch. Gewerbepath. **1**, 380 (1930).
STARK, M.: Ein seltener Fall von Anilinvergiftung. Therap. Mh. **6**, 376 (1892).

Xylidin.

OETTINGEN, v., NEAL u. Mitarb.: Nat. Inst. Health Bull. **1947**, Nr 188.
TREON, J.: Arch. Industr. Hyg. a. Occup. Med. **1**, 506 (1950). — TREON, F. J., H. E. SIGMON u. Mitarb.: The toxic properties of xylidine and monomethylaniline. I.The comparative toxicity of xylidine and monomethylaniline when administered orally or intravenously to animals or applied upon their skin. J. Industr. Hyg. a. Toxicol. **31**, 1 (1949).

Nitrobenzol und Dinitrobenzol.

Annual report of the Chiefinspector of factories for the year 1947 (British).
CAPPELINI, A., e G. G. ZANOTTI: Un caso di intossicazione professionale cronica di dinitrobenzolo. Med. Lav. **37**, 265 (1946). — CORDS, R.: Dinitrobenzol und Sehnerv. Zbl. Gewerbehyg. **7**, 6 (1919). — Handbuch der Sozialen Hygiene, Bd. 2, Gewerbehygiene und Gewerbekrankheiten, S. 558. Berlin 1926. — CURSCHMANN: Zbl. Gewerbehyg. **6**, 48, 119 (1917/18).
ENGEL: Arb. u. Gesdh. **1937**, H. 29.
HAMILTON, A.: Industrial Poisons in USA. 1925.
KOELSCH: Ärztl. Sachverst.ztg **1918**, Nr 18. — KOELSCH, F.: Gewerbehygienische Erfahrungen in der bayerischen Rüstungsindustrie. Gesdh.pfl. **4**, 257 (1919). — KUCHEN-BECKER: Zbl. Gewerbehyg. **8**, H. 5 (1920).
MÜHLBERGER: J. Amer. Med. Assoc. **84**, 1987 (1925).
OETTINGEN, W. F. v.: U.S. Publ. Health Bull. **1941**, No 271.
RAVAULT, F., J. BOURRET et L. ROCHE: Deux intoxications par le nitrobenzene. Arch. Mal. profess. **7**, 305 (1946). — REJSEK, K.: Dinitrobenzene poisoning. mobilisation by alcohol and sunlight. Acta med. scand. (Stockh.) **127**, 179 (1947). — REUTER: Vjschr. gerichtl. Med. **1916**.
SESÜLINSKY: Über Gesichtsfeldveränderungen mit Nitrobenzol und Stickstoffoxydul. Mitt. Augenklinik Jorgef. **1905**, H. 2, 117. — SCHNEIDER, W.: Über Vergiftungen mit Nitrobenzol. Veröff. Med.verw. **1933**, H. 348.— STONE, W. J.: J. Amer. Med. Assoc. **43**, 977 (1904).
TELEKY, L.: Jber. preuß. Gewerbemedizinalräte **1932**.
WALKER, E.: An unusual case of chronic binitrobenzolpoisoning. Lancet **1908 II**, 717. — WHITE, P.: Practitioner **43**, 14 (1889).

Nitrochlorbenzol und Dinitrochlorbenzol.

HAMILTON, A.: Industrial poisons in the USA. New York 1925. — HENRY: Bericht der englischen Gewerbeinspektoren. 1923. — HOLSTEIN, E.: Grundriß der Arbeitsmedizin. 1949.
KOELSCH: Schädigung der Haut durch Beruf. Herausgeg. von ULLMANN. 1926.
McCLURE, W. B., and H. O. LUSSKY: Zit. nach H. G. WELLS in Observations on the toxicity of tetranitromethylaniline (tetryl), tetranitroxylene (T.N.X.), tetranitroaniline (T.N.A.), dinitrodichlorbenzene (parazol), metanitraniline. J. Industr. Hyg. **2**, 249 (1920/21).
RENSHAW, A., and G. V. ASHCROFT: Four cases of poisoning by mononitrochlorobenzene and one by acetanilide, occuring in a chemical works: with an explanation of the toxic symptoms produced. J. Industr. Hyg. **8**, 67 (1926).
SCHWANKE, W.: Vergiftung mit Nitrotoluol und o-p-Nitrochlorbenzol. Klin. Wschr. **1930**, 2209.
WEDROW, N. S.: Arch. f. Dermat. **154**, 143 (1927/28). — WERNER, H., u. U. WETZEL: Zur Symptomatik der Chlornitrobenzolvergiftung. Ärzl. Wschr. **1952**, 1210. — WHITE, R. P.: The Dermatergoses, 4. Aufl., London 1934.

Dinitrotoluol.

FRIEDLÄNDER: Neur. Zbl. **19**, 155 (1900).
McGEE, L. C., A. McCAUSLAND, C. A. PLUME and N. C. MARLETT: Amer. J. Digest. a. Nutrit. Dis. **9**, 329 (1942).

Trinitrotoluol.

BRIDGE, J. C., C. SWANSTON and R. E. LANE: Proc. Roy. Soc. Med. **35**, 553 (1942).
CHETWYND: Siehe Royal Society. — COLLIS, E. L.: Siehe Royal Society.
DAVIE, T. B.: Proc. Roy. Soc. Med. **35**, 553 (1942).
EVANS, R. M.: Lancet **1941** II, 552.
FISCHER, R.: Tödliche gewerbliche Vergiftungen durch Trinitrotoluol und Tetranitromethan — Zbl. Gewerbehyg. **5**, 205 (1917).
HAYHOE, F. G. J.: Aplastic anemia occuring eight years after TNT poisoning. Brit. Med. J. **1953** I, 1143. — HIMSWORTH, H. P., and L. E. GLYNN: Clin. Sci. **4**, 421 (1942).
International Labor Office: Health and Occupation Nr 47. 1930.
KOELSCH: Zbl. Gewerbehyg. **6**, 66 (1918).
LEE HART, W., E. B. LEY u. Mitarb.: Industr. Med. **13**, 896 (1944).
McCONNELL, W. J., and R. H. FLINN: Summary of twenty-two trinitrotoluene fatalities in World War II. J. Industr. Hyg. a. Toxicol. **28**, 76 (1946). — MOORE, B.: Siehe Royal Society.
O'DONOVAN, W. J.: (a) Med. Res. Comm. Spec. Rep. Ser. No 58. 1921. — Siehe Royal Society. — OETTINGEN, v., NEAL u. Mitarb.: U.S. Publ. Health Bull. No 285. 1944. — O'REILLY, P. S.: Siehe Royal Society.
PALMER, W. L., G. S. McSHANE and WM. H. LIPMAN: Toxic necrosis of the liver from trinitrotoluene. Report of three cases. J. Amer. Med. Assoc. **123**, 1025 (1943). — PUTNAM, J., and W. HERMAN: A study of fifty workers in trinitrotoluene. J. Industr. Hyg. **1**, 238 (1919).
REIS: Z. Augenheilk. **47**, 199 (1922). — REJSEK, K.: M-Dinitrobenzene poisoning. Mobilisation by alcohol and sunlight. Acta med. scand. (Stockh.) **127**, 179 (1947). — ROLLESTON, H. D.: Siehe Royal Society. — *Royal Society of Medicine:* The origin, symptoms, pathology, treatment and prophylaxis of toxic jaundice observed in munitions workers. London 1917.
SHILS, M. E., and L. J. GOLDWATER: J. Industr. Hyg. a. Toxicol. **31**, 175 (1949). — SIEVERS, R. F., A. H. LAWTON, F. SKOOG, P. NEAL and W. F. v. OETTINGEN: U.S. Publ. Health Bull. **291**, 1 (1945). — SIEVERS, R. F., E. RUSHING, H. GAY and A. R. MONACO: Toxic effects of tetranitromethane a contaminant in crude TNT. Publ. Health Rep. **62**, 1048 (1947). — SIEVERS, R. F., R. L. STUMP and A. R. MONACO: Occupat. Med. **1**, 351 (1946). — SNYDER and v. OETTINGEN: J. Amer. Med. Assoc. **123**, 202 (1943). — STEWART, A., L. J. WITTS, G. HIGGINS and J. R. P. O'BRIEN: Brit. J. Industr. Med. **2**, 74 (1945).
TEISINGER, J.: Chronische Trinitrotoluol-Einwirkung und der Einfluß von Alkohol auf die Umwandlung dieses Stoffes im Körper. Arch. Gewerbepath. **4**, 491 (1933). — TURNBULL, H. M.: Siehe Royal Society.
VOEGTLIN, C., CH. W. HOOPER and J. M. JOHNSON: Trinitrotoluene poisoning — its nature diagnosis and prevention. J. Industr. Hyg. **3**, 239 (1921).
WHITE, R. PROSSER and J. HAY: Lancet **1901** I, 582. — WYON, W. A.: Med. Res. Comm. Spec. Rep. Ser. No 58.

Nitroanilin.

ANDERSON, A.: Acute p-nitraniline poisoning. Brit. J. Industr. Med. **3**, 243 (1946).
HAMILTON, A.: Monthly Labor. Rev. **8**, 199 (1919). — Industrial poisoning by compounds of the aromatic series. J. Industr. Hyg. **1**, 209 (1919/20).
LEWIN: Obergutachten über Unfallvergiftungen. 1912, S. 303.
MOTESHOW: Indian Physician **4**, 127 (1945).

Tetryl.

BRABHAM, V. W.: J. S. Carolina Med. Assoc. **39**, 93 (1943).
CRIPPS, L.: Brit. J. Dermat. **29**, 3 (1917).
FISCHER, C. N., u. Mitarb.: Industr. Med. **15**, 428 (1946).
HARDY, H. L., and C. C. MALOOF: Arch. Industr. Hyg. a. Occup. Med. **1**, 545 (1950).
NORO, L.: Untersuchungen über die Trotyl-, Tetryl- und Knallquecksilbervergiftungen bei den Arbeitern der Munitionsfabriken Finnlands. Acta med. scand. (Stockh.) Suppl. **120** (1941).
PROBST, E. W., M. H. MUND and L. D. LEWIS: Wirkungen des Tetryls. J. Amer. Med. Assoc. **126**, 424 (1944).
RUXTON, W. L.: Brit. J. Dermat. **29**, 18 (1917).
TROUP, H. B.: Brit. J. Industr. Med. **3**, 20 (1946).
WITKOWSKI, L. J. u. Mitarb.: J. Amer. Med. Assoc. **119**, 1406 (1942).

Tetranitromethan.

KOELSCH: Zbl. Gewerbehyg. **5**, 185 (1917).
MOORE: The causation and prevention of TNT-poisoning. Nat. Health Insurance Med. Res. Committee. Spec. Rep. Ser. 11. London 1917.

SIEVERS, R. F., E. RUSHING, H. GAY and A. R. MONACO: Toxic effects of tetranitromethane, a contaminant in crude TNT. Publ. Health Rep. **62**, 1048 (1947).

Dinitrophenol. Dinitrokresol.

GISCLARD, J. B., and M. M. WOODWARD: 2,4-Dinitrophenol poisoning: a case report. J. Industr. Hyg. a. Toxicol. **28**, 47 (1946).

HAMILTON, A.: Industrial Poisons in USA. 1925. — HUNTER, D.: Industrial toxicology (revuearticle). J. of Pharmacy a. Pharmacol. **5**, 145 (1953).

Internationales Arbeitsamt: Hygiene du Travail Nr. 167. 1932.

KOELSCH: Beiträge zur Giftigkeit der aromatischen Nitroverbindungen. Das Dinitrophenol. Zbl. Gewerbehyg. **14**, 261 (1927).

LEHMANN, K. B., u. L. SCHMIDT-KEHL: Arch. f. Hyg. **96**, 363 (1925). — LEVY: Diss. Würzburg 1902. — LEYMANN: Vjschr. gerichtl. Med. **1902**.

PERKINS, R. G.: A study of the munitionsintoxications in France. Publ. Health Rep **34**, 2335 (1919).

QUIGNARD: Thèse de Paris. 1919.

WAGNER, K.: 1.2.4-Dinitrophenolvergiftungen. Slg Vergift.fälle **7** (C 9) (1946).

Pikrinsäure.

CHRISTNACHT, E.: Über Pikrinsäurevergiftung. 1917.

KOELSCH, F.: Zbl. Gewerbehyg. **7**, 223 (1919).

LESCHKE, E.: Atropin- . . . Pikrinsäure-Vergiftungen. Slg Vergift-fälle **3** (A 245) (1932).

Trinitroanisol.

KOELSCH: In ULLMANNs Handbuch der Schädigungen der Haut durch Beruf. 1926.

Petroleumprodukte.

AMORATI, A., C. CACCIARI and F. M. TROISI: Research on chronic effects from long exposure to vapors of pure gasoline. Ind. Med. a. Surg. **21**, 466 (1951).

BATTLEY, J. C. S.: J. Amer. Med. Assoc. **94**, 1570 (1930). — BREZINA, E.: Internationale Übersichten über Gewerbekrankheiten, 1909—1929 nach den Berichten der Gewerbeinspektoren der Kulturländer bearbeitet (alljährlich oder alle 2—4 Jahre). Zuerst A. Hölder, Wien, dann Springer, Berlin.

COPE, C. L.: Lancet **1942 I**, 469.

DEICHMANN, W. B. u. Mitarb.: Ann. Int. Med. **21**, 803 (1944). — DESCOEUDRES, P.: Rev. méd. Suisse rom. **60**, 884 (1940).— DIZON, G. D., and L. PRADO: J. Philippine Islands Med. Assoc. **25**, 351 (1949). — DORENDORF: Z. klin. Med. **34**, 42 (1901). — DORNER, G.: Dtsch. Z. Nervenheilk. **54**, 66 (1916). — DUFOUR: Bull. Soc. méd. Hôp. Paris 1901.

FEIL: Presse méd. **40** (II), 1972 (1932). — FLORET: Zbl. Gewerbehyg. **3**, 7 (1926).

GOWERS, W.: Il Ramazzini **2**, 225 (1908).

HADEN, R. L.: Bull. Hopkins Hosp. **30**, 309 (1919). — HAMILTON, A.: Industrial poisoning in USA. New York 1925. — HAYHURST, E. R.: Poisoning by petroleumdestillation. Industr. Med. **5**, 53 (1936).

JANSEN, H. H.: Dtsch. Z. Nervenheilk. **144**, 68 (1937).

KRETSCHMER: Schweiz. med. Wschr. **72**, 421 (1942).

LEDGER, A. W. ST.: Med. J. Austral. **9**, 300 (1922). — LEIDENFROST: Petroleumvergiftungen. Diss. Jena 1909. — LEWIN: Virchows Arch. **112**, 35 (1888).

MABILLE: Ann. Hyg. publ. et Méd. lég., Sér. III, **35**, 360 (1896). — MACHLE: J. Amer. Med. Assoc. **117**, 1965 (1941). — MERCKS Warenlexikon 1922. — MILIAN, M. G.: Bull. Soc. méd. Hôp. Paris **46**, 1441 (1922).

OST, H.: Lehrbuch der Chemischen Technologie, 18. Aufl. Leipzig 1932.

POTTS, CH. S.: J. Nerv. Dis. **42**, 24 (1915).

SHARP, W. H.: Med. News **53**, 150 (1888). — SOUPAULT, M., et R. FRANCAIS: Deux cas de polyneurite toxique causée par un melange de benzine et d'ether de petrole. Bull. Soc. méd. Hop. Paris, III. s. 18, 1054 (1901). — STIEFLER, G.: Wien. med. Wschr. **1927**, 938.

THIEMANN, H. A.: New insecticides and rodenticides and their health aspects. Amer. Ind. Hyg. Assoc. Quart. **10**, 10 (1947). — TRACHER, H. C., and G. L. BROOKS: J. Maine Me d. Assoc. **39**, 277 (1948).

WARING, J. I.: Amer. J. Med. Sci. **185**, 325 (1933).

ZUCKER, R. u. Mitarb.: Arch. of Industr. Hyg. **2**, 17 (1950).

Selen.

HOLSTEIN, E.: Berufliche Seleneinwirkung. Zbl. Arbeitsmed. u. Arbeitsschutz **1**, 102 (1951).
SENF, W.: Über eine Vergiftung mit Selenwasserstoff. Dtsch. med. Wschr. **1941**, 1094. — SYMANSKI: Ein Fall von Selenwasserstoffvergiftung. Dtsch. med. Wschr. **1950**, 1730.

Platinosis.

HUNTER, D., R. MILTON and K. M. A. PERRY: Asthma caused by complex salts of Platinum. Brit. J. Industr. Med. **2**, 93 (1945).
ROBERTS, A. E.: Platinosis. Arch. Industr. Hyg. a. Occup. Med. **4**, 549 (1951).

Vanadium.

SVEN GÖSTA SJÖBERG: Health hazards in the production and handling of vanadium pentoxide. Arch. Industr. Hyg. a. Occup. Med. **3**, 631 (1951).
WILLIAMS, N.: Vanadium poisoning from cleaning oil fired boilers. Brit. J. Industr. Med. **9**, 50 (1952). — WYERS: Some toxic effects of Vanadiumpentoxide. Brit. J. Industr. Med. **3**, 177 (1946).

Äthylenamin.

DERNEHL, C. U.: Clinical experiences with exposure to ethylene amines. Ind. Med. a. Surg. **20**, 541 (1951).

Acetylen.

ADLER-HERZMARK, J.: Ein Fall von tödlicher Vergiftung durch nitrose Gase beim Lichtbogenschweißen. Zbl. Gewerbehyg. **16**, 193 (1929). — *Annual Report* of the Chiefinspector of factories and workshops for 1934, S. 68. London: H. M. Stationary 1935.
BREZINA, E.: Internationale Übersicht über Gewerbekrankheiten 1920—1926, S. 47. Berlin: Springer 1929.
ESCHENBACH: Tödlicher Unfall bei Arbeiten mit der Acetylensauerstoffflamme im Innern eines Kessels. Arbeitsschutz **1939**, 150.
FLURY, F., u. F. ZERNIK: Schädliche Gase. Berlin: Springer 1931.
GERBIS: Irreparable Gesichtsnervenlähmung durch gewerbliche Vergiftung. Zbl. Gewerbehyg. **15**, 97 (1928). — GERBIS: Jahresberichte der preußischen Gewerbemedizinalräte 1931, S. 34. Berlin: Richard Schoetz.
HOLTZMANN, F.: Gefahr beim Schweißen mit Acetylensauerstoff. Zbl. Gewerbehyg. **15**, 233 (1928).
KÖLBEL: Wieder eine tödliche Gasvergiftung bei Verwendung des Acetylenschneidebrenners im Innern eines Kessels. Arbeitsschutz **1928**, 21.
MAENICKE, R.: Tödliche Vergiftungen beim Schweißen mit Acetylen. Arbeitsschutz **1936**, 283. — MAWICK: Tödliche Vergiftung beim Schweißen mit Acetylen (Dissousgas). Arbeitsschutz **1937**, 239; **1938**, 43. — Tod eines Acetylenschweißers durch nitrose Gase. Arbeitsschutz **1939**, 150.
PATTY, F. A.: Industr. Hyg. a. Toxicol. **2**, 749 (1949).
SCHWARZ, L.: Aufklärung der Ursache von CO-Vergiftungen beim Schweißen einer Rohrleitung. Zbl. Gewerbehyg. **1929**, 111. — STRAUB, W.: Tödliche Phosphorwasserstoffvergiftung? Slg Vergift.fälle **1**, 115 (1930).
WEBER, H., u. G. JENDE: Über beim Elektroschweißen auftretende Rauche, Dämpfe und Gase. Arbeitsschutz **1938**, 224.

Pyridin.

BALDI, G.: Patologia professionale da pyridina. Med. Lav. **44**, 244 (1953). — BROWNING, ETHEL: Toxicity of industrial organic solvents. Medical Research Council, Industrial Health Research Board. Report Nr 80. London 1937.
HOLTZMANN, F.: Pyridinvergiftung. Zbl. Gewerbehyg. **23**, 8, 1 (1936).
LUDWIG, H.: Zur Toxikologie des Pyridins und seiner Homologen. Arch. Gewerbepath. **5**, 654 (1934).

Penicillin.

ROBERTS, A. E.: Occupational allergic reactions among workers in a penicillin-manuacturing plant. Arch. Industr. Hyg. a. Occup. Med. **8**, 340 (1953).

Schädlingsbekämpfungsmittel.

Allgemeines.

Brown, A. W. A.: Insectcontrol by chemicals. New York 1951.

Committee on Pesticides: Reports to the Council on Pharmacy and Chemistry of the American Medical Association. J. Amer. Med. Assoc. 1950 u. ff.

Fairhall, L. F.: Ind. Hyg. Newsletter 9, No 9 (1949). — Flury, F., u. F. Zernik: Schädliche Gase. Berlin 1931. — Frear, D. E. H.: A catalogue of insecticides and fungicides. 1947.

Hough, J. W.: Ind. Hyg. Newsletter 10, No 4 (1950). — Hyslop, I. A.: Losses occasioned by insects, mites and ticks in USA. 1948.

Lehmann, A. J.: Pests and their Control 17. Juli 1949.

Ong, E. R. de: Chemistry and uses of insecticides. New York 1949.

Princi, F.: Environmental health aspects of certain agricultural pesticides. Agricultural Chemicals 6. Febr. 1951.

Riemschneider, R.: Zur Kenntnis der Kontakt-Insektizide. Pharmazie 1 (Erg.-Bd.) Beih. 2 (1947).

Teleky, L.: Pflanzenschutzmittel und Arbeitsschutz. Arch. Gewerbepath. 13, 313. — Thiemann, H. A.: Amer. Ind. Hyg. Assoc. 10, No 1 (1949).

U. S. Public Health Service: Technical development branch. Communicable Diseases Centre, Savannah, Georgia. Clinical Memorandum.

Ward, J. C.: New Hazards from New Economic Poisons. Agricultural Chemicals 5, 24. July 1950.

DDT.

Anderson, A., and M. A. Khorran: Brit. Med. J. 1948 I, 1132. — Andrews, J. A., and S. W. Simmons: Amer. J. Publ. Health 38, 613 (1948).

Case, R. A. M.: Brit. Med. J. 1945 II, 842. — Council on Pharmacy and Chemistry of the American Medical Asociation. J. Amer. Med. Assoc. 145, 728 (1951).

Dangerfield, W. G.: Brit. Med. J. 1946 I, 27.

Garrett, R. M.: J. Med. Assoc. State Alab. 17, 14 (1947/48). — Glassman, J. M., and R. F. Buchan: Occuptal. Mcd. 5, 536 (1948).

Hertel, H.: Chronische DDT-Intoxikation. Dtsch. Arch. klin. Med. 199, 256 (1952). — Hill, W. R., and C. R. Damiani: New England J. Med. 235, 897 (1946). — Hough, J. W.: Ind. Hyg. Newsletter 10, No 4 (1949).

Klingemann, H.: Ärztl. Wschr. 1949, 465. — Kwoczek, J.: Med. Mschr. 4, 25 (1950).

Lang, E. P., F. M. Kunze and O. S. Prickett: Arch. of Industr. Hyg. 3, 245 (1951).

Mühlens, K.: Dtsch. med. Wschr. 1946, 164. — Müller, L. P.: Helvet. chim. Acta 1946, 1560.

Smith, N. J.: Death following accidental ingestion of DDT. J. Amer. Med. Assoc. 136, 469 (1948). — Stone, Th. T., and L. Gladstone: J. Amer. Med. Assoc. 145, 1342 (1951).

Wigglesworth, V. B.: Brit. Med. J. 1945, 517.— World Health Organisation: Technical Report Series Nr 4. Expert committee on insecticides. Report on the first session, Cagliari 10.—15. Mai 1949.

Zeidler, O.: Diss. Straßburg 1874.

Benzolhexachlorid.

Committee on Pesticides of the American Medical Association: J. Amer. Med. Assoc. 147, 671 (1951).

Danopoulos, E., K. Melissinos and G. Katzas: Serious poisoning by hexachlorocyclohexane. Arch. Industr. Hyg. a. Occup. Med. 8, 582 (1953).

Graham, J. B., and J. H. Weir: Houseflies resistant to benzenhexachloride. Science (Lancaster, Pa.) 111, 651 (1950).

Kwoczek, J.: Über die Toxizität von DDT und Hexachlorocyclohexanpräparaten. Med. Mschr. 4, 25 (1950).

Chlordan, Aldrin, Dieldrin, Gammexan.

Baumgartner, O.: Überempfindlichkeit gegen Hexachlorocyclohexan. Schweiz. med. Wschr. 1953, 1093.

Dadey, J. L., and A. G. Kammer: Chlordane intoxication. J. Amer. Med. Assoc. 153, 723 (1953).

Lemnon jr., G. B., and W. P. Pierre: Intoxication due to chlordane. J. Amer. Med. Assoc. 149, 1314 (1952).

Petry, H.: Zur Toxicität des Hexachlorozyklohexan. Zbl. Arbeitsmed. **2**, 107 (1952). Princi, F., and G. H. Spurbeck: A study of workers exposed to the insecticides Chlordan, Aldrin, Dieldrin. Arch. Industr. Hyg. a. Occup. Mod. **3**, 64 (1951). Spiotta, E. J.: Aldrin poisoning in man. Arch. Industr. Hyg. a. Occup. Med. **4**, 560 (1951). U.S. Publ. Health, Service Georgia siehe Allgemeines.

Dichlorbenzol.

Robbers, H.: Drei nicht tödliche Vergiftungen mit dem Mottenvertilgungsmittel Melan (Dichlorbenzol und CCl₄). Slg Vergift.fälle **9**, 37 (1938). Wallgren, K.: Chronische Vergiftungen bei der Herstellung von Mottenmitteln, die größtenteils aus Paradichlorbenzol bestehen. Zbl. Arbeitsmed. **3**, 14 (1953). — Weller, R. W., and A. J. Crellin: Pulmonary granulomatosis following extensive use of parado-chlorbenzene. Arch. Int. Med. **91**, 408 (1953).

Pentachlorphenol.

Baader, E. R., and H. J. Bauer: Ind. Med. a. Surg. **20**, 286 (1951). Nomura, S.: Studies on chlorophenol poisoning. J. Sci. Lab. (Tokyo) **29**, 471 (1953). Truhaut, R., P. L'Epee et E. Boussemart: Recherches sur la toxicologie du pentra-chlorphenol. II. Arch. Mal. profess. **13**, 567 (1952).

Organische Phosphorverbindungen.

Abrams, H. K.: Ind. Hyg. Newsletter **1950**. — Abrams, H. K., D. O. Hamblin and J. F. Marchand: J. Amer. Med. Assoc. **144**, 104 (1950). Bidstrup, P. L.: Poisoning by organic phosphorus Insecticides. Brit. Med. J. **1950 II**, 548. — Bidstrup, P. L., J. A. Bonnell and A. G. Beckett: Paralysis following by a new organic phosphorus insecticide (Mipafox). Brit. Med. J. **1953 I**, 1068. Enders, A., u. G. Grupp: Die Blutveränderungen bei chronischer Vergiftung mit dem Schädlingsbekämpfungsmittel Parathion. Arzneimittel-Forsch. **1**, 79 (1951). Faust, J.: J. Amer. Med. Assoc. **141**, 192 (1949). — Forssling, Stig: Nord. hyg. Tidskr. **30**, 133 (1949). — Frawley, J. F., E. C. Hagen and O. G. Fitzhugh: A comparative pharmacological and toxicological study of organic phosphate-anticholinesterase compounds. J. of Pharmacol. **105**, 156 (1952). Garlick, W. L.: Ind. Hyg. Newsletter **10**, No 9, 11. — Griffiths, J. T., Ch. R. Stearns and W. L. Thompson: Parathion hazards encountered spraying citrus in Florida. J. Ecen. Entomol. **44**, 160 (1951). — Grob, D.: Ann. Int. Med. **31**, 899 (1949). — Grob, D., and A. McGehes: Bull. Hopkins Hosp. **84**, 532 (1949). — Grob, D., W. L. Garlick u. Mitarb.: Bull. Hopkins Hosp. **87**, 106 (1950). Hagen, J., u. W. Reinl: Münch. med. Wschr. **1950**, 450. — Hamblin, D. O.: Pennsilvania Med. J. **53**, 796 (1950). — Hamblin, D. C., and H. F. Marchand: Amer. Cyanamid Comp. New York, März 1951. — Hough, J. W.: Ind. Hyg. Newsletter **10**, No 4, 10. Ingram, F. R.: Amer. Ind. Hyg. Assoc. **12**, No 4 (1951). Klendshoj, N. C., W. G. Moran, M. Feldstein and H. E. Fiedler: Poisoning from Tetraethylpyrophosphate (TEPP). J. Amer. Med. Assoc. **148**, 1015 (1952). Metcalf, R. L.: Colorometric microestimation of human bloodcholinesterasis and its application to poisoning by organic phosphate insecticides. J. Econ. Entomol. **44**, 883 (1951). — Michel, H. O.: An electrometric method for the determination of red blood cell and plasma cholinesterase activity. J. Labor. a. Clin. Med. **34**, 1564 (1949). — Milles, H. L., and H. B. Salt: Brit. Med. J. **1950 II**, 44. Petri, H.: Zbl. Arbeitsmed. u. Arbeitsschutz **1**, 26, 86 (1950); Reinl, W.: Wissenschaftl. Tagg der staatl. Gewerbeärzte Deutschlands, Oktober 1949 Sassi, C.: Un caso di intossicazione acuta professionale da parathion. Med. Lav. **43**, 210 (1952). — Sullivan, R. R.: Airplane pilots using organic phosphorus insecticides can be proteted from toxic dusts and sprays. Occ. Health **12**, 99 (1952). Williams, J. W., and J. T. Griffits: Parathion poisoning in Florida citrus spray ope-rations. J. Florida Med. Assoc. **27**, 707 (1950). — Wolfsie, J. H., and G. D. Winter: Statistic analysis of normal human blood cell and plasma cholinesterase. Arch. Industr. Hyg. a. Occup. Med. **6**, 43 (1952).

Einige seltenere Vergiftungen in Gewerbebetrieben.

Barsotti, M., et G. Crotti: Attacchi epileptici come manifestazione di intossicazioni professionali de trimetylentrinitroamin (T 4). Med. Lav. **40**, 107 (1949). — Browning, Ethel: Toxicity of Industrial organing solvents. London 1937.

CRIEGERN, V.: Verh. Kongr. inn. Med. 1902, 457. — CURRIE, A. N.: Chemical hämaturia from handling 5-Chloro-ortho-toluidine. J. Industr. Hyg. a. Toxicol. 15, 205 (1933). — CURSCHMANN, H.: Münch. med. Wschr. 1929, 171.

GÄRTNER, W., u. K. H. ELSÄSSER: Ortho-trikresylphosphat-Vergiftung. Arch. Gewerbepath. 12, 1 (1943).

HAGEN, J.: Schwere Vergiftungen in einer Polstermöbelfabrik durch einen neuartigen hoch-toxischen Giftstoff (Tetramethylensulfatetramin). Niederschrift der wissenschaftl. Tagung der staatl. Gewerbeärzte Deutschlands, Oktober 1949, S. 123. — HANKE, V.: Über Nitronaphthalintrübung der Hornhaut. Wien. klin. Wschr. 1899, 25. — HUNTER, D., K. M. A. PERRY and R. B. EVANS: Toxic polyneuritis arising during manufacture of tricresylphosphat. Brit. J. Industr. Med. 1, 227 (1944).

LEHMANN, K. B.: Studien über die Wirkung der Chloraniline usw. Arch. f. Hyg. 110, 12 (1933).

MAYER, R. L., u. M. FÖRSTER: Ursolschäden in der Rauchwarenindustrie. Zbl. Gewerbehyg. 6, 171 (1929).

NYSTROEM, A. E.: Health Hazards in the chloroprene rubber industry and their prevention. Acta med. scand. (Stockh.) Suppl. 1948, 219.

OETTINGEN, W. F. v., and DEICHMANN-GRUEBLER: The toxicity and potential dangers of crude „Duprene". J. Industr. Hyg. a. Toxicol. 18, 271 (1936). — OETTINGEN, W. F. v., W. C. HUEPER, W. DEICHMANN-GRUEBLER and F. H. WILEY: 2-Chlorobutadiene (Chloroprene): its toxicity and pathology and the mechanism of its action. J. Industr. Hyg. a. Toxicol. 18, 240 (1936).

PARNITZKE, K. H.: Über die gegenwärtige Häufung von Orthotrikresylphosphatvergiftungen. Dtsch. Gesundheitswesen 1, 166 (1946).

RITTER, W. L., and A. S. CARTER: Hair Loss in neoprene manufacture. J. Industr. Hyg. a. Toxicol. 30, 192 (1948).

SCAGLIONI, C., e A. BRINA: Osservazioni cliniche sulla patologia da naftalin-butil-solfonato sodico o „Nekal". Med. Lav. 37, 113 (1946). — SILEX: Über Nitronaphthalintrübung der Cornea. Z. Augenheilk. 5, 178 (1901). — SILVERBERG, M. G., and H. HEIMANN: Studies with Paraphenylenediamine in furworkers. J. Invest. Dermat. 4, 193 (1941).

TROISI, F. M.: Chronic Intoxication by ethylenglycol vapors. Brit. J. Industr. Med. 7, 65 (1950).

Namenverzeichnis.

Sachverzeichnis.

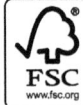